高密市中医院志

（1987-2016）

范美云 主编

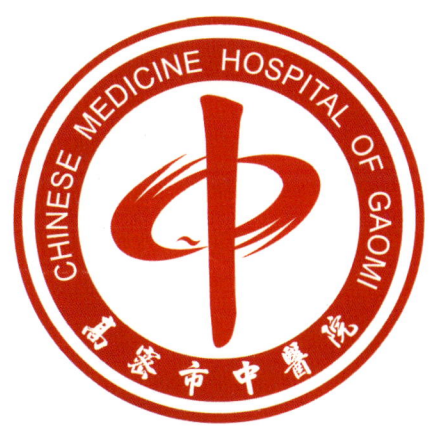

中国海洋大学出版社

·青岛·

图书在版编目（ＣＩＰ）数据

高密市中医院志：1987-2016 / 范美云主编. --青
岛：中国海洋大学出版社，2019.3
　ISBN 978-7-5670-2178-5

　Ⅰ．①高… Ⅱ．①范… Ⅲ．①中医医院－概况－高密
－1987-2016 Ⅳ．①R197.4

中国版本图书馆CIP数据核字(2019)第073016号

出版发行：中国海洋大学出版社

社　　址：青岛市香港东路23号　　邮政编码：266071

出 版 人：杨立敏

网　　址：http://pub.ouc.edu.cn

责任编辑：董超

印　　刷：高密市现代印刷有限公司

版　　次：2019年9月第1版

印　　次：2019年9月第1次印刷

成品尺寸：185mm × 260mm

印　　张：47.5

字　　数：850千

印　　数：1～2000

定　　价：198.00元

发现印装质量有问题,请致电 0536-2356908,由印刷厂负责调换

医院名片

二级甲等中医院

全国爱婴医院

全国首批人民满意医院

全国百佳廉洁诚信医院

中华医学会华东地区结石病防治基地山东第一基地

全国农村中医药特色专科中风病科

山东省卫生先进单位

山东省惠民医疗先进单位

山东省医院文化建设先进单位

山东省首批医患和谐示范医院

山东省优质医疗服务示范单位

山东中医药大学教学医院

中国工程院院士、国医大师石学敏专家工作站

全国针灸临床研究中心高密分中心

医院文化

医院品牌

生命之托　健康家园

党建品牌

杏林党旗红

服务理念

让每一个病人满意走出中医院

团队精神

奉献　宽容　谦虚　耐心

医院院训

厚德泽民　博学精医

核心价值观

德医双馨

医院使命

医者仁心　关爱生命

发展理念

人才立院　科技强院　质量兴院

医院形象

洁净　温馨　和谐　发展

《高密市中医院院志》编委会

主 任 委 员：曹沛德

副主任委员：高思合　王　朋　范美云　秦福生　刘国华　张林新

委　　　员：（以姓氏笔画为序）

于钦道　于　勇　王永恒　王丽玉　王秉隆　王　朋

王笃仁　王桂初　尤　志　田凤云　吕艳霞　乔日东

刘　杰　刘国华　刘爱华　刘雪梅　刘淑兰　闫才刚

孙秀霞　孙培利　杜坤一　李永刚　李克尊　李宗江

李晓辉　李海霞　李　娟　李德清　李玉芹　宋美爱

张聿伍　张秀纹　张林新　张泽金　张春红　张　奎

张清洲　张淑芬　张　缙　张　燕　范美云　单宝生

柳桂玉　钟　玲　逢明梅　秦福生　聂凤云　夏永厂

高思合　高益世　郭　杰　郭振宝　郭智贤　曹沛德

葛治军　褚建文　蔡亦军　臧鸿鹍　禚秀梅　颜宏伟

主　　　编：范美云

副 主 编：郭智贤　张聿伍　刘　丽　万素文

执笔副主编：岳德成

编　　　辑：郭　华　王爱梅　范青竹　邹承惠　邱艳　刘　杰
　　　　　　谭旭升　赵升明

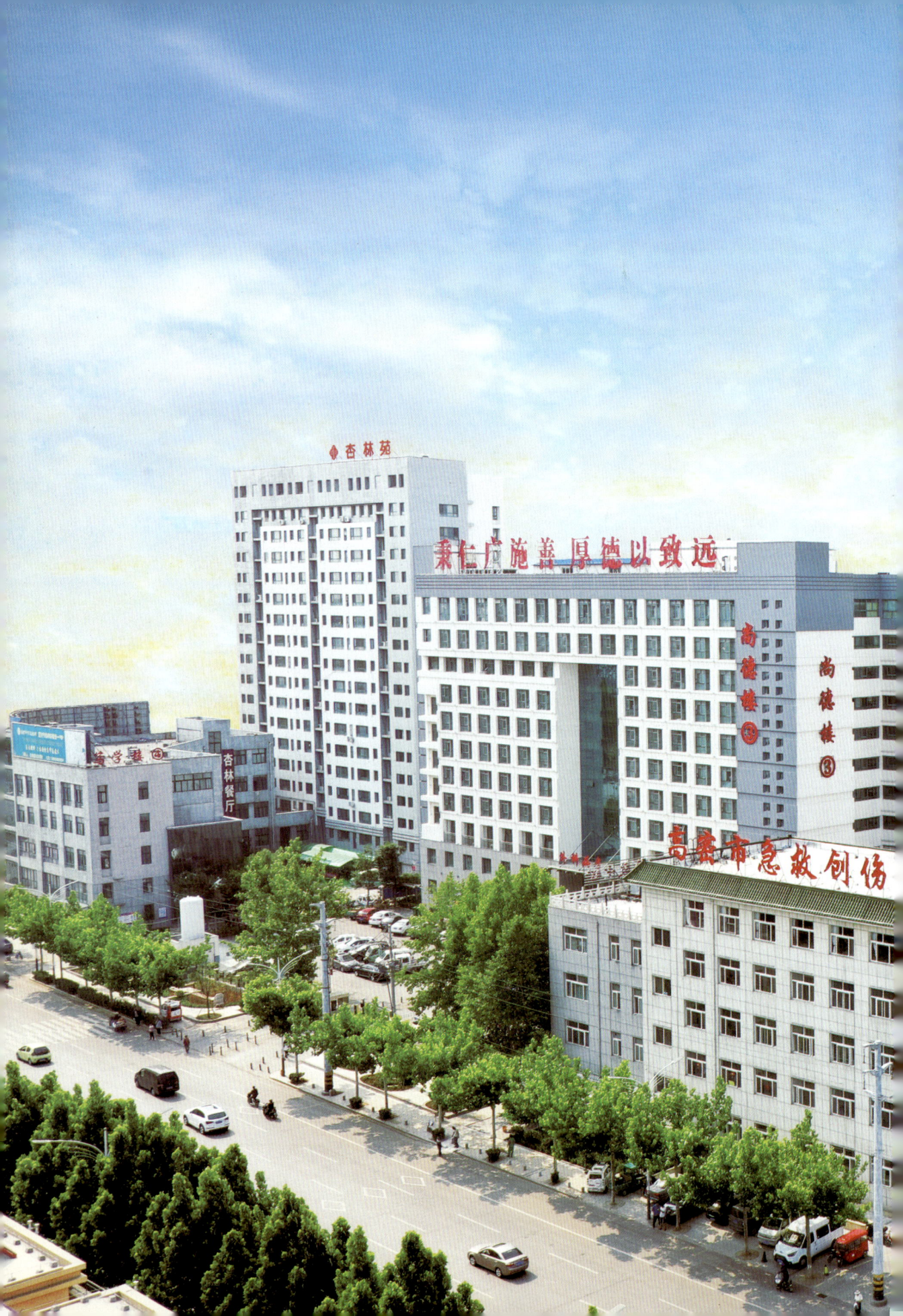

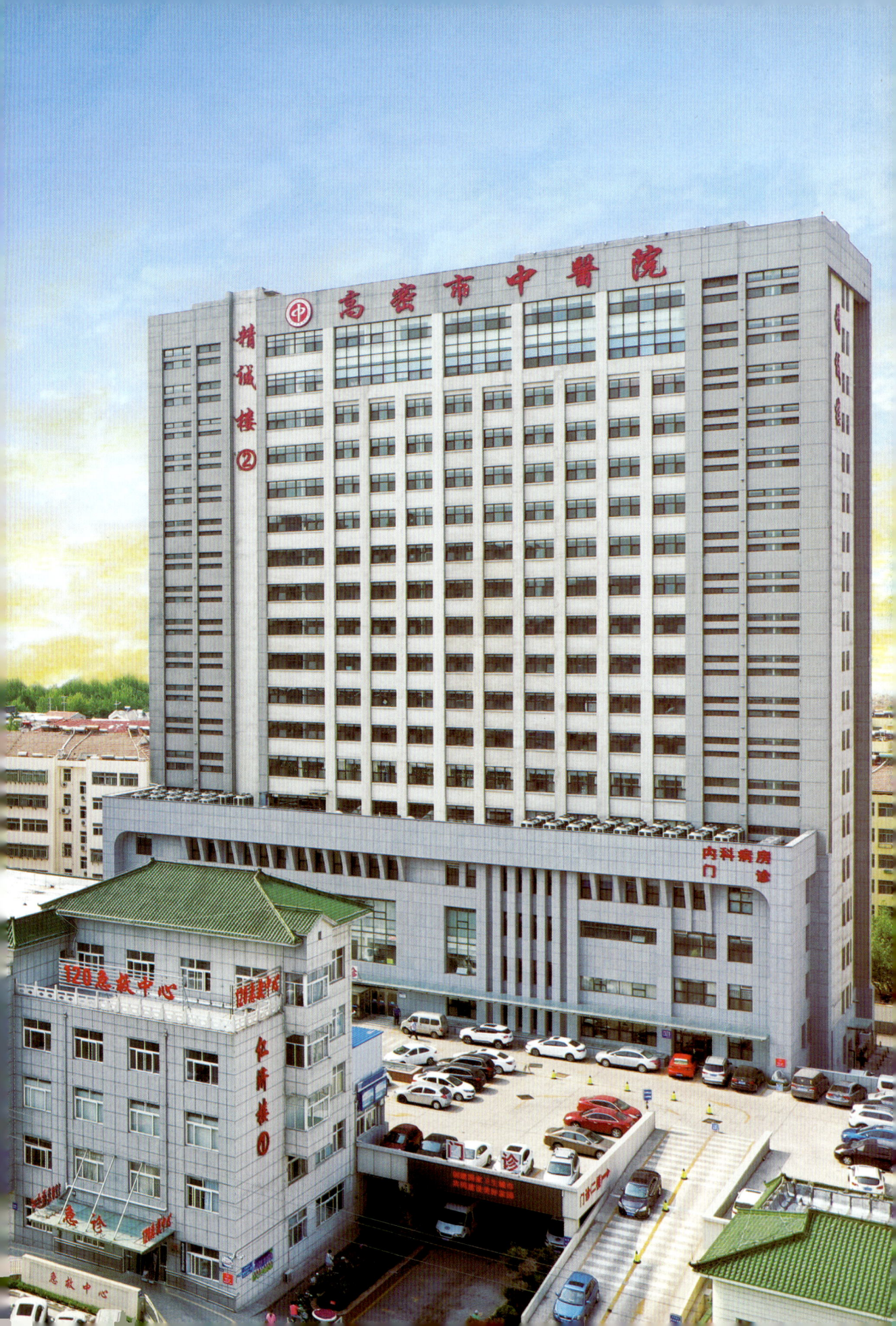

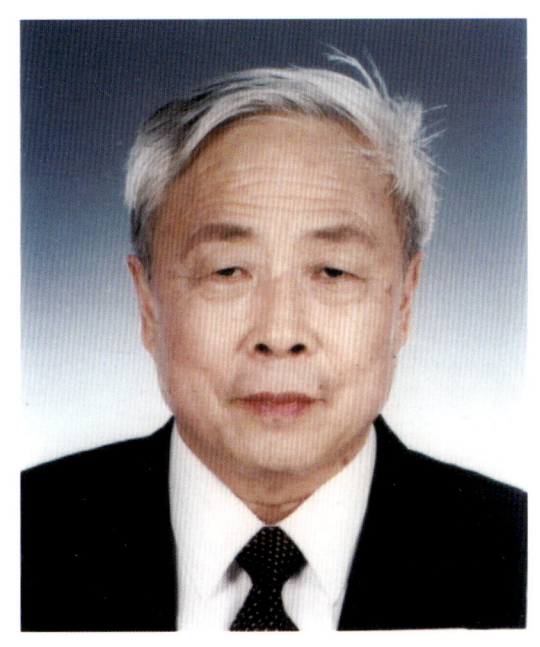

高密市政协原副主席、市中医院首任院长
范天福

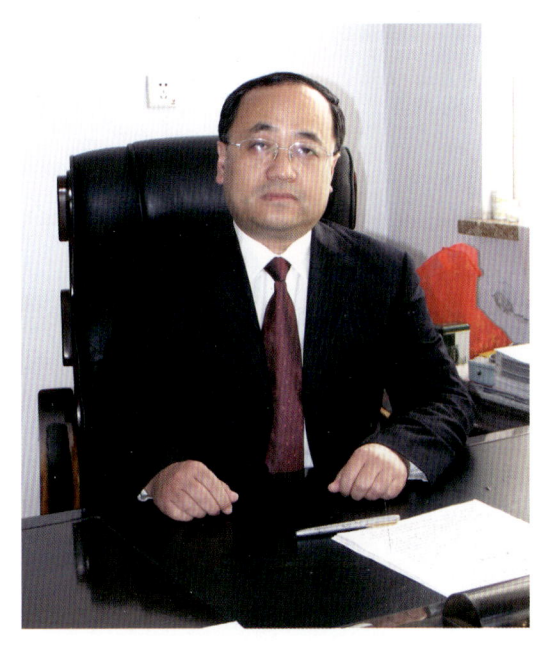

高密市中医院党委书记、理事长
曹沛德

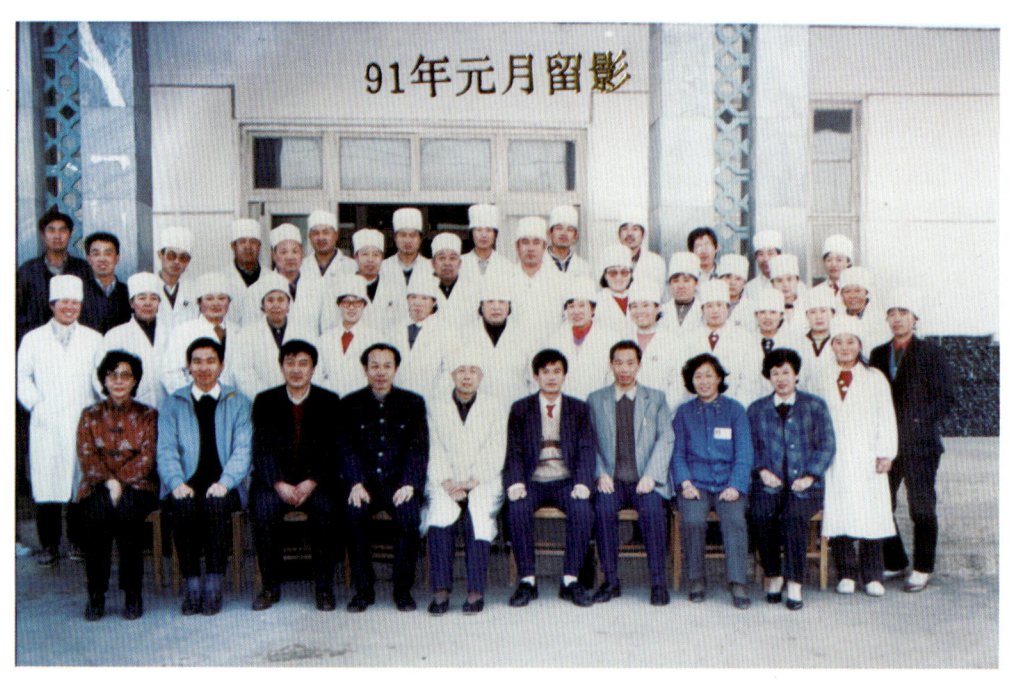

1991年，医院干部职工合影
院长范天福（前排左五）、书记宿琪花（前排右二）

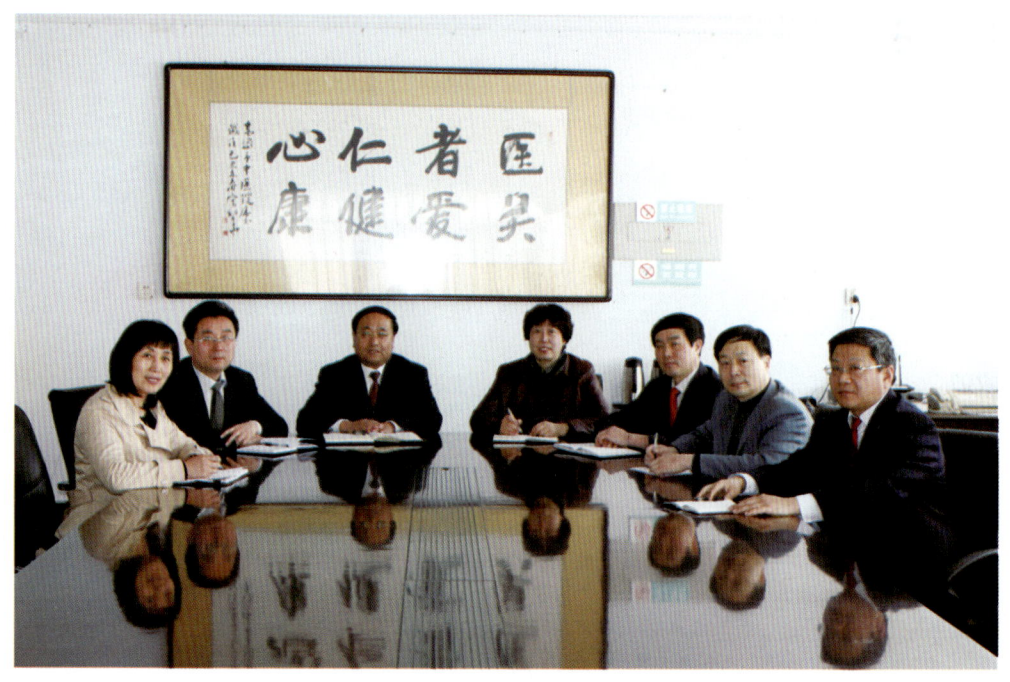

2013年4月，领导班子合影
从左到右：孙沛　王朋　曹沛德　范美云　秦福生　张林新　高思合

建院30年变迁

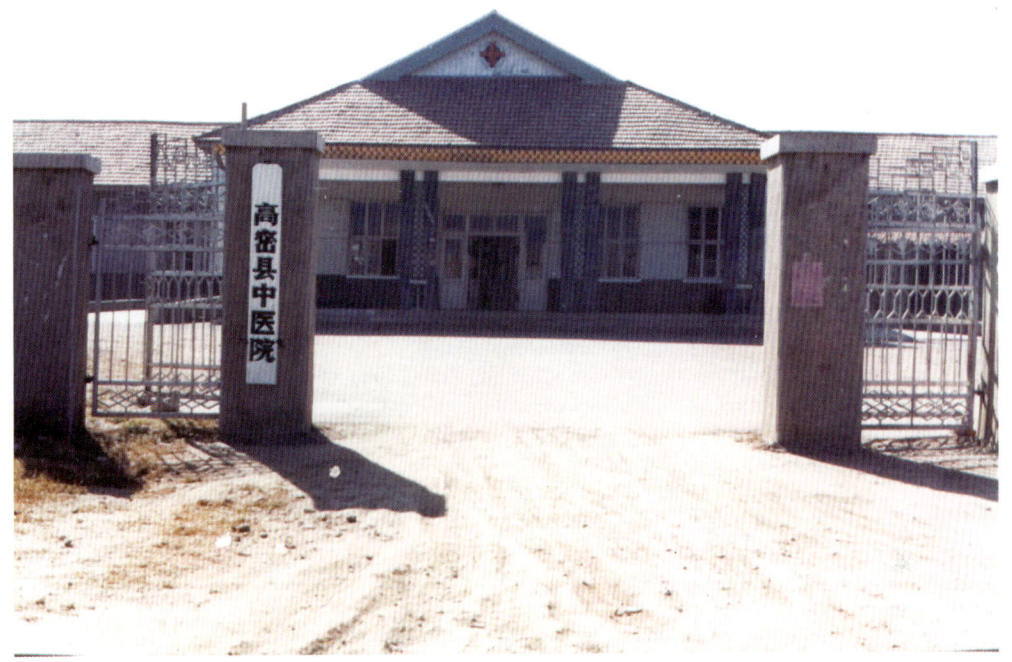

1987年8月，高密县中医院建成并投入使用

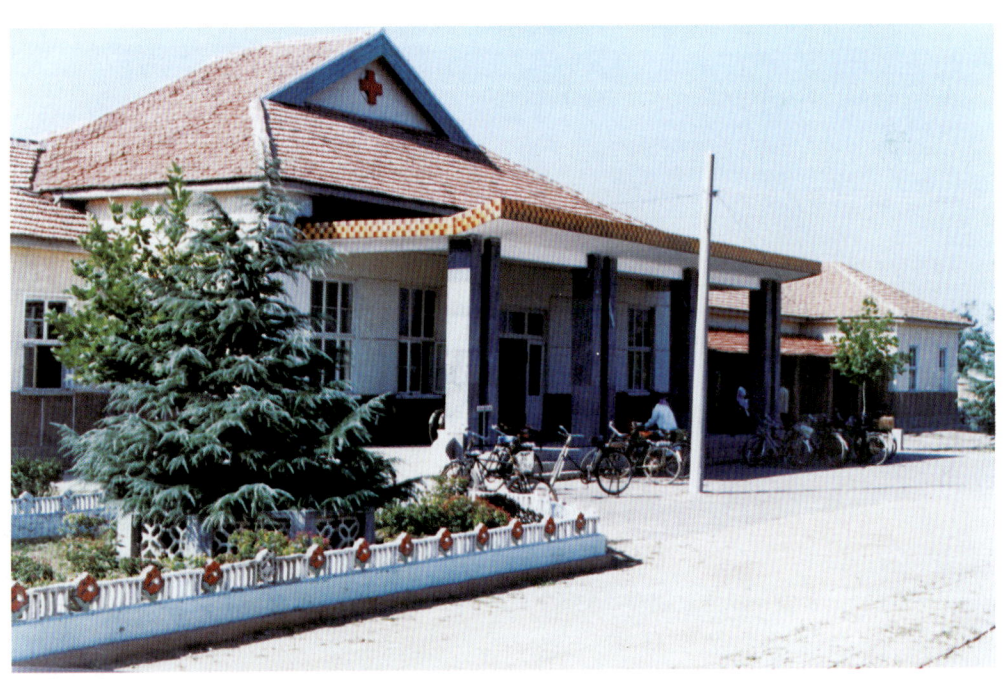

1989年9月，高密县中医院医院门诊外景

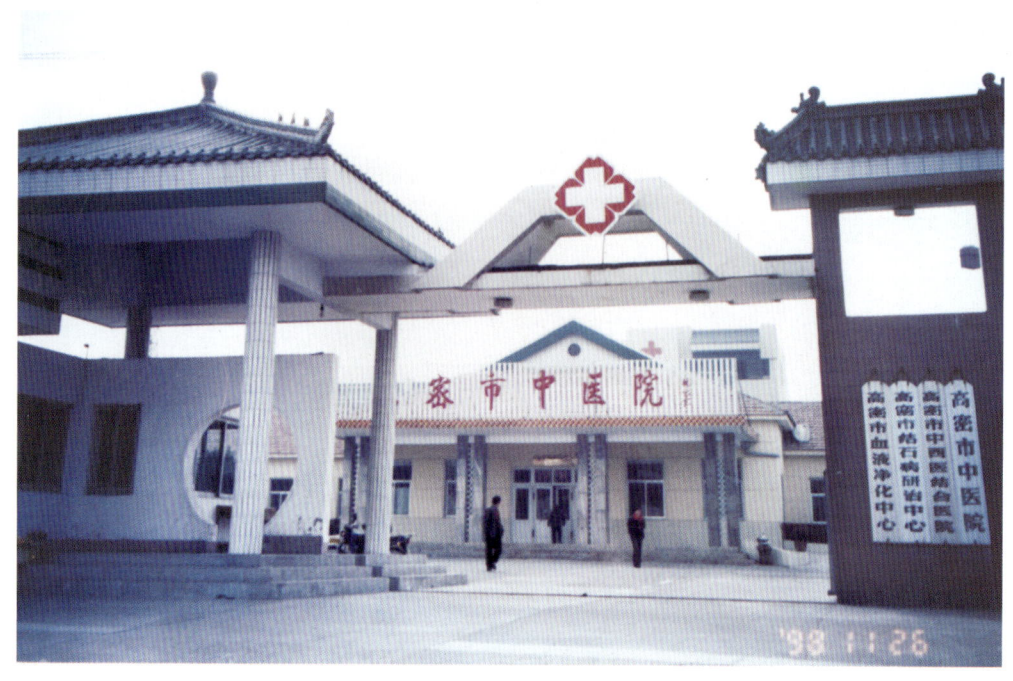

1998年11月，高密市中医院大门口外景

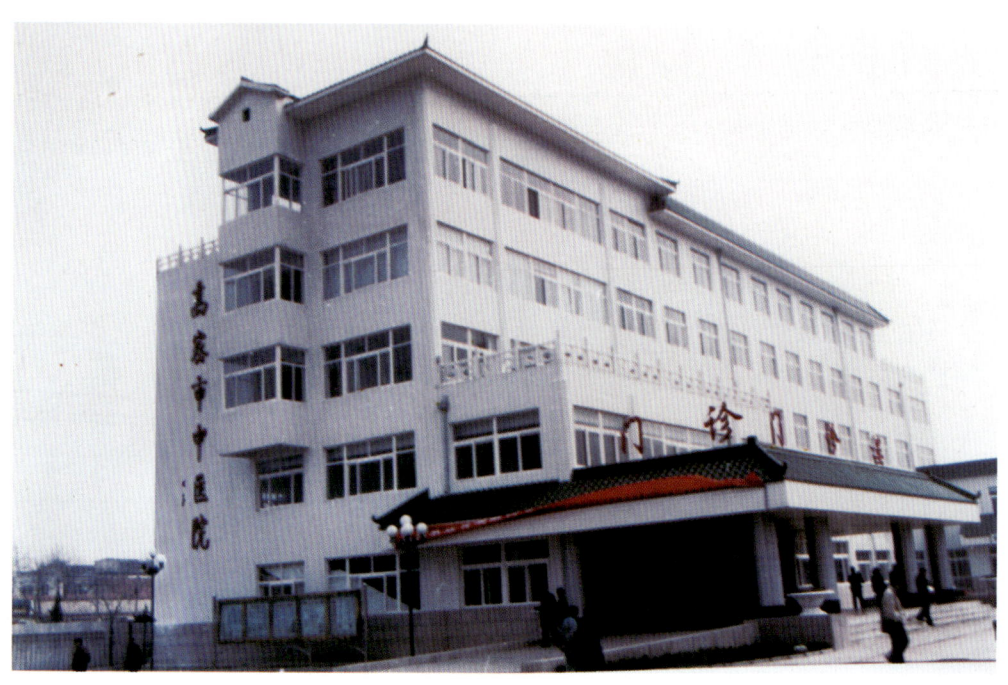

2001年，高密市中医院门诊楼建成并投入使用

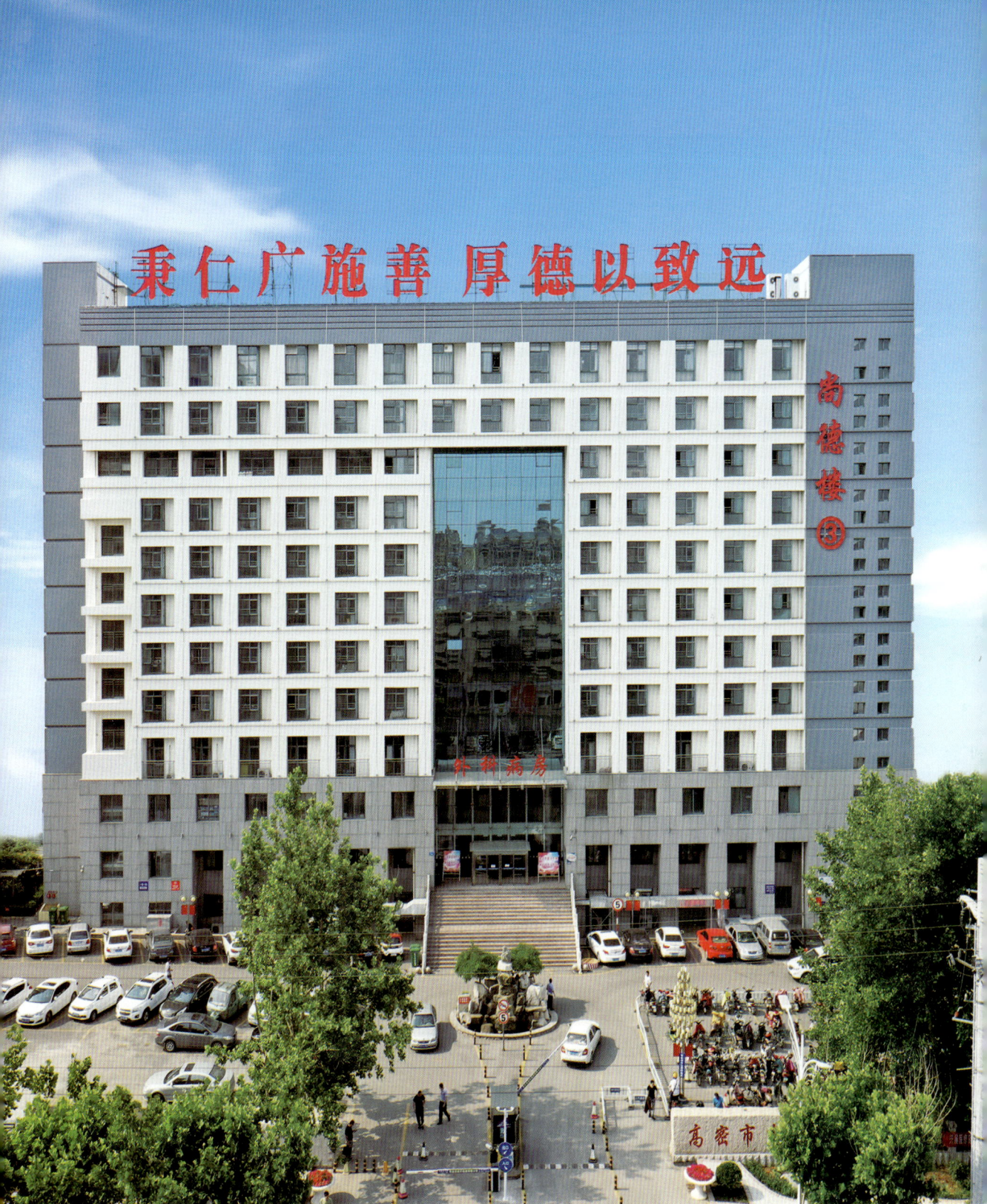

2008年,高密市中医院高标准新病房大楼建成并投入使用

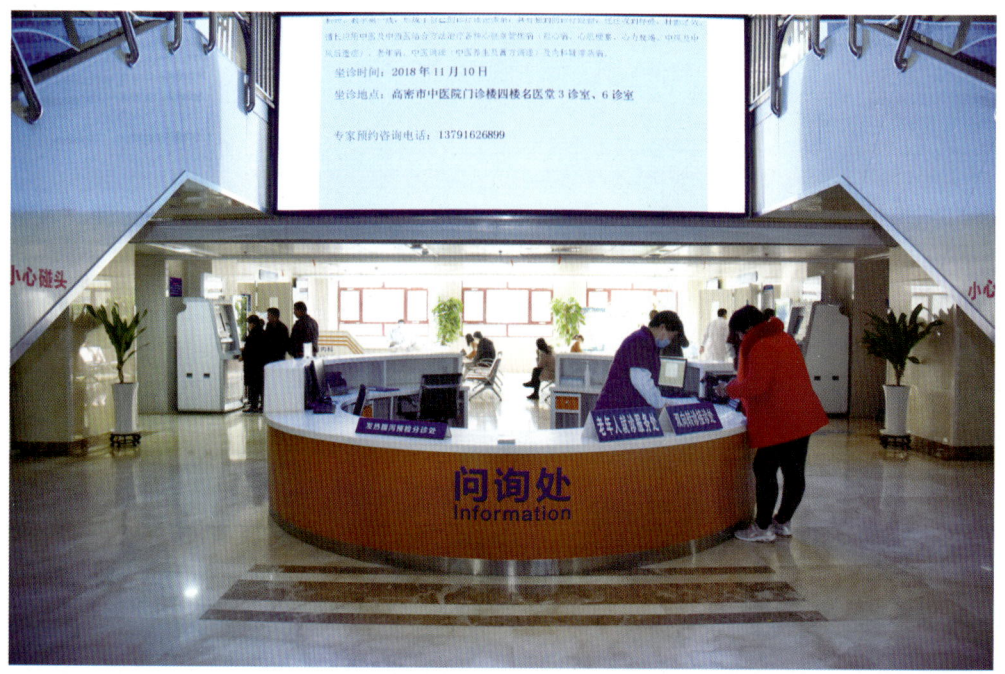

高密市中医院门诊服务台

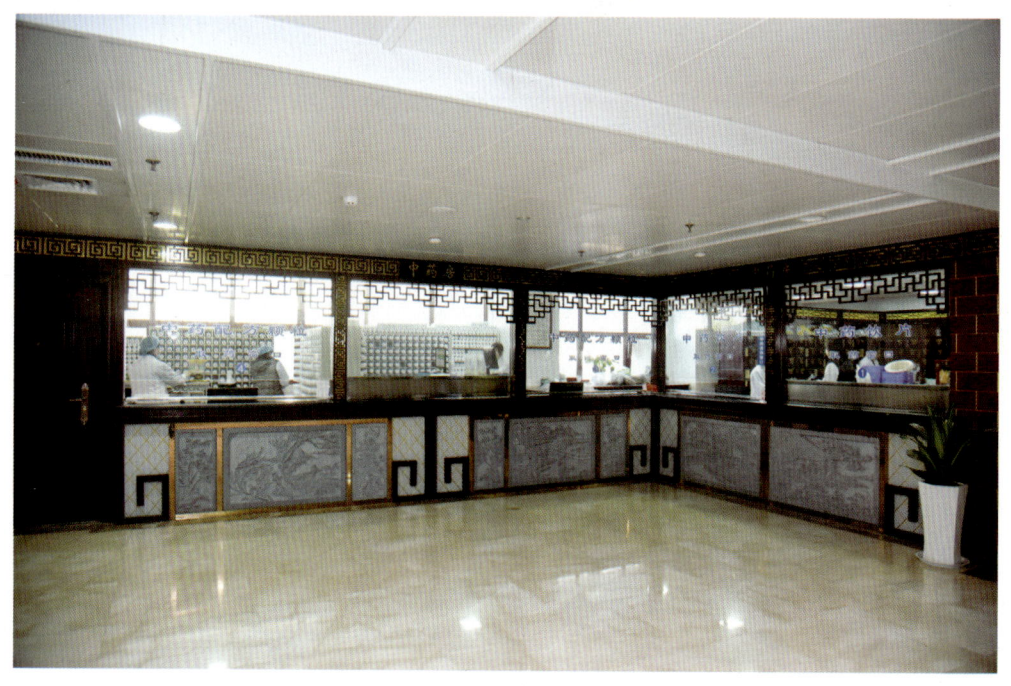

医院中药药房

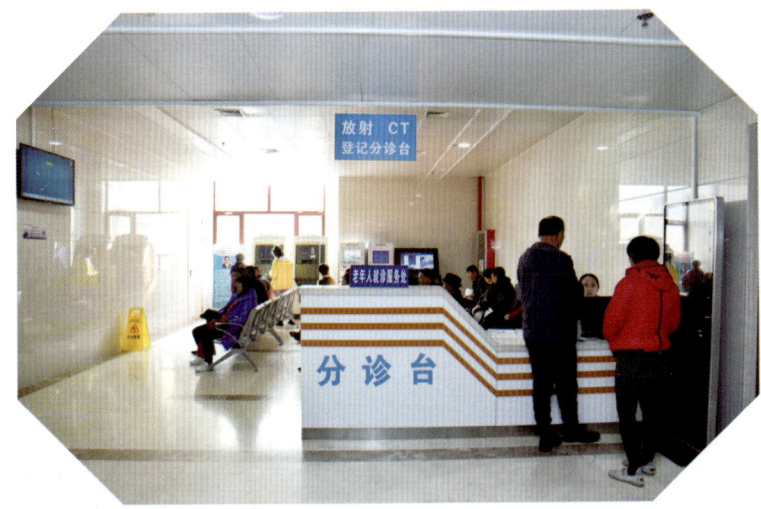

医院门诊分诊台

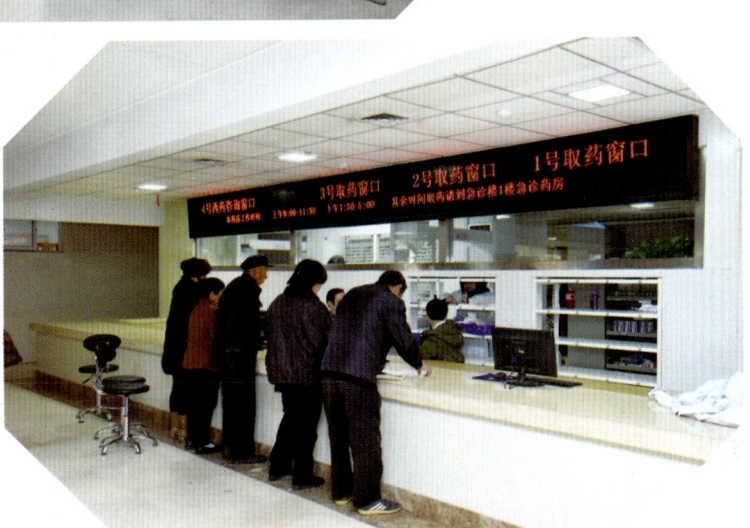

医院药房取药处

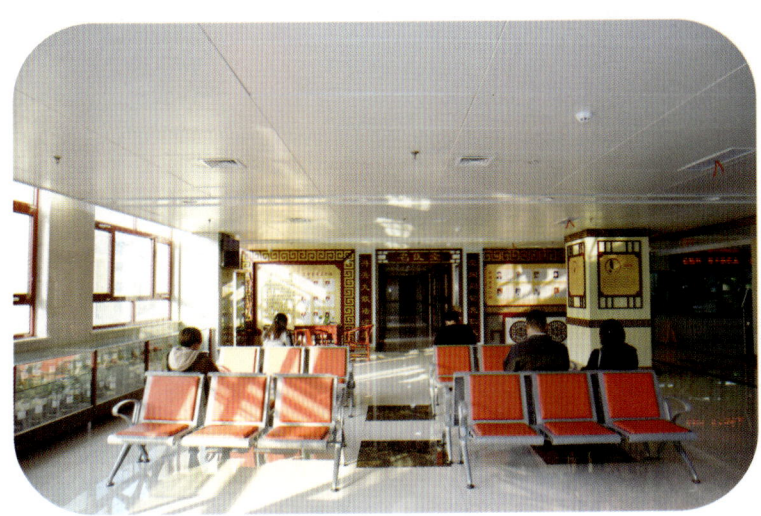

医院国医堂

领导关怀

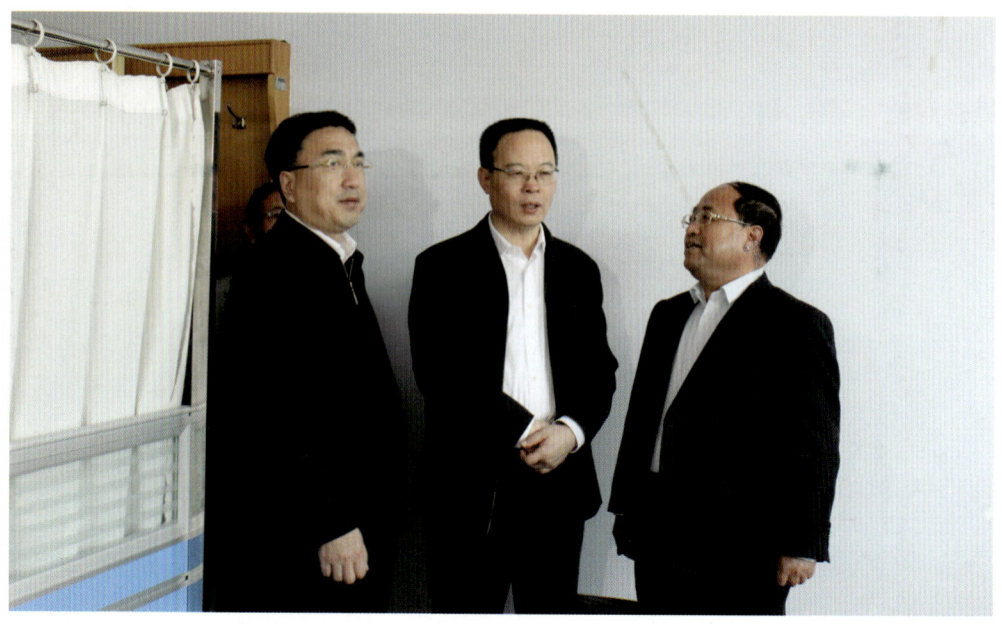

　　2015年4月16日，山东省委常委、常务副省长孙伟（中）来高密市中医院检查指导工作

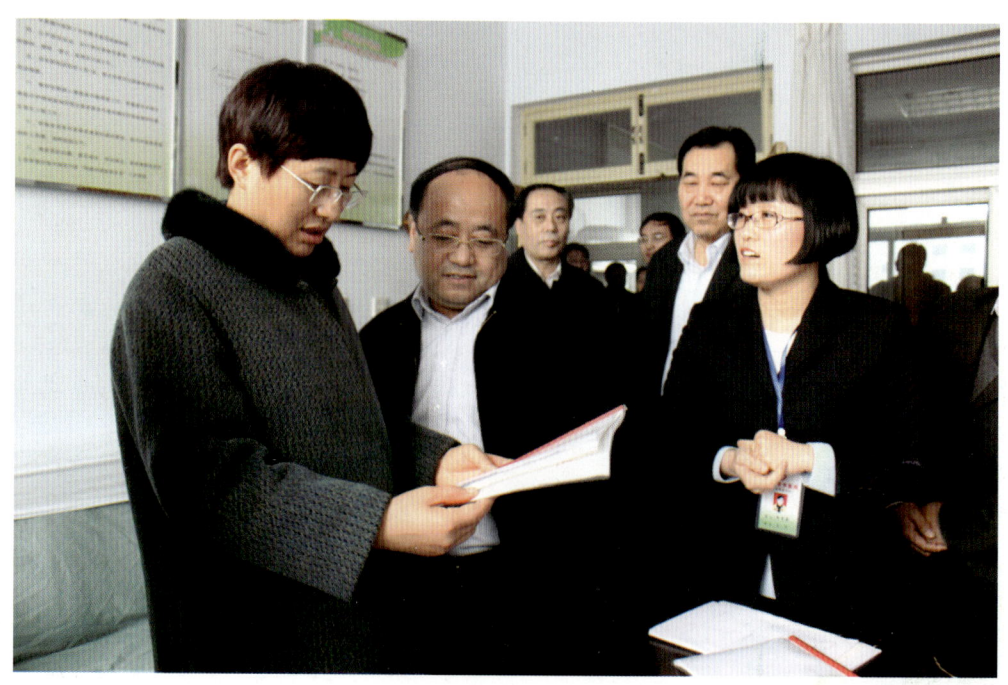

　　2015年2月11日，山东省副省长王随莲（左一）来高密市中医院检查指导工作

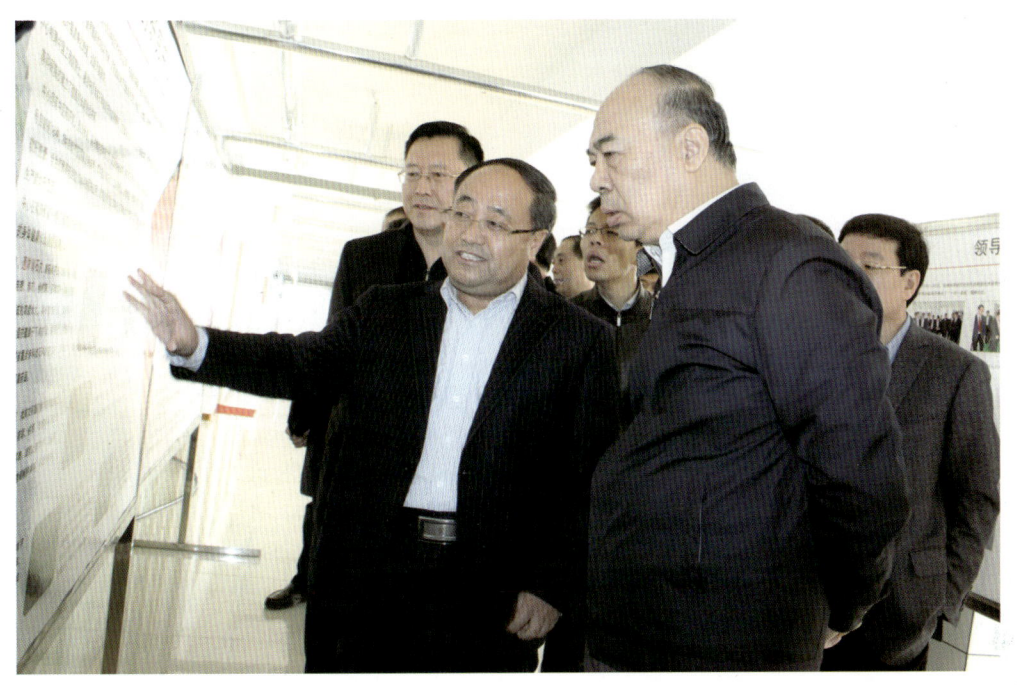

2015年3月13日，山东省卫计委主任刘奇（右一）来高密市中医院调研公立医院改革

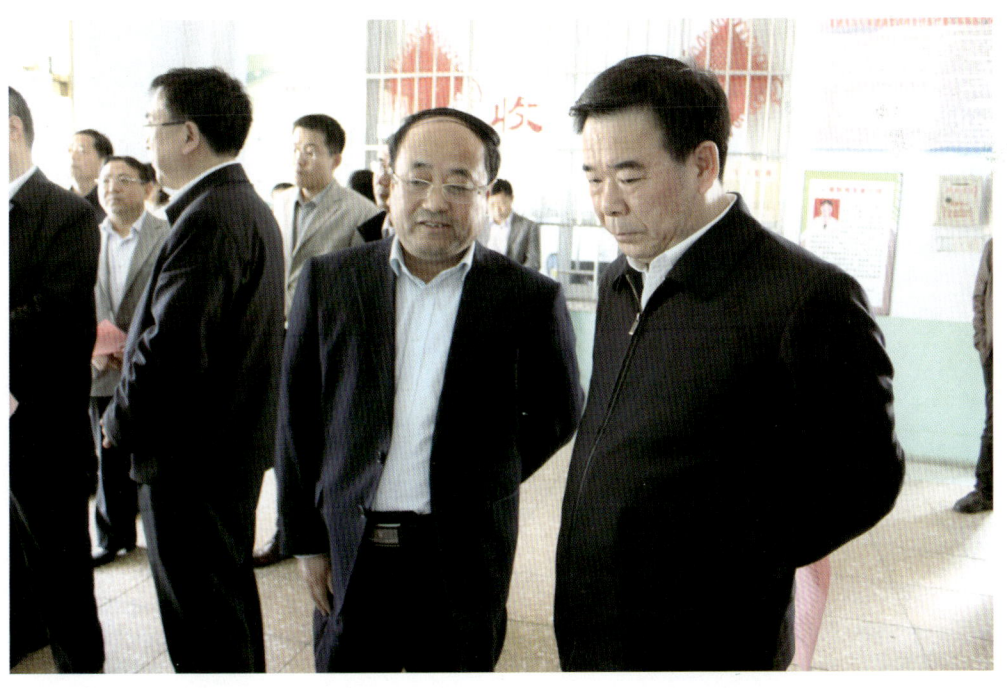

2015年4月16日，潍坊市委书记刘曙光（右一）来高密市中医院检查指导工作

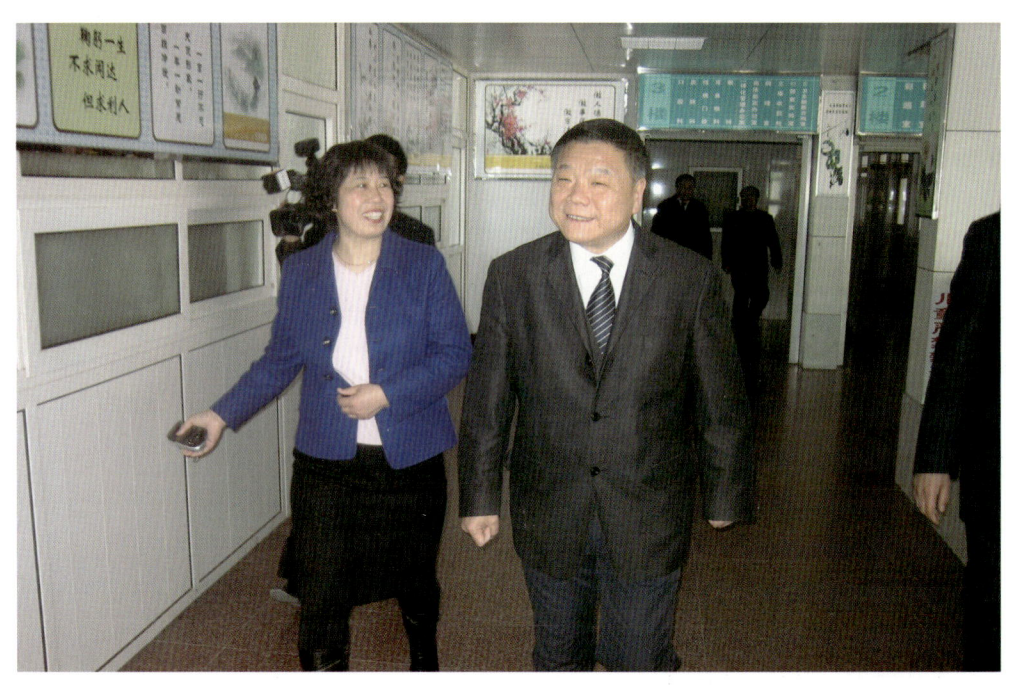

2009年4月2日,潍坊市委常委、副市长辛丕宏(右一)来高密市中医院检查指导学习实践科学发展观活动

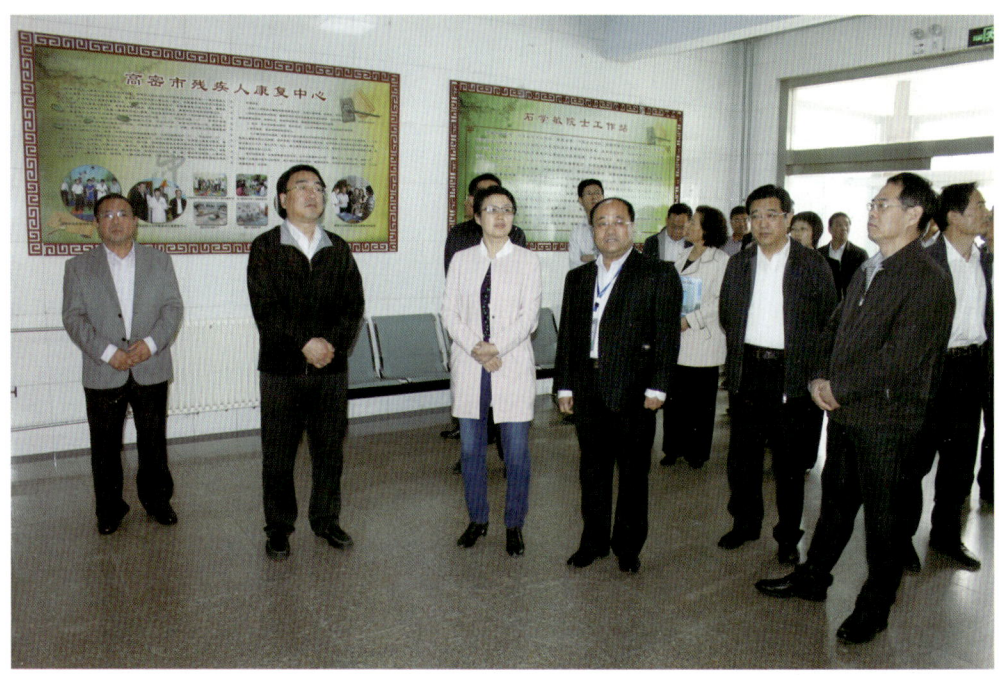

2016年4月26日,潍坊市副市长王桂英(左三)等领导来高密市中医院检查指导工作

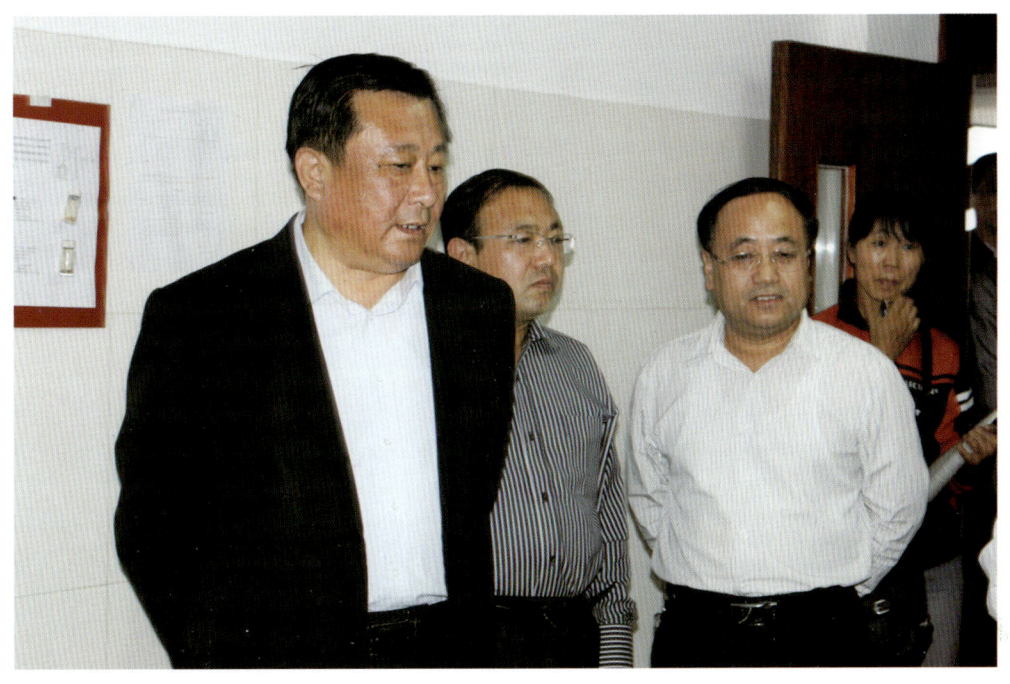

2011年9月29日,高密市委书记、市人大常委会主任吴建民(左一)在高密市中医院省级重点专科结石病科调研

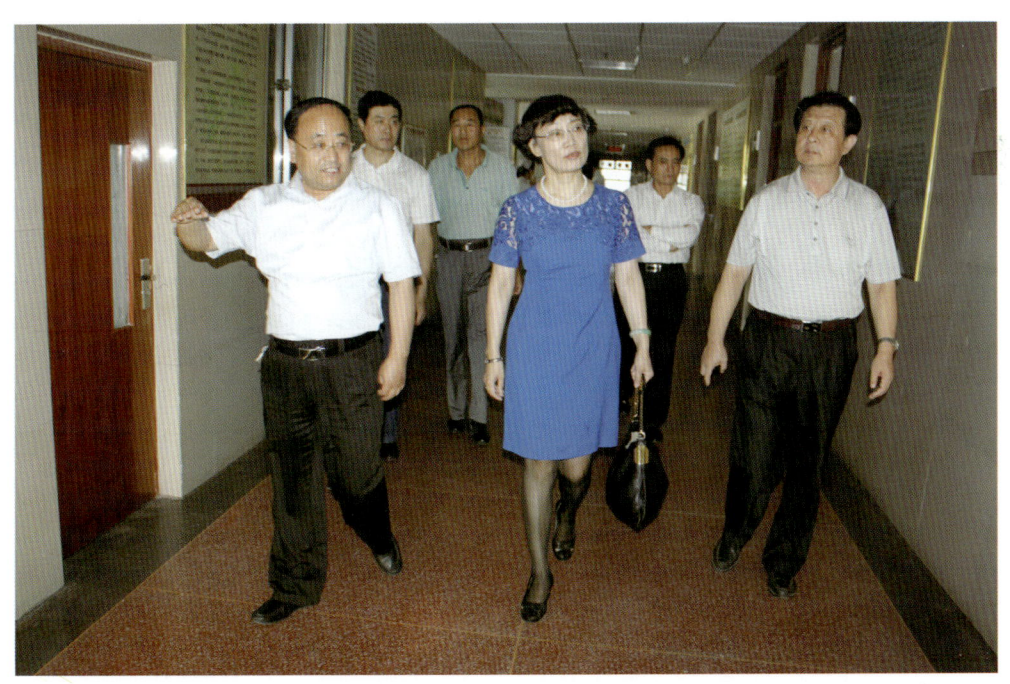

2013年9月16日,国家中医药管理局重点专科办公室主任崔咏梅(中)来高密市中医院检查指导工作

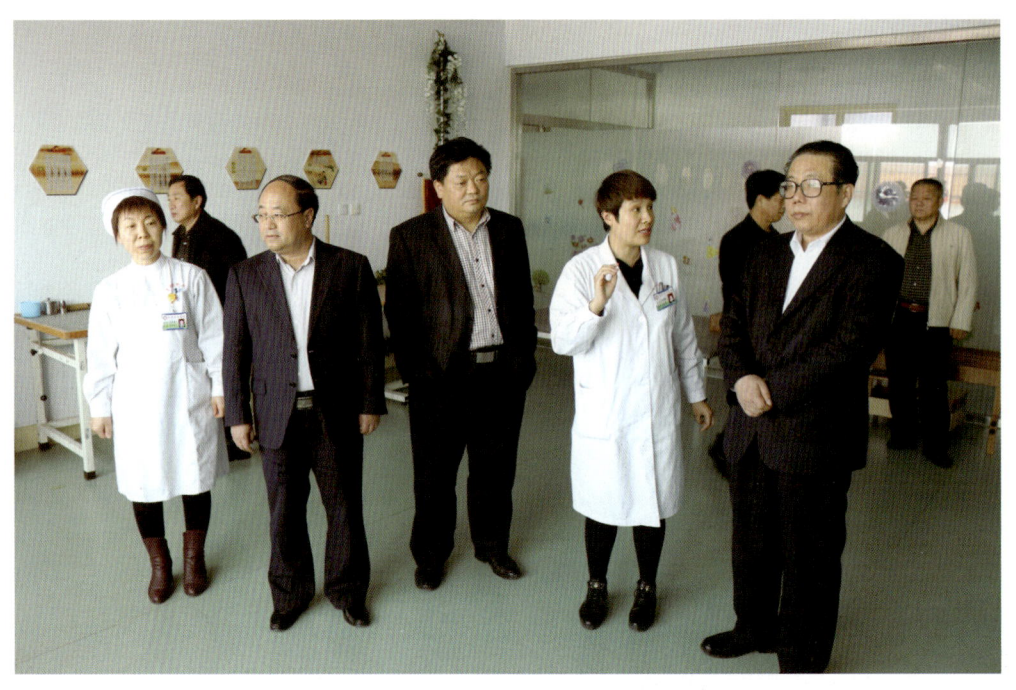

　　2015年4月21日,潍坊市残疾人联合会理事长原理(右一)在高密市中医院医学康复中心检查指导

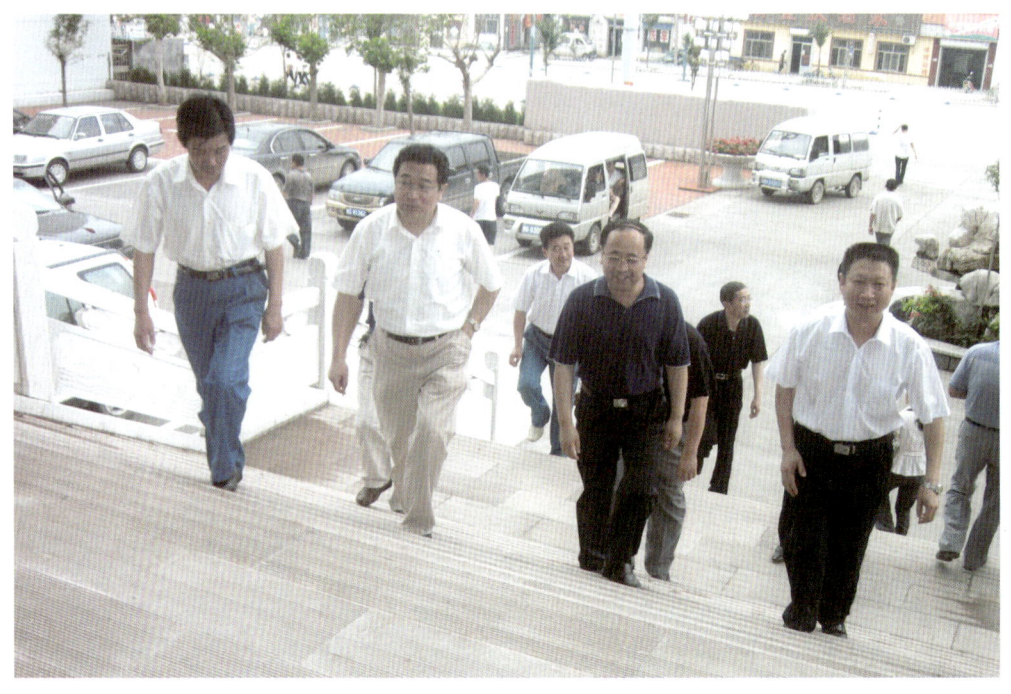

　　2008年7月5日,潍坊市卫生局副局长孟庆阳(左二)在院长曹沛德(右二)陪同下视察高密市中医院新病房大楼

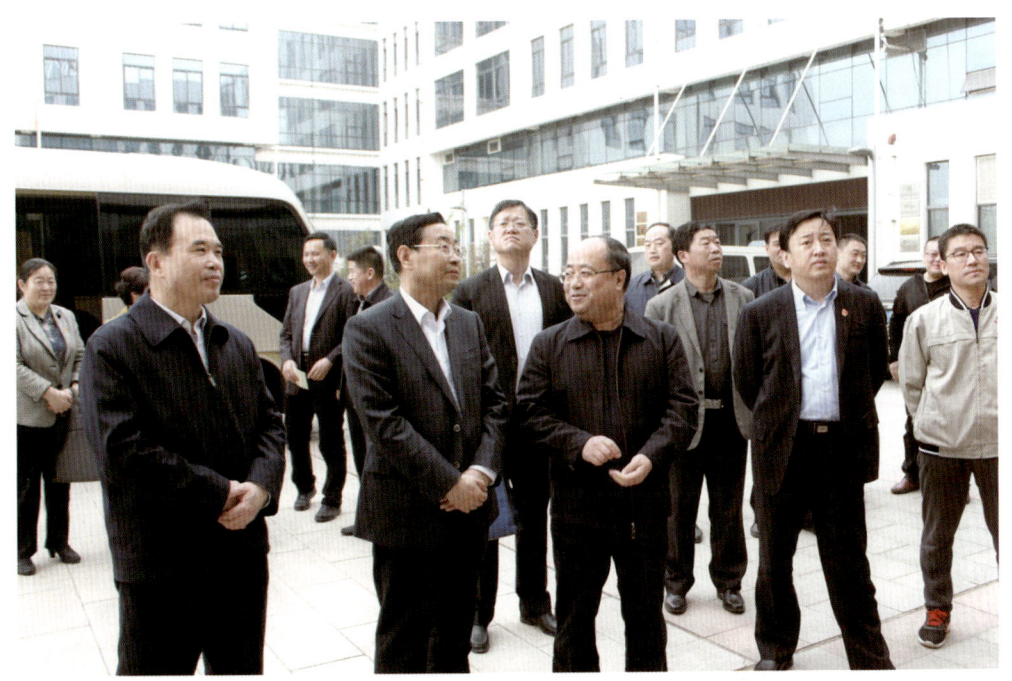

潍坊市政协副主席赵崇发(前排左二)来高密市中医院视察指导中医药工作,高密市政协主席刘明伦(前排左一)陪同指导

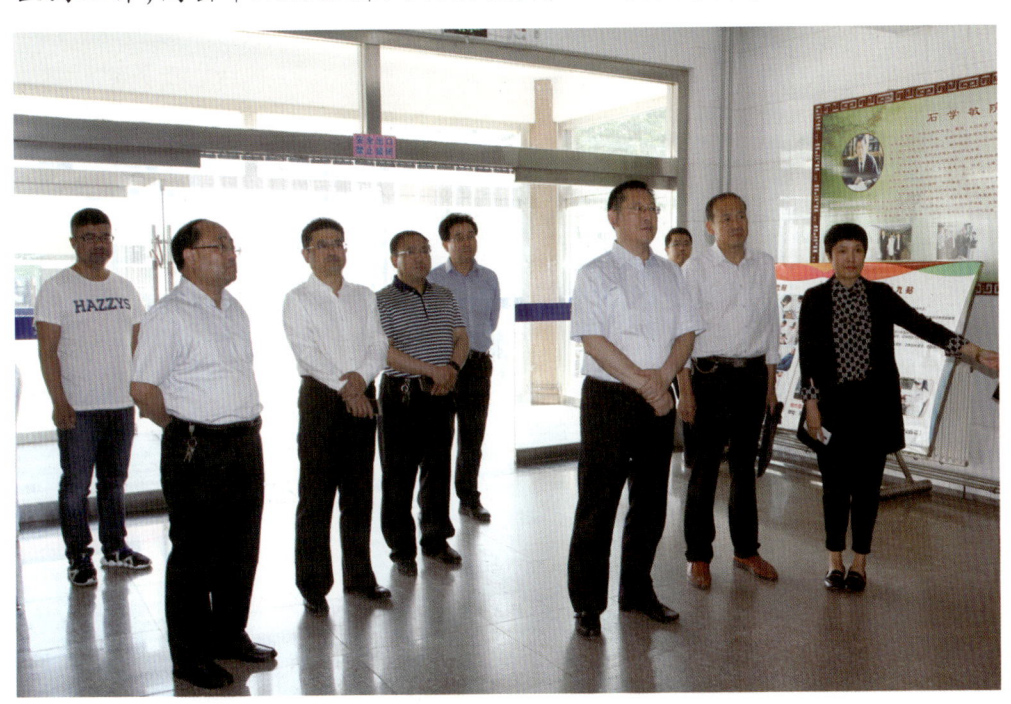

高密市委书记杨建华(右三)来高密市中医院检查指导工作

救治慈心 濟懸岐術
人病悲懷世壺黄擅

辛卯春節書余古文密院曹師往院夫莫言左右

2011年1月，著名作家莫言为高密市中医院题词

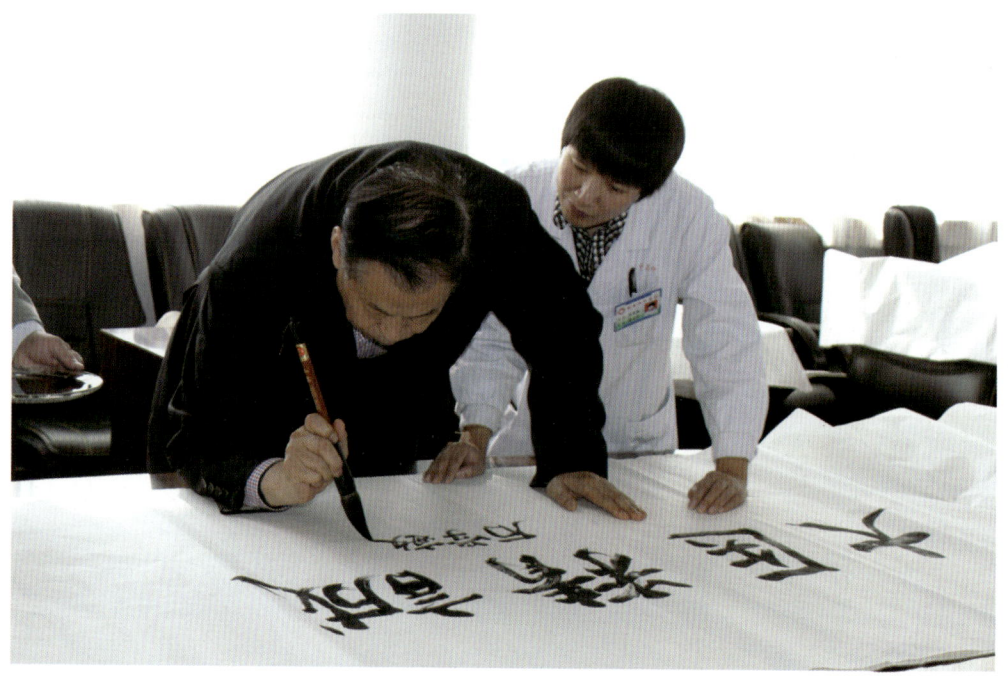

2013年11月5日，中国工程院院士石学敏为高密市中医院题写"大
医精诚"

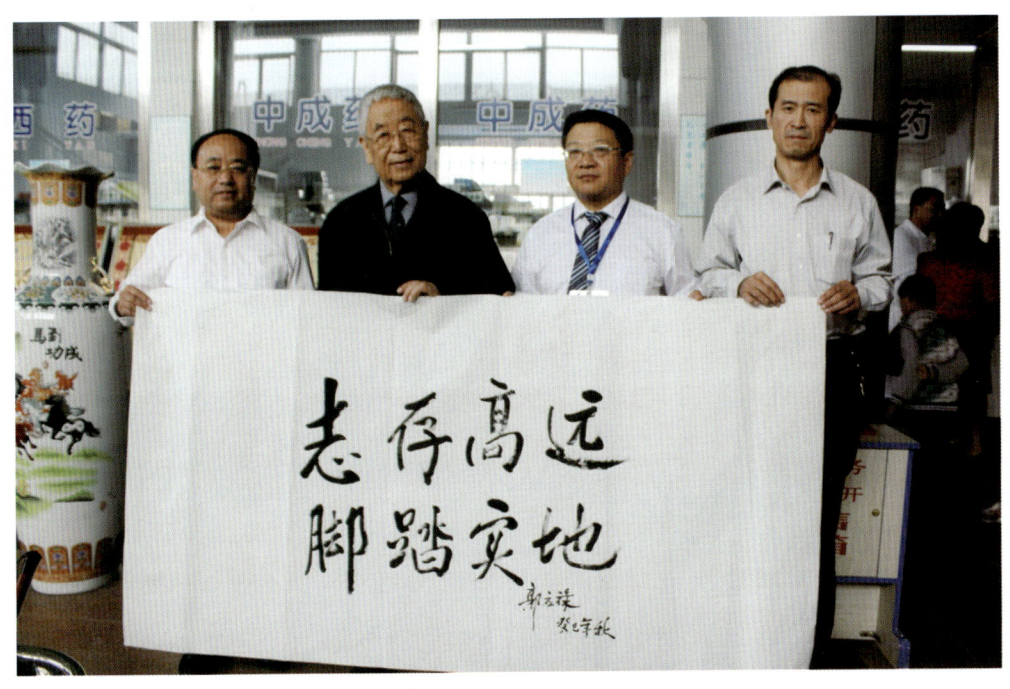

2013年9月28日，中国工程院院士郭应禄为市中医院题词

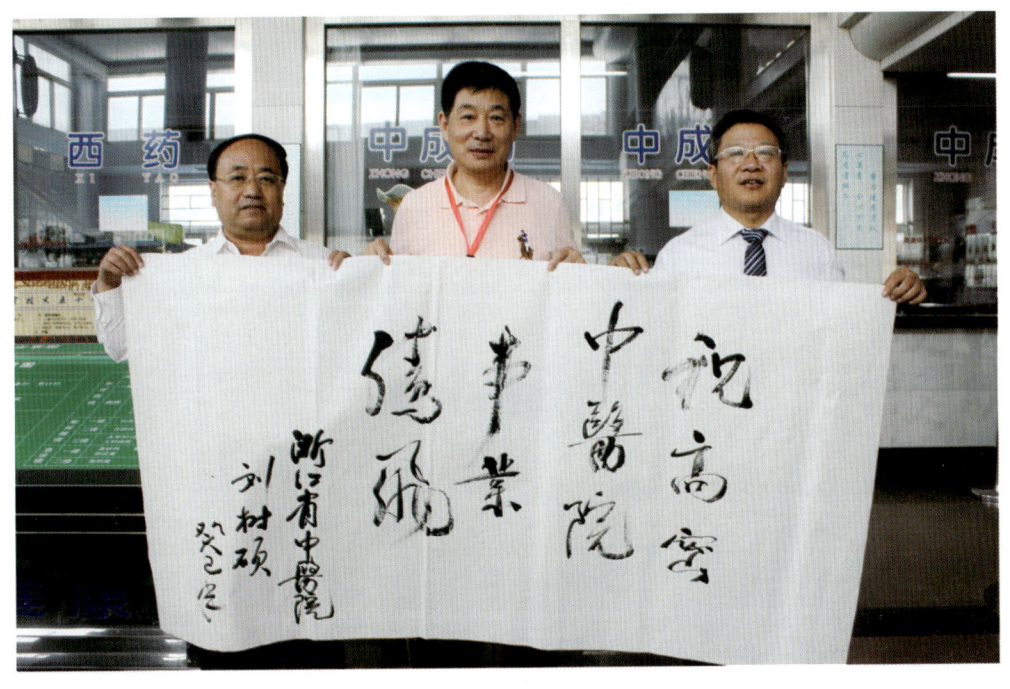

2013年9月28日，浙江省中医院泌尿外科主任刘树硕为市中医院题词

先进医疗水平

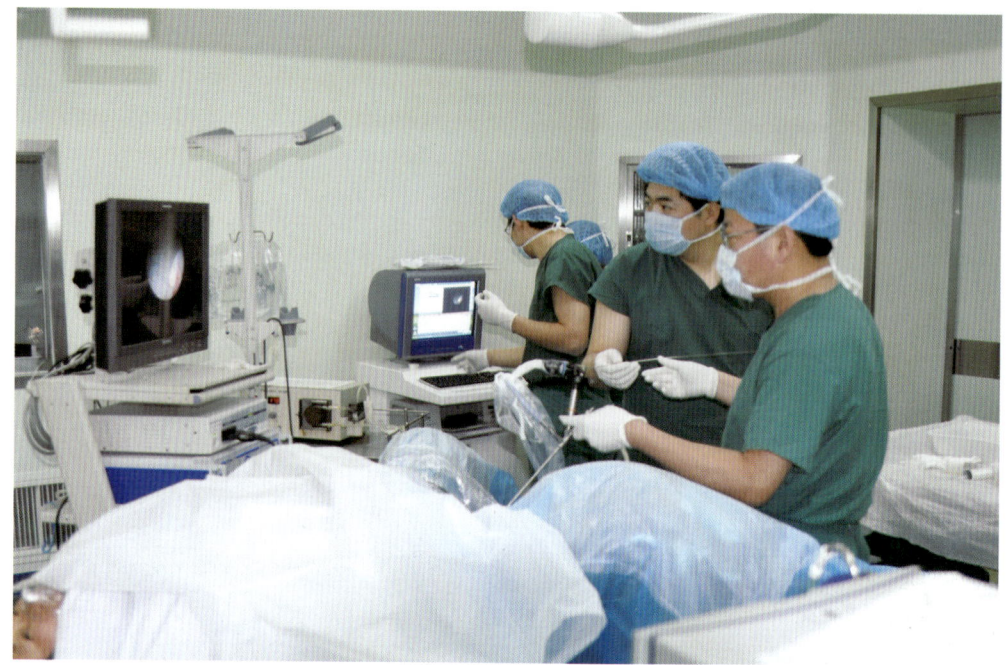

结石病科微创保肝碎石清石技术达到国内同级医院领先水平

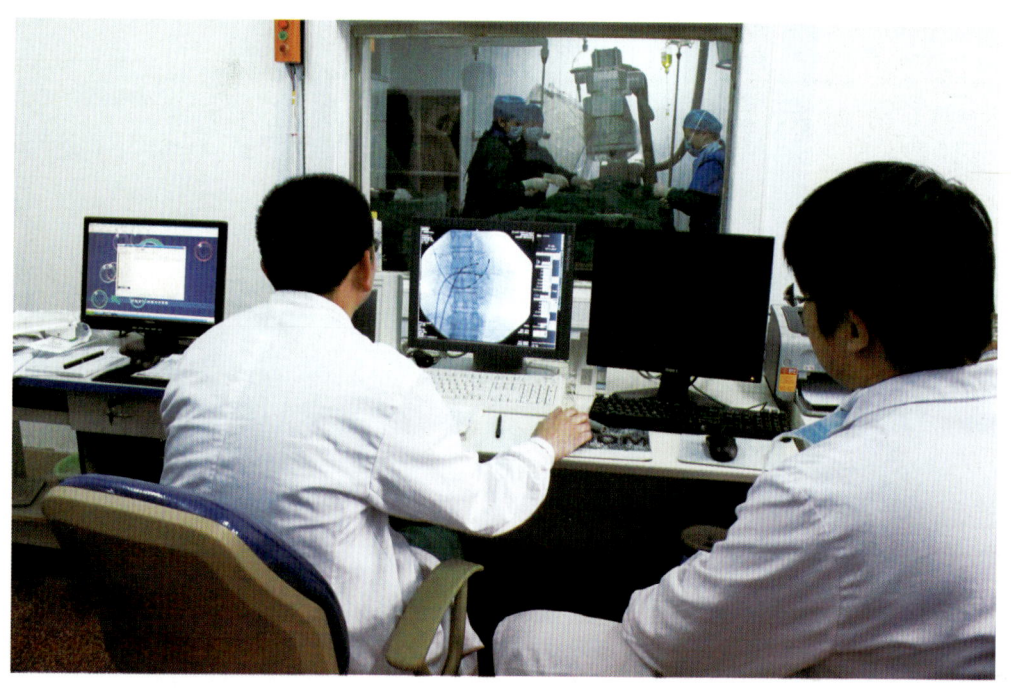

心内科心脏介入治疗手术达到国内同级医院先进水平

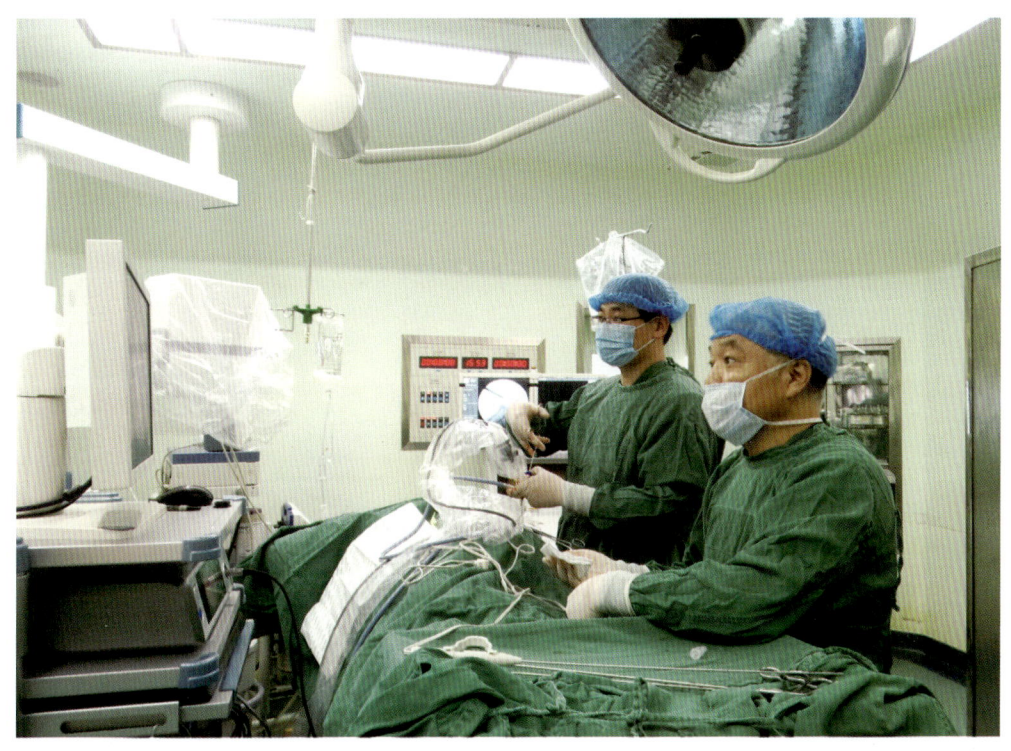

骨病科引进国际先进椎间孔镜微创技术治疗椎间盘突出症

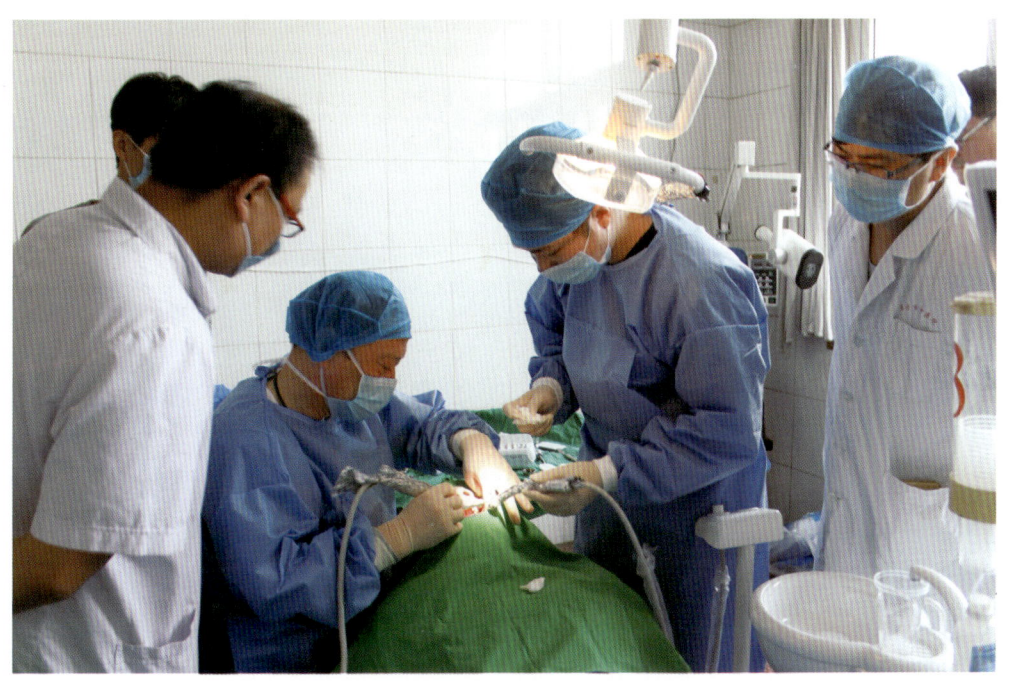

口腔科引进韩国专家和技术开展牙种植微创项目

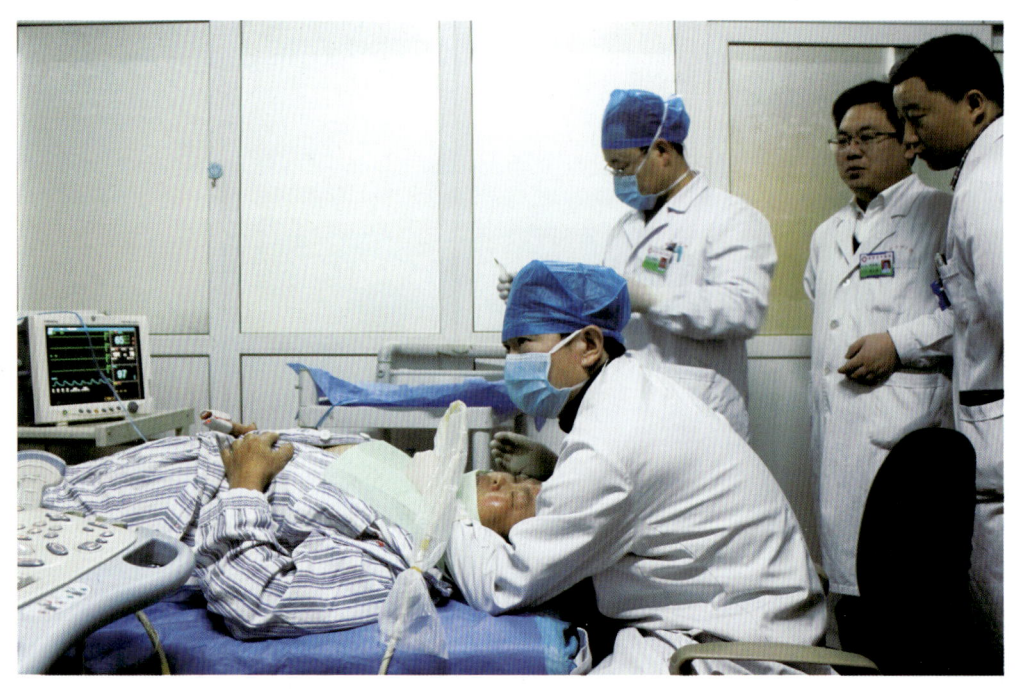

普外科开展甲状腺微波消融手术

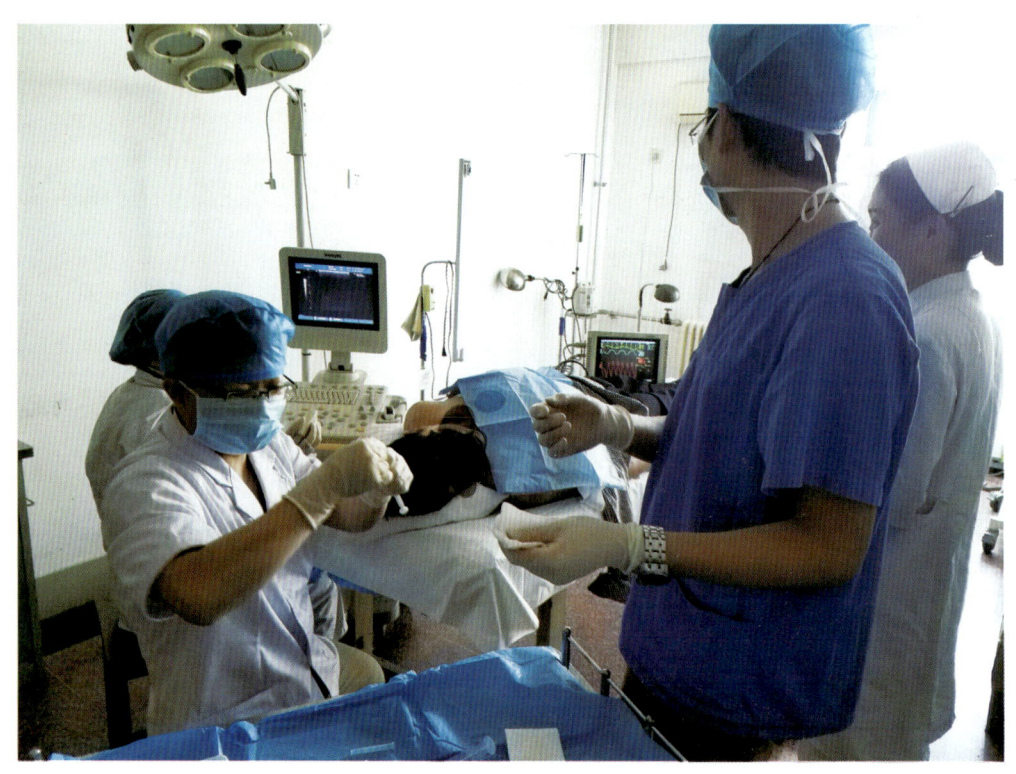

疼痛科联合彩超室开展超声引导下神经阻滞术

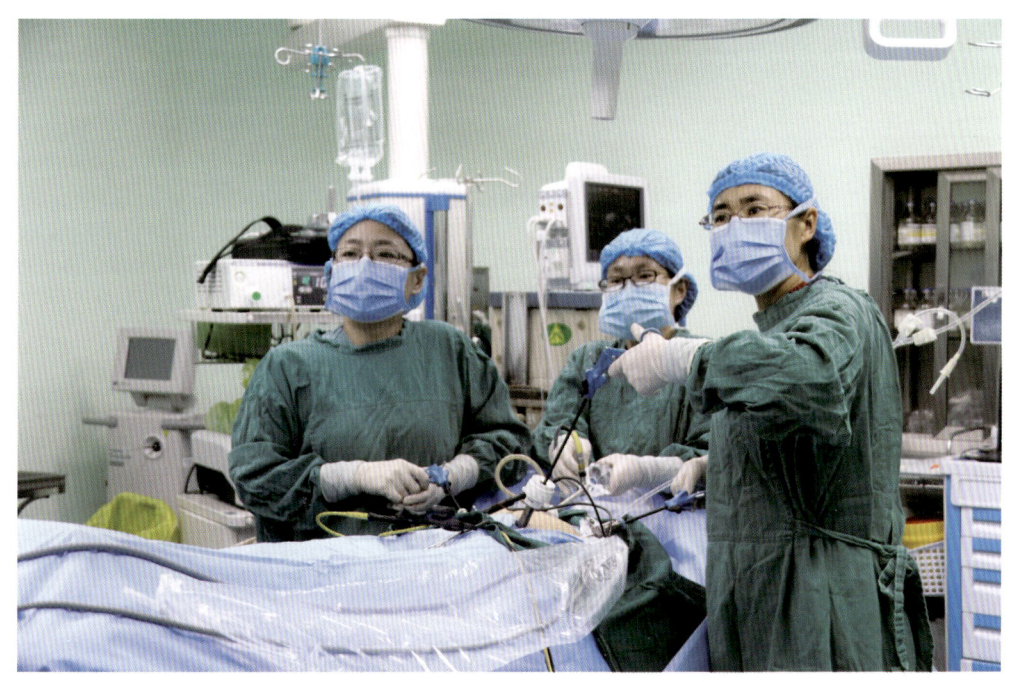

妇科开展腹腔镜微创治疗手术

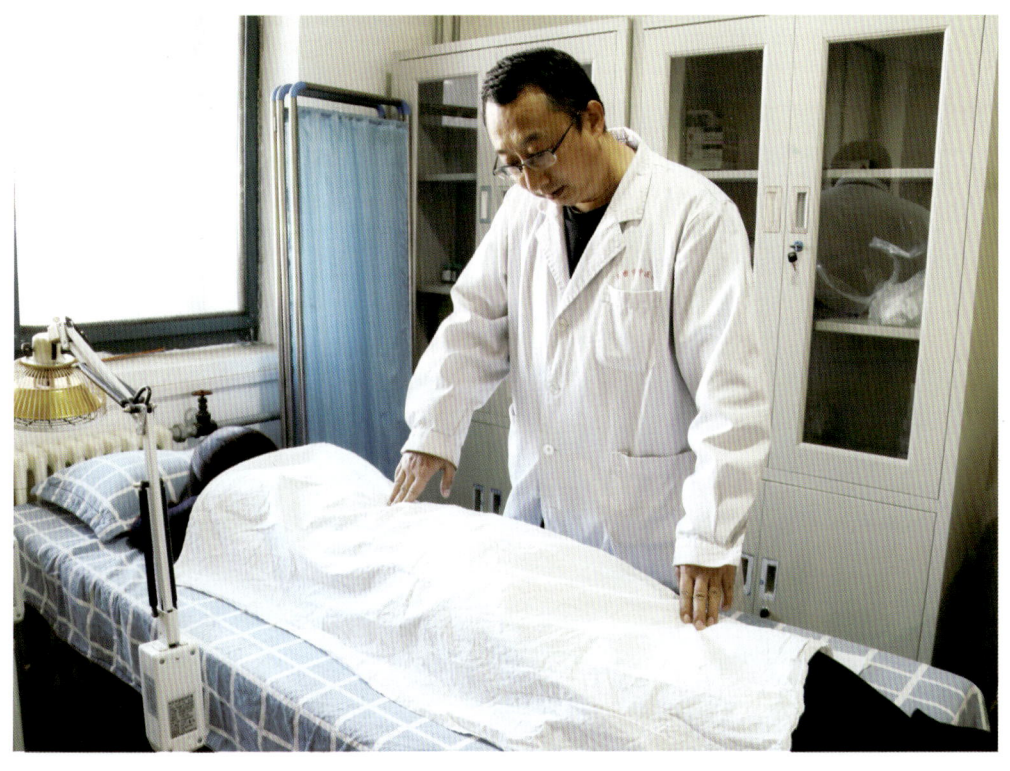

张燕伟副主任医师用"飞经飞穴"推拿手法为患者进行推拿理疗

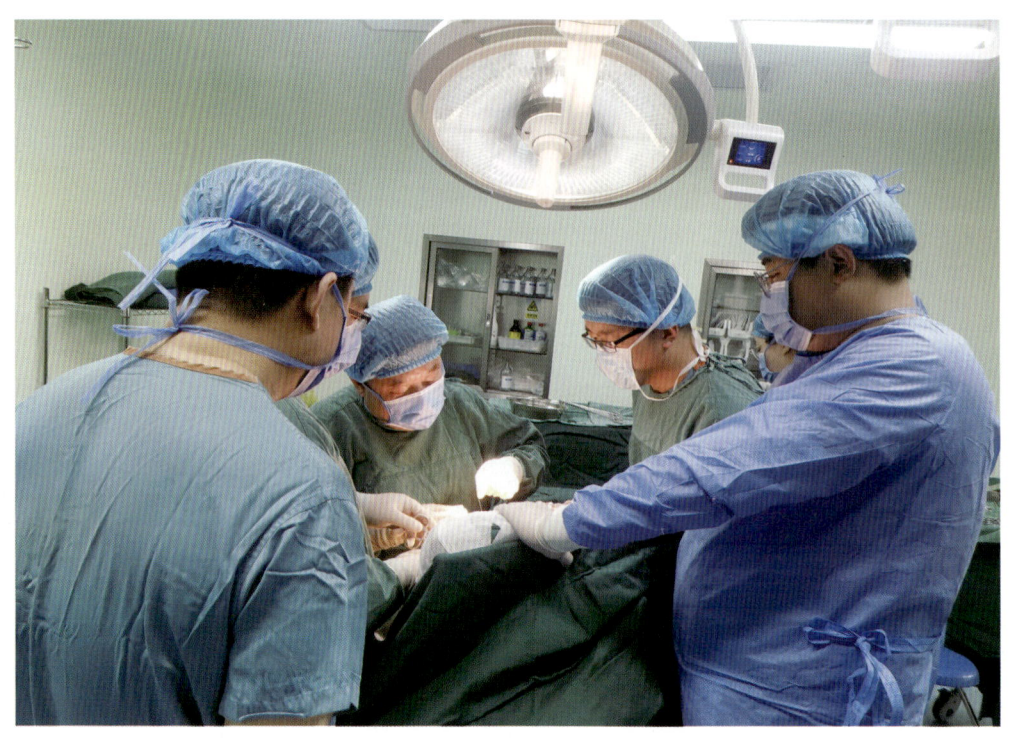

普外科开展乳腺癌晚期根治术

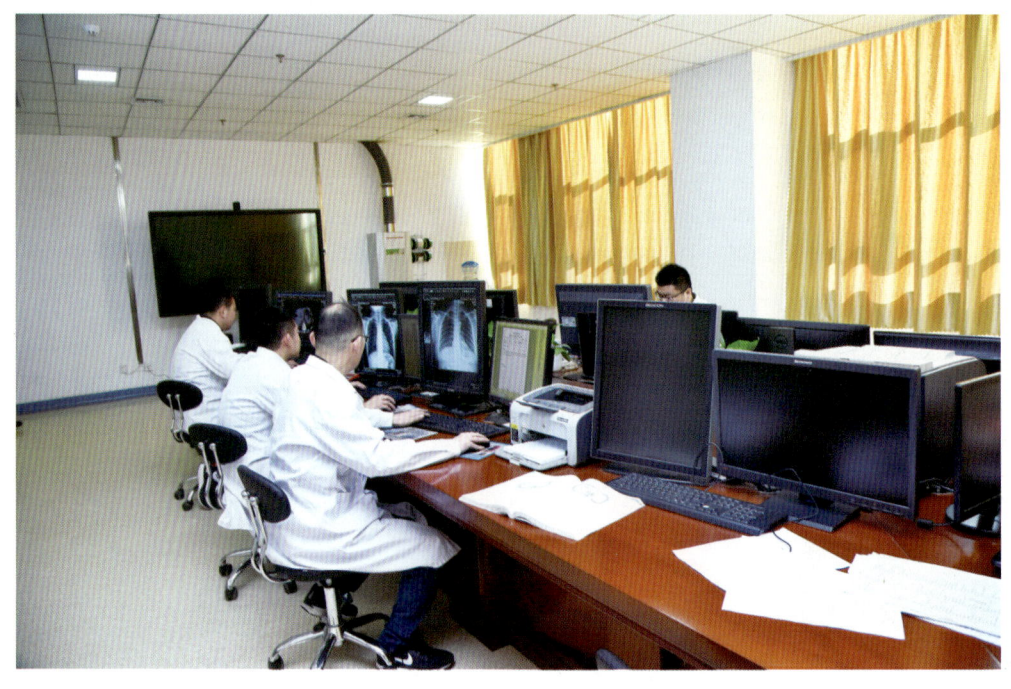

市中医院影像中心医师阅片

员工风采

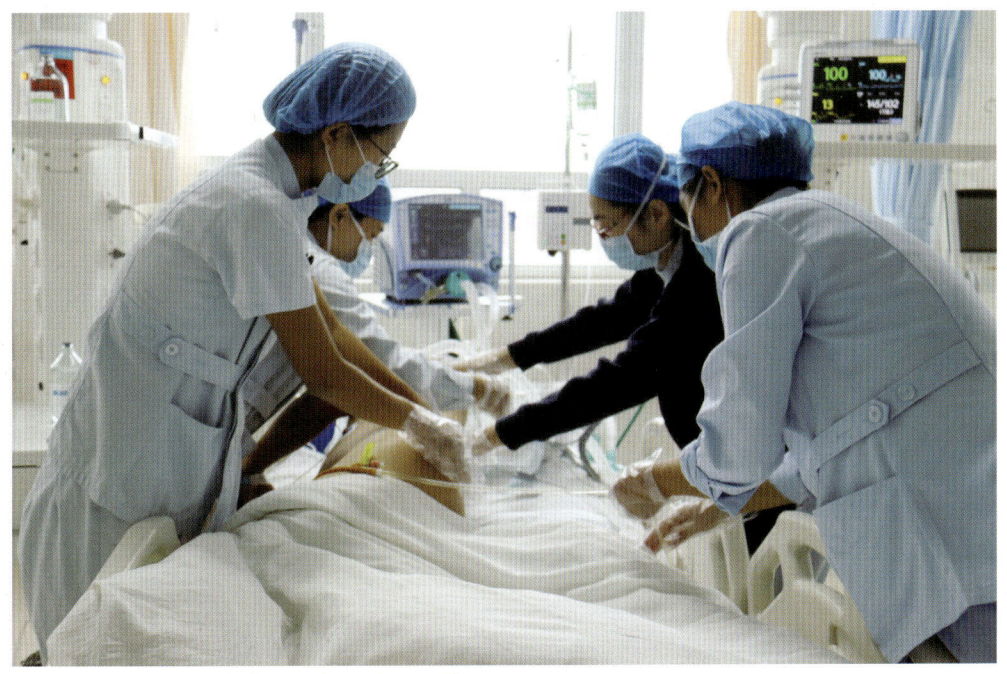

ICU护理团队为重症患者护理服务

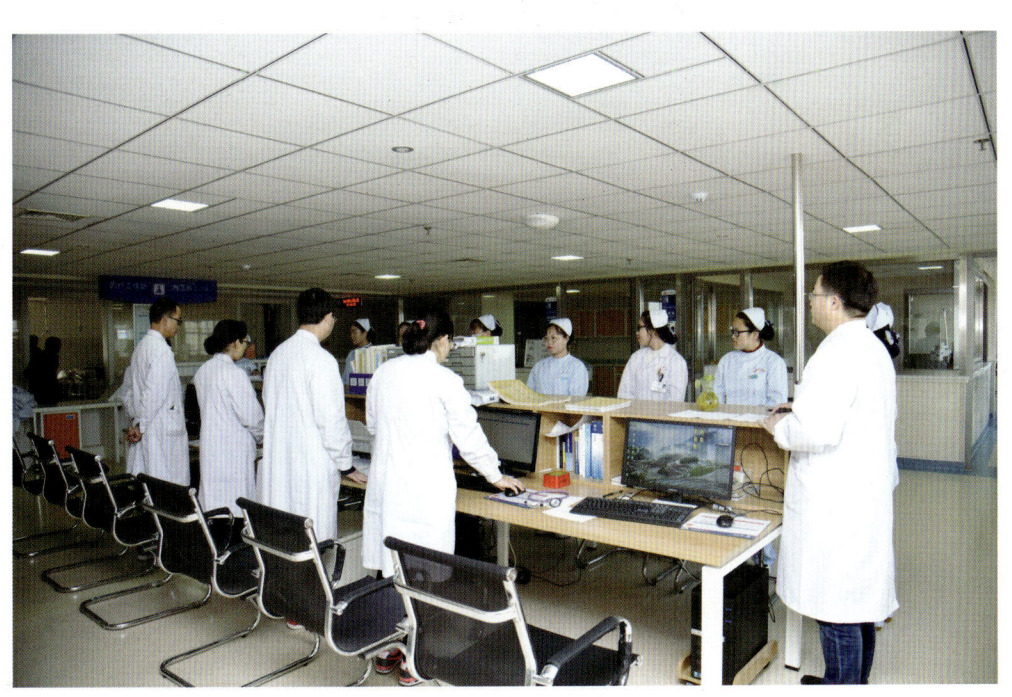

内三科医护团队晨会

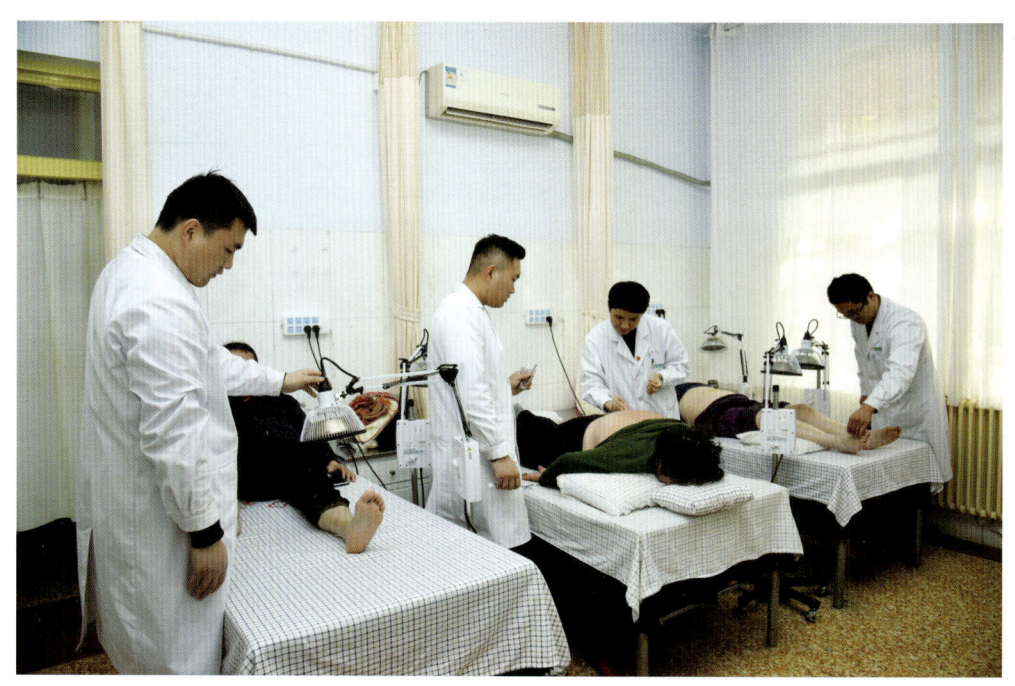

西院区主治中医师禚秀梅带领的医师团队为患者针灸治疗

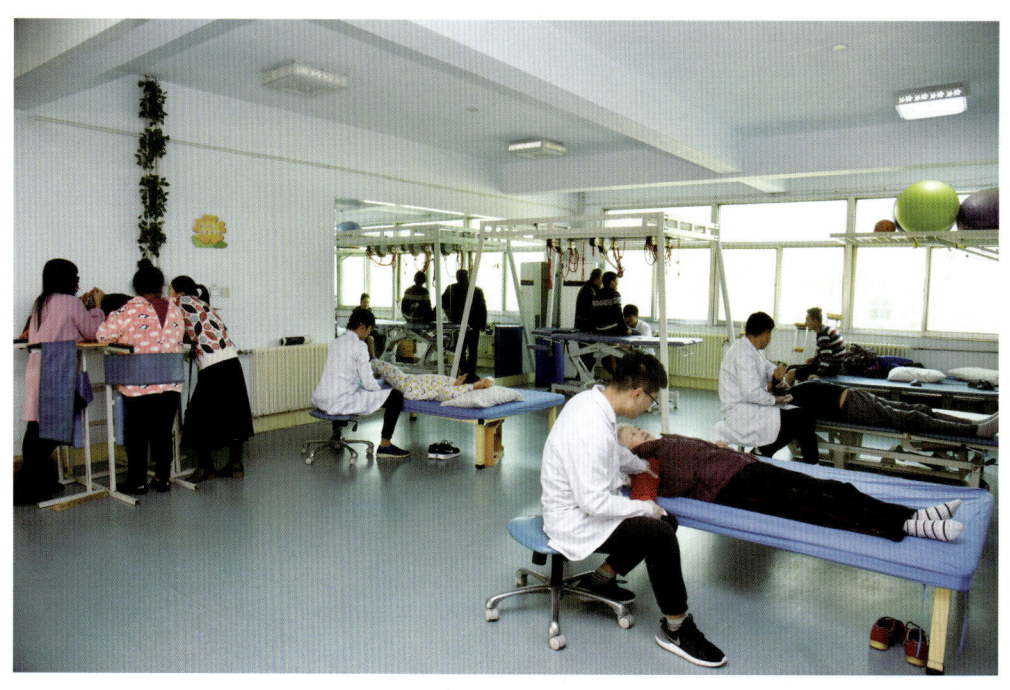

西院区医康复科为患者进行康复治疗

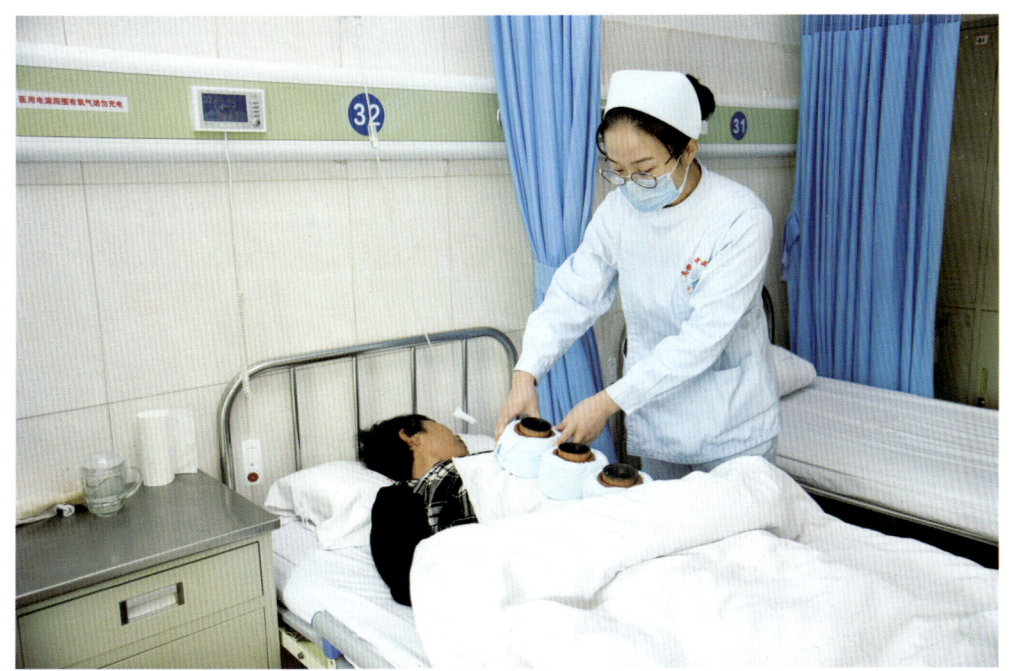

中医护理

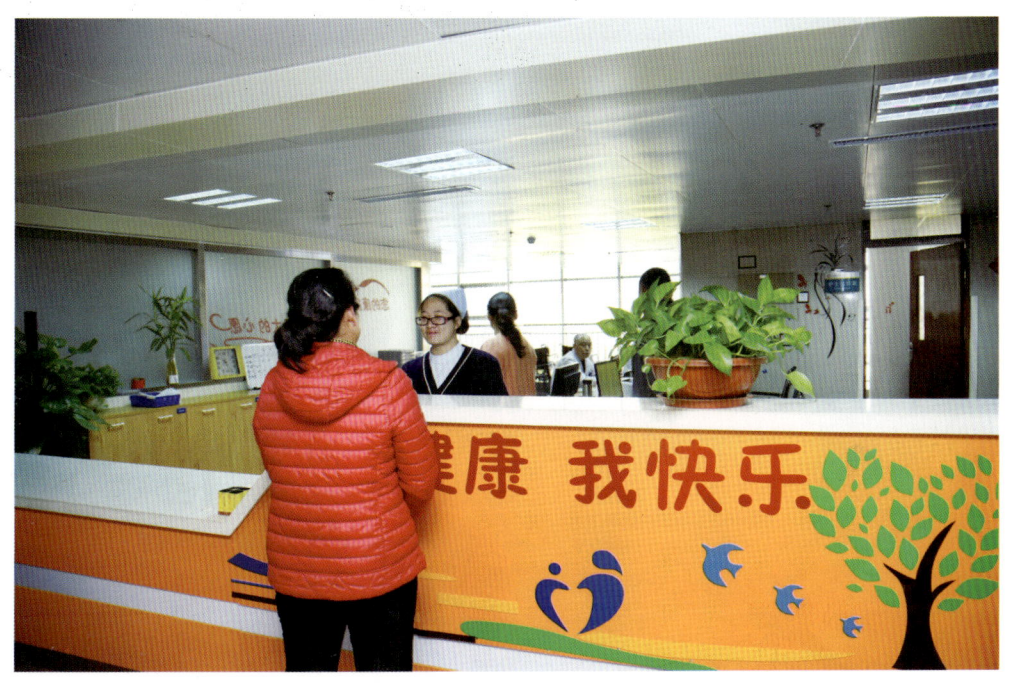

微笑服务

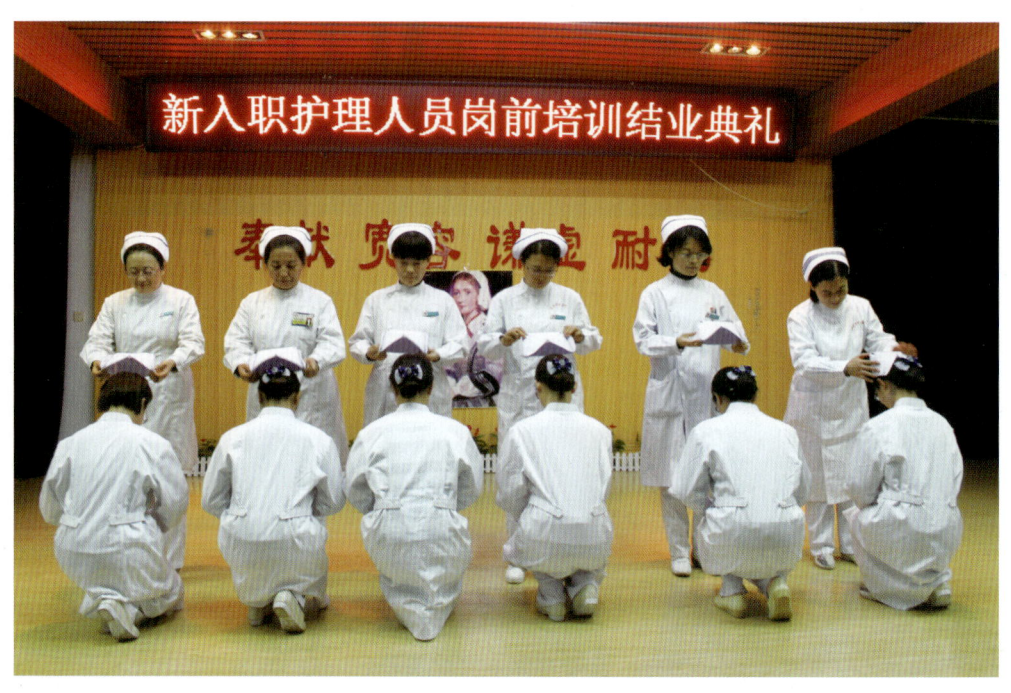

护士长们在"新入职护理人员岗前培训结业典礼"上为新护士授帽

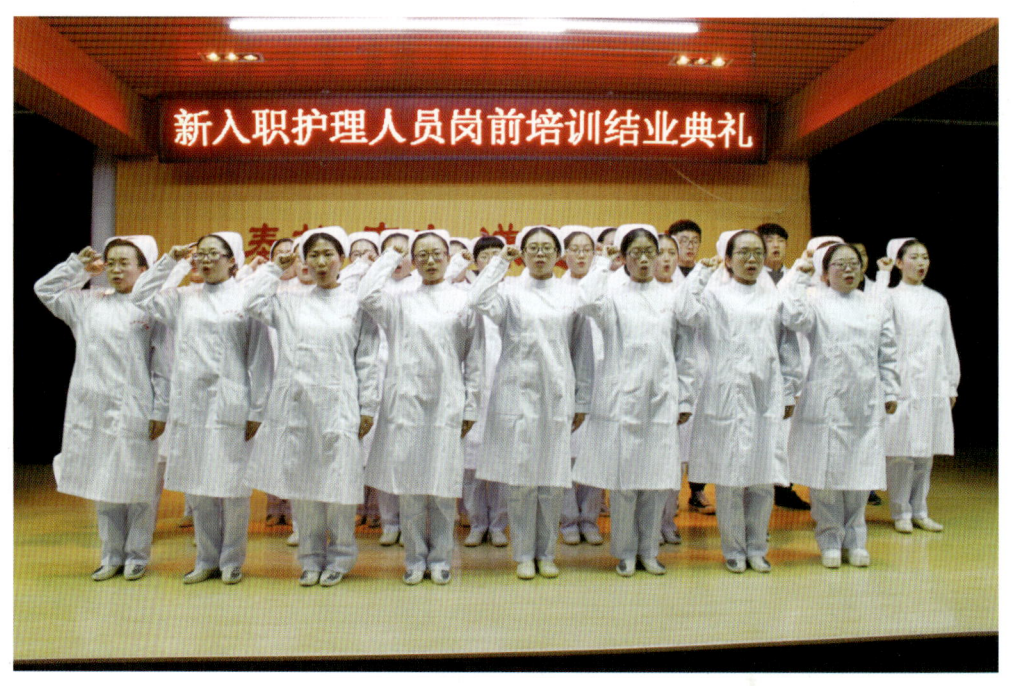

举行新入职护理人员岗前培训结业典礼,新入职护理人员集体进行
宣誓

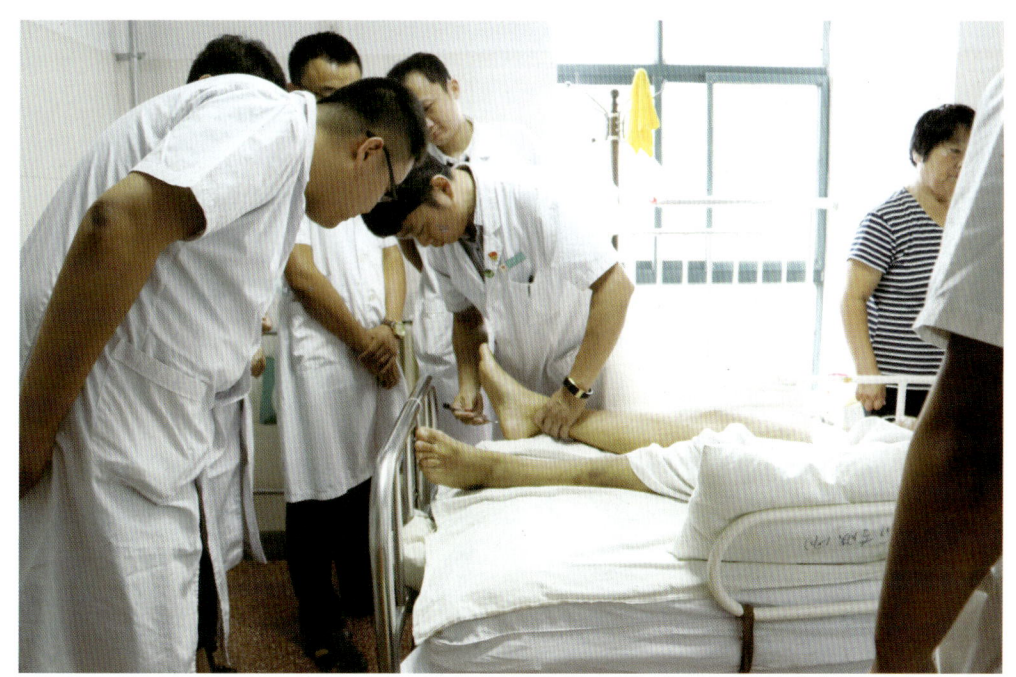

外三科副主任医师刘国华带领医生为患者查房诊断

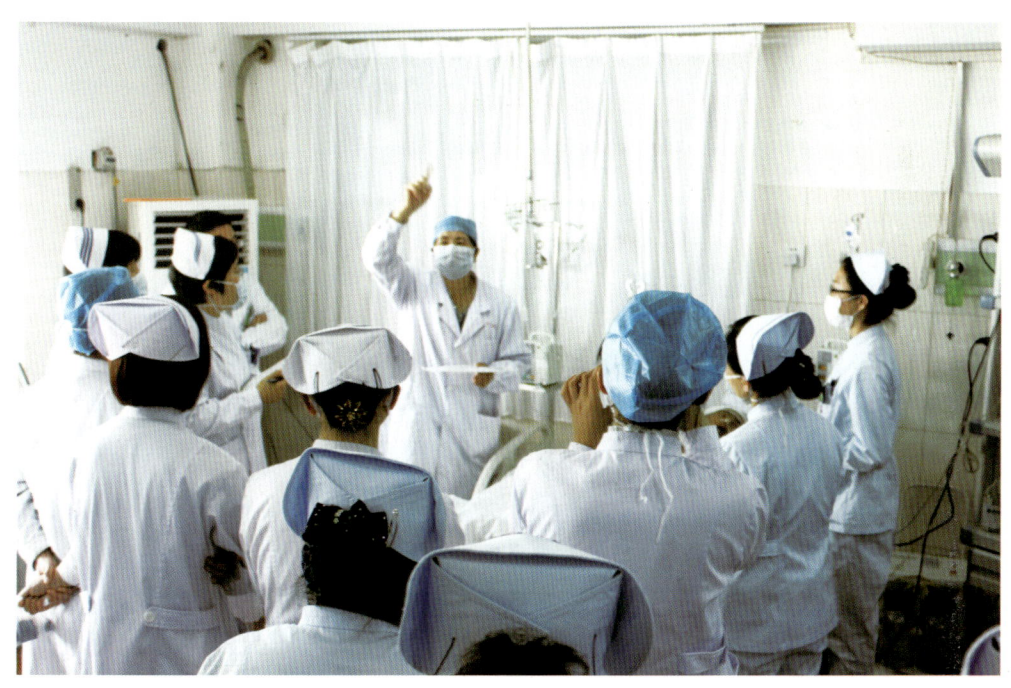

护理技能培训

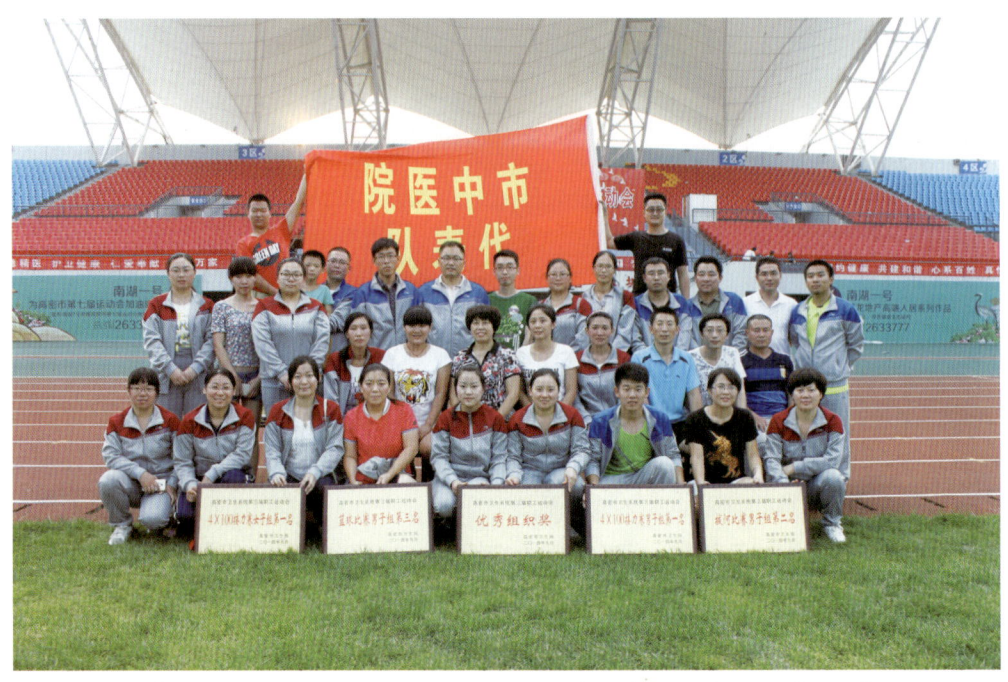

2014年9月26日至27日，组织职工参加主题为"你我健康行 共圆中国梦"的全市卫生系统第三届职工运动会并取得良好成绩

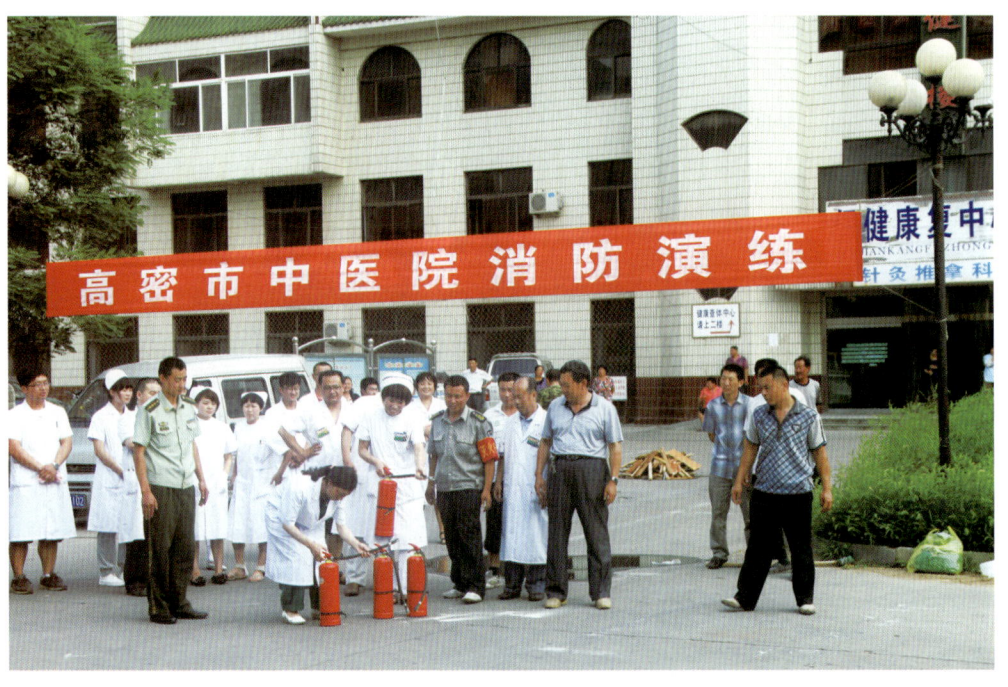

2012年6月26日至27日，举行消防安全知识培训和消防演练

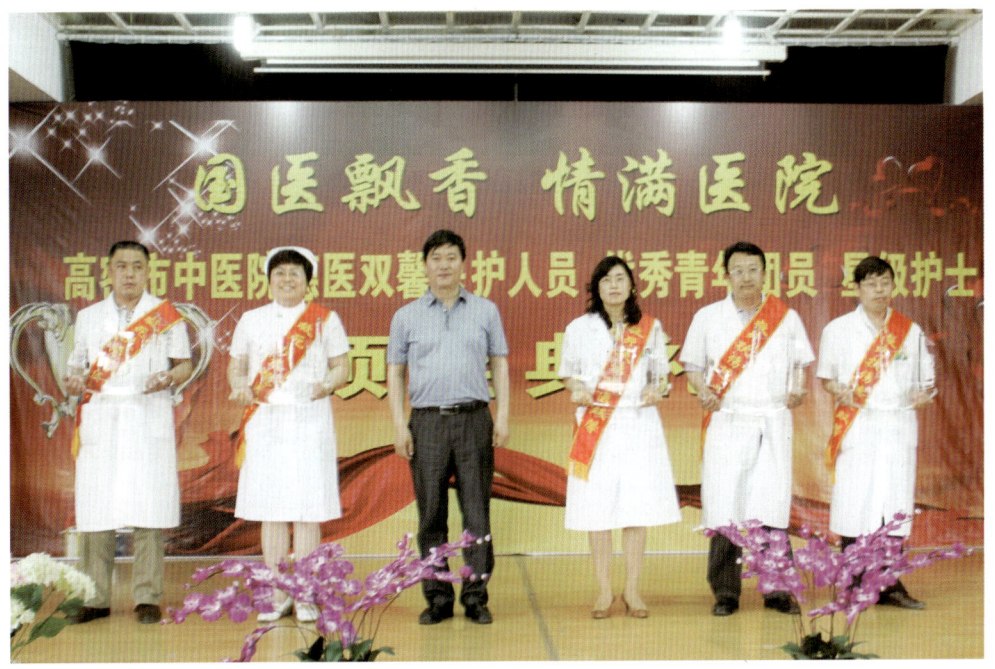

2012年5月10日,隆重表彰德医双馨医护人员

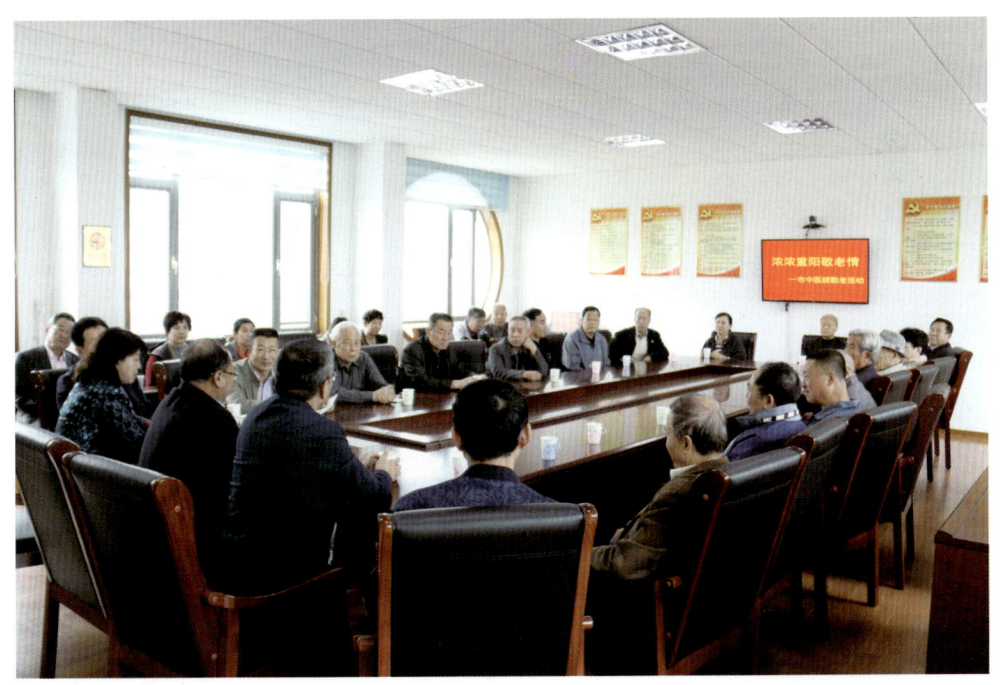

重视老干部职工工作,图为2016年10月举行的"浓浓重阳敬老情"座谈会。

对外合作和人才引进

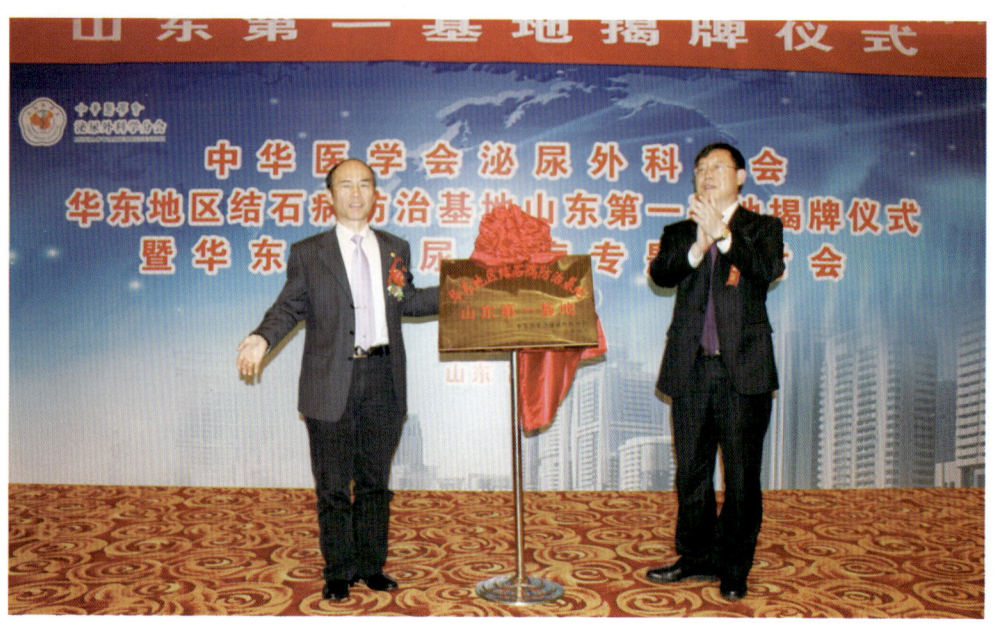

2012年4月21日,高密市委副书记、市长杨建华(右二)为高密市中医院成为"华东地区结石病防治山东第一基地"揭牌

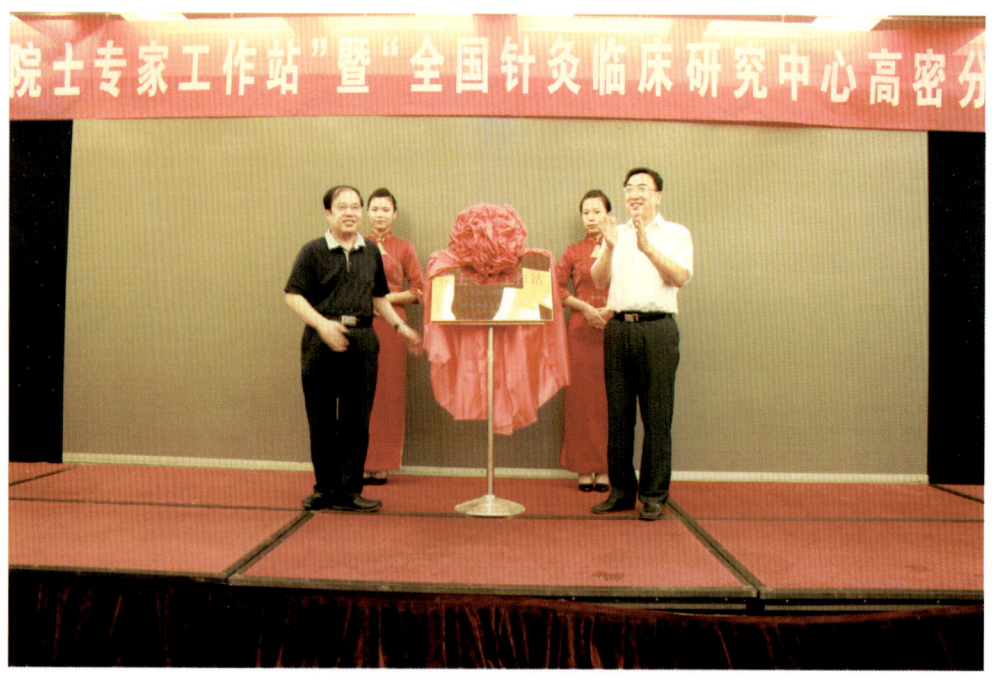

2014年9月16日,高密市委书记范福生(右一)为"高密市中医院石学敏院士专家工作站和全国针灸临床研究中心高密分中心"揭牌

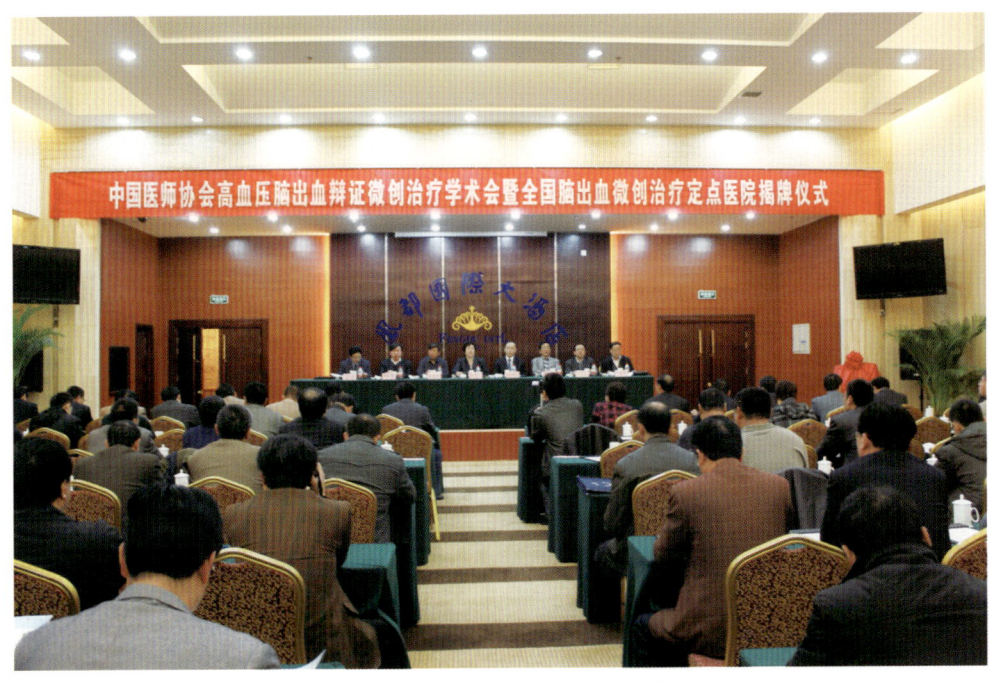

　　2011 年 11 月 26 日,市中医院举行中国医师协会高血压脑出血辩证微创治疗新进展学术研讨会

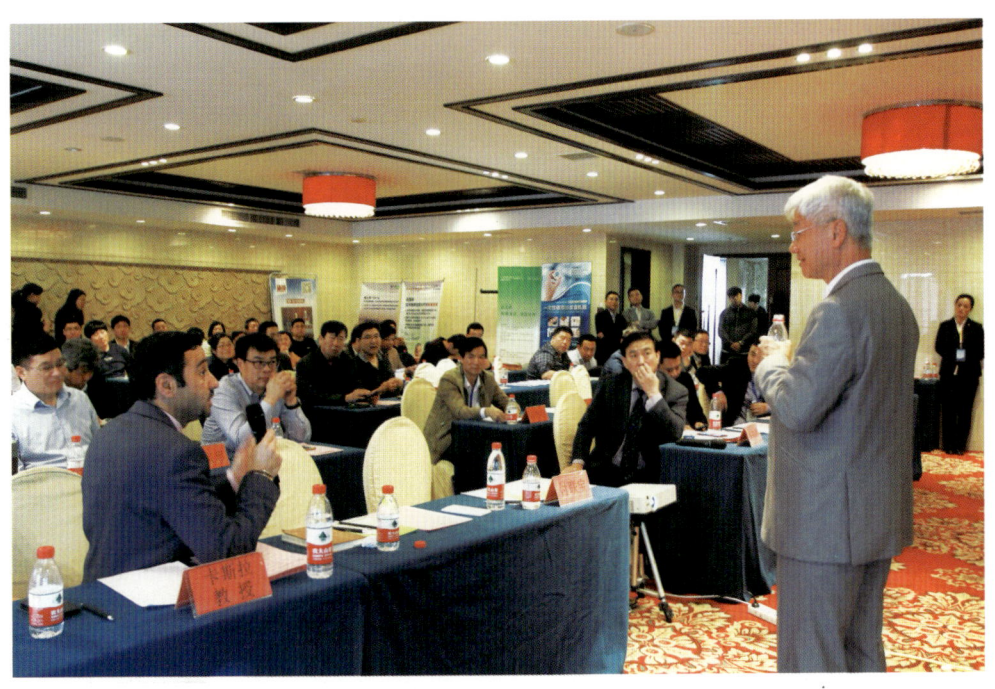

市中医院承办国际外科转化医学新技术研讨会

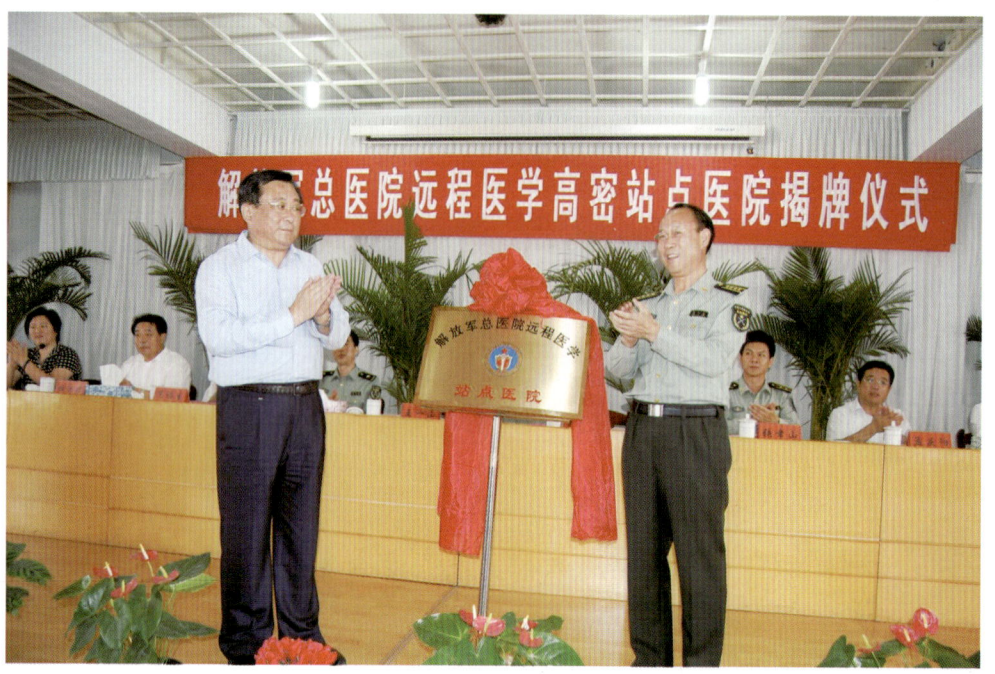

　　2009年9月19日,市委书记吴建民(左一)为市中医院成为解放军总医院(北京301　医院)远程医学站点医院举行揭牌仪式

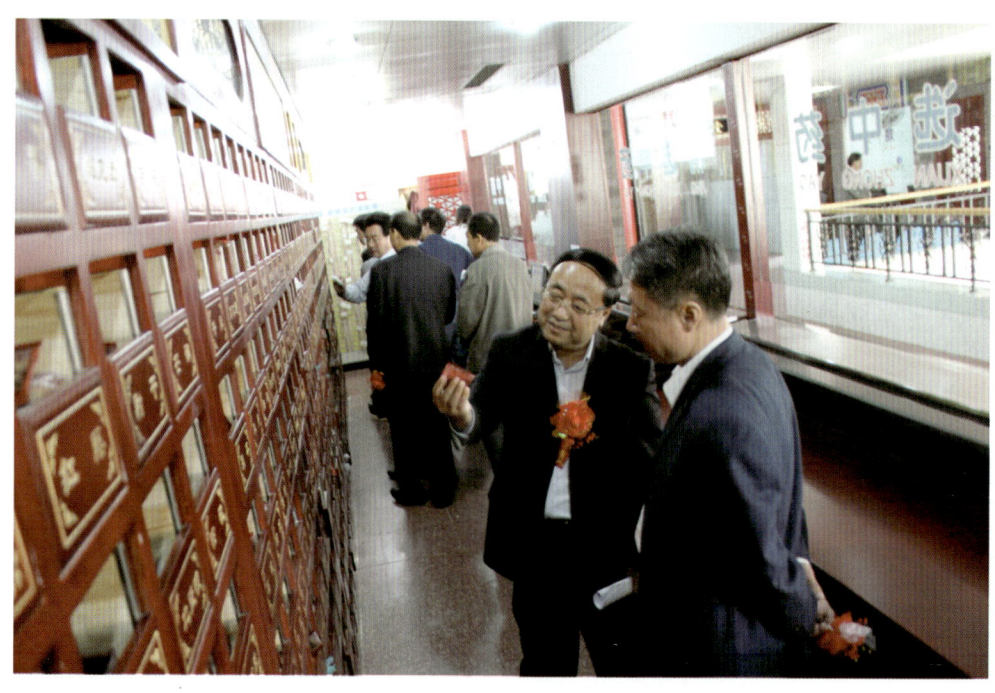

　　2010年10月16日,市中医院国医堂开业暨北京同仁堂精选中药房启用

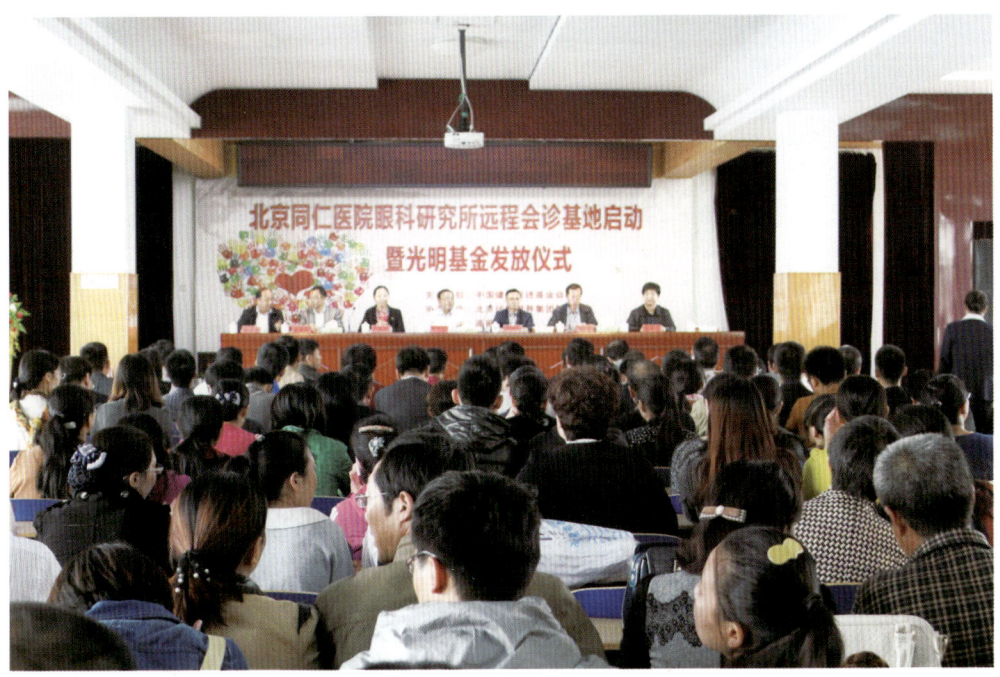

　　2015年10月23日,市中医院成为北京同仁医院眼科研究所远程会诊基地,并举行光明基金发放仪式

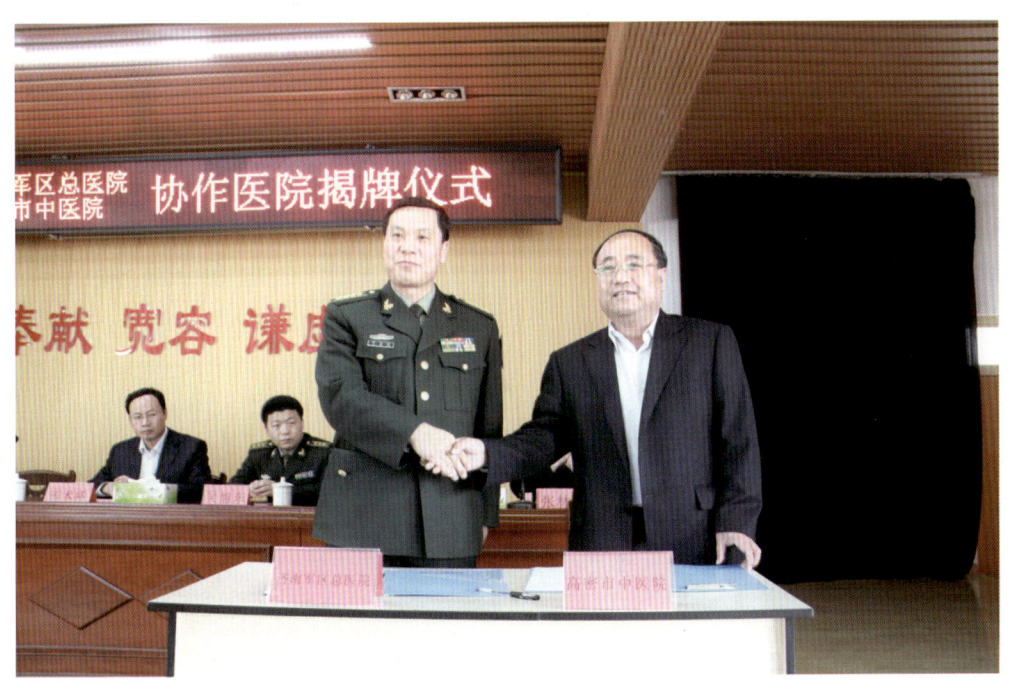

　　2014年3月27日,市中医院院长曹沛德(右一)与济南军区总医院刘恩靖大校(左一)签署合作协议,两院结成技术协作医院

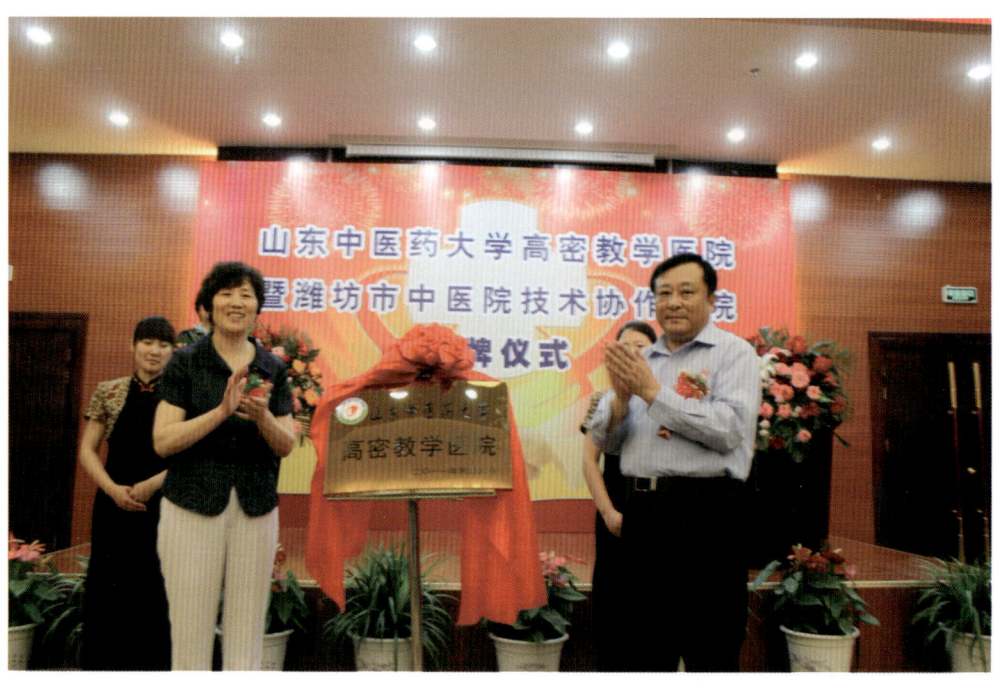

2011年6月3日,山东省卫生厅副厅长、省中医管理局局长于淑芳(左一),高密市委书记、市人大常委会主任吴建民(右一)为山东中医药大学高密教学医院揭牌

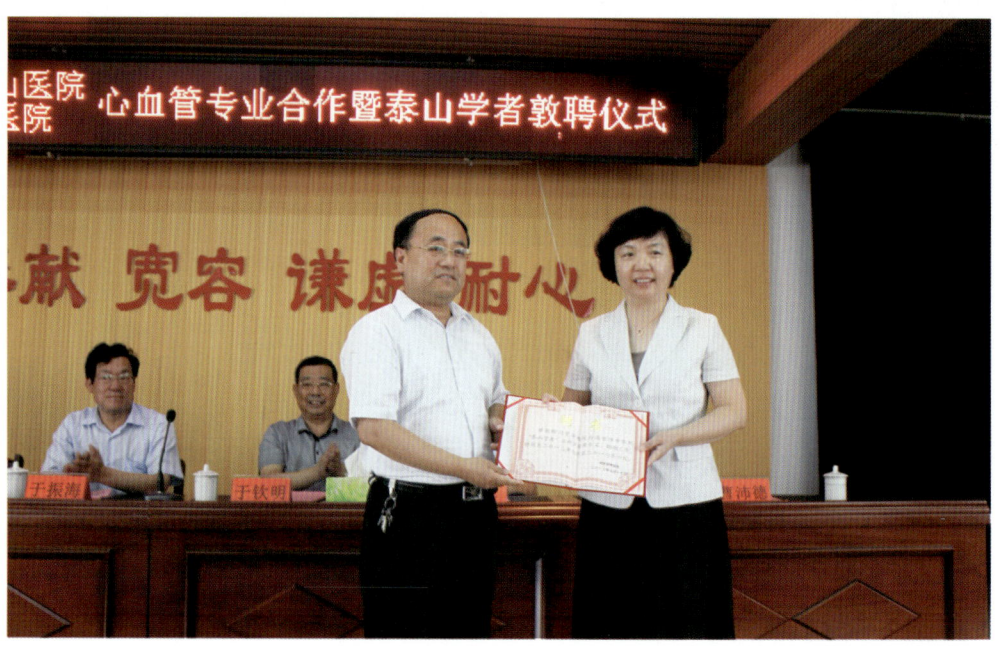

2013年7月17日,市中医院院长曹沛德(左一)为泰山学者、山东省千佛山医院心内二科闫素华主任(右一)颁发聘书

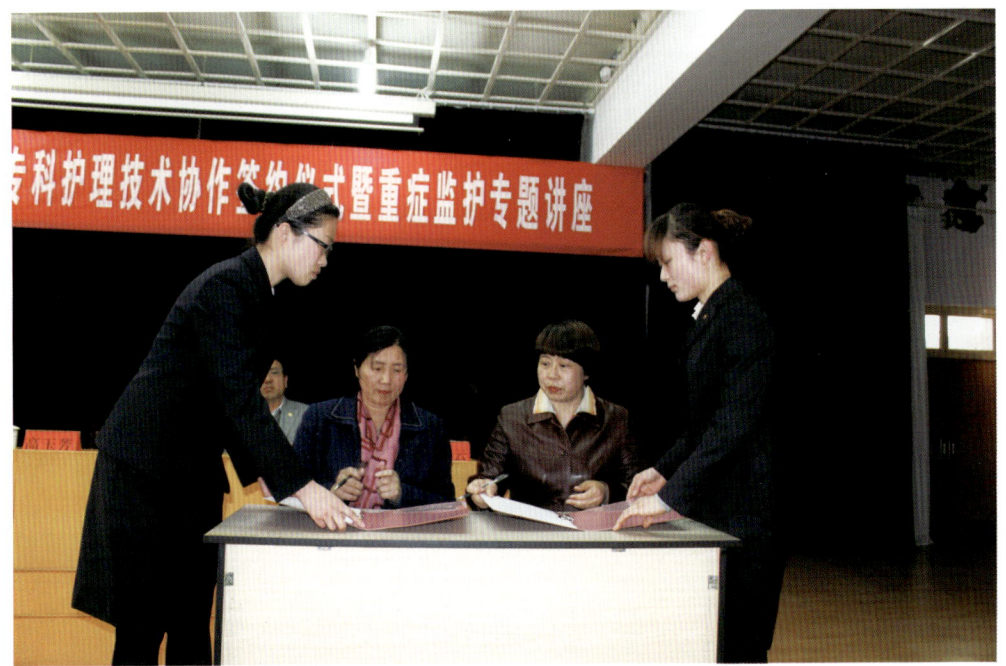

2011年4月10日，市中医院与青医附院结为专科护理技术协作单位

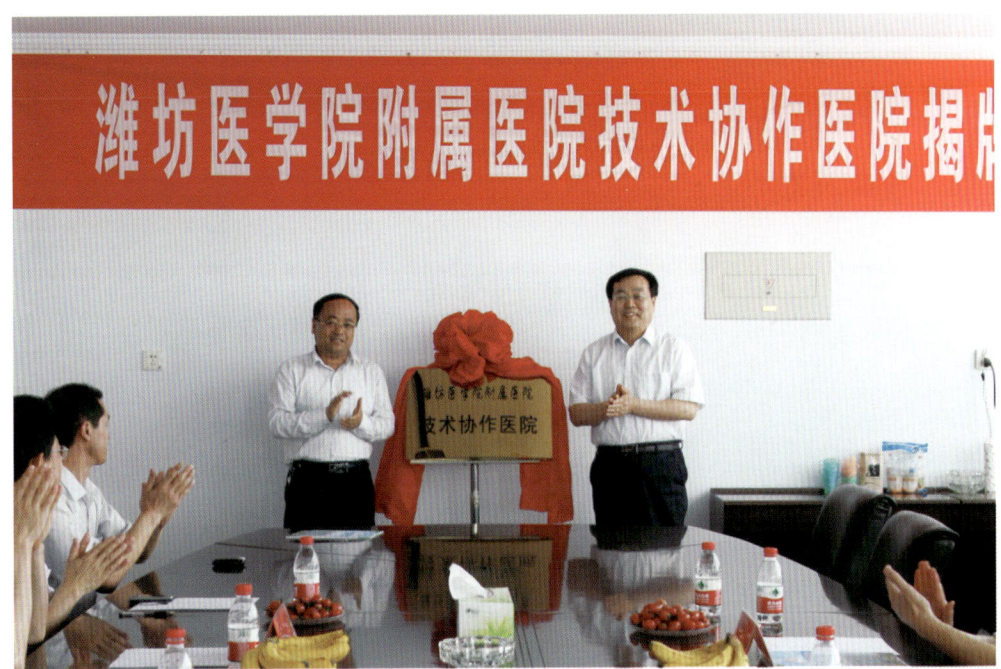

2011年5月28日，市中医院举行潍坊医学院附属医院技术协作医院揭牌仪式

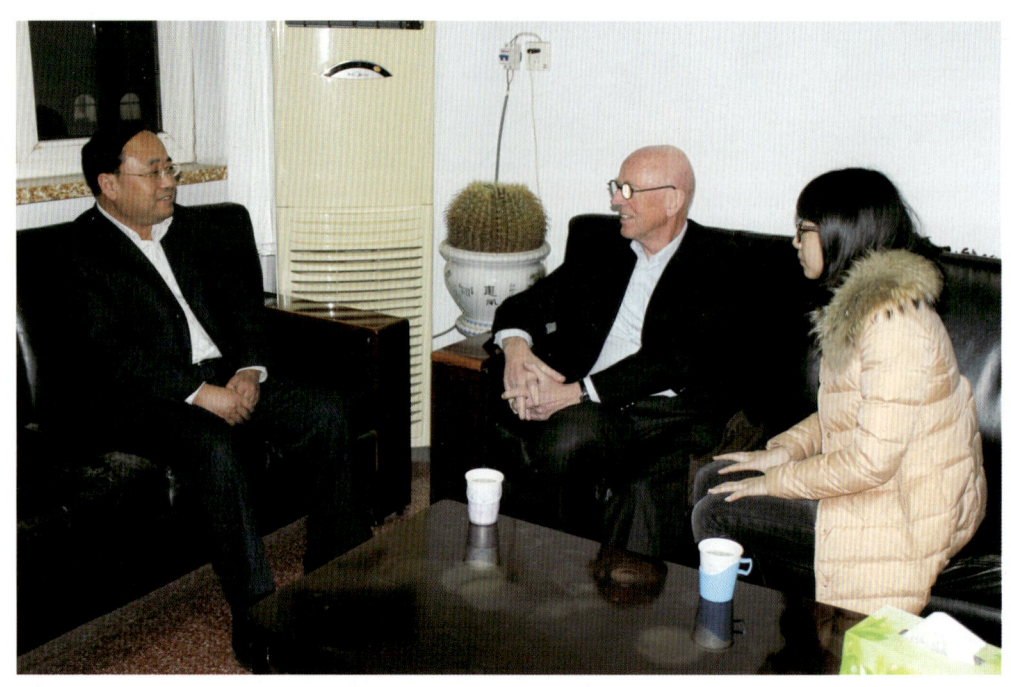

2013年3月26日,德国著名教授胡兰德(左二)来市中医院指导微创治疗椎间盘突出症新技术,市中医院院长曹沛德(左一)会见胡兰德教授

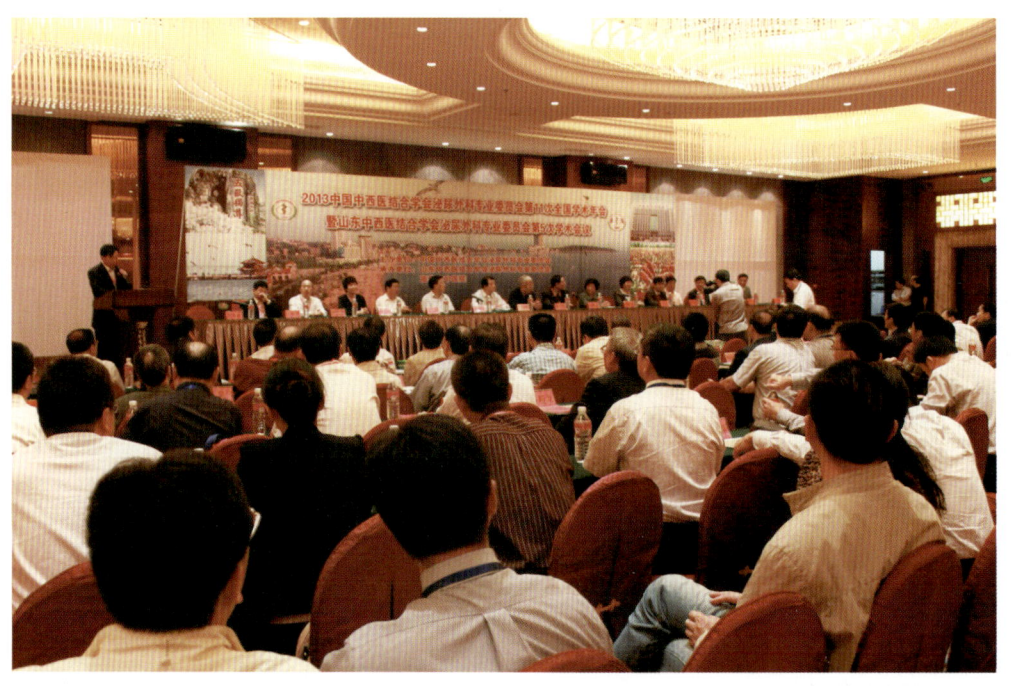

2013年9月28日,市中医院举办2013中国中西医结合学会泌尿外科专业学术年会

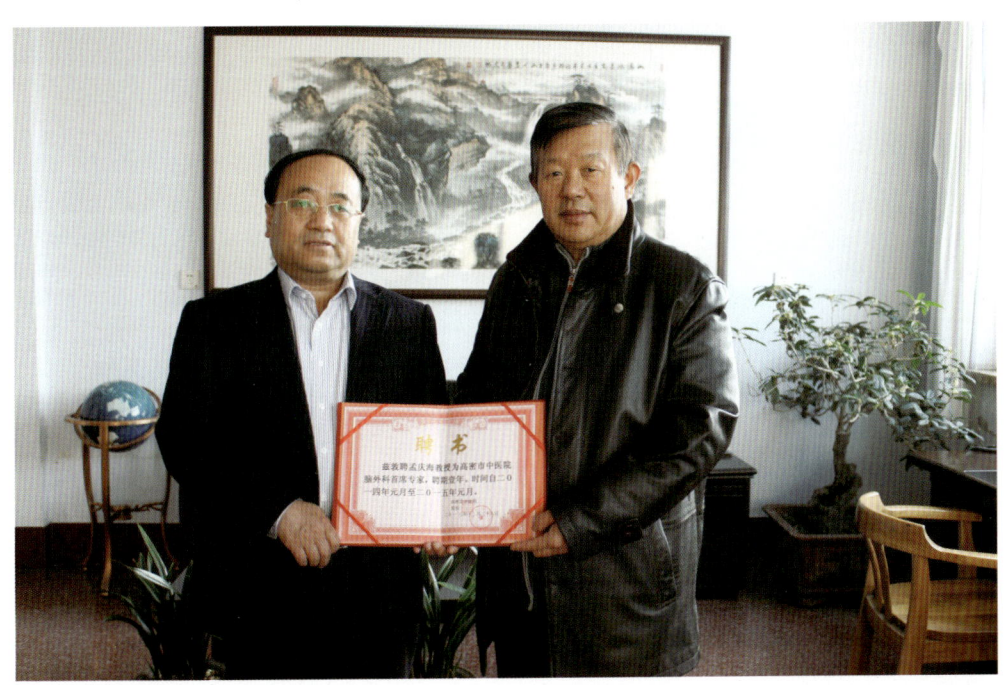

　　2013年12月28日,市中医院院长曹沛德(左一)为青岛大学医学院附属医院主任医师孟庆海教授(左二)颁发聘书

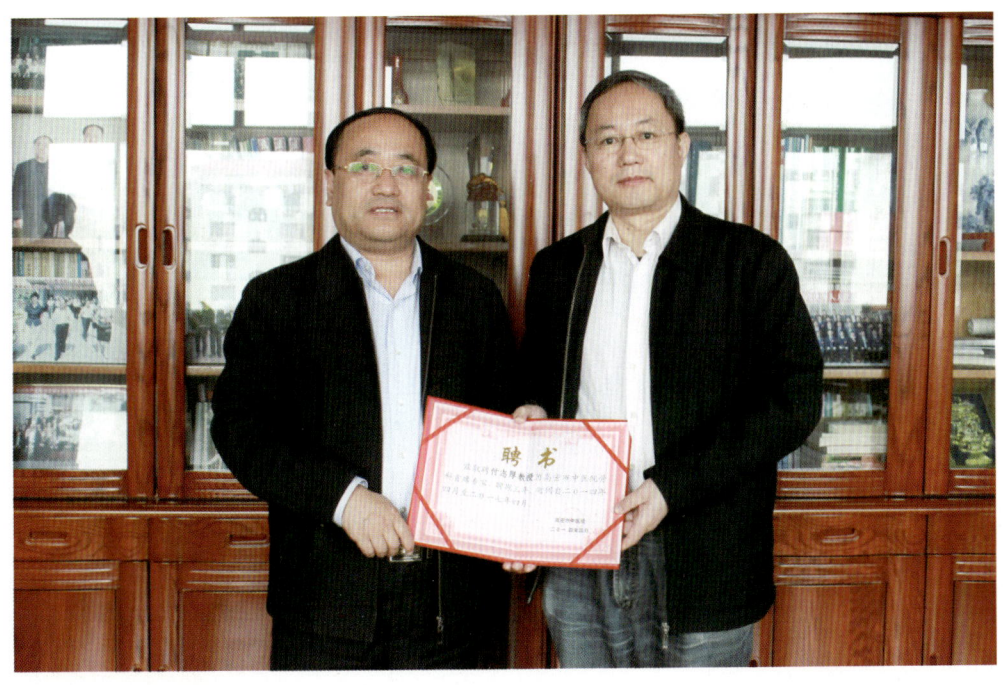

　　2014年4月26日,市中医院院长曹沛德(左一)为济南军区总医院主任医师付志厚教授(左二)颁发聘书

党旗飘飘

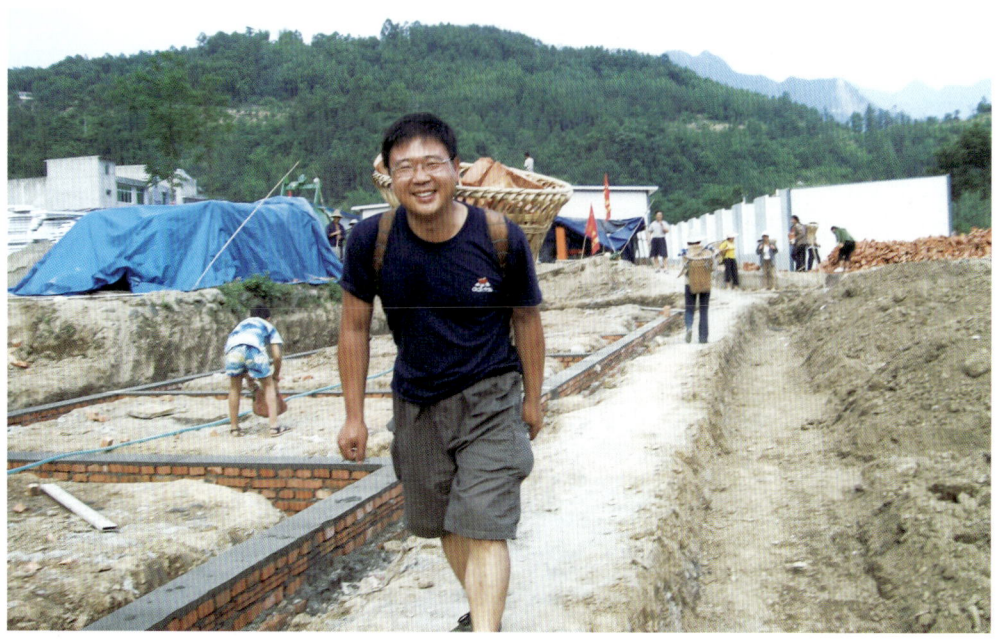

　　2008年6月10日,市中医院党员职工于勇赴四川地震灾区参加抗震救灾,图为于勇在抗震救灾工地参加劳动

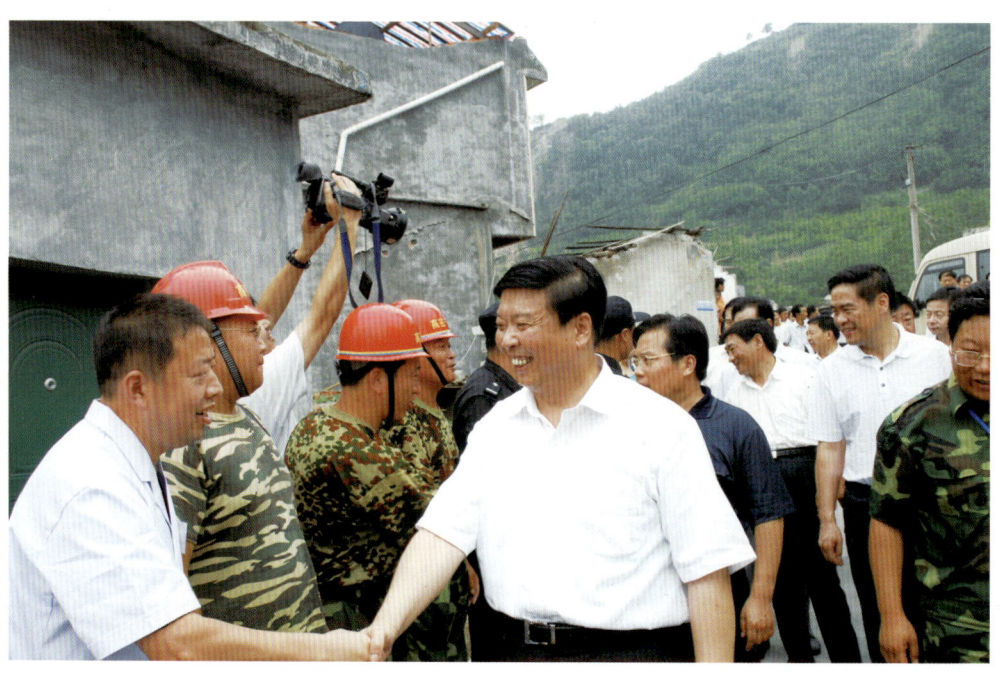

　　2008年7月,市中医院职工杨家顺赴四川地震灾区参加抗震救灾,受到省委副书记、省长姜大明的接见,并在抗震救灾第一线火线入党

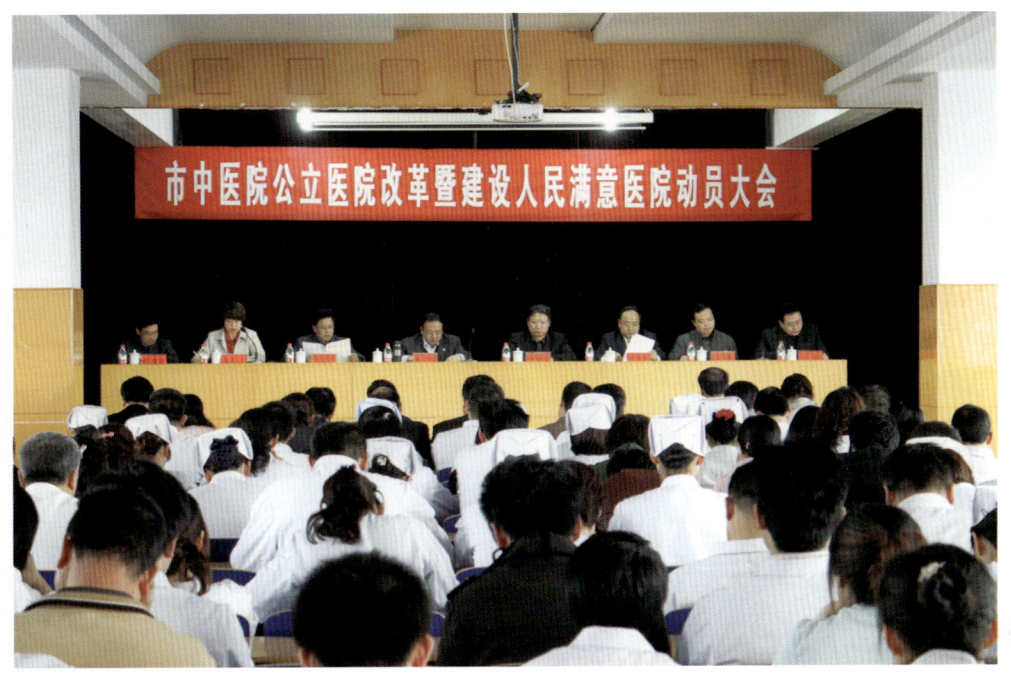

　　2011年3月,市中医院启动"公立医院改革试点暨建设人民满意医院"活动

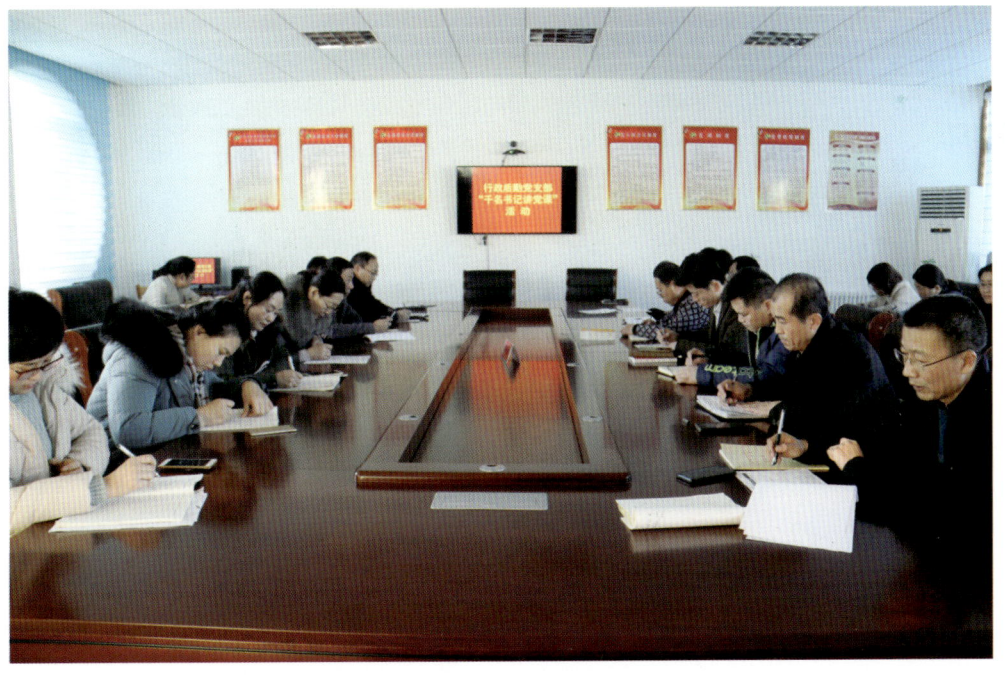

2015年,市中医院行政后勤党支部举行"千名书记讲党课"活动

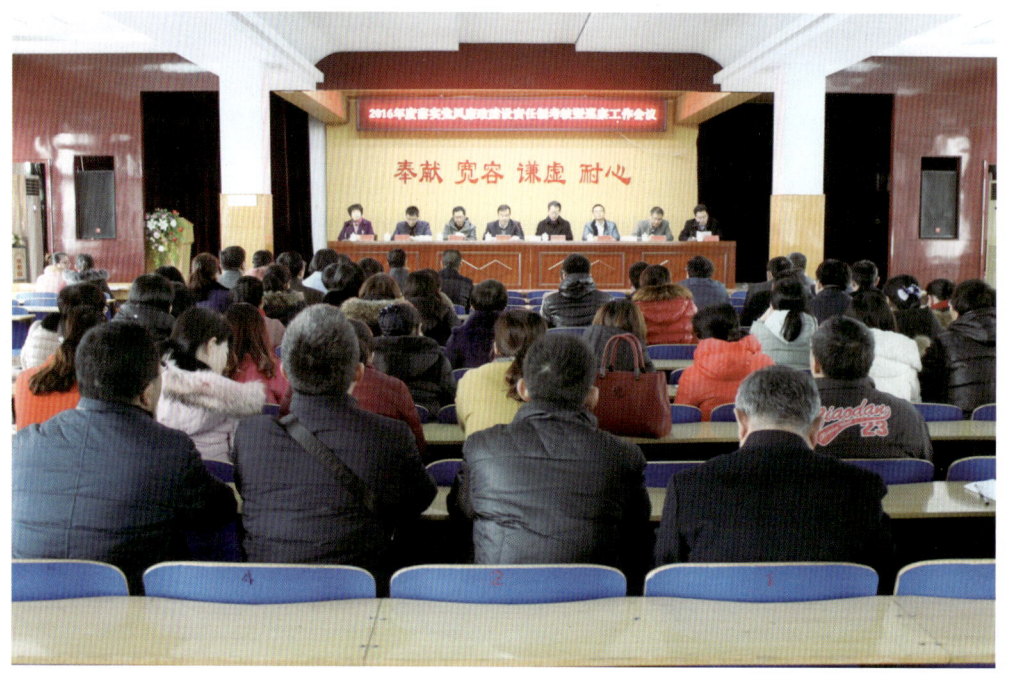

2016年3月，市中医院召开"作风建设年"暨"两学一做"学习教育常态化、制度化推进会议

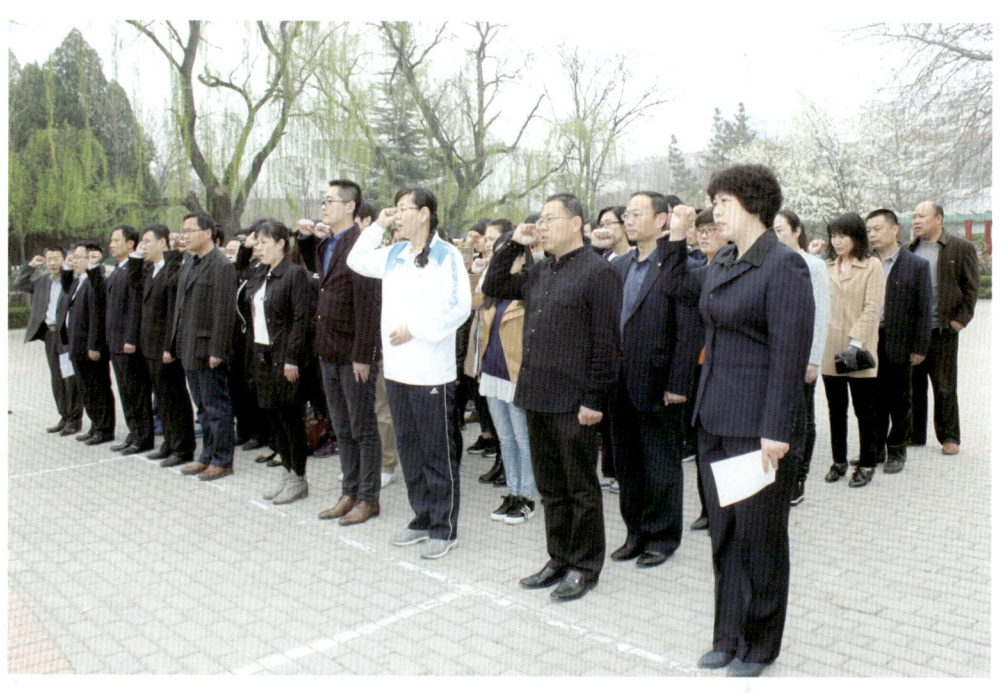

2016年4月，市中医院党员到市烈士陵园参加清明祭扫活动

社会服务活动

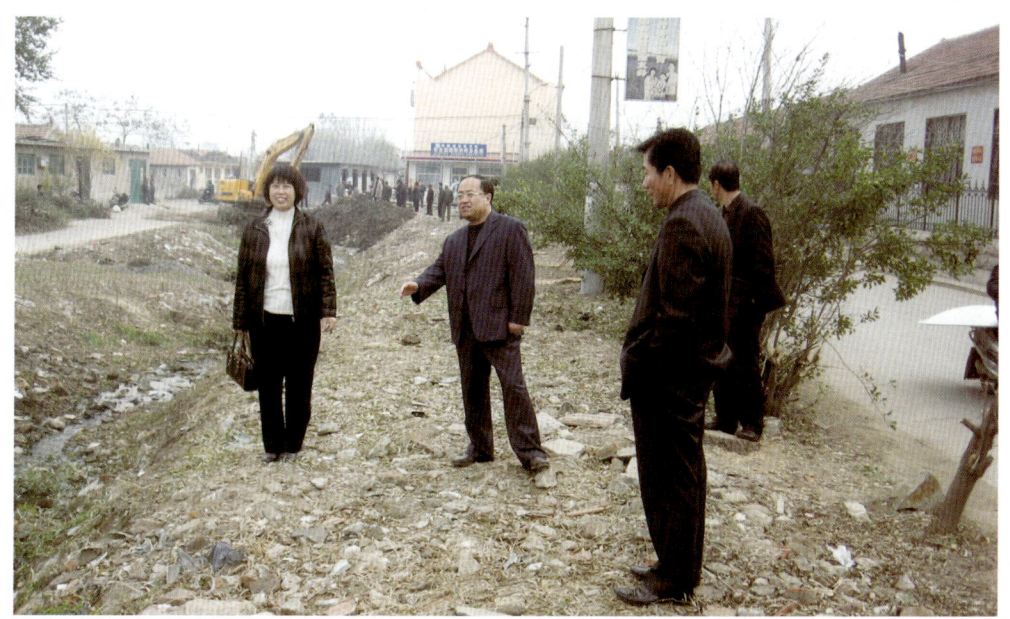

　　2008年11月26日,市中医院投入20万元为所包村密水街道张吉村改造排水沟,图(左一)为院党委书记范美云,图(左二)为院长曹沛德

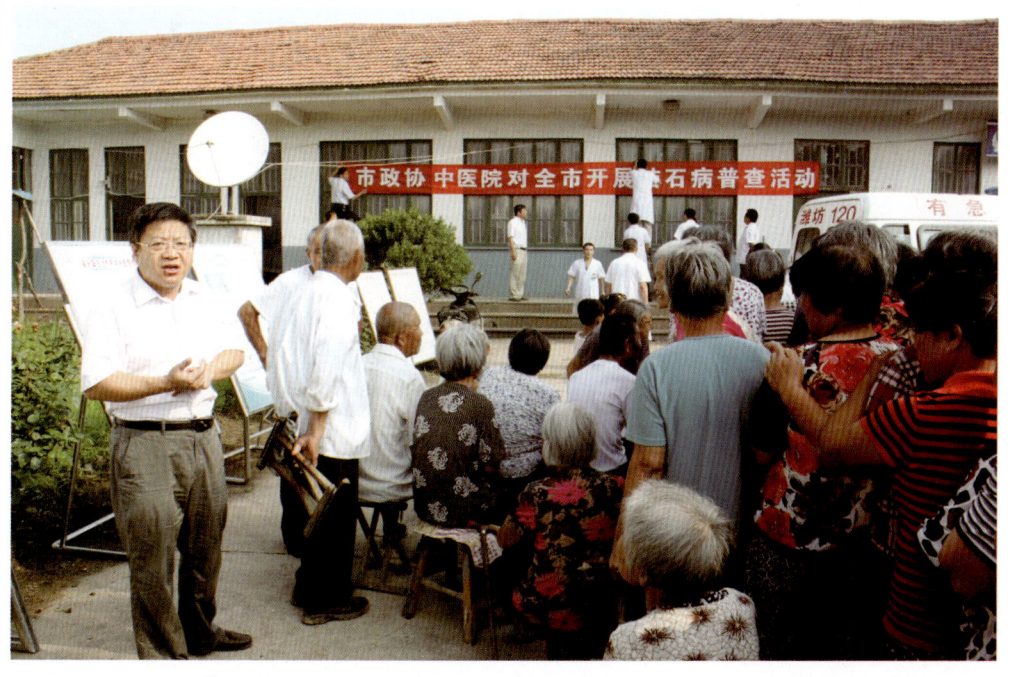

　　2012年7月13日,市中医院深入乡村开展"结石病全民防治免费大普查"活动,图为由市中医院副院长高思合(左一)带队深入农村开展普查活动

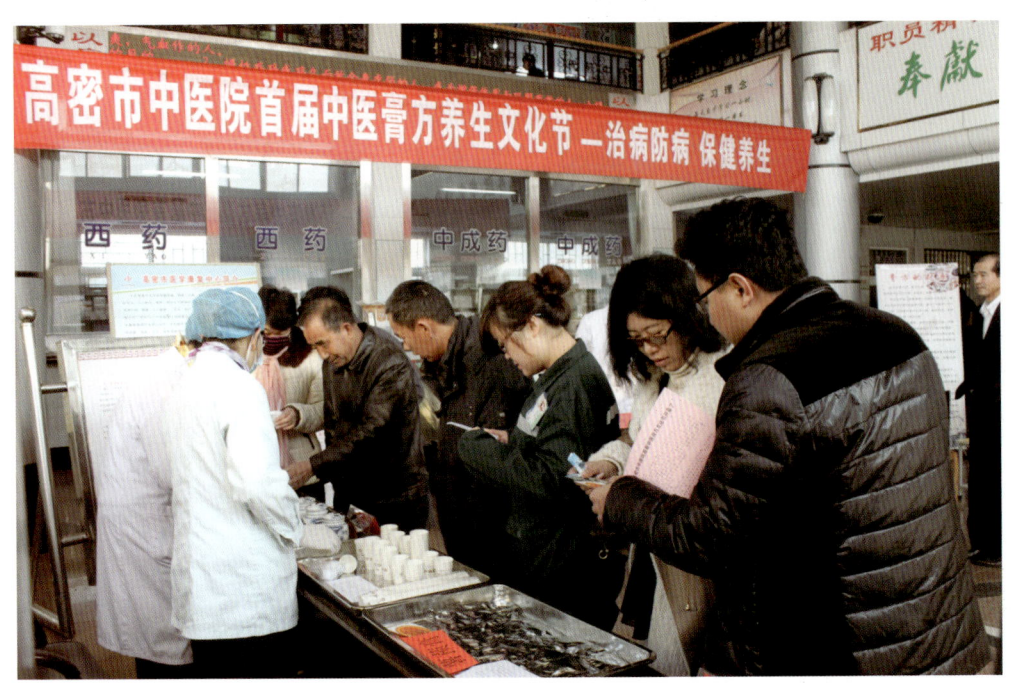

2014年11月18日,市中医院首届中医膏方养生文化节开幕

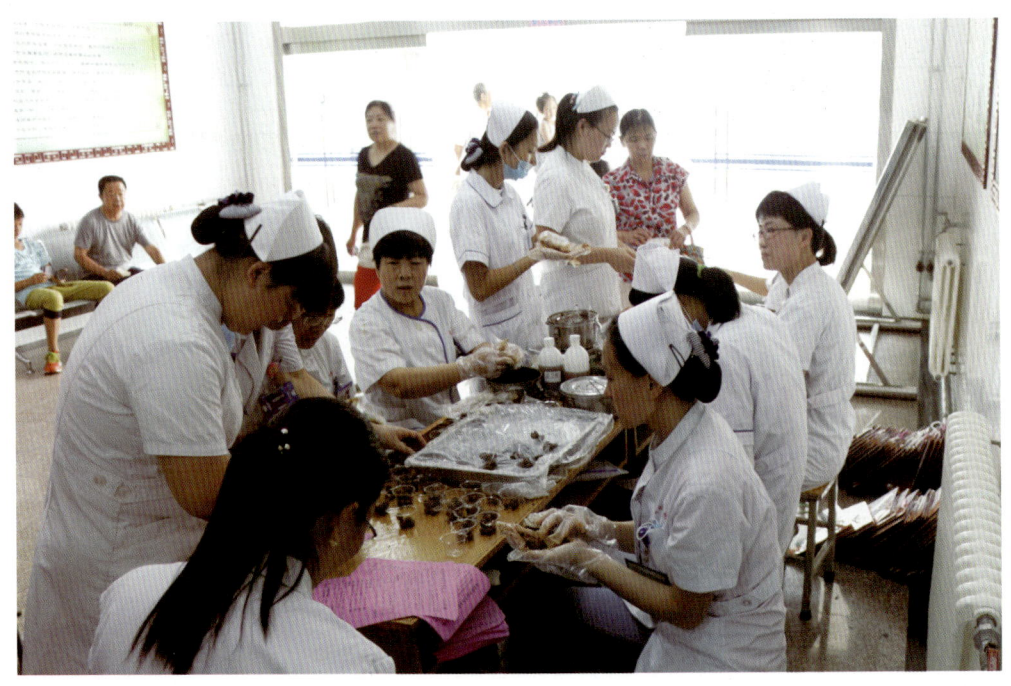

2015年7月13日,市中医院举行冬病夏治"三伏贴"活动受到市民热捧,图为医护人员现场加入药材,制造药丸

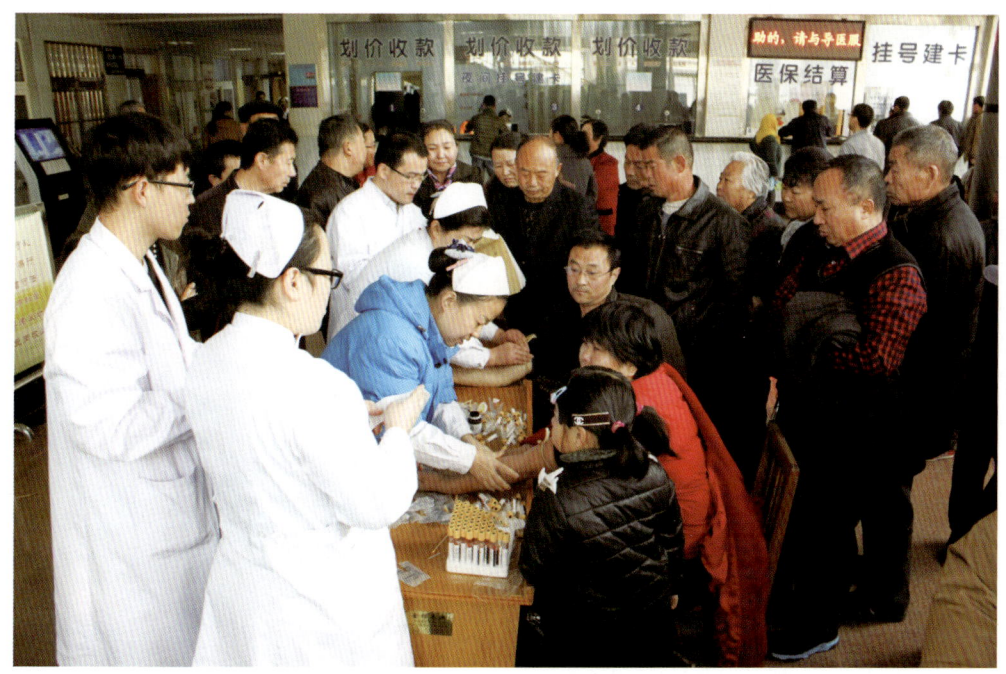

2014年11月8日,市中医院开展"你我同行 防治糖尿病"义诊宣传活动,图为市中医院医护人员免费为糖尿病患者抽血测血糖

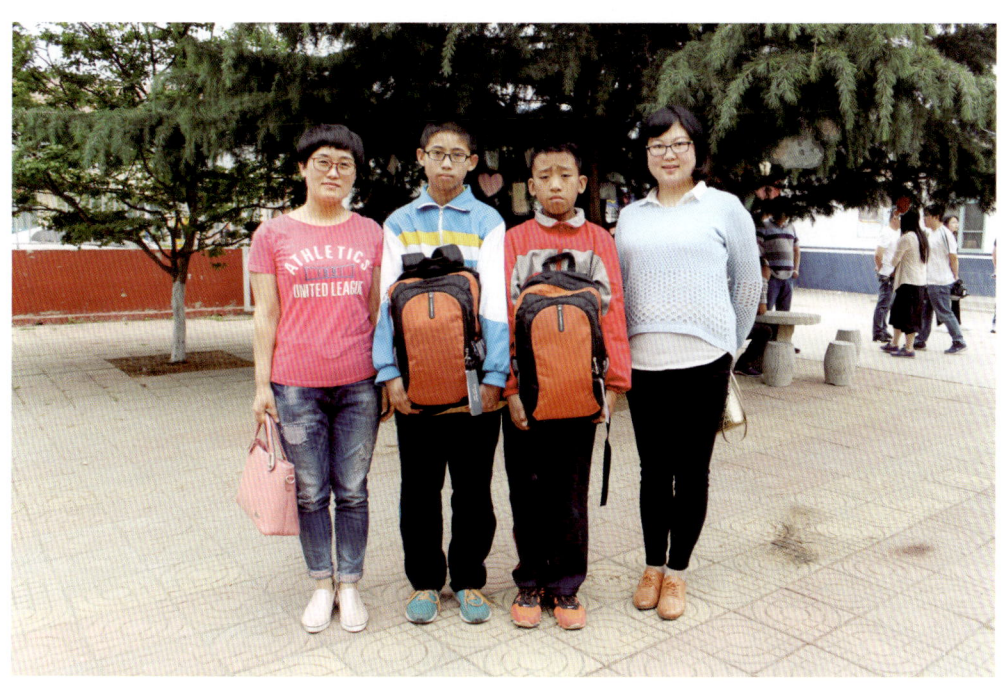

市中医院积极开展"春蕾计划"爱心捐助活动,图为2016年5月27日,医院妇委会工作人员到井沟镇看望帮扶儿童

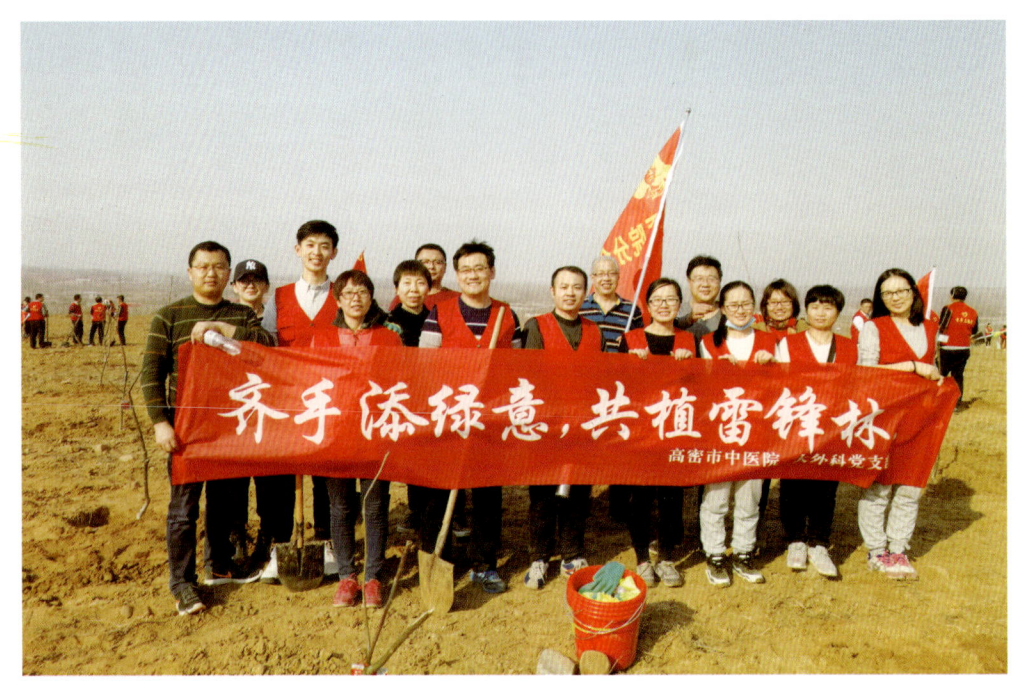

市中医院组织医院医护人员参加植树造林活动

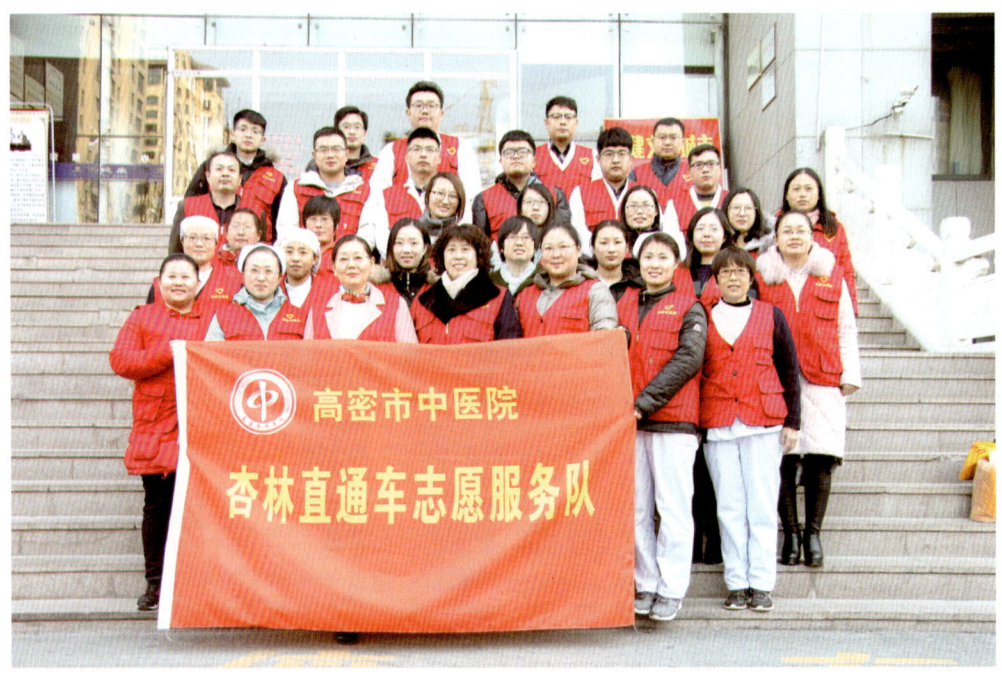

市中医院团委杏林直通车品牌志愿服务队

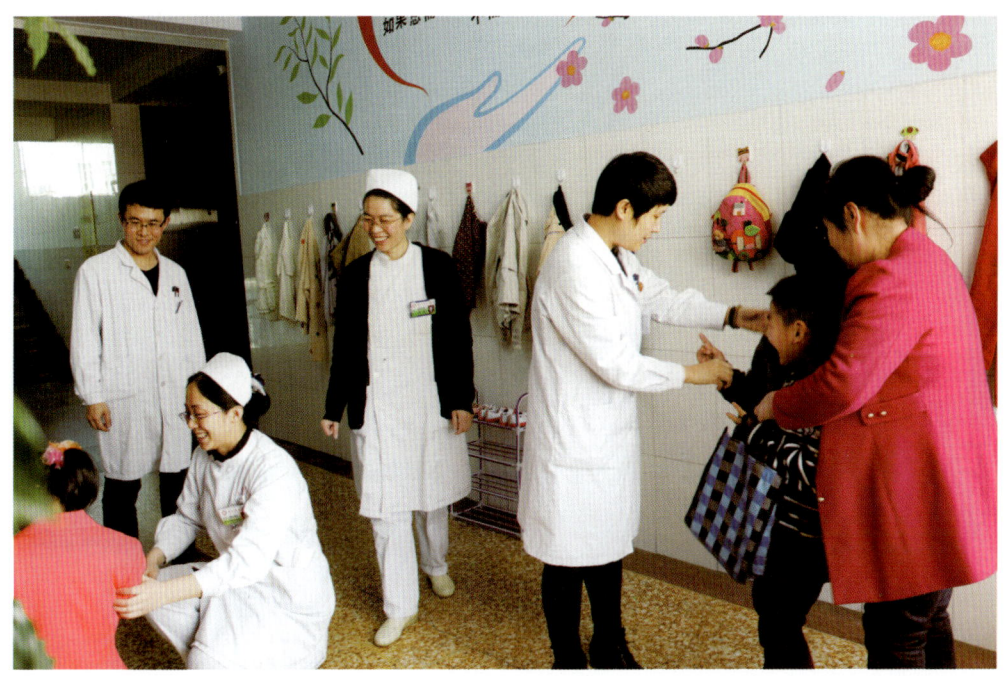

　　市中医院积极开展爱心捐助活动,图为西院区党支部组织医护人员建立的"爱心墙"

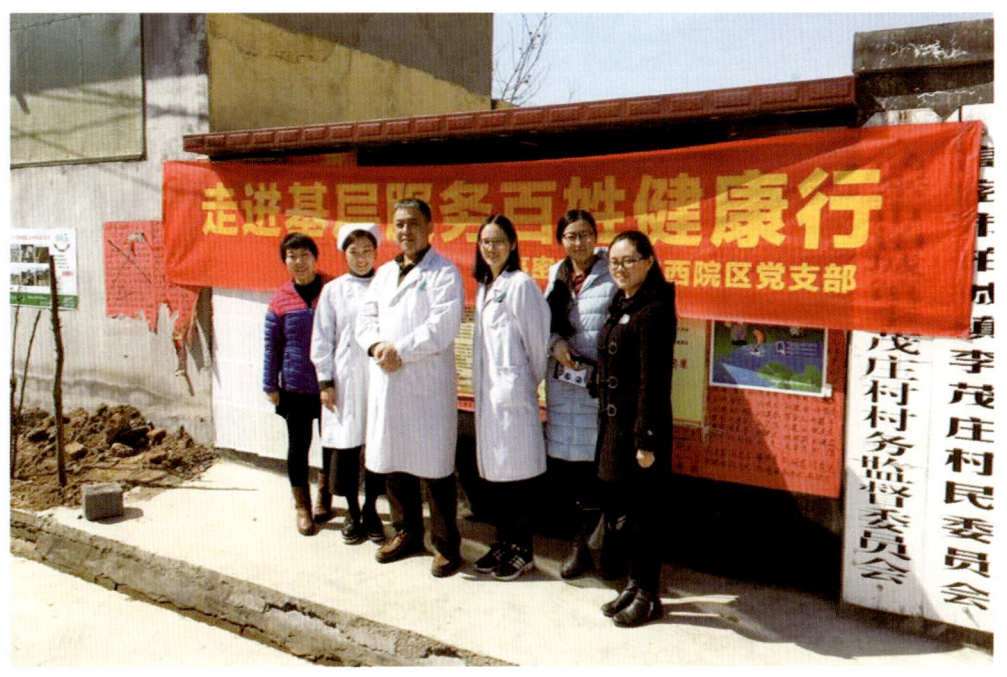

市中医院医护人员走进基层服务百姓健康行

获奖奖牌

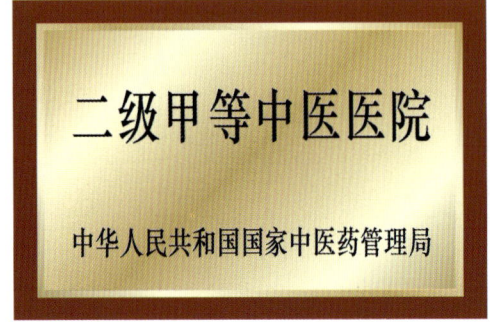

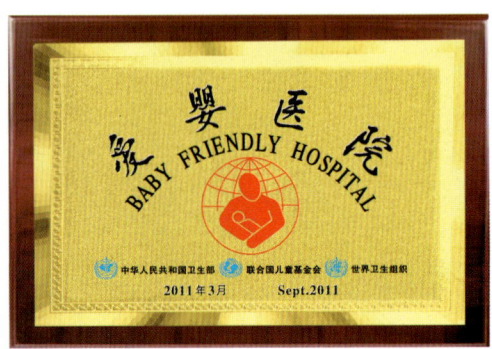

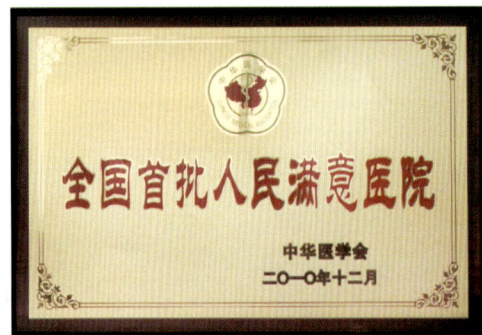

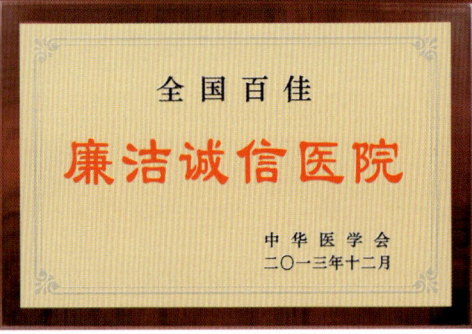

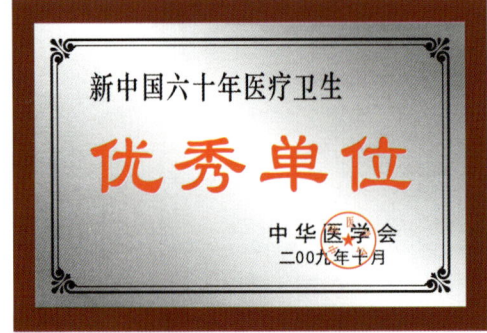

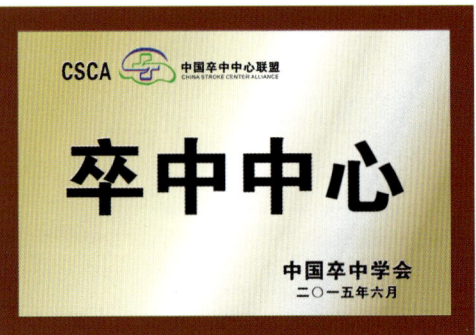

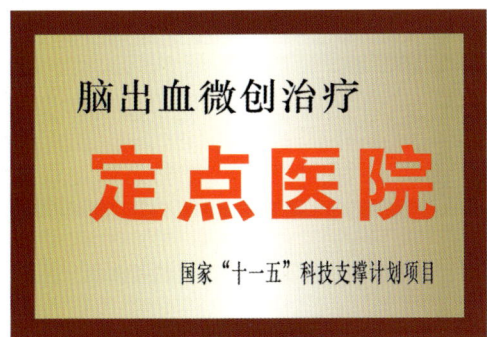

脑出血微创治疗
定点医院
国家"十一五"科技支撑计划项目

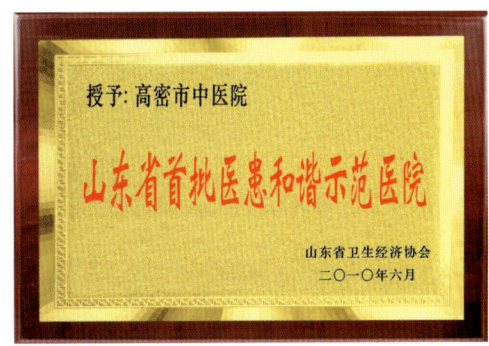

授予: 高密市中医院
山东省首批医患和谐示范医院
山东省卫生经济协会
二〇一〇年六月

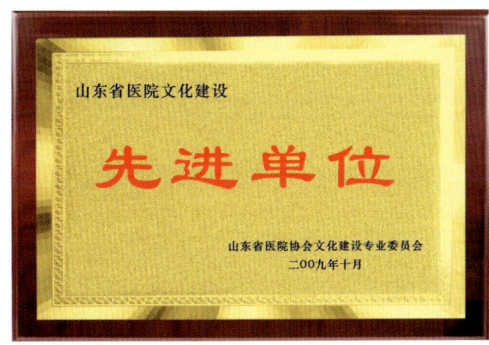

山东省医院文化建设
先进单位
山东省医院协会文化建设专业委员会
二〇〇九年十月

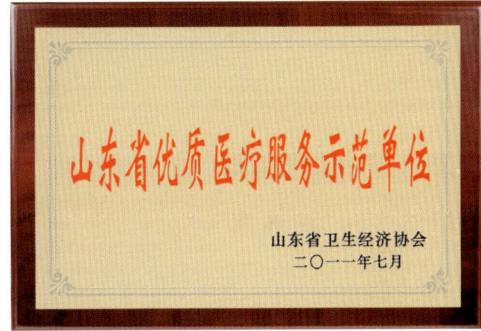

山东省优质医疗服务示范单位
山东省卫生经济协会
二〇一一年七月

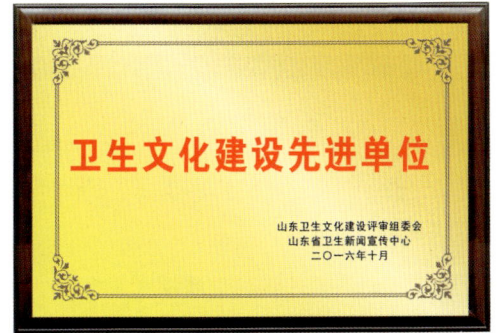

卫生文化建设先进单位
山东省卫生文化建设评审组委会
山东省卫生新闻宣传中心
二〇一六年十月

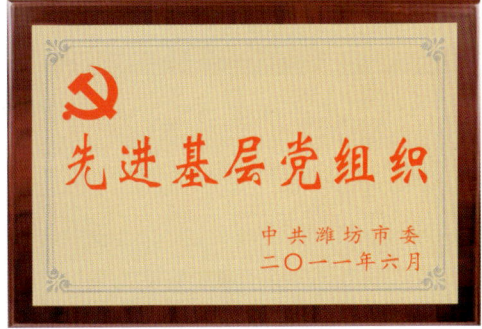

先进基层党组织
中共潍坊市委
二〇一一年六月

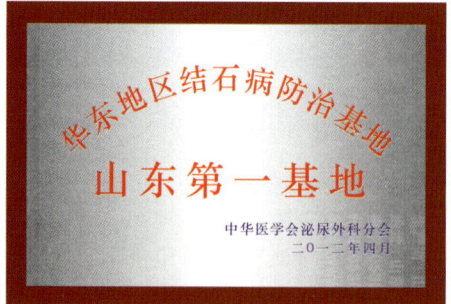

华东地区结石病防治基地
山东第一基地
中华医学会泌尿外科分会
二〇一二年四月

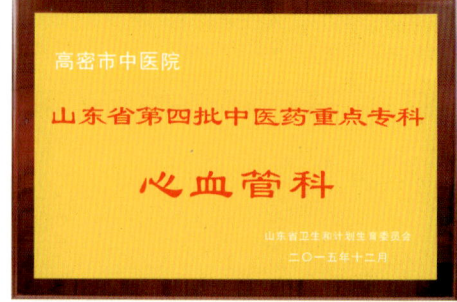

高密市中医院
山东省第四批中医药重点专科
心血管科
山东省卫生和计划生育委员会
二〇一五年十二月

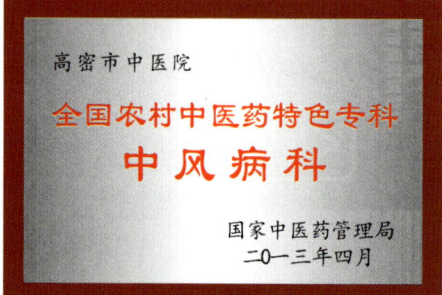

高密市中医院
全国农村中医药特色专科
中风病科
国家中医药管理局
二〇一三年四月

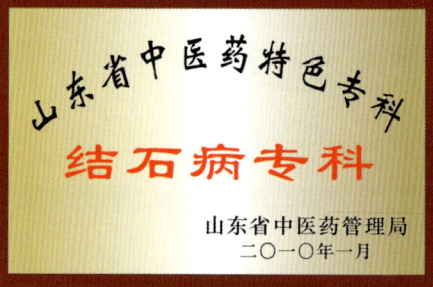

山东省中医药特色专科
结石病专科
山东省中医药管理局
二〇一〇年一月

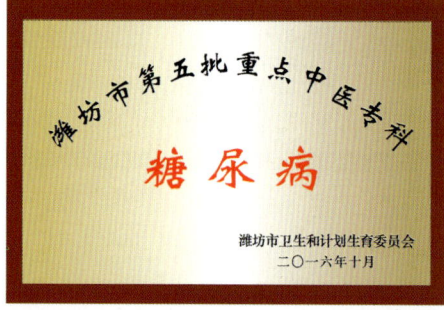

潍坊市第五批重点中医专科
糖尿病
潍坊市卫生和计划生育委员会
二〇一六年十月

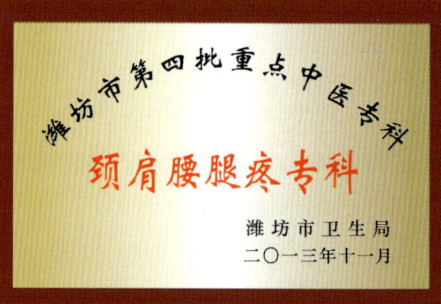

潍坊市第四批重点中医专科
颈肩腰腿疼专科
潍坊市卫生局
二〇一三年十一月

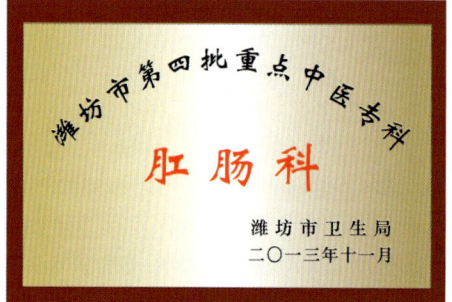

潍坊市第四批重点中医专科
肛肠科
潍坊市卫生局
二〇一三年十一月

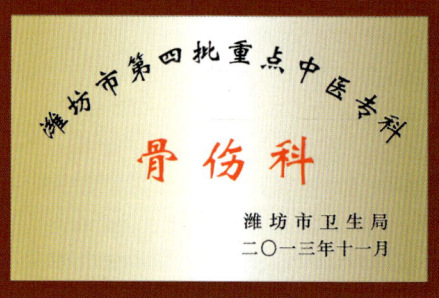

潍坊市第四批重点中医专科
骨伤科
潍坊市卫生局
二〇一三年十一月

医疗设备

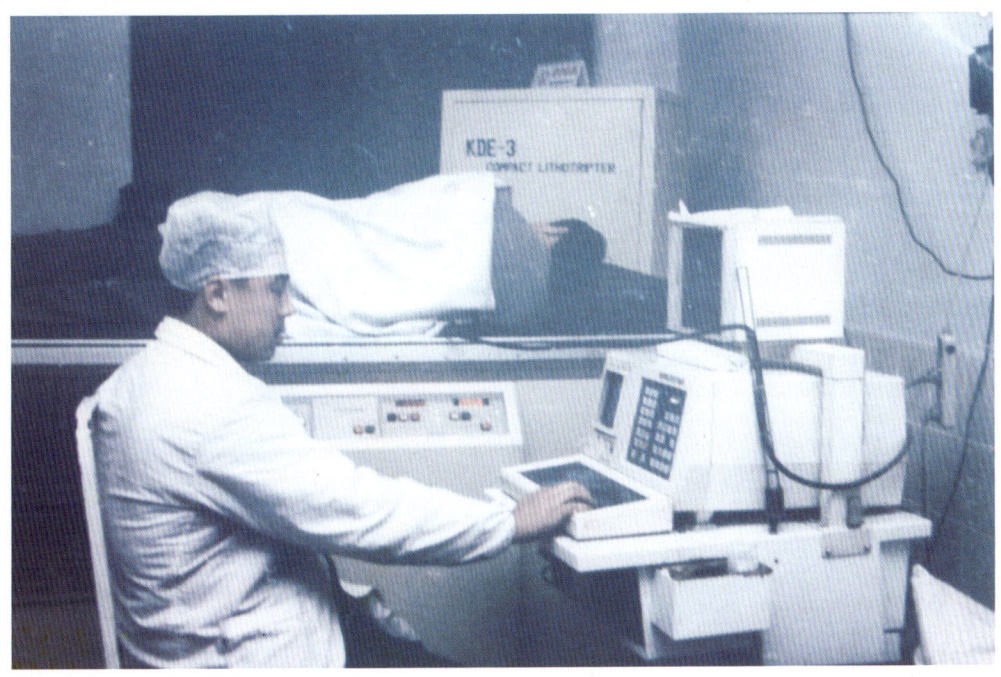

1993年,市中医院在全市率先引进了体外震波碎石机

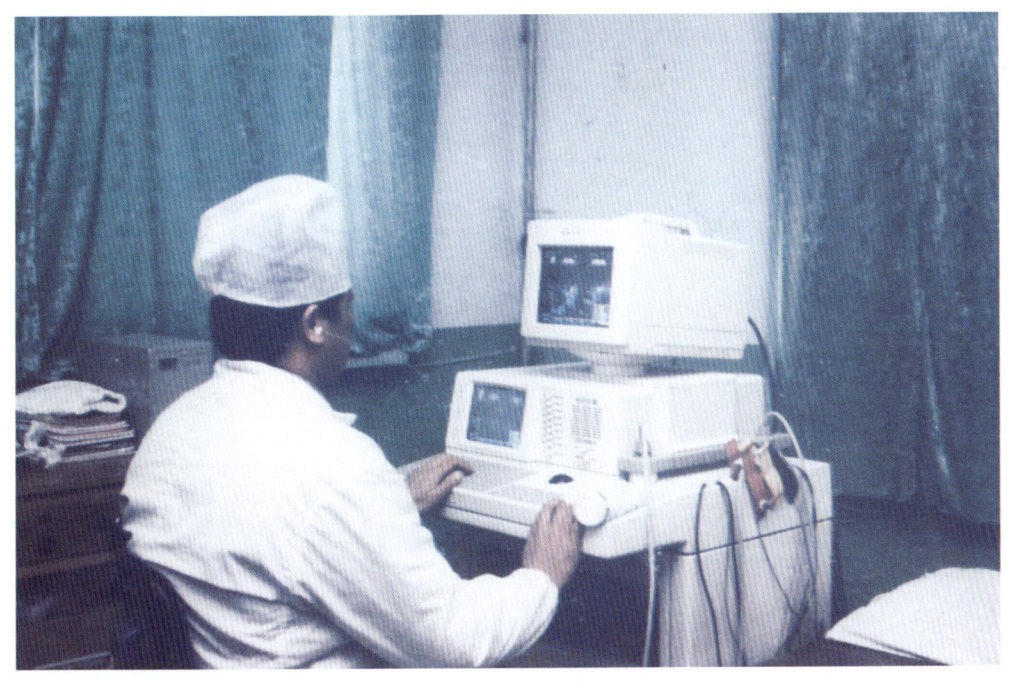

1995年9月,市中医院引进了美国生产的百胜彩超

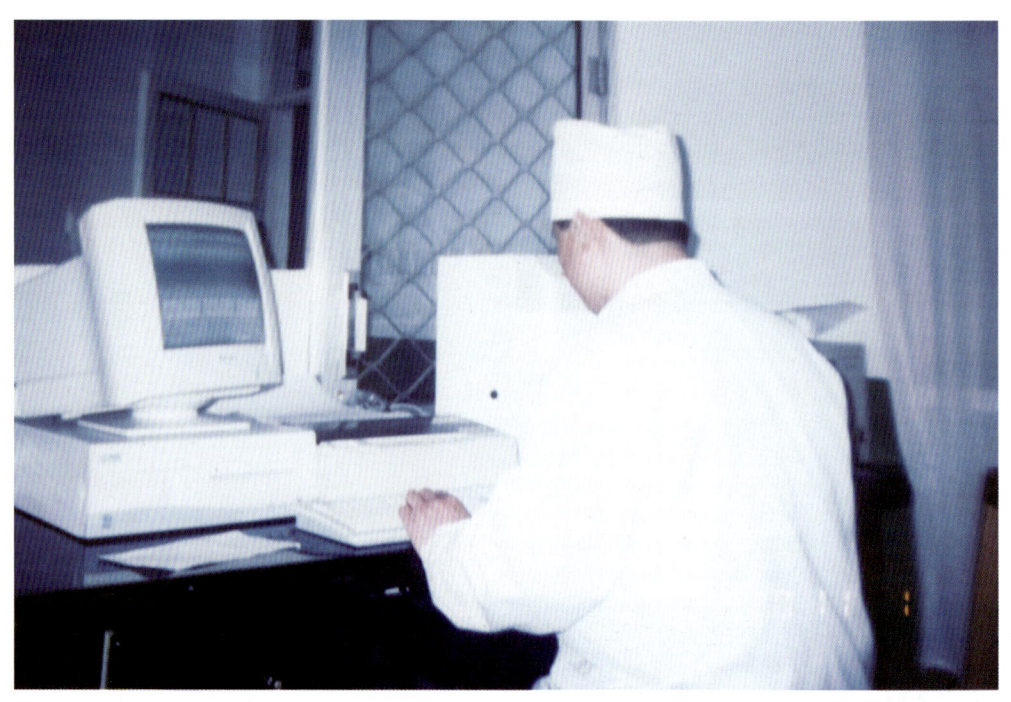

2000年,市中医院引进先进的全自动血球计数仪

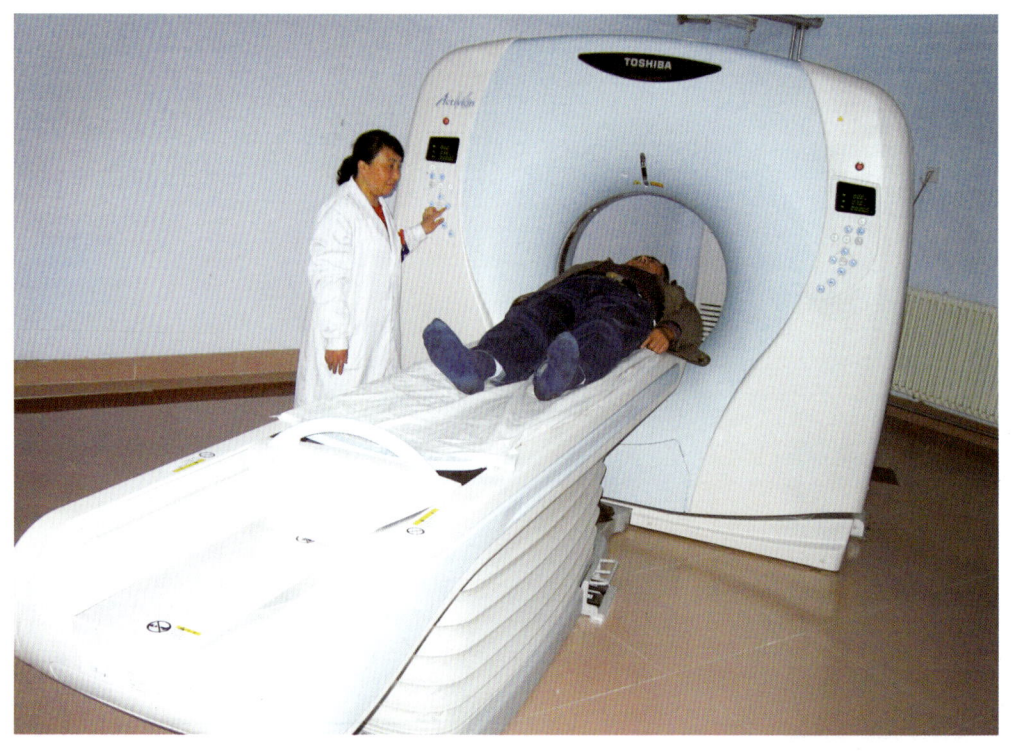

2009年4月8日,高密市首台日本东芝16排螺旋CT在市中医院投入使用

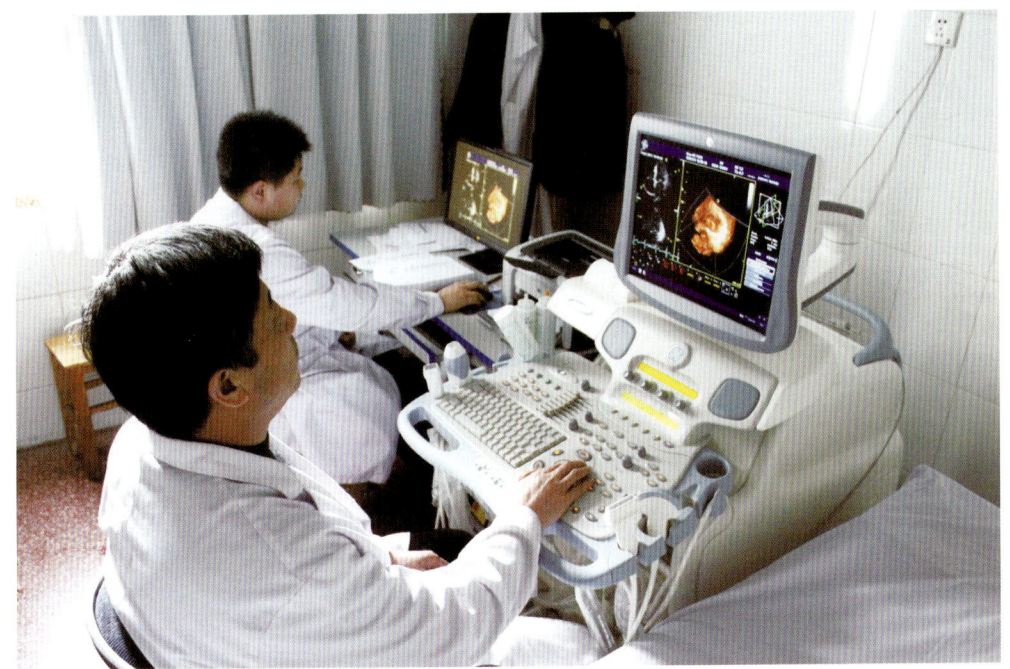

2011年1月初,高密市首台美国GE超高端心脏彩超落户市中医院投入使用

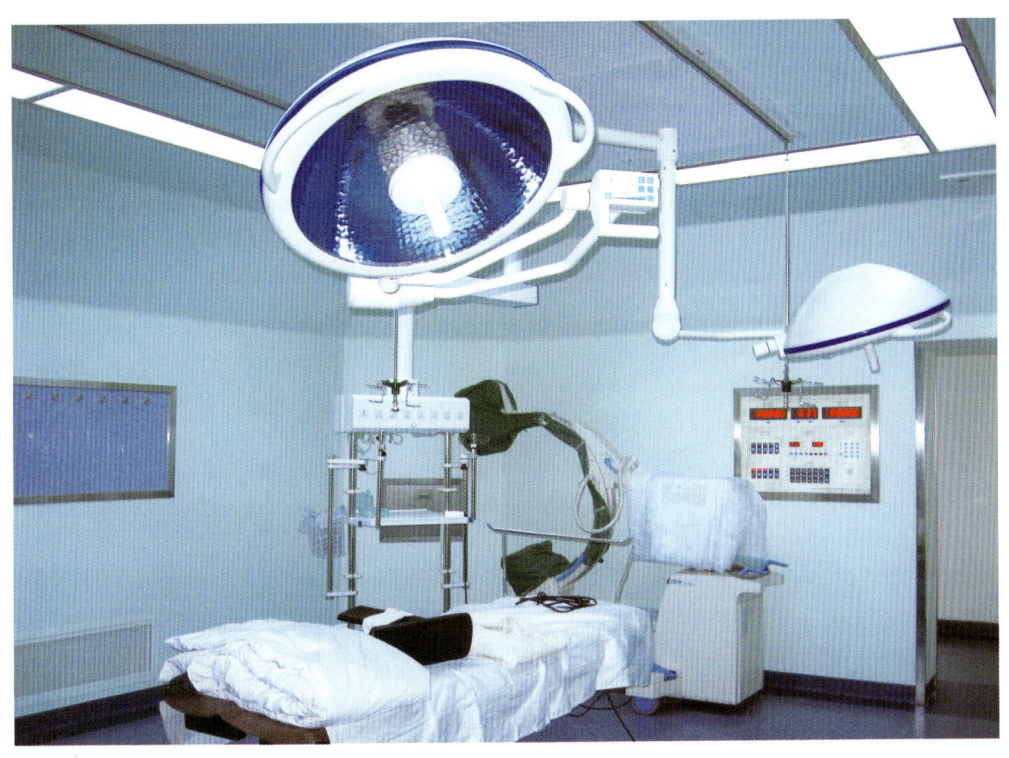

2016年,新改建的国际标准化手术间投入使用

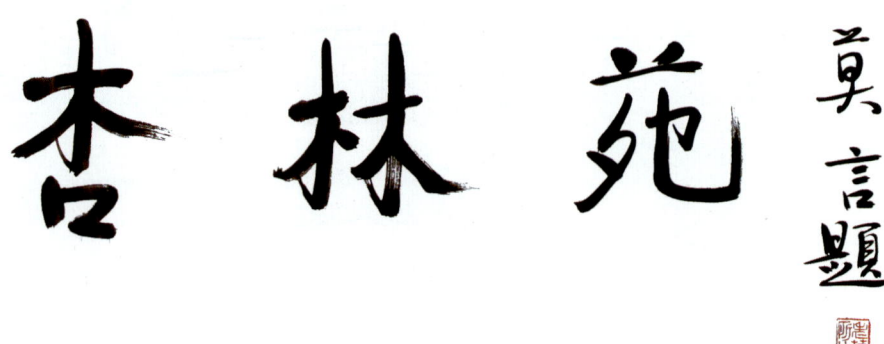

2011年春节期间,著名作家莫言为市中医院院报《杏林苑》,题写了新的报头。

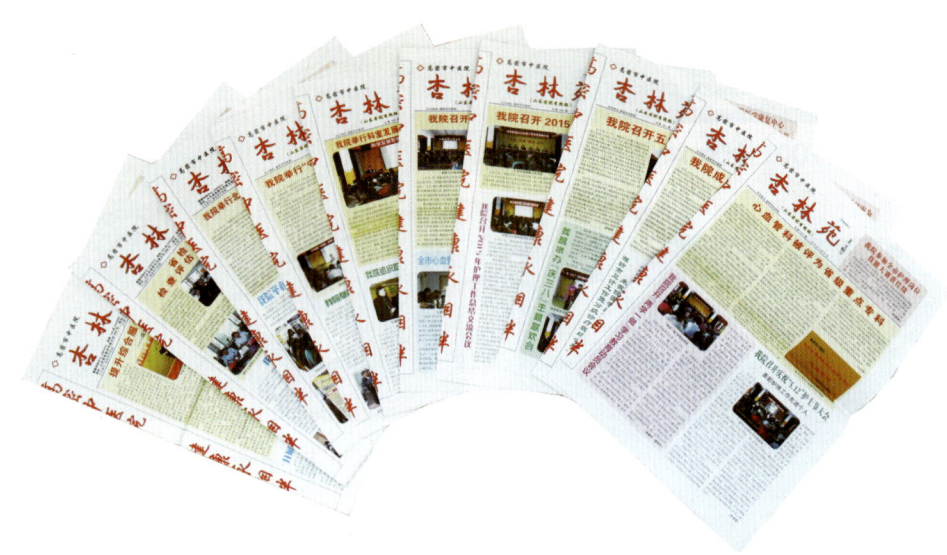

2014年3月6日,市中医院院报《杏林苑》被评为山东省优秀院报

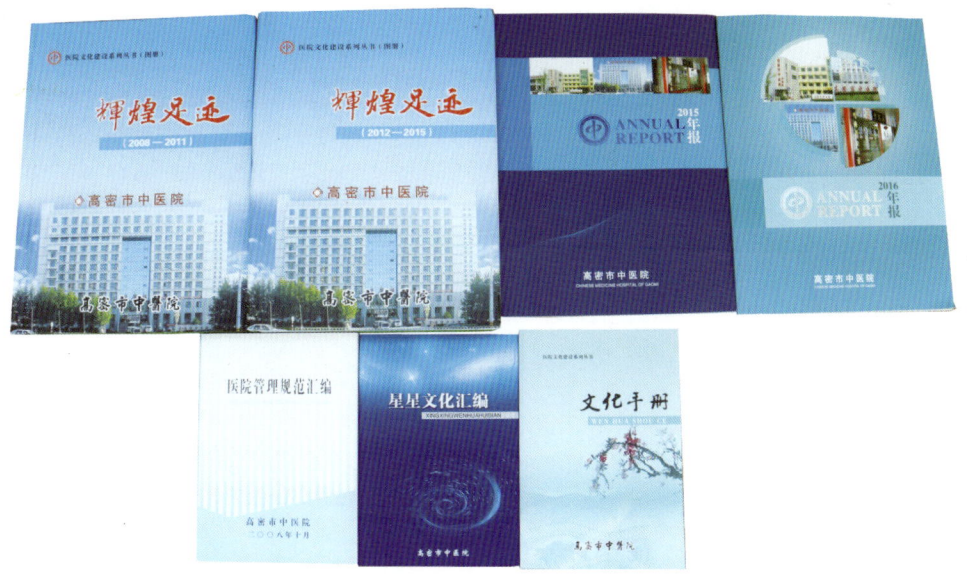

市中医院编写出版的各类书刊资料

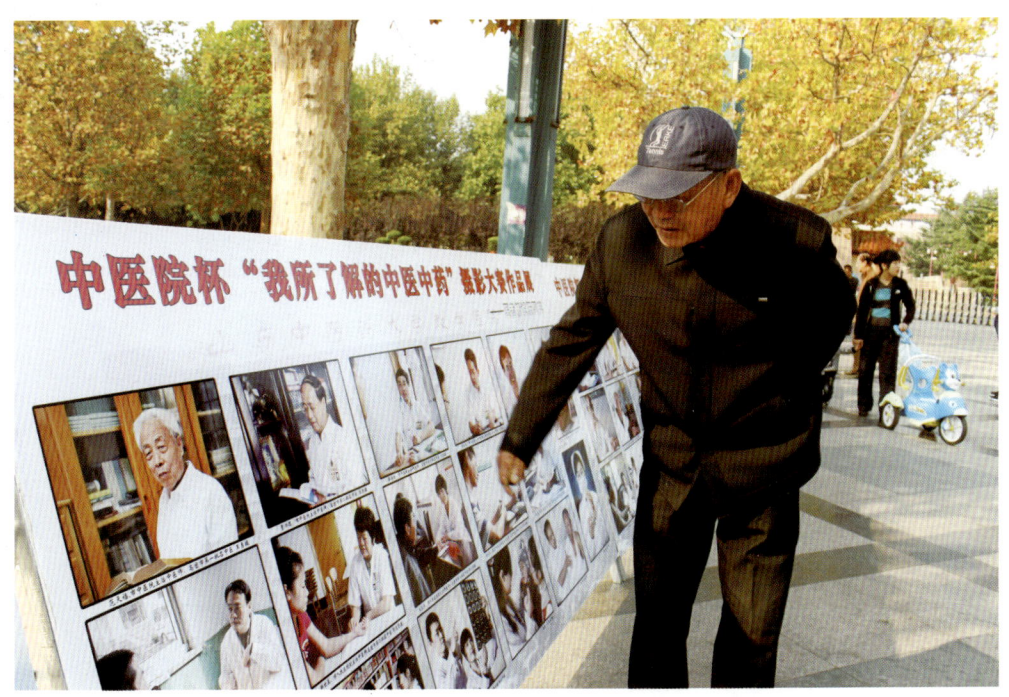

2012年10月,市中医院举行"我所了解的中医中药"摄影大赛,受到市民欢迎

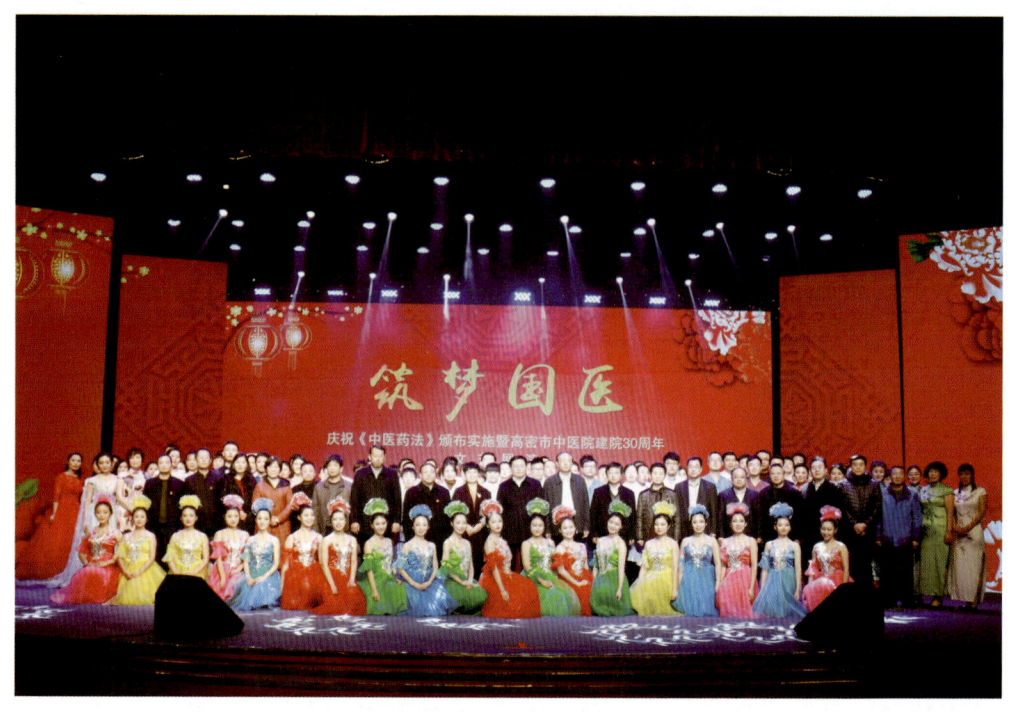

建院30周年市中医院院庆合影

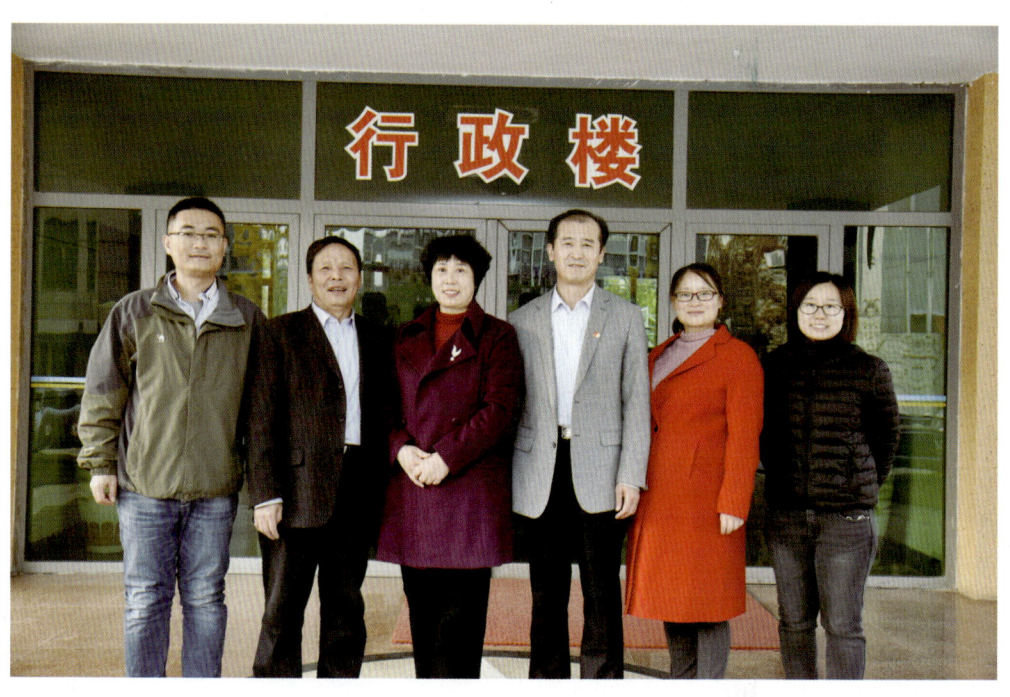

《高密市中医院院志》编纂人员合影

（从左到右：刘杰　岳德成　范美云　郭智贤　王爱梅　范青竹）

序

高密市中医院党委书记　院理事长　曹沛德

编史修志是中华民族的优秀文化传统,是一项有益当代、惠及后世、功在千秋的文化事业。高密市中医院在建院30周年前夕,启动了《高密市中医院志》编写工作,通过全院广大干部职工的共同努力,特别是院志编写人员的辛勤工作,今天《高密市中医院志》正式付梓出版了,这是市中医院发展史上的一件具有里程碑意义的大喜事,可喜可贺!

30年来,高密市中医院走过了一条从小到大、从弱到强的腾飞发展之路,从一家建院时只有23人的名不见经传的小医院,经过一步步发展,现已成为一所集医疗、教学、科研、急救、康复、保健于一体的综合性二级甲等中医院。到2017年底,医院共有干部职工846人,卫生技术人员692人,其中高级职称44人,中级职称227人,硕士研究生48人,山东省名中医药专家1人,潍坊市中医优秀学科带头人1人,潍坊名医7人,潍坊市金牌医生3人,潍坊市金牌护士3人,高密市专业技术拔尖人才3人,高密名医6人。医院设行政办公区、总院区和西院区、制剂中心和3个门诊部,医疗办公用房达6万多平方米,开放床位800张。拥有专业科室56个,其中包括1个国家级农村中医特色专科、2个省级中医重点专科、5个市级中医重点专科和1个市级中医重点专病。设有健康查体、中医药预防保健、血液透析、心脏血管介入、腔镜、影像会诊、医学康复、急诊急救、肿瘤微创综合治疗、结石病治疗等十大诊疗中心。拥有64层螺旋CT、1.5T核磁共振、高端彩超等大中型全科及专科先进医疗设备300多台件。医院于1996年创建为国家二级甲等中医院,2013年5月又在全省首批通过国家二级甲等中医院复审。建成了中国工程院石学敏院士工作站、全国针灸临床研究中心高密分中心、山东省中医药预防保健服务中心、山东中医药大学教学医院、山东省中医药高等专科学校非隶属附属医院、全国脑出血微创治疗定点医院、北京301医院远程会诊站点医院,并先后荣获"全国首批人民满意医院""新中国六十年医疗卫生优秀单位""全国农村中医工作先进单位""山东省首批医患和谐示范医院""山东省医院文化建设先进单位""山东省中医工作先进集体""山东省优质医疗服务示范单位"等荣誉称号。透过荣誉的光环,折射出的是一代又一代中医院人忠诚于党和人民的卫生事业,鞠躬尽瘁、无私奉献的思想和品质;折射出的是中医院人艰苦奋斗、勇于改革、奋斗不息、唯旗是夺的干劲和勇气;折射出的是中医院人医者仁心、关爱健康、大医精诚、服务社会的精神和风貌。

30年历程，弹指一挥间。回首创业艰辛，不禁感慨万千。我们不能忘记中医院历届领导班子敢想敢干，无私奉献，不断解放思想，更新观念，从医院实际出发，领导全院职工脚踏实地进行一系列卓有成效的改革，打下了一个个坚实的基础，有力地促进了医院的发展。我们不能忘记中医院的全体干部职工，始终坚持以民为本，把为病人服务作为工作中心，发扬救死扶伤的人道主义和精益求精的白求恩精神，医疗质量和服务管理不断提高，实现了便民、利民、惠民的全方位服务理念。我们更不能忘记中共高密市委、市人民政府和社会各界对中医院的关心和支持，没有他们的鼎力支持，医院的发展是不会这样迅速而卓有成效的。

修志的目的是"存史、资政、育人"。《高密市中医院志》全篇运用马列主义的立场、观点和方法，以毛泽东思想、邓小平理论、"三个代表"重要思想、科学发展观和习近平新时代中国特色社会主义思想理论为指导，广征博引，去粗存精，以大量翔实的历史资料，全面系统地记载了医院30年艰苦创业的发展历程，展现了医院在各个方面取得的骄人成就，是医院精神文明建设和文化建设的一项重大成果。人们可以从医院发展的曲折和辉煌中，感受到医院蕴藏着的巨大发展潜力，为以后的工作提供借鉴，创造出更大的业绩，促进医院更好更快发展。

修志问道，以启未来。历史只是记载过去，奋斗才会创造未来。今天，我们处于习近平中国特色社会主义新时代，市中医院的发展又站在了一个新的历史起点上，面对着医院的升级、条件的优化、环境的改善，展现在面前的是一条前途光明、事业蒸蒸日上的健康发展之路。我们相信，在高密市委、市政府的正确领导下，在社会各界的关心支持下，中医院人一定会在院领导班子的带领下，放眼未来，不骄不躁，扎实工作，努力开创中医院工作的新局面，用实际行动作出更大的贡献，用浓墨重彩之笔，再谱更加精彩的华章。

2018年11月

凡　例

一、本志以马列主义、毛泽东思想、邓小平理论、"三个代表"重要思想、科学发展观和习近平新时代中国特色社会主义思想为指导,坚持辩证唯物主义和历史唯物主义观点,全面客观、实事求是地记述中医院建院以来的发展历史,力求翔实、准确,融思想性、科学性、资料性、实用性于一体。

二、本志上限始于1987年8月医院开诊,下限止于2016年年底,个别事项适当上溯或下延。

三、本志分概述、大事记、专志、附录等部分,采用史、述、志、传、图、表、录等多种体裁形式,横排门类,纵述始末,秉笔直书,略远详今。

四、本志正文按章、节、目、子目四级编排。除概述、大事记、附录外,专志部分共分为院级机构与院务管理、行政科室、临床科室、医技科室、党群组织、医疗工作、护理工作、中医药学的继承和发展、院际协作与社会医疗服务、科研学术活动、精神文明建设与医院文化、基础设施和大型医疗设备、财务管理与后勤保障、荣誉、人物等章节,共15章100节。

五、本志采用公元纪年,文中用字、标点符号及数字用法,皆以国家规定为准。

六、本志人物一章,选录范围分为两个部分。一是历届院级领导,标准为市委公布任命的正、副院长、院党委(支部)书记、副书记和工会主席,并将医院任命的院长助理、院委会成员予以附录。二是医学专家,标准为具有副高以上技术职称人员。为保持资料的完整性,本志将一些未能进入人物传记但在医院的发展过程中有过重大贡献,或有一定影响的人物,在附录中予以辑录。

七、本志所载荣誉、科研成果界定均以县级以上机构所评为界,分为国家、山东省、潍坊市和高密市四级,且以正式认定为准。

八、本志所有资料均采自各科室提供的志稿资料,市卫生局及本院所存档案资料,还有一部分来自采访座谈资料和有关人员提供的资料。个别有争议的内容,根据多人提供的资料对照,采用较为合理的一种。有的一时无法考证的,则采取宁缺毋滥原则,不予辑录。

目 录

概　述

高密市中医院创建于1987年5月，中医院建立以来，在高密市（县）委、市（县）政府和上级卫生部门的领导下，全院广大干部职工，乘着改革开放的东风，坚持以改革促发展，不断解放思想，更新观念，励精图治，锐意进取，使中医院走上了一条从小到大、由弱到强的腾飞发展之路。经过30年的奋力拼搏和创新开拓，中医院已从一个开办时仅有23人的小医院逐步发展成为一所集医疗、急救、科研、教学、保健及康复于一体的二级甲等中医院。至2016年底，高密市中医院共拥有57个科室，有干部职工807人，其中卫生技术人员646人。医院医疗技术力量雄厚，医疗设备先进，在医院卫生技术人员中，具有在职高级技术职务职称的44人，具有中级技术职务职称的205人，建立起了健康查体、中医药预防保健、血液透析、心脏血管介入、腔镜、影像会诊、医学康复、急诊急救、肿瘤微创综合治疗、结石病治疗等十大诊疗中心，拥有64层螺旋CT、0.35T核磁共振、高端彩超等大中型全科及专科先进医疗设备300多台件，全院开放床位600张，全年门诊量达到24.87万人次，住院1.91万人次，收入2.11亿元。

（一）

1987年5月，高密县委、县政府根据国务院有关文件精神和全县人民群众对中医药事业发展的需要，决定建立高密县中医院。初建时的县中医院规格为副科级全民所有制卫生事业单位，隶属县卫生局。同时，任命公布了由范天福、宿琪花、唐宜珍等三人组成的县中医院领导班子，具体负责中医院的筹建工作，其中范天福任院长、宿琪花任院党支部书记、唐宜珍任副院长。

县中医院领导班子成立后，立即着手进行中医院医院选址、人员调配和医疗设备购置等医院创建筹备工作。1987年6月，经县政府批准和协调，决定将位于城南街88号（现凤凰大街588号）的工业局未建成的职工医院的部分房舍作为中医院院址，并陆续从全县医疗系统和有关单位向医院调入医务人员和职工。

经过两个多月的紧张筹备，1987年8月20日，县中医院正式开诊。开诊时，医院共有干部职工23人，其中干部3人，卫生技术人员16人，后勤人员4人。医院设立院办公室、内科、妇科、针灸理疗科、检验科、总务科、药房等科室。开诊时医院房舍建筑总面积为1300㎡，医疗设备主要有：北京产300毫安X光机一台，心电图机一台，电烤箱一台，恒温箱一台，红外线灯、神灯、超声波电疗机、音频电疗机各一台。

县中医院是高密历史上的第一所公办中医院，它的建立标志着高密卫生医疗事业特别是中医药事业发展进入了一个新阶段，在高密卫生事业发展史上具有里程碑式的重大意义。

县中医院初建时规模较小，设备简陋，县政府仅拨给5万元开办费，资金周转困难。面对这些困难，以范天福为院长的县中医院领导班子,立足医院现有的基础和条件,带领全院职工不畏困难,积极作为,艰苦创业,聚力发展,全力承担起为全县人民提供以中医药为主的医疗服务,使医院一开诊就吸引了大批病患者前来就诊,成为高密医疗卫生事业的新亮点。

为推进县中医院的健康发展,建院伊始,以范天福为院长的医院领导班子就秉承祖国传统中医药学的精髓和"大医精诚"的精神,注重发挥中医药的特色优势,提出了"突出中医药特色、中西结合、引进技术、培养人才、全面发展"的发展理念和目标。围绕这一目标,医院各科室在医务诊疗工作中,坚持以中医药为主、中西医并重、相互结合、相互发展的医疗方针,为前来就诊者治疗各种疾病取得了良好的医疗效果。同时,各科室发挥各自特长,集思广益,精聚处方,开展中医药新产品开发。医院开诊不久,院长范天福主持研制的用于治疗泌尿系统结石症的"通淋消石散",在治疗泌尿系统结石症方面取得重大突破,该医学成果荣获1987年山东省科技进步三等奖。

1988年4月,县中医院根据上级有关进行职称改革的文件精神,进行了首批卫生技术人员职称改革工作,全院有16人获得技术职务职称,其中,范天福、王树丰、鞠成芬等3人获中级卫生技术职务职称,唐宜珍、宿琪花、单际忠、刘爱兰、呙智福、滕庆宝、王瑞华、延淑芹等13人获初师级卫生技术职务职称。同时,

医院将用作职工单身宿舍的三间平房改为病房使用,设置病床20张,医院始有病床,收治病患者住院诊疗。6月,高密县中医工作会议召开期间,省卫生厅张奇文副厅长前来高密出席会议并到县中医院考察,对高密县中医院的办院方向和理念给予了充分肯定。7月,医院向上级部门争取了山东中医学院中医专业的曹沛德、秦福生、王林彬、李宗江、郭杰、綦伟、田兆宏等7名本科毕业生分配到中医院工作,充实进中医院的医疗队伍,成为中医院建院初期医院发展的新生力量。在此基础上,范天福院长又主动与省、地大医院联系,邀请省内著名的中医专家教授来医院讲学授课,指导、传授中医业务技术。同时,根据中医传道授业的传统,在院内除在临床诊疗方面实行以老带新对中医中药人才进行培养外,医院还采取办培训学习班的办法,组织中医中药人员进行业务学习。9月,县中医院根据上级和县委、县政府有关指示精神,制定出台了关于社会、技术、经济效益指标试行草案,并围绕推进医院的体制改革和健康发展,制定出台了《关于在卫生改革中加强医德医风教育,端正行业作风的规定和关于实行公开办事制度的规定》《医务工作人员道德规范》等一系列制度和规定。为推动医院加快发展,县中医院还大力与外地医院进行横向联合,进行院际合作,该年5月和10月,医院先后与西安市韩森寨痔瘘专科医院、青岛第五人民医院变态反应科签署了合作合同,在医院设立了痔瘘门诊

和变态反应科。是年,院长范天福以其高超的中医专业技术水平和突出贡献,被县委组织部授予高密县专业技术拔尖人才称号。

1989年1月,县中医院按照县委、县政府制定下发的《关于深化卫生改革、促进卫生事业发展的意见》的文件精神,县中医院逐步实行和完善了以院长负责制和联医计酬责任制为主要内容的医疗体制改革,按照县政府的要求,医院与县卫生局签订了1989年度目标管理合同书。在此基础上,医院围绕加快推进医疗体制改革步伐,出台了《高密县中医院管理改革实施方案》。为确保医院改革的深入健康发展,5月,根据县委有关端正党风加强廉政建设的文件精神,医院党支部制定出台了《关于认真整顿医疗秩序保证卫生改革健康发展的意见》和《高密县中医院关于保持廉洁的有关规定》。该年,县中医院按照县委、县政府关于在全县开展跨行业优秀服务竞赛活动的文件精神,制定了医院参加跨行业优秀服务竞赛活动的意见,并成立了由院支部书记宿琪花、院长范天福为组长的医院跨行业优质服务竞赛领导小组,加强了对跨行业优质服务竞赛活动的领导。为推动跨行业优质服务竞赛活动的深入开展,医院还制定了《高密县中医院优胜流动红旗竞赛条件》,不但将优质服务竞赛活动列入医院重大工作的议事日程,而且对各科室优质服务竞赛活动的情况每月一次检查评比,优胜者授予流动红旗,年底优胜者给予适当的物质鼓

励。在推进医院深化改革的同时,医院还出台了1989年人才培养计划,提出医护人员要加强业务学习,突出中医特色,自学业务书籍,互相交流、共同提高;医院定期请上级医院、科研单位教授来医院讲学或派人参加学术交流会,定时组织业务讲座。在医院有关人才培养办法的鼓励下,医院广大医护人员学习热情高涨,在全院形成了学习成材的浓厚氛围。为推动县中医院加快发展,9月,县委、县政府做出中医院由副科级升格为正科级县直事业单位的决定,院长和院党支部书记升格为正科级干部,副院长升格为副科级干部。该年,院长范天福被评选为潍坊市职工读书积极分子。

1990年,中医院根据县委、县政府的部署,深入开展跨行业优质服务竞赛活动,先后开展了"六比六赛"(比职业道德,赛行业信誉;比工作质量,赛服务作风;比贡献,赛优质服务;比安全生产,赛"双增双节"效果;比遵纪守法,赛劳动纪律;比团结互助,赛协作风格)服务竞赛活动和"三学三创"(学雷锋、学白求恩、学英雄模范人物;创优质服务、创文明单位、创四有新人)学先进人物活动,这些活动的开展,均取得了良好的效果。同时,医院根据县委关于加强党的建设的工作部署,先后提出和制定了《高密县中医院关于密切联系群众切实办好几件实事的意见》和《高密县中医院工作制度与工作人员职责》。该年,医院的基础建设步伐明显加快,在医院宿舍楼一期工程完工,16户职工房喜迁新居,结束中医院

无职工宿舍历史的基础上,4月,医院又开始着手筹建医院病房楼,以解决医院病房短缺的问题。该年,由院长范天福主持的清咽解毒液超声雾化吸入治疗上呼吸道感染的临床研究项目,获高密县科技进步三等奖;医院研制的"气动磁疗颈椎牵引器"获国家专利局发明专利。

1991年,县中医院出台了《1991—2000年事业发展概略规划》,为医院今后10年的发展方向做了目标规划。10月,县委、县政府对医院领导班子进行了充实,杨承祥、李善志调入县中医院任领导班子成员,其中杨承祥任副院长,李善志任院工会主席。

1992年,医院进一步加强医疗技术人才的培养工作,医院先后选派多名优秀中医医护人员前往山东省中医院、文登整骨医院、北京中日友好医院进修学习。同时,医院鼓励医护人员采取自学、函授等方式,多方面提高自身素质和业务水平,中医院的医疗质量和医疗技术水平大大提高。该年,医院进一步建立健全了各项规章制度,先后出台了工作人员值班岗位责任制及麻醉药品的管理办法、车辆管理规定以及司机的职责、职工公费医疗管理、开展对外科手术及误餐补助等有关规定。医院各项规章制度的建立健全,既保证了医院各项工作有章可循,又对广大干部职工的工作行为和职业道德进行了规范,推动了医院各项工作的健康发展。9月,县委、县政府对医院领导班子进行调整,范作升调入中医院任院长兼党支部书记,范天福任

名誉院长,宿琪花调县妇幼保健站。

经过5年的发展,到1992年11月,医院占地面积达到12400㎡,房屋80间,医院干部职工由开诊时的23人发展到80人,科室设置13个,设置病床34张,年业务收入达到100多万元。

（二）

1993年,以范作升为院长的中医院领导班子,按照县委、县政府的部署,不断加大医院各项改革的力度,推动医院加快发展。2月,在医院内部,对医院科室进行了重新设置和组合,把全院原有的13个科室,调整缩编为内儿、外科、妇产、针灸（兼五官）、急诊（兼城区医疗服务队）、辅检（化验、放射、心电、B超等）、药剂、后勤和行管（医务科、办公室、财务）9个科室,在对外方面扩大了医院经营服务范围,在城区设立了三个门诊部。为进一步加强管理,医院还先后制定了《高密县中医院整改管理开发实施方案》《行政管理考评办法（试行）及卫生考核办法》《院科两级目标责任制管理实施方案》以及城区医疗服务中心的运行及其门诊部承包经营责任制暂行管理办法。医院切实加强了对医务工作的管理,使医院管理逐步走上规范化管理的轨道。在推动医院发展中,进一步突出医院的中医特色,按照高密县委、县政府出台的《高密县中医事业发展规划》《高密县关于加强中医工作的决定》等文件精神,以争创省级重点中医院为目标,不

断加大改革力度,推动县中医院进一步壮大发展。在工作中,根据山东省《县级示范中医医院标准》的要求,为突出中医院的中医特色,提高中医药的临床疗效,医院大力开展中医药防病、治病的新技术,推广中医适宜技术,积极抓好专科建设。在中医药人才培养方面,加强医护人员的中医药培训与学习,医院先后选送了20名中医药人才到上级医院进修学习,30人参加了在职中医药专业自学考试。为提高职工的业务水平,医院大力提倡职工在职进修,在院内由具有丰富临床经验的名老中医传授中医药基础及临床应用知识。同时,组织护理人员进行中医护理适宜技术训练,按照中医药"三基"(基础理论、基本知识、基本技能)训练的要求,开展中医护理技能大赛,提高了医护人员的专业技术水平。为创建省级重点中医院奠定了良好的基础。8月,医院按照县委部署,以十四大精神为动力,深入学习邓小平理论,深入开展了以"一学三抓"为主要内容的集中党建活动,"一学三抓",即:认真学习江泽民同志的"七一"讲话和社会主义市场经济知识,抓党的思想建设、抓组织建设、抓作风建设。医院党支部还制定公布关于贯彻落实县委开展反腐败斗争加强党风廉政建设的实施意见,进一步加强和提高了院党组织的战斗力。

1994年,县中医院不断加大医院改革力度,1月,医院设立"基层指导科",与医务科合署办公;撤除护理科,在医务科设立兼职护理部;外科增设结石病和痔瘘门诊;内科增设肝病和肾病门诊;妇科增设不孕不育症门诊。同时,医院开始加强医院专科建设,4月,医院设立结石病专科,由院长范作升兼任科室主任;高思合任科室副主任。该年,医院加大了科技投入的工作力度,注重了医疗器械设备尤其是大型现代化医疗仪器的配置,先后购置了X线影像增强系统、介于放射导管、活动式床头X机、活动手提式心电图机、尿液分析仪、火焰光度计、骨科牵引床、骨质增生治疗仪、病理切片机、显微镜和血库冰箱等价约20万元的医疗设备。6月,高密撤县设市,根据有关规定,高密县中医院改称为高密市中医院。为提高医院干部职工的思想素质和业务水平,医院还先后提出和制定了《高密市中医院关于进一步抓好作风建设,强化医院管理工作运行的意见》《高密市中医院关于加强职业道德建设工作实施意见》等一系列确保医院健康发展的办法和规定。

1995年,市中医院提出以争创省级重点中医院为目标,不断加大改革力度,推动县中医院进一步壮大发展。围绕争创省级重点中医院,一是进一步加强医疗队伍建设,医院制定出台一系列鼓励医护人员通过进修、自学、函授提高业务水平鼓励政策,鼓励医护人员认真学习业务技术,进行技术创新和医学学术研究。医院每周还组织一次系统讲课,由中医专家讲授中医药基础知识及临床经验,培训医护人员系统学习中医药知识,学习结束后举行考试,成绩计入个人档案。通过以上措施和办法,在全院营造出了浓厚的学习中医氛围,有效激发了员工工作热情,为创建省级重点中医院奠定了良好的基础。二是进一步加大了科技投入,按照甲等中医院的标准要求,为提高医院医疗诊断水平,先后投资270多万元购置引进了德国西门子全身CT机和美国产BG彩超等高档医疗检查检验设备。同时,医院还针对医院资金不足,采取发动职工以集资入股的方式,添置全自动血细胞计数医疗设施。医疗器械装备的现代化,为提高医院的医疗水平创造了良好的条件。医院先后成立了"高密市结石病研究中心"和"血液净化中心"。是年,市中医院被潍坊市卫生局评为全市"十佳医院"。

1996年,市中医院提出了争创二级甲等中医院和爱婴医院的奋斗目标。围绕这一目标,医院按照《二级甲等中医院的实施细则》和爱婴医院的标准要求,制定了创建"两院"的实施方案。首先,医院成立了由院长范作升任主任、副院长程玉晏、唐宜珍任副主任、有关职能科室主任为成员的医院争创"二甲"管理委员会,负责全院的创建领导、协调和督促工作。同时,还根据医院的实际情况,分别成立了医疗、护理、医技、管理四个专业组,具体负责医疗、护理、管理等一系列的规范工作,建立健全各种技术操作规范。全院各科室在医院创建领导小组的统一部署下,成立科室创建工作小组,在科主任、护士长的具体负责下,各科室认真组织制定创建工作计划,对照《二级甲

等中医院的实施细则》和《评审标准》,把本科室、本专业要求的全部标准逐项分析,逐条落实,责任到人,把创"二甲"工作纳入了法定化、目标化、责任化轨道。各职能科室组织科室工作人员认真学习《评审标准》,结合本科室管理职能,对照标准逐条落实,做好自身创建工作。在创建爱婴医院工作方面,按照爱婴医院的标准要求,医院妇产科床位达到12张,其中产科床位7张,特产、产房床位4张,特护婴儿室床位1张。10月,市中医院向国家中医药管理局提出报送"二级甲等"医院评审的申请,并向上级有关部门提交了创建"二级甲等"医院的自查报告。11月,市委、市政府对医院领导班子进行充实调整,由卫生局党委副书记邱爱兰兼任院党支部书记,范作升任院长、副书记,程玉晏、王朋、曹沛德任副院长,王聚义任工会主席,市委要求医院实行党支部领导下的院长负责制。同时,医院党支部根据市委关于加强精神文明建设的部署,提出并制定了《高密市中医院党支部关于开展"学、找、建、做"活动的意见》,对医院开展"学(学理论)、找(找差距)、建(建制度)、做(做贡献)"活动的内容、步骤、措施和办法提出了具体要求,要求全院党员干部以先进人物为榜样,弘扬正气,从自我做起,自觉抵制行业不正之风,促进医德医风再上新水平。与此同时,医院的争创二级甲等中医院工作在全院干部职工的共同努力下稳步进行。11月,高密市被国家中医药管理局批准"全国农村中医工作试点县

（市）"。12月,市中医院被国家中医药管理局命名为"二级甲等中医院"。

1997年,医院先后制定出台了院科两级目标责任制管理实施方案和医院基本建设总体规划方案,并加强了对医院作风纪律的整顿。随着医院规模的扩大和发展,为满足医院临床医疗和病患者对中药制剂的日益增长的需求,医院加强了中药制剂的开发研究和生产。4月,医院制剂室相继引进了先进的中药材粉碎机、糖衣机、制丸机、胶囊套合机等设备,制剂规模进一步扩大。制剂室在生产骨质增生胶囊、骨折挫伤散胶囊、通淋消石丸等三个医院研制的传统制剂品种外,还开始生产由曹沛德大夫研制的脂肪肝胶囊、芪参糖尿康胶囊和通脉心脑康胶囊等三个制剂品种以及呼培星大夫研制的二陈调气丸,随着中药制剂品种的增加和生产规模的扩大,医院取得了较好的社会效益和经济效益。12月,在全市进行的名老中医评选活动中,全市共评选出7位名老中医,市中医院的范天福、陈守谦、单际忠、呼培星、王待天等5人入选,占据了高密市名老中医的大半江山。

（三）

1998年4月,市委对中医院领导班子进行调整,翟绪进由市人民医院调入中医院任副院长、副书记,主持工作。中医院党支部书记邱爱兰调回卫生局,原院长、副书记范作升调入人民医院。调整后的医院党支部根据市委意见和医院实际,先后制定公布了《关于认真贯彻市委开展教育整顿活动的实施意见》《关于医院领导班子成员严于律己、清政廉洁的规定》《关于加强职工思想作风建设的规定》《关于加强劳动纪律的规定》等一系列文件,出台了医院关于行政管理、业务管理、固定资产管理、公费医疗管理、医务人员参加学术交流会等工作的有关规定和办法,提出领导班子成员,要带头讲政治、讲大局、讲奉献,严于律己,清正廉洁,要求职工做到的,领导首先要做到,要求职工不做的,领导坚决不做。为加强医院民主管理,提高医院管理水平,提高医疗质量,6月,医院先后成立由11人组成的"医院民主议事委员会"和由院长任主任委员、分管副院长任副主任委员的医护质量管理委员会、病案管理委员会、药事管理委员会、医疗安全管理小组四个医疗管理委员会。医院各个专业机构组织,对医院的医护工作各司其职,尽职尽责,促进了全院医疗工作的顺利开展,保证了医疗质量的提高。10月,医院投资100多万元对中医院西楼二楼进行了改建,引进了符合制药标准的粉碎、提取、颗粒、胶囊、丸剂生产线,成立了药检室,配置显微镜、烘干箱、分析天平、崩解仪、酸度计等必要的药检仪器,对制剂进行检验,确保制剂质量符合药品标准。医院还积极研发生产中药制剂新品种,在全院范围内开展优秀处方征集活动,有多年临床经验的老中医们积极响应医院号召,贡献出各自根据行医临床多年研制出的中药剂型和成方共40余个。由于这些经整理改良的中药传统处方组方科学、疗效显著，深受病患者欢迎，久用不衰。是年，医院具有生产自主知识产权的中药制剂品种达到20个。

1999年4月，市委、市政府任命翟绪进为市中医院院长兼院党支部书记。以翟绪进为院长的中医院领导班子，根据中医院的发展实际，提出了以加快医院业务发展为主体、以建立急诊急救中心和发展中药自制剂应用为两翼的"一体两翼"发展战略，推进医院加快发展步伐，市中医院由此进入快速发展阶段。4月，医院制定公布《高密市中医院科室综合目标管理实施方案》和《科室管理考核运行细则》，提出医院对科室实行百分制考核，并对考核内容和考核办法进行了详细规定。为保证医院总体目标和年底计划的完成与实施，医院与职能科室签订了职能科室主任年度目标责任书。6月，医院提出《高密市中医院关于开展整体护理的实施意见》，并成立了由院长翟绪进任组长，副院长曹沛德任副组长，医务科、护理部、总务科、药剂科主任参加的"医院整体护理领导小组"。11月，医院根据《潍坊市重点中医专科建设标准》，先后成立了结石病科、椎间盘突出病科以及肛肠病科三个中医专科。为加强医院的综合管理，该年，医院还制定公布关于物资采购、领取、维修、使用，以及社区卫生服务站的管理办法，成立了以院长翟绪进任组长的文档保密领导小组和以副院长王朋任主任委员的临床输血

管理委员会。

2000年2月，医院成立院党支部办公室，同时，根据医院科室和人员的变动情况，对党小组及党小组长进行调整，将全院党员按隶属科室分为10个党小组。同时，医院党支部根据市委部署，在全院党员中开展了以提高素质、增进团结、争创一流工作为主要内容的"三讲"（讲学习、讲政治、讲正气）教育活动。为加强医院的医德医风建设，医院制定出台了关于在全院推行政务公开制度的实施方案。在医疗工作中，为进一步加强和推动医院结石病重点专科的发展，3月，医院在成立"高密市结石病研究中心"的基础上，医院成立了由曹沛德担任组长，由高思合、宋亚明担任副组长，由外一科、放射科、碎石室、彩超室共同组建结石病研治协作组，并制定了相应的工作制度和诊疗常规。同年，市委、市政府按照山东省中医工作会议精神，提出了创建全国农村中医工作试点先进县的奋斗目标。在市卫生局统一协调指导下，市中医院作为全市中医药工作的龙头单位，根据创建标准和要求，及时调整定位，以"科技兴院、人才强院"为先导，加强软硬件建设，引进先进的医疗设备，引进中医药专业技术人才，选拔培养学科带头人，发展特色科室，树立科室品牌、医院品牌。在具体创建工作中，临床科室按照《中医病历书写规范》，重整了3年的住院病历，并结合中医的辨证施治，加大了中药、针灸、康复在治疗中的作用，组织中医药人员，定期到乡镇卫生院

指导农村中医工作的开展。由于措施落实到位,工作成绩显著,8月,经过国家中医药专家的评审,高密市顺利通过了全国农村中医工作试点先进市的验收。同年,医院还认真贯彻落实《传染病防治法》和上级有关文件会议精神,制定了霍乱病防治工作计划,并成立了由院长翟绪进任组长的霍乱病防治领导小组和由副院长王朋任队长的霍乱病防治机动队。10月,市中医院获得了国家《母婴保健专项技术服务基本标准》中有关结扎手术、助产技术、终止妊娠手术的专项技术服务的执业许可。

2001年2月,医院根据市委部署,大力开展"三个代表"重要思想教育活动,为推动学习教育活动的深入开展,医院成立了学习教育活动领导小组,制定了教育活动实施方案和活动步骤配档表,对学习教育活动的内容和目标要求做出了具体的规定。8月,根据上级部门卫生部门的部署,医院又开展行风民主评议活动和"学党章、守纪律、正党风"教育活动,制定下发了《高密市中医院关于在全院开展行风民主评议活动的实施意见》和《高密市中医院关于在全院党员干部中开展"学党章、守纪律、正党风"教育活动的实施意见》,并制定了行风民主评议活动日程安排表和行风民主评议问卷表。同年,医院制定公布科室综合目标管理实施方案的补充规定,采取核定药品收入占总收入百分比的办法执行,达不到规定指标要求者,每降低1个百分点扣3分。医院根据上级有关深化医疗

体制改革的部署要求,成立了由翟绪进担任领导小组组长的医保管理领导小组及工作班子。为确保临床合理用药、安全用药,医院还根据上级指示精神,制定了关于医师(士)处方权限的有关规定。同时,医院制定公布医学鉴定工作制度,并成立了以副院长曹沛德任组长的医学鉴定小组。8月,为加强产科急症抢救工作,确保产科绿色生命通道畅通,保障母婴生命安全,医院根据上级卫生部门的要求,成立了由副院长曹沛德任组长的医院产科急诊抢救小组和孕、产妇抢救领导小组。同时,医院率先在全市开通"999"急诊急救电话,与120联动,及时出车抢救急症和外伤病人,取得了显著的社会效益。

2002年,医院积极响应潍坊市卫生局提出的卫生系统争创行风建设十佳行业的号召,提出在全院大力开展行业作风建设,为推动活动的深入开展,医院提出在全院开展一次以摆问题、订措施为主要内容的科室管理月活动,为确保活动的顺利进行,医院还制定出台了加强行业作风建设和开展科室管理月活动的实施意见,成立了由院长翟绪进担任领导小组组长的加强行业作风建设领导小组。为鼓励职工积极参加和开展科研活动,医院制定公布了关于职工参加科研、院外学术会议和撰写论文的有关规定。为加强后勤管理,医院制定公布财产物资管理运行办法,提出医院后勤工作是具体负责医疗、科研、教学所需物资保障供应及时周到的重要工作,为严格物资

的采购、保管、供应和维修四个环节及固定资产的管理登记、统一调配等能按正常流程运行。为切实加强中医中药工作，医院成立了由副院长王朋担任组长的中药质量验收小组，并根据国家食品药品监督管理局有关文件规定和要求，医院制剂室对《医疗机构制剂许可证》进行了换证审评和自制剂再注册工作，对中药制剂的处方组成、生产工艺流程、质量标准等进一步进行了规范。同时科室不断加强新品种的研发、技术创新和科室间的协作，陆续研发成功并注册"愈银搽剂"等新制剂临床开发协定方20个，均获得了较好的社会效益和经济效益。是年，医院基础设施建设登上新台阶，建筑面积671㎡的医院急诊急救中心和建院以来最大基建项目建筑面积为4811㎡的医院门诊楼先后竣工建成。

2003年3月，我国许多地区发生了"非典型性肺炎"流行性传染病，简称"非典"。这种流行性传染病属于烈性传染病，凡是有人接触的地方都可能造成大规模传染。这场突如其来的疫情灾害，严重威胁了人民群众的身体健康和生命安全，也影响了我国的经济发展、社会稳定和国际往来，形势十分严峻。党中央、国务院十分重视，要求各级加强领导，把防治"非典"各项工作落到实处。"非典"疫情暴发后，市中医院被高密市委、市政府确定为"非典"防治指定医院。市中医院根据上级有关指示精神和《中华人民共和国传染病防治法》以及《传染性非典型肺炎防治办法》，多次召开院务会、中层领导会，反复进行动员，周密安排部署。4月，医院成立了由院长翟绪进任组长、副院长王朋、曹沛德任副组长的"非典"防治领导小组，制定公布了《高密市中医院"非典"防治工作方案》，表示一定把党中央、国务院和省市党委、政府关于防治"非典"疫情的一系列指示精神落到实处，及时迅速、高效有序地处理"非典"疫情，确保医院"非典"疫情不暴发流行。方案对医院诊断救护、疫情上报、值班制度、后勤保障等做出了具体规定。医院成立"非典"应急救治小组，应急救治小组由各临床科室业务骨干人员组成，受医院"非典"防治领导小组统一指挥和调配，保证24小时听班，随叫随到。医院院长与市长、科主任与院长层层签订了预防控制"非典"的责任书。5月，针对"非典"疫情的严峻形势，为防止"非典"疫情的输入，医院成立了由院工会主席孙沛为组长的流调人员小组，要求各科室每位职工加强对外来和返乡人员的监控，对外来和返乡人员登记名单，及时上报到外来人员跟踪调查小组。同时，市中医院成立了防治"非典""一办五组"，即：防治"非典"工作办公室、诊断救护组、卫生防疫组、后勤内务组、药品保障组、外来人员跟踪调查组，并根据各办组的分工和职责，由院长与各办组负责人、各办组负责人与工作人员层层签订责任书。随后，市中医院又制订了"非典"应急预案，要求全院广大干部职工必须严格遵守工作纪律，坚守工作岗位，总值班室要24小时值班，坚守待命。各科室要恪尽职守,认真负责。认真执行"非典"防治有关工作措施,发现疑似病例要及时上报,并保持联络畅通,做到上班时间随叫随到,下班时间接到通知后在规定时间内到达指定岗位。所有科室中层干部外出必须经院长批准。同时,还制定了严格的奖惩制度,要求全院干部职工严格遵守纪律,保证抗击"非典"工作的顺利进行。5月30日,医院提出"组建青年突击队,为抗击'非典'作贡献"的意见。随后,医院成立了以院团委书记张聿伍为队长,柴传晖、潘守市、马存刚为副队长的市中医院抗击"非典"青年突击队。市中医院上百名医护人员直接参与了抗击"非典"工作,圆满完成了上级各部门交给的各项任务,为全市抗击"非典"工作取得胜利做出了重要贡献。12月,市委对院领导班子进行调整,翟绪进离职,任命曹沛德为院长、党支部副书记,石丽由市妇女联合会调中医院任党支部书记。据统计,到2003年底,市中医院已拥有4个治疗中心、12个临床科室、8个医技科室,固定资产达到1000万元。全院卫生技术人员达到190名,其中副高级职称20名,中级职称50名,有丰富临床经验的名老中医10名;拥有CT、彩超、电子胃镜、高压氧舱等万元以上大型医疗设备40台(件),编制开放病床达到150张。

(四)

2004年,以曹沛德为院长的新一届中医院领导班子提出了"稳步提高、创新发展,建设区域性先进现代化中医院"的奋斗目标,围绕这一目标,市中医院广大干部职工坚持以深化改革为动力,以大提升、大发展为总体思路,以质量建院、人才强院、科技兴院为主题,凝心聚力,锐意进取,大力加强医院的基础建设和重点专科建设,不断提高医院的医疗质量和服务水平,使中医院走上了腾飞发展之路,实现了医院的更好更快发展。2月,根据市委、市政府的部署安排和医院实际,市中医院提出在全院开展为期两个月的教育整顿活动,以解决患者群众反映强烈的热点难点问题,推动医院各项工作上台阶,为推动教育整顿活动深入开展和确保活动取得成效,医院成立了由院长曹沛德任组长、院党支部书记石丽任副组长的领导小组,并制定下发了《高密市中医院关于在全院开展教育整顿活动的实施意见》。3月,医院党支部制定了《高密市中医院关于对医药购销和医疗服务中不正之风开展专项治理的意见》,为确保专项治理活动的深入开展和健康进行,医院成立了以院党支部书记石丽为组长,支部副书记管遵旭、副院长王朋为副组长的专项治理活动领导小组。8月,医院党支部又制定了《高密市中医院关于加强医疗行风建设的实施意见》,决定在全院范围内大力开展思想、纪律、作风教育整顿活动,规范医药购销、大型医疗设备购置、基本工程建设行为,专项治理红包、回扣等医疗服务中的不正之风。通过开通举报电话、设立投诉信箱、设置医护人员监督台、药品价格公示栏、收费价格公示栏等形式，公开接受人民群众的监督。同年，医院还公布了《2004年医疗质量管理效益年活动实施方案》，提出以深入开展以"以人为本，创建平安医院"为主题的医疗质量管理效益年活动，并根据上级卫生部门要求，制定了突发性事件医疗救援应急预案，成立了以副院长王朋为组长的医疗技术指导小组，制定公布了《医疗技术指导小组管理办法》。

2005年3月，医院为保证医疗质量和医疗安全，制定了《高密市中医院实施"二零一"工程考核办法》，"二零一"工程内容是"职责零缺陷，服务零投诉，力争让每一个患者都满意走出中医院"。7月，根据高密市委《关于第二批保持共产党员先进性教育活动的实施意见》的部署安排，市中医院开始开展为期半年的学习实践以"三个代表"重要思想为主要内容的保持共产党员先进性教育活动，医院党支部提出并制定了关于保持共产党员先进性教育活动的实施意见，并成立了活动领导小组，院党支部书记石丽担任领导小组组长，院长、副书记曹沛德，副书记管遵旭担任领导小组副组长。8月，根据高密市纪委、宣传部制定下发的《高密市关于切实加强廉政文化建设的实施意见》，市中医院根据医院实际，制定公布《关于切实加强廉政文化建设的实施意见》。10月，为推动医院文化建设，医院开展名言名句征集活动，活动历经4个月，医院对评选出的优胜者进

行了表彰奖励。同年，为加强医院的后勤财务管理，医院制定公布了行政车辆管理使用制度、对文件材料打印复印的管理办法。针对各地出现的人禽流感、流感疫情，医院根据上级指示，制定了防控人禽流感、流感疫情应急预案，并成立由院长曹沛德担任组长，副院长王朋担任副组长的人禽流感、流感防治领导小组。

2006年4月，医院提出在全院开展"德医双馨医护人员"评选活动的意见，提出"德医双馨医护人员"是医院的最高荣誉，成立了由院长曹沛德任组长、院党支部书记石丽任副组长的评选活动领导小组，评出了秦福生、刘国华、郭杰、李金玉、高思合、李娟、张佩玲等七人为首届"德医双馨医护人员"。医院做出在全院开展向医德双馨医护人员学习的决定，并对获得"德医双馨医护人员"荣誉称号的人员进行了表彰奖励。5月，为贯彻落实中央、省、市、县各级党委、政府有关廉政、行风工作会议精神，切实解决医药购销和医疗服务中的不正之风，大力推进医德医风建设，医药制定公布《关于开展治理医药购销领域商业贿赂专项工作实施意见》，成立由医院党支部书记石丽任组长，副书记管遵旭、副院长王朋任副组长，各支部成员及有关科室主要负责人为成员的治理商业贿赂工作领导小组，对医院的行风建设做出了具体规定和要求。为进一步推动医院文化和精神文明建设深入开展，7月，医院成立了由院党支部书记石丽任主任委员、副书记管遵

旭、工会主席孙沛任副主任委员的精神文明建设委员会。精神文明委员会下设办公室，以确保医院文化和精神文明建设的各项工作落实。8月，为树立医院良好形象，制定了《高密市中医院关于开展星星文化建设活动的实施意见》，星星文化建设活动的主要内容是围绕"让每一个病人满意走出医院"的目标，让每一个职工从我做起，从一点一滴、一件小事、一个动作做起，就像众星闪烁一样，形成众多的闪光点，推进医院的文化建设。同年，医院还先后制定了《高密市中医院关于在全院开展创建学习型医院活动的实施意见》《高密市中医院医疗纠纷防范与处理规定》《高密市中医院关于加强病人服务投诉管理的意见》等文件。

2007年3月，根据市委开展"机关作风建设集中月"活动的部署，市中医院制定公布关于开展"医院作风建设集中月"活动的意见，提出要进一步解决医院作风方面存在的突出问题，并成立了活动领导小组，院党支部书记石丽担任活动领导小组组长。副书记管遵旭担任领导小组副组长。5月，为深入贯彻落实卫生部、省卫生厅提出的关于开展"医院管理年"活动的指示精神，进一步规范医疗行为，改善服务态度，制定公布了《高密市中医院2007年"以病人为中心，以提高医疗服务质量为主题"的医院管理年活动方案》，并成立了由院长曹沛德任主任委员、院领导班子其他成员任副主任委员的"医院管理年"活动委员会。委员会下设由分管领导任组长的医疗质量管

理、护理质量管理、药事医技管理、行政管理、后勤管理等五个领导小组。6月，为推动医院医疗技术进步和医疗水平提高，开始开展"1.1"创新活动。"1.1"创新活动的内涵是要求全院每一个科室、每一位职工都要立足本职岗位，发挥主观能动性，创造性地开展各项工作，一年内在技术、服务、管理等方面至少开展一项创新。这项创新评价的标准是，对医院来说，必须是在高密市先进或高密市以上先进；对科室和职工个人来说，必须是在院内先进或市以上先进的。为推动这一创新活动的开展。医院成立了由院长曹沛德任组长，院党支部书记石丽、副院长王朋任副组长的创新活动领导小组。同月，为落实党的十六届六中全会提出的建设和谐社会的意见和决定，推动医院和谐创建活动的深入开展，医院制定公布《高密市中医院关于创建和谐医院的实施意见》和《高密市中医院领导班子成员和谐创建联系示范点制度》，提出在创建和谐医院活动中，以把解决群众反映的突出问题作为创建活动的切入点，加强教育整顿，以整治医药购销和医疗服务中不正之风为抓手，规范服务行为，开展诚信服务，严格管理药品价格和医疗检查收费，确保群众用药安全，降低医疗费用，提高服务质量并成立和谐医院创建工作领导小组。院长曹沛德担任创建工作领导小组组长，院党支部书记石丽担任副组长。10月，党的十七大胜利闭幕后，市中医院根据市委下发的《关于认真学习贯彻党的十七大精神的通知》，

在全院上下广泛开展了学习贯彻十七大精神活动。

2008年1月，医院高12层、建筑面积17778㎡的高标准新病房大楼正式启用，配合新病房大楼启用，全年共引进购置病人监护仪、HD11XE彩超、HF50-R拍片机、全自动凝血分析仪、显微镜、病理切片机等设备41台（套），这些设备的购置为医院医疗水平的提高和长远发展奠定了基础。4月，医院提出关于在全院开展规范化建设管理年活动的意见，建立起了全院性的规范和科室性规范123个，并将这些规范编辑出版了《医院管理规范汇编》，发放到职工人手一份，做到有岗位就有规范，有操作就有规范，营造出人人按规范做事的良好氛围。结合规范化建设管理年活动的开展，医院还先后开展了"两好一满意"（服务好、质量好、群众满意）和关爱患者活动，在开展"两好一满意"活动中，医院制定了"满意在医院"活动工作方案，成立了以院长曹沛德为组长，院党支部书记范美云为副组长的活动领导小组。在开展关爱患者活动中，医院召开了关爱患者活动动员大会，提出在全院打造护理亲情服务、主动服务、感动服务品牌。为推动活动的深入开展，医院还做出了《关于在护理人员中开展关爱患者活动的意见》。5月12日四川省汶川发生大地震后，医院积极响应上级"一方有难，八方支援"的号召，在第一时间组织全院职工为灾区人民捐款22300元，同时全院党员还踊跃缴纳特殊党费9850元支援灾区。在此基础

上，作为救治灾区伤病员后备医院，除将价值6万多元的药品送往灾区外，还从领导、技术力量、床位、车辆、血液等方面，及时做好了救治灾区伤病员的准备工作。期间，医院职工于勇、杨家顺先后赴川参加抗震救灾工作，受到省、潍坊市及高密市委、市政府的表彰。9月，医院职工尤志积极响应中国红十字会号召，无偿捐献造血干细胞救治白血病患者，成为高密市首例，潍坊市第二例造血干细胞捐献者，尤志这种高尚的道德精神得到了上级领导部门及各界的广泛赞誉，被评为潍坊市"第二届道德模范"。医院以此为契机，在全院广泛开展了向先进模范人物学习活动，产生了良好效应。11月，医院与柴沟中心卫生院、井沟卫生院、朝阳街办卫生院、密水街办卫生院、柏城中心卫生院五处镇街卫生院组建密康医疗集团，实行市镇村卫生一体化管理，开展对口帮扶，双向转诊，医院定期派专家到乡镇协作开展坐诊、查房、讲座、手术等帮扶协作。医院针对在医疗、护理、医技、行政、后勤等不同的岗位上大量临时工问题，提出了《关于中医院在现有临时工作人员择优聘用合同制工作人员的办法》，经上级人事部门批准，在医院进行试点。通过报名、资格审查、笔试、民主评议和奖励加分相结合的方法，在全院临时工中录用了112名合同制职工，为众多临时工解决了后顾之忧。医院这一做法受到市人事、卫生等部门的认可和推广。该年，医院肝胆泌尿外科成功开展高密市首例不开刀肾切

除术,此手术的成功开展,标志着医院微创外科技术又上了一个新台阶。

2009年3月,医院根据市委、市政府关于深入学习实践科学发展观活动的部署,在全院上下广泛深入地开展了形式丰富多彩的学习实践科学发展观活动,市委对医院在学习实践科学发展观活动中创新活动载体、突出实践特色、加强文化建设等做法给予了充分肯定。9月,市中医院与北京301医院(解放军总医院)建立合作关系,将医院建成北京301医院的远程医学站点医院,成为北京301医院在全国挂牌的第六家远程医学站点医院。6月,医院开展了氩氦刀、粒子植入、介入、心脑血管造影、心脏支架植入、起搏器安装术和下腔静脉滤器植入术、微创、腹腔镜、结石病治疗等新一大批与国际国内接轨技术新项目,大大提高了医院的医疗技术水平。同时,进一步加强了重点专科建设,结石病科被评为山东省重点中医专科;中风病专科在保持潍坊市重点专科的基础上,积极创造条件,建立了中风病康复中心,被列为国家级重点专科建设;心内科作为院内重点专科进行建设,建立了CCU病房,配置中央监护、除颤仪、呼吸机等先进设备,调整了医护人员,加强了技术力量,规范了心内科诊治范围,为心内科加速发展和争创潍坊市重点专科奠定了基础。9月,根据省人民政府在《关于扶持中医药事业发展的意见》中提出的"用五年左右的时间,在全省建成能完善、特色突出、基本满足人民群众需求的中医医疗服务体系;建成一批全国知名的中医医院和优势学科、专科;建设一支高素质中医药队伍,造就一批全国知名的中医药专家"等要求,市中医院积极响应省政府的号召,从培养人才和建设重点专科两个方面入手,推动全院中医药工作不断登上新台阶。9月,医院获得潍坊市"全市中医工作先进集体"的荣誉称号,副院长秦福生获得潍坊市"全市中医工作先进个人"的荣誉称号。医院召开以"恪尽职守、创新奉献"为主题的医院首届医师大会,评选出了刘国华、高思合、蔡亦军、郭杰、李克尊、乔日东、于勇、赵洪乾、张清洲、刘淑兰等"十佳医师"。10月,市中医院因医院文化建设工作成绩突出,在山东省医院文化建设工作会议上,被山东省医院协会文化建设专业委员会授予"山东省医院文化建设先进单位"荣誉称号。在全省22家获奖单位中,医院是唯一获此殊荣的县级医院。院长曹沛德也同时荣获了"山东省医院文化建设先进个人"荣誉称号。10月,医院被中华医学会授予"新中国六十年医疗卫生优秀单位"荣誉称号。在全国50多家获奖单位中,医院是县级中医院唯一获此殊荣的单位。院长曹沛德荣获了"新中国六十年医疗卫生事业杰出贡献奖"。11月,根据市委、市政府关于深化城乡卫生一体化改革的意见和卫生部门关于城区卫生专业技术人员深入镇街卫生院开展技术服务的意见部署,市中医院制定了2009年度专业技术人员深入基层开展技术服务的实施方案,确立了柴沟卫生院、井沟卫生院、柏城卫生院、朝阳街道卫生院等五个镇街卫生院为帮扶对象。此外,医院还开展了"关爱农民健康"百村万人免费查体活动,组织内科、外科、妇科、B超、心电图等科室的医务人员,自带车辆和医疗器械,到柴沟镇高家大泮等村,免费为农民群众健康查体,减轻了农民的就医负担。

2010年2月,市中医院党员人数达到102名,根据党章和有关规定,市委决定成立市中医院党委,并公布党委组成人员名单,范美云任党委书记,曹沛德、管遵旭任党委副书记,王朋、秦福生、张林新、孙沛任党委委员。并经市委批准同意,全院设立大内科党支部、大外科党支部、医技科室党支部、行政后勤党支部和退休老干部职工党支部等5个基层党支部。3月,医院提出深入开展作风建设年活动,以作风建设年活动为契机,以深化"两好一满意"活动为主题,切实转变医疗服务作风,切实解决医护人员在服务质量和作风建设上存在的突出问题。结合开展作风建设年活动,医院开展了创建"真情护理"服务品牌活动,围绕构建和谐的护患关系,医院制定公布了《关于创建"真情护理"服务品牌的实施意见》,在全院护理人员中树立主动服务、微笑服务、超值服务的工作理念,这一活动的开展,收到了良好的效果,在高密市卫生文化建设会议上,医院做了题为"加强医院文化建设、推进医院稳健发展"的经验介绍,入会人员观摩了医院的文化建设现场,给予高度评价。在山东省首批医患和谐示范医院和山东省医院经济

管理最具影响力人物表彰大会上,市中医院被授予"山东省首批医患和谐示范医院"称号,院长曹沛德荣获"山东省医院管理最具影响力人物"称号,是潍坊市获此殊荣的唯一一家县级中医院。5月,为贯彻国家卫生部、中医药管理局等联合下发的《关于2011年起全国医疗卫生系统全面禁烟的决定》,医院召开了创建"无烟医院"动员大会,公布了创建无烟医院实施方案,提出开展创建无烟医院活动,营造文明健康、绿色和谐的就医环境,并成立了由院党委书记范美云任组长,院工会主席孙沛担任副组长的创建无烟医院领导小组。6月,医院在全院党员中大力开展"争先创优、强堡垒做先锋"活动,其做法经验受到了潍坊、高密两市有关领导的好评,被作为典型,代表高密市迎接了潍坊市的检查,并在高密市召开的创先争优活动调度会上做了典型发言,其经验也在市活动简报上予以刊登。10月,医院成功承办了2010年山东省首届泌尿系结石治疗新进展学习班,引进了价值1110万元的美国通用公司生产的磁共振、彩超等高端医疗设备。12月,在创建全国首批"人民满意医院"和"全国卫生系统100位最具影响力人物"评选活动中,市中医院获得全国首批"人民满意医院"荣誉称号,院长曹沛德获得"全国卫生系统100位最具影响力人物"荣誉称号。

2011年1月,医院投入巨资引进的高密市首台美国GE超高端心脏彩超正式投入使用。该彩超是目前世界上医学

界唯一公认的可对心肌运动进行速度、加速度、时相变化、位移、形变等数据进行定量分析的超声心动诊断设备。中医院各科室依靠科技设备诊断和科技设备治疗，大大提高了诊断的准确性和治疗疾病的效率。同月，著名作家莫言在院长曹沛德的陪同下，先后考察了医院的国医堂和北京同仁堂中药房、保健康复中心和针灸推拿科，听取了院长曹沛德对医院中医药文化建设的情况介绍。在保健康复中心，莫言还亲自体验了中医"治未病"推拿手法。考察结束后，莫言对医院的中医药文化建设给予了充分肯定和高度评价，为医院题写了"术擅岐黄，悬壶济世，心怀慈悲，治病救人"的字幅，为医院"杏林苑"院报题写了新的报头。2月，医院党委根据市委开展"作风建设集中月"活动的部署安排，制定了关于开展"作风建设集中月"活动实施方案，在全院广泛开展了作风建设活动。3月，医院大力开展建设"人民满意医院"和改革试点活动，制定公布《高密市中医院关于建设"人民满意医院"活动实施方案》和《高密市中医院综合改革试点方案》，并召开医院改革试点启动暨建设"人民满意医院"活动动员大会，由此拉开了公立医院改革试点工作暨建设"人民满意医院"活动的序幕。4月，市中医院与青岛大学医学院附属医院建立协作关系，成为青医附院的对口支援协作单位，青医附院护理部定期组织护理专家来医院进行护理查房、业务讲座、护理会诊、护理科研，市中医院6个重点专科的

护士将在三年内轮流到青医附院进行每次三个月的专科进修。同年6月，医院还与山东中医药大学建立起合作关系，建成了山东中医药大学教学医院，市中医院成为山东中医药大学高密教学医院，实现了院校合作。7月，在山东省卫生经济管理十大创新人物和山东省优质医疗服务示范单位表彰大会上，高密市中医院被授予"山东省优质医疗服务示范单位"荣誉称号，院长曹沛德荣获"山东省卫生经济管理十大创新人物"荣誉称号。高密市中医院是潍坊市获此殊荣的唯一一家医疗单位，院长曹沛德是全省中医院唯一一名获"山东省卫生经济管理十大创新人物"的院长。医院开展深化文化建设年活动，在活动中，提出和形成了职工挖掘自身一个或多个闪光点的"星星"文化；"制度化管理、人性化管理、综合目标管理""三结合"的管理文化；"终身学习、学以致用"的学习文化；"制度落实、职责落实、规范落实"的落实文化；"技术创新、管理创新、服务创新"的创新文化；"医患关系和谐、院内关系和谐、社会关系和谐、中西医和谐"的和谐文化；"文明服务、主动服务、客人式服务、真情护理服务、让每一个病人满意走出医院"的服务文化等。通过对医院文化理念的概况提炼和系统化，大大提升了医院的文化品位。随后，医院将这些文化理念编印成高密市中医院《文化手册》，供全院干部职工阅读学习。在医疗技术方面，神经外科成功承办了2011年"中国医师协会全国高血压脑出血辩证

微创治疗新进展学习班",得到了200余名国内知名专家及入会医师的好评;结石病科开展的三级以上肝内胆管结石碎石取石技术达到国内领先水平;心内科完成心脏冠脉介入手术203例,居潍坊市县级医院前列。在护理工作方面,医院制定公布了关于开展"优质护理服务示范工程"活动方案,"优质护理服务示范工程成果"在全省"2011护理管理模式创新实践论坛暨优质护理服务成效交流大会"上进行了展示。8月,国家卫生部新闻中心、《山东卫生》杂志社、山东省电视台等国家及省媒体记者分别来到市中医院,对医院文化建设、创先争优活动、平安医院建设、中医药发展、重点专科建设等进行了深度采访,随后在《中国卫生画报》《健康报》《中国卫生》《山东卫生》、山东电视台健康咨询频道有关媒体上对医院的先进经验和做法进行深入宣传报道。医院还进一步加强了中医学科的建设,11月,医院出台了《关于加强中医药工作的意见》,提出医院要加强以中医技能推广和中药开发应用为主的中医体系建设,设立了中医药技术项目创新奖、科研项目奖、中医专科奖等,促进了中医药的发展。承办了高密市第一届中医药论坛;建成了山东中医药大学教学医院、潍坊医学院附属医院和潍坊市中医院技术协作医院;医院投资200多万元在高新区孵化器建成了高标准中医药研发中心,生产具有省批号的自制剂、个性化制剂、膏方等深受患者青睐。同年,在全省组织的"中医管理年活动"检查评审中,

市中医院荣获潍坊市第一名的好成绩,院长曹沛德被评为潍坊市首批中医优秀学科带头人和优秀学科骨干。

2012年3月,医院提出进一步深化医院文化建设,开展"作风提升年"活动,努力实现文化强院新突破,加强医院经营管理,开展"项目创新年"活动,加强医疗护理工作,开展"稳步发展年"活动,努力实现医护质量新提高。围绕工作目标,医院深入开展了职业精神和如何维护医院良好形象大讨论活动,并制定公布了关于开展职业精神和如何维护医院良好形象大讨论活动实施方案。为加强和完善医院管理,医院设置了督察科、质量管理科、保险科、感染管理科等五个科室。4月,进一步加大对外合作工作力度,医院结石病科被中华医学会批准为华东地区结石病防治基地山东第一基地,并顺利通过省级重点专科验收,开展的三级以上肝内胆管结石碎石取石技术达到国内领先水平。同月,医院投资100余万元引进了国内先进的十二导联同步24小时全程监控远程会诊技术,与全市86家乡村诊所联网,成立了全市首家心电远程会诊中心,开展十二导心电分析和24小时动态心电分析。提高了基层医院的诊治水平和综合服务能力,扩大医院市场占有率,心电远程会诊中心的建立实现协作共赢局面,促进医疗工作协同发展和分级医疗就医格局形成。6月,医院投资近100多万元引进5台国内先进的东丽血液透析滤过系统,建成朝阳街道卫生院血液净化中心。该血液

净化中心,依托医院血液透析中心的管理优势、人才优势、技术优势,开展血液透析业务,可保障朝阳街道卫生院血液净化中心的血液透析业务的顺利开展,最大程度减轻患者的经济负担,提高朝阳街道卫生院的社会效益和经济效益,成为全市的医疗惠民工程之一。7月,医院与省千佛山医院合作建成"心血管专业泰山学者岗位合作科室",并聘请泰山学者闫素华教授为医院客座教授,成立"泰山学者闫素华工作室"。骨二科主任李克尊访学德国归来,这是高密市首位出国访学的医务工作者。此次去德国学习,李克尊直接对接椎间孔镜发明人Hoogland教授,成功学到了应用椎间孔镜治疗椎间盘突出症微创新技术。同月,响应市委市政府提出的建设"健康高密"的号召,医院在全市开展"结石病全民防治免费大普查"活动。7月13日,市中医院组织15名医护人员,带着2辆救护车、3台B超机和血糖仪、血压计、宣传资料等,到大牟家镇郇李村,为当地3个行政村的200余名农民群众进行了免费测血压、测血糖、做心电图、做B超检查、发放宣传资料等,受到了镇村干部和群众的好评。12月,在全国医疗卫生系统开展"三好一满意"示范医院评选活动中,市中医院荣获全国百家"三好一满意"示范医院荣誉称号。院长曹沛德荣获"2012年度全国医院优秀院长"和"全国医院管理突出贡献奖"荣誉称号。被山东省卫生厅公布为山东省中医药预防保健服务中心。该年,市中医院心内科

病房荣获省卫生厅颁发的"全省优质护理示范病房"荣誉称号,这是潍坊市县级医院中唯一获此殊荣的病房。护士长宋美爱被推荐为山东省"我最喜爱的健康卫士"候选人。院长曹沛德被命名为第四批潍坊名医,护理部主任李娟被表彰为第四批潍坊名护。高思合被评为"第十二批高密市专业技术拔尖人才"。

2013年1月,为充分调动全院广大职工的积极性,医院创新改革分配管理运行机制,制定出台了绩效考核方案,引入"股份"理念强化绩效考核,建立起医院、科室投入与产出、贡献与回报的合理分配运行机制,实现了医院、科室、个人共赢的目标。其中,职工工资由岗位工资和绩效工资两部分组成,岗位工资由医院按有关规定全额发放,绩效工资由医院按各科工作实绩提取到各科室,由科室根据职工的工作情况分别发放。3月,医院按照国家中医药管理局《二级中医医院评审标准实施细则》及省卫计委、省中医药管理局《山东省中医医院评审暂行办法》的要求,正式启动了"二甲"复审工作。为确保"二甲"复审工作有序积极进行,医院成立了由院长曹沛德任组长,院党委书记范美云、副书记王朋、副院长秦福生、张林新、高思合任副组长,各科室主任、护士长为组员的医院等级评审工作领导小组。评审工作领导小组下设了等级评审办公室、医疗质量督导组、药事管理督导组、护理服务质量督导组、门诊、医技、院感、应急管理督导组、医院管理宣传督导组等工作小组,各督

导工作小组均由一名院领导牵头,各督导工作小组在组长带领下,根据评审标准和细则要求,组织有关科室认真做好自查整改和迎接评审工作。同月,医院根据市卫生局部署,在全院开展作风建设百日集中教育活动和"和谐医院""和谐科室""和谐家庭"创建活动,制定并公布了《关于在全院开展"服务能力提高年"活动实施意见》。5月,由省中医药管理局组织的医院等级评审专家组一行13人,对医院进行二级甲等中医院复审,专家们通过进行全面、深入、细致的督查和评估后,对医院的整体工作给予好评,获得954.5分的好成绩,从而成功通过全省首批二甲医院复审。7月,承办了"全市基层中医药服务能力提升工程"暨"中医中药'进乡村、进社区、进家庭'大型巡诊公益活动",组织了20多位中医专家在市区巡回进行了义诊咨询、免费健康查体、中医传统项目展示等活动;为社区和农村群众进行心电监测远程会诊,帮助卫生院开展血液透析,在农村开展为农民群众义诊查体、结石病免费普查、残疾儿童康复救助等活动。同时,开通了国家中医药管理局中医药专科远程视频平台,全院进行中医药先进理念、先进技术培训远程教育36次,提高了医护人员的诊疗水平,创建了山东省中医药预防保健服务中心,开展了治未病工作。同月,医院心血管病专科、肛肠病专科、骨伤科、颈肩腰腿痛专科被评为潍坊市第四批市级重点中医专科(专病)建设单位。曹沛德被评为第一批潍坊市中医优

秀学科带头人;曹沛德、秦福生、李宗江、逢明梅等同志被评为第一批潍坊市基层名中医。9月,"2013中国中西医结合学会泌尿外科专业委员会第十一次学术年会"在市中医院召开。这是全国泌尿外科专业首次在县级市召开并由县级医院承办学术会议,全国医界泌尿外科专业的600余名领导、专家、教授及骨干医务人员参加了会议,通过对医院泌尿系疾病诊治工作与技术水平的考察,与会者一致认为,市中医院的中西医结合诊疗泌尿系疾病技术步入全国领先行列。10月,市妇幼保健院迁址,市政府将市妇幼保健院所属土地及建筑划归中医院。医院在此建立起建筑面积为5000㎡康复中心,称为西院区。11月,为提高医院的医疗水平,大力实施"往上挂靠向下延伸,整合优化医疗资源"战略,医院成立了对外开发办公室,并先后邀请中国工程院院士、北京大学第一医院郭应禄教授和中国工程院院士、天津中医药大学第一附属医院名誉院长石学敏教授,先后来医院进行考察指导。12月,医院在全国卫生系统开展的以"廉洁行医诚信建院,以党风引领院风"为主题的"全国百佳廉洁诚信医院"评选活动中,荣获"全国百佳廉洁诚信医院"荣誉称号,山东省仅有3家医院获得这一荣誉称号,高密市中医院是潍坊市唯一的一家。该年,医院护理工作品牌,"真情护理"服务新模式,被评为中共潍坊市委市直机关工委"优质服务项目"。

2014年1月,医院提出并公布《高密

市中医院关于深入创建"真情护理"服务品牌评选星级护士的实施意见》，要求全院上下进一步落实"客人式"服务模式，为患者提供超值服务、感动服务，用真情、技术及仁爱之心，尽己所能，关爱每一位患者，确保实现"让每一位病人满意走出医院"的工作目标。同月，还制定公布《关于加强康复医学中心建设和发展的意见》，提出抓住医院建设成立国家针灸中心高密分中心的机遇，在医院西院区成立"医院医学康复中心"，将西院区建设成为规模、设施、技术、服务一流的康复中心。2月，根据市卫生部门部署，为进一步规范医药购销和医疗服务行为，纠正医药购销和办医行医中的不正之风，着力解决社会关注、群众反应强烈、损害群众利益的问题，医院出台了《树立医疗卫生行业新风、纠正损害群众利益行为专项整治工作方案》。3月，医院与济南军区总医院建立协作关系，并签署两院技术协作协议。协议提出，两院建立技术协作后，济南军区总医院专家定期来医院进行技术指导、人才培养、开展科研等工作，帮助医院进一步提高各专业学科的高端技术水平。4月，医院党委根据市委部署，在全院开展了党的群众路线教育实践活动，要求全院广大党员干部充分认识开展党的群众路线教育实践活动的意义，高标准、严要求，扎实有效地做好每一个环节、每个步骤的工作，做好结合文章，确保活动取得实实在在的成效。3月20日，高20层、建筑面积37000㎡的医院医疗综合大楼开工修

建。该大楼被高密市委、市政府列入该年全市"十大民心工程"之一，预计2017年投入使用。7月，为加强对院务工作的监督，医院从符合条件的干部职工中，民主选举产生了由刘国华、王友兰、王笃仁、杜长征、张秀纹等5人组成的医院首届院务监督委员会。院务监督委员会的主要职责是对医院贯彻执行党的路线、方针、政策、国家法律法规情况以及执行职工会议、职工代表会议决定和决议情况进行监督。同月，根据《高密市百名医师支援卫生工作实施方案》要求，医院派出李晓辉、寇建荣、张缙、禚秀梅、杜坤一等18名医师到乡镇基层医院支援农村卫生工作，其中有5人到乡镇卫生院任挂职院长。9月，医院建成中国工程院院士石学敏专家工作站和全国针灸临床研究中心高密分中心，市中医院建成的"石学敏院士专家工作站"，在全省卫生系统是第二家，"全国针灸临床研究中心高密分中心"在潍坊市为首家。"石学敏院士专家工作站"和"全国针灸临床研究中心高密分中心"的建成，是市中医院实施"科技兴院"和"人才强医"战略的重要举措。同月，医院购买原市国土局办公大楼，作为医院行政办公楼，医院行政办公楼总建筑面积为2470㎡。11月，医院举行以"治病防病，保健养生"为主题的首届中医膏方养生文化节活动。该年，医院开始引进中医膏方技术，选派中医骨干前往大医院培训学习，引进先进的制膏设备，联合高密市卫计局中医科举办了"中医膏方养生文化节"活动，印发了

膏方宣传材料,录制膏方电视专题科普片,聘请上级医院专家进行专题培训,组织医院膏方专家到老年大学、公园等公共场所,进行膏方科普宣传、知识讲座及义诊,累计开展中医膏方1000余例,拓展了中医药服务范围,受到社会的一致好评,膏方制作已成为中药制剂工作的新亮点和经济增长点。同月,医院制剂室从院区整体扩建搬迁至高新区高新企业科技孵化器大楼,制剂室在高新区孵化器大楼拥有718㎡的厂房面积。该年,医院"真情护理"服务品牌被国家卫生部作为全国医院护理改革创新亮点予以推广。

2015年3月,医院引进购置了一大批尖端先进医疗设备,医院通过与东软集团采取"院企联合体"合作模式,引进了东软医疗生产的最新型64排螺旋CT,为保证医院不同类型手术的开展,进一步提升医院的医疗水平,医院对手术室进行了重新装修,安装了双臂机械麻醉塔8台,腔镜塔2台,医疗柱6台,手术无影灯8台,电动手术床4台,内镜清洗设备1批。引进了10毫米30°钬激光、高清摄像系统、电子输尿管镜、尿道膀胱镜、气腹肌、等离子宫腔电切镜、纤维胆道镜、腹腔镜、高频电刀等一系列的先进医疗设备,麻醉科引进高端监护仪及配套模块,此类设备达到同级医院先进水平。4月,医院开展实施"人才树"计划,"人才树"计划主要是以定向培养高层次的管理和技术人员为目标,采取院内外讲课、交流及参观等形式进行培训,时间

一年,参加培训的人员均为年龄40岁以下、学历为研究生和主治医师的本科生,首批列入"人才树"计划的人员共30人参加了培训。同月,山东省委常委、常务副省长孙伟来市中医院调研医疗改革工作,对医院在公立医院改革、中医药研究与应用、医疗集团建设、惠民医疗等方面所取得的工作成绩给予肯定,并就进一步做好有关医疗服务工作提出指导意见。5月,围绕进一步加强了医院文化建设,医院制定公布《高密市中医院工作人员日常行为规范》,日常行为规范共8条,从医护人员的工作纪律、工作态度、着装要求等方面提出了具体要求和标准,进一步强化了干部职工的纪律行为和规矩意识。5月,市中医院组织中医、内科、外科、耳鼻喉科、妇科、内分泌科、中风科、心电图室等科室的专家和医务人员,先后到密水街道刘戈庄村和胶河生态发展区李家营村,免费为居民进行了测血压、做心电图、做B超等义诊活动,为200多位村民进行了诊断体检,并免费向居民发放了部分药品。心电远程会诊监测和帮助经济开发区卫生院开展血液透析业务工作,受到省、潍坊市领导的充分肯定。6月,医院党委根据市委部署和市卫计局的安排,在全院深入开展了"守纪律、讲规矩、做表率"主题教育活动,动员全院干部职工立即行动起来,贯彻落实"三严三实"(严以修身、严以用权、严以律己;谋事要实、创业要实、做人要实)精神,争做"守纪律、讲规矩"的表率,加强医疗服务管理,改善群众看病就

医体验。7月,医院开始引进中医护理技术项目,医院规范了30项中医护理适宜技术,并先后选派两批护理人员前往烟台市中医院、潍坊市中医院学习中医护理技术,同时,加强护理人员的中医基础知识培训,组织中医药基础理论及中医护理技术操作考试,保证每位护理人员达标。自工作开展以后,各护理单元以科内中医优势病种为单位,以中医护理方案为依据,根据42个健康教育处方、82个饮食处方及12套康复保健操开展工作,累计开展中医适宜技术26项,突出了中医护理特色,加快了病人的康复进程,提高了患者满意度和社会信誉度。是月,市中医院将行政办公区域从门诊楼搬迁到原国土局办公楼,腾出原办公区域给门诊医疗科室开展项目使用。10月,医院制定《护理单元实行"5S"标准化管理实施方案》,根据方案要求和安排,制定了专项考核标准和护理服务规范(护士礼仪规范和各科、人员、各班、各项操作礼仪规范指引),并按标准督导检查各科落实情况,通过"5S"(整理、整顿、清扫、清洁、素养)的推行,合理配置了资源,为患者及职工创造了安全、干净、整洁的工作、就医环境,从而加强护士责任心,提高工作效率和护理队伍素养。11月,推动医联体建设再上新台阶,建成了北京同仁医院眼科研究所远程会诊基地,引进了高水平的专家队伍和先进的理念及运作模式对眼科进行"孵化",取得了显著的社会技术经济效益。是月,医院被国家卫生和计划生育委员

会授予"全国爱婴医院"称号。该年,医院加大了数字化医院建设工作的力度,使医院在全市医疗单位中率先与市卫计局信息平台建立了无缝隙对接,实现了与基层医疗单位的信息共享。医院被山东省卫计委、山东省教育厅授予"山东省中医药高等专科学校非隶属附属医院"称号。高思合被市委、市政府授予"高密市领军型创新人才"称号。

2016年1月,医院为推动创新活动开展,制定出台了《高密市中医院创新活动评审及管理办法》,办法提出了创新项目的申报、评审、奖励等程序,创新奖分为技术创新、服务创新、管理创新三项,对每一项的创新申报条件和标准做出了具体规定,并对创新项目分别设置了一等、二等、三等及优秀四个级别的奖项,奖金从10000元至200元不等。3月,医院制定下发了《精品科室建设标准》和《精品科室建设考核细则》,要求各科室根据精品科室建设标准要求,逐项进行整改规范,医院组织专门人员根据精品科室考核标准每季度进行考核,总分达到90分以上者为精品科室。同月,经山东省中医药服务能力提升工程项目第四批中医药重点专科评审验收,市中医院心血管科被评审为省级重点专科,这是医院继结石病科之后,新增的又一个省级重点专科,也是潍坊市县级医院系统中唯一一家心血管省级重点专科。4月,医院提出制定《高密市中医院关于成立精准医疗会诊中心的意见》,意见提出,医院依托先进的医疗设备和高层次人

才,同时利用301医院远程会诊中心、北京同仁医院、青岛大学附属医院、济南军区总医院、潍坊中医院等一大批特聘专家,以及本院40多位具有高级技术职务职称的专家,可以为每位就诊者提供及时、准确的健康管理。同月,根据山东省卫生计生委、省中医药管理局等部门联合下发的《关于进一步做好全省五级中医药师承教育项目实施工作的通知》要求,市中医院主任中医师秦福生、副主任中医师王秉隆成功入选山东省五级中医药师承教育项目第四批指导老师,医院优秀的中医硕士研究生马洪旭、刘翠翠、陈涛、刘龙被选为全省五级中医药师承教育项目第四批继承人。中医师承项目的开展,对传承优秀中医药文化和加快医院中医人才的培养注入了新活力。5月,医院党委贯彻落实市委、市卫计局党委关于开展"两学一做"学习教育的有关精神,在全院开展了"两学一做"学习教育活动。先后组织党员干部到烈士陵园、市党性教育基地、市看守所等实地接受党性和警示教育,使党员提高了党性认识,增强了法律意识,全院各党支部的战斗堡垒作用和党员的先锋模范作用得到充分发挥。西院区党支部设立爱心墙,组织党员带头为贫困患者捐助衣物等500余件;大内科党支部在党员中开展了"微型党课支部行"活动,凝聚了党员干事创业的力量。6月,中医院在胶河生态园发展区颜家太洛村建立中草药种植基地,并创新开展包村帮扶工作。医院在市委、市政府的支持下,在市人文自然遗产保护开发促进会等部门的协助下,在胶河生态园发展区颜家太洛村建立中草药种植基地,医院在发展中草药种植基地的进程中,还根据当地实际,创新包村精准扶贫办法,对落实流转到中草药种植基地的土地,每亩给予村民1100元的补助。同时,对所包的颜家太洛村,投入资金12万元帮助修缮了办公场所,为300余名村民进行了免费查体,出资5000余元慰问了贫困党员和留守儿童。此项工作得到了市委的充分肯定,市委在医院所包村召开现场会,对医院的包村工作和精准扶贫项目在全市进行了先进经验推广。9月,市中医院与中韩口腔科签订合作协议,韩国著名齿科种植专家金在哲博士来医院口腔科,传授先进的微创无痛种植牙技术。10月,医院儿科、康复科被评为潍坊市第六批重点中医专科(专病)建设单位;糖尿病(专病)被评为潍坊市重点中医专科(专病)建设单位。11月,医院党委根据《党章》和《中国共产党基层组织选举工作暂行条例》的有关规定,成功进行了换届选举,选举产生了医院新一届党委会。范美云当选为党委书记,曹沛德、王朋当选为副书记,秦福生、高思合、刘国华当选为党委委员。12月,数字化医院建设取得新进展,新安装了PACS系统、公共卫生系统、医院感染管理系统、心电网络系统、重症监护系统、手术麻醉管理系统,把诊疗及手术过程中的相关信息进行整合,使医院内部的所有医疗信息都能通过电子病历的载体进行共享。医学影像存档与传输系统全面上线,实现了 CR、DR、CT、数字胃肠、彩超、胃镜、磁共振等设备的影像资料在内部网络上采集、传输、存贮和浏览。开通了银医通系统,为患者精减和优化了就诊流程,使挂号、开方、审核、结算、取药、打印检验报告等功能实现了"一站式"完成。该年,医院被高密市委、市政府评为高密市三八红旗集体;曹沛德被评为山东省名中医药专家,吕艳霞获省"医保工作先进个人"荣誉称号;曹沛德被评为潍坊市优秀共产党员,高思合被评为 2016 年度潍坊市"金牌医生",李娟、张春红被评为 2016 年度潍坊市"金牌护士";范美云被评为高密市优秀基层党务工作者,吕艳霞被评为高密市三八红旗手,蔡亦军、刘淑兰被高密市政府授予"高密市技术拔尖人才"荣誉称号。

(五)

高密市(县)中医院创建于改革开放时期的 1987 年,是一所在改革开放的大潮中迅速发展壮大起来的全民所有制公立医院。纵观市中医院的改革开放和腾飞发展的历程,医院自创建以来,在高密市(县)委、市(县)政府和卫生局党委的正确领导下,坚持以邓小平理论、"三个代表"重要思想和科学发展观为指导,以深化公立医院改革为动力,以大提升、大发展为总体思路,以"质量建院、人才强院、科技兴院"为主题,以构建和谐医患关系、让每一个病人满意走出医院为工作理念,不断加强医院基础建设和重点专科建设,大力实施医院管理创新和科技创新,有效地提高了医院医疗技术水平和服务质量,促进了医院又好又快发展,取得了令人瞩目的成就。

在环境建设方面,医院基础设施和院容院貌发生了巨变。从 1987 年到 2016 年,30 年来,高密市中医院已从仅有的十几间平房,连病房都没有的小医院,发展成为占地面积近 26600㎡亩,包括总院区、西院区、行政办公区、两处社区服务中心,建筑面积达 6 万㎡的一所集医疗、教学、科研、急救、康复、保健于一体的综合性二级甲等中医院。先后建设了急诊急救中心、门诊楼、病房大楼、后勤服务综合楼、康复中心等基础设施。医院新病房大楼内,设施配置齐全,主要有 ICU 室、多功能层流净化手术室、中心供氧、传呼系统、信息网络等,病人所需的各种物资保障有力。手术室采用世界先进的空气净化系统,拥有净化手术间 6 个,洁净走廊和十万级洁净辅助用房,其中百级净化手术间 1 个,万级防辐射手术间 1 个,万级净化手术间 4 个,达到了国际化标准。病房设置宽敞舒适,充分体现以人为本的理念,设有干部保健病房、高等病房、标准病房和普通病房,能满足不同人群的需求。

大力开展医疗新技术和新项目,诊疗技术水平空前提高。30 年来,医院开展了大批医疗新技术和新项目,医疗技术和医疗水平得到空前提高。医疗项目已从建院时仅能诊治一些常见病,发展到能对危重疑难疾病进行诊治并开展各种先进大型手术。随着医疗业务和医疗项目的增加，医院科室大为增加，分工趋于专业化，形成门类较为齐全的专业体系。到2016年底，医院临床科室发展到27个，医技科室发展到6个。有的科室还设有多个医疗专业组，使医疗分工精细化、专业化、科学化。医院综合实力不断增强，保肾保胆保肝碎石取石、腹腔镜胃肠癌根治、冠脉造影支架置入、脑出血微创治疗、椎间孔镜微创治疗椎间盘突出、肿瘤绿色综合治疗、关节置换等各种微创、介入高精尖技术项目广泛应用于临床。省重点专科结石病科被中华医学会批准为华东地区结石病防治基地山东第一基地；中风科被国家中医药管理局命名为国家级农村中医药特色专科；心内科被省卫生厅评为省级重点中医药专科。先后建成了中国工程院石学敏院士工作站、全国针灸临床研究中心高密分中心、山东省中医药预防保健服务中心、山东中医药大学教学医院、山东省中医药高等专科学校非隶属附属医院、全国脑出血微创治疗定点医院、北京301医院远程会诊站点医院。

医院医疗设备现代化步伐加快，医疗设备尤其是大型现代化医疗设备仪器大为增加。医院初建时条件简陋，医疗设备寥寥无几。在推进医院发展进程中，医院不断加大医疗设备的投入，加快了医院医疗设备的更新和医疗设备现代化的步伐。医院先后引进和购置了进口核磁共振、大型16层螺旋CT、彩色B超、全自动生化仪、全自动呼吸机、全自动麻醉机、带电视腹腔镜、前列腺气化电切镜、多种监护仪、东芝500型X线胃肠机、C型臂X光机、DSA系统等一大批现代化大型先进医疗设备。到2016年底，医院在用核磁共振、高端彩超等大中型全科及专科先进医疗设备657台（套）。医疗器械设备的现代化，不但保证了各临床科室新技术、新业务的开展，为提高临床诊断准确性和诊疗质量以及加快征服疑难病症创造了良好条件，而且为医院的长远发展奠定了坚实的基础。

医疗队伍素质水平不断提高，培养出了一批优秀的学科带头人。建院之初，人才匮乏，1988年医院进行首批卫生技术人员职称评聘时，全院医护队伍仅有16名医护人员获得技术职称资格，其中最高专业技术职务为中级技术职称主治医师。30年来，医院采取内部培训、送出去学、请进来教的形式，大力培养技术人才，使全院具有了雄厚的技术力量，到2016年底，拥有了44名高级职称、205名中级职称的各具专长的医护队伍，培养出了一批优秀的学科带头人，形成了结构完善、分布合理的专业技术人才梯队。

医疗科研水平不断提高，取得大批科研与学术成果。市中医院自建院以来，就十分重视医学科研和学术交流工作，牢固树立起科研是医疗技术改革发展的动力的理念，紧紧围绕医院医疗中需要解决的实际问题，采取多种措施，积极引导医护人员开展医学研究和参加各种医学学术交流活动，在医院形成了浓厚的学术研究气氛,取得了丰硕的科研成果。据不完全统计,自建院到2016年底,全院医护人员共编著或参与编著医学学术论著76部;在各种医学学术刊物发表论文250多篇。科学研究成果显著,先后有42项科研成果获省、潍坊市和高密市科技进步奖,获得发明专利53项,有60多人成为国家、山东省和潍坊市医学学术团体成员。

精神文明不断谱出新篇章,涌现出了一大批先进模范人物。市中医院自建院起就十分重视精神文明建设,在医院发展进程中,坚持两个文明一起抓的工作思路,围绕各个时期党的中心工作和上级的部署安排,有针对性地提出医院精神文明建设的目标和措施,使医院的精神文明建设不断赋予新内容,常抓常新,取得了显著成效,多次被国家部委、省、潍坊市和高密市评为先进单位,涌现出一大批受到国家部委、省、潍坊市和高密市表彰的先进模范人物。据不完全统计,自建院到2016年底,医院先后荣获全国首批人民满意医院、全国农村中医工作先进单位、山东省首批医患和谐示范医院、山东省医院文化建设先进单位、山东省中医工作先进集体、山东省优质医疗服务示范单位等荣誉称号112个,有120多人受到国家部委、省、潍坊市和高密市的表彰。

回顾过去,成就卓越。30年来,市中医院历届领导班子坚持"一切为了人民健康"的办院宗旨,高举改革的大旗,不断解放思想,更新观念,坚持以改革促发展,为医院发展注入了勃勃生机和强劲的动力,铸就了中医院发展史上的厚重篇章。展望未来,任重道远,有机遇更有挑战,市中医院全体干部职工,将站在新的历史起点上,以更加饱满的热情,更加昂扬的斗志,奋力拼搏,进一步提高医院的医疗技术和服务水平,创造更加辉煌的业绩,在高密市中医院发展史上,用浓墨重彩之笔,谱写更加精彩的华章。

中医院大事记

（1987年5月—2016年12月）

1987年

5月 高密县委、县政府决定建立高密县中医院,规格为副局级全民所有制卫生事业单位,隶属县卫生局领导。随后,县委、县政府任命公布了由范天福、宿琪花、唐宜珍等三人组成的中医院领导班子,具体负责中医院的筹建工作,其中范天福任院长、宿琪花任党支部书记、唐宜珍任副院长。

6月 中医院领导班子成立后,立即着手进行中医院选址、人员调入和医疗设备购置等筹建工作,由县政府投资25万元,购买位于城南街88号(现凤凰大街588号)的县工业局职工医院的部分房舍作为中医院院址,并陆续从全县医疗系统和有关单位向医院调入医务人员和职工。

8月20日 中医院正式开诊。开诊时,医院共有干部职工23人,其中干部3人,卫生技术人员16人,后勤人员4人。医院设立院办公室、内科、妇科、小儿科、放射科、检验科、理疗室、药房、总务科等科室。开诊时医院房舍建筑总面积为1300㎡,医疗设备主要有:北京产300毫安X光机一台,心电图机一台,电烤箱一台,恒温箱一台,红外线灯、神灯、超声波电疗机、音频电疗机各一台。

9月 县中医院由范天福院长主持研制生产的用于治疗泌尿系结石症的通淋消石散,荣获山东省科技进步三等奖。

10月16日 经县土地管理委员会批准,中医院先后与高密县职工教育中心学校、农丰村签署了《关于变更土地使用权的协议》,原属于高密县职工教育中心学校使用的农丰村的18.4亩土地,全部划归县中医院使用,用于中医院的门诊楼、病房及职工宿舍建设。

是年 中医院自8月20日开诊至12月31日,全院门诊工作量达到5281人次,业务收入为77435.26元。

1988年

4月5日 中医院将用作职工单身宿舍的三间平房改为病房使用,医院开始设置病房,收治病患者住院诊疗。

5月6日 全县首批卫生技术人员职称改革工作结束,根据职称改革的有关精神,在职称评定后,县中医院公布了全院职称聘任名单。全院共17人获得技术职称,其中,范天福、王树丰、鞠成芬等3人获中级卫生技术职称,唐宜珍、宿琪花、单际忠、刘爱兰、吕智福、滕庆宝、王瑞华、延淑芹等13人获初师级卫生技术职称。

5月25日 高密县人民政府对县中医院的公共房屋进行了确权,县中医院共有房屋66间,建筑面积1803㎡。其中医疗门诊用房41间,1300㎡,办公和其他用房25间,503㎡。

是月 县中医院与西安市韩森寨痔瘘专科医院签署了联合开办痔瘘科的合同,医院开始设立痔瘘门诊,此为县中医院首次与外地医院合作开展医疗工作。

6月2日　全县中医工作会议召开。会议召开期间,邀请省卫生厅张奇文副厅长前来出席会议并到医院检查指导工作。

8月4日　医院成立由医院党支部书记宿琪花任组长、鞠成芬任副组长的计划生育领导小组,医院与卫生局、医院与每个职工层层签订了计划生育责任保证书。

9月3日　县中医院根据上级和县委、县政府有关深化卫生体制改革的指示精神,制定出台了关于社会、技术、经济效益指标试行草案。

9月20日　县委组织部授予范天福"高密县专业技术拔尖人才"称号。

9月28日　县中医院制定出台了医务工作人员道德规范,共7条。

10月15日　县中医院制定出台了在职职工公费医疗制度暂行规定(草案)。

是月　县中医院与青岛第五人民医院变态反应科签署了联合开展变态反应诊疗项目研究的协商意见,医院开始设置变态反应科。

10月20日　经高密县总工会批准同意,县中医院召开医院工会成立大会,全院45名工会会员参加了成立大会,县工会副主席程同和、卫生局副局长李敬友出席了成立大会,院长范天福主持会议,大会进行了投票选举,选举出了由宿琪花、王树丰、鞠成芬、吕智福、李承义5人组成的医院工会委员会,宿琪花当选为医院工会主席。医院工会成立后,各科室随即成立了工会小组。

11月10日　县中医院制定出台了关于在卫生改革中加强医德医风教育,端正行业作风的规定和关于实行公开办事制度的规定。

11月20日　县中医院出台了关于实行公开办事制度的方案。

至是年底　县中医院共有干部职工43名,全年业务收入45万元,门诊诊疗人次33250人,平均日门诊量为92人次,设病床20张,收住院病员300人次。

1989年

1月2日　根据县委、县政府加快和深化卫生改革的有关指示精神,县中医院与县卫生局签订了1989年度目标管理合同书。

1月26日　县中医院公布院领导班子工作分工的决议,院党支部书记宿琪花重点负责党务工会和共青团的日常工作,同时负责后勤工作;院长范天福重点负责全面的业务工作,同时负责门诊、病房工作;副院长唐宜珍负责全院的外事工作,同时协助院长抓好业务和侧重药房工作。

2月1日　县中医院根据潍坊市和高密县委、县政府提出的深化卫生改革若干问题的规定,全面实行院长负责制和全面推行完善承包经营责任制,公布制定了《高密县中医院管理改革实施方案(试行草案)》。

2月5日　县中医院公布《高密县中

医院1989年发展规划》《高密县中医院1989年科研规划》和《高密县中医院1989年人才培养计划》。

3月8日　医院根据县委部署，制定出台了《关于认真整顿医疗秩序保证卫生改革健康发展的意见》，意见中提出了"四个允许"和"九个不准"。"四个允许"：允许患者出入院自由；允许自主选择科室和医生；允许患者及家属对医院管理提出意见和批评；允许患者及家属查对与己有关的账目。"九个不准"：1.医务人员不准接受患者及家属的馈赠；2.不准接受吃请、索要钱物；3.不准借病人转诊转院之机索取"介绍费""转诊费"等；4.不准对患者进行各项不合理的检查；5.不准开不合理的药方人情方；6.不准出具假证明；7.不准违反物价政策乱收费；8.卫生监督人员不准以任何借口刁难、勒索监督对象；9.不准滥发奖金和实物。

3月8日　县中医院根据县委、县政府开展跨行业优秀服务竞赛活动的部署，提出并制定了中医院关于开展跨行业优质服务竞赛活动的意见及参赛条件。为推动跨行业优质服务竞赛活动的深入开展，医院成立了由医院党支部书记宿琪花、院长范天福任组长，副院长唐宜珍任副组长，鞠成芬、王树丰、延淑芹、郭华为成员的医院跨行业优质服务竞赛领导小组。

3月20日　县中医院大力开展跨行业优质服务优胜流动红旗竞赛活动，并公布《高密县中医院优胜流动红旗竞赛条件》，要求各科室之间每月底进行一次检查评比，优胜者发流动红旗，年底优胜者给予适当的物质鼓励。

4月7日　医院根据县委指示，在全院开展了党员教育和民主评议党员活动。

5月6日　县政府就职工电视大学房舍划归县中医院使用事宜召开协调会议，副县长李万和参加并主持了会议。

5月20日　县中医院正式成立急诊室。

5月24日　县中医院党支部制定公布《高密县中医院关于保持廉洁的有关规定》。

7月18日　院长范天福参加由潍坊市卫生局组织的到烟台参观学习考察活动，活动结束后，范天福院长邀请潍坊市8个县区的中医院院长来院召开座谈会，就加快医院建设建言献策。

8月7日　县中医院就建设宿舍楼解决职工住房问题向县计委提出申请，县计委批复同意后，职工宿舍随即动工建设。

8月14日　县中医院制订出台《高密县中医院关于第八个五年计划的发展规划》。

9月6日　院长范天福被选为潍坊市职工读书积极分子。

是月　根据上级文件精神，县中医院由副局级升格为正局级单位，院级领导干部也随之升格，院长和书记升格为正局级干部，副院长升格为副局级干部。

10月30日　为切实维护职工权益，加强医院民主管理，医院工会根据县总工会要求,成立了民主理财、女工、生活管理等三个小组。

11月 原在经委下设的"高密县工业供销公司"被县政府撤销,其房产和与医院共用的院落一并划归中医院管理使用。至此,中医院有了自己独立的院落。

至是年底 县中医院共有干部职工73人,其中正式工作人员63人,临时工作人员10人。全院有科室22个,病床30张,医疗及办公用房2241.2㎡,医疗设备总值22万元,被列为全省县级中医院达标十七个表彰单位之一。

1990年

1月1日 县中医院制定公布《高密县中医院关于管理改革实施方案》(试行)。

是月 县中医院宿舍楼一期工程完工,是建院后第一栋职工宿舍楼,有16户职工迁入新居。

2月10日 医院滕庆宝、鞠承芬、单际忠等三人被评为1989年度高密县卫生系统先进工作者。

3月1日 县中医院制订公布《高密县中医院1990年人才培养计划》和《高密县中医院1990年科研规划》,提出在人才培养方面,医院所有业务技术人员都要自学业务书籍,互相交流、共同提高;医院定期请上级医院、科研学位教授来院讲学,定时组织业务讲座,定期派人参加学术交流会;在科研方面,提出要采取稳妥的措施,选择可行的课题,用以老带新的方法,重点突击中医特色。

3月15日 县中医院提出深入开展跨行业优质服务竞赛活动,提出并确定了跨行业优质服务竞赛的内容和参赛条件。竞赛内容和条件为"六比六赛":比职业道德,赛行业信誉;比工作质量,赛服务作风;比贡献,赛优质服务;比安全生产,赛"双增双节"效果;比遵纪守法,赛劳动纪律;比团结互助,赛协作风格。

4月24日 为解决中医院病房短缺问题,县政府批准医院建设病房楼。病房楼分二期完成,第一期计划建设1800㎡。病房楼建设工程需资金60万元,其中医院自筹10万元。

5月6日 县政府就关于高密县工业供销公司撤销后固定资产无偿划给县中医院管理使用有关事宜,召开由县中医院、县经委、县职工教育中心、县工业供销公司、县卫生局、县财政局等部门单位参加的洽谈会。确定县工业供销公司和县经委负责集资筹建的职工医院撤销后其国有固定资产全部无偿划给县中医院管理使用。

5月21日 鞠承芬被评为潍坊市1989年卫生先进工作者。

6月26日 根据县委关于加强党的建设的工作部署,医院提出和制定《高密县中医院关于密切联系群众切实办好几件实事的意见》。

8月1日 县中医院制定公布《高密县中医院工作制度与工作人员职责》(试行)。

9月10日 县中医院提出大力开展

"三学三创"活动。即"学雷锋、学白求恩、学英雄模范人物；创优质服务、创文明单位、创'四有'（有理想、有道德、有文化、有纪律）新人"。

10月　医院通过省卫生厅评审组按照《二级中医医院分等标准》，医院通过二级中医医院的评审验收。

12月　由院长范天福主持的清咽解毒液超声雾化吸入治疗上呼吸道感染的临床研究项目，获高密县科技进步三等奖（范天福等）。

是年　医院研制的气动磁疗颈椎牵引器获1990年国家专利。

1991年

2月25日　医院刘政、单际忠、潘作茂等三人获得1990年度全县卫生系统先进工作者的称号。

5月15日　根据上级文件精神，县中医院制订公布干部职工公休假的有关规定。

5月17日　县中医院宣布成立"高密县中医院医事委员会"和"高密县中医院药事委员会"。其中医事委员会由范天福、单际忠、王树丰、潘作茂、朱梅岚五人组成，范天福任主任委员；药事委员会由范天福、唐宜珍、王成儒、单际忠、鞠成芬五人组成，范天福任主任委员。

8月　县中医院制订发布《高密县中医院1991—2000年事业发展概略规划》。

10月　县中医院领导班子由三人增补充实至五人，新增补杨承祥、李善志为县中医院领导班子成员，其中杨承祥任副院长，李善志为工会主席。

10月21日　医院与高密镇农丰村签订了关于变更征地位置和征地图纸的协议，农丰村2.99亩的土地划归中医院使用。

10月22日　新院级领导进行工作分工：院长范天福负责行政的全面工作；党支部书记宿琪花负责党支部的全面工作；副院长杨承祥协助院长抓好业务技术工作；副院长唐宜珍协助院长抓好后勤工作；工会主席李善志负责工会的全面工作。

是年　全院共诊疗病患者51928人次，收住院病人268人次，业务总收入799260.9元。

1992年

1月26日　医院宿琪花、潘作茂、鞠承芬等三人获得1991年度卫生系统先进工作者的称号。

4月1日　医院制定公布《院对科百分考核方案（试行）》。

9月　县委、县政府对县中医院领导班子进行调整，范天福任名誉院长，范作升任党支部书记、院长，杨承祥任副院长、副书记，唐宜珍任副院长，李善志任工会主席。

10月24日　医院召开全院工作整改动员大会，院长范作升在整改动员大会上做《统一思想，端正认识，思定整改，团结奋进》讲话。

同日 新建医院领导班子进行工作分工,范作升(院长、党支部书记)全面主持医院的整体工作,负责其组织、计划、决策、监控和分解等管理工作运行,履行法人代表职责,实施人、财、物集中把关;杨承祥(副院长、副书记)分管党务和行政,围绕中心工作,协助主要领导做好组织、人事、行政和事务管理,负责党员和职工的思想教育,完成院内外事物的联系、接洽、应酬和协调,并随机替代和协助主要领导的部分工作;唐宜珍(副院长)分管业务,负责医院的技术质量管理,带领全院行政和业务技术人员,不断推进医院的技术开发和建设,努力提高全院的整体业务水平;李善志(工会主席)负责医院工会工作,同时分管医院的后勤工作,围绕中心工作和临床业务,完成医院的基建、维修和物资供应,并参与协助和监督医院的整体工作,解决好职工的生活和福利;范天福(名誉院长)指导和协助院领导一班人完成全院的行政管理和技术建设,参与医院重大问题的决策论证,负责医院重大外向事务的学术流动的引进、联系、接洽和协调,指导全院的科研工作。同时,制定并公布了《高密县中医院经济财务管理运行规则》。

11月7日 县中医院院报——《工作简讯》正式创办出刊。

同日 医院提出并公布了《高密县中医院行政管理考评办法(试行)》《高密县中医院卫生管理考评办法(试行)》和

《高密县中医院经济财务管理运行办法》。

11月21日 县中医院邀请部分领导和知名人士参加医院召开的发展座谈会。

11月23日 县中医院制定公布《工作人员值班岗位责任制》《麻醉药品的管理办法》和《车辆管理规定以及司机职责》等管理规定。

11月28日 县中医院制定公布鼓励开展外科手术及误餐补助的规定。

11月30日 县中医院制定公布《职工公费医疗管理的暂行规定》。

12月28日 县中医院制定公布《临时工管理的暂行规定》。

1993年

1月1日 医院制定并公布关于对洗衣房、伙房以及出诊、转诊、会诊的管理办法。

2月1日 医院制定并公布关于对门卫、传达室、打字室管理办法。

2月6日 县中医院制订公布《高密县中医院一九九三年工作计划》,提出把全院原有的13个科室,调整缩编为内儿、外科、妇产、针灸(兼五官)、急诊(兼城区医疗服务队)、辅检(化验、放射、心电、B超等)、药剂、后勤和行管(医务科、办公室、财务)9个科室。决定购置增添X线影像增强系统、介于放射导管、活动式床头X机、活动手提式心电图机、尿液分析仪、火焰光度计、骨科牵引床、骨质增生治疗仪、病理切片机、显微镜和血库冰箱等价约20万元的医疗设备。

2月20日　县中医院制订公布供应室管理办法以及1993年业务培训计划及其实施办法。

3月17日　县中医院制定公布中药制剂批发部管理暂行办法。

3月29日　县中医院在西创业街租赁房屋2.5间,设立创业街门诊部;在立新街西首租赁房屋2.5间,设立立新街门诊部;在张吉村租赁房屋3间,设立张吉村门诊部。

4月1日　县中医院制定公布《高密县中医院整改管理开发实施方案》。同时,制定公布了医院关于城区医疗服务中心的运行及其门诊部承包经营责任制暂行管理办法。

6月25日　县中医院制定公布关于对车辆用油和维修的管理办法。

7月24日　据潍坊市潍卫中〔1993〕2号文件公布,院长范作升被评选为潍坊市中医医院分级管理评审委员会成员之一。

8月20日　县中医院制定公布关于搞好"一学三抓"(即:认真学习江泽民同志的"七一"讲话和社会主义市场经济知识、抓党的思想建设、抓组织建设、抓作风建设)集中党建活动的实施方案。

9月24日　医院党支部制定公布关于贯彻落实县委开展反腐败斗争加强党风廉政建设的实施意见。

10月6日　院长范作升获副主任医师任职资格,此为中医院第一个副高级技术职称。

10月18日　县中医院制定公布关于公费医疗管理的有关补充规定。

12月25日　医院制定公布关于碎石机的使用与管理办法。

是月　县中医院建筑面积1800m²的病房楼一期工程竣工交付使用。至此,医院病床床位增至100张。

1994年

1月10日　市中医院设立"基层指导科",与医务科合署办公;撤除护理科,在医务科设立兼职护理部;外科增设结石病和痔瘘门诊;内科增设肝病和肾病门诊;妇科增设不孕不育症门诊;开办院务公开栏和健全医德医风考绩档案。

1月20日　医院延淑芹、单丽芳、张卫华、侯翠英、迟丽君等五人被评为1993年度县卫生系统先进工作者。

1月28日　范作升、张立文、郭华被评为高密县红十字会先进会员。

2月1日　县中医院成立由12人组成的"医院质量管理领导小组",其中院长范作升任主任委员,副院长程玉晏任副主任委员。

2月7日　医院有6篇论文参加国家级学术会议交流,分别为《清胆排石汤治疗胆石症262例临床观察》(范天福)、《中医及中西医结合治疗外阴白色病变研究进展》(范天福)、《某些中草药及其复方制剂毒性作用与过敏反应》(范天福)、《胃癌旷置术》(张伟华)、《疥疮性皮肤瘙痒症的中药治疗》(曹沛德)、《肝硬化腹水的治疗体会》(单际忠)。

同日 县中医院决定成立医院感染管理委员会,并公布医院感染管理委员会组成人员。

3月9日 县中医院制定公布关于职工公费医疗管理的暂行规定。

3月21日 根据县委部署,医院党支部提出并制定开展学习整顿活动的意见。

4月1日 医院制定公布鼓励开展外科手术、体外碎石及误餐补助的规定。

4月18日 医院设立结石病专科,院长范作升兼任科主任,高思合任科副主任。

5月10日 医院制定公布《高密县中医院关于加强进修实习人员管理的规定》和《高密县中医院关于住院病案暂行管理办法》。

5月12日 医院制定公布结石病病人诊治管理暂行规定。

5月24日 县中医院制定出台安全防火制度。

6月28日 根据高密撤县设市的有关规定,高密县中医院改称为高密市中医院。

7月20日 医院提出并制定关于对医院工作作风进行整顿的方案。

8月 市委、市政府对中医院领导班子进行调整,杨承祥任副科级调研员,程玉晏任副院长。

8月15日 医院做出关于进一步抓好作风建设,强化医院管理工作运行的意见。

9月9日 医院提出落实工作作风整顿实施意见的几项工作办法。

10月28日 医院做出《高密市中医院关于加强职业道德建设工作实施意见》。

11月6日 根据上级有关文件精神,医院对部分医疗收费标准进行调整。

11月10日 医院制定公布门卫管理办法,门卫人员实行24小时值班制度。

是月 市中医院宿舍楼二期工程完工,又有16户职工迁入新居。

至是年底 市中医院共有房屋245间,建筑总面积5203m²,其中业务用房3603m²,生活用房1600m²,固定资产总值306万元。有大型医疗设备4台,一般器械20余台,病床100张。全院职工104名,1994年完成门诊72750人次,住院病人1882人次,业务收入达242万元,比1993年分别增长62.3%、126.6%和95.3%。

1995年

1月20日 医院马训梅、单丽芳、侯翠英、曹沛德、郭华等五人获市卫生系统先进工作者荣誉称号。

2月8日 根据高科字〔1995〕2号文件公布,批准市中医院成立"高密市结石病研究中心"及"血液净化中心"。

2月18日 市中医院对原感染委员

会组成人员进行充实调整，程玉晏任主任委员，曹沛德、延淑芹任副主任委员。

2月25日　医院制定公布《市中医院整改管理开发实施方案》修改补充意见，并根据有关修改补充意见，制定了办公室管理实施细则。

3月2日　医院根据争创二级甲等中医院的标准要求，为提高医院医疗诊断水平，医院向上级部门提出自筹资金与青岛有关单位合作购买德国西门子SOMOTOM-DR3型全身CT机一台，得到批准。

4月24日　医院提出了入股集资添置全自动血细胞计数仪的实施办法。

是月　市中医院被潍坊市卫生局评为全市"十佳医院"。

6月1日　医院制订了职工伙房承包管理合同。

7月10日　医院对创十佳医院做出突出贡献的先进个人进行表彰。

8月1日　医院提出并制定《高密市中医院关于进一步加强质量管理，保障医疗安全的实施意见》。

10月　市中医院与青岛有关单位合作开发引进的价值105万元的美国BG彩超正式开机使用。

10月28日　医院制定和公布《高密市中医院加强职业道德建设工作的实施意见》，要求全院上下普遍进行以职业道德和廉洁自律为主要内容的思想品质教育，进一步强化监督约束机制和激励机制，全面提高广大医护人员的思想素质，使广大医护人员牢固树立起"全心全意、精益求精、廉洁高效、优化服务"的职业道德和敬业精神，从根本上遏制行业不正之风，推动卫生改革和卫生事业健康发展。

1996年

1月20日　医院王林彬获得1995年度高密市卫生系统十名最佳服务明星称号，王丽萍、王林彬、吴明花、刘政、王成儒等五人获得1995年度高密市卫生系统先进工作者称号。

3月12日　医院制定公布院科两级目标责任制管理实施方案及质量管理方案，并印发《医院整改管理开发实施方案》修改补充意见。

3月28日　医院公布爱院风险抵押金的实施办法，风险抵押金实行有息存放（按一年期银行息），每年一次兑息，并根据各人的实际情况和医院的财力进行择期还本。

3月30日　医院制定公布电话、车辆和文稿打印的管理办法及行管科室开支列支控制办法。

4月6日　医院制定公布鼓励开发技术项目强化诊疗劳务的实施办法。

4月26日　市中医院与中保集团人寿保险公司山东省高密市支公司签署了设立定点医院的协议书。

5月22日　医院鞠美丽、程玉晏被市卫生局聘任为高密市药品监督员。

6月12日　据潍组发〔1996〕11号文件公布，院长范作升被评选为潍坊市跨世纪优秀科技人才。

6月19日 市中医院大力开展争创二级甲等中医医院活动,医院制订下发了市中医院《创二甲医院实施方案》,成立了由院长范作升任主任,副院长程玉晏、唐宜珍任副主任,有关职能科室主任为成员的医院争创"二甲"管理委员会。委员会下设医疗、护理、医技、管理四个专业组,医院创"二甲"委员会还要按"二甲"标准,将二级甲等中医院的标准要求逐条逐项分解到各专业组,各专业组再分解到相关科室,科室最终分解到个人。医院将与各专业组长签订责任书,各专业组长与相关科室再签订责任书,使其层层落实责任,把创"二甲"工作纳入了法定化、目标化、责任化轨道。

8月 市中医院开展创建爱婴医院工作,妇产科床位达到12张,其中产科床位7张,特产、产房床位4张,特护婴儿室床位1张。

9月 市中医院与济南合作开发引进的价值165万元德国西门子CT正式开机使用,该台先进医疗设备的安装使用,大大提高了医院的诊疗水平。

10月20日 市中医院向国家中医药管理局提出报送"二级甲等"医院评审的申请,并向上级有关部门提交了创建"二级甲等"医院的自查报告。

11月11日 据国中医药医〔1996〕45号文件公布,国家中医药管理局批准山东省高密市为"全国农村中医工作试点县(市)"。随后,高密市政府在山东省农村中医工作试点会议上做了题为"以

建设中医试点县为契机,促进中医事业全面发展"的经验汇报。

11月14日 市委、市政府对市中医院领导班子进行调整:由卫生局党委副书记邱爱兰兼任院党支部书记,范作升任院长、副书记,程玉晏、王朋、曹沛德任副院长,王聚义任工会主席。市委要求医院实行党支部领导下的院长负责制。

12月10日 市中医院党支部根据市委关于加强精神文明建设的部署,提出并制定了《高密市中医院党支部关于开展"学、找、建、做"活动的意见》,对医院开展"学(学理论)、找(找差距)、建(建制度)、做(做贡献)"活动的内容、步骤、措施和办法提出了具体要求,要求全院党员干部以先进人物为榜样,弘扬正气,从自我做起,自觉抵制行业不正之风,促进医德医风再上新水平。

12月20日 市中医院被国家中医药管理局命名为"二级甲等中医院"。

是年 本院共有9人11篇论文在国家级和省级刊物发表或参加国家级学术论文交流:

国家级刊物发表:1.《中医院发展与市场经济》(范作升);2.《消极理脾汤治疗小儿疟疾》(刘爱兰);3.《腹膜透析在急性肾功能衰竭中应用》(张林新);4.《外剥内扎皮桥下剔除消痔灵注射治疗环状混合痔》(张林新);5.《婴儿及儿童对以下药物应忌用或慎用》(李娜、孙桂霞)。

省级刊物发表:1.《甲硝唑在外科手术中的使用》(唐永香);2.《活血祛瘀法

治疗药物流产后出血30例》(单丽芳、曹沛德);3.《中药与抗衰老》(程玉晏)。

国家级交流论文:1.《预激综合征合并心房纤颤16例》(秦福生);2.《家族性呕吐性癫痫4例临床及脑电图表现》(王素桂)。

国家级报刊:1.《高密市采取"五抓——落实"措施——让"龙头"昂起来》(郭华)。

1997年

1月21日 医院单丽芳获得1996年度高密市卫生系统十名最佳服务明星称号,延淑芹、侯翠英、高思合、张佩玲、郭华等五人获得1996年度卫生系统百名优秀医务工作者称号。

3月20日 市中医院制定公布院科两级目标责任制管理实施方案,方案提出,全院共设置临床、医技、职能科室17处,综合门诊部1处,同时,根据科室职能,对科室目标责任制管理的工作任务目标、技术质量指标、经济指标等内容和考核方法进行了详细规定。

6月10日 市中医院调整医院感染管理委员会组成人员,曹沛德任主任委员,秦福生、延淑芹任副主任委员。

7月 市中医院制订公布医院基本建设总体规划。

12月29日 根据高卫业字〔1997〕47号文件公布,高密市进行名老中医评选。经评选,全市共评选出7位名老中医,其中市中医院的范天福、陈守谦、单

际忠、呼培星、王待天等5人被评选为高密市名老中医。

是年 全院总共完成门诊65093人次,住院1557人次,业务总收入3766875.15元,分别比上一年同期提高了7.3%、0.6%和13.3%。

1998年

1月17日 医院王丽玉、陈守谦、吴明花、杨德香、张立文、秦福生等6人被评为1997年度市卫生系统先进工作者。

2月9日 市中医院制定公布关于加强劳动纪律的规定,对职工的上、下班时间和岗位值班,做出了具体要求和规定。

3月16日 市中医院制定关于认真贯彻市委会议精神,深入开展教育整顿活动的实施意见。

4月1日 中医院调整领导班子,邱爱兰调回卫生局任副局长,不再兼任中医院党支部书记,范作升调到市人民医院任副院长,翟绪进自市人民医院调至中医院任副院长、党支部副书记,主持工作。

4月3日 调整后的医院党支部根据市委意见和医院实际,制定公布了关于医院领导班子成员严于律己、清政廉洁的规定,提出领导班子成员,要带头讲政治、讲大局、讲奉献,严于律己,清正廉洁,要求职工做到的,领导首先要做到,要求职工不做的,领导坚决不做。

5月26日 市中医院制定公布关于

公费医疗管理的暂行规定,根据有关规定,医院确定秦福生、张林新、王树丰、王林彬、李淑霞、孙钦慧6人全面负责医院职工和在院享受公费医疗人员的疾病诊治。

6月1日 市中医院公布车辆、门卫工作等管理办法,对医院的车辆管理、使用和门卫工作做出了具体规定。

6月4日 市中医院为加强医院民主管理,提高职工参政议政的积极性,医院成立由11人组成的"医院民主议事委员会",其中,王聚义任主任委员。

6月21日 市中医院公布科室综合目标管理考核办法。

是月 市中医院为提高医院管理水平,提高医疗质量,分别成立了医护质量管理委员会、病案管理委员会、药事管理委员会、医疗安全管理小组四个医疗管理组织,并对各个医疗管理组织的职责和工作制度做出了具体规定。

是月 医院制定公布《高密市中医院关于医务人员参加学术交流会的有关规定》,对医院医护人员外出参加学术交流会目的、办法、批准权限及费用报销做出了具体规定。

7月1日 医院为提高全院职工爱岗敬业意识,树立良好的社会形象,医院制定《高密市中医院关于加强职工思想作风建设的规定》。

7月6日 医院制定公布《高密市中医院关于业务管理工作的有关规定》和《高密市中医院关于行政管理工作的有关规定》,对医院职工的业务学习、外出进修、临床科研工作以及职工假日待遇等方面做出了具体规定。

7月25日 医院根据市卫生局提出的《高密市卫生行业作风教育整顿工作意见》,制定了《高密市中医院行业作风进行教育整顿工作实施意见》,为推动行业作风教育整顿工作的深入开展,医院还成立了由院长翟绪进任组长,程玉晏、王朋、曹沛德、王聚义、郭华任成员的活动领导小组。

9月21日 医院制定下发关于职工交纳风险抵押金的通知,要求院领导每人交纳4000元,在编职工每人缴纳3000元,临时工每人缴纳1000元,并对交纳风险金的待遇、时间做出了具体规定。

12月23日 医院公布《高密市中医院关于加强医院固定资产管理的有关规定》,对医院的医疗设备等资产使用、管理做出了具体规定。

至是年底 全院有干部职工133人,卫生技术人员占87%,其中副高以上职称共6人,中级职称者24人。医院共占地12603㎡,建筑面积4266㎡,其中医疗业务用房2466㎡,编制床位100张。拥有CT、彩超、体外震波碎石机、心脏综合检查仪、血流变快测仪、电脑牵引床等万元以上大型设备40多台件。设临床医技科室11个,行政职能科室5个。全年共完成门诊量45247人次,住院1256人次,病床使用率59.25%。

1999年

1月29日　医院吴明花被评为1998年度"高密市十佳服务明星"；刘政、马训梅、曹沛德、张林新、李宗江、张燕伟等6人被评为1998年度高密市卫生系统"先进工作者"。

4月1日　医院制定《高密市中医院科室综合目标管理实施方案》和《科室管理考核运行细则》，提出医院对科室实行百分制考核，并对考核内容和考核办法进行了详细规定。

同日　医院制定公布《高密市中医院关于科研及论文的管理办法》《高密市中医院宿舍区管理办法》《高密市中医院车辆管理办法》《高密市中医院关于夜班补贴、手术误餐补贴的发放规定》和《高密市中医院禁酒规定》，对医院的科研及论文奖励、宿舍区管理、车辆管理、夜班补贴、手术误餐补贴、禁酒等方面一一做出了具体规定。

4月16日　为保证医院总体目标和年底计划的完成与实施，院部与职能科室签订了职能科室主任年度目标责任书。

6月26日　医院提出公布《高密市中医院关于开展整体护理的实施意见》，意见指出实施整体护理就是要求护理人员以病人为中心，为患者提供全方位的身心护理，是医院适应医学模式转变的客观要求，是护理工作的一项重大改革。为推动整体护理工作的开展，医院成立了由院长翟绪进任组长，副院长曹沛德任副组长，医务科、护理部、总务科、药剂科主任参加的"医院整体护理领导小组"。

7月22日　医院成立椎间盘协作组，并制定了相应的工作制度和椎间盘病诊疗常规。曹沛德担任协作组组长，王林彬、张燕伟担任副组长。

9月1日　医院成立由院支部书记、院长翟绪进任组长，支部副书记管遵旭任副组长的文档保密领导小组。

10月18日　医院成立由副院长王朋任主任委员，秦福生任副主任委员的临床输血管理委员会。

10月28日　医院制定关于物资采购、领取、维修、使用运行管理办法。

11月10日　为进一步深化医院内部改革，根据上级部门指示精神，医院制定关于分配制度改革暨科室综合目标管理的实施方案，对医院职工的工资提取办法、考核内容和考核形式等做出了具体规定。

11月22日　医院重点中医专科建设工作取得良好成绩，根据《潍坊市重点中医专科建设标准》，医院先后成立了结石病科、椎间盘突出病科以及肛肠病科三个中医专科。

12月20日　医院提出公布关于社区卫生服务站管理办法以及消毒供应室综合目标管理考核办法。

及工作班子,其中,由院长翟绪进任领导小组组长,王朋、曹沛德、王树丰、张聿伍任领导小组成员。

是年 全院共完成门诊量51720人次,比上一年增长14.04%;住院2452人次,比上一年增长27.44%;手术600例,比上一年增长20%;业务收入920万元,比上一年增长17.7%,各项指标均创造了建院以来的最高纪录。

2002年

1月14日 市中医院制定公布关于职工参加科研、院外学术会议和撰写论文的有关规定。

1月20日 医院制定关于增强护理人员服务意识、规范服务行为的实施方案。

1月21日 市中医院院长翟绪进被评为2001年度"高密市优秀院长";张清洲被评为2001年度"高密市十佳服务之星";李金玉、张聿伍、尹红花、张佩玲、张林新被评为2001年度"高密市先进工作者"。

3月5日 市中医院与高密市卫生防疫站签订预防用生物制品管理供应责任书。

4月13日 市中医院制定公布医院机关工作人员守则。

5月12日 据高密市卫生局文件公布,市中医院延淑芹、李娟、尹红花、张香兰等四人被评选为高密市优秀护士。

7月12日 市中医院提出在全院开展一次以摆问题、定措施为主要内容的科室管理月活动,为确保活动的顺利进行,医院还制定公布了开展科室管理月活动的实施意见。

8月3日 市中医院积极响应潍坊市卫生局提出的卫生系统争创行风建设"十佳行业"的号召,提出在全院大力开展行业作风建设,为推动活动的深入开展,医院制定出台加强行业作风建设意见,并成立了加强行业作风建设领导小组,院长翟绪进担任领导小组组长。

11月4日 据医院统计,到10月底,医院拥有CT、彩超、电子胃镜、高压氧舱等万元以上大型医疗设备40台(件)。医院拥有病床150张、200座位的专用教室和30㎡的示教室,有同时容纳60余人就餐的食堂和100㎡的学生宿舍。并先后承接了山东中医药学校、山东益都卫校等多处学校的临床教学任务,积累了丰富的临床教学经验,已经具备了接受高等院校的临床教学能力。

11月6日 经市政府有关部门批准同意,医院将投资120万元,新建设职工宿舍楼一栋,建筑面积1950㎡。

11月14日 医院为满足科室和病员开水供应,制定公布了茶水炉供水办法,进一步完善了服务,明确责任范围和规范管理。

11月16日 市中医院成立中药质量验收小组。王朋担任质量验收小组组长,曹沛德担任副组长。

2003年

1月20日　李金玉被评为2002年度"高密市十佳服务之星";管遵旭、郭华、秦福生、延淑芹、王丽萍被评为2002年度"高密市先进工作者"。

4月17日　"非典"疫情发生后,为调动全院医护人员做好非典型肺炎传染病防治工作,能够及时迅速、高效有序地处理"非典"疫情,把党中央、国务院和各级党委、政府的一系列指示落到实处,市中医院成立了有12人组成的非典型肺炎防治领导小组,其中院长翟绪进担任领导小组组长,副院长王朋、曹沛德担任副组长。

4月24日　市中医院成立"非典型肺炎"应急救治小组,应急救治小组由各临床科室业务骨干人员组成,受医院非典型肺炎防治领导小组统一指挥和调配,保证24小时听班,随叫随到。

4月26日　市中医院院长翟绪进与市长吴建民签订了高密市预防控制非典型肺炎的责任书。

4月30日　医院制定公布的《高密市中医院"非典"防治工作方案》表示,一定把党中央、国务院和省市党委、政府关于防治"非典"疫情的一系列指示精神落到实处,及时迅速、高效有序地处理"非典"疫情,确保医院"非典"疫情不暴发流行。方案对医院诊断救护、疫情上报、值班制度、后勤保障等做出了具体规定。

5月1日　医院为防治"非典"疫情的输入,要求各科室每位职工加强对外来和返乡人员的监控,对外来和返乡人员名单及时上报外来人员跟踪调查小组。

5月2日　医院制订公布非典型肺炎防治培训计划。

5月3日　为把"非典"疫情防治落到实处,市中医院院长翟绪进与市卫生局局长于继勇签订了"非典"防治工作责任书,院长翟绪进与医院各办组负责人、各办组负责人与工作人员也层层签订责任书。

5月7日　根据上级要求和严峻的"非典"疫情防治形势,医院进一步查找"非典"防治工作中存在的问题,一一落实了整改措施。

5月12日　据高密市卫生局文件公布,医院刘芙梅、李娟、张春红等3人获得"高密市优秀护士"的称号。

5月18日　为加强医务人员"非典"防护工作,医院制定下发《高密市中医院关于加强医务人员"非典"防护工作的通知》,对医务人员的"非典"防护工作提出了明确要求和做出了详细规定。

5月22日　市中医院制定公布医院防治非典型肺炎应急预案(试行)。

5月30日　在防治"非典"疫情工作中,市中医院制定公布关于在全院开展"组建青年突击队,为抗击'非典'作贡献"活动的意见,有医院团支部书记张聿伍担任院抗"非典"青年突击队队长,柴传晖、潘守市、马存刚担任副队长。

6月10日　据潍坊市卫生局文件公

布,潍坊市在二级医疗卫生单位中实行轮流承办《渤海医学》期刊,其中高密市中医院作为承办单位,负责《渤海医学》2006年第四卷第二期的编辑工作。

同日 为保证医院行政、医疗用车及时迅速和有效运转,医院制定公布《高密市中医院关于对司机及车辆使用的管理规定》。

6月20日 因女职工分娩费用未纳入基本医疗保险范围,为解决本院女职工分娩费用报销问题,医院制定《高密市中医院关于报销女职工分娩费用的有关规定》。

6月27日 医院为加强对实习进修人员的管理,调动带教老师教学的积极性,促进医院临床教学水平的不断提高,医院制定公布实习、进修人员管理的有关规定和《优秀带教老师评选办法》和《优秀实习生评选办法》,在医院中开展了评选优秀带教老师和优秀实习生活动。为加强对实习进修工作的领导与管理,医院成立临床教学领导小组,曹沛德担任临床教学领导小组组长,葛其旺、延淑芹担任副组长。

7月10日 中医院为认真贯彻《潍坊市抗生素应用规范(试行)》,指导管理临床医师正确、合理地使用抗生素,降低抗生素的应用频率和比重,减轻病人的医药费用负担,制定出台了抗生素应用规范实施办法。

7月25日 医院制定《高密市中医院财产物资管理运行办法》,办法提出,医院后勤工作是具体负责医疗、科研、教学所需物质条件保障供应的重要工作,为保证医院各项工作的正常运转,医院对物资的采购、保管、供应和维修四个环节以及固定资产的管理登记、合理使用等工作做出了明确规定。

9月20日 市中医院制定公布传染病综合监测点工作制度,并成立了传染病综合监测点领导小组。王朋担任综合监测点领导小组组长,王树丰担任副组长。

9月22日 市中医院成立"非典型肺炎"应急救治小组。院长翟绪进担任应急救治小组组长,王朋、曹沛德担任副组长。

10月8日 根据上级指示精神,为做好"非典"工作,结合医院的实际情况,市中医院制定公布了防"非典"工作总值班制度。

10月25日 市中医院制定公布"非典"防治学习培训制度。

是月 市中医院与市政府有关部门签订预防传染性非典型肺炎工作责任状后,根据医院"一办五组"(防治非典型肺炎工作办公室,诊断救护组、卫生防疫组、后勤内务组、药品保障组、外来人员跟踪调查组)的具体分工和职责,从科室到个人又层层签订了预防治理整顿非典型肺炎工作责任状。

12月6日 据高密市委文件公布,石丽任市中医院党支部书记,不再担任市妇女联合会副主席职务;曹沛德任市中医院党支部副书记;翟绪进不再担任市中医院党支部书记职务。

12月31日　市中医院新领导班子进行工作分工，院长曹沛德负责医院全面工作，侧重抓医疗质量管理、人事管理和财务管理；党支部书记石丽分管医院行政管理工作，分管党建、精神文明建设、医德医风建设、服务质量、组织纪律、行政后勤科室管理工作；党支部副书记管遵旭协助书记工作，分管后勤和院容院貌建设、社会治安等工作；副院长王朋分管全院医疗业务工作，协助院长抓医疗质量管理、业务技术开发和医务科、护理部的管理工作；工会主席孙沛分管工会、妇女、计划生育和职工生活等工作。

2004年

2月4日　医院刘国华被评为2003年度"高密市十佳服务明星"；郭华、秦福生、张林新、张清洲、郭杰、张佩玲等同志被评为"高密市先进工作者"。王朋、葛会泉被评为高密市卫生系统"非典"防治工作先进个人。

2月10日　市中医院提出在全院开展为期两个月的教育整顿活动，以解决患者群众反映强烈的热点难点问题，推动医院各项工作上台阶，为推动教育整顿活动深入开展和确保活动取得成效，医院成立了由院长曹沛德任组长、院党支部书记石丽任副组长的领导小组，并制定下发了《高密市中医院关于在全院开展教育整顿活动的实施意见》。

2月14日　市中医院成立医疗技术指导小组，并制定公布《医疗技术指导小组管理办法》。副院长王朋担任医疗技术指导小组组长，葛其旺担任副组长。

2月26日　高密市中医院第三届职工代表大会第一次会议召开，大会选举产生了新一届医院工会委员会，新一届医院工会委员会由孙沛、郭华、王林彬、吴文娟、李金玉、张清洲、张聿伍、延淑芹、侯翠英等9人组成，其中孙沛任医院工会主席。同时，工会还成立了经费审查委员会和女工委员会，其中医院经费审查委员会由侯翠英、王笃仁、王永恒3人组成；医院女工委员会由延淑芹、李金玉、王丽萍、吴明花、尹红花5人组成。

3月25日　经上级妇联及团市委批准同意，孙沛任市中医院妇委会主任，潘守市任院团支部书记。

3月26日　市中医院提出关于对医药购销和医疗服务中不正之风开展专项治理的意见，并成立专项治理领导小组，院支部书记石丽担任领导小组组长，副书记管遵旭、副院长王朋担任副组长。

4月27日　根据山东省、潍坊市及高密卫生部门关于开展"医疗质量管理效益年活动"的部署安排，为加强对医院医疗质量的管理，市中医院制定公布了《2004年医疗质量管理效益年活动实施方案》，提出以深入开展好以"以人为本，创建平安医院"为主题的医疗质量管理效益年活动。

4月30日　市中医院调整医院感染管理委员会成员和感染管理专、兼职人员，调整后的医院感染管理委员会，副院长王朋担任主任委员，葛其旺、延淑芹担任副主任委员。

5月12日 据高密市卫生局文件公布,李娟被评为"高密市卫生系统十佳护士";延淑芹、吴明花、宋美爱被评为"高密市卫生系统优秀护士";张秀珍的《气管插管机械通气病人呼吸道管理的探讨》、宋美爱的《做好护士长工作体会》获得高密市卫生系统优秀护理论文奖。

6月5日 医院提出在全院开展"双争"(争创巾帼文明示范岗、争创巾帼建功岗位明星)实施活动的意见,激励广大女职工爱岗敬业,奋发进取,增强参与竞争意识,提高道德素质和技术服务水平,推动医院加快发展。

6月22日 市中医院为加强对党员的宗旨教育,激励党员发挥先锋模范作用,提出并公布关于在全院开展"让党徽在岗位上闪光"活动的实施意见。

7月1日 据高密市卫生局做出的《关于表彰先进基层党组织和优秀共产党员的决定》文件,市中医院王朋、郭华、吴明花三人被评为全市卫生系统优秀共产党员。

7月28日 市中医院根据市卫生局有关文件要求和部署,公布《高密市中医院突发性事件医疗救援应急预案(试行)》和《高密市中医院突发事件应急预案(试行)》。

8月19日 市中医院为贯彻省市县三级廉政会议精神,切实纠正医疗服务领域中收受药品回扣、红包等不正之风,制定并公布关于在全院开展向社会服务承诺活动的实施方案。

8月26日 市中医院根据高密市卫生局制定下发的《关于加强全市卫生行业作风建设的若干规定》,根据医院工作实际,制定了《高密市中医院关于加强医疗行风建设的实施意见》,为加强对行风建设的深入开展,医院成立了加强医疗行风建设领导小组,院党支部书记组长石丽担任领导小组组长,副书记管遵旭、副院长王朋、工会主席孙沛担任副组长。

11月6日 市中医院制定公布2004—2005年冬春季传染性非典型肺炎及流感防治工作方案,并成立"非典"和人禽流感防治领导小组,院长曹沛德担任防治领导小组组长,副院长王朋担任副组长。

同日 医院提出进一步做好《医院情况》编发工作的意见,医院成立《医院情况》编辑委员会和编辑部,其中,院党支部书记石丽任《医院情况》编辑委员会主任,副院长王朋任编辑委员会副主任,郭华任编辑部主任。

11月8日 据高密市卫生局文件公布,高密市调整传染性非典型肺炎、人禽流感领导小组和专家诊断小组。市中医院院长曹沛德任高密市传染性非典型肺炎及人禽流感防治领导小组成员,副院长王朋任高密市传染性非典型肺炎、人禽流感和不明原因肺炎专家诊断小组的副组长。

2005年

2月2日 医院刘国华被评为2004

年度高密市卫生系统十佳服务明星，郭华、秦福生、张林新、张清洲、郭杰、张佩玲等6人被评为2004年高密市卫生系统先进工作者。

3月19日　市中医院为保证医疗质量和医疗安全，提出制定了《高密市中医院实施"二零一"工程考核办法》，"二零一"工程内容是"职责零缺陷，服务零投诉，力争让每一个患者都满意地走出中医院"。

3月25日　为激励医院职工教育子女成才，市中医院制定公布职工子女升学奖励办法。凡本院职工，其子女由高中升入正规大学，且为一批录取者，医院一次奖励该职工人民币1000元。

4月16日　市中医院制定公布行政车辆管理使用制度。

6月4日　为贯彻落实胡锦涛总书记关于建设"群众满意工程"的讲话精神，市中医院制定公布关于开展"满意在医院"活动的实施方案。

6月26日　为提高医院医疗工作的透明度，广泛接受社会监督，市中医院根据上级有关文件要求，制定公布了《高密市中医院医疗卫生服务行为监督救济办法》。

7月3日　市中医院制定公布2005年防汛工作实施方案，并成立防汛急救领导小组和防汛应急分队。曹沛德担任领导小组组长和应急分队队长，石丽、管遵旭、王朋、孙沛等担任领导小组副组长、副队长。

7月5日　根据高密市委《关于第二

批保持共产党员先进性教育活动的实施意见》的部署安排，市中医院的保持共产党员先进性教育活动从7月开始，到12月结束，为确保教育活动成效，医院制定了医院党支部关于保持共产党员先进性教育活动的实施意见，并成立活动领导小组，院党支部书记石丽担任领导小组组长，院长、副书记曹沛德，副书记管遵旭担任领导小组副组长。

7月21日　为提高医疗质量，保证医疗安全和病人安全，医院制定公布《高密市中医院关于加强住院病人管理的规定》。

8月10日　根据高密市纪委、宣传部制定下发的《高密市关于切实加强廉政文化建设的实施意见》，市中医院根据医院实际，制定关于切实加强廉政文化建设的实施意见。

9月28日　根据市委先进性教育领导小组的指示，为落实职工对先进性教育的知情权、参与建议权和监督权，医院制定公布《高密市中医院党支部关于领导班子和支部整改方案的通报》。

10月18日　根据上级卫生部门的规定和要求，市中医院成立肺结核病人管理协调小组。

10月30日　为推动医院文化建设，医院开展名言名句征集活动，活动历经4个月，全院共征集名言名句487条，医院对评选出的优胜者进行了表彰奖励。

11月17日　市中医院制定公布医院防控人禽流感、流感疫情应急预案（试行），并成立人禽流感、流感防治领导小

6月20日　为落实党的十六届六中全会提出的建设和谐社会的意见和决定,推动医院和谐创建活动的深入开展,医院制定公布《高密市中医院关于创建和谐医院的实施意见》和《高密市中医院领导班子成员和谐创建联系示范点制度》,并成立和谐医院创建工作领导小组。院长曹沛德担任创建工作领导小组组长,院党支部书记石丽担任副组长。

6月27日　市中医院制定公布关于开展"1.1"创新活动的实施意见,并成立院创新活动领导小组。"1.1"创新活动就是要求全院每一个科室、每一位职工都要立足本职岗位,发挥主观能动性,创造性地开展各项工作,年内在技术、服务、管理等方面至少开展一项创新。这项创新,对医院必须是在本市内先进或市以上先进的;对科室和职工个人必须是在院内先进或市以上先进的。曹沛德同志担任创新活动领导小组组长,石丽、王朋担任副组长。

7月6日　为推进和谐医院建设,进一步构建和谐的医患关系,市中医院公布关于为群众办实事的公开承诺意见。

8月21日　市中医院成立质量管理委员会,院长曹沛德任管理委员会主任委员,副院长王朋、秦福生、张林新任副主任委员。

9月28日　根据山东省和高密市人民政府有关加强安全生产的文件精神,市中医院制定安全生产管理规定。

9月29日　市中医院做出公布信访工作考核办法。

10月11日　为推动医院和谐工作创建,医院对各科室的创建工作进行检查督促,并对各科室组织开展和谐创建主题实践活动情况进行了通报。

10月27日　党的十七大胜利闭幕后,市中医院根据市委下发的《关于认真学习贯彻党的十七大精神的通知》,在全院上下广泛开展了学习贯彻十七大精神活动。

12月24日　根据上级部门的有关规定和指示,医院制定《高密市中医院"价格服务进医院"工作方案》。

2008年

1月　市中医院高标准新病房大楼正式启用。该病房大楼为12层,建筑面积17778㎡,2006年10月开工建设,2008年春节前投入使用。楼内设施配置齐全,病房宽敞、温馨、舒适,是高密市委、市政府社会公益事业的重点项目之一。

1月20日　医院李克尊被评为2007年度"全市卫生系统十佳服务明星";范燕、尤志、郭杰、宋美爱、张红霞、曹德礼、张清洲、赵洪乾、张立文等9人被评为2007年度"全市卫生系统先进工作者"。

1月21日　医院第四届职工代表大会一次会议在五楼大会议室隆重召开,全院120名职工代表参加了会议。

3月6日　医院宋美爱、李娟、张春红3人被评为高密市卫生系统"巾帼岗位明星"。

3月25日　按照高密市委的统一部

署,围绕学习贯彻十七大精神,全面加强新形势下医院作风建设,优化医院发展环境,医院做出《关于加强作风建设的意见》。

4月11日 根据高密市委做出的《关于转变领导工作作风狠抓工作落实的意见》精神和市卫生局的工作部署,医院做出《高密市中医院关于转变干部作风狠抓工作落实的意见》。

是月 市委对中医院领导班子进行调整,石丽调至市疾控中心任党支部书记,范美云任中医院党支部书记。

5月9日 医院召开庆祝"5·12"国际护士节暨第二届德医双馨医护人员表彰大会,对经过全院民主评选出的蔡亦军、李克尊、乔日东、张春红、张清洲、王庆秀等6名德艺双馨医护人员进行了隆重表彰。同时还表彰了11名护理技术操作能手、4名优秀青年。副市长刘秀平参加会议,医院做出《关于表彰德医双馨医护人员、护理技术操作能手、优秀青年的决定》和《关于在全院开展向德医双馨医护人员学习活动的决定》。

5月20日 医院提出在全院开展关于搞好"两好一满意"(服务好、质量好、群众满意)活动,并编制了"满意在卫生"活动工作方案,成立了以曹沛德同志为组长,范美云同志为副组长的活动领导小组。

5月28日 医院积极开展支援四川省地震灾区抗震救灾活动,并举行欢送于勇赴绵阳抗震救灾仪式。5月12日,四川省汶川发生里氏8.0级地震后,医院积极响应上级"一方有难,八方支援"的号召,在第一时间组织全院职工为灾区人民捐款22300元,同时全院党员还踊跃缴纳特殊党费9850元支援灾区。在此基础上,作为救治灾区伤病员后备医院,除将价值6万多元的药品送往灾区外,还从领导、技术力量、床位、车辆、血液等方面,及时做好了救治灾区伤病员的准备工作。确保一旦接到收治伤病员任务,能够立即组织转运、接诊、住院和开展救治工作,畅通急救绿色通道。医院骨一科医师于勇作为全市卫生系统唯一一名到灾区援救的医务人员,奔赴灾区,参加救援。

6月6日 市中医院在时代广场街头开展了"明亮眼睛迎奥运"义诊宣传活动,此次活动约有100余名市民参加。

6月26日 秦福生同志被评为"高密市优秀共产党员"。

7月4日 市中医院上报关于人才调研的汇报材料。据统计,市中医院到2008年6月底,全院共有职工221人,其中具有副高级以上技术职称的21人,具有中级技术职称的37人,具有初级技术职称的153人。医院设8个病区,床位开放200张。

7月5日 潍坊市卫生局副局长孟庆阳等一行3人在市卫生局副局长李承义等局领导的陪同下来医院视察新病房大楼。院长曹沛德向潍坊市卫生局领导汇报了医院新病房大楼的建设和使用情况。

7月12日 市中医院举行于勇同志

1月20日 杨家顺被评为2008年度"高密市卫生系统十佳服务明星";赵洪乾、高思合、郭杰、张秀珍、田立臣、潘守市、李然杰等7人被评为2008年度"高密市卫生系统先进工作者"。

1月21日 市中医院第四届职工代表大会一次会议召开,全院120名职工代表参加了会议。会议听取了工会主席孙沛所做的《工会工作报告》、院长曹沛德所做的《职工代表提案解答报告》,审议通过了《市中医院2008年度工作报告》,选举产生了由孙沛、郭华、李金玉、张清洲、张聿伍、延淑芹、刘国华等7人组成的新一届市中医院工会委员会,孙沛当选为工会主席。

3月6日 医院召开庆"三八"暨妇女工作表彰大会,对全院涌现出的2个巾帼文明岗、10名十佳星级护士、5名优秀女职工、5名礼仪服务明星进行了表彰奖励。

3月14日 医院召开深入学习实践科学发展观活动动员大会,安排部署为期半年的教育活动的开展。市委指导检查组成员、医院领导班子成员,医院全体党员和科主任护士长参加了动员会。

同日 高密市首家高血压病俱乐部在市中医院正式成立,来自全市城乡的200多名高血压病患者参加了成立大会。会议期间,与会人员听取了有关专家作的高血压病防治新理念学术报告,并进行了医患互动交流。

3月24日 医院做出创建省级精神文明单位实施方案,并成立了以院党支部书记范美云为组长的创建精神文明建设领导小组。

同日 医院举行学习科学发展观法制教育课,聘请市检察院监检科科长刘刚围绕预防职务犯罪这一主题,并结合具体案例,为全院近400名党员干部和职工上了一堂生动的法制教育课。市委深入学习实践科学发展观指导检查组2名成员参加了学习听课。

同日 医院制定公布《高密市中医院关于进一步规范药品进购、管理、使用的意见》。

3月25日 医院决定引进一台价格在730万元的0.35T超导型磁共振仪。

同日 市中医院人力资源部副主任尤志被评为潍坊市第二届道德模范,市委常委、宣传部长万丽在市政府招待所接见了尤志。医院党支部书记范美云参加了接见活动。

3月28日 市中医院引进的高密市首台日本东芝16层螺旋CT安装完毕正式投入使用。

4月2日 潍坊市委常委、副市长辛丕宏及高密市委书记吴建民,市委副书记、市长范福生,市委副书记杜洪君,市委常委、组织部部长李连成,市委常委、市委秘书长李庆华等领导,来医院对学习实践科学发展观活动进行了检查指导。院长曹沛德、党支部书记范美云就医院的基本情况、开展学习实践科学发展观活动情况做了汇报。潍坊市、高密市两级领导对医院学习实践科学发展观活动所取得的成果均给予充分肯定。

4月3日　全市深入学习实践科学发展观活动第二次调度会议在市中医院召开，会上推广了市中医院的经验。全市机关和事业单位的有关负责同志共50多人参加了会议，市委常委、组织部部长李连成出席会议并讲话。

5月6日　秦福生被评为"潍坊市卫生系统十佳医生"；延淑芹被评为"潍坊市优秀护士"。

同日　围绕深入推进学习实践科学发展观活动和纪念"5·12"国际护士节，市中医院举行了"践行科学发展观、做患者满意的好护士"演讲比赛，医院对6名演讲获奖选手和评选出的16名护理操作技术能手进行了表彰奖励。副市长刘秀平和院党支部书记范美云参加活动。

5月9日　全市肿瘤学术报告会在市中医院召开，潍坊市肿瘤医院协作医院同时在市中医院揭牌。市卫生局副局长槐常辉、潍坊市肿瘤医院副院长葛成林、放疗中心主任张厚才及医院院长曹沛德出席了学术报告会和揭牌仪式，医院市镇村一体化管理的五处卫生院的负责人和医院有关医务人员共50多人参加了学术报告会。

5月19日　市中医院开展的"关爱农民健康"百村万人免费查体活动正式启动，医院组织内科、外科、妇科、B超、心电图等科室的医务人员，自带车辆和医疗器械，到柴沟镇注沟社区高家大泮村，免费为农民群众健康查体。

7月10日　市中医院制定公布《高密市中医院关于在职人员报考脱产硕士研究生暂行规定》。

8月6日　由省卫生厅、财政厅组成的专家评审组一行5人，来医院对结石病专科按照省级重点中医专科标准进行了评审。市卫生局、财政局的有关领导和院长曹沛德陪同评审。

8月17日　市中医院召开深入学习实践科学发展观活动群众满意度测评会，医院领导班子成员，医院在职党员、离退休党员、职工代表共80多人参加了会议。会议由院党支部副书记管遵旭主持，院长曹沛德介绍了医院深入学习实践科学发展观活动工作情况，市委指导检查组副组长刘爱红参加。参会人员认真填写了满意度测评表，测评结果群众满意度为100%。

9月8日　根据市委、市政府关于深化城乡卫生一体化改革的意见和卫生部门关于城区卫生专业技术人员深入镇街卫生院开展技术服务的意见部署，市中医院制定了2009年度专业技术人员深入基层开展技术服务的实施方案，确立了柴沟卫生院、井沟卫生院、柏城卫生院、朝阳街道卫生院等五个镇街卫生院为帮扶对象。

9月12日　高密市心理学会成立大会在市中医院召开。市委常委、宣传部部长万丽出席会议并讲话，医院院长曹沛德当选为第一届学会会长，书记范美云、副院长王朋当选副会长。

9月18日　高密市中医院获得潍坊市"全市中医工作先进集体"的荣誉称号，副院长秦福生获得潍坊市"全市中医工作先进个人"的荣誉称号。

9月19日 "解放军总医院（301医院）远程医学站点医院"揭牌仪式在市中医院举行，市委书记吴建民，市长范福生，市委副书记杜洪君，潍坊市卫生局党委副书记、副局长孟庆阳；北京301医院政治部主任王一山、远程会诊中心主任张梅奎、宣传处处长张聿山等领导出席揭牌仪式。北京301医院远程医学中心主任张梅奎与院长曹沛德签订了远程医学服务协议书，院长曹沛德汇报了医院工作情况和远程医学站点医院建设情况。市中医院是北京301医院在全国挂牌的第六家远程医学站点医院。

9月26日 市中医院召开以"恪尽职守、创新奉献"为主题的医院首届医师大会，对医院评出的刘国华、高思合、蔡亦军、郭杰、李克尊、乔日东、于勇、赵洪乾、张清洲、刘淑兰等"十佳医师"进行了隆重表彰。市政府副市长刘秀平，市卫生局、人事局、科技局的有关负责人出席会议，并为"十佳医师"颁奖。

10月28日 医院东区二期工程后勤服务综合楼奠基仪式举行。市委书记吴建民，市政协主席齐世增，市委常委、副市长李葆东，市委常委、组织部部长李连成，市委常委、秘书长李庆华，市人大常委会副主任王家林，副市长刘秀平等出席仪式，并为工程挥锹奠基。刘秀平主持奠基仪式。该工程总投资3600万元，建筑面积17000m²，主楼17层，副楼4层。

10月29日 在临沂市沂水县召开

的山东省医院文化建设工作会议上，高密市中医院因医院文化建设工作成绩突出，被山东省医院协会文化建设专业委员会授予"山东省医院文化建设先进单位"荣誉称号。在全省22家获奖单位中，医院是唯一获此殊荣的县级医院。院长曹沛德也同时荣获"山东省医院文化建设先进个人"荣誉称号。

10月30日 市中医院因医疗卫生工作成绩突出，在由卫生部批准并备案，中华医学会发起的"新中国六十年医疗卫生事业辉煌成就展示"活动中，被中华医学会授予"新中国六十年医疗卫生优秀单位"荣誉称号。在全国50多家获奖单位中，医院是县级中医院唯一获此殊荣的单位。院长曹沛德也同时荣获了"新中国六十年医疗卫生事业杰出贡献奖"，市委书记吴建民做出如下批示：中医院获此殊荣，名副其实，应予总结宣传。

11月12日 市中医院举行"社会监督员"聘任暨"我与中医院的故事"有奖征文颁奖仪式。此次医院聘请的12名社会监督员，来自全市不同行业，有人大代表、政协委员，企业家、校长、党委书记，也有普通市民，目的是通过社会监督员的监督，使医院和医务人员形象有新改善，人民群众对医院的感受有新变化，社会对医院的医疗和服务水平满意度有新提高。

12月9日 市中医院团委举行成立大会，共青团高密市委书记田凯文、少工部部长栗小萌，医院领导曹沛德、范美云、管遵旭出席会议。会议由医院党支部书记范美云主持。大会选举产生了共青团市中医院第一届团委领导班子，杜长征当选为医院团委书记，李秀梅当选为医院团委副书记。新当选的医院团委书记杜长征做了表态发言，团员代表艾宏亮发言。田凯文和院长曹沛德分别讲话。

是年 医院结石病科被评为山东省重点中医专科，中风病专科被列为国家级重点专科，成立了心脏血管介入治疗中心，开展了冠状动脉造影、脑血管造影、肾动脉造影、下肢动脉造影、下腔静脉滤器置放新技术，治疗心脏血管疾病技术达到了国内同级医院先进水平。

是年 全院完成门诊量达11.7万人次，比上年增长13.1%；住院8349人次，比上年增长23.2%；住院手术2857例，比上年增长9%；业务收入5013万元，比上年增长29.4%。

2010年

1月20日 礁秀梅同志被评为2009年度"高密市卫生工作十佳服务明星"；王秀娟、杜长征、李海霞、寇建荣、郭振中、张红霞、王洪英等7人被评为2009年度"高密市卫生先进工作者"。

1月26日 市中医院制定公布关于编外合同制职工工资待遇的实施办法。

2月6日 为不断提高医疗质量和服务水平，减少医疗纠纷、事故的发生，促进医院稳步发展，医院制定公布了《高密市中医院医疗纠纷防范与处理办法》。

2月19日 市中医院党员人数达到102名，根据党章和有关规定，市中医院党组织升格，经市委批准，市中医院建立医院党委，并公布党委组成人员名单，范美云任医院党委书记，曹沛德、管遵旭任党委副书记，王朋、秦福生、张林新、孙沛任党委委员。

3月8日 市中医院举办"高密市中医院妇女发展论坛"。卫生局工会主席王作玲、院长曹沛德、党委书记范美云、工会主席孙沛出席了活动。

3月13日 市中医院召开作风建设年动员大会，公布关于开展作风建设年活动的实施方案，提出要以积极贯彻落实卫生局作风建设年指示精神为契机，以深化"两好一满意"活动为主题，进一步加强医院作风建设，切实解决医护人员在服务质量和作风建设上存在的突出问题，进一步提高医院服务水平和整体素质。市卫生局局长戴志锡出席大会并讲话，曹院长做动员讲话，党委书记范美云主持，全院职工参加会议。

3月15日 市中医院党委成立后，根据工作需要和实际，报经上级组织部门同意，医院成立5个基层党支部。分别为大内科党支部、大外科党支部、医技科室党支部、行政后勤党支部和退休老干部职工党支部。

3月25日 医院召开创建"真情护理"服务品牌动员大会，公布医院制定的《关于创建"真情护理"服务品牌的实施意见》，提出为配合正在开展的作风建设年活动,构建和谐的护患关系,在全院护理人员中树立主动服务、微笑服务、超值服务的工作理念。党委书记范美云同志做了动员讲话,卫生局工会主席王作玲同志出席大会并讲话。

3月29日　医院制订公布2011年至2015年医院发展规划。提出病区从目前的10个到2015年增至15个;病床从目前的300张到2015年增至600张;临床科室由目前的16个到2015年增至26个;医院职工由目前的400人到2015年增至600人;业务总收入从目前的5000万元达到1.2亿元。

4月20日　医院进行第三届"德医双馨医护人员"评选,颜宏伟、赵洪乾、于勇、范美艳、郭振宝、李永刚等6人被评选为"德医双馨医护人员"。

5月1日　曹沛德被评为"2010年潍坊市劳动模范"。

5月10日　医院提出关于在全院党员干部中开展"增强制度意识、争做执行表率"教育活动的意见,并成立活动领导小组。党委书记范美云为组长,党委副书记管遵旭为副组长。

5月11日　医院举行以"德医双馨、情满医院"为主题的庆祝"五四"青年节、"5·12"护士节暨第三届德医双馨医护人员颁奖晚会,对评选出的"德医双馨医护人员"进行表彰。市政府副市长刘秀平出席颁奖晚会并讲话,市委宣传部、市总工会、市机关党工委、市妇联、卫生局的有关负责人和医院领导班子成员及医疗集团所辖四处卫生院院长、全院职工、部

分病人家属共300多人应邀观看了演出。

5月31日　为贯彻国家卫生部、中医药管理局等联合下发的《关于2011年起全国医疗卫生系统全面禁烟的决定》,医院召开了创建"无烟医院"动员大会,公布了创建无烟医院实施方案,提出开展创建无烟医院活动,营造文明健康、绿色和谐的就医环境,并成立了由院党委书记范美云任组长,院工会主席孙沛担任副组长的创建无烟医院领导小组。市政府副市长刘秀平出席会议并讲话。市卫生局党委书记邱兆瑞、市爱国卫生运动委员会办公室主任吴凤芹,医院领导班子成员、全院职工参加了会议。

6月9日　在山东省首批医患和谐示范医院和山东省医院经济管理最具影响力人物表彰大会上,市中医院被授予"山东省首批医患和谐示范医院"称号,院长曹沛德荣获"山东省医院管理最具影响力人物"称号,是潍坊市获此殊荣的唯一一家县级中医院。

6月12日　根据市委部署,市卫生局成立医改工作领导小组,院长曹沛德被任命为领导小组成员。

6月30日　市中医院举办"优质护理服务示范工程"护士长培训班。聘请潍坊市卫生局医政科副主任马晓霞、潍坊市中医院护理部主任田美欣两位护理专家进行授课培训,全市市直医疗卫生单位及各镇(街)卫生院的护士长及中医院的护士共200多人参加了培训。党委书记范美云、副院长张林新出席培训班。

6月　市中医院在全院党员中大力开展"争先创优、强堡垒做先锋"活动,其经验做法受到了潍坊、高密两市有关领导的好评,被作为典型,代表高密市迎接了潍坊市的检查,并在高密市召开的创先争优活动调度会上做了典型发言,其经验也在市活动简报上予以刊登。

7月12日　市中医院与市人文自然保护开发促进会、市文化局联合,开展"情系大众"送卫生下乡活动。活动组织了文艺演出队,利用夏季晚上的时间,巡回各镇街农村演出,送卫生、送科技、送文化下乡,宣传法律法规,宣传医院特色,深受群众好评。

7月29日　市中医院在全院范围内进行公开选拔患者服务中心工作人员活动,这次公开选拔工作,是本院用人制度改革的一次有益尝试。经公开选拔孙秀霞任患者服务中心副主任。

8月20日　医院为新考聘的30名合同制新护士岗前培训结业举行结业汇报表演暨授帽仪式。

9月11日　市中医院承办的2010年山东省泌尿系结石治疗新进展学习班举行开班仪式。市卫生局局长戴志锡,南京大学附属南京鼓楼医院孙西钊教授、北京大学人民医院李建兴教授、第二军医大学长海医院高小峰教授、江苏淮安地区医院王强东教授、潍坊市中医院卢洪凯院长及医院院长曹沛德、副院长秦福生,出席了学习班开班仪式。全省二级、三级医疗机构的医务人员、高密市卫生系统的医疗技术骨干、高密市中医院

外科医师和青年医师共150余人参加学习班。

9月20日　根据上级指示精神和要求,医院成立公立医院改革领导小组,院长曹沛德任组长,党委书记范美云任副组长。

9月25日　根据中央和省、市委关于党群共建创先争优的部署要求,医院制定公布《高密市中医院党群共建创先争优活动实施意见》。

9月29日至30日　市中医院组织68名运动员参加市卫生局举办的全市卫生系统首届职工运动会,取得了优异成绩。共获得集体奖3个,单项奖41个,其中个人项目第一名9个,获奖成绩和数量均列卫生系统各单位之首。

10月16日　市中医院举行国医堂开业暨北京同仁堂精选中药启用仪式。首都医科大学的刘红、卫生部中日友好医院的王雪京、北京中医药学院苑惠清、北京中医医院张润清等4名北京著名中医教授,作为医院的特聘专家,参加了医院国医堂开业暨北京同仁堂精选中药启用仪式,并在国医堂坐诊为100余名患者进行了中医诊疗。同仁堂亳州饮片有限公司销售部经理孔明,副经理张金栋,市卫生局主任科员李承义,中医科科长王秉隆,医院领导曹沛德、范美云、王朋,医院医疗集团下属4处镇街卫生院的负责人及全院部分职工共100多人参加了仪式。

11月9日　医院首次召开医患沟通座谈会。座谈会由患者服务中心牵头,

其主要目的是加强医患沟通,面对面听取患者的意见和建议,促进各项工作和服务水平的提高,会议邀请部分患者及家属代表参加,医院党委书记范美云、工会主席孙沛出席。

11月24日 在市卫生局召开全市卫生系统文化建设会议上,市中医院的文化建设获得好评,参加会议的100多名局机关及医疗卫生单位的负责人,在观摩了中医院的医院文化建设现场和听取了院长曹沛德在会上作的《加强医院文化建设、推进医院稳健发展》的经验介绍后,给予了高度评价。

11月25日 据潍卫中医〔2010〕33号文件公布,院长曹沛德被评为潍坊市首批中医优秀学科带头人和优秀学科骨干。

12月 在创建全国首批"人民满意医院"和"全国卫生系统100位最具影响力人物"评选活动中,市中医院获得全国首批"人民满意医院"荣誉称号,院长曹沛德获得"全国卫生系统100位最具影响力人物"荣誉称号。此次评选活动由国家卫生部批准并指导、中医药管理局和解放军总后勤部、卫生部支持、中华医学会发起开展,市中医院以高标准的医疗服务质量、和谐的医患关系、高尚的医德医风等突出工作成绩在活动中成功胜出,获得荣誉称号。

是年 全院完成门诊量达14.1万人次,比上年增长13.5%;住院10010人次,比上年增长20.4%;住院手术3598例,比上年增长18%;业务收入7680万元,比上年增长53%。

2011年

1月29日 医院做出《高密市中医院关于表彰"1.1"创新活动优秀创新项目的决定》,对医院评选出的"腹腔镜肾切除"等48个优秀创新项目进行表彰奖励。

1月29日 市中医院召开四届职工代表大会三次会议,全院114名职工代表参加了会议。会议审议通过了《医院2010年度工作报告》《医院2010年财务预算执行情况和2011年财务预算草案的报告》《医院2011年工作计划》《医院2011年科室综合目标管理方案》,听取了院长曹沛德所做的《职工代表提案解答报告》,对《关于建立闲置资源登记本的提案》等4项优秀提案进行了表彰奖励。

1月 著名作家莫言到中医院考察中医药文化建设。莫言在院长曹沛德的陪同下,先后考察了医院的国医堂和北京同仁堂中药房、保健康复中心和针灸推拿科,听取了院长曹沛德对医院中医药文化建设的情况介绍。在保健康复中心,莫言还亲自体验了中医"治未病"推拿手法。考察结束后,莫言对医院的中医药文化建设给予了充分肯定和高度评价,为医院题写了"术擅岐黄,悬壶济世,心怀慈悲,治病救人"的字幅,为医院"杏林苑"院报题写了新的报头。

是月 中医院引进的高密市首台美国GE超高端心脏彩超正式投入使用,美国GE超高端心脏彩超是目前世界上医学界唯一公认的可对心肌运动进行速度、加速度、时相变化、位移、形变等数据进行定量分析的超声心动诊断设备,此为高密市首台美国GE超高端心脏彩超。

2月24日　市中医院制定公布关于开展"作风建设集中月"活动实施方案。

3月1日　市中医院提出开展"争创优秀学科带头人和优秀青年医师"活动,并召开"争创优秀学科带头人和优秀青年医师"活动动员大会,院长曹沛德出席会议并讲话,副院长秦福生主持会议并宣读了活动实施方案,全院近200名医师参加了动员会。

3月3日　市中医院召开庆"三八"表彰暨先模事迹报告会,并做出《关于表彰"巾帼文明岗"及"巾帼岗位明星"的决定》,对2010年医院涌现出的2个巾帼文明岗、18名巾帼岗位明星,进行表彰奖励。会上还邀请了全国"五一"巾帼标兵、高密市女企业家联谊会会长、山东高密金亿机械制造有限公司董事长马金英做了先模事迹报告。

3月6日　寇建荣、吕艳霞、王丽萍、袁昭媛等4人被评为高密市卫生系统"巾帼岗位明星"。

3月20日　市中医院制定公布《高密市中医院关于建设"人民满意医院"活动实施方案》和《高密市中医院综合改革试点方案》,并召开医院改革试点启动暨建设"人民满意医院"活动动员大会,由此拉开了公立医院改革试点工作暨建设"人民满意医院"活动的序幕。院长曹沛

德做动员报告,党委书记范美云主持会议。市卫生局及有关单位主要负责人和医院全体干部职工参加了会议。

4月1日　市中医院制定公布关于开展"优质护理服务示范工程"活动方案。

4月6日　据鲁卫中综合字〔2011〕6号文件公布,高密市中医院被批准为山东中医药大学临床教学基地。

4月10日　根据市委、市政府提出"往上挂靠、向下延伸"的卫生工作意见及推进公立医院改革试点工作和建设人民满意医院工作部署,医院举行与青岛大学医学院附属医院专科护理技术协作单位签约仪式,医院与青岛大学医学院附属医院护理部正式结为对口支援协作单位。

4月15日　据高团联发〔2011〕4号文件公布,高密市中医院神经外科获得2010年度"青年文明号"的荣誉。

5月4日　医院做出表彰优秀青年团员的决定,对杜长征、李晓辉、任晓燕等10名优秀团员进行表彰奖励。

5月5日　秦福生被评为"第十一批高密市专业技术拔尖人才"。

5月10日　市中医院制定公布关于加强护理管理工作的有关规定和关于专业技术职务聘任竞争上岗的实施方案。

5月12日　市中医院举行庆祝第100个"5·12"国际护士节演讲比赛暨表彰会,对全院评选出的40名"星级护士"、18名护理操作技术能手和9名演讲比赛获奖者进行表彰。

5月28日 市中医院举行潍坊市医学院附属医院技术协作医院揭牌仪式。潍坊市医学院附属医院党委书记董铁军及有关领导和医院院长曹沛德，副院长王朋、秦福生、张林新等出席了揭牌仪式。医院有关中层干部及职工代表，参加了揭牌仪式。

6月3日 市中医院举行山东中医药大学高密教学医院暨潍坊市中医院技术协作医院揭牌仪式。省卫生厅副厅长、省中医管理局局长于淑芳，省卫生厅中医综合处处长、省中医管理局副局长董树山，省卫生厅法监处处长葛永宏，山东中医药大学副校长田立新，山东中医药大学教务处处长腾佳林；潍坊市卫生局党委副书记、副局长孟庆阳，潍坊市中医院院长卢洪凯，高密市委、市政府领导及市直有关单位负责人，医院领导班子成员、中层干部及职工代表，参加了揭牌仪式。

6月29日 市中医院举行"七一"表彰暨红歌演唱会，对全院评选出的两个先进党支部和20名优秀共产党员进行了表彰。市卫生局副局长马金星、院长曹沛德分别为先进党支部和优秀共产党员颁奖，院党委书记范美云就党建工作做了总结讲话，党委副书记管遵旭宣读了表彰决定。

7月2日 市中医院制定公布关于在全院开展"三好一满意"活动工作方案。

7月10日 据高密市卫生局文件公布，医院李奉祥在潍坊日报发表的《高密农民看病用上"千里眼"》的文章获得高密卫生好新闻特等奖；曹沛德在中国改革报上发表的《改革创新模式、推进医院稳健发展》和李奉祥在《今日高密》头版头条上发表的《市中医院喜获首批全国人民医院满意医院称号》获得高密市卫生好新闻一等奖。

7月15日 在山东省卫生经济管理十大创新人物和山东省优质医疗服务示范单位表彰大会上，高密市中医院被授予"山东省优质医疗服务示范单位"荣誉称号，院长曹沛德荣获"山东省卫生经济管理十大创新人物"荣誉称号。高密市中医院是潍坊市获此殊荣的唯一一家医疗单位，院长曹沛德是全省中医院唯一一名获"山东省卫生经济管理十大创新人物"的院长。

7月27日 为改善单身职工和实习学生的学习生活条件，医院为单身职工和实习学生购置了医院公寓。

8月中旬 国家卫生部新闻中心、《山东卫生》杂志社、山东省电视台等国家及省媒体记者分别来到市中医院，对医院文化建设、创先争优活动、平安医院建设、中医药发展、重点专科建设等进行了深度采访，随后在《中国卫生画报》《健康报》《中国卫生》《山东卫生》、山东电视台健康咨询频道有关媒体上对医院的先进经验和做法进行深入宣传报道。

9月1日 高密市第一届中医药论坛在市中医院举行。本次论坛由市卫生局主办，市中医院承办。院长曹沛德和全市卫生系统中医科工作人员及部分中医医务人员共100多人参加。会议期间,聘请滨州医学院主任中医师、教授孙喜灵做了学术报告《中医辨证论治中的几个问题研究》。与会人员对中医辨证施治、中医康复技术、中医体质辨识与治未病等进行了交流和探讨。

9月29日 市委书记、市人大常委会主任吴建民在市委常委、市委办公室主任李庆华的陪同下,来市中医院就医疗工作开展、技术项目创新、重点专科建设、医院发展等情况进行了调研。市卫生局局长戴志锡,院长曹沛德、党委书记范美云等医院领导班子成员陪同调研活动。

10月24日 市中医院成立肿瘤综合治疗中心。副院长秦福生兼任中心主任,全面负责协调肿瘤综合治疗中心的工作,内四科负责肿瘤综合治疗中心的日常管理工作。

11月8日 市中医院制定并公布《关于加强中医药工作的意见》,意见提出,医院成立中医药领导小组,进一步加强对医院中医药工作的领导,进一步加强医院中医药的技术创新和新产品开发,争取用3-5年的时间,将医院打造成一所综合实力雄厚、中医特色突出的高标准区域性中医院。

同日 市中医院召开以"仁爱、求精、争先"为主题的第二届医师大会,表彰了评选出的10名优秀学科带头人、10名优秀青年医师、医师演讲比赛一二三等奖获奖者和基础知识和基本技能操作比赛前10名的青年医师。会上宣读了

《高密市中医院关于表彰优秀学科带头人和优秀青年医师的决定》和《高密市中医院关于加强中医药工作的意见》。市政府副市长刘秀平和医院领导班子成员、全体医师、职能科室主任、各科护士长、中医院医疗集团的负责人和医师代表参加了会议。

11月21日 高密市中医院神经外科被潍坊市团市委评选为"2010年度潍坊市青年文明号"。

11月24日 高密市中医院百人志愿者服务队被潍坊市团市委授予"2011年潍坊市青年志愿服务先进集体"的称号。

11月26日 市中医院举行中国医师协会高血压脑出血辩证微创治疗新进展学习班暨全国脑出血微创治疗定点医院揭牌仪式,副市长刘秀平与全国微创治疗高血压脑出血著名专家、辽宁省医学会神经外科副主任委员、大连医科大学孙树杰教授为医院获得全国脑出血微创治疗定点医院揭牌。市卫生局局长戴志锡、副局长马金星,院长曹沛德,副院长王朋、张林新出席揭牌仪式,来自全国各地的200余名国内知名专家与学员参加了学习班开学和全国脑出血微创治疗定点医院揭牌仪式。

是年 市中医院在全省组织的"中医管理年活动"检查评审中,荣获了潍坊市第一名的好成绩。

是年 市中医院结石病科开展的三级以上肝内胆管结石碎石取石技术达到国内领先水平。

是年　市中医院心内科完成心脏冠脉介入手术203例，居潍坊市县级医院前列。

是年　全院完成门诊量达15.6万人次，比上一年增长21.7%；住院11415人次，比上一年增长36.5%；住院手术3936例，比去年增长10.3%；业务收入1.053亿元，比去年增长38.6%，圆满完成了全年的工作目标任务。荣获了山东省优质医疗服务示范单位，潍坊市先进基层党组织，潍坊市院务公开民主管理先进单位，潍坊市消费者满意单位，高密市凤城先锋基层党组织、高密市卫生工作突出贡献奖、高密市文化工作先进单位和全市老年体育贡献奖等荣誉称号。

2012年

1月19日　市中医院对"1.1"创新活动中出现的"微创保肝取石治疗肝内外胆管结石""方体定向置软管血肿引流术""胎儿系统及胎儿心脏超声检查"等60个优秀创新项目进行表彰奖励。

1月21日　郭杰被评为"2010年度高密市卫生系统十佳服务明星"；何大民、田立臣、张海燕、王秀娟、张秀珍、范永明、钟玲等7人被评为"2010年度高密市卫生先进工作者"。

2月17日　于勇被评为"潍坊市对口支援北川灾后恢复重建工作先进个人"。

3月2日　医院制定出台关于加强会议学习培训组织管理的意见。

3月5日　市卫生局提出由市中医院牵头做好全市的中医协定处方的推进工作，要求市中医院与相关卫生院加强协作，切实做好中医协定处方的推进工作。

3月7日　医院在全院范围内开展公开选拔物业管理办公室负责人的选拔工作。

3月8日　王朋被评为"潍坊市卫生系统先进个人"。

3月17日　市中医院提出公布2012年工作要点，提出进一步深化医院文化建设，开展"作风提升年"活动，努力实现文化强院新突破；加强医院经营管理，开展"项目创新年"活动；加强医疗护理工作，开展"稳步发展年"活动，努力实现医护质量新提高；全年完成业务收入达到1.3亿元。

3月21日　医院举行造血干细胞受捐者答谢仪式，受中国红十字总会、山东省红十字会委托，潍坊市红十字会工作人员把造血干细胞受益者汤娜（化名）的礼物交到了造血干细胞捐赠者尤志手中，这是全国首例白血病康复者实物感谢非血缘造血干细胞捐献者。副院长秦福生出席答谢仪式并讲话。

4月20日　医院设置了督察科、质量管理科、保险科、感染管理科等5个科室。

4月21日　中华医学会泌尿外科分会华东地区结石病防治基地山东第一基地揭牌仪式暨"2012年中华医学会泌尿分会华东地区尿石病专题研讨会"在市

中医院举行。中华医学会泌尿外科分会主任委员叶章群教授，高密市委副书记、市长杨建华为"中华医学会泌尿外科分会华东地区结石病防治基地山东第一基地"揭牌。会议期间，南京大学医学院附属鼓楼医院孙西钊教授、青岛市立医院周荣祥教授、宁波市第一人民医院程跃教授、千佛山医院李青教授、青岛大学附属医院孙立江教授、潍坊市人民医院院长卢洪凯教授、青岛大学附属烟台毓璜顶医院高振利教授、浙江省人民医院何翔教授、青岛大学附属市立医院侯四川教授、江苏省淮阴医院王强东教授等国内知名专家应邀出席揭牌和研讨会仪式。会议期间，有关专家学者分别就当今泌尿外科微创治疗领域的新技术、新进展进行讲座和交流，重点就应用经皮肾镜、腹腔镜、输尿管软镜等对尿石病进行诊断和防治的热点问题进行了学术研讨，并进行了现场手术演示。全国二级、三级医疗机构从事泌尿外科的有关医务人员、高密市卫生系统的医疗技术骨干、高密市中医院外科医师和青年医师等200余人参加了揭牌仪式和研讨会。

4月25日 市中医院制定公布关于开展职业精神和如何维护医院良好形象大讨论活动实施方案。

4月26日 在全省召开的护理工作会议上，市中医院心内科病房荣获省卫生厅颁发的"全省优质护理示范病房"荣誉称号，这是潍坊市县级医院中唯一获此殊荣的病房。护士长宋美爱被推荐为山东省"我最喜爱的健康卫士"候选人。

4月27日 市中医院举行心电远程监测会诊中心启动仪式，医院投资200余万元建成的潍坊市首家心电远程监测会诊中心正式启用。该心电远程监测会诊中心设在医院心内科，配备了远程心电监测服务器、心电数据采集盒和动（静）态心电图机等设备，首批筛选全市100家具有执业资格的社区、乡村卫生所为终端监测网点。该中心的建成，可以让患者不出社区、村，在家就可享受到心电分析专家的优质服务，提升了基层医疗机构的技术水平。举行启用仪式期间，沂源市中医院远程心电中心主任唐辉、潍坊市人民医院心内科主任赵令时教授分别做了《中国农村地区远程心电技术与推广》和《心律失常诊断与诊治》讲座，两家村卫生所负责人做了经验交流。市卫生局有关负责人，医院医疗集团所属卫生院负责人，部分社区、村卫生所负责人共60余人参加了启动仪式。

5月10日 宿春华被评为"高密市十佳护士"；李娟、唐丽、陈咏梅、刘亚男、张海燕、肖瑞霞、王友兰、胡金玲等被评为"高密市优秀护士"。

同日 市中医院举行"国医飘香、情满医院"颁奖典礼，对全院评选出的第四届德医双馨医护人员5人、星级护士21人、优秀临床护士41人、优秀团员青年8人、优秀团支部书记2人、优秀青年志愿者2人，进行表彰。

6月26日至27日 市中医院举行了消防安全知识培训和消防演练，邀请潍坊及高密公安消防部门的专家，结合具体案例，为全院职工讲解了消防安全知识，并现场指导医院进行消防演练。院党委书记范美云作消防演练动员，并出席了消防演练活动。

6月 医院建成朝阳街道卫生院血液净化中心，医院投资引进5台先进净化及配套设备，依托医院血液透析中心的管理、人才、技术力量建成的朝阳街道卫生院血液净化中心已开始接收肾病患者，开展透析业务。朝阳街道卫生院血液净化中心实行新农合一级报销政策，可最大程度减轻患者的经济负担，提高了朝阳街道卫生院的社会效益和经济效益，成为全市的医疗惠民工程之一。

7月13日 市中医院骨二科主任李克尊访学德国归来。这是高密市首位出国访学的医务工作者。此次去德国学习，李克尊直接对接椎间孔镜发明人Hoogland教授，成功学到了应用椎间孔镜治疗椎间盘突出症微创新技术。这项新技术是一种真正意义的微创，手术切口只有7mm，有效率在95%以上，术后2小时可以下床，使病人免于开放手术。目前学成归来的李克尊已在科内成功开展工作，在潍坊市内尚属首家。

同日 响应市委市政府提出的建设"健康高密"的号召，医院在全市开展"结石病全民防治免费大普查"活动。7月13日，市中医院组织15名医护人员，带着2辆救护车、3台B超机和血糖仪、血压计、宣传资料等，到大牟家镇郇李村，为当地3个行政村的200余名农民群众进行了免费测血压、测血糖、做心电图、做B

超检查、发放宣传资料等，受到了镇村干部和群众的好评。本次结石病普查范围包括所有市民、周边县镇村居民及外来务工者等，主要普查泌尿系、胆系中的"七大病种"，即肾结石、输尿管结石、膀胱结石、尿道结石和胆囊结石、胆总管结石、肝内胆管结石。并针对结石病患者寻结石专家难、看疑难疾病难的情况，科室开设绿色通道。

7月14日 市中医院举行山东省医师协会内分泌疾病治疗新进展学术报告会，山东省医学会内分泌专业委员会主任委员、山东大学齐鲁医院内分泌科主任任建民教授和潍坊市医学会内分泌专业委员会主任委员、潍坊医学院附属医院内分泌科主任惠宗光教授分别进行了《糖尿病治疗新进展》《甲状腺疾病治疗新进展》学术讲座，副院长秦福生出席并致欢迎辞，井沟、柴沟等10处卫生院的有关医务人员及医院部分医师共100余人参加了报告会。

7月25日 经市政府批准，市中医院设立市残疾人康复中心。

8月20日 高思合被评为"第十二批高密市专业技术拔尖人才"。

9月6日 医院刘晓媛、牟晓玉、王伟、刘柳等同志分别在高密市卫生系统女职工岗位创新技能大赛理论比赛中获得第九名、第十五名、第十六名、第二十八名的优异成绩。

10月24日 在潍坊市关于命名表彰第四批潍坊名医名护卫生名师和第三批潍坊首席公共卫生专家的通报中，高密市中医院曹沛德被命名为第四批潍坊名医,李娟被表彰为第四批潍坊名护。

11月8日 举世瞩目的党的十八大在北京召开。院党委组织广大党员干部集中收看了十八大开幕式盛况,认真听取了胡锦涛总书记所做的《坚定不移沿着中国特色社会主义道路前进为全面建成小康社会而奋斗》的工作报告。20日,根据市委部署,召开全院党员干部大会,贯彻落实党的十八大精神,要求全院广大党员干部认真学习党的十八大报告和习近平总书记的有关重要讲话精神,切实把十八大精神学习贯彻活动落实到推动医院建设发展上来。为进一步浓厚学习氛围,医院除利用橱窗、展板等信息平台进行宣传,专门在院报开设“深入学习贯彻十八大精神专栏”,从各种视角、各个角度全面展示全院上下学习贯彻的风采风貌和体会文章。

12月8日 市中医院在举行儿科咳喘病治疗中心揭牌仪式暨儿科学术报告会,来自潍坊妇保院的儿科专家张淑霞教授及全市卫生系统的120多名儿科医务人员参加了会议。会议期间,张淑霞教授等3位专家做了有关儿科咳喘病的诊治进展、管理及中医辨证治疗等方面的学术报告。

12月21日 在全国医疗卫生系统开展“三好一满意”示范医院评选活动中,市中医院荣获全国百家“三好一满意”示范医院荣誉称号。院长曹沛德荣获“2012年度全国医院优秀院长”和“全国医院管理突出贡献奖”荣誉称号。

12月31日 高密市中医院被山东省卫生厅公布为山东省中医药预防保健服务中心。

是月 市中医院开始实行“就诊卡”办法和制度,方便群众就医。

是年 市中医院全院完成门诊量16.7万人次,比上一年增长7.5%;住院16582人次,比上一年增长30.8%;住院手术4362例,比上一年增长6.4%;业务收入1.33亿元,比上年增长30.3%。医院荣获了中华医学会授予的全国百家“三好一满意”示范医院,潍坊市中医工作先进集体、青年志愿服务先进集体及高密市创先争优先进党组织、文化工作先进单位、先进基层工会、安全生产“双基”建设先进单位等荣誉称号,被市人社局、卫生局授予卫生工作突出贡献奖、卫生工作先进单位、“四项活动”先进单位、惠民医疗先进单位。

2013年

1月4日 市委学习贯彻党的十八大精神宣讲报告会在医院举行,市委学习贯彻党的十八大精神宣讲团成员、市政府党组成员、副县级干部仪义直做了宣讲报告,院党委副书记王朋主持报告会,医院全体干部、职工参加了报告会。仪义直结合高密市实际和自身学习的体会,主要宣讲了六个方面的内容,十八大报告的总体框架和布局;深刻领会十八大的主题和意义;中国特色社会主义开创和发展的历史进程;全面认识中国特色社会主义;中国特色社会主义的总依据、总布局、总任务;夺取中国特色社会主义新胜利的八项基本要求。全院干部职工聆听报告后,对党的十八大精神有了更加深刻的理解和掌握,决心以实际行动贯彻落实好党的十八大精神,认真做好各项医疗服务工作,为推进医院更好更快发展,为保障人民群众身体健康做出更大的贡献。

1月17日 市中医院成立复合外伤抢救中心,高思合任复合外伤抢救中心专家组组长,李宗江任副组长。

1月20日 高密市中医院获得高密市2012年度卫生工作突出贡献奖、被评为2012年度高密市卫生工作先进单位、获得"四项活动"先进单位和医疗惠民行动先进单位称号;医院泌尿外科副主任范永明被评为2012年度高密市卫生系统十佳服务明星,颜宏伟、李永刚、寇建荣、范燕、张秀珍、郭智贤、刘国华、刘晓媛、刘军等9人被评为2012年度高密市卫生系统先进工作者。

1月29日 郭杰、蔡亦军、张燕伟等3人获得2012年度高密市优秀科技工作者称号。

1月30日 市中医院公布成立重症医学科,刘杰任重症医学科主任,张缙任副主任。

2月2日 市委副书记、市长杨建华专程来医院走访看望老年科技工作者姜清洁,向他送上祝福,表示慰问,感谢多年来中医院和老年科技工作者为高密经济建设和卫生事业发展做出的贡献,院长曹沛德陪同走访看望。

3月2日 市中医院举行全市骨科疾病诊治新进展学术会,交流探讨骨伤骨病治疗经验,传授和掌握骨科疾病诊治新技术新项目,推进全市骨科疾病诊治向更高层次发展,向微创方向发展。会议期间聘请全国骨科关节病专业委员会主任、北京大学教授、博士生导师,北京大学第三人民医院主任医师陈连旭就骨科疾病诊治新进展做了学术报告。来自全市卫生系统的100多名骨科医师参加了会议。

3月5日 市中医院制定公布二级甲等中医医院复审工作实施方案,为确保"二甲"复审工作有序积极进行,医院成立了由院长曹沛德任组长、院党委书记范美云、副书记王朋、副院长秦福生、张林新、高思合任副组长、各科室主任、护士长为组员的医院等级评审工作领导小组。评审工作领导小组下设了等级评审办公室、医疗质量督导组、药事管理督导组、护理服务质量督导组、门诊、医技、院感、应急管理督导组、医院管理宣传督导组等工作小组,各督导工作小组均由一名院领导牵头,各督导工作小组在组长带领下,根据评审标准和细则要求,组织有关科室认真做好自查整改和迎接评审工作。

3月6日 医院根据市卫生局部署,在全院开展作风建设百日集中教育活动和"和谐医院""和谐科室""和谐家庭"创建活动,为推动活动深入开展,保障活动取得实效,医院成立了由院长曹沛德任组长的活动领导小组。

3月19日　市中医院召开四届五次职工代表大会,全体参会职工代表审议并表决通过了《2013年科室绩效考核管理办法》《2013年工作计划》《2012年财务预算执行情况和2013年财务预算报告》。会上,院长曹沛德做了提案解答报告,宣读表彰了《重症医学科规范化建设与管理》等9项优秀提案。

3月22日　市中医院为充分调动全院广大职工的积极性,制定公布了2013年科室绩效考核管理办法,职工工资由岗位工资和绩效工资两部分组成,岗位工资由医院按有关规定全额发放,绩效工资由医院按各科工作实绩提取到各科室,由科室职工的工作情况分别发放。

3月26日　德国著名教授Hoogland来市中医院指导微创治疗椎间盘突出症新技术。现年68岁的Hoogland为椎间孔镜发明人、欧洲前微创协会主席、德国前外科与创伤协会主席、北美前脊柱协会主席。Hoogland在医院期间到骨二科病房,会诊了2例椎间盘突出症病人,就椎间孔镜微创治疗椎间盘症新技术对该科的全体医师进行了现场指导。

4月26日　高密市调整市中医学会理事会,其中,市中医院院长曹沛德任副会长,李宗江任副秘书长,秦福生、张燕伟、郭杰、褚建文、禚秀梅、逄明梅等任理事。

5月6日　市中医院重症医学科病房被评为高密市优质护理服务示范岗,市中医院神经外科主管护师范燕被评为高密市十佳护士,孙建萍、宿春华、李海霞、王友兰、李艳芹、张秀珍、杨玫瑰、王丽荣等8人被评为高密市优质护理服务先进个人。

5月10日　市中医院通过全省首批"二甲医院"复审。5月9日至10日,由省中医药管理局组织的医院等级评审专家组一行13人,对医院进行二级甲等中医院复审,专家们通过进行全面、深入、细致的督查和评估后,对医院的整体工作给予好评,获得954.5分的好成绩,从而成功通过全省首批二甲医院复审。

5月19日　市中医院党委书记范美云、副院长秦福生到残疾人康复中心,看望了正在康复治疗的部分残疾儿童,并为4名家庭困难、康复时间长的残疾儿童发放了7000元的补助慰问金。

5月20日　市卫生局对2013年护士节系列活动先进集体和先进个人进行表彰,市中医院获得2013年护士节系列活动优秀组织奖,徐佳慧、邱艳被评为2013年护士节系列活动先进个人。孙祯、陈娇、冯真真、周世红、王丽荣、王凤娇、杜雪、管玉香、李忻怡、韩雨诺、徐佳慧、邓丽莹、王建凤、苏同政、范少鹏等被评为2013年护士节系列活动优秀演员。孙秀霞的《春风化雨润真情》获得佳作奖;李奉祥的《浓浓医患情》、潘永德的《身边的榜样》、王洪英的《工作着是快乐的》、邱艳的《看见》、范美云的《男人的爱藏得深》等获得了优秀奖。

6月15日　市中医院举行分泌代谢病诊治新进展学术会,该次学术会议由省医师协会和市卫生局中医科主办,由市中医院承办,山东大学齐鲁医院内分泌科主任侯为开教授做了学术报告,来自全市卫生系统的100多名内科医师参加了会议。

7月13日 由高密市中医院与潍坊市中医院共同承办的"全市基层中医药服务能力提升工程"暨"中医中药'进乡村、进社区、进家庭'大型巡诊公益活动"启动仪式在市凤凰公园门前举行。活动仪式上,潍坊市卫生局党委副书记、副局长孟庆阳出席活动仪式,并为被评为高密市第二批名中医的秦福生、李宗江、郭杰颁发了荣誉证书。活动期间,市中医院与潍坊市中医院及有关医疗机构的80多名中医专家举行了义诊咨询、免费健康查体、中医传统项目展示等活动,受到社会各界好评。

7月17日 市中医院举行与省千佛山医院心血管专业合作暨泰山学者敦聘仪式,市人大常委会副主任于钦明、省千佛山医院副院长于振海分别致辞,并为"心血管专业泰山学者岗位合作科室"及"泰山学者闫素华工作室"揭牌。

7月31日 市中医院心血管病专科、肛肠病专科、骨伤科、颈肩腰腿痛专科被评为潍坊市第四批市级重点中医专科(专病)建设单位。

9月5日 省残疾人联合会组织专家检查验收小组对市中医院残疾儿童康复中心进行了检查验收,专家组成员通过看现场、听汇报、查资料,对市中医院残疾儿童康复中心的建设和开展的工作

给予了充分肯定和高度评价。

9月16日 国家中医药管理局重点专科办公室主任崔咏梅、省中医药管理局副局长刘绍绪等有关领导,专程来高密市中医院就中医药工作进行调研。院长曹沛德、副院长秦福生陪同调研。

9月28日 "2013中国中西医结合学会泌尿外科专业委员会第十一次学术年会"在市中医院召开。这是全国泌尿外科专业首次在县级市召开并由县级医院承办学术会议,全国医界泌尿外科专业的600余名领导、专家、教授及骨干医务人员参加了会议,中国作家协会副主席、2012年世界诺贝尔文学奖获得者莫言和中国中西医结合学会泌尿外科专业委员会名誉主任委员张亚强教授分别为学术年会的召开发来贺词;中国工程院院士、北京大学第一医院郭应禄教授,中国中西医结合学会泌尿外科专业委员会主任委员韩瑞发教授,省中医药管理局副局长刘绍绪,山东中西医结合学会秘书长曹晓岚教授,山东中西医结合学会泌尿外科专业委员会主任委员周荣祥教授,高密市委书记范福生,高密市中医院院长曹沛德出席了会议。

11月5日 中国工程院院士石学敏专程来市中医院考察指导,并就有关医疗合作问题与医院领导进行了洽谈,初步达成了合作意向。院长曹沛德、副院长秦福生陪同考察。

11月21日 市中医院召开转变作风提升服务能力动员大会,提出并公布关于在全院开展"服务能力提高年"活动

实施意见,决定利用一年的时间,在全院开展"服务能力提高年"活动,以增强全院干部职工的主动服务意识,促进全院服务能力大提高。院长曹沛德做动员讲话,党委书记范美云主持会议,党委副书记王朋宣读了《高密市中医院关于在全院开展"服务能力提高年"活动实施意见》。

12月19日 高密市中医院被评为"潍坊市无烟单位"。

12月24日 市中医院肿瘤科、糖尿病(专病)被表彰为第五批潍坊市重点中医专科(专病)建设单位;市中医院曹沛德被评为第一批潍坊市中医优秀学科带头人;曹沛德、秦福生、李宗江、逄明梅等同志被评为第一批潍坊市基层名中医。

12月28日 市中医院特聘全国知名专家、青岛大学医学院附属医院脑科医院第一任院长、博士生导师、主任医师、神经外科名誉主任孟庆海教授为首席专家,院长曹沛德为孟教授颁发了聘书。

12月30日 市中医院在全国卫生系统开展的以"廉洁行医诚信建院,以党风引领院风"为主题的"全国百佳廉洁诚信医院"评选活动中,荣获"全国百佳廉洁诚信医院"荣誉称号,山东省仅有3家医院获得这一荣誉称号,高密市中医院是潍坊市唯一的一家。

是年 "往上挂靠向下延伸,整合优化医疗资源"工作取得突破性进展,开通了国家中医药管理局中医药专科远程视频平台,全院进行中医药先进理念、先进技术培训远程教育36次,提高了医护人员的诊疗水平;为社区和农村群众进行心电监测远程会诊2269人次,帮助卫生院开展血液透析2520人次;青年志愿者义诊查体2100人次;结石病免费普查7000余名村民;落实"五免五减"、惠民证等医疗优惠政策,为患者优惠费用10余万元。

是年 市中医院全院全年完成门诊量16.7万人次,比上一年增长7.5%;住院16841人次,比上一年增长3.8%;住院手术4362例,比上一年增长6.4%;业务收入1.43亿元,比上一年增长6.73%。

2014年

1月18日 市中医院召开深入开展创建"真情护理"服务品牌活动动员大会,提出并公布《高密市中医院关于深入创建"真情护理"服务品牌评选星级护士的实施意见》,医院成立了由院党委书记范美云任组长、副院长张林新任副组长、各护理单元护士长为组员的护理服务责任管理领导小组。要求全院上下进一步落实"客人式"服务模式,为患者提供超值服务、感动服务,用真情、技术及仁爱之心,尽己所能,关爱每一位患者,确保实现"让每一位病人满意走出医院"的工作目标。

1月18日 医院制定公布《关于加强康复医学中心建设和发展的意见》,意见提出,抓住医院建设成立国家针灸中心高密分中心的机遇,在医院西院区成立"医院医学康复中心"，将西院区建设成为规模、设施、技术、服务一流的康复中心。

1月21日 根据市卫生部门部署，为进一步规范医药购销和医疗服务行为，纠正医药购销和办医行医中的不正之风，着力解决社会关注、群众反应强烈、损害群众利益的问题，医院制定出台了《树立医疗卫生行业新风、纠正损害群众利益行为专项整治工作方案》。

1月26日 医院李永刚被评为2013年度高密市卫生系统十佳服务明星，李海霞、张秀纹、刘杰、杜长征、禚立琪、柳桂玉、王洪英、张淑芬、吕艳霞等9人被评为2013年度高密市卫生系统先进工作者。

3月6日 在山东省医院协会医院报刊专业委员会开展的2013年山东省优秀医院报刊评选工作中，市中医院院报《杏林苑》被评为山东省优秀院报。

同日 医院骨二科护士站被高密市妇联、市卫生局命名为"高密市卫生系统巾帼文明岗"；张兆玉、陈咏梅、侯美香、张红霞、张洪娟被评为"高密市卫生系统巾帼岗位明星"。

3月8日 医院举行庆"三八"暨"三个和谐"创建交流会，会议对医院开展的"三个和谐"（和谐医院、和谐科室、和谐家庭）活动情况进行了总结，对活动中涌现出来的先进个人进行了表彰。

3月20日 市中医院召开四届六次职工代表大会，院长曹沛德作代表提案

解答报告，对整理汇总的四大项、22条提案进行了解答，并对有关提案的落实进行了安排。参加会议的104名代表以举手表决的形式通过了《医院2014年科室绩效考核方案》《2014年工作计划》《2013年财务预算执行情况》和《2014年财务预算（草案）报告》。

3月26日 医院提出关于中医重点专科（专病）建设发展的意见，提出争取用5年左右时间，结石病专科在国家领先方面有新突破，中风病科、心内科、针灸科、肛肠科达到省级先进水平，其他专科达到潍坊市级先进水平，努力打造"强势专科全国闻名、重点专科省内著名、一般专科半岛知名"的高密中医专科优势品牌。

3月27日 市中医院举行与济南军区总医院技术协作医院揭牌仪式，院长曹沛德和济南军区总医院财经管理部主任刘恩靖大校分别讲话，并签署了两院技术协作协议。协议提出，两院建立技术协作后，济南军区总医院专家定期来医院进行技术指导、人才培养、开展科研等工作，帮助医院进一步提高各专业学科的高端技术水平。

4月1日 市中医院召开党的群众路线教育实践活动动员大会，公布下发群众路线教育实践活动实施方案，对全院开展党的群众路线教育实践活动进行了动员部署。要求全院广大党员干部充分认识开展党的群众路线教育实践活动的意义，高标准、严要求，扎实有效地做好每一个环节、每个步骤的工作，做好结

合文章,确保活动取得实实在在的成效。

4月20日 医院医疗综合大楼开工修建,医院医疗综合大楼高20层,建筑面积37000㎡。市中医疗综合大楼被高密市委、市政府列为2014年"十大民心工程",预计2017年5月份投入使用。

4月26日 市中医院聘任济南军区总医院主任医师、博士、硕士研究生导师付志厚和副主任医师、医学博士宋若先教授为院骨病科首席专家,院长曹沛德为两位教授颁发了聘书。受聘当日,两位教授到骨病外科门诊进行了坐诊,为部分患者认真细致地诊断了病情,到骨病外科病房进行了查房,对部分住院病人的治疗给予了指导,并为一名膝关节骨性关节炎患者施行了膝关节单髁置换手术。

4月28日 市中医院团委荣获共青团潍坊市委"潍坊市五四红旗团委"荣誉证书和奖牌。

5月10日 在高密市开展的"凤城十大健康卫士"评选活动中,市中医院骨二科护士陈咏梅获高密市"凤城十大健康卫士"荣誉称号。陈咏梅创造的"用心、用技、用情、用爱"的"四用"工作法,以优良的工作成绩,赢得了患者和社会各界的好评,成为全市卫生系统凤城十大健康卫士中唯一的一名护理工作者。

5月17日 市委书记范福生来市中医院医学康复中心(市残疾人康复中心),走访慰问残疾人和康复治疗工作人员,范福生深入到残疾人康复中心的运动疗法室、作业疗法室、言语疗法室、物

理治疗室、针灸治疗室等,看望了正在接受康复治疗的残疾人和实施康复治疗的工作人员,与他们亲切交谈,详细了解残疾儿童训练康复、功能恢复、家庭生活等情况,要求医院要用好残疾人康复中心这个平台,推进残疾人康复治疗,帮助残疾人增强生存本领,提高生活质量和幸福指数,真正实现"康复一人、幸福一家、温暖一片"的目标。院长曹沛德、党委副书记王朋等领导陪同走访活动。

6月27日 市中医院召开第五届职工代表大会,选举产生了新一届工会委员会及工会下设的经费审查委员会和女职工委员会,张聿伍当选为新一届工会主席。

7月3日 市中医院召开由职工代表参加的选举院务监督委员会会议,选举产生了由刘国华、王友兰、王笃仁、杜长征、张秀纹等5人组成的医院首届院务监督委员会,刘国华任监督委员会主任。

7月16日 市委书记范福生、市长杨建华带领市级领导班子成员及市属有关部门负责人,来市中医院对全市重点民生项目之一的医疗综合楼项目建设进行现场调度,市领导就加快推进项目建设提出了指导性的意见,要求加快推进项目建设进度,确保项目按质、按量、按时完成。院长曹沛德、党委书记范美云等陪同参加调度活动。

7月16日 根据《高密市百名医师支援卫生工作实施方案》要求,医院派出李晓辉、寇建荣、张缙、禚秀梅、杜坤一等

18名医师到乡镇基层医院支援农村卫生工作。其中，李晓辉挂职担任柴沟卫生院院长，寇建荣挂职担任柏城卫生院院长，张缙挂职担任井沟卫生院院长，禚秀梅挂职担任高密市经济开发区卫生院院长，杜坤一挂职担任密水街道卫生院院长。

7月18日 山东省科学技术协会批准同意成立高密市中医院院士专家工作站。

同日 高密市卫生局批准医院设置西院区。

是月 医院制定实施《高密市中医院关于加强护理运行机制改革的实施意见》，意见提出，全院护理单元改革护理排班模式，实行主管护士负责制，全面履行病情观察、治疗护理、心理护理，健康教育和指导等职责，为患者提供连续性、安全性的优质高效的全程护理服务，实现让患者满意走出医院的目标。

8月29日 院党委根据市委部署，召开党的群众路线教育实践活动专题民主生活会，按照"照镜子、正衣冠、洗洗澡、治治病"的总要求，院领导班子成员逐一进行深刻的对照检查，紧密联系思想、工作和生活实际，联系个人成长进步经历，对照征求意见情况，查摆出了自身存在的问题。班子成员相互之间也开展了诚恳、善意的批评，揭短亮丑，把问题摆到桌面上，对存在问题的根源有了更加清醒的认识，明确了下一步整改的方向和目标，民主生活会取得了"红脸出汗、加油鼓劲"的效果，达到了预期目的。

9月16日 市中医院举行中国工程院院士石学敏专家工作站和全国针灸临床研究中心高密分中心启动仪式，山东省科学技术协会、省卫计委、天津中医学院第一附属医院、潍坊市科学技术协会、潍坊市卫生局、高密市委市政府、高密市科学技术协会、高密市卫生局的有关领导和专家出席了启动仪式。启动仪式前，石学敏院士做了题为"醒脑开窍针刺法的临床应用及基础研究"的学术报告。启动仪式结束后，有关领导和专家参观考察了高密市中医药研发基地、"院士专家工作站"和医院医学康复中心。

10月 医院制定出台了评选《星级护士实施方案》。

11月12日 医院党委召开了党的群众路线教育实践活动总结大会，对全院党的群众路线教育实践活动工作进行总结，肯定了活动成效，总结了经验，找出了不足，并对下步坚持从严治党、抓好作风建设提出了新的要求，号召全院党员干部要以高度的政治责任感和使命感，继续打好作风建设这场硬仗，以干部作风的根本好转推动医院更好更快发展，为保障群众身体健康做出更大贡献。院党委副书记、院长曹沛德主持会议并做总结讲话，市委第五督导组组长、市卫生局局长党委书记张术盛参加会议。

11月18日 市中医院在医院门诊大厅举行以"治病防病，保健养生"为主的首届中医膏方养生文化节活动，3名中医师现场为市民及患者提供咨询、诊疗、开具膏方处方服务，500多人前来免费品尝了医院研制的膏方—薯蓣膏，参观了20多个品种的中药制剂，共向市民和患者发放中医膏方宣传资料2000多份。

是月 医院制剂室从院区整体扩建搬迁至高新区高新企业科技孵化器内。

12月30日 市中医院召开以"尊重、互信、和谐"为主题的第三届医师大会，对全院评选出的10名优秀医师、6名中医工作先进个人、10名住院病历书写优秀奖获得者及参加全市卫生系统岗位技能大赛获奖人员进行了表彰。

是年 市中医院全年完成门诊量22.8万人次，比上一年增长14.34%；住院18799人次，比上一年增长11.12%；业务收入1.59亿元，比上一年增长6.66%。

2015年

1月31日 高思合被市委、市政府授予"高密市领军型创新人才"称号。

2月11日 山东省政府副省长王随莲来医院检查指导工作，省政府办公厅、省卫生计生委等相关领导随行活动。潍坊市委书记杜昌文，市政府副市长潘强，高密市委书记范福生，市委常委、市委办公室主任徐振刚，副市长赵海龙，院长曹沛德，党委书记范美云，副书记王朋等领导陪同活动。

2月13日 医院逄明梅被评为2014年度高密市卫生系统十佳服务明星，李惠、李盛善、衣金蕾、张缙、李晓辉、刘爱华、杜坤一、鹿洪艳、马洪旭等9人被评为2014年度高密市卫生系统先进工作者。

3月13日 山东省卫计委主任刘奇一行7人来高密市中医院调研公立医院改革和医联体建设情况。刘奇提出市中医院要突出公立医院的公益性，围绕群众满意开展优良医疗服务，在现代医院管理、药品供应、医疗集团、分级诊疗、资源配置、药企联合等方面不断创新，将内部机制改革推向深入。同时，充分发挥中医药特色优势，打造中医诊疗品牌，提升中医院医疗服务能力，为保障群众健康做出积极贡献。潍坊市政府副市长夏芳晨，潍坊市卫计委主任杨锡光、副主任孟庆阳，高密市委副书记、市长杨建华，副市长赵海龙，院长曹沛德，党委副书记王朋等领导陪同调研活动。

3月16日 市中医院聘任潍坊市人民医院脑科医院副院长、神经内科主任、潍坊名医钟池教授为院神经内科为首席专家，院长曹沛德为钟池教授颁发了聘书。受聘当日，钟教授到医院神经内科坐诊，为部分患者认真细致地诊断了病情。此后，钟教授将每月定期来医院坐诊、查房、手术。

3月23日 市中医院召开五届一次职工代表大会，136名职工代表参加了会议，与会代表举手表决通过了《医院2015年科室绩效考核管理办法》《2015年工作计划》《2014年财务预算执行情况》和《2015年财务预算（草案）报告》。

3月25日 由省中医药管理局组织的评估专家组一行7人，在副局长贾青顺、副调研员陈高潮的带领下,对市中医院创建山东中医药高等专科学校非隶属附属医院工作进行了评估,评估专家组成员通过听取汇报、查阅资料、现场听课、进行教学查房观摩、实地检查,对医院的创建工作给予充分肯定和好评。

3月27日 市中医院与东软医疗合作引进的最新型64排螺旋CT正式开机,此次引进的东软医疗生产的最新型64排螺旋CT是医院通过"院企联合体"模式引进的,院长曹沛德、东软医疗有关负责人,以及来自全省各地医疗机构的100多名放射专业专家及医师参加了战略合作剪彩仪式。

4月11日 市中医院举办以定向培养高层次管理和技术人员为目标的"人才树"计划第一期培训班。医院开展实施的"人才树"计划,主要是定向培养高层次的管理和技术人员,目标是强化学员的高层次管理思维和技术能力思维,采取院内外讲课、交流及参观等形式进行培训,时间一年,参加培训的人员均为年龄40岁以下、学历为研究生和主治医师的本科生,首批列入"人才树"计划的人员共30人参加了培训。

4月16日 山东省委常委、常务副省长孙伟来市中医院调研医疗改革工作,对医院在公立医院改革、中医药研究与应用、医疗集团建设、惠民医疗等方面所取得的工作成绩给予肯定,并就下步如何做好有关医疗服务工作提出指导意见。潍坊市委副书记、市长刘曙光,市委常委、常务副市长邹庆忠,副市长王桂

英;高密市委书记范福生,市长杨建华,市委常委、办公室主任徐振刚;院长曹沛德、党委书记范美云、副书记王朋等领导陪同活动。

4月18日 医院制定公布《高密市中医院工作人员日常行为规范》,日常行为规范共8条,从医护人员的工作纪律、工作态度、着装要求等方面提出了具体要求和制定了相应标准。

同日 医院根据上级有关文件和规定,制定出台了《高密市中医院关于招标采购管理办法》,对医院的药品、医用耗材、医疗器械、后勤物资装备、基建及维修工程等项目的招标采购管理一一做出了具体规定。

4月21日 潍坊市残疾人联合会理事长原理来市中医院医学康复中心检查指导工作,原理通过听取汇报和实地检查,对医院医学康复中心开展的残疾人康复治疗工作给予高度评价。

5月9日 中医院召开庆祝"5·12"国际护士节大会,对全院评选出来的6名星级护士、10名优秀护士、10名岗位技术能手、9名演讲比赛获奖者和6个岗位技能竞赛优秀组织奖科室进行了表彰。

5月15日 市委副书记、市长杨建华来医院医学康复中心(市残疾人康复中心),走访慰问了正在接受康复治疗的残疾人和实施康复治疗工作人员,听取了党委书记范美云有关工作汇报,详细了解残疾人训练康复、功能恢复、家庭生活等情况,并对医护工作者为残疾人康

复付出的辛勤努力表示感谢。

5月21日至27日 市中医院组织中医、内科、外科、耳鼻喉科、妇科、内分泌科、中风科、心电图室等科室的专家和医务人员，先后到密水街道刘戈庄村和胶河生态发展区李家营村，免费为居民进行了测血压、做心电图、做B超等义诊活动，为200多位村民进行了诊断体检，并免费向居民发放了部分药品。

5月30日 市中医院举行内分泌代谢病诊治新进展学术会，此次学术会，由省医师协会和高密市卫生局、由市中医院承办，青医附院内分泌科阎胜利教授、潍坊市人民医院内分泌科柳林教授做了学术报告《高尿酸血症的诊疗进展》和《甲状腺结节的临床诊治》，来自全市卫生系统的100多名内科医师参加了会议。

6月19日 市中医院根据市卫计局关于在全市卫生计生系统开展"守纪律、讲规矩、做表率"主题教育活动的部署安排，在全院大力开展了"守纪律、讲规矩、做表率"主题教育活动，制定了"守纪律、讲规矩、做表率"主题教育活动方案，成立了以院长曹沛德为组长，以党委书记范美云、党委副书记王朋、副院长秦福生、副院长张林新、副院长高思合为副组长的活动领导小组，召开"守纪律、讲规矩、做表率"主题教育活动暨进一步改善医疗服务行动动员大会，动员全院干部职工立即行动起来，贯彻落实"三严三实"（严以修身、严以用权、严以律己；谋事要实、创业要实、做人要实）精神，争做

"守纪律、讲规矩"的表率，加强医疗服务管理，改善群众看病就医体验。院长曹沛德做动员讲话，院党委书记范美云主持会议，医院全体干部职工参加了会议。

7月13日 医院开展冬病夏治"三伏贴"活动，"冬病夏治"疗法是中国传统医学的特色疗法，就是利用夏季气温高，机体阳气充沛的有利时机，调整人体的阴阳平衡，使一些宿疾得以恢复。活动当天就吸引了400多名市民前来敷贴。

7月30日 威海市立医院骨关节科主任医师、PRP全国首席推介专家郭燕庆博士，来医院举行《PRP技术治疗膝骨性关节炎》学术讲座，并当场示范，做了4例PRP技术治疗骨性关节炎的手术演示，医院50多名医师参加学术会议和手术观摩。

是月 市中医院将行政办公区域从门诊楼搬迁到原国土局办公楼，腾出原办公区域给门诊医疗科室开展项目使用。

9月17日 医院举行新入院职工学习培训开班仪式，开展对新入院职工进行短期学习培训活动。院长曹沛德讲话，院党委副书记王朋和副院长秦福生、张林新、高思合出席开班仪式。此次新入院职工共有47人，其中在编5人、合同制42人。新入院职工是市人事部门及医院经过考试、面试等严格程序而择优招聘的，主要为医疗、护理及检验、麻醉等专业人员。

9月24日 由省卫计委、中医药管理局组织的检查评估组一行6人，到市

中医院对"二甲"持续改进工作进行了检查评估。潍坊市卫计委副主任王鸿勇、中医药管理科科长张晓静,高密市副市长赵海龙,院长曹沛德和副院长秦福生陪同参加评估活动。

9月29日 经市委组织部批准,市中医院成立西院区党支部。西院区党支部共有10名党员,院医学康复中心主任禚秀梅当选为西院区党支部书记。

10月11日 医院制定《护理单元实行"5S"标准化管理实施方案》,根据方案要求和安排,制定了专项考核标准和护理服务规范(护士礼仪规范和各科、人员、各班、各项操作礼仪规范指引),并按标准督导检查各科落实情况,通过"5S"(整理、整顿、清扫、清洁、素养)的推行,合理配置了资源,为患者及职工创造了安全、干净、整洁的工作就医环境,从而加强护士责任心,提高工作效率和护理队伍素养。

10月20日 在"九九"重阳节到来之际,医院西院区党支部组织党员和入党积极分子组成专家团队,到醴泉街道刘新村开展了以"关爱老年,维护健康"为主题的义诊活动,看望了村里的退休老党员,为村里的老年人免费进行测血压、测血糖、做心电图等健康查体,共筛查村民40余人次,针对不同村民的患病情况,给出了个体化的治疗方案及进一步查体方案,同时对合理的饮食和用药进行了指导,受到村民的好评。

10月21日 市中医院在门诊大厅举办了以"治病防病,保健养生"为主题的第二届中医膏方养生文化节,5名中医师现场为市民及患者提供咨询、诊疗、开具膏方处方服务,500多人前来参观并免费品尝了医院研制的多种保健养生膏,副院长秦福生出席活动。

10月23日 市中医院举行北京同仁医院眼科远程会诊高密基地启动暨光明基金发放仪式。中国健康促进基金会副秘书长夏禹富、北京同仁医院眼科研究所事业发展部主任白丽萍、市卫生和计划生育局、市教育局、市残疾人联合会的相关领导出席了仪式。夏禹富代表中国健康促进基金会向医院赠送了100万元的公益援助光明基金支票,市直医疗卫生单位及镇街卫生院负责人、眼科主任和技术骨干,医院中层以上干部、部分患者代表等共100多人参加了仪式。

11月10日 医院被国家卫生和计划生育委员会授予"全国爱婴医院"称号。

11月12日 医院党委举行"守纪律、讲规矩、做表率"专题讲座,邀请市委党校老师为全院400多名干部职工进行了专题辅导。院党委书记范美云主持了讲座。此次讲座,是医院党委对全院党员干部和职工进行法律法规教育的一项重要内容。主讲老师在讲课中,围绕着如何"守纪律、讲规矩、做表率"主题,结合大量真实案例与翔实数据,告诫和勉励党员干部要认清滋生腐败薄弱环节,提升自身免疫力,不断增强道德情操和自律意识,筑牢思想道德防线,作拒腐防变表率。全院党员干部和职工听讲后受益匪浅,一致表示,要在工作生活中,不断强化守纪律讲规矩德规则意识,时刻用纪律规矩规范约束自己,学法懂法守法用法,争做表率。

12月25日 市中医院召开高密市第一次心血管内科质控工作会议,市心血管内科质控中心主任、医院副院长秦福生主持会议,全市各医疗单位心血管内科负责人共18人参加会议。

是年 医院被山东省卫计委、山东省教育厅授予山东省中医药高等专科学校非隶属附属医院称号。

是年 医院数字化医院建设取得新进展。在全市医疗单位中率先与市卫计局信息平台建立了无缝隙对接,实现了与基层医疗单位的信息共享。

2016年

1月11日 市中医院召开医师工作会议,院长曹沛德在会议讲话中提出医师要有奉献精神、仁爱之心,要树立认证医学观点、精准医疗观点、终极诊断观点,为病人诊断治疗好疾病,全院医师弘扬医德,创新医术,精准治疗,规范操作,努力做一名"德医双馨"的好大夫。全院医师和职能部门负责人参加了会议。

1月12日 医院为推动创新活动开展,制定出台了《高密市中医院创新活动评审及管理办法》,办法提出了创新项目的申报、评审、奖励等程序,创新奖按类别分为技术创新、服务创新、管理创新三项,对每一项的创新申报条件和标准做出了具体规定,并对创新项目分别设置了一等、二等、三等及优秀四个级别的奖项,奖金从10000元至200元不等。

1月26日 医院张洪娟被评为2015年度高密市卫生系统十佳服务明星,郭占东、王凌、杨国荣、王建凤、张泽金、赵美、高志芳、王丽玉、任晓燕等9人被评为2015年度高密市卫生系统先进工作者。

3月5日 医院制定下发了《精品科室建设标准》和《精品科室建设考核细则》,要求各科室根据精品科室建设标准要求,逐项进行整改规范,医院组织专门人员根据精品科室考核标准每季度进行考核,总分达到90分以上者为精品科室,达不到标准的科室,要针对存在的问题进行整改提高。

3月6日 蔡亦军、刘淑兰被高密市政府授予"高密市技术拔尖人才"荣誉称号。

3月18日 医院制定公布《高密市中医院2016年科室绩效考核管理办法》,办法规定绩效工资由综合绩效工资、项目绩效工资、特殊岗位绩效工资三部分组成。综合绩效工资实行院科两级考核分配,项目绩效工资和特殊岗位绩效工资按医院项目绩效管理办法执行。

3月25日 医院制定下发了《高密市中医院关于加强门诊工作的意见》,对规范门诊诊疗、优化就医流程、加强门诊诊治项目开展、考核评价、组织管理等各个方面做出了具体规定。

3月28日 据省卫生计生委、省中医药管理局联合发文公布，经山东省中医药服务能力提升工程项目第四批中医药重点专科评审验收，市中医院心血管科被评审为省级重点专科，这是医院继结石病科之后，新增的又一个省级重点专科，也是潍坊市县级医院系统中唯一一家心血管省级重点专科。

3月30日 市中医院召开五届二次职工代表大会，全院共145名职工代表参加了会议。会上，院长曹沛德作提案解答报告，与会职工代表举手表决通过了《2016年科室绩效考核管理办法》《2016年工作计划》《2015年财务预算执行情况和2016年财务预算的报告（草案）》。

4月15日 医院提出制定《高密市中医院关于成立精准医疗会诊中心的意见》，提出医院依托先进的医疗设备和高层次人才，同时利用301医院远程会诊中心、北京同仁医院、青岛大学附属医院、济南军区总医院、潍坊中医院等一大批特聘专家，以及本院40多位具有高级技术职务职称的专家，使每位就诊者在市中医院就可享受到北京、青岛、济南等大医院专家的医疗服务。

4月15日 王友兰被评为2016年度"高密十佳护士"。林维龙、管敏、任晓燕、隋丽娟、牟晓玲、赵艳、李新凤、刘亚男被评为2016年度优秀护士。

4月20日 据山东省中医药管理局公布，高密市中医院秦福生、王秉隆两位医师被评选为山东省五级中医药师承项目第四批指导老师，马洪旭、刘翠翠和陈涛、刘龙被评为师承项目继承人。

4月26日 潍坊市政府副市长王桂英率领参加潍坊市卫生计生工作暨分级诊疗现场会的人员，专程到市中医院医学康复中心进行观摩指导。院长曹沛德、党委副书记王朋等领导陪同了观摩活动。

5月4日 市中医院召开"两学一做"（学党章党规、学习近平系列讲话，做合格共产党员）学习教育动员会，公布关于在全院党员中开展"两学一做"学习教育的实施方案，对全院"两学一做"学习教育进行部署，市委"两学一做"督导组成员刘同杰、袁承尧及市卫计局党委副书记蔡杰到会指导，院长曹沛德做动员讲话，院党委书记范美云，副院长秦福生、张林新、高思合出席会议，全院共150余名党员参加了会议。

5月9日 市中医院召开庆祝"5·12"护士节大会，对全院评选出的5名"年度星级护士"、10名"十佳中医护士"和10名"优秀护士"进行颁奖表彰。

5月20日 医院提出制定《高密市中医院关于成立综合服务中心的意见》，提出为提高医院门诊整体服务水平，完善门诊服务功能，医院决定在原来门诊办公室和门诊治疗室的基础上成立综合服务中心，设主任1名，副主任3名，工作人员5—7名。

6月1日 中国卒中学会宣布，高密市中医院在2015年成为中国卒中中心联盟医院的基础上，经中国卒中中心联盟（CSCA）严格审核，批准继续保持联盟医院的资质，时限三年。

6月2日　市中医院召开第二届团员代表大会，市卫计局团委书记杜聪，院党委书记范美云、副书记王朋、工会主席张聿伍及上一届团委成员及59名团员代表出席了会议，大会以无记名投票差额选举的方式，选举产生了新一届团委委员会，程鹏飞当选为新一届团委书记。

6月25日　市中医院召开五届三次职工代表大会，提出并讨论《高密市中医院关于专业技术职务竞聘及岗位等级聘用的实施方案》，工会主席张聿伍主持会议，院党委书记范美云出席会议，党委副书记王朋为与会的155名职工代表们详细讲解了该实施方案。经过充分讨论，会议通过了该实施方案。

同日　医院儿科被高密市委、市政府评为"高密市三八红旗集体"，范美云被评为"高密市优秀基层党务工作者"，吕艳霞被评为"高密市三八红旗手"。

6月28日　曹沛德被评为"潍坊市优秀共产党员"。

同日　行政后勤党支部被市直机关党工委评为"先进基层党组织"，大内科党支部书记宋美爱被市直机关党工委评为"优秀党支部书记"，范永明、王桂初、张缙被市直机关党工委评为"优秀共产党员"。

6月30日　程鹏飞、禚秀梅、田凤云、贾行磊被评为高密市卫计委系统优秀共产党员，王朋评为高密市卫计委系统优秀党务工作者，于勇评为高密市卫计委系统优秀基层党支部书记，钟玲评

为高密市卫计委系统优秀党建管理员。

同日　医院举行庆七一"颂歌献给党"联欢会，对全院评选出来的1个先进党支部、5名优秀党务工作者、29名优秀共产党员进行了表彰。

7月21日　医院举行山东省医师协会第五次内分泌代谢病诊治新进展学术会，此次学术会，由省医师协会主办、医院内分泌科承办，学术会上，青岛海慈医院内分泌科教授徐筱玮教授和潍坊市人民医院内分泌科刘长山主任分别做了题为《糖尿病的中西医结合诊治》《妊娠期糖尿病和妊娠期甲状腺病诊治》的学术报告，全院100多名医护人员参加会议。

9月12日　高密市中医院被潍坊市卫生和计划生育委员会办公室表彰为潍坊市基层中医药服务能力提升工程先进集体，王秀娟、禚秀梅被评为潍坊市基层中医药服务能力提升工程先进个人。

9月21日　由潍坊市卫计委副主任王鸿勇带领的专家组一行5人，到市中医院对血液肿瘤科、糖尿病科、康复科和小儿科等4个中医重点专科进行了评审检查。专家组人员通过听取汇报、查看资料、到科室现场评审，对医院的重点专科建设工作给予了肯定，认为医院血液肿瘤科、糖尿病科基本达到了潍坊市中医重点专科的标准，康复科、儿科基本符合申报潍坊市重点专科的要求。院长曹沛德，副院长秦福生、刘国华陪同评审检查活动。

9月20日　市中医院举行高密市志愿者协会中医院分会成立大会，高密市

文明办主任王勇、高密市团委书记周发家、高密市志愿者协会党委书记单政达出席成立大会,院党委书记范美云讲话。医院自2016年3月开展"志愿服务在医院"活动以来,志愿者为门诊和住院的病人提供导医、预约诊疗、咨询、陪同检查、取送检查报告单、费用查询、健康教育等服务,方便了患者就医,提高了医护人员服务水平,提升了医院在社会上的良好形象。高密市志愿者协会代表及医院志愿者协会成员100余人参加了大会。

是月 韩国著名专家金在哲博士到市中医院,应用先进的无痛技术对牙患病人进行牙齿种植。金在哲博士是韩国齿科种植牙齿研究协会会长、365+齿科和罗齿口腔医院代表院长、韩西大学齿科卫生科教授,拥有30多年的牙种植经验,与市中医院签订了中韩口腔科种植牙科技项目。

10月26日 由市卫计局主办,市中医院承办的"2016年中医中药齐鲁行"活动暨高密市第三届中医膏方文化节启动仪式在凤凰公园门口举行。院长曹沛德及高密市中医义诊专家近百人参加了启动仪式,9名中医师为市民及患者提供膏方咨询、中医诊疗、开具膏方处方等服务,吸引了不少市民前来参观。

10月28日 医院儿科、康复科被评为潍坊市第六批重点中医专科(专病)建设单位;糖尿病(专病)被评为潍坊市重点中医专科(专病)建设单位。

11月8日至10日 在烟台召开山东中医药高等专科学校临床教学工作会议上,市中医院取得山东中医药高等专科学校非隶属附属医院资格,并为医院授予了非隶属附属医院牌匾。院长曹沛德、副院长刘国华应邀参加了会议。

11月24日 市中医院召开全体党员大会,进行党委换届选举。党委书记范美云代表上一届党委做工作报告。会议严格按照《中共高密市中医院委员会党员大会选举办法(草案)》进行,实行差额直选,共推选8名候选人。选出党委委员6名,其中书记1名,副书记2名,委员3名,差额2名。范美云当选党委书记,曹沛德、王朋当选副书记,秦福生、高思合、刘国华当选党委委员。

是月 吕艳霞获省"医保工作先进个人"荣誉称号。

12月2日 曹沛德被评为山东省名中医药专家。

12月19日 市中医院召开五届三次职工代表大会,公布《高密市中医院2016年人事代理制职工中级职称聘任实施办法》。院长曹沛德出席会议并向职工代表们详细解读了本办法,工会主席张聿伍主持会议,全院148名职工代表参加了会议,通过讨论,职工代表大会表决同意了该办法的实施。

12月30日 高思合被评为2016年度潍坊市"金牌医生";李娟、张春红被评为2016年度潍坊市"金牌护士"。范永明、林月荣、张秀纹被评为2016年度潍坊市党员志愿者服务先进个人。

是年 中医院在胶河生态园发展区

颜家太洛村建立中草药种植基地,并创新开展包村帮扶工作。医院在市委、市政府的支持下,在市人文自然遗产保护开发促进会等部门的协助下,在胶河生态园发展区颜家太洛村建立中草药种植基地,医院在发展中草药种植基地的进程中,还根据当地实际,创新包村精准扶贫办法,对落实流转到中草药种植基地的土地,每亩给予村民1100元的补助。同时,对所包的颜家太洛村,投入资金12万元帮助修缮了办公场所,为300余名村民进行了免费查体,出资5000余元慰问了贫困党员和留守儿童。此项工作得到了市委的充分肯定,市委在医院所包村召开现场会,对医院的包村工作和精准扶贫项目在全市进行了先进经验推广。

是年 市中医院全年完成门诊量24.87万人次,比上一年增长1.6%;住院1.91万人次,比上一年增长1.3%;业务收入2.11亿元,比上一年增长15.48%。

第一章
院级机构与院务管理

第一节　院级领导

一、历任院级领导

1987年5月,高密县委、县政府决定建立高密县中医院,同时公布了由范天福、宿琪花、唐宜珍等3人组成的中医院领导班子,其中范天福任医院院长,宿琪花任院党支部书记,唐宜珍任副院长。

1988年10月,医院工会成立,医院党支部书记宿琪花当选为医院工会主席。

1989年9月,县中医院由副科级升格为正科级单位,院级领导干部也随之升格,院长和书记升格为正科级干部,副院长升格为副科级干部。

1991年10月,医院领导班子由三人增补充实至五人,新增补杨承祥、李善志为县中医院领导班子成员,其中杨承祥任副院长;李善志为工会主席,宿琪花不再兼任工会主席。

1992年9月,县委、县政府对县中医院领导班子进行调整,范天福任名誉院长,范作升自高密县第三人民医院(柴沟镇卫生院)调至中医院任院长兼党支部书记,杨承祥任副院长、副书记;唐宜珍任副院长;李善志任工会主席。院支部书记宿琪花调县妇幼保健站。11月,李善志调县卫生局工作,医院工会工作由副院长、副书记杨承祥负责。

1994年8月,杨承祥任副科级调研员,程玉晏调入中医院,任副院长并负责医院工会工作。

1996年11月,市委、市政府对市中医院领导班子进行调整,市卫生局党委副书记邱爱兰兼任中医院党支部书记,范作升任院长兼党支部副书记,程玉晏、王朋、曹沛德任副院长,王聚义任工会主席,实行党支部领导下的院长负责制。唐宜珍调离中医院。

1998年4月,中医院调整领导班子,邱爱兰不再兼任中医院党支部书记,范作升调到市人民医院任副院长,翟绪进自市人民医院调至中医院任副院长、党支部副书记,主持工作。

1999年4月,翟绪进任院长、院党支部书记。9月,管遵旭自部队转业到市中医院任党支部副书记,程玉晏因年龄原因,不再担任副院长职务。

2002年3月,王聚义因年龄原因不再担任工会主席职务,由院党支部副书记管遵旭兼任工会主席。

2002年12月,孙沛调入中医院任党支部委员、工会主席。

2003年10月,院长翟绪进离职,由院党支部副书记管遵旭主持医院工作。

2003年12月,市委、市政府对市中医院领导班子进行调整,副院长曹沛德任市中医院院长,党支部副书记,市妇女联合会副主席石丽,调入市中医院任党支部书记。

2006年9月,秦福生、张林新任医院党支部委员、副院长,秦福生兼任内二科主任,张林新兼任外一科主任。

2008年4月,范美云调入市中医院

任医院党支部书记,石丽调至市疾控中心任党支部书记。

2010年3月,市中医院党员人数达到102名,随着医院党员队伍的不断发展壮大,经上级组织部门批准,撤销高密市中医院党支部,成立高密市中医院党委,范美云任党委书记,曹沛德、管遵旭任党委副书记,王朋、秦福生、张林新、孙沛任党委委员,医院党委下设5个基层党支部。

2012年2月,因年龄原因,管遵旭不

再担任党委副书记职务。王朋任医院党委副书记,高思合任医院副院长、党委委员。

2013年5月,因年龄原因,孙沛不再担任医院工会主席、党委委员职务。

2016年5月,因年龄原因,张林新不再担任副院长、党委委员职务,任八级科员。

2016年7月,刘国华任医院副院长、党委委员。

高密市中医院历任领导任职情况表

姓　名	性　别	职　务	任职时间
范天福	男	院　长	1987.05—1992.09
宿琪花	女	党支部书记	1987.05—1992.09
唐宜珍	男	副院长、支部委员	1987.05—1996.11
宿琪花	女	工会主席	1988.10—1991.10
杨承祥	男	副院长、支部委员	1991.10—1992.09
李善志	男	支部委员、工会主席	1991.10—1992.11
范天福	男	名誉院长	1992.09—1998.04
范作升	男	院长、党支部书记	1992.09—1996.11
杨承祥	男	副院长、党支部副书记	1992.09—1994.08
程玉晏	男	副院长、支部委员	1994.08—1999.04
邱爱兰	女	党支部书记	1996.11—1998.04
王　朋	男	副院长、支部委员	1996.11—2010.03
曹沛德	男	副院长	1996.11—2003.12
王聚义	男	支部委员、工会主席	1996.11—2002.03
范作升	男	院长、党支部副书记	1996.11—1998.04

续表(一)

姓 名	性 别	职 务	任职时间
翟绪进	男	副院长、党支部副书记	1998.04—1999.04
翟绪进	男	院长、党支部书记	1999.04—2003.12
管遵旭	男	党支部副书记	1999.09—2010.03
管遵旭	男	工会主席	2002.03—2002.12
孙 沛	女	工会主席、支部委员	2002.12—2010.03
曹沛德	男	院长、党支部副书记	2003.12—2010.03
石 丽	女	党支部书记	2003.12—2008.04
秦福生	男	支部委员、副院长	2006.09—2010.03
张林新	男	支部委员、副院长	2006.09—2010.03
范美云	女	党支部书记	2008.04—2010.03
范美云	女	党委书记	2010.03—
曹沛德	男	院长、党委副书记	2010.03—
管遵旭	男	党委副书记	2010.03—2012.02
王 朋	男	副院长、党委委员	2010.03—2012.02
秦福生	男	副院长、党委委员	2010.03—
张林新	男	副院长、党委委员	2010.03—2016.05
孙 沛	女	工会主席、党委委员	2010.03—2013.05
王 朋	男	党委副书记	2012.02—
高思合	男	副院长、党委委员	2012.02—
刘国华	男	副院长、党委委员	2016.07—

（注：领导班子成员任职时间资料统计到2016年12月。）

二、医院管理委员会（院长办公会）

医院管理委员会（亦称院长办公会）主要由院长、书记、副院长等院级党政领导干部组成，是在院长领导下负责对医院发展中的重大问题进行讨论研究和对医院重大事项进行决策的管理组织。高密市（县）中医院自建院到2016年底，医院的院务管理主要以医院管理委员会（院长办公会）集体讨论决策的形式运行，会议时除医院管理委员会组成人员参加外，有时根据需要吸收办公室主任及有关科室主任、护士长参加。

从1987年8月到2016年底，市中医院管理委员会（院长办公会）其组成人员如下。

1987年8月医院开诊时，院长办公会议由范天福、宿琪花、唐宜珍等3人组成。

1991年10月，杨承祥调入中医院任副院长，李善志调入中医院任工会主席，院长办公会议组成人员增至5人。

1992年9月，范作升调入中医院任院长，范天福任医院名誉院长，宿琪花、李善志调出，院长办公会议由范作升、唐宜珍、杨承祥3人组成。

1994年8月，程玉晏调入市中医院任副院长，杨承祥任副科级调研员，院长办公会议由范作升、唐宜珍、程玉晏3人组成。

1996年11月，邱爱兰、王朋、王聚义调入中医院，其中邱爱兰任院党支部书记，王朋任副院长，王聚义任医院工会主席，曹沛德任副院长，唐宜珍调离中医院。院长办公会议由邱爱兰、范作升、程玉晏、王朋、曹沛德、王聚义等6人组成。

1998年4月，范作升、邱爱兰调出，翟绪进调入中医院任副院长，主持工作，院长办公会议由翟绪进、程玉晏、王朋、曹沛德、王聚义等5人组成。

1999年9月，管遵旭调入中医院任党支部副书记，程玉晏不再担任副院长职务，院长办公会议由翟绪进、管遵旭、王朋、曹沛德、王聚义等5人组成。

2002年3月，王聚义不再担任工会主席职务，12月，孙沛任工会主席。院长办公会议由翟绪进、管遵旭、王朋、曹沛德、孙沛等5人组成。

2003年12月，曹沛德任市中医院院长，石丽调入中医院任院党支部书记，院长办公会议由曹沛德、石丽、管遵旭、王朋、孙沛等5人组成。

2005年4月，秦福生、张林新任院长助理，院长办公会议由曹沛德、石丽、管遵旭、王朋、孙沛、秦福生、张林新等7人组成。

2006年9月，秦福生、张林新任副院长。

2008年3月，郭华任院长助理。4月石丽调出，范美云调入中医院任党支部书记。院长办公会议由曹沛德、范美云、管遵旭、王朋、孙沛、秦福生、张林新、郭华等8人组成。

2012年2月，管遵旭不再担任医院党委副书记，高思合任副院长。院长办公会议由曹沛德、范美云、王朋、孙沛、秦福生、张林新、高思合、郭华等8人组成。

2013年5月,孙沛不再担任医院工会主席、党委委员职务。10月,郭华不再担任院长助理职务。院长办公会议由曹沛德、范美云、王朋、秦福生、张林新、高思合等6人组成。

2015年12月,蔡亦军任医院管理委员会委员,医院管理委员会由曹沛德、范美云、王朋、秦福生、张林新、高思合、蔡亦军等7人组成。

2016年5月,张林新不再担任副院长、党委委员职务。7月,刘国华任副院长。12月,张聿伍、郭智贤、褚秀梅任医院管理委员会委员,医院管理委员会由曹沛德、范美云、王朋、秦福生、高思合、刘国华、蔡亦军、张聿伍、郭智贤、褚秀梅等10人组成。

第二节 院务管理

高密市中医院的院务管理体制和模式是随着医院的不断发展和医疗体制改革的不断深入而发展变化的,从1987年8月医院开诊到2016年12月,其院务管理情况如下。

1987年8月,高密县中医院成立开诊之初,以范天福为院长的医院领导班子,按照县委、县政府的要求和指示精神,实行党支部领导下的院长负责制的领导管理体制。在院务管理方面,由于单位小,领导班子职数少,医院没有成立院务管理委员会,医院的重大工作事项

和决策,采取定期召开由院长主持,院领导班子成员和有关科室负责人参加办公会的方式进行讨论决定。

1988年,根据县委、县政府和上级卫生部门有关大力推进以承包经济为主要内容的卫生改革精神和指示,医院制定出台了关于社会、技术、经济效益指标的试行草案。同时,为推进医院的制度化、规范化建设,医院还先后制定出台了《高密县中医院医务工作人员道德规范》《高密县中医院关于在卫生改革中加强医德医风教育,端正行业作风的规定》《高密县中医院关于实行公开办事制度》等一系列文件规定。

1989年,按照上级有关党政分开的指示精神,医院通过并公布了党政分工的决议,决定院长范天福重点负责全面的业务工作,同时负责门诊、病房工作;院党支部书记宿琪花重点负责党务工会和共青团的日常工作,同时负责后勤工作;副院长唐宜珍负责全院的外事工作,同时协助院长抓好业务和侧重药房工作。同时,根据县委、县政府加快和深化卫生改革的有关指示精神,医院与县卫生局签订了1989年度目标管理合同书;公布了《高密县中医院1989年发展规划》《高密县中医院管理改革实施方案》和《高密县中医院关于保持廉洁的有关规定》;根据县委部署,在全院广泛开展了跨行业优秀服务竞赛活动。

1990年,医院为提高医护人员的业务素质和技术水平,医院制订公布了《高密县中医院1990年人才培养计划》和

《高密县中医院1990年科研规划》，提出医院所有业务技术人员都要自学业务书籍，互相交流、共同提高；医院将定期请上级医院、科研学位教授来院讲学；定时组织业务讲座；定期派人参加学术交流会；在科研方面提出要采取稳妥的措施，选择可行的课题，用以老带新的方法加大医学科研工作的力度，重点突出中医特色。制定公布了《高密县中医院工作制度与工作人员职责》，大力开展了"三学三创"[三学：学雷锋、学白求恩、学英雄模范人物；三创：创优质服务、创文明单位、创四有（有理想、有道德、有文化、有纪律）新人]。活动。

1991年，医院制订公布《高密县中医院1991—2000年事业发展概略规划》，为推动医院的规范化发展，分别成立了由院长范天福任主任委员、班子有关领导和科室负责人任委员的"高密县中医院医事委员会"和"高密县中医院药事委员会"。

1992年9月，医院领导班子进行调整后，医院领导班子随即对院务管理进行了重新分工。院长、院党支部书记范作升全面主持医院的整体工作，负责其组织、计划、决策、监控和分解等管理工作运行，履行法人代表职责，实施人、财、物集中把关；副院长、副书记杨承祥分管党务和行政，围绕中心工作，协助主要领导做好组织、人事、行政和事务管理，负责党员和职工的思想教育，完成院内外事物的联系、接洽、应酬和协调，并随机替代和协助主要领导的部分工作；副院

长唐宜珍分管业务，负责医院的技术质量管理，带领全院行政和业务技术人员，不断推进医院的技术开发和建设，努力提高全院的整体业务水平；工会主席李善志负责全院的工会和红会工作，同时分管医院的后勤工作，围绕中心工作和临床业务，完成医院的基建、维修和物资供应，并参与协助和监督医院的整体工作，解决好职工的生活和福利；名誉院长范天福指导和协助院领导一班人完成全院的行政管理和技术建设，参与医院重大问题的决策论证，负责医院重大学术的引进、联系、接洽和协调，指导全院的科研工作。同时，医院还制定出台了《医院对科室百分考核方案》《医院行政管理考评办法》《医院卫生考核办法》，以及鼓励开展外科手术、工作人员值班岗位责任制、麻醉药品的管理办法和车辆管理规定等一系列文件规定。

1993年，医院对科室进行调整，将全院原有的13个科室，调整缩编为内儿、外科、妇产、针灸（兼五官）、急诊（兼城区医疗服务队）、辅检（化验、放射、心电、B超等）、药剂、后勤和行管（医务科、办公室、财务）9个科室。加大医院改革发展力度，制定出台了《医院整改管理开发实施方案》，分别在西创业街、立新街和张吉村设立了3个城区医疗服务中心和院外门诊部，同时，还制定公布了《中医院技术开发实施方案》《关于城区医疗服务中心的运行及其门诊部承包经营责任制暂行管理办法》《关于对车辆用油和维修的管理办法》《关于公费医疗管理的有关

补充规定》《关于对洗衣房、伙房以及出诊、转诊、会诊的管理办法》等一系列管理办法和规定。

1994年，医院制定了业务培训计划，并制定了加强进修实习人员管理的规定。为进一步加强医院的规范化管理，医院制定了住院病案暂行管理办法、门卫管理办法和结石病病人诊治管理暂行规定；成立了由院长范作升任主任委员、班子有关领导和科室负责人任委员的医院质量管理领导小组和医院感染管理委员会。

1995年，医院提出创建二级甲等中医院的目标，并按照甲等中医院的标准要求，为提高医院医疗诊断水平，先后购置引进了德国西门子全身CT机和美国产BG彩超等高档医疗检查设备。同时，医院还针对医院资金不足，采取发动职工以集资入股的方式，添置全自动血细胞计数仪等设施。

1996年，医院大力开展争创二级甲等中医医院活动和创建爱婴医院工作，制定了《创二甲医院实施方案》，并根据工作开展的要求设立医疗、医技、护理和管理四个专业组。同时，结合创建二甲和爱婴医院工作，医院制定了院科两级目标责任制管理实施方案及质量管理方案。同年，医院被国家中医药管理局命名为"二级甲等中医院"和全国爱婴医院。11月，医院领导班子进行调整，由卫生局党委副书记邱爱兰兼任党支部书记，在医院管理体制上实行党支部指导下的院长负责制。

1997年，医院先后制定出台了院科两级目标责任制管理实施方案和医院基本建设总体规划方案，并加强了对医院作风纪律的整顿，对医院职工聚众赌博的情况进行了通报处理。

1998年，医院结合市委、市政府关于开展教育整顿活动的部署，先后制定公布了《关于认真贯彻市委开展教育整顿活动的实施意见》《关于医院领导班子成员严于律己、清正廉洁的规定》《关于加强职工思想作风建设的规定》《关于加强劳动纪律的规定》等一系列文件，出台了医院关于行政管理、业务管理、固定资产管理、公费医疗管理、医务人员参加学术交流会等工作的有关规定和办法。为加强医院的规范化建设，还成立了"医院民主议事委员会"和医护质量管理委员会、病案管理委员会、药事管理委员会、医疗安全管理小组四个医疗管理组织。

1999年，医院制定公布科室管理考核运行细则和关于分配制度改革暨科室综合目标管理的实施方案，并提出了科研及论文的奖励、宿舍区管理、车辆管理、对医院固定资产的管理等办法，制定了夜班补贴、手术误餐补贴的发放和禁酒等规定，医院与职能科室签订了职能科室主任年度目标责任书。为进一步加强护理工作，制定了关于开展整体护理的实施意见。为加强医院的综合管理，还制定公布关于物资采购、领取、维修、使用以及社区卫生服务站的管理办法。此外，医院还成立了以院长翟绪进任组长的文档保密领导小组和以副院长王朋任主任委员的临床输血管理委员会。

2000年，为加强医院的医德医风建设，医院制定出台了关于在全院推行政务公开制度的实施方案。为进一步加强和推动医院结石病重点专科的发展，进一步提高结石病的医疗技术和水平，医院在成立"高密市结石病研究中心"的基础上，又成立了由曹沛德担任组长，由高思合、宋亚明担任副组长，由外一科、放射科、碎石室、彩超室组成的结石病研治协作组，并制定了相应的工作制度和诊疗常规。同年，医院还认真贯彻落实《传染病防治法》和上级有关文件会议精神，制订了霍乱病防治工作计划，并成立了由院长翟绪进任组长的霍乱病防治领导小组和由副院长王朋任队长的霍乱病防治机动队。

2001年，医院在全院党员干部中开展"学党章、守纪律、正党风"的教育活动，为进一步加强医德医风建设，制定公布了关于在全院开展行风民主评议活动的实施意见。医院根据上级有关深化医疗体制改革的部署要求，成立了由翟绪进担任组长的医保管理领导小组及工作班子。为确保临床合理用药、安全用药，医院还根据上级指示精神，制定了关于医师（士）处方权限的有关规定。同时，医院制定公布医学鉴定工作制度，成立了以副院长曹沛德任组长的医学鉴定小组和孕、产妇抢救领导小组。

2002年，医院积极响应潍坊市卫生局提出的卫生系统争创行风建设十佳行业的号召，在全院开展了一次以摆问题、

订措施为主要内容的科室管理月活动，为确保活动的顺利进行，医院还制定出台了加强行业作风建设和开展科室管理月活动的实施意见，成立了由院长翟绪进担任组长的加强行业作风建设领导小组。为鼓励职工积极参加和开展科研活动，医院制定了关于职工参加科研、论文、院外学术会议的有关规定。为加强后勤管理，医院制定出台财产物资管理运行办法，严格物资的采购、保管、供应和维修四个环节及固定资产的管理登记、统一调配等流程运行。为切实加强中医中药工作，医院成立了由副院长王朋担任组长的中药质量验收小组。

2003年3月，部分地区发生"非典"疫情，为及时迅速、高效有序地处理"非典"疫情，把党中央、国务院和省市党委、政府的一系列指示精神落到实处，确保医院不发生"非典"暴发流行，医院成立了以院长翟绪进任组长的非典型肺炎防治领导小组，制定了"非典"防治工作方案，医院与市卫生局签订了"非典"防治工作的责任书，院长与各办组负责人、各办组负责人与工作人员层层签订责任书。5月，医院成立"一办五组"（防治非典型肺炎工作办公室、诊断救护组、卫生防疫组、后勤内务组、药品保障组、外来人员跟踪调查组），明确了具体分工和职责，制订了非典型肺炎应急预案，成立了以医院团支部书记张聿伍为队长的医院抗"非典"青年突击队。为防止"非典"疫情的输入，要求各科室每位职工加强对外来和返乡人员的监控，对外来和返乡

人员名单及时上报外来人员跟踪调查小组。

2004年,医院领导班子调整后,对院务管理工作进行了重新分工,院长曹沛德负责医院全面工作,侧重抓医疗质量管理、人事管理和财务管理;党支部书记石丽分管医院行政管理工作,分管党建、精神文明建设、医德医风建设、服务质量、组织纪律、行政后勤科室管理工作;党支部副书记管遵旭协助书记工作,分管后勤和院容院貌建设、社会治安等工作;副院长王朋分管全院医疗业务工作,协助院长抓医疗质量管理、业务技术开发和医务科、护理部的管理工作;工会主席孙沛分管工会、妇女、计划生育和职工生活等工作。根据市委、市政府的部署安排和医院实际,大力开展了加强医疗行风建设的活动,制定出台了关于对医药购销和医疗服务中不正之风开展专项治理的意见,并成立了以院支部书记石丽为组长的专项治理领导小组和加强医疗行风建设领导小组。同年,医院还制定并公布了突发性事件医疗救援应急预案;成立了以副院长王朋为组长的医疗技术指导小组,制定公布了《医疗技术指导小组管理办法》。

2005年,医院大力开展文化建设活动,先后制定出台了关于切实加强廉政文化建设的实施意见、开展"满意在医院"活动的实施方案、实施"二零一"(职责零缺陷,服务零投诉,力争让每一个患者都满意地走出中医院)工程考核办法等文件,推动医院文化建设不断向纵深发展。为加强医院的后勤财务管理,医院制定公布了行政车辆管理使用制度及文件材料打印复印的管理办法。针对各地出现的人禽流感、流感疫情,医院根据上级指示,制定了防控人禽流感、流感疫情应急预案,并成立由院长曹沛德担任组长,副院长王朋担任副组长的医院人禽流感、流感防治领导小组。

2006年,为进一步推动医院文化和精神文明建设深入开展,医院成立了由院党支部书记石丽任主任委员、副书记管遵旭、工会主席孙沛任副主任委员的精神文明建设委员会。精神文明建设委员会下设办公室,以确保医院文化和精神文明建设的各项工作落实。制定了关于开展"德医双馨医护人员"评选活动的意见,在全院上下大张旗鼓地开展了评选活动,首届评选出了秦福生、刘国华、郭杰、李金玉、高思合、李娟、张佩玲等7人为"德医双馨医护人员",医院对获得这一荣誉称号的人员进行了表彰奖励。同时,医院还制定出台了关于开展"星星文化"建设活动和关于在全院开展创建学习型医院活动的实施意见。为进一步巩固医德医风教育成果,医院还先后制定公布了《高密市中医院关于开展治理医药购销领域商业贿赂专项工作实施意见》《高密市中医院医疗纠纷防范与处理规定》《高密市中医院关于加强病人服务投诉管理的意见》等文件。

2007年,医院提出开展"以病人为中心,以提高医疗服务质量为主题"的医院管理年活动,并成立了由院长曹沛德任主任委员、由班子其他领导任副主任委员的"医院管理年"活动委员会。委员会下设由分管领导任组长的医疗质量管理、护理质量管理、药事医技管理、行政管理、后勤管理等5个领导小组。同年,为推动医院医疗技术进步和医疗水平提高,开始开展"1.1"创新活动。"1.1"创新活动的内涵是要求医院每一个科室、每一位职工都要立足本职岗位,发挥主观能动性,创造性地开展各项工作,一年内在技术、服务、管理等方面至少开展一项创新。这项创新评价的标准是,对医院来说,必须是在高密市内先进或高密市以上先进;对科室和职工个人来说,必须是在院内先进或市以上先进的。为推动这一创新活动的开展。医院成立了由院长曹沛德任组长、由院党支部书记石丽、副院长王朋任副组长的创新活动领导小组。

2008年,医院提出关于在全院开展规范化建设管理年活动的意见,建立起了全院性的规范和科室性规范123个,并将这些规范编辑出版了《医院管理规范汇编》,发放到职工人手一份,做到有岗位就有规范,有操作就有规范,营造出人人按规范做事的良好氛围。结合规范化建设管理年活动的开展,医院还先后开展了搞好"两好一满意"(服务好、质量好、群众满意)和关爱患者活动,在开展"两好一满意"活动中,医院制定了"满意在卫生"活动工作方案,成立了以院长曹沛德为组长,院党支部书记范美云为副组长活动领导小组。在开展关爱患者活

动中,医院召开了关爱患者活动动员大会,提出在全院打造护理亲情服务、主动服务、感动服务品牌。为推动活动的深入开展,医院还做出了《关于在护理人员中开展关爱患者活动的意见》。5月12日汶川大地震后,医院积极响应上级"一方有难,八方支援"的号召,在第一时间组织全院职工为灾区人民捐款22300元,同时全院党员还踊跃缴纳特殊党费9850元支援灾区。在此基础上,作为救治灾区伤病员后备医院,除将价值6万多元的药品送往灾区外,还从领导、技术力量、床位、车辆、血液等方面,及时做好了救治灾区伤病员的准备工作。期间,医院于勇、杨家顺先后赴川参加抗震救灾工作,受到省、潍坊市及高密市委、市政府的表彰。医院针对在医疗、护理、医技、行政、后勤等不同的岗位上存在大量临时工问题,提出了《关于中医院现有临时工作人员择优聘用合同制工作人员的办法》,通过报名、资格审查、笔试、民主评议和奖励加分相结合的方法,在全院临时工中录用了112名合同制职工,为众多临时工解决了后顾之忧。医院这一做法受到市人事、卫生等部门的认可和推广。

2009年,医院根据市委、市政府关于深入学习实践科学发展观活动的部署,在全院上下广泛深入地开展了形式丰富多彩的学习实践科学发展观活动,取得良好效果,受到市委、市政府的充分肯定。在对外合作方面,医院建成为解放军总医院远程医学站点医院,9月,举行

了解放军总医院远程医学高密站点医院揭牌仪式。为推动医院医疗技术水平的提高,医院组织召开了首届医师大会,评选出了刘国华、高思合、蔡亦军、郭杰、李克尊、乔日东、于勇、赵洪乾、张清洲、刘淑兰等"十佳医师";成立了心脏血管介入治疗中心,开展了冠状动脉造影、脑血管造影、肾动脉造影、下肢动脉造影、下腔静脉滤器置放新技术;在门诊二楼建起了国医堂,开展中医诊疗,打造了医院的中医特色优势和品牌;结石病专科争创了山东省重点中医专科;中风病专科被列为国家中医药管理局农村中医重点专科;心内科建设高密市重点专科,治疗心脏血管疾病技术达到了国内同级医院先进水平。此外,医院还开展了"关爱农民健康"百村万人免费查体活动,组织内科、外科、妇科、B超、心电图等科室的医务人员,自带车辆和医疗器械,到柴沟镇注沟社区高家大洴村,免费为农民群众健康查体,减轻了农民的就医负担。

2010年,医院提出深入开展作风建设年活动,以作风建设年活动为契机,以深化"两好一满意"活动为主题,切实转变医疗服务作风,切实解决医护人员在服务质量和作风建设上存在的突出问题。医院还根据上级有关指示精神,加大了深化医院体制改革的工作力度,成立了由院长曹沛德任组长、党委书记范美云任副组长的公立医院改革领导小组。并在全院范围内开展了公开选拔患者服务中心工作人员活动,对医院的用人制度改革进行了一次有益的尝试。结

合作风建设年活动开展,医院开展创建"真情护理"服务品牌活动,围绕构建和谐的护患关系,医院制定公布了《关于创建"真情护理"服务品牌的实施意见》,在全院护理人员中树立主动服务、微笑服务、超值服务的工作理念,这一活动的开展,收到了良好的效果,获得了山东省"首批医患和谐示范医院"荣誉称号。

2011年,医院大力开展建设"人民满意医院"和改革试点活动,制定出台了建设"人民满意医院"活动实施方案,通过活动的开展,促进了医院职工工作理念和守法理念文化底蕴的进一步形成。在医疗技术方面,神经外科成功承办了2011年"中国医师协会全国高血压脑出血辩证微创治疗新进展学习班",得到了200余名国内知名专家及入会医师的好评;结石病科开展的三级以上肝内胆管结石碎石取石技术达到国内领先水平;心内科完成心脏冠脉介入手术203例,居潍坊市县级医院前列。在护理工作方面,医院制定公布了关于开展"优质护理服务示范工程"活动方案,并与青岛大学医学院附属医院护理部正式结为对口支援协作单位,"优质护理服务示范工程成果"在全省"2011护理管理模式创新实践论坛暨优质护理服务成效交流大会"上进行了展示。医院还进一步加强了中医学科的建设,医院重视加强中医体系建设,出台了《关于加强中医药工作的意见》;承办了高密市第一届中医药论坛;建成了山东中医药大学教学医院、潍坊医学院附属医院和潍坊市中医院技术协

作医院；在全省组织的"中医管理年活动"检查评审中，荣获了潍坊市第一名的好成绩。

2012年，医院提出进一步深化医院文化建设，开展"作风提升年"活动，努力实现文化强院新突破；加强医院经营管理，开展"项目创新年"活动；加强医疗护理工作，开展"稳步发展年"活动，努力实现医护质量新提高。围绕工作目标，医院深入开展了职业精神和如何维护医院良好形象大讨论活动，并制定公布了关于开展职业精神和如何维护医院良好形象大讨论活动实施方案。为加强和完善医院管理，医院设置了督察科、质量管理科、保险科、感染管理办公室、经济管理科五个科室。进一步加大对外合作工作力度，建成了华东地区结石病防治基地山东第一基地。同时，不断加大医疗社会服务的工作力度，除组织医护人员，带着救护车、B超机和血糖仪、血压计、宣传资料等进村入户，为农民群众进行免费测血压、测血糖、做心电图、做B超检查和发放宣传资料外，还建成了潍坊市首家心电远程会诊中心和高密市中医院朝阳街道卫生院血液净化中心。其中，医院投资100余万元，为首批筛选出的全市86家具有执业资格的社区、乡村卫生所免费安装的100台国内先进的十二导联同步24小时全程监控远程会诊系统，可以让患者不出社区、村、在家就可享受到心电分析专家的优质服务，提升了基层医疗机构的技术水平。

2013年，为充分调动全院广大职工

的积极性，医院创新改革分配管理运行机制，制定出台了绩效考核方案，引入"股份"理念强化绩效考核，建立起医院、科室投入与产出、贡献与回报的合理分配运行机制，实现了医院、科室、个人共赢的目标。其中，职工工资由岗位工资和绩效工资两部分组成，岗位工资由医院按有关规定全额发放，绩效工资由医院按各科工作实绩提取到各科室，由科室根据职工的工作情况分别发放。为加强对医院人才的管理，医院先后制定公布了医院关于专业技术人员实行院内聘任意见、医院卫生系列高级专业技术职务人员推选实施方案和医院中层干部综合考评工作实施方案等文件，并成立了由院长曹沛德任组长，党委书记范美云及班子其他成员任副组长的领导小组。为增强全院干部职工的主动服务意识，促进全院服务能力大提高，医院提出大力开展转变作风提升服务能力活动，并制定公布了关于在全院开展"服务能力提高年"活动实施意见。为提高医院的医疗水平，大力实施"往上挂靠向下延伸，整合优化医疗资源"战略，中国工程院院士、北京大学第一医院郭应禄教授和中国工程院院士、天津中医药大学第一附属医院名誉院长石学敏教授，先后来医院考察指导。与省千佛山医院心内二科结成"心血管泰山学者岗位合作科室"，成立了"泰山学者闫素华工作室"，闫素华教授定期来院进行手术查房、人才培养、开展科研工作等，促进了心内科的发展壮大，至年底，全院共有10余名国家及省内知名专家每周来院查房、带教,提高了相应专业人员的技术素质。深入开展以"1.1"创新为主要内容的创新活动,先进的技术项目不断增加,一年来全院共开展先进的技术项目83项。其中,世界椎间孔镜发明人、德国著名教授Hoogland先生专程到医院骨二科进行现场指导,充分肯定了开展的椎间孔镜治疗椎间盘突出症微创技术,认为达到国内先进水平。在中医中药方面,开通了国家中医药管理局中医药专科远程视频平台,全院进行中医药先进理念、先进技术培训远程教育36次,提高了医护人员的诊疗水平;创建了山东省中医药预防保健服务中心,开展了治未病工作。此外,还进一步做好医疗惠民工作,承办了"全市基层中医药服务能力提升工程"暨"中医中药'进乡村、进社区、进家庭'大型巡诊公益活动",组织了20多位中医专家在市区巡回进行了义诊咨询、免费健康查体、中医传统项目展示等活动;为社区和农村群众进行心电监测远程会诊,帮助卫生院开展血液透析,在农村开展为农民群众义诊查体、结石病免费普查、残疾儿童康复救助等活动。

2014年,为加强对院务工作的监督,医院从符合条件的干部职工中,民主选举产生了由五人组成的医院首届院务监督委员会。院务监督委员会的主要职责是对医院贯彻执行党的路线、方针、政策、国家法律法规情况以及执行职工代表会议决定和决议情况进行监督。参与制定医院财务预算和各项财务管理制度,监督医院投资建设、更新设备情况和专病专科项目建设、医疗技术更新等情况;监督职称评聘、人员外出进修、岗位竞聘等情况,对医院资金、资产和资源的管理进行监督,具体包括医院资金流向、费用开支等情况进行监督检查。对院务公开和党务公开等制度落实情况进行监督,对公开内容是否全面真实,公开时间是否及时,公开形式及程序是否规范等进行审查。对院级重大事项民主决策情况进行监督。监督院务决策是否按照规定程序进行,及时指出和纠正违反政策程序的行为。对干部履行职责和廉洁自律情况进行监督。在加强院务管理方面,创新推行了岗位管理、职责管理、量化管理,确保了职责落实,提高了工作效率。创新护理改革运行机制,制定出台了《关于护理运行机制改革的意见》和《关于深入创建"真情护理"服务品牌评选星级护士的实施意见》,要求各科室要创新护理服务模式,开展各具特色的品牌创建活动,提升护理服务内涵,提炼出科室护理服务品牌;全院护理人员要积极参与到"真情护理"服务品牌创建活动中去,热爱护理岗位,落实"客人式"服务,加强"三基三严"训练,提升技术操作水平,积极争创星级护士。通过深入创建"真情护理"服务品牌活动,使全院的护理工作再上一个新台阶,在社会上打响中医院独具特色的优质护理服务品牌。深入推进医疗制度改革,全面实施药品零加成制度,加大结构调整力度,扎实开展了"综合服务能力提高年"活动,全面提升了职工整体素质和综合服务能力。开展了"树立医疗行业新风、纠正损害群众利益行为专项整治活动"，推出建立院企联合体、与医药经销商代表签订廉洁协议书、医护人员签订"三增一禁"便民服务承诺书等举措，倡导了行业新风。

2015年，医院在院务管理上，突出抓了以下工作。一是进一步加大了的绩效考核工作力度，完善落实了新的科室绩效考核管理办法，加大了对工作量、工作质量、工作效率等综合绩效考核，采取职能科室每月考核临床医技科室，临床医技科室每月对职能科室进行满意度测评的办法，根据考核和测评结果，与绩效工资挂钩，减少了平均绩效发放，增加了效率和项目绩效，确保了职工待遇，调动了科室和职工的工作积极性，促进了各项工作再上新台阶。二是狠抓了医疗质量和服务水平的提高。在医疗制度上全面落实核心规范，完善了护理质量控制体系，使各项护理目标值达到了标准要求，全面提升了服务质量。三是深入开展了"1.1"创新活动，实施了"人才树"培训计划，对首批列入"人才树"计划，年龄40岁以下、学历为研究生和主治医师的30名医务人员，采取院内外讲课、交流及参观等多种形式进行定向培训，为医院的持续发展培养和储备高层次的管理和技术人才。四是对科室采取分类管理的方法，将科室分为创业型发展科室和品牌型发展科室，创业型发展科室注重以增加工作量为主，品牌型发展科室以开展

"高、精、尖"技术项目为主，科室经营突出发展市场医疗，促进了科室稳步发展。五是加大了数字化医院建设工作的力度，使医院在全市医疗单位中率先与市卫计局信息平台建立了无缝隙对接，实现了与基层医疗单位的信息共享。六是进一步加强了医院文化建设，出台了《工作人员日常行为规范》等8个文件，进一步强化了干部职工的纪律行为和规矩意识。强化典型的示范带动作用，评选表彰了一批先进典型，起到了良好的示范引领作用。七是推动医联体建设再上新台阶。建成了北京同仁医院眼科研究所远程会诊基地，引进了高水平的专家队伍和先进的理念及运作模式对眼科进行"孵化"，取得了显著的社会效益和经济效益。心电远程会诊监测和帮助经济开发区卫生院开展血液透析业务工作，受到省、潍坊市领导的充分肯定。

2016年，医院在院务管理上的主要成绩如下。一是完善机制，强化措施，进一步抓好职能职责的落实。由分管院领导牵头的各决策协调管理委员会，开展系统化、专业化、规范化的管理工作，强化职能管理行为，减少了工作中的漏洞与不足，提高了管理效率。各职能科室紧紧围绕着"临床线"和"保障线"落实职责，强化保障能力，管理型科室重点抓职责落实，医辅型科室重点为临床开展服务。二是强化了制度规范的落实。医院修订了《工作人员日常行为规范》《科室绩效考核管理办法》《督察工作方案》《加强门诊工作意见》《加强成本管理意见》

等21个文件,狠抓了工作行为督查、精准医疗、门诊技术项目开展及服务等工作,进一步规范了工作秩序,约束了职工行为,拓展了服务范围,提高了工作效率。三是实施了技术带动、设备拉动、服务主动的"三动效应",通过注重抓好高精尖技术和先进设备引进应用及高素质人才培养,推进了精品科室、精品医院建设。全院共开展介入栓塞治疗前列腺增生等新技术、新项目11项;引进高效液相色谱仪、钬激光及输尿管软镜等仪器设备228台(件),满足了技术项目开展需要,促进了先进技术的利用和价值转化,拉动了科室和医院发展。四是进一步加大了绩效考核工作力度。完善落实了新的《科室绩效考核管理办法》,以量化考核为依据,加大了对工作量、工作质量、服务对象满意度等考核,坚持向关键岗位和骨干倾斜、向门诊和临床一线倾斜,减少了平均绩效发放。突出动手能力,鼓励开展门诊诊疗项目,增加了项目绩效,实现了多劳多得,优绩优酬,确保了职工待遇,调动了科室和职工的工作积极性,促进了各项工作再上新台阶。绩效考核办公室每月召开考核反馈会,对考核中发现的问题及时进行反馈,进行全院性指导落实,保证了考核的实效性。五是进一步加强了综合服务能力提升建设,通过完善人力资源管理、强化专业技术能力区域内领先、开展精品科室建设等,确保了后勤服务临床,临床服务病人的职责落实到位。在人事管理上进一步规范完善了职工信息档案,对全院

职工基本信息进行分类整理,规范了合同管理。在全市率先开展人事代理制职工中级职称聘任工作。制定了聘任实施方案,突出工作量、工作质量和工作效率及职工的奉献积分,首批竞聘共有5位职工当选。在医疗质量上,进一步落实核心医疗制度,加大督查考核,强化质量风险预警意识,规范了临床行为,减少了医疗纠纷的发生,确保了医疗安全。在护理上,不断完善护理质量控制举措,强化各项护理核心制度和职责落实,杜绝护理差错,保证了护理安全,提高了护理质量。六是深入推进了"1.1"创新工程。实施技术带动效应,各科室瞄准医学前沿,创造创新开展微创、介入等技术项目,做到高精尖技术与传统技术相结合,专科技术和综合技术有机结合,现代医学技术和中医特色技术有机结合。以先进技术的开展应用,让患者受益,带动科室及医院发展。一年来,全院开展高难度技术项目9项,评出获奖创新技术项目54项,其中二等奖1项、三等奖18项、优秀奖23项。

普外科在疑难疾病诊治方面取得重大突破,成功开展了胰十二指肠切除+门静脉部分切除重建手术,填补了高密市普外专业领域的技术空白;内二科全年完成冠脉介入手术235例,其中急性冠脉手术实现了新突破,达到18例、骨病科成功开展了高密市首例膝关节镜下半月板缝合术、口腔科引进韩国微创牙种植技术、妇科开展了腹腔镜阔韧带肌瘤切除术、内四科开展了肝转移瘤栓塞术

联合射频消融术、外二科开展了胆道镜下球囊扩张术治疗狭窄肝内胆管结石术、外三科开展了显微镜下脑肿瘤的开颅切除术、骨一科开展了骨盆微创手术治疗等新项目，取得了良好的经济效益和社会效益。

第三节　科室设置与发展沿革

中医院的科室设置是随着医院的发展和各项业务管理的需要而不断发展演变和细化的，期间，有些科室或分出、或合并、或撤销，分分合合屡经调整，其设置发展沿革情况如下：

1987年8月中医院建成开诊时，医院因人员少，条件简陋，医院仅设立了中医内科、妇科、小儿科、针灸理疗、检验、放射、药房等科室对外应诊。所有科室仅设门诊，没有病房。在行政后勤方面，设立了院办公室和总务科。各科室负责人开始均由院长口头指定或任命，没有行文公布。其中，内科由单际忠负责，妇科由昌智福负责，理疗科由王瑞华负责，检验科由滕庆宝负责，药房由鞠成芬负责，护理由徐海萍负责，办公室由李承义负责，总务（财务）由李福海负责。

1988年4月，医院开始设病房，设置病床20张。

5月，中医院与西安市韩森寨医院痔瘘科联合开展痔瘘医疗业务，在医院设立痔瘘科。

10月，医院与青岛第五人民医院变态科联合开展了变态反应诊疗项目研究，医院设立变态反应科。

1989年4月，医院将科室分为"三科一室"四个系统，分别为：医疗科室、药剂科室、总务科室和医院办公室。其中，医疗科室包括内科、外科、妇科、小儿科、针灸科、变态反应科和肠道肝炎、骨伤、痔瘘等门诊以及医技科室的放射、检验心电图；药剂科室包括药房、药库、煎药室、炮制室；总务科室包括财务、收款挂号、伙房。

5月，医院成立急诊室。医院本月开始正式行文公布有关科室负责人，其中，任命鞠成芬任药剂科副主任；单际忠任内科副主任（负责门诊）；王树丰任内科副主任（负责病房）；延淑芹任副护士长。李福海任总务科（财务科）负责人；滕庆宝任放射科负责人；迟丽君任变态反应科负责人；王瑞华任理疗科负责人；王丽萍任检验科负责人。

11月，任命郭华任院办公室副主任；刘政任总务科副主任；鞠成芬任财务科副主任。

9月，朱美兰任副护士长；王成儒任药剂科副主任；鞠成芬同志任药剂科主任。

1992年2月，医院设立医务科，任命曹沛德为医务科副主任。任命郭华任院办公室主任；单际忠任内科主任；綦伟任内科副主任；朱美兰任内科护士长；张伟华任外科主任；延淑芹任外科护士长；迟丽君任五官科主任；管明任口腔科副主任；昌智福任妇科副主任；王树丰任急诊室科主任；王丽萍任检验科副主任；滕庆宝、宋亚明任放射科副主任；隋清敏任针灸科副主任；刘政任总务科主任；侯翠英任财务科主任；鞠美丽任药剂科副主任。

1992年11月，医院对科室进行调整，调整后共设置科室13个，分别为院办公室、医务科、财务科、药剂科、总务科、急诊科、内科、外科、妇产科、五官科、口腔科、辅检科、护理科。

1993年1月，郭华任院办公室主任；曹沛德任医务科副主任；单际忠任内科主任；张卫华任外科主任；王树丰任急诊科主任；鞠成芬任药剂科主任；侯翠英任财务科主任；刘政任总务科主任；延淑芹任护理科护士长；朱美兰任急诊科护士长；呙智福任妇产科副主任；迟丽君任五官科副主任；管明任口腔科副主任；滕庆宝任辅检科副主任。同时，医院设立了创业街、张家村、立新街三个院外门诊部。其中，隋清敏任创业街门诊部主任；綦伟任张家村门诊部主任；杨林清任立新街门诊部主任。

1993年2月，医院将原设置的13个行政科室，调整缩编为9个行政科室，分别为内儿、外科、妇产、针灸（兼五官）、急诊（兼城区医疗服务队）、辅检（化验、放射、心电、B超等）、药剂、后勤和行管（医务科、办公室、财务）。

1994年1月，医院设立"基层指导科"，与医务科合署办公；撤除护理科，在医务科设立兼职护理部；外科增设结石病和痔瘘门诊；内科增设肝病和肾病门诊；妇科增设不孕不育症门诊。同时，任命任喜叙任院办公室副主任；延淑芹任

总护士长；张立文任药剂科副主任；王素桂任内科副主任；单丽芳任妇产科副主任；吴明花任内科副护士长；宋美爱任外科副护士长。

4月，医院成立结石病专科，范作升兼任主任，高思合任副主任。

8月，呙智福任门诊部副主任；马训梅任外二科副主任；鞠美丽任制剂室副主任。

1996年11月，医院领导班子调整后，随即对医院科室设置进行调整，全院共设置17个科室，其中临床医技科室10个，行政后勤科室7个。临床医技科室分别是：急诊科、内科、外一科、外二科、妇产科、针灸科、五官科、口腔科、检验科、放射科；行政后勤科室分别是：院办公室、医务科、护理部、财务科、药剂科、总务科、基层指导科。

1997年3月，郭华任院办公室主任；侯翠英任财务科主任；刘政任总务科主任；秦福生任医务科副主任；延淑芹任护理部总护士长；王素桂任内科主任；高思合任外一科主任；王林彬任外二科主任；单丽芳任妇产科主任；王树丰任急诊科主任；张燕伟任针灸科副主任；闫才刚任眼耳鼻喉科副主任；滕庆宝任放射科主任；王丽萍任检验科副主任；张立文任药剂科主任。潘守市任药剂科副主任；张泽君任制剂室负责人（享受科副主任待遇）；郭振宝任手术室副主任；张佩玲任内科护士长；吴明花任外一科护士长；宋美爱任外二科护士长；范美艳任妇产科护士长；尹红花任急诊科护士长。

9月,王丽玉任妇产科副主任;王成儒任财务科副主任。

1998年6月,医院根据市委和卫生局要求,对市直副科级以上医疗卫生单位中层干部职务进行调整并予以公布,中医院中层干部调整任命如下:郭华任办公室主任;秦福生任医务科主任;侯翠英任财务科主任;刘政任总务科主任;延淑芹任护理部总护士长;张林新任外科主任;吴明花任外科护士长;孙钦慧任内儿科主任;宋美爱任内儿科护士长;李淑霞任妇产科主任;范美燕任妇产科护士长;张佩玲任急诊科护士长。

1999年7月,吴文娟任内科主任;李宗江任内科副主任;姜清洁任社区卫生服务站站长;宋健任口腔科副主任。

2000年2月,医院成立院党支部办公室和外二科。同时,对有关科室负责人进行调整公布:郭华任院党支部办公室主任;刘政任院办公室主任;王树丰任门诊部办公室主任;侯翠英任总务科主任;王笃仁任总务科副主任;葛其旺任医务科副主任;张聿伍任财务科副主任(主持工作);王林彬任外二科主任;尹红花任外二科护士长;李娟任手术室护士长;宋亚明任放射科主任;王丽萍任检验科主任;张燕伟任针灸理疗科主任;王成儒、潘守市任药剂科副主任。

3月,医院成立由外一科、放射科、碎石室、彩超室共同组建结石病研治协作组,并制定了相应的工作制度和诊疗常规。组长由曹沛德担任,副组长由高思合、宋亚明担任。

5月,冷继家任药剂科主任兼任制剂科主任;郭振宝任手术室主任。

10月,秦福生任内二科主任;宋美爱任内二科护士长;李金玉任妇产科主任;张春红任妇产科护士长;葛其旺任医务科主任;延淑芹兼任第二社区服务站站长。

12月,王素桂任内二科副主任。

2001年2月,李言杰任急诊科副主任。

9月,张清洲任放射科副主任;于钦道任院办公室副主任。

10月,李爱云任内二科副主任。

2004年2月,医院对科室设置和科室负责人进行了调整:郭华任院办公室主任(兼任人事科主任);于钦道任副主任;葛其旺任医务科主任;刘政任门诊部主任(兼任院办公室副主任);延淑芹任护理部总护士长(兼任感染办主任);王树丰任保健科主任(兼任医保办主任);张聿伍任财务科主任;王永恒任副主任;侯翠英任审计科主任(兼任招标办主任);王笃仁任总务科主任;吴文娟任内一科主任;秦福生任内儿科主任;张林新任外一科主任;王林彬任外二科主任;王素桂任中风科副主任(主持工作);李金玉任妇产科主任;郭杰任急诊科副主任(主持工作);郭振宝任手术室主任;张燕伟任针灸理疗科主任;闫才刚任五官科副主任;宋健任口腔科副主任;冷继家任药剂科主任;张泽君任制剂室主任;颜宏伟任放射科副主任(主持工作);王丽萍任检验科主任;张清洲任特检科主任。

9月,潘守市任药剂科副主任(主持工作)。

2005年4月,秦福生、张林新同志任院长助理;李宗江任医务科副主任(主持工作);葛其旺任门诊办公室主任兼医务科副主任;刘政任院办公室副主任兼安全办公室主任;张香兰任病案室护士长兼护理部副总护士长;曹德礼任急诊科副主任(主持工作);刘杰任急诊科副主任;王素桂任中风科主任;郭杰任内一科副主任;李克尊任外二科副主任;范美艳任内一科副护士长;颜宏伟任放射科主任;刘雪梅任供应室副护士长;厉久铭任财务科副主任。

2006年3月,李宗江任医务科主任;张淑芬任妇产科护士长;闫才刚任五官科主任;宋健任口腔科主任;王素桂任内儿科副主任;刘国华任中风科副主任(主持工作);宿春华任外一科副护士长;张红霞任国税局门诊部副主任;蔡亦军任外一科副主任;聂凤云任制剂室副主任。

2008年3月,医院设立人力资源部、医疗设备科。同时,郭华任院长助理兼人力资源部主任;刘政任总务科主任;王笃仁任医疗设备科主任;郭智贤任办公室副主任(主持工作);门忠友任医务科副主任兼医疗质量管理办公室主任;张立文任审计科副主任。

4月,郑祥武任药剂科副主任。

9月,郭杰任内一科主任;高思合任泌尿外科主任;刘国华任颅脑外科主任;李克尊任骨二科主任;曹德礼任急诊科主任;潘守市任药剂科主任;蔡亦军任普

外科主持工作的副主任;范美艳任内一科护士长;宿春华任泌尿外科护士长;范燕任颅脑外科护士长;刘雪梅任供应室护士长;张红霞任国税门诊部护士长;王庆秀任内一科副主任;寇建荣任内二科副主任;赵洪乾任普外科副主任;于勇任骨一科副主任;高益世任麻醉科副主任;李海霞任手术室副护士长;王秀娟任急诊科副护士长;张秀珍任颅脑外科副护士长;李玉芹任感染管理办公室副主任;尤志任人力资源部副主任。另外将手术室分解为:手术室和麻醉科,李娟仍任手术室护士长,郭振宝改任麻醉科主任。

2009年2月,于勇任骨一科副主任(主持工作)。

4月,李宗江兼任内三科主任;王秀娟改任内三科副护士长(主持工作);王素桂改任内三科业务主任;禚秀梅任内三科业务主任;唐丽任急诊科副护士长;乔日东任内二科副主任(主持工作)。

6月,尹红花任针灸科护士长;聂凤云任财务科副主任;肖瑞霞任骨一科副护士长。

7月,郭杰任内一科业务主任;王庆秀任内一科副主任(主持工作);张立文任药剂科主任(兼任招标办副主任)。

9月,郭杰任内一科主任;王庆秀任内一科副主任。同时,医院成立心内科和心脏、血管介入治疗中心。任命乔日东任心内科主任,宋美爱为护士长,寇建荣为副主任。任命秦福生任心脏、血管介入治疗中心主任,乔日东、颜宏伟为副主任。

2010年4月，李希德任内四科副主任（主持工作）；唐丽任内四科副护士长（主持工作）；李永刚任内三科副主任（主持工作）；禚秀梅任内三科副主任；夏永厂任查体中心副主任（主持工作）；吴明花任病案室护士长。

8月，刘政兼任保卫科主任；钟玲任药剂科副主任；任命孙秀霞任患者服务中心副主任。

2011年11月，医院对科室设置进行调整，全院共设37个科室，其中行政科室11个，临床科室21个，医技科室5个。

行政科室分别为：办公室、医务科、护理部、财务科、药剂科、总务科、设备科、患者管理中心、门诊办、质管办、审计科。

临床科室分别为：急诊科、内一科、内二科、内三科、普外科、骨一科、骨二科、妇科、产科、小儿科、泌尿外科、颅脑外科、肿瘤科、内分泌科、针灸科、五官科、口腔科、手术室、麻醉科、查体中心、国税局门诊部。

医技科室分别为：检验科、放射科、特检科、制剂室、供应室。

同时，医院对各科室负责人进行任命公布：郭智贤为办公室主任；侯翠英为审计科主任；李宗江为医务科主任；门忠友为质管办主任；张聿伍为财务科主任；王树丰为门诊办主任；刘政为总务科主任；王笃仁为设备管理科主任；张立文为药剂科主任；延淑芹为护理部总护士长；孙秀霞为患者管理中心主任；郭杰为内一科主任，范美艳为护士长；乔日东为内

二科主任，宋美爱为护士长；李永刚为内三科主任，王秀娟为护士长；李金玉为产科主任，刘淑兰为妇科主任，张淑芬为护士长；于勇为骨一科主任，肖瑞霞为护士长；李克尊为骨二科主任，张春红为护士长；高思合为泌尿外科主任，宿春华为护士长；刘国华为颅脑外科主任，范燕为护士长；蔡亦军为普外科主任，张海燕为护士长；李娟为手术室护士长；郭振宝为麻醉科主任；曹德礼为急诊科主任，张佩玲为护士长；张燕伟为针灸科主任，尹红花为护士长；杜坤一为肿瘤科主任，唐丽为护士长；张秀纹为内分泌科主任；逄明梅为小儿科主任，王友兰为护士长；闫才刚为五官科主任；宋健为口腔科主任；夏永厂为查体中心主任；张红霞为国税门诊部护士长；王丽萍为检验科主任；张清洲为特检科主任；颜宏伟为放射科主任；张泽君为制剂科主任；刘雪梅为供应室护士长。

2012年3月，医院新设立督察科、质量管理科、保险科、感染管理科、经济管理科五个科室，将院办公室改称院党政办公室。

同时，郭智贤任医院党政办公室主任；曹德礼任门诊办公室主任；李希德任保险科主任兼市场开发部主任；吕艳霞任保险科副主任兼医保办公室主任；聂凤云任保险科副主任兼新农合办公室主任；李娜任门诊办公室副主任；王永恒同志任经济管理科主任；柴传晖任院办公室副主任兼网络中心主任；门忠友任质管科主任；褚建文任质管科副主任兼综

合目标考核办公室主任;尤志任总务科副主任兼医疗综合楼基建办主任;钟玲任药剂科副主任(主持工作);张立文任审计科主任;李娟兼任护理部副主任;张燕任青岛科技大学门诊部副护士长;乔日东任心内科主任;蔡亦军任普外科主任;张海燕任普外科护士长;夏永厂任体检中心主任;于勇任骨一科主任;肖瑞霞任骨一科护士长;杜坤一任内四科主任;唐丽任内四科护士长;李永刚任内三科主任;王秀娟任内三科护士长;孙秀霞任患者管理中心主任;刘杰任急诊科主任;张缙任急诊科副主任;逄明梅任小儿科副主任(主持工作);王友兰任小儿科副护士长(主持工作);张秀纹任内五科副主任(主持工作);杨家顺任骨一科副主任;李晓辉任骨二科副主任;杜长征任泌尿外科副主任;范永明任泌尿外科副主任;王洪英任检验科副主任兼血库主任;颜政任特检科副主任;张海民任放射科副主任兼介入中心主任;马晓莉任体检中心护士长;衣金蕾任心内科副护士长;鹿洪艳任急诊科副护士长;张秀珍任ICU室护士长;侯美香任腔镜中心副护士长;杨玫瑰任内一科副护士长;刘晓媛任内三科副护士长。

12月,刘淑兰任妇产科副主任(主持工作);褚秀梅任残疾人康复中心主任兼内三科副主任;杨玫瑰任骨二科副护士长;范立雨任内一科副主任;孙建萍任麻醉科副护士长(主持工作);张奎任口腔科副主任;王丽玉任特检科副主任兼心电图室主任;郑欣任药剂科副主任;王伟

任内一科副护士长。

2013年1月,医院设立重症医学科,刘杰兼任重症医学科主任,张缙任副主任。

9月,医院对科室负责人进行调整,邱立武任人力资源部主任;王笃仁任人力资源部副主任兼督察科主任;于钦道任总务科主任;李娟任护理部主任;王永恒兼任审计科主任;孙培利任器材科副主任(主持工作);门忠友任门诊办主任;钟玲兼任制剂室副主任(主持工作);李宗江任市场开发办主任;刘国华兼任医务科主任;孙星吉任医务科副主任;郭杰兼任质管科主任;褚秀梅兼任针灸科主任;荆雪松、杨桂霞、孙桂霞任药剂科副主任;刘爱华任检验科副主任(主持工作);李衍禄任检验科副主任;李惠任检验科副主任兼病理室主任;张奎任口腔科副主任;王桂初任五官科副主任兼眼科主任;褚立祺任放射科副主任兼磁共振室主任;郭振中任放射科副主任。同时,将患者管理中心改称服务缺陷管理科。

2014年1月,医院决定成立康复中心,中心下设单位有中风科(包括中风一区、中风二区)、针灸理疗科、骨伤及骨病科、国家针灸中心高密分中心、市残疾人康复中心以及山东省预防保健服务中心等。

2月,鹿洪艳任急诊科护士长;赵美任急诊科副护士长;杨玫瑰任内五科护士长;钟小玲任内五科副护士长;李海霞任手术室护士长;李秀梅任中风科副主任;张晓梅任中风科副主任;林月荣任针

灸科副主任;张佩玲任护理部副主任(保留正职待遇);尹红花任门诊办护士长;衣金蕾任针灸科护士长。

2015年3月,医院对部分科室设置予以调整,将住院处划归保险管理科,成立安全保卫科,成立呼吸内科,成立招标办公室、成立绩效考核办公室、筹建疼痛科。同时,聂凤云任制剂科副主任(主持工作),任命高益世任麻醉科副主任(主持工作);吕艳霞任保险科副主任(主持工作);李希德任市场开发办公室副主任,兼基层指导科主任;厉久铭任办公室副主任;尤志任安全保卫科主任;张缙任呼吸内科副主任(主持工作);王庆秀任呼吸内科副主任;郭丽任财务科副主任;田凤云任招标采购办公室副主任(主持工作);王永恒兼任审计科主任;褚建文兼任绩效考核办公室主任;郭振宝任疼痛科主任(负责筹建疼痛科)。

5月,逄明梅任小儿科主任;张秀纹任内五科主任;钟玲任药剂科主任;孙培利任器材科主任;刘爱华任检验科主任;刘淑兰任妇科主任;臧鸿鹍任产科主任;张燕任科技大学门诊部主任,柳桂玉任肛肠科主任;李晓辉任骨一科主任。

12月,医院任命蔡亦军为医院管理委员会委员;禚秀梅为医院西院区负责人;宋美爱兼任人力资源部副主任。

2016年5月,医院决定设立门诊综合服务中心、眼科、信息科、健康管理中心。

12月,任命张聿伍、郭智贤、禚秀梅为医院管理委员会委员。

宋美爱任人力资源部主任;赵洪乾任外一科常务副主任(主持工作);杜长征任外二科常务副主任(主持工作);李盛善任外三科常务副主任(主持工作);郭丽任财务科常务副主任(主持工作);刘杰、范立雨、于希礼兼任医务科副主任;王丽玉兼任门诊综合服务中心副主任(主持工作);柴传晖任督察科副主任;张缙任呼吸科主任;李娜任保险科副主任;张泽金任ICU室副主任(主持工作);王西敏任办公室副主任;郭章美任产科副主任;杜乐栋任急诊科副主任、院前急救科主任;王桂初任眼科主任;单宝生任信息科副主任(主持工作);李德清任健康管理中心副主任(主持工作);张淑芬任健康管理中心护士长。

到2016年底,全院共设置科室57个,其中,行政管理科室24个,临床医疗科室27个,医技检查科室6个。

行政管理科室:党政办公室,郭智贤任主任;医务科,刘国华任主任;人力资源部,宋美爱任主任;护理部,李娟任主任;财务科,张聿伍任主任;保险管理科,吕艳霞任副主任主持工作;服务缺陷管理科,孙秀霞任主任;重点专科管理办公室,秦福生任主任;质量管理办公室,郭杰任主任;经济管理科,王永恒任主任;审计科,王永恒任主任;绩效考核办公室,褚建文任主任;招标采购办公室,田凤云任副主任,主持工作;对外开发办公室,李宗江任主任;督察科,王笃仁任主任;信息科,单宝生任副主任,主持工作;药剂科,钟玲任主任;总务科,于钦道任主任;器材科,孙培利任主任;公共卫生科,王秉隆任主任;感染管理办公室,王秉隆任主任;综合服务中心,王丽玉任副主任,主持工作;安全保卫科,尤志任主任。

临床医疗科室:急诊科(院前急救),刘杰任主任;内一科(老年病、肾病),郭杰任主任;内二科(心病科),乔日东任主任;内三科(中风科),李永刚任主任;内四科(肿瘤、血液),杜坤一任主任;内五科(内分泌),张秀纹任主任;内六科(呼吸科),张缙任主任;外一科(普外、胸外),蔡亦军任主任;结石病科(肝脏、泌尿),高思合任主任;外三科,刘国华任主任;骨伤一科,李晓辉任主任;骨伤二科,于勇任主任;骨伤三科(脊柱、关节),李克尊任主任;肛肠科,柳桂玉任主任;疼痛科,郭振宝任主任;妇科,刘淑兰任主任;产科,臧鸿鹍任主任;儿科,逄明梅任主任;重症医学科(ICU),张泽金任副主任,主持工作;麻醉科,高益世任副主任,主持工作;手术室,李海霞任副护士长,主持工作;五官科,闫才刚任主任;眼科,王桂初任主任;口腔科,张奎任主任;针灸推拿科,禚秀梅任主任;康复医学科,禚秀梅任主任;科技大与国税局门诊部,张燕任主任。

医技检查科室:检验科,刘爱华任主任;特检科,张清洲任主任;放射科,颜宏伟任主任;制剂科,聂凤云任主任;供应室,刘雪梅任护士长;健康管理中心,李德清任副主任,主持工作。

第四节　院级专门委员会

市中医院建立后,为加强对医疗质量、感染控制、护理管理、临床输血、科研学术、文化建设等工作的领导与管理,医院按照国家的有关政策规定,先后建立了医院医事委员会、药事委员会、感染管理委员会、临床输血管理委员会、医师考核委员会、质量管理委员会、临床用药管理委员会、文化建设委员会等各个专业委员会。各专业委员会由院长、书记、主管业务的副院长、各职能部门和临床科室负责人,以及具有专业代表性的技术人员组成。专业委员会设主任委员一人,由院长、书记或分管业务副院长担任;副主任委员一人或数人,由分管业务的副院长或相关职能部门负责人担任;委员若干人,由具有专业代表性的专业技术人员担任。各专业委员会对医院各项重要工作做出专门决策的专业技术组织,根据国家有关法律法规,行使对各专业领域的管理和监督工作,制定医院有关工作的规章制度并监督实施,使医院各项管理达到法制化、规范化和科学化的要求。

医院为保证各专业委员会相关工作的持续顺利进行,随着医院领导的更换与调整,医院的各专业委员会的组成人员也随之进行调整与补充,各专业委员会的建立和发展调整情况如下。

1991年5月15日,医院成立"高密县中医院医事委员会"和"高密县中医院药事委员会"。

高密县中医院医事委员会

（院办发〔1991〕2号文件公布）

主任委员:范天福

委　　员:单际忠　王树丰

　　　　　潘作茂　朱美兰

高密县中医院药事委员会

（院办发〔1991〕3号文件公布）

主任委员会:范天福

委　　员:唐宜珍　王成儒

　　　　　单际忠　鞠成芬

1994年2月1日,医院成立质量管理领导小组。

高密县中医院质量管理领导小组

（高中医〔1994〕6号文件公布）

组　　长:唐宜珍

副组长:曹沛德　延淑芹

成　　员:张卫华　王素桂　迟丽君

　　　　　单丽芳　王树丰　朱美兰

　　　　　宋亚明　张立文　迟丽君

2月18日,医院成立感染管理委员会。

高密县中医院感染管理委员会

（高中医〔1994〕7号文件公布）

主任委员:唐宜珍

副主任委员:曹沛德　延淑芹

委　　员:张卫华　王素桂

　　　　　王丽萍　单丽芳

　　　　　王树丰　朱美兰

　　　　　吴明花　宋美爱

　　　　　张立文　迟丽君

专职感染管理员:曹沛德　延淑芹

　　　　　王丽萍

各科兼职护士:吴明花　宋美爱

　　　　　朱美兰　李玉芹

　　　　　杨淑会　张红霞

1995年2月18日,市中医院对原感染管理委员会组成人员进行充实调整,调整后的医院感染管理委员会组成人员如下。

高密市中医院感染管理委员会

主　　任:程玉晏

副主任:曹沛德　延淑芹

委　　员:秦福生　张佩玲　高思合

　　　　　吴明花　马训梅　宋美爱

　　　　　单丽芳　迟丽君　王树丰

　　　　　朱美兰　滕庆宝　鞠美丽

　　　　　李　娟

专职感染管理人员:刘爱兰　李　娟

各科兼职人员:綦　伟　张红霞

　　　　　陈明珍　王　凌

　　　　　李海霞　宿秀芹

　　　　　刘金富　范美艳

　　　　　王丽玉　杨淑会

　　　　　宋　健　管　明

　　　　　孙桂霞　宋亚明

　　　　　王丽萍

1997年6月10日,医院对原感染管

理委员会进行调整,调整后的医院感染管理委员会组成人员如下。

高密市中医院感染管理委员会
(高中医〔1997〕1号文件公布)

主　　任:曹沛德

副主任:秦福生　延淑芹

委　　员:张佩玲　高思合　吴明花
　　　　　马训梅　宋美爱　单丽芳
　　　　　迟丽君　王树丰　朱美兰
　　　　　滕庆宝　鞠美丽　李　娟

专职感染管理人员:刘爱兰　李　娟

各科兼职人员:綦　伟　张红霞
　　　　　　　陈明珍　王　凌
　　　　　　　李海霞　宿秀芹
　　　　　　　刘金富　范美艳
　　　　　　　王丽玉　杨淑会
　　　　　　　宋　健　管　明
　　　　　　　孙桂霞　宋亚明
　　　　　　　王丽萍

1998年6月,医院成立医护质量管理委员会、病案管理委员会、药事管理委员会、医疗安全管理小组4个医疗管理组织,医院对成立的四个医疗管理组织的职责及工作制度做出了具体规定,并以高中医〔1998〕5号文件予以公布。

医护质量管理委员会

主　　任:曹沛德

副主任:秦福生　延淑芹

委　　员:孙钦慧　张佩玲　宋美爱
　　　　　吴明花　张林新　王林彬

李淑霞　范美艳　王丽萍
宋亚明　刘爱兰　逄明梅

病案管理委员会

主　　任:曹沛德

副主任:秦福生　延淑芹

委　　员:孙钦慧　张佩玲　宋美爱
　　　　　吴明花　张林新　王林彬
　　　　　李淑霞　范美艳　刘爱兰
　　　　　姜　勇

药事管理委员会

主　　任:王朋

副主任:曹沛德　张立文

委　　员:秦福生　孙钦慧　张林新
　　　　　王林彬　李淑霞　张泽君
　　　　　陈守谦

医疗安全管理小组

组　　长:翟绪进

副组长:曹沛德　王朋

成　　员:秦福生　延淑芹　孙钦慧
　　　　　张林新　王林彬　郭振宝
　　　　　王树丰

6月4日,高中医〔1998〕6号文件公布:成立"医院民主议事委员会"。

医院民主议事委员会

主任委员:王聚义

委　　员:陈守谦　马训梅
　　　　　姜清洁　张林新
　　　　　宋亚明　吴明花

杨桂霞　王丽萍

孙钦慧　宋连清

1999年9月1日,医院成立文档保密领导小组,其组成人员如下。

市中医院文档保密领导小组

组　　长:翟绪进(书记、院长)

副组长:管遵旭(副书记)

成　　员:郭　华　秦福生　延淑芹

　　　　张聿伍　刘　政

10月18日,医院成立临床输血管理委员会。

市中医院临床输血管理委员会

(高中医〔1999〕9号文件公布)

主　　任:王　朋　　副院长

副主任:秦福生　　医务科主任

委　　员:王丽萍　　检验科主任

　　　　延淑芹　　护理部主任

　　　　吴文娟　　内科主任

　　　　张林新　　外一科主任

　　　　马训梅　　急诊科主任

　　　　李淑霞　　妇产科主任

　　　　郭振宝　　手术室主任

　　　　王林彬　　外二科主任

2000年3月11日,医院对原感染管理委员会组成人员进行调整,调整后的医院感染管理委员会组成人员如下。

高密市中医院感染管理委员会

(高中医〔2000〕6号文件公布)

主　　任:曹沛德

副主任:秦福生　延淑芹

委　　员:李宗江　张香兰　张林新

　　　　吴明花　王林彬　尹红花

　　　　李淑霞　宋美爱　马训梅

　　　　张佩玲　郭振宝　李　娟

　　　　张立文　王丽萍　宋亚明

　　　　王树丰

专职感染管理人员:逄明梅

各科兼职人员:葛会泉　陈明珍

　　　　　　王　凌　宿春华

　　　　　　王丽玉　刘国华

　　　　　　刘峰兰　张淑芬

　　　　　　郭　杰　范美艳

　　　　　　宋　健　杨德香

　　　　　　杨桂霞　孙桂霞

　　　　　　王洪英　张燕伟

5月10日,医院根据上级指示,制定霍乱病防治工作计划并成立霍乱病防治领导小组,医院霍乱病防治领导小组组成人员如下。

医院霍乱病防治领导小组

组　　长:翟绪进(院长、院党支部书记)

副组长:王　朋(副院长)

　　　　曹沛德(副院长)

霍乱病防治机动队队长:王　朋

副队长:王树丰　秦福生

2001年8月14日,医院对原感染管理委员会组成人员进行调整,调整后的医院感染管理委员会组成人员如下。

高密市中医院感染管理委员会
（高中医〔2001〕8号文件公布）
主　任：曹沛德
副主任：葛其旺　延淑芹
委　员：吴文娟　张香兰　张林新
　　　　吴明花　王林彬　尹红花
　　　　秦福生　宋美爱　李金玉
　　　　张春红　马训梅　张佩玲
　　　　郭振宝　李　娟　冷继家
　　　　王丽萍　宋亚明　王树丰
　　　　侯翠英
专职感染管理人员：逄明梅
各科兼职人员：葛会泉　管秀梅
　　　　　　　陈明珍　王　凌
　　　　　　　宿春华　李晓辉
　　　　　　　王丽玉　刘国华
　　　　　　　刘峰兰　张晓玲
　　　　　　　郭　杰　范美艳
　　　　　　　宋　健　杨德香
　　　　　　　孙桂霞　王洪英
　　　　　　　张燕伟　闫才刚

9月21日，医院成立了孕产妇抢救领导小组。
组　长：曹沛德
副组长：葛其旺　李金玉
成　员：吴文娟　张林新　郭振宝
　　　　王丽萍　张春红

2002年11月16日，医院成立中药质量验收小组。

组　长：王　朋
副组长：曹沛德

2003年4月17日，医院成立了非典型肺炎防治领导小组。
组　长：翟绪进
副组长：王　朋　曹沛德

9月20日，医院根据上级指示要求，在医院建立了成立了传染病综合监测点，制定了综合监测点工作制度，并成立了综合监测点领导小组，综合监测点领导小组人员如下。
组　长：王　朋
副组长：王树丰

2004年4月30日，医院对原感染管理委员会组成人员进行调整，调整后的医院感染管理委员会组成人员如下。

高密市中医院感染管理委员会
（高中医〔2004〕13号文件公布）
主　任：王　朋
副主任：葛其旺　延淑芹

2006年2月4日，市中医院成立药事管理委员会。

高密市中医院药事管理委员会
（高中医〔2006〕6号文件公布）
主　任：王　朋
副主任：潘守市　李宗江
委　员：秦福生　张林新　吴文娟

王林彬　李克尊　李金玉

刘国华　曹德礼　张立文

王成儒　郭　杰　乔日东

7月5日，市中医院成立精神文明建设委员会及文明委员会办公室。

高密市中医院精神文明建设委员会

（高中医〔2006〕18号文件公布）

主　任：石　丽　医院支部书记

副主任：管遵旭　医院支部副书记

　　　　孙　沛　医院工会主席

委　员：郭　华　办公室主任

　　　　　　　　人事科主任

　　　　李宗江　医务科主任

　　　　张聿伍　财务科　主任

　　　　刘　政　办公室副主任

　　　　　　　　安全办主任

　　　　延淑芹　护理部总护士长

　　　　侯翠英　审计科主任

　　　　王笃仁　总务科主任

　　　　葛其旺　门诊部主任

精神文明建设委员会办公室

主　任：郭　华

副主任：刘　政

成　员：尤　志　李奉祥　李玉芹

　　　　王　琪　单宝生

8月19日，医院对医院感染管理委员会成员和感染管理专、兼职人员进行调整。

高密市中医院感染管理委员会

（高中医〔2006〕19号文件公布）

主　任：张林新

副主任：秦福生　李宗江　延淑芹

委　员：吴文娟　范美艳　宋美爱

　　　　宿春华　王林彬　尹红花

　　　　李克尊　张春红　李金玉

　　　　张淑芬　刘国华　范　燕

　　　　郭振宝　李　娟　刘　政

　　　　曹德礼　张佩玲　王笃仁

　　　　潘守市　张清洲　王丽萍

　　　　颜宏伟　宋　健　闫才刚

　　　　张燕伟　葛其旺　刘雪梅

　　　　张泽君　张红霞

专职感染管理人员：李玉芹

各科兼职人员：葛会泉　王　伟

　　　　　　　寇建荣　衣金磊

　　　　　　　于　勇　刘清花

　　　　　　　李晓辉　郭美华

　　　　　　　任大伟　孙秀霞

　　　　　　　王　凌　徐连香

　　　　　　　闫爱丽　王丽玉

　　　　　　　刘晓玲　李海霞

　　　　　　　张　缙　杜　洁

　　　　　　　孙桂霞　荆雪松

　　　　　　　杨文秀　王　慧

　　　　　　　王洪英　王桂初

　　　　　　　林月荣　吴元俊

2007年5月25日，医院成立医师考核委员会。

高密市中医院医师考核委员会

（高中医〔2007〕7号文件公布）

主　任：曹沛德　院长

副主任：王　朋　副院长

　　　　秦福生　副院长

　　　　张林新　副院长

委　员：李宗江　医务科主任

　　　　葛其旺　门诊部主任

　　　　吴文娟　内一科主任

　　　　李克尊　骨二科主任

　　　　李金玉　妇产科主任

　　　　刘国华　颅脑外科主任

　　　　乔日东　内二科副主任

　　　　郭　杰　内一科副主任

　　　　高思合　外一科副主任

　　　　张清洲　超声科主任

　　　　闫才刚　耳鼻喉科主任

　　　　宋　健　口腔科主任

8月21日，医院成立质量管理委员会、医疗质量管理小组、护理质量管理小组、药事管理小组、医疗安全及医患纠纷处理小组、医院感染管理小组，并以高中医〔2007〕12号文件予以公布。

质量管理委员会

主　任：曹沛德

副主任：王　朋　秦福生　张林新

委　员：李宗江　延淑芹　葛其旺

　　　　吴文娟　郭　杰　乔日东

　　　　王林彬　李克尊　曹德礼

　　　　李金玉　刘国华　郭振宝

　　　　高思合　蔡亦军　刘淑兰

　　　　颜宏伟　王丽萍　张清洲

　　　　闫才刚　宋　健　潘守市

　　　　王成儒　张立文　张泽君

　　　　吴明花　张佩玲　李　娟

　　　　宋美爱　范美艳　范　燕

　　　　尹红花　张淑芬　宿春华

　　　　张燕伟　田立臣

医疗质量管理小组

组　长：秦福生

副组长：李宗江　葛其旺

成　员：吴文娟　乔日东　王林彬

　　　　李克尊　曹德礼　李金玉

　　　　高思合　刘国华　郭振宝

　　　　宋　健　闫才刚　张清洲

　　　　颜宏伟

护理质量管理小组

组　长：张林新

副组长：延淑芹

成　员：吴明花　张佩玲　李　娟

　　　　宋美爱　尹红花　张春红

　　　　张淑芬　宿春华　范　燕

　　　　范美艳　刘雪梅　张红霞

药事管理小组

组　长：王　朋

副组长：潘守市　李宗江

成　员：王成儒　张立文　郑祥武

　　　　门　丽　张泽君　聂凤云

　　　　郑　欣　张　芹　杨桂霞

　　　　孙桂霞　钟　玲

医疗安全及医患纠纷处理小组

组　长：王朋
副组长：秦福生　张林新
成　员：李宗江　吴文娟　刘国华
　　　　曹德礼　王林彬　李克尊
　　　　郭振宝　颜宏伟　延淑芹
　　　　张清洲　张燕伟

医院感染管理小组

组　长：张林新
副组长：秦福生　李宗江　延淑芹
成　员：吴文娟　范美艳　宋美爱
　　　　宿春华　王林彬　李克尊
　　　　张春红　李金玉　张淑芬
　　　　刘国华　范艳　郭振宝
　　　　李娟　刘政　曹德礼
　　　　张清洲　王笃仁　闫才刚
　　　　王丽萍　颜宏伟　宋健
　　　　张燕伟　葛其旺　刘雪梅
　　　　张泽君　潘守市　王成儒
　　　　张红霞　张佩玲
专职人员：李玉芹

2009年6月10日，医院对药事管理委员会组成人员进行调整，调整后的药事管理委员会组成人员如下。

高密市中医院药事管理委员会
（高中医〔2009〕6号公布）

主　任：王朋
副主任：张立文　李宗江
委　员：秦福生　张林新　李克尊

李金玉　于勇　李永刚
刘国华　曹德礼　王成儒
郭杰　乔日东

2010年9月20日，医院成立公立医院改革领导小组。

高密市公立医院改革领导小组
（高中医〔2010〕16号文件公布）

组　长：曹沛德　院长
副组长：范美云　党委书记
成　员：管遵旭　党委副书记
　　　　王朋　副院长
　　　　秦福生　副院长
　　　　张林新　副院长
　　　　孙沛　工会主席
　　　　郭华　院长助理
　　　　　　　　人力资源部主任

领导小组下设办公室，由王朋兼任办公室主任。

2014年2月23日，医院对医院感染管理委员会成员和感染管理专、兼职人员进行调整及医院输血管理委员会进行调整。

高密市中医院感染管理委员会
（高中医〔2014〕6号文件公布）

主任委员：高思合
委　员：王秉隆　李玉芹
　　　　褚建文　刘国华
　　　　郭杰　李娟
　　　　钟玲　孙培利

于钦道　门忠友
尹红花　刘爱华
刘雪梅　张　奎
张　缙　张秀珍
侯美香　李海霞
王　伟

感染管理委员会下设办公室,办公室设在感染管理科,王秉隆同志任办公室主任,李玉芹任副主任。

4月2日,医院对药事管理委员会组成人员进行调整,并成立了临床用药委员会。调整后的药事管理委员会组成人员如下。

高密市中医院药事管理委员会

主　　任:曹沛德
副主任:王　朋　秦福生　张林新
　　　　高思合　郭　杰　刘国华
　　　　钟　玲
委　　员:乔日东　杨桂霞　张秀纹
　　　　郭振宝　糕秀梅　刘　杰
　　　　李永刚　于　勇　杜坤一
　　　　蔡亦军　张　奎　闫才刚
　　　　逄明梅　李克尊　刘淑兰
　　　　郑祥武　臧鸿鹍　李晓辉
　　　　柳桂玉　王桂初

7月3日,市中医院召开由职工代表参加的选举院务监督委员会会议,选举产生了由5人组成的医院首届院务监督委员会。

医院院务监督委员会

主　　任:刘国华
委　　员:王友兰　王笃仁　杜长征
　　　　张秀纹

11月,医院成立医院学术委员会,医院学术委员会组成人员如下。

医院学术委员会

荣誉主任:王法德　赵令时
　　　　孟庆海
主任委员:曹沛德
副主任委员:王　朋　秦福生
　　　　张林新　高思合
委　　员:郭　杰　乔日东
　　　　刘淑兰　李克尊
　　　　蔡亦军　刘　杰
　　　　逄明梅　张清洲
　　　　刘爱华　颜宏伟
　　　　李　娟　张佩玲
　　　　王林彬　何大民
　　　　李宗江　门忠友

12月,医院对医院输血管理委员会进行调整,输血委员会由医务科和血库共同负责临床合理输血的日常职能管理工作,办公室设在医务科。调整后的医院输血管理委员会组成人员如下。

医院输血管理委员会

主　　任:高思合
副主任:刘国华　李　娟　刘爱华
成　　员:李克尊　于　勇　蔡亦军

王洪英　　刘淑兰　　乔日东

李海霞　　郭　杰　　刘　杰

张　缙　　李晓辉　　柳桂玉

杜长征　　臧鸿鹋　　李永刚

杜坤一　　孙建萍　　张海燕

范　燕　　赵　美　　范美艳

宿春华　　张春红　　肖瑞霞

任晓燕　　王秀娟　　鹿洪艳

2015年3月21日,医院成立护理管理委员会。护理管理委员下设护理质量管理与持续改进委员会、护士培训及业务查房与科研管理委员会、专业护理管理委员会。护理管理委员会组成人员如下。

医院护理管理委员会

主　任:张林新

副主任:李　娟　　张佩玲

成　员:李海霞　　孙建萍　　张海燕

范　燕　　张秀珍　　宋美爱

范美艳　　宿春华　　张春红

肖瑞霞　　张淑芬　　杨玫瑰

王秀娟　　唐　丽　　尹红花

鹿洪艳　　刘雪梅　　张　燕

马晓莉　　王友兰　　衣金蕾

侯美香　　王　伟　　赵　美

钟小玲

工作分工如下。

张林新:负责组织全院护理管理工作方案的制定,规范并指导落实。

李娟、张佩玲:负责组织护理管理委员会成员对各护理单元的工作进行督导

检查、考评,及时发现问题及时提出整改意见,并组织落实。

4月14日,医院成立资产管理委员会、后勤物资设备管理委员会、临床用药管理委员会、医疗设备管理委员会、医用耗材管理委员会等五个委员会,各委员会的组成人员如下。

资产管理委员会组成人员

主 任 委 员:曹沛德

副主任委员:范美云　　王　朋

张聿伍

委　　　员:财务科　　总务科

器械科　　药剂科

经管科　　审计科

招标采购办公室等职能科室负责

资产管理委员会下设办公室,张聿伍同志任办公室主任。

后勤物资设备管理委员会组成人员

主 任 委 员:范美云

副主任委员:于钦道

委　　　员:王永恒　　尤　志

郭　杰　　张　奎

闫才刚　　张清洲

颜宏伟　　李　娟

刘爱华

临床用药管理委员会组成人员

主 任 委 员:秦福生

副主任委员:钟　玲

委　　　员:张　缙　　蔡亦军

杜长征　何大民
赵永超　王教学
李永刚　于希礼
张秀纹　杜　妮
宋常伟　张　剑
李　华

医疗设备管理委员会组成人员

主 任 委 员:高思合
副主任委员:孙培利
成　　　员:刘国华　刘　杰
高益世　颜宏伟
田立臣　颜　政
刘爱华　褚建文
刘淑兰　杜长征
潘永德　李海霞
张泽金　杜坤一
糕秀梅　田凤云
吴元俊

医用耗材管理委员会组成人员

主 任 委 员:张林新
副主任委员:孙培利
委　　　员:李　娟　李玉芹
钟咏梅　王洪英
赵洪乾　毛金霞
张秀珍　王秀娟
宿春华　郭占东
张春红　张　奎
寇建荣　郭章美
李盛善

4月18日,医院成立招标采购委员

会,医院招标采购委员会组成人员如下。

医院招标采购委员会

主 任 委 员:王　朋
副主任委员:田凤云
委　　　员:李　娟　刘国华
孙培利　于钦道
王永恒　钟　玲

8月,医院对医疗质量管理委员会进行调整,调整后的医院医疗质量管理实行院、科两级责任制,人员组成如下。

医院医疗质量管理委员会

主 任 委 员:高思合
副主任委员:刘国华　郭　杰
委　　　员:李　娟　李玉芹
杨桂霞　门忠友
褚建文　单宝生
李永刚　杜坤一
马洪旭　范立雨
王庆秀　李秀梅
赵永超　林月荣
李晓辉　臧鸿鹍
赵洪乾　李盛善
杜长征　柳桂玉
张　剑　王桂初
高益世　李海霞
岳炳勇　张泽金
王洪英　颜　政
郭振忠

医疗质量管理委员会办公室设在医务科,刘国华兼任办公室主任,郭杰任副主任。

2016年6月2日,医院对感染管理委员会进行调整,调整后的感染管理委员会组成人员如下。

医院感染管理委员会
主 任 委 员:高思合
副主任委员:王秉隆
委　　　员:刘国华　郭　杰
　　　　　李　娟　钟　玲
　　　　　孙培利　于钦道
　　　　　王丽玉　刘　杰
　　　　　张佩玲　尹红花
　　　　　褚建文　刘爱华
　　　　　刘雪梅　张　奎
　　　　　张　缙　张秀珍
　　　　　李玉芹　张海民
　　　　　侯美香　李海霞
　　　　　王　伟　王庆秀
　　　　　张洪娟　王一飞
　　　　　李　琨

感染管理委员会下设办公室,主要负责感染管理日常工作的组织、协调、督导、考核等,办公室设在感染管理科,王秉隆同志任办公室主任,李玉芹任副主任。

7月20日,医院建立文化建设委员会,文化建设委员会的组成人员如下。

医院文化建设委员会
主 任 委 员:范美云
副主任委员:王　朋
委　　　员:刘国华　张聿伍
　　　　　郭智贤　王秉隆
　　　　　宋美爱　李　娟
　　　　　孙秀霞　钟　玲
　　　　　禚秀梅　张春红
　　　　　鹿洪艳　杜长征
　　　　　谭旭升

第二章
行 政 科 室

第一节　党政办公室

科室沿革

1987年8月20日,高密县中医院正式开诊,医院开诊时即设立医院办公室,办公室有工作人员2名,由李承义负责办公室工作。

1989年1月,李承义调县卫生局工作,郭华自县卫生局调中医院负责办公室工作。11月,医院任命郭华任院办公室副主任。

1993年1月,任命郭华任院办公室主任。

1994年1月,任命任喜叙任院办公室副主任。

2000年2月,院办公室分为医院行政办公室和医院党支部办公室,其中,刘政任办公室主任,郭华任党支部办公室主任。

2001年9月,于钦道任院办公室副主任。

2004年2月,医院任命郭华任院办公室主任兼人事科主任,刘政任门诊部主任兼院办公室副主任。

2008年3月,医院将人事科从办公室析出,成立人力资源部。郭华调任人力资源部任主任,郭智贤调入办公室任副主任(主持工作)。至此,院办公室共有9人,其中,除郭智贤、于钦道副主任外,还有工作人员吴振玉、邱艳、王小宇、高瞻、李奉祥、单宝生、杨帆等7名工作人员。

2009年5月,王娜调入办公室。

2010年,许辉、王晓晗、陈圆圆先后调入办公室工作。

2011年11月,任命郭智贤任办公室主任。

2012年3月,医院将院办公室改称院党政办公室,同时,任命柴传晖任办公室副主任兼网络中心主任,主要负责医院信息化建设工作。该年,李琨、刘润山、禚澄等人先后调入办公室工作。

2013年9月,办公室副主任于钦道调离。该年,马庆语、柳桂财、孙秀霞先后调入办公室工作。

2014年3月,聂凤云调入办公室任副主任,主要负责西院区办公室管理工作。该年邹承惠、禚进、刘源、王爱梅、张鑫、王华、綦爱美等人先后调入办公室工作。

2015年3月,厉久铭调入办公室任副主任,聂凤云调离办公室。10月,谭旭升、杜慧君调入办公室。

2016年9月,亓树远调入办公室工作,王西敏任办公室副主任。

截至2016年底,办公室共有24人,其中,办公室主任1人,副主任2人,工作人员21人。办公室分东、西两个院区办公。其中,东院区办公室行政人员6人,网络中心5人,司机班4人,宣传科3人,院志办1人;西院区办公室行政人员3人,司机2人。

工作职责

医院办公室是一个行政性综合科室，负责医院的行政、党务等日常事务性工作，行使综合管理职能。其主要职能如下。

1. 协助院领导处理医院的日常行政事务，根据院长办公会议的决议，督促、检查会议落实情况；负责医院工作计划、总结、领导讲话、医院文件及日常行政事项等全院性文字材料的起草、印发工作。

2. 负责上级及有关单位行政公文、通知的接收、登记、批办、传阅、催办、立卷、归档和医院印章的管理使用工作。

3. 做好全院文书档案的收集、整理、立卷归档、借阅等工作，执行保密制度。

4. 负责医院各种会议活动的组织安排、会议记录、会议纪要整理和议定事项的督办。

5. 负责上级领导部门、兄弟单位来医院检查指导及参观交流等活动的接待与协调工作。

6. 负责医院的通讯保障、网络信息化建设和日常维护工作。

7. 负责医院各科室的考勤管理和行政值班管理工作，配合各职能科室做好应急管理有关工作。

8. 负责医院行政公务车辆的管理调度及急救车辆的维修保养。

9. 抓好医院精神文明建设、文化建设工作，负责全院标识管理与维护等工作。

10. 负责医院的宣传报道工作，抓好医院工作的对外宣传和医院院报以及宣传资料的编写、发放工作。

11. 配合做好服务投诉、信访接待协调处理工作。

12. 负责院党委日常党务工作，督导医院各党支部落实院党委部署的有关党建工作。

13. 按时完成院领导交办的临时性工作。

工作业务进展

文秘工作

市中医院建院后，医院的文秘工作一直由办公室承担，负责医院工作计划、规划的制定，工作总结的起草、修改，各种专题学习教育活动方案的制定，并负责组织活动的开展、督导、检查，以及活动结束后总结及资料的上报等；及时、详尽地做好各种会议的记录，包括领导班子会议、各种调度会及中层干部会议等。随着医院的发展，文字性材料不断增多，1999年，李奉祥从乡镇党委调至办公室专门从事文秘工作。至此，办公室有了专门的文秘人员，负责起草领导会议讲话、典型发言、医院交流材料、会议主持词、宣传信息材料，编写医院情况、院报等医院性文字材料，由于文秘人员缺少，很多年来，办公室文字的起草、修改、打印等工作在办公室主任主持下，由李奉祥等有关办公室工作人员共同承担。

公文处理

建院初期，公文主要是办公室派人到县卫生局取回的县卫生局印发或转发的上级文件，包括国家、省、潍坊市级县委县政府、县卫生局文件，办公室严格执行文件管理规定，取回文件后及时转交医院主要领导或相关分管领导签批、传阅、办理，确保不误时、不误事。2009年，市政府公文传输网开通运行，2012年，市卫生局开通OA办公系统后，上级文件可通过公文网实时发送，办公室下载打印，登记，报送医院领导签批。除做好上级文件的接收、签发、执行落实外，凡是医院内部部署重要工作、重要事项都以上级有关部门规定的文件格式签发到各科室，内容涉及年度工作计划、各种专业委员会的成立、人事任免、各种规章制度、实施方案（办法、意见）、决定、请示报告等，普通事项一般以"高密市中医院"便笺形式印发，内容包括通报、各种信息公布、各职能科室有关工作通知等，办公室严格执行上级公布的公文处理办法，严把文件的审核关，重视公文的制发程序和规范，坚持高标准、严要求，维护了公文的有效性、准确性、合法性、权威性，发文做到了及时、准确、规范，不错发、不遗失，严格遵守保密制度，做到及时归档。

行政事务

办公室自成立以来，随着医院不断发展的新形势，积极探索办公室工作新方法、新路子，制定新制度，保证了办公室工作的正常运转。一是逐步建立完善管理制度，加强日常事务管理，先后制定完善了《办公室工作职责》《办公室主任职责》《办公室电话接听服务规范》《车辆管理及维修规定》《印章使用管理规定》《会议制度》等，办公室行政管理实行制度化、规范化；二是严格工作标准，注重细节，制定了办公室服务宗旨和工作理念：服务是办公室永恒的主题，工作中无小事，责任心成就完美工作。在工作中树立"零差错"理念，追求"零差错"效果。坚持大事细办，轻事重办，熟事生办，缓事急办工作原则和协作、主动、创新、高效的工作精神。随着医院规模的不断发展壮大，医院的接待工作也随之增多，特别是2008年以来，每年接待上级领导视察调研和兄弟单位参观考察十多次，组织院内会议及有关学术会议数十次，从未出现差错、失误，保证了医院各项工作和活动的顺利开展。

档案管理

建院初期，医院没有专职档案管理人员，办公室形成的文秘档案和日常行政工作中形成的档案材料，由办公室工作人员负责管理、保存，管理上不是很规范，档案资料较少。1999年后，在上级档案主管部门的指导下，档案管理工作渐趋规范，办公室相对固定专人（兼职）负责整理每年的行政档案，并按照保存时间分类为永久、长期、短期，装订形成案卷，内容多为上级印发的与医院工作有关的文件、医院内部印发的文件、会议记录、工作计划、总结等,财务档案由财务科自行保存管理,住院病历由病案室负责保存管理。

宣传工作

医院宣传工作自建院以来一直由办公室负责,未成立单独的宣传部门,建院初期及一段时间内,由于宣传媒体条件所限,宣传工作未能有效开展。2002年8月,门诊楼建成并投入使用后,在门诊一楼大厅设立大型电子屏幕,并开始通过电视台等新闻媒体,逐步开展医院形象、业务技术宣传等。2004年以后,开始编发《医院情况》,每月一期,同时各科室结合专业特色印制宣传材料,开展下乡义诊宣传等。2008年3月,由著名作家莫言题写报头的《杏林苑》院报创刊,每月一期,开始每期印5000份,后期逐步扩大到15000份,发送至兄弟单位、市党政机关、部门单位副科级以上领导干部、乡镇卫生院、乡村医生及城区商铺等,2013年,被省有关部门评为优秀院报。同时进一步加强在高密电视台、《今日高密》及上级新闻媒体的宣传力度,每年发送稿件150多篇,向社会推介医院的名医名护、技术特色、优质服务和先进仪器设备等,2010年10月,医院网站正式开通。

信息化管理

1999年,购进金长城电脑壹台,复印机壹台;2000年6月,购买300G浪潮服务器同时配备第一套信息化软件,用于划价收款、药库药房、住院信息化管理;2004年7月,更新第二套信息化软件,增加护士工作站;2003年10月,购买速印机壹台;2007年,购进联想电脑3台。2009年9月,增设移动蓝海短信通知信息发送平台,后更换为移动飞信信息发送系统,实现下发通知无纸化。2010年3月,医院党委成立后,院办公室改为党政办公室。2010年10月,医院建立起高密市中医院网站。该年,为适应及加快新形势下医院信息化的发展,改善医院信息化建设落后的局面。为进一步加强医院网站的建设和管理,2012年3月,医院又成立网络中心,柴传晖任办公室副主任兼网络中心主任,主要负责医院信息化整体建设。网络中心成立后随即通过招标方式,新建(装修)35㎡信息化机房一处,并确定山东众阳软件公司作为医院今后信息化建设合作单位。2012年10月,山东众阳软件公司首批7名工作人员进驻医院,医院网络中心接待室作为众阳软件公司工作人员的工作场所,进行现场研发及生活住宿使用。同月,医院成立信息化工作领导小组。经过网络中心及众阳软件公司工作人员一个多月紧张细致的前期准备,2012年11月,医院信息化系统一期,众阳新HIS、LIS等系统模块与医院老旧系统顺利切换上线,同时首次启用就诊卡、报告单自助打印机、自助查询机、条码打印机等设施,成为高密市医疗系统最高端先进的信息网络设施。为便于各部门之间协作,12月,医院启用OA系统,医院文件、科室上报信息等通过OA办公系统相互发送,基本实现无纸化办公。为便于群众就医,2013年1月,医院在门诊大楼开通了便民窗口,方便了群众购药、就医。11月,医院进行信息化二期建设,电子病历(EMR)、无线查房等系统顺利上线。2014年10月,由第三方免费投放的百兆免费WIFI,一期工程在医疗区门诊楼及西院区门诊楼上线,极大方便了来医院就医人员使用,为后期网上医院、掌上医院的顺利上线提供了坚实的保障。为确保医院信息化发展始终领先、超前,2015年11月,医院与山东众阳签署长期合作战略协议。2016年3月,百灵健康APP上线,广大病患、医生通过手机在家中就可就诊、接诊,实现了网上就医、诊疗,方便了医护及病患。PACS系统上线后,手麻、心电、病理、合理用药等系统陆续上线使用。自2016年上半年开始,网络中心根据医院要求,多次组织相关科室负责人外出参观学习,为新综合楼信息化项目及弱电工程建设方案进行需求分析,并按照医院领导要求制定了综合楼信息化建设招标书及对部分弱电设计方案进行了修改。该年,医院建立起高密市中医院微信平台。至2016年底,医院信息化建设日趋完善。

医院办公室历任负责人更迭表

姓 名	性别	籍 贯	文化程度	职 务	任职时间
李承义	男	山东省高密市	大本	主 任	1987.08—1989.01
郭 华	男	山东省即墨市	大本	副主任	1989.11—1993.01
				主 任	1993.01—2000.02
任喜叙	男	山东省高密市	大专	副主任	1994.01—1994.06
刘 政	男	山东省高密市	大专	主 任	2000.02—2004.02
于钦道	男	山东省高密市	初中	副主任	2001.09—2013.09
郭 华	男	山东省即墨市	大本	主 任	2004.02—2008.03
郭智贤	男	山东省高密市	大专	副主任	2008.03—2011.11
				主 任	2011.11—
柴传晖	男	山东省高密市	大本	副主任兼网络中心主任	2012.03—2016.12
聂凤云	男	山东省高密市	大专	副主任	2014.03—2015.03
厉久铭	男	山东省高密市	大本	副主任	2015.03—
王西敏	男	山东省高密市	大专	副主任	2016.12—

2016年底党政办公室工作人员登记表

姓 名	性别	出生年月	籍 贯	毕业时间及院校	从事专业
郭智贤	男	1969.12	山东省高密市	1996.07 山东省经济管理干部学院	档案管理
厉久铭	男	1975.02	山东省高密市	2013.07 天津大学	档案管理
王西敏	男	1981.02	山东省高密市	2008.07 锦州医学院	文秘
单宝生	男	1978.10	山东省高密市	2007.07 山东滨州医学院	计算机
李奉祥	男	1963.11	山东省高密市	1996.12 山东省委党校	文秘
吴振玉	男	1958.04	山东省高密市	1988.07 益都卫校	文秘
邱 艳	女	1987.06	山东省高密市	2006.01 福建师范大学	文秘
亓树远	男	1971.10	山东省昌乐县	2011.07 山东现代职业学院	工勤
孙秀霞	女	1980.11	山东省高密市	2000.07 山东信校	文秘
邹承惠	女	1990.02	山东省高密市	2012.07 长春师范大学	文秘
许 辉	男	1972.11	山东省高密市	1987.07 高密市大栏中学	工勤
王小宇	男	1984.06	河南省安阳市	2002.06 河南省新乡县第二中学	工勤
柳桂财	男	1984.03	山东省高密市	2004.07 山东牧医学院	工勤
禚 澄	男	1987.04	山东省高密市	2010.07 山东水利职业学院	计算机
刘润山	男	1987.01	山东省高密市	2010.06 山东泰山学院	计算机
刘 源	男	1990.01	山东省高密市	2013.07 鲁东大学	计算机
付圣奇	男	1988.05	山东省高密市	2012.07 天津建筑工程学院	计算机
王爱梅	女	1990.09	山东省高密市	2013.06 滨州学院	文秘

续表（一）

姓　名	性别	出生年月	籍　贯	毕业时间及院校	从事专业
禚　进	男	1988.11	山东省高密市	2011.07 山东工业职业学院	工勤
王　华	男	1970.03	山东省高密市	1990.07 益都卫生学校	工勤
张　鑫	女	1989.12	山东省高密市	2013.07 潍坊师范学院	文秘
綦爱美	女	1966.03	山东省高密市	1995.07 山东经济学院函授分院	文秘
谭旭升	男	1990.09	山东省高密市	2015.07 山东政法学院	文秘
杜慧君	女	1989.08	山东省高密市	2014.07 内蒙古大学	文秘

第二节　医务科

科室沿革

医务科成立于1992年，建科前，医院的医政管理工作由院长直接负责或指定有关人员负责办理。科室初建时，郑欣任医务科干事。

1992年2月，医院任命曹沛德任医务科副主任。

1997年7月，曹沛德调出，秦福生调医务科任主任。

2000年10月，秦福生调出，葛其旺任医务科主任。

2003年8月，王琪任医务科干事。

2005年5月，葛其旺调出，李宗江任医务科主任。

2008年3月，门忠友任医务科副主任。

2011年2月，李昊儒任医务科干事。5月，刘育彤任医务科干事。

2012年3月，门忠友调出。

2013年2月，朱云菲任医务科干事。9月，李宗江、王琪、李昊儒调出，刘国华任医务科主任，孙星吉任副主任。

2015年12月，王琪任医务科干事。

到2016年12月，医务科有工作人员5人，其中，科主任1人，副主任1人，工作人员3人。

工作职责

医务科是医院具体组织实施医院的医疗工作职能部门。对医院医疗业务、医疗质量、医疗技术实施科学的组织管理，检查、督促各项规章制度的落实和实施，以保障医院医疗工作的正常运行。其主要工作职责是：

1. 具体负责医院的医疗、护理、教

学、科研和预防等医政管理工作。

2. 负责拟定医院医疗、教学、科研等工作计划,经院委会批准后负责实施,并定期进行督促检查,按时予以总结及评价。

3. 督促医院医务人员认真执行各项规章制度和技术操作规程,保证工作正常有序进行,负责组织和协调处理急、危、重病人的抢救工作,对疑难病例和重大手术组织院内外专家进行会诊和讨论,提高医疗质量,防范医疗事故发生,减少医疗缺陷。

4. 负责医院医疗工作整体协调及医务人员的调配工作,深入医疗、医技科室,了解和掌握有关诊断、治疗和检查情况,协助各科室制订学科发展方向、指导引进与开展新技术、新业务,督促医疗任务的完成和新技术、新疗法的应用,以促进医疗业务技术水平的不断提高。

5. 负责做好各科室之间的协调工作,协调好各业务科室之间的有关病房、门诊、急诊的关系和管理工作。

6. 负责医院医疗技术人员的业务培训和技术考核,协助人事部门做好业务人员的晋升、奖惩、调配工作。负责做好医务人员外出会诊、进修、参观、学术活动等工作。做好对来医院的进修人员、实习人员和大中专院校来医院毕业实习生的带教管理工作,制订带教计划,落实带教任务。

7. 负责医院的医疗、教育培训、医学科研管理工作,不断加强医院科研工作及科研技术项目的推广工作,协同有关部门做好医院的医疗,教育培训,医学科研活动的人、财、物管理。

8. 负责医院的医疗风险评估工作及医疗危机管理工作。负责接待和处理有关医疗的群众来访、来信事务,受理患者及家属对医院工作人员的投诉,负责医疗纠纷的处理,组织医疗事故的鉴定,负责医疗纠纷的处理工作。

9. 负责医疗工作的内外联系,及时组织医务人员完成院外医疗任务。负责安排医务人员对下级医疗单位进行业务指导和人员培训工作。

10. 负责收集和整理医疗、教学、科研、质量管理以及医政管理工作资料和数据,按要求立卷归档,提供利用。

11. 督促检查药品、设备供应管理工作,保证医疗工作的正常运转。

12. 完成上级部门的指令性工作和院领导交办的其他相关事项。

工作业务开展

医务科自成立以来,组织医院干部职工特别是一线医务人员认真贯彻执行《全国医院工作条例》(1987年)、《中华人民共和国传染病防治法》(1989年)、《中医病案书写规范》(1992年)、《医疗机构管理条例》(1994年)、《中华人民共和国执业医师法》(1998年)、《医疗事故处理条例》(2002年)、《医疗机构病例管理规定》(2002年)、《中华人民共和国中医药条例》(2003年)等一系列文件精神和管理规定,不断加强医德医风教育,端正行业作风,促进了医务人员的业务素质和医疗水平的不断提高。

为加强医政工作管理,医务科自成立后,还根据有关文件精神和医院实际,建立健全了各项规章制度、操作规程和诊疗常规,使医院的医疗工作有章可循,大大减少了医疗纠纷及差错事故的发生。

在工作上,2007年,开始在医院组织开展了要求每人每年至少完成一项创新项目的创新活动,制定了《关于开展"1.1"创新活动的实施意见》。

为提高医务人员的业务素质和医疗水平,医务科采取制定外出进修计划,组织学术会议,组织院内会诊,联系及实施远程会诊等多种形式,不断加强对医院医疗技术人员规范化业务培训和技术考核。每年组织医疗专业技术人员考试考核,组织新入院职工进行住院医师规范化培训,年均组织医院学术讲座及承办各级学术讲座(学术会)50余次。1999年至2014年,医院到青医附院等上级医院进修约160人次,接受来院进修约350人次,外出参加学术交流会约960人次,外地专家来院作学术报告约80人次。

2009年,医院成为北京301医院远程会诊站点医院。是年,医院还与6个乡镇卫生院组成密康医疗集团,每年分2批派相关专业医师到乡镇卫生院坐诊及技术指导,免费对乡镇卫生院技术骨干进行培训,先后共培训200人次。

同年,成立病案室,具体负责病案的收集、保存录入工作。

为切实加强医疗质量管理,医务科2010年制定了《医疗纠纷防范与处理办法》,开始层层签订医疗安全责任书,防范医疗纠纷的发生。

2011年,医务科开展"合格医生"培训、病历书写培训、落实医患沟通制度、手术核对制度。

同年6月,医院临床教学工作经省卫生厅、教育厅联合组织专家评审,成为山东中医药大学教学医院。

同年,为医院修订相关医疗核心制度,加强医疗质量检查、考核。

从2012年开始,医务科定期组织医院临床及医技科室进行相关专业理论考试,加强医院临床及医技科室中青年医师的"三基三严"训练。

2013年,医院2人被评为山东省名中医、5人评为潍坊市基层名中医、4人评为高密名中医。

同年4月,医院开通国家中医药管理局中医药重点专科远程视频平台。

同年5月,在上级医疗部门对中医院进行的"二级甲等中医医院"复审活动中,医疗工作顺利通过了"二级甲等医院"复审。

同年,为医院进一步完善修订《医疗纠纷防范与处理办法》,医院执业医师开始每年参保医疗责任险,组织医院职工进行法律知识竞赛。

同年,根据上级医疗卫生部门的规范化要求,医院将病案室纳入质管科管理,将疾控工作纳入公共卫生科管理。

从2014年起,医院为推动中医药发

展,连续两年对高密市村级卫生室进行中医药适宜技术推广培训,培训分理论学习和临床实习两部分并颁发合格证,共培训170余人次。

同年,为加强医院学术管理工作,提高院内业务建设等重大决策的科学性、民主性和权威性,医院成立学术委员会。

是年,中医院获潍坊市科技进步奖二等奖四项,三等奖一项。

2015年5月,医院顺利通过非隶属附属医院标准评估,成为山东中医药高等专科学校非隶属附属医院。

同年,医院获潍坊市科技进步奖二等奖、三等奖各一项。

为进一步技术带动战略,2016年1月,医院重新制定了《高密市中医院创新活动评审及管理办法》,提出进一步大力实施"1.1"(要求每人每年至少完成一项创新项目的创新活动)创新工程。

12月,为提高医院医务人员综合素质,规范医护行为,医务科为医院制定了《医务人员基本业务培训管理办法》。

医务科历任负责人更迭表

姓 名	性别	籍 贯	文化程度	职务	任职时间
曹沛德	男	山东省高密市	本科	主任	1992.02—1997.07
秦福生	男	山东省高密市	本科	主任	1997.07—2000.10
葛其旺	男	山东省高密市	大学	主任	2000.10—2005.05
李宗江	男	山东省高密市	本科	主任	2005.05—2013.09
门忠友	男	山东省高密市	本科	副主任	2008.03—2012.03
刘国华	男	山东省寿光市	本科	主任	2013.09—
孙星吉	男	山东省高密市	本科	副主任	2013.09—

2016年底医务科工作人员登记表

姓 名	性别	出生年月	籍 贯	毕业时间及院校	现任专业技术职务	从事专业
刘国华	男	1973.10	山东省寿光市	1995.07 山东医科大学	副主任医师	临床医学
孙星吉	男	1963.12	山东省高密市	1985.07 山东中医药学校	主治医师	中医
刘育彤	女	1987.07	山东省高密市	2010.06 山东师范大学		档案
朱云菲	女	1992.10	山东省高密市	2013.06 山东力明学院		口腔
王 琪	女	1992.01	山东省高密市	2015.07 山东中医药大学		管理

第三节　人力资源部

科室沿革

人力资源部成立于2008年3月,科室成立时有工作人员2人,郭华任主任,尤志任副主任。建科前,医院人事管理工作由党政办公室负责。

2012年3月,尤志调离,李晨调入人力资源部工作。

2013年9月,郭华不再担任主任,邱立武任人力资源部主任,王笃仁任副主任。

2013年11月,冷思雨调入人力资源部。

2015年4月,邱立武、王笃仁调出,郭智贤兼任人力资源部主任。

2015年12月,宋美爱兼任人力资源部副主任。

2016年5月,宋美爱任为人力资源部主任。

2016年11月,赵小萌调入人力资源部。

截至2016年底,人力资源部共有5人。其中科主任1人,工作人员4人。

工作职责

人力资源部主要负责医院的人事管理、工资调整、职称评聘、年度考核、人员调配、毕业生接收和招工、管理培训、档案管理、人才队伍建设等工作,是医院组织、干部、人才、人力资源管理工作的职能部门。其主要工作职责如下。

1. 根据国家有关劳动人事法规、政策,并结合医院实际,制定、完善医院的各项人力资源管理政策与制度,并按规定组织实施。

2. 负责医院部门设置、人员编制、用人计划的起草和各部门设岗方案的拟定、报批,做好人员编制调整工作。

3. 负责医院的人才招聘、培训,以及相应的管理,组织并实施培养、选拔、推荐使用高层次人才。负责收集人才信息,完善招聘工作流程,组织各类人员的招聘和录用,办理相关手续,签订劳动合同。

4. 负责组织医院各类专业技术职务的考核、评审、申报、聘任工作。

5. 组织、协调医务科、护理部及各相关科室按计划做好员工的培训教育和继续教育工作,对培训计划的完成情况和效果进行监督检查。

6. 负责员工岗前培训和待岗人员的管理与安置,负责见习生的管理、考核工作。

7. 负责医院中层干部的考核、培训、任免等工作,负责中层后备干部队伍考察、培养、建档工作。

8. 负责医院职工的聘用、奖惩、退休、退职、辞职、辞退、解除劳动合同等工作,负责医院劳动合同管理,协调、解决劳动争议。

9. 承办医院职工的调配工作,接收并安置军转干部。制定年度毕业生及相关人员的需求计划,接收分配毕业生及相关人员。

10. 负责职工评议、年度考核工作,负责组织医院各类先进集体和先进个人的推荐、评选和建档工作。

11. 负责医院干部、职工人事档案建立和管理,并做好保密工作。

12. 负责老干部工作。

13. 完成医院安排的其他临时性工作。

工作业务开展

医院自建院至2008年2月,医院的人事管理工作隶属医院办公室。在医院办公室配备专门人员负责医院工作人员的调度和内部调整,办理干部的任免手续,编制大中专毕业生的需求计划和招工录用工作,办理专业技术人员的职称评审、上报、聘任,以及人事档案管理等工作,随着人事管理工作的细化和人事管理工作逐步走上制度化、规范化,以及人事管理工作量的逐渐增大和人员的不断增加,2008年3月,医院将人事管理工作从医院办公室分离出来,成立了人力资源部。医院人力资源部成立后,主要开展了以下方面的工作。

(一)不断深化医院的人事和分配制度改革

人力资源部成立后,在院长和院委会的领导下,不断深化内部人事和分配制度改革,从分配制度改革入手,以分配制度改革带动人事制度改革。在分配上

落实岗位工资和效益工资的结合,对一批干事创业、业务能力强、创造效益突出的优秀人才,给予了优劳优酬,体现了多劳多得。

为激发干部、职工的工作活力,医院进行了按需设岗、竞聘上岗、按岗聘用和"干部能上能下、职工按劳计酬"的人事制度和分配制度改革,实行干部职工竞聘上岗、优化组合、奖优罚劣、优劳优酬,建立起了能进能出、能上能下的灵活用人机制,体现了"能者多劳、按劳分配"的分配原则,极大地调动了医院上下干部职工的工作积极性。

(二)坚持公平、公正原则,做好职工的技术职务晋升、评聘及考评定职工作

1. 按照上级主管部门的规定和要求,认真做好医院副高级以上职称人员的申报和评聘工作。人力资源部按照上级部门和医院的有关规定,认真组织好符合副高级技术职称以上条件的人员任职资格的考试报名工作,及时完成高级职称人员的个人申报、资格审查、量化考核、院内公示等工作。在医院副高级以上职称人员的申报和评审过程中,始终坚持公开、公平、公正、民主的原则,受到医院广大职工的一致认可和好评。

2. 认真做好职工的竞聘上岗工作。在每年职称竞聘中,为充分调动医护专业技术人员的工作积极性和主动性,保证科学合理、客观公正地使用人才,人力资源部严格按照医院制定的竞聘方案,坚持公平竞聘、公正排序的原则,由院领导、技术专家及职工组成聘用工作领导

委员会,对医院医护专业技术人员进行竞聘上岗工作,所有专业技术人员均须经过竞争方能聘任上岗。在竞聘上岗工作中,人力资源部对所有竞聘程序、条件和办法进行公开,对竞聘结果进行现场公示。

3. 积极做好人事代理制职工的中级职称的聘任工作。随着公立医院医疗体制改革的不断深入,人事代理制职工在医院职工队伍中的成分越来越大,为调动人事代理制职工的工作积极性,从2016年起,医院在高密市公立医院中率先开展人事代理制职工中级职称的聘任工作。为确保人事代理制职工中级职称聘任的健康顺利进行,医院人力资源部制定了人事代理制职工中级职称聘任实施方案,并按照公开、公正、公平的原则,召开职工代表大会,对于实施方案的各项条款进行详细解读和征求意见,经职工代表大会表决同意后报市人社局批准实施。人事代理制职工的中级职称聘任工作的实施,大大提高了人事代理制职工的工作积极性。

(三)抓好继续教育及职工培训

人力资源部成立后,采取得力措施,有针对性地不断抓好医院干部职工的培训教育。从2008年以来,先后邀请深圳新高度企业管理咨询有限公司、清华大学总裁班、香港联成国际教育集团、潍坊医学院等高等院校和科研教育机构的专家学者来医院举办讲座,对干部职工进行教育培训。同时,采取多种形式,对医院干部职工特别是新入院职工进行业务培训和医德医风教育。

(四)重视干部队伍的储备、选拔、任用和干部素质的提升工作

根据医院实际工作的需要,为避免医院干部队伍老化,科室按照医院提出的"人才树"计划,从2014年开始,精心设计流程,公开公正地在医院择优选拔了首批30名中级职称或本科以上学历人员,作为后备人才进行了重点培养,并有针对性地对这些后备人才制定了培训计划。通过多种形式的学习培训,促使青年骨干人才尽快脱颖而出,建立起一支梯队结构合理的干部队伍,为医院的可持续性发展储备后备力量和生力军。

2016年8月,由科室牵头,对新任中层干部和第二批"人才树计划"培训班成员进行教育培训,由院领导和管理水平突出的科主任护士长亲自授课,要求他们在立足岗位,做好本职工作的同时,增强大局意识、责任意识、忧患意识、进取意识,充分发挥带头作用和表率作用,维护科室和医院的团结,共同为医院的发展贡献自己的力量。

(五)对医院制度进行梳理

为进一步加强制度建设,人力资源部对每年的各项规章制度进行梳理、完善和修订,分为管理、医疗、护理和其他四大类,修订结束后将印刷成手册,发放给每位职工人手一份,时刻学习和落实。

(六)完善医院员工信息档案

对医院所有职工基本信息进行分类整理和信息补充,为下一步电子档案的上线及岗位设置做准备。借用病案管理

的操作办法,对合同制职工的劳动合同信息进行编号,并实行电子版同步进行,既提高工作效率又规范合同管理。

(七)人员招聘

每年协助高密市卫生和计划生育局开展高密市公立医院招聘工作。2008年12月,医院开始对现有编外人员通过考试纳入合同制管理,112名临时工被人事局严格考核录用为合同制职工,医院为其落实了工资和保险待遇。2015年,根据医院工作需要,组织招聘了47名合同制职工,其中护理人员12名(本科2名,高中起点专科10名,其他人员为本科以上学历),新进编制人员5名。护理人员通过组织考试和面试,由上级医院专家出题、监考、封卷,其他人员笔试成绩参考市人社局统一组织事业编考试成绩。2016年,根据医院工作需要,人力资源部组织招聘35名合同制护理人员。招聘工作经过现场报名、资格审查、笔试、技能考试、面试、体检6项流程,最终确定35名入围。在招聘过程中按照招聘简章,对招聘人员按综合成绩进行择优录取,确保招聘工作公平公正。

(八)评先树优

每年组织医院进行综合先进科室、单项先进科室和先进个人的评选工作。

(九)工资调整

对新签订合同的职工进行工资套改。为提高合同制职工的工作积极性,每年经医院研究,为全体合同制职工进行工资调整。

(十)合同管理

与试用期结束的合同制职工签订为期两年的劳动合同,2016年,与和信人力资源服务公司合作,办理与之有关档案托管和社保缴纳的有关事宜,并将医院合同制职工的档案整理、汇总,交由和信人力资源服务公司托管,规范了合同制职工的档案管理。

(十一)离退人员管理

为保障离退休职工的晚年生活,按照上级部门安排,每年人力资源部帮助离退休职工办理"银龄安康"保险的有关事宜。

(十二)科室考核

对科主任、护士长请销假、在岗情况、会议纪律执行情况、工作人员遵守纪律情况进行考核,带酒上岗实行一票否决制,通过考核,使个别科主任、护士长外出不请假问题、个别职工上班不带胸牌问题得到有效整改。

人力资源部历任负责人更迭表

姓　名	性别	籍　贯	文化程度	职务	任职时间
郭　华	男	山东省即墨市	大本	主任	2008.03—2013.09
尤　志	男	山东省高密市	中专	副主任	2008.09—2012.03
邱立武	男	山东省高密市	专科	主任	2013.09—2015.04

续表(一)

姓　名	性别	籍　贯	文化程度	职务	任职时间
王笃仁	男	山东省诸城市	大专	副主任	2013.09—2015.04
郭智贤	男	山东省高密市	专科	主任(兼)	2015.04—2016.05
宋美爱	女	山东省高密市	本科	副主任(兼)	2015.12—2016.05
				主任	2016.05—

2016年底人力资源部工作人员一览表

姓　名	性别	出生年月	籍　贯	毕业时间及院校	现任专业技术职务	从事专业
宋美爱	女	1972.11	山东省高密市	2012.01 德州学院	主管护师	管理
李　晨	女	1987.02	山东省高密市	2011.06 哈尔滨医科大学	助理馆员	档案
冷思雨	女	1988.10	山东省高密市	2013.07 成都电子科技大学		档案
赵小萌	女	1994.05	山东省高密市	2016.07 济南大学		档案

第四节　护理部

科室沿革

1987年建院时,护理人员2人。护理部未设立前,护理工作由各科护士长、副护士长负责。

1989年,延淑芹任副护士长。

1990年,朱美兰任副护士长,医院护理人员达到13人。

1992年,延淑芹任外科护士长,朱美兰任内科护士长。

1993年3月,延淑芹任护理科护士长,朱美兰任急诊科护士长。

1994年3月,医院成立护理部,医院分为内科、外科、急诊科三个护理单元。延淑芹担任总护士长,吴明花担任内科副护士长,宋美爱担任外科副护士长,朱美兰担任急诊科护士长。

2012年4月,延淑芹任护理部主任,李娟任副主任。

2013年10月,李娟任护理部主任。

2013年12月,张佩玲任护理部副主任。

2016年5月,杨玫瑰任副主任。

到2016年12月底,护理部有工作人员3人。

工作职责

护理部是医院具体组织实施医院的护理管理工作的职能部门。对医院护理业务、护理质量持续改进及护理安全、护理技术实施科学的组织管理,检查、督导各项规章制度的落实和实施,以保障医院护理工作的正常运行。其主要工作职责如下。

1. 负责医院的中医护理业务及行政管理工作。

2. 负责制订护理工作发展规划及年度护理工作计划,并组织实施。对各科护理工作进行考核和督导。

3. 建立健全各项护理规章制度、护理常规、各级护理人员岗位责任制及护理质量监控标准,并组织实施。

4. 负责组织、指导、督促医院护理人员提高护理质量。定期组织护理质量检查考核和评估,确保护理质量持续性提高。

5. 负责医院护理工作的风险和危机管理,及时调查分析,提出改进和处理意见。

6. 定期主持召开医院护士长会议,传达上级有关文件和会议精神,分析、总结护理工作情况。定期组织护士长互相检查学习,交流经验,不断提高护理质量。

7. 负责医院护理工作的考评和护理人员的调配,并会同有关部门做好晋升、奖罚和任免工作。

8. 负责医院护理人员的继续教育,制订各级护理人员培养目标和培训计划并组织实施,提高护理队伍的业务水平。

9. 负责开展护理科研及推广新技术,及时总结经验,撰写论文,不断提高护理学术水平。

10. 负责医院护理教学、护士进修的组织和管理工作。

11. 完成上级部门的指令性工作和院领导交办的其他相关事项。

工作业务进展

1987年自建院以来,全体护理人员认真贯彻执行《中华人民共和国传染病防治法》《护士条例》《护士守则》《基础护理服务工作规范》《中医医院中医护理工作指南》《卫生部关于实施医院护士岗位管理的指导意见》《52个病种中医护理方案》等各项法律法规、规章制度和行业标准,提高护士法律意识,端正行业作风,促进护士的业务素质不断提高。

1987年建院之初,护理力量薄弱,护理人员只能进行常见病护理和体温、脉搏、血压测量及肌肉注射、静脉输液、外伤包扎、换药等常规护理操作。

1994年,随着医院规模扩大和病人数量增加,护理人员逐年增多,为进一步加强护理工作,是年,医院设立护理部,统管医院的护理工作。护理部实行总护士长、护士长两级管理,并且有明确的管理目标,对基础护理、消毒隔离、护理文书等定期检查,对护理技术操作定期考核,同时进一步规范和健全了各项护理规章制度。在护理工作中,根据当年开展的争创"山东省重点中医院"活动要求,对护理工作和病房管理按照标准化、科学化、规范化、程序化的要求进行了全面规范,并以此为契机,开展了多项推动护理技术创新提高的活动。该年5月12日,护理部借医院庆祝"国际护士节"之机,组织举办了医院护理文书展评活动,对展评中评出的先进个人和集体予以表彰和奖励,在医院护理人员中引起良好反响。

1996年,围绕医院争创二级甲等中医医院活动,实行了分管院长领导下的护理部主任负责制,推动护理工作由以疾病为中心的功能制护理逐步转向以病人为中心的责任制护理转变。其次,在医院开展了评选"优秀护士"和"优秀服务护理组"活动,评选出了张香兰、范燕、张海燕、王存香4名护士为优秀护士和外科护理组为优质服务护理组。此外,护理部还组织参加了潍坊市护理病历展评活动,获得了总分第三名的好成绩。同年,护理工作以高分顺利通过了二级甲等中医医院的评审。

1997年,医院护理工作开始从责任制护理模式向系统化整体护理模式转变,并延续至今。

2000年,为了配合医疗新业务新技术的开展,医院先后派出各相关科室的护士长和护理业务骨干轮流到青岛医学院附属医院进行对口进修学习,在护理工作中开始引进了静脉留置针技术。

2003年,医院护理人员以精湛的护理技术和扎实的消毒隔离措施投入预防传染性非典型肺炎工作中。在工作中,护理人员忠于职守,任劳任怨,遵守规章制度,严格执行操作规程,圆满完成了这场突如其来的"非典"的防治任务。

2007年,医院派张秀珍到上海长海医院学习引进了PICC置管及维护技术,弥补了医院在PICC技术上的空缺。

2008年,根据潍坊卫生局要求,内一科病房确定为首批潍坊市护理示范病房,并成立重症监护室,设独立护理单元。

2010年,根据卫生部优质护理示范工程精神和山东省、潍坊市2010年"优质护理服务示范工程"活动方案的要求,医院全面加强临床护理工作,制定了开展"优质护理服务示范工程"活动实施方案,确定内二科、外二科为试点病房。创建了"真情护理"服务品牌,推行"客人式"服务模式,以创建"真情护理"服务品牌为载体,积极开展优质护理服务,全面推行"四用工作法",对住院病人实行"分型护理",在护理人员中进行"星级护士"评选等这些措施的实施改善护理服务,提高护理质量,促进了医患和谐。

2011年5月,内二科、外二科护理组荣获潍坊市优质护理服务示范病房。延淑芹、宋美爱荣获潍坊市"优质护理服务先进个人"的称号。宋美爱荣获高密市卫生局颁发的"帼建功标兵"称号,肖瑞霞、刘亚男、陈咏梅荣获高密市"优秀护士"，宿春华荣获高密市"十佳护士"称号。同年护理部被山东省总工会授予"女职工建功立业标兵岗"的荣誉称号。

2012年5月，内二科荣获"山东省优质护理服务示范病房"称号、外一科护理组荣获"潍坊市优质护理服务示范病房"称号。

2013年，医院护理工作品牌——"真情护理"服务新模式，被评为中共潍坊市委市直机关工委"优质服务项目"。5月，在医院"二级甲等中医医院"复审活动中，护理工作顺利通过了"二级甲等医院"复审，以满分通过，得到了护理专家的好评。

2014年，医院新聘任68名合同制护士，护理部增加副主任1名，对医院护理人员进行了分层次培训和考核，并对每次考核结果进行分析和总结，为以后培训计划制定提供依据。同年，出台制定了《护理人员岗前培训实施方案》《新入职护士科室轮转规定及实施方案》，提高了新进护士的护理专业水平和综合业务素质，加快了年轻护士的成长，提高了护理人员的综合素质，达到了合理使用护理人才的目的。同时，为进一步深入开展"真情护理"服务品牌，制定出台了《评选星级护士实施方案》，调动了全体护理人员的积极性，提升护理服务水平，涌现出一大批"星级护士"，医院有70多名护士被评为患者感动的人。为体现中医的诊疗特色，充分发挥中医药特色优势，结合病人的需求，护理部自2014年至2016年，先后派出40余名护理骨干及15名护士长先后到山东省中医院、潍坊市中医院、烟台市中医院学习中医护理方案及中医护理技术。

2015年10月，护理部在医院护理单元中推行并实施了《5S标准化管理》，取得了良好的效果，提高了工作效率，保证护理安全，为患者及职工创造了安全、干净、整洁的工作就医环境。并在潍坊市护理管理创新项目评选中获得"优秀组织奖"。为加强护理人员的中医药知识和技能，护理部对52个病种的中医护理方案进行了全员培训、考试，并对各科开展中医护理技术情况进行具体指导，为病人提供了优质的中医护理服务，体现了中医院中医护理特色，取得了很好的社会效益和经济效益。同时，从2015年到2016年10月，医院先后新招聘护理专业高中起点专科及以上学历护理人员52名，为护理队伍输注了新鲜的血液，改善了护理队伍的学历结构，提高了护理队伍的整体素质。

2016年，医院在护理工作中，不断创新护理服务理念，护理单元以科内中医优势病种为单位，以中医护理方案为依据，开展26项中医适宜护理技术，制定了42个健康教育处方，82个饮食处方及12套康复保健操，面向不同的病员群提供必需的保健项目。体现了中医理论的整体观念和以"病人为中心"的服务理念，进一步深化了优质护理服务。

中医院护理部历任负责人更迭表

姓　名	性别	籍　贯	文化程度	职务	任职时间
延淑芹	女	山东省东营市	大学本科	主任	1994.03—2013.09
李　娟	女	山东省高密市	大学本科	副主任	2012.04—2013.09
				主任	2013.10—
张佩玲	女	山东省高密市	大学本科	副主任	2013.12—
杨玫瑰	女	山东省高密市	大学本科	副主任	2016.05—

2016年底护理部工作人员登记表

姓　名	性别	出生年月	籍　贯	毕业时间及院校	现任专业技术职务	从事专业
李　娟	女	1967.11	山东省高密市	1988.07 潍坊卫校	副主任护师	护理
张佩玲	女	1962.12	山东省高密市	1981.07 益都卫校	副主任护师	护理
杨玫瑰	女	1982.08	山东省高密市	2006.07 郧阳医学院	主管护师	护理

第五节　财务科

科室沿革

1987年8月，中医院建院开诊时即设立财务科，是医院设立最早的科室之一，财务科成立时李福海任科室负责人。

1989年11月，鞠成芬任财务科副主任。

1992年2月，侯翠英任财务科主任。

1995年10月，财务科开始下设门诊收款处和住院收款处。

1997年9月，任命王成儒为财务科副主任。

2000年2月，侯翠英调出，张聿伍任财务科副主任，主持工作。

2001年，城镇职工开始建立实行医疗保险制度，医院的城镇职工医疗保险的管理运行工作隶属财务科，由财务科副主任张聿伍负责。

2004年2月，张聿伍任财务科主任，王永恒任财务科副主任。

2006年，开始建立新型农村合作医疗制度，医院的新农合工作的管理运行工作亦隶属财务科，由财务科主任张聿伍负责。至此，财务科下设住院处、收款处、新农合三个工作点。

2007年8月，在财务科设立新农合办公室，王永恒任新农合办公室主任。

2009年5月,聂凤云任新农合办公室主任。

2012年3月,城镇职工医疗保险办公室和新农合办公室从财务科析出,成立保险科。至此,财务科设有财务科办公室和门诊收费处及住院收费处。

2012年4月,医院将药品、物资、固定资产、成本核算等业务从财务科析出,独立成立经济管理科。

2015年3月,郭丽担任财务科副主任。

截至2016年12月底,财务科共有工作人员21人,其中,科主任1人,副主任1人,工作人员19人。

工作职责

1. 负责医院的财务工作。领导财务人员认真履行职责,做好各项财务管理工作,为医疗第一线提供优质的服务。

2. 按照《会计法》《医院财务制度》和《医院会计制度》,医院财务实行统一管理,建立相应的财务管理制度、会计管理制度、物价管理制度,以及完善财务部门相应的岗位责任制。

3. 根据事业计划和按照规定的统一收费标准,合理地组织收入。根据医院特点、业务需要和节约原则,精打细算,节约各项开支,监督资金使用的合理性、合法性和效率性。

4. 根据医院收入增减因素和事业需要、业务活动需要和财力可能,正确、及时地编制年度和季度(或月份)的预算,

定期对预算执行情况进行分析,并按照国家规定编制和上报预决算。

5. 加强医院经济管理,定期进行经济活动分析,并会同有关部门做好成本核算的管理工作。

6. 医院对外采购开支等一切会计事项,均应取得合法的原始凭证(如发票、账单、收据等)。原始凭证由经手人、验收人和主管负责人签字后,方能据以报销。一切空白纸条,不能作为正式凭据。出差或因公借支,须经主管部门领导批准,任务完成后及时办理结账报销手续。

7. 会计人员及时清理债权和债务,凡是该收的要抓紧收回,防止拖欠,减少呆账。对各项开支实行预算管理,对于临时必需的开支应按规定的审批手续办理。

8. 财务部门应与有关科配合,定期对房屋、设备、药品、器械等国家资财进行经常的监督,及时清查库存,防止浪费和积压。

9. 每日收入的现金要当日送存银行,库存现金不得超过银行的规定限额。出纳和收费人员不得以长补短。如有差错,由经手人详细登记,每月集中讨论,找出原因后报领导指示处理。

10. 原始凭证、账本、工资清册、财务决算等资料,以及会计人员交接,均按财政部门的规定办理。

11. 定期和不定期对单位财务状况进行分析,及时向医院管理层提供全面、真实、可靠的财务信息。对修建工程、大

型设备购置、对外投资,从财务角度进行可行性分析和论证,为领导决策当好参谋。

12. 对医院的财务工作进行研究、布置、检查、总结,根据本单位的实际情况,制定各项内部会计控制制度和财务制度。督促财务人员严格遵守财经纪律和各项规章制度,保证本单位各项财务制度健全有效。

工作业务开展

医院财务科成立之初,共有工作人员4人,其中会计、出纳各1人,门诊收费和住院收费于一体,设收费员2人,夜间收费由药房工作人员兼任收费员。财务核算与收费工作均是用手工处理。

1995年10月,财务科收款处开始分设门诊收款处和住院收款处。门诊收款1人,负责门诊病人的缴费报销等,住院收款处2人,负责住院缴费结算和报销等。

1997年,医院将原由药剂科、总务科管理的药品材料和物资会计人员划归财务科统一管理。为明确职责,利于财务工作开展和管理,实行账物分开管理的办法,由张敏、王笃仁分别担任药品、物资会计,原管理人员担任库房保管。

1998年,医院财务科开始引进实行会计电算化管理,采用小蜜蜂财务软件进行财务记账管理,门诊收款划价也开始使用微机操作。2000年9月,医院在院内安装深圳天方达信息系统软件,对医院的划价、收款、住院、药库、药房实行电算微机化管理,财务电算化既方便了门诊病人交费和办理住院等手续,又大大提高了医院的财务管理水平。

2001年,城镇职工开始实行医疗保险制度,医院的医保工作启动时由财务科负责管理。为加强对医保工作的管理和协调,医院在财务科成立了医保工作机构,由财务科主任张聿伍负责医保工作的整体运行和协调管理;由老干科主任王树丰负责开具门诊慢性病处方、离休人员门诊处方、医保外伤审批和医保转诊等工作;由住院处的吕艳霞负责医保信息录入、费用录入、离休人员记账等工作。2006年,新型农村合作医疗实施后,新农合工作亦由财务科负责管理。2007年6月,随着新型农村合作医疗覆盖率的提高,医院根据上级要求在财务科设立了新农合办公室,保证了新农合工作的有序运行。2012年3月,医院的医保和新农合工作从财务科析出,建立保险科。

财务科在加强医院财务管理工作中,除根据国家规定的物价政策、财会规定和收费标准制定了一系列收入、支出管理制度外,还不断加强财务管理和监督的机制和办法。2014年7月,医院成立了由院领导、有关科室负责人和职工代表组成的首届院务监督委员会,规定了院务监督委员会参与制定医院财务预算、各项财务管理制度以及监督医院财务工作运行的职责,具体包括:对医院资金流向、费用开支等情况进行监督检查。2015年4月,医院为进一步加强财务管理工作,成立了由院长曹沛德任主任委员,院党委书记范美云、副书记王朋、工会主席兼财务主任张聿伍任副主任委员的资产管理委员会,资产管理委员会章程明确规定:医院所有药品、卫生耗材、器械、固定资产明细账目由经济管理科负责办理,总账设在财务科。资产管理委员会负责制定一系列资产管理制度,督促各归口管理部门按制度管理资产,加强内部审计,完善内控制度,强化效益分析。医院对固定资产定期进行清点核实,做到账实相符,账账相符。对清点结果由财务科、总务科、器材科三方负责人签字,各负其责。

医院财务科自建立以来,认真贯彻国家有关政策法规,建立健全医院各项财务管理制度,先后建立了《财务科工作制度》《医疗收费制度》《收支管理制度》《门诊收费处工作制度》《住院处收费工作制度》《财产物资管理制度》《会计档案管理制度》等一系列规章制度,通过不断加强财务管理,较好地完成了医院的财务管理和会计核算工作。确保了医院医疗工作的正常开展和各项制度的改革,提高了医院的经济效益和社会效益,保证了医院各项经济目标的顺利实现。自2002年到2016年,财务科连续多年被高密市委、市政府评为医保工作先进单位。2008年,财务科被评为山东省惠民医疗先进单位。2016年,财务科被高密市委、市政府评为国有资产管理先进单位;张聿伍被市委、市政府评为行政事业单位资产管理工作先进个人。

1987—2016年财务科历任更迭表

姓　名	性别	籍　贯	文化程度	职务	任职时间
李福海	男	山东省高密市	中专	负责人	1987.08—1989.11
鞠成芬	女	山东省高密市	中专	副主任	1989.11—1992.02
侯翠英	女	山东省高密市	大专	主任	1992.02—2000.02
王成儒	男	山东省高密市	高中	副主任	1997.03—2000.02
张聿伍	男	山东省高密市	本科	副主任	2000.02—2004.02
				主任	2004.02—
王永恒	男	山东省高密市	中专	副主任	2004.02—2007.08
郭　丽	女	山东省昌邑市	大专	副主任	2015.03—

2016年财务科人员登记表

姓　名	性别	出生年月	籍贯	毕业时间及院校	现任专业技术职务	从事专业
张丰伍	男	1972.11	山东省高密市	1990.02 山东经济学院	档案主管	主管会计
郭　丽	女	1971.10	山东省昌邑市	2011.07 潍坊学院	助理会计师	会计
韩雨诺	女	1986.11	山东省高密市	2010.06 山东财政学院		会计
范　麟	女	1988.01	山东省高密市	2011.07 烟台大学文经学院		会计
李忻怡	女	1990.07	山东省高密市	2012.07 淄博职业学院		会计
李　伟	女	1978.11	山东省高密市	2001.07 潍坊医学院		收费员
王雅鑫	女	1985.07	山东省高密市	2004.07 潍坊卫校		收费员
杜受霞	女	1985.11	山东省高密市	2007.07 滨州职业学院		收费员
张珊珊	女	1987.03	山东省平度市	2008.06 山东信息职业技术学院		收费员
禚静雯	女	1980.07	山东省高密市	2005.07 莱阳农学院		收费员
孙晓东	男	1986.09	山东省高密市	2005.07 山东经贸职业学院		收费员
宋　洋	女	1995.08	山东省高密市	2014.07 高密卫校		收费员
毛晓晨	女	1991.07	山东省高密市	2013.07 潍坊商业学院		收费员
徐　璐	女	1989.05	山东省高密市	2012.07 潍坊经贸学院		收费员
柳晓梦	女	1991.11	山东省高密市	2013.07 青岛酒店管理学院		收费员
付田琪	女	1991.08	山东省高密市	2012.07 山东工商学院		出纳
程晓红	女	1985.10	山东省高密市	2009.07 山东水利职业学院	会计师	会计
王宇静	女	1987.05	山东省高密市	2012.07 山东中医药大学		会计
綦倩玉	女	1991.06	山东省高密市	2013.07 山东经贸职业学院		收费员
李　娜	女	1975.10	山东省高密市	2000.07 青岛化工学院		住院会计
冯　霞	女	1986.08	山东省高密市	2008.07 山东经贸职业学院		出纳

第六节　保险管理科

科室沿革

保险科成立于2012年3月,科室初建时分为医保办公室与新农合办公室。李希德任科室主任,吕艳霞任科室副主任兼医保办公室主任,聂凤云任科室副主任兼新农合办公室主任。

保险科未成立前,医疗保险与新农合工作由财务科统一管理。

2015年3月,吕艳霞任保险科副主任,主持工作。

2016年12月,李娜任保险科副主任。

到2016年12月底,保险科有工作人员15人,其中,科主任1人,副主任1人,工作人员13人。

工作职责

保险科是医院具有管理、服务等多项职能的综合性科室,承担着医疗保险管理、医保规章制度落实和服务患者等多重任务,其主要工作职责如下。

1. 严格贯彻落实上级有关政策文件和管理规定,全面负责医院住院收款结算、医保报销等工作,不断完善各项管理制度和工作流程,及时上传下达。

2. 严格执行医疗服务项目收费标准和医保基金支付规定,负责入出院办理、预收押金、医保联网报销、慢性病报销、总清单打印、居民二次报销、民政报销等业务。落实日清日结制度,现金与账目及时、准确上报财务科。

3. 负责医保政策的执行、审核、总结工作。负责与社保中心、民政局等单位的日常联络,协调关系,开展工作。配合上级各部门对医院医保、收费工作的检查和指导。负责每季度慢性病专项鉴定协调工作。

4. 加强对医院医保质量管理,维护医保健康运行,确保医院资金安全。负责对临床各科医保管理制度执行情况检查及医保知识的培训。制定医保考核指标,每月对各相关科室进行考核并按奖惩制度执行。

5. 负责医保诊疗、服务设施目录数据库的维护及药品目录库的监管。负责医院费用定期对比增长的原因分析,定期检查管理制度和协议执行情况,及时向主管领导汇报,并提出整改措施。

6. 合理设计编制住院、医保就诊流程,做好参保患者的接待工作和有关政策的宣传和咨询,解答患者就医过程中有关政策问题,为患者解除疑虑。

7. 负责医保患者外伤审批、高值耗材审批、血费审批等工作。

8. 认真完成上级部门及领导交办的临时性工作。

工作业务开展

市中医院的医保与新农合工作,在医院保险科成立前就已开始进行。国家和山东省有关医保与新农合的法规政策出台后,医院认真贯彻执行相关法律法规、基本医疗保险及新型农村合作医疗年度服务协议等条文,不断加强对医院医保质量的管理,提高工作人员服务意识,促进医院医保及相关工作健康发展。

2001年,城镇职工医疗保险开始实施,为加强对医保工作的领导和管理,确保医保工作的健康运行,医院成立了由院长翟绪进任组长,由副院长王朋、曹沛德,财务科主任张聿伍,老干科主任王树丰等人组成的医保领导小组。医保工作由财务科统一管理,由财务科张聿伍主任负责整体运行。老干科主任王树丰负责开具门诊慢性病处方、离休人员处方、医保外伤审批和医保转诊等工作,住院处工作人员吕艳霞负责医保信息录入、费用录入、离休人员记账等工作。全体工作人员积极学习医保知识,建立业务流程,认真负责的工作作风为日后医院医保的健康发展奠定了基础。

2006年,新型农村合作医疗开始实施,新农合工作亦由财务科负责管理,张聿伍主任负责新农合的整体运行工作。医院严格执行市新农合各项规章制度和审核程序,按照《高密市新型农村合作医疗实施办法》,对参合农民因病发生的医疗费用收费单据严格把关,认真审核。审核无误后加盖审核印记。定期将审核无误的报销收费单据交市新型农村合作医疗管理办公室统一复核。

2007年6月,随着新型农村合作医疗覆盖率的提高,医院设立新农合办公室,由王永恒担任新农合副主任,完善新农合报销流程,保证了新农合工作的有序运行。

2008年7月,对门诊慢性病录入、离休人员记账工作进行规划调整,由住院处调整到门诊挂号处记账,由门诊挂号处工作人员田凤云负责慢性病录入、离休人员记账工作。

2009年5月,聂凤云任新农合副主任,根据相关文件内容,制定医院新农合住院管理办法,及时评估和考核新农合工作情况,确保了新农合在医院的健康运行。田凤云调到财务科,由门诊办工作人员李娜接替慢性病录入、离休人员记账等工作。同年,张聿伍荣获"潍坊市定点医疗机构先进个人"称号。

2010年,医保办公室被潍坊市人社局授予"潍坊市先进定点医疗单位"的荣誉称号。吕艳霞荣获"潍坊市定点医疗机构先进个人"称号。

2011年,医保办公室被潍坊市人社局授予"潍坊市先进定点医疗单位"的荣誉称号。

2012年3月,医院成立保险科,科室初建时分为医保办公室与新农合办公室。李希德任保险科主任,吕艳霞任保险科副主任、医疗保险办公室主任,医疗保险办公室工作人员3名;聂凤云任保险科副主任,新型农村合作医疗办公室主任,新农合报销窗口工作人员3名。医院保险科成立后,不断优化业务流程,使医保与新农合工作逐步走上精细化的路子,提高了医保工作管理和为患者服务的水平。同年,医院医保办公室被潍坊市人社局授予"潍坊市先进定点医疗单位"的荣誉称号,吕艳霞荣获"潍坊市诚信标兵"荣誉称号。

2013年,医保办公室被潍坊市人社局授予"潍坊市先进定点医疗单位"的荣誉称号。医院新农合办公室被潍坊市卫生局授予"潍坊市卫生局先进医疗单位"的荣誉称号,聂凤云荣获"潍坊市卫生局新农合先进个人"称号。

2014年1月,城镇居民医疗保险与新型农村合作医疗整合并轨为城乡居民医疗保险。保险科在医院开展了医保政策培训,形成完善的医保数据资料,定期对比分析,加强监督与考核。同年,医保办公室被山东省社会保险事业局授予"省定点医疗机构先进医保科室"的荣誉称号。

2015年3月,医院原住院处划入保险科,负责医保及住院收款结算等工作。保险科组织医院医师参加医保培训及医保测试,成为定点医疗机构医保医师,并根据医保的有关规定,不断加强管理和完善医保考核制度。12月,在高密市举行的优质服务示范窗口评选中,医院保险科荣获优质服务示范岗称号。同年,吕艳霞荣获山东省社会保险事业局授予"省医保先进个人"的荣誉称号。

2016年12月,医院门诊慢性病由门诊服务中心划入保险科管理,李娜任保险科副主任,负责门诊慢性病结算工作。保险科不断加强精细化管理,创新优化业务流程、规范服务行为,努力为临床科室、患者提供一站式标准化服务。建立医保查房制度,保证医保资金安全。

中医院保险科历任负责人更迭表

姓　名	性别	籍　贯	文化程度	职务	任职时间
张聿伍	男	山东省高密市	大学本科	主任	2001.07—2012.03
王永恒	男	山东省高密市	大学本科	副主任	2007.08—2009.05
聂凤云	男	山东省高密市	大学专科	副主任	2009.05—2014.03
李希德	男	山东省高密市	大学本科	主任	2012.03—2015.03
吕艳霞	女	山东省莱阳市	大学专科	副主任	2012.03—2015.03
				主任	2015.03—
李　娜	女	山东省高密市	大学专科	副主任	2016.12—

2016年底保险科工作人员登记表

姓 名	性别	出生年月	籍 贯	毕业时间及院校	现任专业技术职务	从事专业
吕艳霞	女	1974.04	山东省莱阳市	1997.07 潍坊医学院	眼科医师	会计
孙丽华	女	1969.12	山东省高密市	1991.06 潍坊卫生学校	医师	会计
李 娜	女	1980.10	山东省高密市	2016.01 潍坊医学院	护士	会计
宋 瑜	女	1982.03	山东省高密市	2010.07 潍坊商业学校	会计员	会计
王海玲	女	1981.07	山东省高密市	2002.07 广东轻工学院	会计员	会计
李 敏	女	1987.08	山东省高密市	2010.06 青岛科技大学	会计员	会计
代 淼	女	1983.04	山东省高密市	2005.07 烟台职业学院	会计员	会计
张 静	女	1989.03	山东省高密市	2011.06 山东管理学院	会计员	会计
刘 敏	男	1985.08	山东省高密市	2009.07 济南职业学院	会计员	会计
李 娜	女	1980.10	山东省高密市	2000.07 青岛化工学院	会计员	会计
赵传梅	女	1984.09	山东省莒县	2007.07 泰山医学院	会计员	会计
杨贝贝	女	1992.03	山东省高密市	2014.07 山东水利职业学院	会计员	会计
葛肖男	女	1985.01	山东省高密市	2013.06 潍坊学院	会计员	会计
宋小霞	女	1989.06	山东省高密市	2013.06 齐鲁工业大学	会计员	会计
赵金鹏	男	1984.01	山东省高密市	2009.06 武汉科技大学中南分校	会计员	会计

第七节　服务缺陷管理科

科室沿革

服务缺陷管理科成立于 2010 年 8 月，成立时科室名称为患者管理中心。科室创建初期，有工作人员 3 名，孙秀霞任副主任，主持工作，王桂兰、任晓燕任干事。

2011 年 2 月，王桂兰调出患者管理中心。11 月，孙秀霞任患者管理中心主任。

2012 年 7 月，夏爽调入患者管理中心。

2012 年 11 月，陈娇调入患者管理中心。

2013 年 9 月，科室改称服务缺陷管理科。

2014 年 3 月，任晓燕调出，9 月，唐艺文调入服务缺陷管理科。

至 2016 年 12 月，服务缺陷管理科有工作人员 4 名，孙秀霞担任科主任。

工作职责

科室主要负责走访病人、电话回访和意见建议的征集，病人来电来访及各类投诉的处理。其主要工作职责如下。

1. 在院委会领导下开展各项工作，努力实现让每一位病人满意走出医院的目标。

2. 以病人为中心，负责对新入院病人的走访，住院期间沟通，掌握病人的需求信息，与有关科室做好沟通与协调，及时将信息分解落实到相关责任科室，确保病人满意。

3. 掌握医院基本情况，随时解答患者征询，包括科室、专业设置、专业技术人员、学科带头人、重要医疗设备及开展的医疗技术服务项目等。

4. 公开投诉电话，实行"首接负责制"，做好病人来信、来访、来电及网络投诉，及时准确地做好登记、调查、核实投诉事项，提出处理意见，及时答复投诉人。

5. 围绕医院服务缺陷，及时调度医院各相关科室及人员协调处理。

6. 负责住院病人的问卷调查及出院患者的电话回访工作，做好收集、整理及分析，每月编写工作简报，向有关职能科室及领导反馈。

7. 做好患者满意的人和事评选，激励先进，倡树新风。

8. 负责定期召开医患沟通座谈会、医院管理沟通圆桌会议，分析问题产生的原因，针对突出问题，提出改进方案，并加强督促落实考核。

9. 完成医院交办的其他工作。

工作业务开展

科室自 2010 年 8 月份成立，每天下病房走访患者、发放满意度调查问卷、出院患者进行电话回访、接待来电来访及各类投诉的处理等工作；根据市纪委关于"高密民声在线"的运行管理要求,结合医院实际,制订了《高密市中医院关于民声在线运行管理办法》,建立工作台账;做好市长公开电话的处理工作,畅通各种医患沟通渠道,对和谐医患关系的建立有着重要意义。

2010年9月,每月开展患者感动的人和事评选活动,到2016年12月底,共评选出感动的医生护士140余人次,让患者感动的事80余例。

2010年11月,举办首次医患沟通座谈会。

2011年9月27日,举行首次医院开放日活动,部分患者及家属和社会各行各业群众共约40多人参加,参观了医院的医疗设备、远程会诊中心、血液透析中心、介入中心、中风科、结石病专科等特色科室和国医堂,参观者了解了医院开展的新技术、新项目,亲眼目睹医护人员的工作环境和工作流程。最后在医院四楼会议室举行了座谈会,与会人员畅谈了观摩医院后的一些认识和感受,对医院近几年所取得的成绩给予了充分的肯定,同时提出了一些合理的意见建议。

2012年9月份,开始编发《高密市中医院构建和谐医患关系工作简报》,每月一期,将走访、电话回访中征询到的意见建议及"患者感动的人和事"等内容以简报形式予以编发,构建相互尊重、相互理解、相互信任的和谐医患关系,共编写《构建和谐医患关系工作简报》52期。

2013年1月,开展了"创建患者满意窗口"培训活动,各窗口制定了标准化的

言行规范、进行了工作展示和"我最喜爱的一本书"读书交流,提高了窗口人员的整体素质。

2014年开始,与护理部联合开展星级护士评选和病人满意的医生活动,发现了一大批先进典型,倡树了医院正气。

2014年4月,"服务缺陷管理机制"被高密市直机关工委评为"优质服务项目"。

2014年4月,各科室护士长轮流到服务缺陷管理科挂职,更好地发现工作中存在的不足及各科室的亮点,拓宽视野,提高管理水平。

2014年5月,设立"医院管理沟通日",加强临床科室与职能科室、医护、医患之间的沟通,促进交流与合作,建设和谐医院。召开圆桌会议,对一些有代表性的服务投诉进行深入剖析,找出医院管理中的盲点,修订工作流程,进一步提高了服务水平。

2014年8月,在全院开展了"寻找身边让患者感到不舒服的细节"活动,共找出52处不舒服的细节,并进行了及时整改,提高了患者的满意度。

2015年,开展实施"职责零缺陷、服务零投诉和让每一位病人满意走出医院"的"二零一"工程,召开"二零一"工程专题会。

2015年11月至2016年6月,在窗口科室中开展了"争创优质服务示范岗"和"争当优质服务明星"活动,共评选出四个示范岗和42名服务明星,提升了窗口服务水平。

2016年3月,召开了"二零一"工程专题会一次。

2016年6月开始,新提拔的副护士长轮流到服务缺陷管理科挂职锻炼,站在另一个视角来发现问题、解决问题,提高应对和解决复杂问题的能力,为今后工作奠定基础。

通过日常走访、电话回访、发放满意度调查表和第三方评价等形式,使医患关系更加融洽,投诉率有了明显下降,病人满意度逐年提升,搭建起了医患沟通的桥梁。

服务缺陷管理科历任负责人更迭表

姓　名	性别	籍　贯	文化程度	职务	任职时间
孙秀霞	女	山东省高密市	本科	主任	2010.08—

2016年底服务缺陷管理科工作人员登记表

姓　名	性别	出生年月	籍　贯	毕业时间及院校	现任专业技术职务	从事专业
孙秀霞	女	1981.01	山东省高密市	2013.06 吉林大学	主管护师	护理
陈　娇	女	1987.01	山东省高密市	2008.07 山东外贸职业学院		行政后勤
夏　爽	女	1988.01	山东省高密市	2010.07 益都卫校	护士	护理
唐艺文	女	1989.06	山东省高密市	2014.06 西南大学	二级心理咨询师	心理咨询

第八节　重点专科管理办公室

科室沿革

重点专科管理办公室成立于2014年3月,由医院副院长秦福生兼任办公室主任,公共卫生科主任王秉隆兼任办公室副主任。

至2016年底,专科管理办公室共有工作人员8人,其中,科主任1人,副主任1人,工作人员6人。

工作职责

重点专科管理办公室负责医院中医工作的日常管理,专科建设与发展的组织、督查、考核等日常工作,其主要职责如下。

1. 负责医院专科建设与发展的设置规划、统筹协调、整体推进、督促落实工作。具体做好医院重点专科的推荐、上报、评审、检查、评估、验收、资助经费的管理和工作协调等工作。

2. 制订重点专科管理的规章制度和措施，对院重点专科领导小组布置的工作督促、协调各专科落实完成。根据各级重点专科的建设标准与验收细则每季度检查一次专科建设进展情况，定期进行全面综合考评，以保证重点专科建设任务如期完成。

3. 检查专科建设计划执行情况，审批监督专科建设经费按计划规定使用。

4. 负责各重点专科申报、实施、验收等材料的收集、整理、归档。

5. 负责向院领导及有关科室提供相关信息，为专科发展提供指导、咨询及相关服务。

6. 做好与上级主管部门、其他医院的沟通联系。

工作业务开展

重点专科管理办公室自成立以来，根据国家卫生部《关于印发全面提升县级医院综合能力工作方案的通知》（国卫医发〔2014〕48号）和山东省《关于印发〈全省二级中医医院持续改进活动省级检查评估工作方案〉的通知》（鲁卫中业务函〔2015〕14号）、《二级中医、专科医院持续改进检查评估专家手册》《二级中医医院以"以病人为中心，发挥中医药特色优势提高中医临床疗效"为主题的持续改进活动方案实施细则》（国中医药办医政发〔2013〕21号）等相关专科考核标准

等文件精神的要求，按照"突出中医特色，强化内涵建设"的原则，医院先后制定了《关于加强中医药工作的意见》《高密市中医院关于中医重点专科（专病）建设发展的意见》及补充意见等一系列文件精神和管理规定，不断加强专科建设，促进各重点专科向"大专科、强专科"发展。

自2014年来主要开展了以下工作。

1. 为医院起草制定了《关于加强中医药工作的意见》《关于中医重点专科（专病）建设发展的意见》（以下简称《意见》）及考核细则，要求督促各临床科室高度重视，认真落实《意见》要求，大力发展中医药，突出医院的中医中药特色，使医院的中医药应用率大幅提高，中医药服务能力得到明显提升。

2. 从2014年到2016年，牵头有关科室与高密市卫计局联合连续成功举办了高密市三届"中医膏方养生文化节"活动，印发了膏方宣传材料，录制膏方电视专题科普片，聘请上级医院专家进行专题培训，组织医院膏方专家到市老年大学、公园等公共场所进行膏方科普宣传知识讲座及义诊，累计开展中医膏方1000余例，拓展了中医药服务范围，受到社会的一致好评。

3. 认真做好医院"名医堂""养生堂"及"名中医工作室"建设工作，严格按照评审标准，不断提升"两堂一室"工作医疗技术水平，并以优异的成绩通过潍坊市卫生和计划生育委员会的验收。

4. 2015年，协助有关科室积极引进

穴位贴敷技术,出台《关于引进穴位贴敷的通知》,开展全院培训,推广中医适宜技术的临床应用。

5. 积极开展对外交流与合作。先后组织医院有关医护人员外出参观学习了上海市第十人民医院、临沂市人民医院、潍坊市中医院、无锡市中医院,引进了先进的中医技术,使医院中医技术紧跟国内前沿,为提升医院中医药事业的发展奠定了坚实的基础。2014年,指导和协助有关科室在医院建立起全国针灸临床研究中心高密分中心和中国工程院院士石学敏专家工作站,通过与上级医院资源共享,加强学术与技术交流合作,推动了医院医疗技术和水平的提高。

6. 每季度对医院各重点专科进行专项考核,年底进行年终考核,并进行通报和奖励。

7. 2015年,圆满完成"二甲"持续改进省级专家组评估验收。重点专科管理办公室成立以来,采取得力措施全力做好医院"二甲"持续改进工作,围绕做好医院"二甲"持续改进工作,医院成立了以重点专科办公室为牵头单位的"二甲"持续改进办公室,按照《二级中医、专科医院持续改进检查评估专家手册》《二级中医医院以"病人为中心,发挥中医药特色优势提高中医临床疗效"为主题的持续改进活动方案实施细则》要求,组织医院认真学习,积极整改,2015年,指导各相关部门完成相关持续改进工作,并以优异的成绩成功通过了山东省卫生和计划生育委员会的评审验收。

8. 联合医院护理部积极引进、探索中医护理技术,各科室在临床工作中积极、广泛开展中医特色护理,突出了中医护理优势,实现了从功能护理向系统化整体护理模式的转变。

9. 组织有关科室牵头承办了"山东省2016年中医中药齐鲁行——高密站"活动,在活动中,为潍坊市各县市区培训医务人员160余人,扩大了医院的影响力。

10. 2016年,顺利完成了山东省五级中医药师承教育项目在市中医院的第四批师承工作,秦福生主任中医师、王秉隆副主任中医师作为省级师承指导老师收徒4人,为医院中医药工作的继承发扬、开拓创新注入了新的动力。

11. 自2014年科室成立以来,每年牵头组织举办高密市基本公共卫生服务项目中医药健康管理指导培训班,对全市各乡镇卫生院有关医护人员进行了中医药健康管理专项培训。

12. 2016年,牵头有关科室与高密卫计局联合成功举办了高密市第二届中医药传统技能大赛,医院参赛选手喜获佳绩。

13. 2015年,指导、协助医院心内科完成了山东省第四批中医重点专科验收,协助肛肠科完成了山东省"十三五"中医重点专科建设单位的申报工作。

14. 2016年,指导、协助医院糖尿病科完成了潍坊市第五批中医重点专科(专病)验收工作,协助儿科、康复科完成了潍坊市第六批中医重点专科的申报工作。

重点专科管理办公室历任负责人登记表

姓　名	性别	籍　贯	文化程度	职务	任职时间
秦福生	男	山东省高密市	本科	主任	2014.03—
王秉隆	男	山东省高密市	本科	副主任	2014.03—

2016年底专科管理办公室工作人员登记表

姓　名	性别	出生年月	籍　贯	毕业时间及院校	现任专业技术职务	从事专业
秦福生	男	1965.06	山东省高密市	1988.07 山东中医药大学	主任中医师	中医
王秉隆	男	1966.10	山东省高密市	1981.07 山东省益都卫校	副主任中医师	中医
陈　涛	男	1984.10	山东省宁阳县	2011.07 长春中医药大学	主治中医师	中医
刘　龙	男	1985.04	山东省胶州市	2012.07 福建中医药大学	主治中医师	中医
管　朋	男	1982.10	山东省高密市	2008.05 江西中医药大学	主治中医师	中医
刘翠翠	女	1985.08	山东省寒亭区	2010.07 山东中医药大学	主治中医师	中医
王晓芳	女	1986.06	山东省高密市	2012.07 山东中医药大学	主治中医师	中医
刘　洁	女	1984.10	山东省高密市	2011.07 广州中医药大学	主治中医师	中医

第九节　医疗质量管理办公室

科室沿革

医疗质量管理办公室成立于2007年10月，隶属于医务科，初建时门忠友担任质量管理办公室主任。

2012年3月，褚建文任科室副主任，质量管理办公室有工作人员3人。

2013年9月，医疗质量管理办公室从医务科析出，独立建科，郭杰兼任医疗质量管理办公室主任。同时，医院病案室由医务科转归医疗质量管理科管理，病案室工作人员随之转入医疗质量管理办公室。

到2016年底，医疗质量管理办公室共有工作人员9人，其中主任1人，副主任1人，工作人员7人。

工作职责

医疗质量管理办公室的主要工作职责如下。

1. 负责制定医院医疗质量管理方案及与医疗质量有关的规章制度和文件，并落实督促实施执行，促进医院医疗质量持续改进。

2. 负责组织策划和实施医院医疗质量的监控和考核。

3. 负责为医院管理提供有关医疗信息的统计分析工作。

4. 负责医院病案的管理工作。

5. 负责门诊和医技科室医疗质量管理。

6. 参加医院有关管理部门的医疗质量教育与培训工作。

工作业务开展

医疗质量管理办公室自成立后，主要狠抓了以下五个方面的工作。

一是不断加强医疗质量管理，督导、检查各科室有关医疗质量制度及技术操作规范的执行和落实。

2008年，科室初步开展不定期医疗质量检查工作。

2009年，科室成立医疗质量检查小组，对病历书写进行重点检查。

2010年，科室每月不定期组织医疗质量检查、考核，修订有关医疗核心制度。

2011年，科室进一步完善各种工作制度、管理规范，制定新的医疗质量考核标准，每月定期进行考核，并将考核结果及时反馈，同年，为新成立的内分泌科制定了管理规范。

2012年，完善医院核心制度，修订医疗质量考核标准，更换医疗质量考核小组成员，落实医院"加强中医药工作意见"，成立中医病历评审小组，每月进行中医病历评审。加强了医院感染管理工作。3月至12月，开展分管副院长带队进行业务查房工作。

2013年，在开展日常医疗质量考核工作的基础上，进行了个案调查、专项考核、不良事件追踪、三级查房考评等多种形式的医疗质量持续改进工作，建立了医师个人技术档案，开展了慢性病防治工作，加强了"抗生素合理应用"考核工作。4月，组织了由业务副院长带队的专项业务查房活动。8月至9月，在医院组织开展了"优秀病历展评活动"。9月，医疗质量管理办公室从医务科析出，设立单独办公室，郭杰兼任医疗质量办公室主任。同时，原由医疗质量办公室管理的医院感染管理工作划出，转至公共卫生科管理。医院的病案管理工作由医务科划归医疗质量管理办公室。10月，医疗质量管理办公室成立了质管员队伍，进一步加强了病案管理与出院病人信息统计工作以及医疗质量核心制度的督查落实。

2014年1月，医疗质量管理办公室组织讨论病历书写规范问题，就病历格式进行统一，并由质管员分组进行检查，确立周会制度;3月,统一电子病历格式;4月,进行第一次病历抽查活动;5月,进行病历书写时限性专项督导检查;6月,重新将质管员分组,转入病历质量检查阶段;8月至10月,在医院开展了优秀病历展评活动;10月,召开医疗质量专题会议,决定实施"合格病历专项奖励"。

2015年3月,重新调整质管员召集人。5月,抽取四名召集人参与"二甲"复审工作。11月,抽取医院医师书写的病历(入院48小时以上)进行评审,对前30名进行奖励。

2016年4月,开始由电脑系统对运行病历的书写时限性进行适时监控并对监控情况及时反馈于各科室。5月,除辅检科室质管员及病历评审员外,其他质管员不再参与医院质管工作,只负责本科室质管工作。6月,推选优秀质管员到协和医院参加为期一周的业务培训,8月,辅检科开始每月进行一次业务考试。2016年,除常规进行优秀病历评审外,由院级质管员分批不定时下科室检查运行病历书写质量,发现问题就地解决。

二是扎实做好医院的各项医疗质量考核和验收工作。

2010年,组织开展中医管理年活动和中医药文化建设活动,迎接上级有关部门组织的"质量万里行""平安医院"等各项检查、考核、验收活动。

2011年,在医院大力开展了"中医工作先进市复审验收"工作,迎接了上级有关部门组织的"中医管理年"验收活动,并获得潍坊市第一名的好成绩。

2012年10月,完成了"中医工作先进市复审验收"工作。

2013年5月,完成了"二级甲等中医医院复审验收"工作。

2016年9月,完成了"二级甲等中医医院复审验收"工作。

三是大力开展重点专科建设工作。

2010年,组织医院积极参加潍坊市开展的重点中医专科申报工作,医院心内科、骨伤科、针灸科、肛肠科等四个专科被确定为潍坊市重点中医专科。完成了结石病省重点专科的评估和评审工作。

2012年,中风科建设规模和诊疗措施达到国家标准和要求,顺利通过了国家级重点专科验收。结石病科被批准为华东地区结石病防治山东第一基地。心内科被省卫生厅确定为重点专科建设单位,成为山东省中医药服务能力提升工程项目第四批中医药重点专科。

2013年,医院肿瘤科、糖尿病科顺利通过上级部门验收,成为"潍坊市中医重点专科(病)建设单位"。10月份,根据院领导决定,将医院重点专科建设工作移交至医务科管理。

四是认真做好业务培训与会议组织工作。

2009年,协助医院各科室组织各种业务讲座,开展业务技能培训。

2010年,为医院组织了山东省结石病治疗新进展学术会议。

2011年9月,组织举办"高密市第一

届中医论坛",10月至12月,为医院组织了2次健康之路讲座。

2012年,组织实施了青年医师培训与中医适宜技术推广工作。

2013年,加强了"抗生素合理应用"培训工作,参加了市卫生局组织的乡医培训、基层指导、中医适宜技术培训工作,10月份,根据医院安排,将会议组织与中医基层指导工作业务移交至医务科。

五是开展的其他各项工作。

2009年,设立高血压病、糖尿病俱乐部并协助开展工作,建设国医堂。

2010年,组织实施"协定处方、自制剂的应用"工作。

2012年,组织实施"主管医师管理办法",接管医院专业技术人员继续教育工作。

2013年,完善了专业技术人员继续教育工作,组织实施继续教育报名与晋级晋职人员继续教育学分初步审核工作。

2015年,获潍坊科技进步奖二等奖、三等奖各一项。

2015年5月,医院顺利通过非隶属附属医院标准评估,成为山东中医药高等专科学校非隶属附属医院。

2016年,为推动全院"1.1"创新活动的深入开展,制定《创新活动评审及管理办法》。

质量管理办公室历任负责人登记表

姓　名	性别	籍　贯	文化程度	职务	任职时间
门忠友	男	山东省高密市	本科	主任	2007.10—2013.09
郭　杰	男	山东省高密市	本科	主任	2013.09—
褚建文	男	山东省高密市	本科	副主任	2012.03—

2016年底质量管理办公室工作人员登记表

姓　名	性别	出生年月	籍　贯	毕业时间及院校	现任专业技术职务	从事专业
郭　杰	男	1965.09	山东省高密市	1988.07 山东中医学院	主任医师	医疗
褚建文	男	1970.02	山东省高密市	2008.01 潍坊医学院	主治医师	医疗
张　旭	女	1975.10	山东省高密市	2007.07 潍坊医学院	医师	医疗
吴明华	女	1965.09	山东省高密市	1988.07 山东省广播电视大学	主管护师	病案管理
禚瑞花	女	1972.05	山东省高密市	1992.07 潍坊卫生学校	医师	病案管理

续表(一)

姓　名	性别	出生年月	籍　　贯	毕业时间及院校	现任专业 技术职务	从事 专业
史晓红	女	1971.07	辽宁省锦州市	1990.07 高密成人中专		病案 管理
刘峰岚	女	1975.09	山东省高密市	2011.01 滨州医学院	主管护师	病案 管理
郭美华	女	1976.06	山东省高密市	1997.07 山东省广播电视大学	护师	病案 管理
邓　磊	男	1979.11	山东省高密市	2001.07 潍坊医学院	医师	病案 管理

第十节　经济管理科

科室沿革

经济管理科成立于2012年3月,科室初建时共有4人,王永恒担任科主任,刘峰岚任药品、卫生材料会计,王丽任物资会计、绩效核算员,姜源任固定资产会计、绩效核算员。

2013年9月,刘峰岚调至病案室,张芹调入任药品会计,王丽接任卫生材料会计。10月,陈园园调入担任物资会计。11月,邱昌兰调入任绩效核算员。2015年4月,王丽调至绩效核算中心,邱昌兰接任卫生材料会计。

2015年10月,徐沛东调入任固定资产会计。

至2016年12月,经济管理科共有工作人员6人,其中科主任1人,会计5人。

工作职责

经济管理科具体负责医院成本核算、物价管理、医院内部核算、经济分析、固定资产管理等工作。

一、做好成本核算工作,建立健全医疗成本管理核算组织体系

1. 根据医院有关规定汇总核算资料,分析经济活动运行结果。

2. 加强与各科室的沟通和联系,听取、收集各科室意见建议,汇总、筛选、分析、总结、修订、完善相关文件办法,并负责对相关的文件办法进行解释。

3. 负责对成本进行管理和控制,并根据成本的升降情况进行分析对比,找出主观原因,预测成本发展趋势,对照同行业的成本、费用资料,提出降低成本费用的途径和加强成本管理的建议。

二、负责医院的内部核算、经济分析工作

1. 定期对医院的经济运行状况进行分析,掌握医院经济运行状态。

2. 总结和评价已完成的财务活动,为财务预测、经济决策提供科学可靠的方案和数据。

三、负责医院的固定资产管理工作

1. 会同有关部门拟定固定资产管理相关文件,建立和完善资产管理信息系统,建立健全各项规章制度。

2. 负责固定资产产权的登记、界定、变动和纠纷的调处。

3. 定期深入科室,了解固定资产使用情况、新旧程度和完好情况。

4. 负责固定资产的购置、使用、处置、评估和监督。

5. 负责固定资产统计报告、资产保全、资产使用效益考核评价,以及固定资产产权收益管理等。

四、完成上级部门的指令性工作和院领导交办的其他相关事项。

工作业务开展

经济管理科自成立以来,认真贯彻执行党的路线、方针、政策,带头遵纪守法和执行各项规章制度。熟练掌握本职业务,认真负责,真抓实干,做到解决问题及时,讲求工作实效,提高工作效率。

经济管理科承担着医院绩效核算、固定资产管理、药品材料物资的出入库管理工作。针对医院经济运营和管理中存在的规章制度不健全、经济管理办法可操作性差和管理工作中漏洞多的问题,制定了《经济管理科管理规定》,严格控制了各项支出,加强了医院卫生材料、办公用品、物资等的合理利用与管理,提高利用效率。

在具体工作中,经济管理科要求全体工作人员认真执行药品、卫生材料、物资及固定资产的相关规定做好出入库工作。协同财务科、药剂科、器材科、总务科做好财务报表编制、药品调价、采购论证、计划申报、库存盘点等相关工作。发现问题及时上报、及时解决。贯彻、执行国家财经纪律和法规,建立健全经济管理管理制度。根据医院特点,结合业务需要及节约原则,精打细算,节省各项开支。并对科室提出合理的建议,开源节流、优化资源配置。加强成本管理,做好成本核算工作。对新购资产做好登记工作,配合总务科、器材科建立科室固定资产明细账。作为医院的医辅型职能科室,经济管理科人员不断提高思想觉悟,积极主动为临床科室服务,征求科室意见建议,深化服务内涵,及时满足被服务科室的需求。严格要求科室成员,明确落实科室职责和个人岗位职责,加强学习,遵守医院的规章制度,提高工作积极性、自律性,保障临床一线的安全运行。

2013年,经济管理科在院领导的指导下,借鉴其他医院的先进管理模式,制定了《二〇一三年科室绩效考核管理办法》《关于绩效考核管理办法的补充意见》等相关绩效考核文件。新的科室绩效考核管理办法,本着"按劳分配、优劳优酬、效率优先、兼顾公平"的原则,对科室绩效采取了多维度综合考核办法,使职工的收入分配日趋合理,大大激发和提高了科室、职工的工作积极性。

2014年,经济管理科通过统计、分析2012年、2013年的相关数据,为医院起草制定了《高密市中医院2014年科室绩效考核管理办法》,对科室绩效考核管理办法进行了进一步完善,得到了医院上下的一致好评,推动了医院的进一步改革和发展,实现了医院、科室、个人共赢的目标。11月,上级有关部门制定出台了有关药品零差价的政策和规定,科室根据上级政策规定,严格按照有关规定执行。

2015年,经济管理科被评为高密市信息化工作先进科室。

2016年,经济管理科为深入贯彻落实《国务院办公厅关于全面推开县级公立医院综合改革的实施意见》《医院财务制度》等文件的有关要求,加强医院的成本核算管理,提高医院的管理水平,提升资源使用效益,提高医疗服务质量、降低运行成本和减轻患者医疗负担,2月,为医院起草了《高密市中医院关于成本管理的指导意见》,要求医院职工要进一步增强节约意识,采取得力措施减轻患者负担,构建和谐的医患关系,从而推动医院稳健、快速的发展。4月至6月,根据《高密市财政局关于进一步规范和加强行政事业单位国有资产管理工作的通知》的相关要求,科室在医院开展了固定资产清查登记工作。在固定资产清查登记工作中,要求各科室对所有资产一一进行落实、登记。通过固定资产清查登记,不但帮助医院所有科室建立完善固定资产明细账,而且为医院建起了固定资产总账,并根据清查结果填报了国有资产清查报表。9月,结合迎接省财政厅固定资产财务大检查,对财务账和固定资产账进行逐一核对和调整,使医院的财务账和固定资产账做到了账账相符、账物相符。

经济管理科历任负责人登记表

姓　名	性别	籍　贯	文化程度	职务	任职时间
王永恒	男	山东省高密市	中专	主任	2012.03—

2016年底经济管理科工作人员登记表

姓　名	性别	出生年月	籍　贯	毕业时间及院校	现任专业技术职务	从事专业
王永恒	男	1970.11	山东省高密市	1997.07 山东省会计干部中等专业学校		会计
张　芹	女	1978.04	山东省高密市	2006.12 山东大学		会计
邱昌兰	女	1979.02	山东省高密市	2007.12 高密党校函授学院		会计

续表（一）

姓　名	性别	出生年月	籍　贯	毕业时间及院校	现任专业技术职务	从事专业
陈园园	女	1984.01	山东省高密市	2012.01 潍坊学院		会计
姜　源	女	1984.06	山东省高密市	2014.07 东北林业大学		会计
徐沛东	男	1994.07	山东省高密市	2015.07 青岛理工大学		会计

第十一节　审计科

科室沿革

审计科成立于2003年3月,科室初建时侯翠英任主任。

2012年3月,侯翠英退休,张立文任主任。

2013年9月,张立文退休,王永恒任主任。

至2016年12月,审计科有工作人员2人。

工作职责

审计科是依据国家法律、法规以及上级主管部门和医院的有关规章制度,行使内部审计监督权,实行经济监督的职能部门,负责对医院的财务收支及有关经济活动的真实、合法和效益进行内部审计监督,减少损失浪费,提高资金效益,保障医疗、教学、科研事业健康、有

序、持续发展。其职责范围如下。

1. 按照上级要求和内审工作需要,负责制定医院内部审计工作规章制度和实施办法。

2. 建立健全各项内部控制制度,监督国家财经法纪、上级主管部门和医院财经规章制度的执行情况。

3. 正确执行国家物价政策,负责制定医院物价管理规定。有效监督医院的物价工作执行情况,定期检查收费项目和标准执行情况。

4. 开发和利用价格信息为医院收费标准的制定和调整服务。

5. 对医院财务收支及有关经济活动进行审计。负责医院全部发票的价格审核、签字、登记、盖章。

6. 对医院基本建设投资、修缮工程项目进行审计。

7. 负责医院各宿舍楼水、电统计报表的审计。

8、与药剂科、器械科、财务科、经济管理科共同负责对医院药品、材料、物资进行盘点。

9. 监督中标单位履行合同情况,审核中标单位所供产品、发票是否与中标结果相符。

10. 完成上级部门的指令性工作和院领导交办的其他相关事项。

工作业务开展

审计科2003年成立后,在院领导的支持下,在上级主管部门的指导下,认真贯彻落实《审计法》和相关法律、法规、政策,建立健全医院内部审计制度,对医院财务收支及经济效益进行内部审计,对经营活动的真实性、合法性、效益性进行客观公正的评价,充分发挥内审的监督和服务职能,并针对存在的问题及时提出改进措施和建议,为医院领导及时提供决策依据。

审计科在审计工作中,不断强化依法审计意识,牢固树立起依法审计、依法监督的观念,在工作中自觉遵守、严格执行审计工作要求和审计程序,从医院的经济工作中心出发,紧紧围绕医院的热点、重点、难点问题开展审计,加强了医院对各类资金管理的能力,提高医院的经济效益与社会效益。

随着医院的发展,医院的运营规模不断扩张,建设项目增加,投资加大,医疗工作量也迅速增长,为了严控成本,实现各项资金的使用效益最大化,审计科立足本职,严格履行审计职能,不断加强各项经济活动的内部审计工作,包括物资采购审计、设备采购审计、固定资产审计、药品材料物资等管理审计、各项费用开支的审查、对医院专业设备使用效益的审计、科室发展基金的审计、合作项目应付款项的审计,参与医院经济管理,对医院经济合同的签订、执行情况,以及效益情况进行监督、评价,加强医院基建、维修等零星工程的审计工作。为防范风险对规模较大或者特殊的经济项目聘请会计师事务所审计决算,确保医院资金的使用安全和使用效果,并积极配合上级主管部门的审计工作,完成上级主管部门交办的指令性工作。

2012年以来,随着医疗体制改革的不断深入,国家和卫生主管部门对医疗服务价格的调整较为频繁,审计科严格按照《山东省公立医疗机构医疗服务项目与价格》、物价调整通知等相关文件规定的收费标准审查科室收费情况,审查医院科室有无对医疗收入自定收入项目、超标准收入、重复收入和漏收费现象,审查科室是否存在以任何形式的分解收入和比照项目等乱收费行为、协同相关科室不定期组织自查医院药品零售价格和耗材价格是否严格按照国家价格政策规定的作价原则和作价方法执行,定期对收费科室监督、检查,避免出现违反物价管理制度的现象。

审计科工作人员围绕提高工作水平和业务素质,还积极参加审计部门组织的培训学习,认真学习审计法律法规,刻苦钻研业务技术,及时更新专业知识,使医院的审计工作不断登上新台阶。

审计科历任负责人登记表

姓名	性别	籍贯	文化程度	职务	任职时间
侯翠英	女	山东省高密市	专科	主任	2003.03—2012.03
张立文	男	山东省高密市	中专	主任	2012.03—2013.09
王永恒	男	山东省高密市	中专	主任	2013.09—

2016年底审计科工作人员登记表

姓名	性别	出生年月	籍贯	毕业时间及院校	现任专业技术职务	从事专业
王永恒	男	1970.11	山东省高密市	1997.07 山东省会计干部中等专业学校		审计
姜源	女	1984.06	山东省高密市	2014.07 东北林业大学		审计

第十二节　绩效考核办公室

科室沿革

"绩效考核办公室"成立于2015年3月,共有工作人员3名,褚建文兼任考核办主任。

建科前,医院的绩效管理工作由经济管理科有关人员负责办理。至2016年12月,考核办有工作人员3人。

工作职责

绩效考核办公室是医院的管理型职能部门,负责医院绩效相关数据采集、工作质量考核、绩效核算,相关规章制度的落实和实施。科室主要工作职责是:

1. 在院长、分管院长的领导下,负责绩效考核与绩效工资的计算、发放工作。

2. 负责制定工作质量考核标准,协调工作质量考核工作。

3. 负责绩效相关数据、材料的收集、整理、汇报工作。

4. 负责绩效考核分析报告的撰写工作。

5. 负责业务收入、平均绩效、绩效占比、科室收支结余等数据的提供工作。

6. 负责绩效考核例会的组织工作。

7. 负责绩效相关信息的收集与绩效条文的解释工作。

8. 负责数据测算,为医院绩效考核方案的制定提供数据支持依据的工作。

9. 协助制定绩效考核方案。

10. 完成医院安排的其他工作。

工作业务开展

2015年3月，绩效考核办公室成立后，认真履行科室职能，积极组织医院干部职工认真贯彻执行《高密市中医院科室绩效考核管理办法》（2015年3号、2016年12号文）、《工作质量考核细则》（2015年、2016年）、《科室绩效二次分配指导意见》等文件精神和管理规定，广泛征求广大干部职工意见，不断加强相关文件解读、宣讲，统一解答意见、疑问，及时反馈职工诉求，保障了绩效考核管理工作的"公平、公正、公开"，促进了工作质量的不断提升。

为加强绩效考核管理工作，考核办自成立后，根据相关文件精神和医院实际情况，承上启下，建立了绩效考核例会制度，健全了绩效考核数据库与相关工作流程，使医院的绩效考核管理工作有章可循、有据可依，逐步进入了正规、规范、有序的良性轨道。

在工作上，2015年度以"推进绩效考核管理工作的公开性"为工作重点，2016年度以"确保数据库的完整、准确性"为工作重点，强化各系列、各科室的工作量指标测算，修订完善了工作质量考核细则，指导制定了科室绩效二次分配方案。在工作过程中，注重加强与各类科室、人员的交流沟通，采用当面、电话、会议等多种渠道，谈话、书面、调查问卷等多种途径收集意见与建议，及时向院领导汇报具有代表性、集中性的重点问题，向一线人员反馈问题处理结果，协调职

能科室考核工作。将考核结果反馈至相关科室，督促科室持续性整改，提升工作质量，对于特殊科室、特殊问题，结合书面材料与科室负责人交流沟通，查找原因，提出针对性整改措施。

每月定期组织召开"职能科室碰头会、满意度调查会、工作质量考核反馈会"三大绩效考核例会。上旬召开职能科室调度会，研究、讨论工作考核重点，反馈考核中发现的重点问题，当前应关注的事项；中旬组织满意度调查，讲解代表性问题、解疑释惑，调查各类科室满意度，收集科室意见与建议；下旬召开工作质量考核反馈会，公布各科室考核结果，进行公示、讲解，最终由科室主任签字确认。在下一月上旬根据考核结果核算并发放绩效工资。

在科室管理方面，加强精细化管理，建立科室档案，制定科室与工作人员工作职责，分工到人，明确责任；定期召开科室晨会，传达医院会议精神与工作安排，学习医院文件、规章制度，汇总科室近期工作完成情况，安排科室工作重点，保证科室工作正常有序开展。

2015年3月，组织各科室主任签字确认工作量指标；制定2015年度工作质量考核管理办法、科室绩效二次分配指导意见；制作各类科室满意度调查表与绩效考核分值表。

2015年4月，制定2015年度工作质量考核细则，发放至医院，组织学习。

2015年7月，修订2015年度工作质量考核细则；制定工作质量考核补充规

定。

2015年8月,办公室搬迁。

2016年1月,召开2015年度工作质量考核年终反馈会。

2016年4月,修订2016年度工作质量考核办法、细则、科室绩效二次分配指导意见并下发至医院;调整绩效考核分值表。

绩效考核办公室历任负责人更迭表

姓　名	性别	籍贯	文化程度	职　务	任职时间
褚建文	男	山东省高密市	本科	主　任	2015.03—

2016年底绩效考核办公室工作人员登记表

姓　名	性别	出生年月	籍　贯	毕业时间及院校	现任专业技术职务	从事专业
褚建文	男	1970.02	山东省高密市	1990.07 山东省中医药学校	主治中医师	中医
王　丽	女	1985.08	山东省高密市	2007.07 潍坊教育学院	助理会计师	会计
管阳阳	女	1986.10	山东省高密市	2009.07 青岛科技大学	会计	会计

第十三节　招标采购办公室

科室沿革

招标采购办公室成立于2015年3月,田凤云任副主任,主持工作。招标采购办公室建立前,招标采购工作由审计科负责。

至2016年底,招标采购办公室有工作人员3人,其中科主任一人。

工作职责

招标办是医院的招标采购部门,主要工作职责是对医院医疗设备、基建工程、后勤物资设备、药品、医用耗材、器械等项目进行招标采购管理,规范招标采购行为,降低采购成本,保护医院利益,提高资金使用效益,确保招标采购项目监督到位等。

1. 围绕医院中心工作,在招标采购委员会领导下,严格按照《中华人民共和国招标投标法》和《高密市中医院招标采购管理办法》开展招标采购工作。

2. 具体负责招标采购日常工作,负责上报招标请示等事项,组织协调各项招标采购工作。

3. 参与审查和筛选投标单位的资质，审核投标文件的真实性、有效性。

4. 组织现场投标、开标、评标；负责发出中标通知书，参与签订供货合同。

5. 协助相关科室监督中标单位履行合同情况，审核中标单位所供产品、发票是否与中标结果相符。

6. 完成领导交办的其他工作。

工作业务开展

（一）集思广益，大胆探索，不断完善招标采购流程。

市中医院招标采购工作在招标办成立前已由审计科负责多年，招标办在开展招标工作时，注重借鉴前几年的工作经验，集思广益，大胆探索，不断完善招标采购流程。在医疗设备招标采购时，招标采购办公室首先组织投标单位进行预报名，其次组织医院临床使用科室对预报名供应商进行资格审查，主要审查供应商提供的医疗设备技术参数，最后通知审查通过的供应商参加投标，很好地避免了中标的设备不符合临床科室的要求。

（二）总结经验，开拓进取，强化招标细节管理。

1. 在招标的项目中，针对个别中标单位签订中标合同后不及时进行供货的情况。招标采购办公室在制定招标合同时，在明确违约责任的同时要求投标单位在中标后缴纳履约保证金，确保了中标单位及时供货，不耽误临床科室的正常工作运行。

2. 针对在医疗设备招标会议，有时供货商报价全部高于医院采购预算，故进行废标处理的问题，招标采购办公室进行了总结，因有些设备的预算价格是临床基于对多年前市场价格的了解，没有做到充分全面地了解当前的市场情况。对此，招标采购办公室及时向设备科反馈了这种情况，为以后能够更好地进行招标工作积累了经验。

（三）认真细致，全程记录，确保招标工作公开、公正、透明。

在招标时，招标采购办公室有详细、全面的招标会议记录。记录了当时会场上的招标流程及环节，包括与会人员发表的采购意见及供应商在投标现场的承诺等等，便于招标采购办公室后期查阅当时发生的情况。会后对投标资料进行归档整理，其中包括申请批复、招投标文件、合同等一系列资料。招标采购办公室还建立了影像记录，让整个招标过程更加公开、公正、透明。

（四）配合医院发展需求，部分选用高端优质产品，灵活机动采用多种采购方式的同时，确保招标程序合法，投标单位无质疑，中标工程或货物质优价廉。

1. 招标采购办公室每一项采购任务都与申请科室做了大量沟通，认真听取使用者的需求与建议，严谨对待每一项产品的采购，确保性价比的最大化。公平公正、严谨认真的工作方式获得了临床科室的好评。

闫素华工作室,聘请山东省千佛山医院闫素华教授为医院心血管专业首席专家。

2014年9月,医院建成了中国工程院石学敏院士工作站和全国针灸临床研究中心高密分中心。

2015年10月,医院与北京同仁医院和中国健康促进基金会合作,在医院建成了北京同仁医院眼科研究所远程会诊基地,开展复明援助和低视力会诊公益活动。

2015年8月,医院按照《高密市百名医师支援农村卫生工作实施方案》《高密市卫生局关于从医疗集团核心医院选派干部到基层卫生院挂职的通知》的要求,医院选派5名中级职称以上人员到镇街卫生院任挂职院长,18名中级职称以上人员定期到镇街卫生院开展帮扶业务。2016年8月,医院选派5名中级职称以上人员到镇街卫生院任挂职院长,13名中级职称以上人员定期到镇街卫生院开展帮扶业务。

2016年6月,医院在高密市基督教圣德门诊部设置分级诊疗点,与医院信息化管理系统联网,就诊病人可直接到高密市中医院办理缴费、检查、住院等业务。

对外开发办公室负责人登记表

姓　名	性别	籍　贯	文化程度	职务	任职时间
李宗江	男	山东省高密市	本科	主任	2013.09—

2016年底对外开发办公室工作人员登记表

姓　名	性别	出生年月	籍　贯	毕业时间及院校	现任专业技术职务	从事专业
李宗江	男	1962.10	山东省高密市	1988.07 山东中医学院	主任中医师	中医
李昊儒	男	1985.09	山东省高密市	2008.07 潍坊医学院	管理员	法律
张新泉	男	1988.10	山东省高密市	2013.07 山东工艺学院	管理员	档案
戴智颜	女	1975.12	山东省安丘市	1992.07 安丘三中	管理员	档案

第十五节　督察科

科室沿革

督察科成立于2012年3月,科室初建时,由人力资源部主任、院长助理郭华兼任督察科主任,郭智贤、褚建文、柴传晖3人兼任督察科成员。

2013年9月,人力资源部副主任王笃仁兼任督察科主任。郭华、郭智贤、褚建文、柴传晖4人从督察科调出。

2016年3月,门忠友、刘政、邱立武调入,任督察科督察员。

2016年12月,柴传晖调入任督察科副主任。邱立武从督察科调出。

至2016年底,督察科有工作人员4人,其中科主任1人,副主任1人,主任督察员2人。

工作职责

督察科是负责医院整体工作的监督检查工作,包括干部职工的日常行为、科室管理、会议落实、制度执行等各个方面。

1. 负责对《科主任护士长考核细则》执行情况的监督、落实工作。

2. 负责对职工的日常行为的监督检查工作。

3. 负责对科室管理的监督检查工作。

4. 负责对会议落实情况的监督检查工作。

5. 负责对各种制度执行情况的监督检查工作。

6. 负责对医院和科室环境情况的监督检查工作。

7. 负责调查处理违反制度和纪律的行为。

8. 定期不定期地组织督察各项工作,听取意见、做好记录。

9. 受理对违反制度和纪律的举报。

10. 定期向院务会汇报监督检查工作情况。

11. 完成院务会安排的其他工作。

工作业务开展

1987年建院之初,全院规模小,工作人员少,医院没有设立专门的督查科室和人员,有关督查工作由办公室负责。

1994年,随着医院规模扩大,职工人数逐步增加,各方面管理问题也逐步显现,医院开始健全和完善各项规章制度,对科室及人员进行管理考核。

1987年至2012年,督察科成立之前这段时间,医院的督察工作由院领导具体负责,对发现的问题,由院委会安排相关职能科室进行处理。

2012年3月,督察科成立,由人力资源部主任、院长助理郭华任督察科主任。院办公室主任郭智贤,质管科副主任褚建文,院办公室副主任、网络中心主任柴传晖3人兼任督察科成员。

督察科成立后,根据医院制定的《督

察科工作职责》《高密市中医院工作人员日常行为规范》《后勤工作人员行为规范》等管理制度，并严格按照医院要求，采用提前上班、延后下班、白天查夜间查、节假日查、现场查、利用内线电话对人员定位查等方式，每周最少3次对各科室管理、人员管理、制度落实、日常行为规范等项目进行督察，督察结果每周形成书面报告，交院长签字阅处并纳入绩效管理，对相关科室进行考核扣罚。

2013年9月，王笃仁调入督察科任主任。

2016年3月，门忠友、刘政、邱立武调入督察科，医院配发执法记录仪，并给督察科人员统一定做了工作服。同时从全院抽调部分干部、职工作为兼职督察员。

2016年12月，柴传晖调入任督察科副主任。

督察科自成立后，以各项卫生法律、法规及医院制定的规章制度、决策为依据，对发现的问题及时下发督察督办通知单，限期改正，不断加强对医院各项工作的检查和督导，对工作中的经验和亮点，及时挖掘、整理、推广，对提升医院的服务水平和各项工作发挥了积极的作用。

督察科历任负责人更迭表

姓　名	性别	籍　贯	文化程度	职务	任职时间
郭　华	男	山东省即墨市	本科	主任	2012.03—2013.09
王笃仁	男	山东省诸城市	专科	主任	2013.09—
柴传晖	男	山东省高密市	本科	副主任	2016.12—

2016年底督察科工作人员登记表

姓　名	性别	出生年月	籍　贯	毕业时间及院校	现任专业技术职务	从事专业
王笃仁	男	1962.01	山东省诸城市	1997.08 山东行政管理学院	助理会计师	管理
刘　政	男	1959.10	山东省高密市	1978.07 高密十三中	助理会计师	管理
门忠友	男	1961.05	山东省高密市	1983.07 山东中医学院	主任中医师	管理
柴传晖	男	1975.02	山东省高密市	2014.01 天津大学	信息系统监理师	管理

第十六节　信息科

科室沿革

信息科成立于2016年12月,共有工作人员4人,单宝生任信息科副主任并主持工作。

建科前,信息网络等相关工作由院办公室直接负责或指定有关科室或人员负责办理。

工作职责

信息科是医院重要的职能部门,主要负责医院信息系统建设,网络、相关硬件等维护工作。对医院信息系统、网络规划建设、硬件维护、设备管理工作,组织、规划信息系统的培训和建设,计算机、打印机等与系统相关的硬件维护工作,以保障医院信息化系统的正常运行。其主要工作职责如下。

1. 负责医院信息系统、网络和相关硬件的建设和维护工作。

2. 负责医院信息系统相关硬件的管理、备案等工作,并定期进行检查,按时予以维护。

3. 负责督促医院工作人员认真执行信息系统各项规章制度和操作规程,保证工作正常有序进行;负责组织和协调处理系统软、硬件的工作,对需要增上的系统软件和服务器进行论证,提高医院信息化水平,减少医务人员差错事件的发生。

4. 负责医院信息系统硬件整体协调和调配工作,深入医疗、医技科室,了解和掌握有关需求,根据需要及时为科室配置相关硬件设备,以促进医疗业务有序开展。

5. 负责医院医疗技术人员的信息系统培训工作,协助各临床科室做好业务人员的系统使用。做好对来院工作人员的系统编号工作。

6. 负责信息系统工作的内外联系,及时组织相关科室或人员完成院外工作任务。

7. 完成上级部门的指令性工作和院领导交办的其他相关事项。

工作业务开展

医院的信息化建设工作起步于2000年,该年9月,医院在院内安装深圳天方达信息系统软件,其中包括划价收款、住院管理、药库管理、药房管理。通过启用4个系统模块后,大大方便了门诊病人交费、办理住院,以及医院的药品耗材库存管理,提高了医院的管理水平。

2004年,为了完善医院信息系统,医院重新安装了潍坊天成软件公司开发的信息系统管理软件,其中包括划价收款、住院管理、药库管理、药房管理、护士站管理,使医院的信息化建设水平得到进一步的提高。

随着医院业务量的不断增长,2008年,医院引进了潍坊天成软件公司,对医院的信息系统进行了升级改版,改版后信息数据库存储量加大,适应了医院信息数据量的存储,护士站工作信息录入工作方便快捷,大大提高了工作效率和服务水平。

2012年11月,根据上级部门的要求,结合二级甲等中医院标准及医务人员的工作需要,医院对信息系统进行了推倒重建和升级改造,引进使用了当时先进的山东众阳软件公司研发的HIS系统、医学检验LIS系统、体检系统,医院信息化建设的不断加强,为医院节省了大量人力资源,促进了医院医护质量的提高。

2014年4月,医院引进增加了电子病历EMR系统、质量控制系统,这一电子信息系统,不仅含有病案首页、住院病历、出院记录、各种病程记录及手术记录等全部病历文书,而且包含各种检查与检验结果、报告信息,涵盖文字、数字、图像、医学影像等以多种电子介质为载体的患者的所有临床医疗信息,真正实现了全医疗过程的管理,极大地提高了医疗质量和临床医生的工作效率。

2016年6月,医院引进增加了医学影像PACS系统、公共卫生上报系统。12月,又引进增加了重症监护系统、手术麻醉管理系统、网络心电系统。至此,医院基本上实现了信息网络全覆盖,建立起了高效、快捷、方便、优质的医疗服务和健康信息共享体系。

同时,医院还与高密建设银行合作共建起银医通系统(惠民工程),将病人的社保卡或建行银联卡签约成功后,即可在医院直接进行划账缴费,进一步提高了为病患者的服务水平。

信息科历任负责人更迭表

姓　名	性别	籍　贯	文化程度	职务	任职时间
单宝生	男	山东省高密市	专科	副主任	2016.12—

2016年底信息科工作人员登记表

姓　名	性别	出生年月	籍　贯	毕业时间及院校	现任专业技术职务	从事专业
单宝生	男	1978.10	山东省高密市	2007.07 滨州医学院	2015.07 高级工	计算机
刘润山	男	1987.03	山东省高密市	2010.07 山东科技大学泰山学院		计算机
禚澄	男	1987.04	山东省高密市	2010.7 山东水利职业学院		计算机
刘源	男	1990.01	山东省高密市	2013.6 鲁东大学		计算机

第十七节　药剂科

科室沿革

1987年8月,中医院开诊时医院设置药房,共3人,鞠成芬负责药房工作。科室初建时下设药房、煎药室。

1989年4月,医院设置药剂科,科室下设药库、药房、煎药室。5月,任命鞠成芬任药剂科副主任。9月,任命鞠成芬任药剂科主任,王成儒任药剂科副主任。

1992年2月,任命鞠美丽任药剂科副主任。

1993年11月,鞠成芬退休。

1994年4月,由科室副主任鞠美丽主持工作。

1996年4月,张立文担任药剂科副主任,主持工作。

1997年3月,任命张立文任药剂科主任,潘守市任药剂科副主任。

1998年7月,药剂科分设中药房和西药房,王成儒任药剂科副主任兼中药房主任,潘守市任药剂科副主任兼西药房主任。

2000年5月,任命冷继家任药剂科主任。

2004年9月,冷继家退休,科室副主任潘守市主持工作。

2008年4月,郑祥武任药剂科副主任兼西药房主任。

2008年9月,潘守市任药剂科主任。

2009年7月,张立文任药剂科主任。

2010年8月,钟玲任药剂科副主任兼中药房主任。

2012年3月,张立文调审计任科主任,科室副主任钟玲主持工作。

2012年12月,郑欣任药剂科副主任兼中药房主任。

2013年9月,杨桂霞任药剂科副主任兼临床药师办公室主任;荆雪松任药剂科副主任兼中心药房主任;孙桂霞任药剂科副主任兼西药库主任。

2014年9月,王建凤任药剂科副主任兼西院区药房主任。

2015年5月,钟玲任药剂科主任。

到2016年12月,药剂科共有西药房、中心药房、中药房、西院区药房、西药库、中药库、煎药室、临床药学办公室共8个工作单元,共37人,其中主任1人,副主任6人,职工30人。

工作职责

药剂科是医院重要的职能部门,在院长领导下,具体组织实施医院的药事管理工作。负责医院抗菌药物临床合理应用,持续改进麻、精药品的管理、使用、检查、督导等各项规章制度的落实和实施,全面负责医院药品的采购、分发、调剂、质量监测及药学服务等,以保障医院药事工作的正常运行。其主要工作职责如下。

1. 在药事管理委员会和临床用药管理委员会下工作,按照《药品管理法》及相关法律、法规和医院管理的规章制度,具体负责医院的药事管理工作，负责组织管理临床用药和各项药学技术服务。

2. 建立健全药事工作相关的各项规章制度、技术操作规程和各种药事工作记录。

3. 制定和规范药品采购工作程序，建立并执行药品进货验收制度，掌握新药动态和市场信息，制定完善的药品采购计划，保证临床使用。

4. 完善新药引进机制，规范引进流程，保证公开、透明的原则，新药需经临床用药管理委员会论证审议通过后方可引进。对新引进药品实施监测，及时收集临床使用过程中的反馈信息，并及时通报。

5. 建立以病人为中心的药学管理工作模式，开展以合理用药为核心的临床药学工作，收集药物安全性和疗效等信息，建立药学信息系统，提供用药咨询服务。

6. 调剂人员要严肃认真，仔细核对，严格把关，根据有处方权医师（士）签字的正式处方配方发药，对违反规定或有错误处方，调配人员有权拒绝配发。遇有疑问时应与有关医生联系，或经医生更改后方可调配，药剂人员不得擅自修改处方。

7. 制定和执行药品保管制度，定期对贮存药品质量进行养护和抽检，防止过期失效，保证药品质量。

8. 对麻醉药品、精神药品、医疗用毒性药品、放射性药品按国家有关规定进行管理，并监督使用。

9. 负责药学人员教学、进修的组织和管理工作。

10. 完成上级部门的临时指令性工作和院领导交办的其他相关事项。

工作业务开展

1987年8月，医院开诊后，药剂科即组织全体药学人员认真贯彻《药品管理法》《麻精药品管理办法》《处方管理条例》等相关法律法规，认真履行医务人员道德规范，完善了各项规章制度。

建院初期，药学人员较少，1988年，药剂科由3人增加到8人。同时建立健全了药剂科工作制度、药品调配工作制度、药品拆零管理制度、药房值班工作制度、交接班制度、麻醉药品与第一类精神及医疗用毒性药品管理使用制度、效期药品管理制度、贵重药品管理制度、急救药品管理制度、处方管理制度及药库工作制度、药品入库验收和保管制度、药品记录和凭证的管理制度等。

1998年7月，药房分设中药房、西药房。中药房由王成儒任副主任，共有药学人员6人。主要负责医院中药的调剂工作。西药房由潘守市任副主任，共有药学人员4人。主要负责医院西药的调剂工作。

1999年，药剂科大力开展创建"放心药房"活动，在创建"放心药房"的过程中，药剂科又进一步健全了冷藏及湿度管理制度、退货药品管理制度、报废药品销毁管理制度、突发事件药品供应与药事管理制度、高危药品管理制度、退药管理制度、药品不良反应监测上报制度、药学人员继续教育培训制度、卫生人员健康状况管理制度、实习与进修人员管理制度等工作和管理制度。是年底,医院药房被评为潍坊市"放心药房"。

2003年9月,医院单独成立卫生材料库,由药剂科负责医院一次性耗材的采购、保管及分发工作。

2003年10月,医院成立中心药房,由张立文任副主任,共有药学人员3人,主要负责医院住院病人的西药、中成药及一次性耗材的调剂。同时,药剂科还根据医院要求,建立健全了中心药房工作制度、交接班制度等各项规章制度。

2005年,药剂科在高密市首家引进三九免煎颗粒,为服用中药的患者提供了方便。

2008年,药剂科被评为高密市食品药品安全工作先进单位。

2009年7月,根据潍坊"药品阳光配送"工程,医院药品全部由潍坊海王银河医药有限公司统一配送,简化了药品采购流程。所有西药实行山东省药品挂网招标采购,药价平均下降30%以上,同时被评为"食品药品安全先进单位"。9月,医院药库分中药库和西药库,由药剂科负责医院药品及一次性耗材的采购、保管、分发工作。

2010年10月,药剂科引进北京同仁堂精选小包装中药饮片。煎药室有药学人员2人,承担医院的代煎中药和中药炮制。

2011年,药剂科被评为高密市"药品安全示范单位",同时,配合"全国抗菌药物临床应用专项整治活动",制定了《高密市中医院抗菌药物临床应用基本原则》《高密市中医院围手术期预防用抗菌药物管理实施细则》等有关规定,对抗菌药物实行分级管理,建立抗菌药物临床应用评估与持续改进制度。

2012年3月,药剂科在争创"巾帼文明岗"活动中,中药房荣获"巾帼文明岗"称号,药剂科被评为"高密市药械安全示范单位",科室副主任钟玲获得2012年度潍坊市药品不良反应监测工作先进个人荣誉称号。

2013年5月,药剂科在医院"二级甲等中医院"复审活动中,药事管理工作顺利通过"二级甲等医院"复审,以优异的成绩通过了各药学专家的好评。9月,卫生耗材由药剂科分离出来,划归器材科。同时,成立临床药学办公室,由杨桂霞任主任,全面开展了临床药学工作,负责指导临床合理用药、药学服务工作、药学人员业务培训及药品不良反应收集和上报工作。

2014年5月,医院引进北京康仁堂免煎颗粒,西院区引进广东一方免煎颗粒。同年10月,药品全部实行"零加成",让利患者168万余元。

2014年,药剂科荣获"高密市药政管理先进单位"和"高密市药械安全性监测先进单位"荣誉称号,杨桂霞获得高密市药品不良反应监测工作先进个人荣誉称号。3月,钟玲被评为"潍坊市女职工建功立业标兵"。

2015年,药剂科荣获"高密市药械安全监测先进单位"荣誉称号,杨桂霞获得高密市药品不良反应监测工作先进个人荣誉称号。李娜在高密市中医药技能大赛中获一等奖。是年,医院药品实行零差价,让利患者830万元。

2016年,药剂科荣获"高密市药械安全监测先进单位"荣誉称号,杨桂霞获得高密市和潍坊市药品不良反应监测工作先进个人荣誉称号,纪晓凤在高密市中医药技能大赛中获一等奖。是年,医院药品实行零差价,让利患者850万元。

至2016年12月,全院共有西药750余种,中成药350余种,中药饮片460余种,三九免煎颗粒316种,自制剂16种。

药剂科在发展进程中,结合科室工作的实际和特点,制定了药剂科主任职责、主任(中、西)药师职责、各药房副主任职责、主管(中、西)药师职责、药剂师(中、西)职责、药剂士(中、西)职责、药库保管员职责、调配岗位职责、核对(发药)岗位职责、临床药师职责等10项工作职责,制定了处方审核、调配操作规程,药品验收、出库、储存、保管操作规程,中草药养护操作规程,门诊中、西药房岗位操作规程,药库保管人员操作规程,效期药品管理制度操作规程等专业操作规程。提高科室人员爱岗敬业的工作责任心,规范各项药剂业务工作。

药剂科历任负责人更迭表

姓　名	性别	籍　贯	文化程度	职　务	任职时间
鞠成芬	女	山东省高密市	中专	药剂科副主任	1989.05—1989.09
				药剂科主任	1989.09—1993.11
王成儒	男	山东省高密市	高中	药剂科副主任	1989.09—1997.03
					2002.02—
鞠美丽	女	山东省高密市	中专	药剂科副主任	1992.02—1997.10
张立文	男	山东省高密市	中专	副主任(主持工作)	1993.11—1997.03
				药剂科主任	1997.03—2000.05
				药剂科主任	2009.07—2012.03
冷继家	男	山东省高密市	中专	药剂科主任	2000.05—2004.06

注:

　　在王成儒表格中,其人两次任药剂科副主任

续表(一)

姓　名	性别	籍　贯	文化程度	职　务	任职时间
潘守市	男	山东省高密市	专科	药剂科副主任	1997.03—2004.06
				副主任(主持工作)	2004.06—2008.09
				药剂科主任	2008.09—2009.05
郑祥武	男	山东省高密市	本科	药剂科副主任	2008.04—
钟　玲	女	山东省高密市	本科	药剂科副主任	2010.08—2012.03
				副主任(主持工作)	2012.03—2014.09
				主任	2014.09—
郑　欣	女	山东省高密市	本科	药剂科副主任	2012.12
杨桂霞	女	山东省高密市	本科	药剂科副主任	2013.09
荆雪松	女	山东省高密市	本科	药剂科副主任	2013.09
孙　桂	女	山东省高密市	本科	药剂科副主任	2013.09
王建凤	女	山东省高密市	本科	药剂科副主任	2016.04—

2016年底药剂科工作人员登记表

姓　名	性别	出生年月	籍　贯	毕业时间及院校	现任专业技术职务	从事专业
钟　玲	女	1976.10	山东省高密市	2009.01 山东省中医药大学	主管中药师	中药
杨桂霞	女	1967.03	山东省高密市	2012.01 泰山医学院	主管药师	药学
荆雪松	女	1966.08	山东省高密市	2011.01 济宁医学院	主管药师	药学
孙桂霞	女	1973.03	山东省高密市	2011.01 潍坊医学院	主管药师	药学
郑　欣	女	1965.11	山东省高密市	2012.01 泰山医学院	主管中药师	中药
郑祥武	男	1976.01	山东省高密市	2011.01 泰山医学院	主管中药师	中药
王成儒	男	1957.05	山东省高密市	1971.07 高密五中	中药师	中药

续表（一）

姓 名	性别	出生年月	籍 贯	毕业时间及院校	现任专业技术职务	从事专业
孟庆茂	男	1958.09	山东省高密市	1985.07 高密卫校	药剂师	药学
范晓燕	女	1977.12	山东省高密市	2009.01 潍坊医学院	主管药师	药学
王秀芳	女	1964.11	山东省高密市	1984.07 益都卫校	护师	药学
门 丽	女	1965.08	山东省高密市	2000.07 山东中医药大学	主管中药师	中药
王建凤	女	1977.08	山东省高密市	2013.12 山东省中医药大学	主管中药师	中药
鹿泽湘	女	1978.11	山东省诸城市	2007.01 山东大学	主管药师	药学
徐贝玉	女	1988.08	山东省高密市	2012.01 山东中医药大学	药剂士	药学
钟志芳	女	1989.09	山东省高密市	2012.06 湖北中医药大学	药剂士	药学
张 敏	女	1986.06	山东省高密市	2014.01 山东中医药大学	中药士	药学
王修玉	女	1990.06	山东省高密市	2014.01 山东中医药大学	中药士	中药
纪晓凤	女	1986.11	山东省高密市	2007.07 山东协和学院	中药士	中药
周淑娴	女	1985.10	山东省高密市	2014.01 山东中医药大学	中药士	中药
宋文梅	女	1969.03	山东省高密市	1988.07 高密四中		中药
严凤霞	女	1970.11	山东省高密市	1987.07 周戈庄中学		中药
李 敏	女	1989.04	山东省高密市	2010.07 山东中医药高等专科学校	中药士	中药
杜 欣	女	1988.07	山东省高密市	2010.07 山东中医药高等专科学校	中药士	中药
李亚鸿	女	1992.01	山东省高密市	2013.07 山东药品食品职业学院	药剂士	药学
宋媛媛	女	1987.03	山东省高密市	2008.07 河北承德医学院	药剂士	药学
刘世红	女	1989.03	山东省高密市	2011.07 山东医学高等专科学校	药剂士	药学

续表(二)

姓 名	性别	出生年月	籍 贯	毕业时间及院校	现任专业技术职务	从事专业
张 宇	女	1991.04	山东省高密市	2012 山东中医药高等专科学校	中药士	药学
杜大丽	女	1988.10	山东省高密市	2011.07 山东中医药大学	药剂士	药学
张 勇	男	1989.04	山东省高密市	2011.06 滨州职业学院	药剂士	药学
王 娟	女	1986.12	山东省高密市	2012.06 西北工业大学生命学院	药剂师	药学
张晓丽	女	1989.05	山东省高密市	2013.07 泰山医学院	药剂师	药学
陈 萌	女	1990.08	山东省高密市	2014.07 潍坊医学院	药剂士	药学
徐 阳	男	1990.09	山东省高密市	2013.07 山东药品食品职业学院	中药士	中药
牟晓萍	女	1990.02	山东省高密市	2013.07 山东中医药大学		药学
单 锟	男	1993.11	山东省高密市	2016.07 济宁医学院	药剂士	药学
逄晓东	男	1989.01	山东省高密市	2012.07 潍坊医学院	药剂士	药学
张海燕	女	1987.07	山东省高密市	2016.07 山东中医药大学	中药士	中药

第十八节 总务科

科室沿革

总务科成立于1988年8月,科室初建时有工作人员2人,医院的总务工作由刘政负责。

1989年11月,医院任命刘政为总务科副主任。

1993年1月,任命刘政为总务科主任。

2000年2月,刘政从总务科调出,侯翠英任总务科主任,王笃仁任副主任。

2004年2月,侯翠英调出,王笃仁任科主任。

2008年3月,大型医疗设备管理工作由总务科分离出去,成立了设备科。刘政任总务科主任,王笃仁任设备科主任。

2013年9月,于钦道任主任。

2015年3月,安全保卫、消防安全和

物业管理等工作从总务科分离出去,成立安全保卫科。于钦道任总务科主任,尤志任安全保卫科主任。

至2016年12月,总务科共有12人,其中,科主任1人,工作人员11人。

工作职责

总务科是负责医院后勤保障工作的综合性职能部门,其工作职责如下。

1. 围绕医院中心工作,做好医院及各科室后勤保障。坚持以病人为中心的服务理念,满足医疗服务需要,保证各项工作的顺利进行。

2. 负责医院的正常供水、供电,做好"下收、下送",保证"三通",不发生"三漏",主动及时地为医疗一线服务。

3. 负责医院蒸汽锅炉、电梯、制冷设施、供暖设施、氧气罐等日常的保养维修维护。

4. 负责医院绿化、环境卫生、除四害、太平间、医疗废物、污水处理的管理工作。

5. 根据医院基本建设规划,承担医院的基本建设工作,负责医院新建、改建、扩建工程项目和基础设施工程项目的组织实施管理工作。

6. 负责医院房产及住宿管理工作。

7. 经常深入科室,了解医疗及有关部门的需要和后勤保障中的问题,及时解决科室的需要和工作中存在的问题。

8. 及时完成医院交办的其他工作。

工作制度

1. 负责拟定医院总务科工作计划,经分管院长同意后组织实施。

2. 确保医院的正常供水、供电、供气、物资采购供应,积极为临床一线服务,注意做到"三下"(下收、下送、下修),确保"三通"(水通、电通、气通),避免"两漏"(漏水、漏电),以优质服务做好后勤保障工作。

3. 具体领导总务各班组的工作,并进行全面指导,发现问题及时解决,重大问题向分管院长请示。

4. 有计划地改善院容、院貌,搞好医院绿化和卫生工作,加强环境保护工作。

5. 加强安全教育工作,注意防火、防盗、防爆、防触电、防工伤事故。

6. 认真做好各项工作,做到年初有计划,日常有检查,年终有总结。

7. 做好各种记录、登记,保证有关资料的完整和规范。

8. 加强组织纪律性,团结协作,遵守医院各项规章制度。

9. 注重业务培训,提高人员素质和工作技能。

工作业务进展

1990年10月,医院完成了第一栋职工宿舍楼的一期工程;1992年3月,又扩建了二期工程,共32户,建筑面积是2200m²。

1993年1月,医院建立第一栋病房

楼,建筑面积是1800m²。

1997年5月,医院建立制剂室,建筑面积是568m²。

1998年,医院完善医疗垃圾无害化处理,实行医疗垃圾与生活垃圾分类包装管理制度。随着医院病人业务量不断扩大,医疗垃圾随之增多。

2000年,医院扩建医院门诊楼1079m²;根据上级卫生管理部门要求,医院购置专用垃圾焚烧炉1台,由专人管理进行焚烧。

2001年,医院扩建建筑面积671m²急诊急救中心。

2003年,医院建设建筑面积为2661m²第三栋宿舍楼。

2005年,医院病区实行物业管理,由山东神采物业有限公司承包,负责病房、环境卫生的保洁。同年,医院建设建筑面积3955m²第四栋宿舍楼。

2007年5月,医院根据省卫生厅要求医疗垃圾统一回收处理,由潍坊定点处理机构专车收集运输,月回收垃圾6吨左右。

2008年,新建高12层建筑面积17777m²的病房大楼;10月,随着医院业务发展和工作需要,医院成立设备科,将大型医疗设备由总务科划归设备科。

2011年,医院建设建筑面积为4580m²的后勤服务综合楼和建筑面积为12417m²第五栋宿舍楼。

2013年12月,医院接管原市妇幼保健院大楼,成立起建筑面积约5000m²康复中心。

2014年4月,医院将安全保卫、消防安全和物业管理等工作从总务科分离出去,成立安全保卫办公室。9月,医院购买原市国土局总建筑面积为2470m²办公大楼,作为医院的行政办公楼。11月,医院制剂科搬迁到高新区孵化器大楼,制剂科在孵化器大楼占有建筑面积718m²。

2014年4月,医院启动了20层新病房大楼。

2016年3月,医院成立扶贫村李家营颜家太洛基地,用地面积大约100亩。

设备

1. 2006年11月至2007年12月,医院完成供热站热力管道改造建设。

2. 2008年9月,医院购置安装ZYE-II自动供水系统。

3. 2008年12月,医院病房楼安装1000千伏安变压器一台。

4. 2008年12月,医院购买医用液态氧供氧设备。

5. 2009年3月,购置安装型号:WN-SZ-1025-Q编号WNSZ-1025-0901,两吨燃气锅炉一台,由青岛华泰锅炉热电设备有限公司安装,供制剂室、供应室、洗衣房、门诊供暖使用。

6. 2011年6月,综合楼购置安装全自动无负压供水系统一套,规格型号为:SYWG-64-3。

7. 2014年8月购置安装10KV箱式变电站,规格型号:XB-10/1000,确保停电不影响医院的正常工作。

8.2015年10月,西院区购置安装进口康玛斯(Camus)燃气铜管热水锅炉,规格型号:DW-1950(571KW),供西院区供暖使用。

9.2016年10月,在病房楼更换安装了供水设备一套,并安装了备用水源。

总务科历任负责人更迭表

姓 名	性别	籍 贯	文化程度	职务	任职时间
刘 政	男	山东省高密市	高中	主任	1988.08—2000.05
					2004.06—2013.10
侯翠英	女	山东省高密市	大本	主任	2000.05—2002.09
王笃仁	男	山东省诸城市	大专	主任	2002.09—2004.06
柴传晖	男	山东省高密市	大本	副主任	2008.08—2012.04
尤 志	男	山东省高密市	中专	副主任	2012.04—2014.04
于钦道	男	山东省高密市	初中	主任	2013.09—

2016年底总务科工作人员登记表

姓 名	性别	出生年月	籍 贯	毕业时间及院校	何时任现技术职务	从事专业
于钦道	男	1969.04	山东省高密市	1986.07 周戈庄职中	高级技工	后勤管理
刘 森	男	1978.09	山东省高密市	1997.06 高密市技校	技工	电工
侯传术	男	1966.05	山东省高密市	1983.07 老木田中学	中级工	维修
孙向明	男	1966.06	山东省高密市	1986.07 车站联中	初级工	维修
张 涛	男	1976.07	山东省高密市	1994.06 高密技校	技工	电工
翟红庆	男	1980.08	山东省高密市	1999.06 高密技校	高级工	维修
曹 美	女	1974.12	山东省高密市	2011.06 中共山东省委党校	助理会计师	会计
田明星	男	1988.04	山东省高密市	2011.07 泰安服装职业学院	高级工	电工
杜春良	男	1968.01	山东省高密市	1986.06 向阳中学	高级工	电工

续表(一)

姓　名	性别	出生年月	籍　贯	毕业时间及院校	何时任现技术职务	从事专业
吕　军	男	1972.01	山东省高密市	1990.06 向阳中学	高级工	电工
薛　涛	女	1975.07	山东省高密市	1996.06 潍坊党校		仓库管理员
田宝满	男	1958.10	山东省高密市	1962.06 西注沟中学		锅炉工

第十九节　器材科

科室沿革

器材科原名为设备科,成立于2008年3月,从总务科析出,共有工作人员3人,王笃仁任主任。建科前,器材科所属设备管理工作由总务科相关人员负责。

2013年9月,设备科更名器材科,王笃仁调出,孙培利调器材科任副,主持工作,器材科工作人员增至4人。

2015年5月,孙培利任器材科主任。

至2016年底,器材科共有7人,其中,科主任1人,工作人员6人。

工作职责

器材科是医院医学装备管理的主管部门,在分管院长的领导下,负责医院医学装备管理工作。其主要工作职责如下。

1. 根据国家有关法规和上级部门要求,建立完善医院医学装备管理工作制度并监督执行。

2. 负责医院医学装备发展规划和年度计划的组织、制订、实施等工作。

3. 负责医院医学装备购置、验收、质控、维护、修理、应用分析和处置等全程管理。

4. 保障医院医学装备正常使用。

5. 收集相关政策法规和医学装备信息,为医院领导提供决策参考依据。

6. 组织医院医学装备管理相关人员专业培训。

7. 完成卫生行政部门和院领导交办的其他工作。

工作业务开展

医院自1987年8月开诊后,医院医疗设备逐年增加,至2007年12月,医院医疗设备增至45台(套)。在此期间购置的十万元以上的设备共18台(套)。

2008年3月,医院设备科成立以后,一方面组织科室人员认真完成医院医疗设备的管理和日常维修工作,一方面逐步建立健全了各项规章制度。为提高医护人员的业务素质和医疗水平,设备科定期对医院医护人员进行常用设备的操作规程及注意事项培训,每半年进行一次大型设备维护保养。

2008年,新病房大楼启用,全年共引进设备41台(套),购置病人监护仪6台和微量泵5台,供不同科室使用;购置HD11XE彩超一台,供特检科检查使用;购置HF50-R拍片机和XG5/125透视机各一台,供放射科检查使用;手术室新增手术床3台,经皮肾镜和输尿管镜各一条,APL气压弹道一套,为手术室开展新项目提供了保证;检验科新增全自动凝血分析仪、显微镜和病理切片机;产科新增分娩台2张,经皮黄疸仪1台,眼科、耳鼻喉科、口腔科分别购置了综合检查台和镜子等。3月份,为医院取得西门子CT大型医用设备配置许可证书。医生这些设备的购置为医院的长远发展奠定了基础。

2009年,随着医院的快速发展,医疗器械设备大量增加,医院先后购置医疗器械50台(套),保证了医院各临床科室新技术、新业务的开展。其中购置引进的日本东芝ACtivion 16 CT、西门子SIEMENS AG DSA、高压注射器和血液透析机等大型先进的医疗设备,标志着整个医院设备水平迈上了新台阶。

2011年,医院取得德国西门子DSA大型医用设备配置许可证。

2013年9月,设备科改称器材科,并将医院材料库划归器材科管理,负责医院医学设备的管理工作。科室人员在完成日常维修工作和耗材供应的同时,逐步建立健全各项规章制度。为提高医护人员的业务素质和医疗水平,定期对医院医护人员进行常用设备的操作规程及注意事项培训,每半年进行一次大型设备维护保养。

2014年,随着一些医院旧有设备的淘汰,科室为医院引进一些新的设备,更新换代。其中外二科新增体外冲击波碎石机和多功能体外排石床2台,保证省级重点专科的先进性。放射科引进数字化医用X射线摄影系统(DR)Brivo XR 515和高频移动式X射线摄影机。西院康复中心发展迅速,为保证病人需求,引进康复器械一批,满足不同康复人员需求。制剂室搬迁后,原设备陈旧落后不能使用,更新一批制剂设备,保证了制剂室的良好发展。同时,科室还建立健全各科室设备台账,完成耗材厂商资质的收集建档工作。

2015年,科室配合医院手术室重新装修,为医院购进了10毫米30°腹腔镜、纤维胆道镜、腔镜检查镜、等离子宫腔电切镜、腹腔镜、气腹机、前列腺电切镜、高频电刀等一系列的设备,麻醉科引进高端监护仪及配套模块,保证了不同类型手术的开展。同时,与沈阳东软医疗器械有限公司合作,引进X射线计算机断层摄影设备64层CT,特检科更新换代飞利浦EPIQ 5彩超一台,此类设备达到同级医院先进水平。同年,医院耗材管理委员会和设备管理委员会成立,科室负责两个委员会的日常相关工作。12

月,科室对医院的大型设备功率进行普查统计,对不符合用电安全的设备及配件要求科室进行整改。

2016年3月,对医院医疗设备计量检测一次,协助中洋软件公司完成PACS系统的安装。4月份,完成急诊楼呼叫系统的安装工作。6月份,协助手术室搬迁,完成设备的安装和调试工作,保证了手术的正常开展。同年,协助耗材管理委员会完成新增耗材的论证工作,最终通过的耗材有54种。论证通过检验科集中配送12条基本条件和血液透析中心7条基本条件,厂家根据基本条件提供方案进行讲解,委员进行无记名投票,并将投票结果提报院委会。

2016年,协助设备管理委员完成2016年设备采购计划和体检中心设备的论证工作,以及CT、脉动真空灭菌器、手术室的维保论证。

器材科历任负责人更迭表

姓　名	性别	籍　贯	文化程度	职务	任职时间
王笃仁	男	山东省诸城市	大专	主任	2008.03—2013.08
孙培利	男	山东省高密市	本科	主任	2013.09—

2016年底器材科工作人员登记表

姓　名	性别	出生年月	籍　贯	毕业时间及院校	现任专业技术职务	从事专业
孙培利	男	1976.05	山东省高密市	2011.01 泰山医学院	工程师	设备管理与维修
吴元俊	男	1973.05	山东省高密市	1998.06 洛阳医学高等专科学校	主管放射技师	设备管理与维修
钟咏梅	女	1965.06	山东省高密市	1983.07 益都卫校	主管护师	保管员
张　娟	女	1982.04	山东省平度市	2006.06 山东农业大学		设备管理与维修
康建胜	男	1985.08	山东省青州市	2010.06 山东科技大学		设备管理与维修
王晓伟	男	1992.04	山东省高密市	2015.06 潍坊医学院		设备管理与维修
李桂玲	女	1991.12	山东省昌邑市	2014.06 山东大学		设备管理与维修

第二十节　门诊综合服务中心

科室沿革

门诊综合服务中心原名门诊办。中医院建立初期，医院仅有几个科室，只设内科、外科、妇科、小儿科、针灸科等科室门诊接待前来医院就医病患者，门诊医疗行政管理工作由院长和各科室共同负责。随着医院医疗业务的发展和科室门诊的增多，为加强各科门诊管理，医院于1998年4月成立门诊办，任命王树丰任门诊办主任。

2008年4月，王树丰调出，葛其旺任门诊办公室主任。

2012年5月，曹德礼任门诊办公室主任，李娜任门诊办公室副主任。

2013年10月，门忠友任门诊办公室主任。

2014年1月，尹红花任门诊办公室护士长。4月，唐丽任门诊治疗室护士长。

2016年5月，医院门诊办公室改称门诊综合服务中心，任命王丽玉任门诊综合服务中心副主任，主持工作。尹红花、唐丽、李娜任门诊综合服务中心副主任，其中，李娜负责慢病记账管理工作，尹红花负责便民服务和门诊投诉处理工作，唐丽负责治疗室工作。

到2016年12月底，门诊综合服务中心有工作人员12人，其中，副主任4人，其他工作人员8人。

工作职责

门诊综合服务中心是医院重要的职能部门，主要负责医院门诊区域的服务管理工作，具体落实门诊便民服务和督导门诊服务质量工作，其主要工作职责如下。

1. 在院长、分管副院长的领导下，全面负责门诊部医疗、护理、预防、教学、科学研究和行政管理工作。

2. 定期召开门诊系统会议，协调各科关系，督促检查医务人员贯彻各项规章制度，医护常规技术操作规程。整顿门诊秩序，改进医疗作风，改善服务态度，简化各种手续，方便患者就诊，不断提高医疗护理质量，严防差错事故。

3. 改进服务流程，合理调配人力资源，确保门诊就诊流程畅通，满足门诊病人的合理需求。

4. 健全门诊各项规章制度，落实便民惠民措施和导诊分诊工作。

5. 负责组织门诊工作人员做好卫生宣教、清洁卫生、消毒隔离、疫情报告等工作。

6. 做好门诊医疗护理质量督促、检查、总结汇报工作。

7. 负责接待和受理门诊病人投诉、来信和咨询服务工作，可以即时处理的当场予以解决，情况复杂不能即时解决的，需上报有关部门，必要时请示院领导。

8. 完成院领导交办的其他工作。

工作业务开展

门诊是医院的重要职能窗口,门诊医生对前来就医者经过诊断、检查,对病症较轻的病人给予及时的治疗,对病情有疑问或病情较重较急的病人,则将其收住入院,做进一步的检查治疗。中医院建立初期,医院仅有几个科室门诊,未设立专门的门诊管理机构,门诊管理工作由院长和各科室共同负责。随着医院医疗业务的发展和科室门诊的增多,为加强各科门诊管理,1998年4月,始设门诊办公室。

门诊综合服务中心(门诊办公室)自成立以来,建立健全了各项规章制度及各种医疗常规和各项技术操作规程。建立了门诊首诊医师负责制、病例书写要求、传染病和特殊慢性病等管理制度。特别是2004年以来,医院进一步加强了门诊管理工作,先后制定出台了《高密市中医院关于加强门诊工作的意见》《高密市中医院关于成立精准医疗会诊中心的意见》等一系列加强门诊工作的文件,使门诊工作逐步走上规范化发展的轨道,突出表现在以下方面。

一是门诊综合服务中心(门诊办公室)认真贯彻执行医院制定的有关门诊工作的一系列规章制度和便民利民措施,扎扎实实改进门诊服务,加强人性化服务,理顺门诊秩序,改善就诊环境。不断优化门诊就诊流程,提高服务质量,简化各种手续,如买药、验血、预约挂号、相关咨询、诊断证明核实盖章等,使便民服务、导医咨询、预检分诊、挂号建卡实现了一体化服务,方便了病人就医,缩短患者就诊时间,改善医患关系,促进医患和谐,使患者投诉率逐年下降。

二是认真做好医院门诊楼和病房楼的导医导诊和便民服务,加强首诊医师负责制的落实,对疑难病例需要会诊者,帮助协调组织相关科室会诊工作。大力开展预约会诊,方便病人就医,同时针对就诊者具体情况做好分诊工作。持续优化就诊流程,加强导医与门诊服务,切实满足患者需求,将就诊流程"预约分诊—挂号—就诊—交款—收集标本,医技检查—出报告—再门诊就诊—取药、门诊手术、处置或住院"不断规范化、完善化。

三是门诊综合服务中心(门诊办公室)加强门诊治疗室管理,遵守医院规章制度,规范业务流程,与相关科室密切配合,高效服务于临床,方便病人就医。门诊治疗室开展各种换药、肌肉、皮内注射及灌肠、导尿等护理业务,使门诊病人诊疗进一步规范。

四是门诊综合服务中心(门诊办公室)针对门诊量明显增加,统筹协调,增开相应专家、专科门诊,每天根据就诊病人变化情况,灵活调度各科专家、专科医生作为机动支援门诊,缓解就诊者等候就诊时间过长的问题。不断加强门诊医疗项目的开展,先后在门诊设立了张燕伟诊室、刘德安疼痛治疗、杨荣国消化内科、荆晓燕儿保诊室等名医诊室,满足了不同病人的就诊需求。

五是门诊综合服务中心（门诊办公室）不断对门诊医疗技术、服务水平、各学科专业能力、医师特长、工作量等定期进行评价分析，促进门诊工作质量提升。同时，加强与门诊医师的交流与沟通，虚心接受相关建议或意见，不断改进工作方式方法，强化服务意识，提高服务技能，改善服务流程，促进医患和谐，提升医院服务品位。

六是门诊综合服务中心（门诊办公室）落实惠民措施。夏季每天下午下班后，由内、外各一名大夫及一名护理专业人员在门诊值班至晚八点，使患者享受到与正常工作日同质的医疗服务。门诊挂号、收费、采血、检验、特检、影像、超声等窗口部门，每天提前半小时上班，并根据患者情况建议门诊提前开诊，满足病人就诊需要。此外，还在门诊增加测血压项目，为行动不便患者提供轮椅服务和其他利民服务。

七是门诊综合服务中心（门诊办公室）按照上级部门要求，认真做好门诊慢性病病人的管理与服务工作。根据《传染病防治法》及有关法律法规，对有关传染病设立专门门诊，对疫情可疑病人做到早报告、早隔离、早治疗。同时，利用多种形式对常见病、慢性病、季节性疾病的预防保健知识进行宣传。

八是门诊综合服务中心（门诊办公室）不断加强对各门诊的督导工作。根据各科室在诊疗过程中存在的实际问题，门诊综合服务中心（门诊办公室）先后制定了《门诊工作考核细则》，每月定期考核并报送考核办，同时修订了《门诊病历书写要求》《常用检查申请单、报告单书写规范与要求》《诊断证明管理规定》《处方评价制度》等，进一步加强医疗质量管理，使处方合格率、门诊医疗文书合格率、诊断符合率、治愈率等指标都有所提高，各项工作有序开展。

门诊综合服务中心历任负责人更迭表

姓　名	性别	籍　贯	文化程度	职务	任职时间
王树丰	男	山东省高密市	本科	主任	1998.04—2008.04
葛其旺	男	山东省高密市	本科	主任	2008.04—2012.05
曹德礼	男	山东省高密市	大专	主任	2012.05—2013.10
李　娜	女	山东省高密市	中专	副主任	2012.05—2016.05
门忠友	男	山东省高密市	本科	主任	2013.10—2016.05
尹红花	女	山东省高密市	中专	护士长	2014.01—2016.05
唐　丽	女	山东省高密市	中专	护士长	2014.04—2016.05
王丽玉	女	山东省高密市	中专	副主任	2016.05—

续表(一)

姓　名	性别	籍　贯	文化程度	职务	任职时间
尹红花	女	山东省高密市	中专	副主任	2016.05—
唐　丽	女	山东省高密市	中专	副主任	2016.05—
李　娜	女	山东省高密市	中专	副主任	2016.05—

2016年底门诊综合服务中心工作人员一览表

姓　名	性别	出生年月	籍　贯	毕业时间及院校	现任专业技术职务	从事专业
王丽玉	女	1966.09	山东省高密市	2008.01 益都卫校	主治医师	妇幼
巴　政	女	1989.11	山东省高密市	2010.07 沧州高等职业学校		护士
尹红花	女	1966.06	山东省高密市	1988.07 益都卫校	主管护师	护理
唐　丽	女	1975.11	山东省高密市	1996.07 潍坊卫校	主管护师	护理
王桂兰	女	1963.09	山东省高密市	1981.07 潍坊卫校	主管护师	护理
徐连香	女	1975.11	山东省高密市	1996.07 山东中医药	主管护师	护理
侯宗敏	女	1965.12	山东省高密市	1983.07 潍坊卫校	主管护师	护理
刘晓琳	女	1987.03	山东省高密市	2010.07 衡阳师范学院		挂号
王　雪	女	1992.01	山东省高密市	2011.07 潍坊卫校		挂号
于晓倩	女	1992.09	山东省高密市	2012.07 潍坊卫校		挂号
李　娜	女	1980.10	山东省高密市	2002.07 潍坊卫校		会计
闫玉洁	女	1997.09	山东省高密市	2016.07 潍坊卫校		护士

第二十一节 公共卫生科

科室沿革

公共卫生科成立于2013年11月,为医院公共卫生管理部门,王秉隆任科室主任,兼任感染办主任。

公共卫生科设立前,医院公共卫生管理工作由医务科负责,感染管理工作开始由护理部负责,2012年3月,改由质管科负责。

至2016年底,公共卫生科共有工作人员5人,其中,科主任1人,工作人员4人。

工作职责

公共卫生科的主要职责如下。

1. 建立公共卫生管理相关工作制度,并对制度落实情况进行督导、评估,对本单位公共卫生相关工作进行考核。

2. 组织做好各类突发公共卫生事件、食源性疾病的病例报告和监测统计工作。

3. 组织做好死因登记报告及慢性非传染性疾病、精神疾病的筛查、监测、防治、管理等工作。

4. 做好重大公共卫生妇幼保健项目工作,制订各项目包括预防艾滋病、梅毒和乙肝母婴传播、母子保健手册、出生医学证明签发管理项目、妇幼信息上报、两癌筛查、新生儿疾病筛查和听力筛查、孕产妇系统化管理、高危妊娠管理及转诊等项目的相关管理制度,明确进行具体分工,制定工作流程。

5. 指导并落实规划区域内的预防接种工作。

6. 落实实验室生物安全管理、放射安全防护等措施。

7. 协助疾病预防控制机构等相关单位开展医疗机构感染监测与报告、传染病流行病学调查、样本采集、隔离治疗及突发事件等处置工作。

8. 组织本单位职工开展院内和院外健康教育与健康促进工作。

9. 组织进行本单位专业人员的相关业务工作培训和指导。

10. 承担有关法律法规规定的其他公共卫生工作,承办属地卫生行政部门交办的其他公共卫生工作。

工作业务开展

2004年,医院建立起传染病信息报告管理机构,完善了传染病诊断、转诊和报告管理等一系列制度、职责,开展传染病监测,启动了法定传染病监测信息的网络直报系统(《中国疾病预防控制信息系统》)。此后,医院每年5—10月开设腹泻门诊,加强腹泻病例的监测与报告。

2005年2月,医院开始开展肺结核病人转诊和报告工作。

2006年,医院进一步完善传染病管理机制,成立传染病自查组织。开展脊灰、麻疹、新生儿破伤风、流脑的主动监测。开始开展重大公共卫生妇幼项目工作,主要由产科每月将分娩记录附件、孕产妇、围产儿死亡个案等信息上报、孕产期诊疗和分娩、新生儿疾病筛查、出生医学证明签发等工作。

2007年,医院成立HIV自愿咨询室(VCT),开展艾滋病自愿咨询检测、高危人群干预的管理等防治工作。同年,艾滋病筛查实验室通过省级验收。开始开展预防艾滋病、梅毒和乙肝母婴传播工作,在门诊产妇初检时给予知情告知签字后,由门诊医师开具免费筛查申请单并进行相应登记,产妇携带筛查申请单到检验科采血免费检测并登记,产妇携带检验结果由门诊医师负责咨询,并将结果粘贴于孕产妇保健手册上,年筛查量达300余人。同年,还开展了新生儿听力筛查工作,新生儿听力筛查率达标。

2008年1月,医院通过狂犬病暴露处置门诊资质认证。4月,开展结核病防治项目及"五率"项目。5月,开展手足口病监测与防控工作。7月,开展国家级乙型病毒性肝炎监测项目。

2009年,医院开展居民死因监测和网络报告录入工作,并获得高密市疾控工作先进单位称号。同年,医院参与第二轮国家级艾滋病综合防治示范区考评工作。下半年,出生医学证明签发工作转至卫生局,医院承担上报出生信息工作和填写出生医学证明草卡工作由产科医师专人负责。

2010年,开展性病监测工作,同年性病实验室通过省级验收。

2011年1月,开展肿瘤、慢性病及健康危险因素监测,制定了35岁以上首诊测血压工作制度,对冠心病、脑卒中、恶性肿瘤病例进行纸质版的登记报告,配合开展"健康山东"全民健康生活方式行动。根据上级部门要求,开展农村孕产妇住院分娩补助项目、增补叶酸工作,医院承担农村孕产妇住院分娩补助宣布、登记、发放,担负资金及数据上报工作,年发放达400人。同时,还开展了孕产妇系统化规范管理、增补叶酸宣传告知等工作。同年,医院参与高密市创建省级、国家级慢性病综合防控示范区工作。

2012年6月,医院开通山东省慢性病监测网络信息系统进行网络直报,并参与高密市省级卫生城市复审工作。同年,根据上级要求实行住院分娩实名制,新生儿疾病筛查项目增至4项,并由国家省市补助部分资金,新生儿疾病筛查率达标。

2013年,医院建立健全了公共卫生相关组织架构、工作制度、职责,完善公共卫生管理持续改进反馈机制。医院妇幼项目增加了"两癌"筛查中的宫颈癌、乳腺癌复筛工作,由妇科、普外科分别承担。设立传染病预检分诊点,进一步规范腹泻门诊、发热门诊建设,制定了相关工作制度、职责、工作流程等,参与并顺利通过二级甲等医院评审。

2014年4月,根据上级部门要求,开展山东省严重精神障碍发病报告与信息管理工作。7月,医院重大公共卫生妇幼项目工作由产科转至公共卫生科,荆晓燕调至公共卫生科负责妇幼项目工作。9月,医院性病实验室通过潍坊市卫生局复评。为加强健康教育和健康促进活动,7—12月公共卫生科共举办11次慢性疾病网络视频培训。

2015年4月,根据上级医疗部门的统一要求,为加强公共卫生管理质量控制,医院制定了公共卫生医疗质量绩效考核细则。同年,参与高密市创建国家级健康促进示范市工作。根据心理健康服务体系建设标准进一步规范心理咨询门诊建设,并指导开展心理咨询服务。规范艾滋病初筛阳性标本送样程序及流行病学调查工作。该年,爱婴医院复审顺利通过。

2016年5月,参与高密市省级卫生城市复审工作。同期医院开展食品安全风险监测工作。同年,医院参与第三轮国家级艾滋病综合防治示范区考评工作。新母子保健手册项目工作顺利展开,医院按照要求进行培训、首诊填写、规范使用,按时上报报表。同时,医院的出生医学证明信息及住院分娩信息与国家互联互通,分娩信息实行网络直报。6月,顺利通过山东省预防与控制梅毒规划(2010—2020年)中期评估。8—9月,医院公共卫生科组织专业骨干分别参加了全市精神卫生工作岗位技能竞赛、免疫预防工作岗位技能竞赛、重大疾病防控及突发公共事件卫生应急综合处置工作岗位技能竞赛,其中王伟获得全市精神卫生工作岗位技能竞赛第四名,闫爱丽获全市重大疾病防控及突发公共事件卫生应急综合处置工作岗位技能竞赛个人优胜奖,并被授予"技术能手"称号。刘桂杰被评为2016年度潍坊市结核病防治工作优秀志愿者。11月,参与并顺利通过"潍坊市精神障碍综合防治示范区"考核验收。

公共卫生科室历任负责人更迭表

姓 名	性别	籍 贯	文化程度	职务	任职时间
王秉隆	男	山东省高密市	本科	主任	2013.11—

2016年底公共卫生科工作人员登记表

姓 名	性别	出生年月	籍 贯	毕业时间及院校	现任专业技术职务	从事专业
王秉隆	男	1962.10	山东省高密市	2010.01 潍坊医学院	副主任中医师	中医
秦玉梅	女	1974.06	山东省高密市	2009.01 滨州医学院	医师	公共卫生

续表（一）

姓　　名	性别	出生年月	籍　　贯	毕业时间及院校	现任专业技术职务	从事专业
王琪	女	1981.10	山东省平度市	2010.01 滨州医学院	医师	公共卫生
闫济娟	女	1977.07	黑龙江抚远县	1999.07 佳木斯大学	主治医师	公共卫生
荆晓燕	女	1970.01	山东省高密市	2009.01 潍坊医学院	主治医师	妇幼保健

第二十二节　感染管理办公室

科室沿革

感染管理办公室成立于2012年3月，感染管理工作初建时隶属医疗质量管理办公室，由医疗质量管理办公室主任门忠友兼任感染管理办公室主任，李玉芹任副主任。此前，感染管理工作隶属护理部，由护理部主任延淑芹负责。

2013年11月，感染管理办公室从医疗质量管理办公室析出成为独立科室，由公共卫生科主任王秉隆兼任感染管理办公室主任，李玉芹任副主任。

到2016年12月，感染管理办公室共有3人，其中主任1人，副主任1人，工作人员1人。

工作职责

感染管理办公室是医院的重要职能科室，其主要工作职责如下。

1. 认真贯彻执行卫生部下发的《医院感染管理办法》《中华人民共和国传染病防治法》《中华人民共和国传染病防治实施细则》及《医院消毒技术规范》和《消毒管理办法》的有关规定，在医院分管院长的领导下，按照有关规定对医院感染管理工作进行检查和指导。

2. 建立健全医院感染管理监控组织，配备专（兼）职人员，并认真履行职责。制定医院感染监控方案、对策、措施、效果评价和登记报告制度，并纳入医疗环节质量考评，定期或不定期进行检查考核。

3. 对医院感染发生状况及其相关危险因素进行监测、调查、统计分析，并向医院感染管理委员会或者医疗机构负责人报告。

4. 建立健全医院感染监控网，以住院病人和工作人员为监测对象，对消毒、隔离及无菌技术操作进行定期考核；对医院的清洁、消毒灭菌与隔离、无菌操作技术、医疗废物管理等工作提供指导。

5. 建立医院感染控制的在职教育制

度,定期组织医院职工进行预防医院感染的宣传、学习和继续教育,做好有关消毒、隔离专业知识的技术指导,提高医务人员对医院感染控制的能力和监控水平。

6. 建立特殊区域(手术室、消毒供应室、产房、母婴同室、新生儿室、治疗室、换药室)等的保洁、消毒、灭菌的监测制度和控制措施,定期检查。

7. 对医院感染暴发事件进行报告和调查分析,提出控制措施并协调、组织有关部门进行处理。

8. 对医务人员有关预防医院感染的职业卫生安全防护工作提供指导。对消毒药械和一次性使用医疗器械、器具的相关证明进行审核。

9. 组织开展医院感染预防与控制方面的科研工作。

10. 完成医院感染管理委员会或者医疗机构负责人交办的其他工作。

工作业务开展

医院感染管理办公室成立后,不断加强对感染控制工作的管理,在医院形成了比较完善的感染管理和控制组织体系。医院成立了由分管院长、感染办主任、医务科主任、护理部主任、药剂科主任、手术室护士长、消毒供应中心护士长、重点科室主任等人员组成的感染管理委员会。医院感染管理办公室在感染管理委员会的领导下,根据国家和上级卫生行政部门有关医院感染管理的法

规、标准,拟定医院感染控制规划、工作计划;制定规章制度,并组织实施、监督和评价;对医院建筑设计、重点科室建设标准、设施和流程进行审查并提出意见;制定重点部门、环节、流程、危险因素以及采取的干预措施;参与药事管理委员会抗感染药物应用的管理等。委员会自成立以来,定期召开会议,分析现状,对医院感染的相关问题进行讨论,提出对策,组织实施。对医院新建科室的建筑设计、设施和流程进行审核,提出合理化建议,确保医院感染管理工作的顺利进行。

在推进医院感染管理的进程中,感染管理办公室在院长、分管院长和感染管理委员会的领导下,根据卫计委和上级行政部门颁布的相关规范要求,结合医院工作实际,制定了一系列的规章制度,并将这些管理制度装订成册,发至各科室。在日常工作中,对各项规章制度的落实情况进行指导和监督;根据要求,加强对重点科室的环境卫生学监测,对感染相关因素进行分析;利用不同的形式,对实习、新进及医院职工有计划地进行院感知识培训,进一步提高院感知识水平;每季度出一刊《院感简报》,对医院的医院感染相关情况进行汇总、分析,及时向医院反馈。

医院各临床科室成立由各科主任、护士长、监控医生、护士组成的科室感染管理小组,根据职责要求,根据本科特点,制定出各科室的感染控制工作计划,对科内人员进行培训,负责对医院感染

管理工作要求进行督促落实。医院感染管理办公室定期召开小组会议,反馈、交流各科的医院感染控制情况,及时发现问题,提出改进意见,使医院各项感染控制工作落到实处,以确保医疗安全。

2003年,医院根据卫生部《医疗废物管理条例》,完善了医疗废物的管理,按要求分类、收集,建立了暂存处,对医疗废物进行集中处置。

2004年,医院根据卫生部《内镜清洗消毒技术操作规范》要求,扩建了内镜中心并规范内镜室器械清洗消毒工作,同时加强监测力度。

从2008年开始,医院开始对ICU、骨科手术部位切口感染开展目标性监测。

2009年开始,医院每年进行一次医院感染现患率调查。同年,根据卫生部《医务人员手卫生规范》要求,进行手卫生相关知识培训,明确手卫生意义、方法和指征,提高医务人员手卫生的依从性。2013年,医院在全院病区走廊、治疗车等配备快速手消,重点科室配备感应式快速手消毒剂,使医院手卫生依从性逐步提高。

2010年,医院成立血液净化中心,医院感染管理办公室根据《血液净化操作规程》控制要求,加强对血液净化室的各项监测,规范管理流程。

2012年,医院成立了多重耐药菌控制管理小组,定期召开联席会议,开展对多重耐药菌的管理。同年,医院还根据消毒供应中心相关规范要求,加强了消毒供应中心的建设,实现了医院大部分重复使用器械、物品的集中供应。

2013年,医院以"二甲复审"工作为契机,进一步加强了对感染控制工作的领导和管理,大大提高了医院的感染控制工作的管理水平,医院的感染控制工作的领导和管理在医院的"二甲复审"工作中得到好评。

2014年,医院成立了由医疗、护理、院感专业人员组成医院感染质控小组,每月一次对全院的医院感染制度和质量落实情况进行督导考核,并作为医院核心考核项目之一纳入医院的绩效管理。

2015年12月,高密市医院感染专业控制中心挂靠在医院感染管理办公室,李玉芹担任主任,承担全市的医院感染质量的督导、检查和业务指导工作,定期对全市医疗机构的医院感染管理情况进行检查指导。

2016年,医院感染管理办公室对医院新建病房楼的建筑设计、布局、流程进行了审核,提出合理化建议并落实。

感染办历任负责人登记表

姓　名	性别	籍　贯	文化程度	职务	任职时间
延淑芹	女	山东省东营市	本科	负责人	1994.03—2011.06
门忠友	男	山东省高密市	本科	主任	2011.07—2013.11
王秉隆	男	山东省高密市	本科	主任	2013.11—
李玉芹	女	山东省高密市	大专	副主任	2009.04—

2016年底感染办工作人员登记表

姓　名	性别	出生年月	籍　贯	毕业时间及院校	现任专业技术职务	从事专业
王秉隆	男	1962.10	山东省高密市	2011.01 潍坊医学院	副主任医师	中医
李玉芹	女	1974.08	山东省高密市	2008.01 辽宁医学院	主管护师	护理
李琨	女	1989.10	山东省高密市	2011.07 山东现代学院		医疗

第二十三节　安全保卫科

科室沿革

市中医院自1987年8月医院开诊，就有专门人员负责医院的安全保卫工作。自医院开诊到2000年4月，安全保卫工作隶属总务科管理，具体工作由总务科主任刘政负责。

2000年5月，刘政调入医院办公室任办公室主任，医院的安全保卫随之由总务科划归办公室管理，具体工作由办公室主任刘政负责。

2004年2月，刘政调任医院门诊部主任，兼任医院办公室副主任，医院的安全保卫仍由刘政负责。

2005年4月，医院成立安全办公室，安全办公室主任仍由医院门诊部主任、院办公室副主任刘政兼任。

2010年8月，医院安全办公室改称保卫科，任命总务科主任刘政兼任保卫科主任。

2013年9月，于钦道任总务科主任，医院的安全保卫工作仍由刘政负责。

2015年3月，医院成立安全保卫科，将医院的安全保卫、消防安全和物业管理等工作从总务科析出，由安全保卫科负责，任命尤志任安全保卫科主任。

2016年4月，王彬儒调入安全保卫科，5月，刘政调出，11月，邱立武调入安全保卫科。

2016年底,医院安全保卫科共有工作人员4名,尤志任主任,王彬儒、邱立武任副主任。

工作职责

1. 在院领导及公安机关的指导下,全面负责维护医院治安秩序和安全消防工作,保障医疗、教学、科研工作的正常运行。

2. 严格各项安全保卫措施,确保重点部门的安全,发现重大问题及时向分管院长和公安部门请示、报告。

3. 负责对医院的安全防火工作进行监督、检查,做好义务消防队的组织建设和业务训练,开展经常性防火宣传。

4. 加强对保安和门卫工作的领导,维护院内治安秩序,及时发现单位内部安全保卫工做出现的新情况、新动向、新问题,及时采取措施,确保医院各项医疗工作活动的正常进行和开展。

5. 积极做好医院的安全防范工作,重大节日进行安全大检查,发现问题及时整改。

6. 加强院内车辆管理及保管工作,非停车地方严禁停车。

7. 做好治安信息的联通工作,定期向院领导和安全主管部门汇报医院治安工作情况和报送治安信息。同时,及时向院领导转达上级机关对安保工作的要求,并在院内贯彻实施。

8. 承办院领导和上级治安机关安排的各项工作。

工作业务开展

1994年11月10日,医院制定了门卫管理办法,门卫人员实行24小时值班制度。

1998年6月1日,医院提出了车辆、门卫工作等管理办法。

2012年3月7日,医院采取在医院范围内公开选拔物业管理办公室负责人的办法,选拔出侯传术为医院物业管理负责人。

2014年4月中旬,为加强对医院消防、治安保卫、物业的管理,医院领导决定成立安全保卫科,形成以尤志为主任,刘政、孙辉、王瑞高、张玲等为核心的安全保卫科管理团队。安全保卫科成立之初由医院党委书记范美云直接领导开展工作。

2016年,医院安全保卫工作由医院工会主席张聿伍直接领导,具体负责处置医院消防、物业、治安保卫、停车场等相关事宜。对医院消防、治安保卫、物业、停车场实施科学的组织管理,检查、督促医院的方针、政策及各项规章制度的实施和落实,将实施情况和检查结果及时反馈医院领导,保障医院安全,大环境稳定、有序。与安全保卫科相关联业务团队有东关派出所中医院警区、南关派出所中医院警区、神采物业公司、消防控制室、监控室、停车场门卫值班室等。

2016年5月,成立了以曹沛德院长为组长,工会主席张聿伍为副组长,尤志、郭智贤、于钦道、孙培利、刘杰等为成员的"医院消防安全工作领导小组"和"防火检查巡查领导小组",规范了工作质量标准,制定了检查评比制度,使医院的卫生、消防安全、治安保卫等工作进一步加强,步入平安医院的正规化管理模式。

为更好地加强院区内卫生清洁工作,2015年11月初,医院领导决定与勤好物业公司签订合作协议,11月下旬,勤好物业入驻医院开展卫生清洁工作,并在2016年的卫生城市创建工作中做出了不可磨灭的贡献。

为深化加强院区内消防安全管理,加大对安全隐患的摸排力度,落实上级消防主管部门要求,2015年10月与金盾保安公司签订协议,加派4名消防退伍人员入驻医院,主靠消防控制室值班,日常院区安全巡查等工作,对重点部位开展定时与不定时相结合的巡查管理模式,防患于未然。

消防 物业 保卫 车场

医院安全保卫科成立以来,在上级卫计局、公安消防部门业务指导下,积极宣传党和国家的法律、法规,教育干部职工增强法制观念,遵纪守法,树立良好的道德风尚,逐步建立健全各项工作制度,制定治安公约,落实安全责任制,协助公安部门开展治安联防,强化各种安全防范措施,保卫重点科室,要害部位的安全,组织职工开展以防火、防盗、防灾害事故、防治安事故为中心的安全防范工作,配合查处治安案件,制止各种违反治安管理的行为20余起,医闹事件10余起,维护了医院内部治安秩序。及时处理群众纠纷,减少诉讼,预防犯罪,确保了医院的安全和稳定。

为具体做好防火工作,科室成立之初,即修订了《安全保卫科工作职责》《医院消防安全管理方案》《医院安全生产管理方案》《消防安全火灾应急预案》等规章制度,明确了相关人员的责任。利用各种形式广泛开展防火防盗和消防知识教育,提高职工消防安全意识,组织全员相关人员进行消防技能演练,使每个人都能熟练掌握灭火器材的使用方法,全力维护医院内部大环境的稳定有序,确保了工作的正常进行。

2015年11月,医院翻新整修了病房楼消防喷淋管网系统,保养维护了高位水箱,为持续稳定病房楼内消防管网水压打下了坚实基础。全方位按需配置了手提式ABC8型灭火器10具,手提式ABC4型灭火器168具,二氧化碳灭火器4具,分发到各门诊、临床、药房、药库、配电室等重点科室。

随着病人数量的增加,消防、治安压力明显增大。医院一手抓管理一手抓防范,不断加强医院的人防、物防、技防等防范力度,及时整修更换医院关键部位的视频监控探头,予以监测。

医院结合实际,根据"属地管理,谁使用,谁负责"的安全管理原则,各科室、业务团队每天做好班前及班后的安全检查。保卫科每日组织相关人员对医院治安消防进行全面检查。重大节假日,则由院分管领导带队深入科室检查薄弱环节,对发现存在隐患的相关科室,由安全保卫科及时组织实施整改。

2014年4月,医院医疗综合大楼正式破土动工,安全保卫科参与管理,督靠施工安全,对新建大楼的内部消防管网系统建设提出合理性建议,实行综合楼与病房楼的消防监控平台并联管理,得到了上级有关部门的肯定与好评。

安全保卫科历任负责人更迭表

姓　　名	性别	籍　　贯	文化程度	职务	任职时间
刘　政	男	山东省高密市	高中	主任	1987.08—2015.03
尤　志	男	山东省高密市	中专	主任	2015.03—

2016年底安全保卫科工作人员登记表

姓　　名	性别	出生年月	籍　　贯	毕业时间及院校	从事专业
尤　志	男	1975.11	山东省高密市	1999.07 工程兵指挥学院	安全保卫
王彬儒	男	1962.11	山东省高密市	1991.07 中华会计函授学校	安全保卫
邱立武	男	1963.07	山东省高密市	1988.07 高密师范	安全保卫
杜瞻宇	男	1980.01	山东省高密市	2003.07 潍坊医学院	安全保卫

第二十四节　病案室

科室沿革

医院从1987年8月开诊至2003年未设独立的病案室,病案管理工作由医务科负责兼管。

2004年1月,医院成立病案室,由张香兰护士长负责,业务上隶属医务科管理。

2006年5月,吴明花调入病案室,病案室增至两人,张香兰任病案室护士长。

2010年,张香兰退休,由吴明花担任病案室护士长。同年,邓磊调入病案室工作。

2012年10月,郭美华调入病案室,12月,禚瑞花、史晓红调入,病案室工作人员增至5人。

2013年,刘峰岚调入病案室工作。

至2016年底,病案室共有6人,其中,护士长1人,工作人员5人。

工作职责

1. 在院领导及质管科领导下,认真做好病案管理工作。

2. 根据各级卫生行政部门颁发的有关法律、法规及规章制度,制定完善医院的病案管理的有关制度和规定。

3. 负责出院病历的回收、整理、审核、装订、编码、归档、排序上架、存储、供应分类、医疗统计、统计分析和信息提供。按《病案管理制度》《医疗机构管理条例》和《医疗事故处理条例》等相关规定,为各类人员提供病案复印。负责查找再次入院和复诊病历的病案号,保证病案的供应,办理病案借阅手续。

4. 负责协助质控人员对归档病历进行质量检查,每月进行一次归档病案单项抽查及中医病历的检查,超时归档及借阅病历未按时归还的上报医务科(质管科)。

5. 每日对各科的病历缺陷反馈到各科,及时修改,提高病历书写质量。

6. 每月、季度、半年度、年度对医院有关病人信息进行统计分析,按规定时间送报各类报表。

7. 为医保处提供医保病历的审核及检查。

8. 负责省网络直报工作。

9. 做好病案室、统计科的管理工作,保持室内清洁整齐、通风、干燥,防止病案霉变、虫蛀和火灾。保持病案完整无破损。

10. 积极完成领导临时交办的其他工作任务。

工作业务进展

病案室是医院重要的职能部门,承担着医院病案收集、整理、鉴定、装订、保存、利用等诸多方面的职责,随着医院的发展和医院对病案管理工作的重视,病案室在规模、设施、工作环境和人员素质等方面得到不断的改善和提高。

医院建立初期,医院未设立病案室,病案管理工作有医务科负责,其主要工作是接收各科的出院病历、装订,然后排序存放,1993年之前,病案基本无复印,无借阅等业务。1994年开始有复印病历,借阅病历等,开始每年复印及借阅病案仅有几十份。随着人们的法律意识及健康意识的增强,保险业务的发展等,病案的应用越来越广泛,病案的作用也越来越重要,从每年的几十份逐渐增加到几百份,至2004年增加到近千份。1998年6月,为加强对医院病案管理,医院成立了由分管院长任主任委员的病案管理委员会。期间,医院无专职病案管理人员,病案室先是设在平房内,2002年搬迁至门诊4楼。

2004年1月,医院开始正式成立病案室。张香兰调入病案室,负责各科出院病历的接收、装订,新添电脑一台、复印机一台,负责病案首页的录入工作,同时负责排序、上架、复印、借阅等工作,每年复印及借阅近千份,同年病案室搬迁至门诊5楼。

2006年,吴明花调入病案室,病案室

增至2人，除负责病历的整理及装订外，还对病例的基本项目、基本内容、病历质量进行了初步审核，发现缺陷病历及时反馈到各科进行修改，病案质量较前有所提高。复印及借阅数量大幅度增加。

2008年开始，每季度提供300—500份归档病历供医保处审核，每月为质控人员提供200余份病历进行病历质量检查，复印病历数量达到2000余份。同年9月，病案室搬迁至病房二楼。

2009年4月，病案室搬到病房一楼南侧。2010年，张香兰护士长退休，由吴明花担任病案室护士长，完善了病案室的有关规章制度。2010年6月，病案室搬迁至病房一楼北侧，面积由20㎡增加到35㎡，添置了便捷、豪华、活动的密集架。从而改善了病案工作人员的工作环境和病案室存储条件，保证了病案室存储安全。

2010年，邓磊调入病案室，同时添置电脑一台、复印机一台。由邓磊对出院病历首页信息进行微机录入及归档工作。同时对出院病历的回收时间做出了规定：病人出院后7日内，病历必须交到病案室，出院病历按时上交率达80%以上。每年病历复印3000余份。

2012年，郭美华、禚瑞花、史晓红先后调入病案室，随着病案室人员力量壮大，业务量及病案质量大幅度提高，对基本项目审核更加细致认真，每日及时向各临床科室反馈缺陷病历并督促及时修改，提高了病历质量。病历按时上交归档率大幅度增高，7日上交归档率达到92%以上，复印病历达4000份以上。

2013年，刘峰岚调入病案室，并参加了中国医院协会病案管理专业委员会在济南举办的国际疾病分类（ICD-10）与手术操作分类（ICD-9-CM-3）编码技术水平考试，并考试合格，取得编码职业资格证书，从此医院有了专业编码人员。本年度完成疾病编码2000余份，归档16000余份，按时归档率98%（出院三日内），本年对出院病历上交按照二甲标准做了具体要求，病人出院后72小时内必须交到病案室。本年度完成病案复印5000余份。

2014年，开始增加了信息统计。每月对各科的出入院病人信息进行准确统计、分析、上报，包括住院病人总床日数、出院人数、出院病人总床日数、平均住院天数、出院状态、3日内出院患者数、2日内出院患者数、未按时归档病历、解档病历等各项指标进行准确统计，为各科绩效考核提供可靠依据。除上述工作外，还担负着每季度向山东省卫生和计划生育委员会4—2直报（出院病人信息网络直报），每季度向市卫生和计划生育局上报出院病人信息。（本年收回病历近19000份，发现缺陷病历1200余份，编码10000余份，复印6000余份，省厅网络直报上报率达到95%，病案3日归档率98.5%）。

2015年9月，刘峰岚、郭美华参加了中国医院协会病案管理专业委员会举办的病案质控培训，并取得了病案质控水平合格证书。从2015年9月开始，病案室人员每天到各科室收取出院病历，为临床科室提供了便捷服务。2015年10

月,更换疾病及手操作编码数据库,更换数据库后积极与临床沟通,逐渐规范病案首页中出院诊断、手术信息的填写。尽最大可能地对出院病历进行详细阅读、认真编码,提高编码正确率,为网络直报及其他信息的提取打好基础。一直跟众阳软件公司工程师联系,不断完善关于病案信息资料的统计,制做了与统计信息有关的报表,提高了报表的准确性,为医院管理提供了可靠数据。(本年度收回出院病历19000余份,发现缺陷病历1000余份,复印7000余份,协助医保处审核2000余份,质管科考核1300余份,编码12000余份,3日归档率99%,省网络直报率97%)

2016年,除完成出院病历的回收、审核、装订、编码、归档、上架、复印、查找和保管工作以外,加大了对出院病历的审核力度,对每份出院病历严格审核,发现问题及时和科室沟通及时修改,保证了病历质量;未按时上交的病历及时督促上交,保证了出院病历的上交归档率;规范了每月、每季、每半年、每年的各项信息上报工作。(本年度共回收出院病历19040份,三日归档18171份,三日归档率99.8%,检查病人有效身份证件7000余份,复印病历8000余份,配合保险公司、公检法办案人员查阅病历100余份,协助医保处审核病历2000余份,协助质管科审核病历1500余份,省网络直报上报率99.5%)

病案室历任负责人更迭表

姓　名	性别	籍　贯	文化程度	职　务	任职时间
张香兰	女	山东省高密市	大学专科	护士长	2004.01—2010.09
吴明花	女	山东省高密市	大学专科	护士长	2010.09—

2016年底病案室工作人员登记表

姓　　名	性别	出生年月	籍　贯	毕业时间及院校	现任专业技术职务	从事专业
吴明花	女	1965.09	山东省高密市	1983.07 潍坊卫校	主管护师	护理
刘峰岚	女	1975.09	山东省潍坊市	1996.07 潍坊卫校	主管护师	护理
郭美华	女	1976.06	山东省高密市	1993.07 潍坊卫校	护师	护理
史晓红	女	1971.07	辽宁省锦州市	1990.07 成人中专		档案
禚瑞花	女	1972.05	山东省高密市	1992.07 潍坊卫校		医疗
邓　磊	男	1979.11	山东省高密市	2005.07 潍坊医学院		口腔

第三章
临 床 科 室

第一节　急诊科
(120院前急救科)

科室沿革

中医院急诊科成立于1989年5月，成立时称急诊室，科室初建时共有6人，由王树丰负责科室工作。

1992年2月，任命王树丰任急诊室主任。

1992年11月，急诊室改称急诊科。

1993年1月，任命朱美兰任急诊科护士长。

1995年，医院购置第一辆救护车，从此急诊科开始启动院前急救工作。

1996年8月，朱美兰调出，尹红花调入急诊科任护士长。

1998年10月，王树丰调出，王林彬调入急诊科任主任；尹红花调出，张佩玲调入任护士长。

2000年5月，王林彬调出，马训梅调入急诊科任主任，郭杰任副主任。

2001年5月，急救电话999开通，专职救护车司机增至2人，出诊时院内医师随车前往救护诊疗。

2001年11月，李然杰任副主任。

2003年3月，在急诊科设立发热门诊部。

2004年4月，马训梅调出，郭杰任急诊科主任，曹德礼任副主任。

2004年6月，潍坊120开通，市中医院被公布为潍坊市第29急救点，配备救护车2辆，每车配备"一医一护一司机"，24小时值班。

2005年5月，曹德礼任急诊科主任，刘杰任副主任。

2008年7月，王秀娟任急诊科副护士长。

2009年4月，唐丽任急诊科副护士长。

2012年3月，曹德礼调出，刘杰任急诊科主任，张缙任副主任。4月，鹿洪艳任副护士长。7月，刘金军、岳炳勇任业务主任。

2013年1月，急诊ICU（重症医学科）成立，刘杰任主任，张缙任副主任，张秀珍任护士长，急诊病房设立床位9张。2月，亓树远任救护车队队长。11月，鹿洪艳任急诊科副护士长，主持工作。

2014年3月，鹿洪艳任护士长，赵美任副护士长。

2016年4月，成立院前急救科，杜乐栋任院前急救科负责人。5月，王君、宋晓任副护士长。

到2016年底，急诊科共有48人（含急诊院内，院前救），副主任医师1人，主治医师8人，住院医师8人，护士16人。院前司机6人，院前医师4人，院前护士5人。

工作业务开展

医院急诊科是急症诊疗的首诊场所，是开展急诊急救、危重病临床研究的重要场所，也是社会医疗服务体系的重要组成部分。急诊科是独立于内科之外的一级科室,实行24小时开放。

1. 服务技术:具备常见、多发急症重症诊治的能力,能开展各相关专科的常见急症、病症的诊疗。开展疑难病症及危重病的临床研究。制定常见急诊病及本科室重点病种的中医诊疗方案,并定期对实施情况进行分析、总结及评估,以安全、有效、方便、经济为核心,不断优化诊疗方案。根据发展方向和建设规划,注重引进吸收新的诊疗技术,并以临床为基础、疗效为核心,在中医理论、技术方法、药物制剂等方面积极探索,大胆创新。24小时开设相关专业的急诊,已设置急诊门诊、抢救室、急诊留观室、重症监护室以及急诊病房。急诊科注重继承创新中医传统诊疗技术,在保证医疗安全和患者利益的前提下,探索中医诊疗新技术。

2. 规章制度:建立健全并严格执行各项规章制度、岗位职责、诊疗规范与技术操作规程,保证医疗质量及医疗安全。对于急诊门诊、院前急救、抢救室、留观室、重症监护室、急诊病房实行一体化管理。建立急诊分诊制度、绩效考核制度、常见急危重症的抢救制度、抢救流程、突发公共卫生事件或群体灾害事件处置程序、绿色通道制度及流程、急诊请示报告制度、急诊医疗诊治知情签字制度等相应的管理制度。

3. 科研和专利:2000年以来,急诊科先后荣获潍坊市科技成果二等奖三项,国家级发明专利11项。2016年,荣获潍坊市第一届院前急救大赛团体三等奖及个人奖项。

4. 设备:到2016年底,急诊科有救护车5辆,负压吸引器2台,中心供氧设备1套,多参数监护仪3台,心脏除颤器1台,心脏复苏机1台,多参数呼吸机1台,车载转运呼吸机1台,简易呼吸器5套,自动洗胃机2台,心电图机6台,多功能抢救床1张,气管插管设备6套,转运担架车6台,快速血糖仪1台,微量注射泵2台,输液泵2台,医用冰箱1台,血压计5台,体温计10支,体重计1台,空气消毒机1台,多功能床14张。

急诊科历任负责人更迭表

姓　名	性别	籍　贯	文化程度	职务	任职时间
王树丰	男	山东省高密市	中专	主任	1994.03—1998.10
王林彬	男	山东省高密市	本科	主任	1998.10—2000.05
马训梅	男	山东省高密市	中专	主任	2000.06—2004.04
郭　杰	男	山东省高密市	本科	副主任	1998.10—2004.05
				主任	2004.05—2005.05

续表(一)

姓　名	性别	籍　贯	文化程度	职务	任职时间
曹德礼	男	山东省高密市	本科	副主任	2004.05—2005.05
				主任	2005.06—2012.02
刘　杰	男	山东省高密市	本科	副主任	2005.04—2012.03
				主任	2012.03—
李然杰	男	山东省高密市	本科	副主任	2001.11—2010.07
张　缙	男	山东省高密市	本科	副主任	2005.06—2016.12
杜乐栋	男	山东省高密市	本科	副主任	2016.12—

2016年底急诊科工作人员登记表

姓　名	性别	出生年月	籍　贯	毕业时间及院校	现任专业技术职务	从事专业
刘　杰	男	1968.02	山东省高密市	1990.07 菏泽医专	副主任医师	内科
杜乐栋	男	1973.10	山东省高密市	2009.01 滨州医学院	主治医师	外科
刘金军	男	1971.10	山东省高密市	2007.01 潍坊医学院	主治医师	内科
岳炳勇	男	1973.10	山东省高密市	2009.01 山东大学	主治医师	内科
高志芳	女	1972.09	山东省高密市	2008.07 潍坊医学院	主治医师	内科
李　华	男	1973.05	山东省高密市	2008.01 济宁医学院	主治医师	内科
张培荣	男	1963.03	山东省高密市	1985.10 济南军区军医学校	主治医师	外科
王德成	男	1977.09	山东省昌邑市	2015.01 山东大学	主治医师	外科
李言志	男	1981.04	山东省高密市	2006.07 济宁医学院	主治医师	骨科
杜乐帅	男	1985.06	山东省高密市	2010.07 潍坊医学院	住院医师	外科
李晓凤	女	1986.09	山东省高密市	2015.7 山东中医药大学	住院医师	内科
王晓旭	女	1989.10	山东省高密市	2015.07 滨州医学院	住院医师	内科

续表（一）

姓　名	性别	出生年月	籍　贯	毕业时间及院校	现任专业技术职务	从事专业
李毓琦	女	1991.07	山东省高密市	2015.07 滨州医学院	住院医师	内科
亓　芳	女	1992.03	山东省高密市	2015.07 滨州医学院	住院医师	内科
张守芳	女	1987.05	山东省高密市	2016.07 山东中医药大学	住院医师	内科
邱　鹏	男	1991.09	山东省高密市	2016.07 潍坊医学院	住院医师	内科
李　健	男	1991.08	山东省高密市	2015.07 潍坊医学院	住院医师	内科
鹿洪艳	女	1975.08	山东省高密市	1996.07 益都卫校	主管护师	护理
王　君	女	1984.05	山东省高密市	2004.07 益都卫校	主管护师	护理
宋　晓	女	1981.05	山东省胶州市	2002.07 潍坊医学院	护师	护理
杜　洁	女	1980.01	山东省高密市	2017.07 潍坊医学院	主管护师	护理
管　敏	女	1979.08	山东省高密市	2017.01 潍坊医学院	护师	护理
王　娜	女	1985.03	山东省高密市	2013.07 山东大学	主管护师	护理
徐晓雪	女	1985.02	山东省高密市	2008.07 潍坊卫校	护师	护理
郭丽萍	女	1984.02	山东省高密市	2017.07 潍坊医学院	护师	护理
刘　文	女	1985.09	陕西省韩城市	2016.01 济宁医学院	主管护师	护理
栗妙芳	女	1985.12	山东省高密市	2015.01 泰山医学院	护士	护理
王晓风	女	1991.12	山东省高密市	2017.07 潍坊医学院	护师	护理
王晓爱	女	1989.04	山东省高密市	2012.07 万杰医学院	护师	护理
李亚男	女	1991.01	山东省高密市	2017.07 潍坊医学院	护师	护理
郭思敏	女	1990.11	山东省东平市	2013.07 菏泽医专	护士	护理

续表(二)

姓　名	性别	出生年月	籍　贯	毕业时间及院校	现任专业技术职务	从事专业
高　静	女	1994.09	山东省高密市	2014.07 潍坊卫校	护士	护理
郭笑笑	女	1989.07	山东省高密市	2016.07 潍坊医学院	护士	护理
马士磊	男	1977.06	山东省高密市	2002.07 潍坊医学院	住院医师	医疗
石　磊	男	1984.10	山东省高密市	2014.07 潍坊卫校	住院医师	医疗
李思峰	男	1980.08	山东省高密市	2017.01 济宁医学院	住院医师	医疗
鞠文钦	男	1983.11	山东省高密市	2009.07 山东协和职业学院	住院医师	医疗
马　艳	女	1991.12	山东省高密市	2014.07 潍坊卫校	护士	护理
张　强	男	1982.11	山东省高密市	2007.07 山东协和职业学院	护士	护理
薛　青	男	1988.05	山东省高密市	2008.07 潍坊卫校	护士	护理
李明鹏	男	1989.09	山东省高密市	2015.01 吉林大学	护士	护理
李　翎	女	1995.02	山东省高密市	2014.07 潍坊卫校	护士	护理
刘学谦	男	1971.01	山东省高密市	呼家庄中学	司机	工勤
管　磊	男	1980.10	山东省高密市	2001.07 潍坊市成人中专	司机	工勤
王常伟	男	1977.08	山东省高密市	1994.07 潍坊市成人中专	司机	工勤
闫福全	男	1980.11	内蒙古通辽市	1996.07 拒城河一中	司机	工勤
高　展	男	1974.07	山东省高密市	1989.07 河崖一中	司机	工勤
王元军	男	1972.07	山东省高密市	1989.07 李家营一中	司机	工勤

第二节　内一科(老年病、肾病科)

科室沿革

内一科的前身是医院1987年8月开诊时就设立的内科,是医院成立最早的科室之一,科室初设时,单际忠为科室负责人。

1989年5月,医院任命单际忠、王树丰任内科副主任,其中单际忠负责门诊,王树丰负责病房。

1992年2月,医院任命单际忠任内科主任,綦伟任内科副主任,朱美兰任内科护士长。

1993年1月,王素桂任内科副主任。

1997年3月,王素桂任内科主任,张佩玲任科室护士长。

1998年6月,孙钦慧任内科主任,宋美爱任科室护士长。

1999年7月,吴文娟任内科主任,李宗江任内科副主任。

2000年10月,内科分为内一科、内二科。其中,吴文娟任内一科主任,朱美兰任内一科护士长;秦福生任内二科主任,宋美爱任内二科护士长。

2004年2月,吴文娟任内一科主任。

2005年4月,郭杰任内一科副主任,范美艳任副护士长。

2007年5月,郭杰任科室主任。

2008年9月,王庆秀任内一科副主任,范美艳任内一科护士长。

2010年,刘雪梅任内一科业务主任。

2012年3月,杨玫瑰任副护士长。12月,范立雨任副主任,王伟任副护士长。

2013年12月,消化专业由内一科并入内四科,杨国荣、田兆宏调入内四科。

2013年9月,郭杰兼任质管科主任。

2016年9月,消化内科专业由内四科并入内一科,杨国荣、田兆宏调入内一科。

2016年12月,范立雨兼任医务科副主任。

至2016年底,共有医护人员19人,其中主任医师1人,副主任医师3人,主治医师4人,医师2人,护理人员9人。

工作业务开展

内一科是医院建立最早的科室之一,随着医院医疗业务的发展和医疗专业技术的提高,医院在医疗业务方面的分工越来越细。内一科在医疗业务方面由大内科时期的心脑血管疾病、消化系统疾病、呼吸系统疾病、妇科杂病等各类内科疾病兼治,逐步转向以诊治老年病、肾病、风湿免疫、呼吸病为主的内科专业科室。

内一科在治疗呼吸病、老年病、肾病、风湿免疫等拥有丰富的临床经验,对老年性高血压、冠心病、糖尿病、慢性阻塞性肺病(COPD)、肺心病、支气管哮喘等呼吸系统疾病,以及脑梗塞、老年痴呆、肾病、尿毒症透析等的诊断治疗达到了同级医院先进水平。2008年在医院开创透析室和2011年开展CRRT治疗,均达到国内同级医院的先进水平。科室从2010年到2014年还先后开展了无创机械正压通气技术、电子支气管镜检查治疗技术和肺功能检测等先进技术,均取得了良好的医疗效果。

内一科在治疗上坚持中西医并重,注重发挥中医药优势,科室成功研发一系列中药汤剂应用于临床,用来治疗合并多种疾病老年患者,临床疗效确切,特别对中风先兆的诊断有丰富的经验,从而避免脑梗塞引发的生活质量下降。同时开展老年病的预防、保健、康复,积极指导患者合理膳食,并根据患者病情、自身特点,以及季节变化为病人选择合适的运动项目及运动量。

在老年病专业方面:科室在对老年性高血压、冠心病、糖尿病、脑梗塞、慢性支气管炎与肺炎、肿瘤的诊断治疗上,诊治水平达到了全国同级医院先进水平,特别是对中风先兆的诊断有丰富的经验,从而避免脑梗塞引发的肢体活动障碍、语言障碍、意识障碍等,提高了患者的生活质量。

在呼吸系统疾病专业方面:科室在诊断和治疗慢性支气管炎、肺气肿、肺心病、支气管哮喘、肺炎、肺癌、肺脓肿、肺栓塞、肺间质性疾病、胸膜疾病等方面积累了丰富的经验,能熟练应用呼吸机抢救呼吸衰竭、重症哮喘病人,对不明原因咯血、慢性咳嗽、肺部肿块、声音嘶哑、肺部弥漫性病变开展了气管镜检查,采用活检刷检穿刺等手段直接获得病理,提高了肺部肿瘤病人诊断率。胸腔积液、气胸病人的置管引流,减轻了患者痛苦和经济负担,并开展了高密市首例心包穿刺置管引流术。

在风湿免疫专业方面:科室近年来在诊断和治疗系统性红斑狼疮、类风湿性关节炎、血管炎、干燥综合征、强直性脊柱炎等疾病方面积累了丰富的临床经验。

在肾脏疾病专业方面:科室在高密市率先开展肾脏穿刺活检,根据病理制定治疗方案,对各种急慢性肾炎、间质性肾炎、肾病综合征、糖尿病肾病、高血压肾病、急慢性肾功能不全有良好的疗效,自制剂"清补宁源丸""化浊保源丸"治疗肾病疗效确切。运用先进的连续性血液净化技术参与各种危急重症的抢救,在治疗热射病、各种中毒、多脏器功能衰竭、急性重症胰腺炎等疾病临床经验丰富。率先开展血液透析串联血液灌流、在线血液透析滤过等血液净化新模式,自体动静脉内瘘技术先进,大大提高了尿毒症患者的生存期。

在医疗仪器和设备方面:自2008年以来,科室先后引进配备了BiPAP harmony无创呼吸机1台,Mindray BeneHeartD3除颤监护仪1台,美敦力胰岛素泵1台,PM-9000心电监护仪5台,电子支气管镜1台,肺功能检测仪1台,电子胃镜2台,到2016年,科室病房床位达到40张。

内一科在工作中,注重抓好医护人员的业务学习和思想教育,严格遵守医疗核心制度,深入学习法律、法规和医院规章制度。积极为医院发展着想,不推诿病人,内一科职工思想端正,顾大局,不怕苦,不怕累,一切以病人为中心,以医院整体利益为重,充分发挥补位作用,让患者得到良好的就医体验和治疗效果。

内一科历任负责人更迭表

姓　名	性别	籍　贯	文化程度	职务	任职时间
单际忠	男	山东省高密市	中专	副主任	1987.08—1992.02
				主任	1992.02—1997.03
王树丰	男	山东省高密市	大学	副主任	1989.05—1994.03
慕　伟	男	山东省高密市	本科	副主任	1992.02—
王素桂	女	山东省高密市	本科	副主任	1993.01—1997.03
				主任	1997.03—1998.06
孙钦慧	女	山东省高密市	本科	主任	1998.06—1999.07
吴文娟	女	山东省诸城市	本科	主任	1999.07—2007.05
李宗江	男	山东省高密市	本科	副主任	1999.07—
郭　杰	男	山东省高密市	本科	副主任	2005.04—2007.04
				主任	2007.05—
王庆秀	女	山东省高密市	本科	副主任	2008.09—2015.01
刘雪梅	女	山东省高密市	本科	业务主任	2010.06—
范立雨	男	山东省高密市	本科	副主任	2012.12—

2016年底内一科工作人员登记表

姓　名	性别	出生年月	籍　贯	毕业时间及院校	现任专业技术职务	从事专业
郭　杰	男	1965.09	山东省高密市	1988.07 山东省中医药大学	主任医师	医疗
刘雪梅	女	1966.02	山东省高密市	1990.07 泰山医学院	副主任医师	医疗
范立雨	男	1982.05	山东省高密市	2006.07 潍坊医学院	住院医师	医疗

续表（一）

姓　名	性别	出生年月	籍　贯	毕业时间及院校	现任专业技术职务	从事专业
赵玉琴	女	1984.06	山东省莱西市	2012.07 徐州医学院	住院医师	医疗
王一飞	男	1980.06	山东省高密市	2005.07 山东中医药大学	住院医师	医疗
单崎玮	男	1986.05	山东省高密市	2012.07 山东中医药大学	住院医师	医疗
王玉臣	男	1984.10	山东省高密市	2012.07 江西中医药学院	住院医师	医疗
张鑫蕊	女	1988.05	黑龙江省伊春市	2012.07 黑龙江中医药大学	住院医师	医疗
杨国荣	男	1975.06	山东省高密市	1998.07 山东中医药大学	副主任中医师	医疗
田兆宏	男	1963.09	山东省高密市	1988.07 山东中医药大学	副主任中医师	医疗
范美艳	女	2008.03	山东省高密市	1994.07 山东省中医药学校	主管护师	护理
王海霞	女	1989.08	山东省高密市	2014.07 潍坊医学院	护师	护理
王令芹	女	1988.09	山东省昌邑市	2011.07 潍坊卫生学校	护士	护理
袁　慧	女	1986.01	山东省高密市	2004.07 湖北隋州	护师	护理
崔　超	女	1991.03	山东省高密市	2013.07 山东医专	护士	护理
肖　倩	女	1992.12	山东省高密市	2014.07 潍坊护理职业学院	护士	护理
张欣欣	女	1991.08	山东省高密市	2011.07 益都卫校	护士	护理
薛晓淑	女	1990.09	山东省高密市	2012.07 滨州职业学院	护士	护理
王晓莉	女	1990.06	山东省高密市	2013.07 淄博职业学院	护士	护理

第三节 内二科(心病科)

科室沿革

内二科亦称心病科,成立于2000年10月,建科时称内二科,科室共有医护人员11人,秦福生任主任,王素桂任副主任,宋美爱任护士长。科室医疗业务以治疗结石病为主,兼收治心脑血管病人。

2001年10月,李爱云任科室副主任。

2004年2月,乔日东任副主任,王素桂调出。

2008年9月,寇建荣任科室副主任。

2009年4月,乔日东任科室副主任,主持工作。9月,乔日东任科室主任,宋美爱任护士长。

2012年3月,衣金蕾任科室副护士长。

2016年5月,马洪旭任副主任。

至2016年底,内二科共有医护人员22人,其中主任医师1名,副主任医师2人,主治医师4人,医师1人,主管护师4人,护师3人,护士7人。

工作业务开展

2000年10月,医院设立内二科。内二科初建时,医疗业务以诊治结石病专业为主导,主要为患者开展体外震波碎石术、激光碎石术、碎石后推按运经仪排石、中药汤剂排石、中成药自制剂排石等

联合治疗。科室集地区性结石病的预防、宣传、筛查和治疗于一体,并逐步把结石病诊治专业打造成为市中医院的龙头专业,使之成为山东省中医重点专科。

内二科在主治结石病患者的同时兼收心脑血管等内科病人。

2003年5月,泌尿结石专业从内二科析出,独立建科。2008年5月,内二科改称为心血管内科,以诊治心血管疾病为主。科室确立心血管诊治专业发展方向后,先后多次选派优秀中青年技术骨干到北京阜外医院、安贞医院、青岛医学院附属医院进修心内科疾病的诊治及心脏介入技术,与国内外先进技术接轨。科室在派出人员到外地医院进修学习先进医疗技术的同时,还与北京阜外心血管病医院、北京安贞医院、北京朝阳医院、济南千佛山医院等取得心血管介入诊疗资质的三级甲等知名医院,建立起了长期帮扶合作关系。自2009年以来,科室聘请潍坊市人民医院主任医师、全国知名心血管病专家赵令时教授,每周六来科室坐诊、查房、讲课,大大提高了科室的诊治水平。科室还引进德国西门子大型数字血管造影机,在高密市率先开展心脏介入治疗技术。经过几年努力,医院的心血管疾病介入诊疗技术达到国内同级医院的先进水平。

2012年7月,医院内二科顺利通过了省卫生厅组织的评审,介入中心取得职业资格,在全省首批43家取得介入资格的医疗机构中,高密市中医院是唯一的一家二级中医院,心血管内科也是全

省第一个同时具备冠脉介入与心律失常介入资质的二级中医院科室。

内二科医疗技术实力雄厚，发展成为集医疗、教学、护理、预防保健于一体的大型中西医结合专业科室。自2008年到2016年，先后收治心血管病人20000余人次，成功抢救急性心衰、急性心肌梗死、心源性休克、重症心肌病、急性肺水肿、恶性心律失常、三度房室传导阻滞、多脏器功能衰竭、猝死、心肌梗死血管内溶栓治疗等危重病人500人次，抢救成功率达90%以上。

内二科弘扬传统中医中药技术，主张"治未病"，将传统中医技术、中药方剂广泛应用于临床。工作中充分发挥中医特色治疗的优势，严格按照临床路径规范诊疗过程，辨证施治，运用传统方剂"血府逐瘀汤"及创新改良方剂"胸痹散"等中医制剂，对患者的心血管疾病进行诊治，得到广大患者的好评和认可，获得"省级中医重点专科"的荣誉称号。

2008年新病房楼启用后，医院在内二科建立了CCU病房，配置了先进的中央心电监护系统和抢救设备，制定并完善危重病人管理制度，为顺利开展冠脉造影技术保驾护航。

2009年11月，内二科成功开展首例心脏冠脉介入治疗手术，标志着心内科专业技术方面有了重大突破，在高密市遥遥领先于同行。至今已经成功施展冠脉造影检查达1600余例，冠脉支架植入术成功率100%。同年还成功开展心脏射频消融技术和心脏起搏器植入术。

2015年，内二科又成功实施首例"急诊PCI手术"，标志着医院心血管疾病诊疗技术又有了飞跃式发展。

2016年，高密市"心血管质量管理控制中心"落户市中医院，副院长秦福生任质控中心主任，乔日东、寇建荣任质控中心副主任，马洪旭、杜妮任质控中心委员。

科室护理团队积极顺应科室发展，先后选派优秀护理人员到青医附院、省立医院、省中医院、烟台中医院等多地学习、进修护理技术，先后开展各种静脉留置针应用、中心静脉置管护理、PICC使用和维护、冠脉介入术前术后护理、起搏器植入术护理、射频消融术后护理、适用中医护理技术应用及健康指导等。

高密市大胡村患者刘某，女，77岁，因发作性胸闷、胸部疼痛半年，再次发作并加重4小时入院。入院时患者胸痛剧烈，大汗淋漓，行心电图、心肌酶等检查提示急性心肌梗死，病情危急，随时有生命危险。科室乔日东主任、寇建荣副主任立即组织科内人员进行抢救，在北京朝阳医院李教授指导下，为患者行冠状动脉进行造影，造影显示患者左前降支完全闭塞，经患者及家属同意，在患者左前降支置入支架一枚，使闭塞冠脉再通，挽救了患者的生命。填补了医院急性心肌梗死冠脉介入治疗的空白，为广大冠心病患者带来了福音。患者及家属非常感激，说道："当时感觉病人就不行了，感谢中医院，感谢心内科全体医护人员给了患者二次生命。"

内二科自建立后,医院首先为科室心血管专业配置了先进的自动分析心电图机、心电监护仪等医疗设备;为结石病专业配置了推按运经仪、体外震波碎石机、钬激光碎石机等医疗设备。2008年改为心血管内科专业以来,科室开设床位50张,设有高标准的CCU病房,在高密市医疗系统配备了首台德国西门子大型数字血管造影机。此外,医院还先后为科室购置配备了美国GE除颤仪,迈瑞自动体外除颤仪、床旁中央监护系统、远程心电分析系统、床旁快速心肌酶监测仪、负离子空气净化仪、负压吸引器、移动式抢救车、威高静脉输液泵数台、微量输液泵、电子血压、脉搏测量仪及快速皮试仪等医疗仪器,先进的医疗设备大大提高了科室的医疗诊治水平。

内二科在诊治工作中注重医疗核心制度、护理核心制度及工作流程的建立健全。科室的医疗团队制定了医师查房制度、医师巡视病房制度、医师责任制度、首诊负责制度、医嘱核对制度等特色诊疗制度及危重患者抢救流程、患者外出检查流程、介入手术交接流程等工作制度;护理团队明确了各班职责,制定了具有科室特色的服务及工作流程20余项,以规范各项日常工作保证患者安全。

内二科在护理服务工作中,牢固树立正确的服务意识、质量意识和创新意识,围绕维护群众利益,让患者满意这一主题,科室开创了"舒心护理"服务品牌,护理团队2008年和2011年先后被评为高密市"巾帼文明岗"。2012年4月,心病科又被山东省卫生厅授予"全省护理服务示范病房"荣誉称号,是潍坊市唯一获此殊荣的县级医院。

心病科历任负责人更迭表

姓　名	性别	籍　贯	文化程度	职务	任职时间
秦福生	男	山东省高密市	本科	主任	2000.10—2009.09
王素桂	女	山东省高密市	本科	副主任	2000.10—2004.02
李爱云	女	山东省高密市	本科	副主任	2001.10—2002.09
乔日东	男	山东省高密市	本科	副主任	2004.02—2009.09
				主任	2009.09—
寇建荣	女	江苏省赣榆县	本科	副主任	2008.10—
马洪旭	男	山东省高密市	硕士	副主任	2016.05—

2016年底心病科工作人员登记表

姓　名	性别	出生年月	籍　贯	毕业时间及院校	现任专业技术职务	从事专业
乔日东	男	1963.12	山东省高密市	1985.07 潍坊医学院	副主任医师	医疗
寇建荣	女	1971.11	江苏省赣榆县	1997.07 潍坊医学院	副主任医师	医疗
马洪旭	男	1979.02	山东省高密市	2012.07 潍坊医学院	主治医师	医疗
杜　妮	女	1979.12	山东省胶州市	2005.07 滨州医学院	主治医师	医疗
杜　磊	男	1981.12	山东省临朐县	2010.07 潍坊医学院	主治医师	医疗
张平熙	男	1981.10	山东省高密市	2006.07 潍坊医学院	主治医师	医疗
岳同蛟	男	1984.07	山东省高密市	2008.07 潍坊医学院	住院医师	医疗
宋美爱	女	1972.11	山东省高密市	1991.07 潍坊卫生学校	主管护师	护理
赵　艳	女	1981.10	山东省高密市	2000.07 山东枣庄煤炭卫生学校	主管护师	护理
胡金玲	女	1981.12	山东省高密市	2000.07 潍坊卫生学校	护师	护理
张　灵	女	1984.10	山东省高密市	2007.05 山东煤炭卫生学校	护士	护理
郑　敏	女	1985.10	山东省高密市	2004.07 湖北随州卫生学校	护师	护理
孙玉晗	女	1986.11	山东省高密市	2009.07 济宁医学院	护师	护理
王雪娥	女	1983.06	山东省高密市	2008.07 黑龙江中医药大学	主管护师	护理
曹晓燕	女	1990.09	山东省高密市	2012.07 山东省万杰医学院	护士	护理
冯婷婷	女	1991	山东省高密市	2012.07 山东省益都卫生	护士	护理
肖丽华	女	1991.07	山东省高密市	2012.07 山东滨州职业学院	护士	护理
褚　娟	女	1989.02	山东省高密市	2011.07 滨州医学院	护士	护理
秦丽媛	女	1994.03	山东省高密市	2013.07 潍坊职业学院	护士	护理

续表（一）

姓 名	性别	出生年月	籍 贯	毕业时间及院校	现任专业技术职务	从事专业
崔 娜	女	1991.01	山东省高密市	2013.07 山东枣庄科技职业学院	护士	护理
张越男	女	1982.05	山东省青岛市	2009.07 山东中医药大学	主治医师	医疗
赵 美	女	1974.03	山东省高密市	1993.07 潍坊卫生学校	主管护师	护理

第四节　内三科(中风科)

科室沿革

内三科亦称中风科，成立于2004年，王素桂任主任，刘国华任副主任，尹红花任护士长。科室成立之初分设神经内科、神经外科、康复理疗科三个专业。

2009年4月，医务科主任李宗江兼任内三科主任，科室设中风病及血液肿瘤专业，王秀娟任副护士长(主持护理工作)，王素桂、李希德、禚秀梅任业务主任。

2010年4月，血液肿瘤专业从内三科析出，另行组建内四科。李永刚任内三科副主任(主持工作)，禚秀梅任副主任，王素桂任业务主任，王秀娟任护士长。

2011年11月，李永刚任内三科主任，禚秀梅任副主任兼康复中心主任。

2012年3月，刘晓媛任科室副护士长。

2014年2月，李秀梅、张晓梅任科室副主任。3月，内三科康复中心从医院东院区搬迁至西院区，内三科由此分为中风一区和中风二区(康复中心)两大病区，李永刚任内三科主任，主要负责中风一区工作，禚秀梅任副主任，具体负责中风二区(康复中心)工作。

到2016年底，内三科共有医护人员17人，其中副主任医师1人，主治医师4人，住院医师2人，主管护师2人，护士8人。

工作业务开展

2004年，内三科(中风科)成立之初科室就设立神经外科、神经内科、康复科三个专业组，建立了高密市首家"卒中单元"治疗模式。

2009年，李永刚到青岛大学医学院附属医院进修结束回院后，逐步完善了中风病诊疗常规及急性缺血性脑卒中的临床诊治路径，统一学习规范了急性缺血性和出血性脑血管病、颅内感染、帕金森病、多发性硬化、运动神经元病、癫痫、重症肌无力等诊治流程，NIHSS评分、

STAF评分及MMSE智能量表等评分,中西医结合,积极开展各种新技术。

2010年,科室开始开展尿激酶及R-tpa急性缺血性脑血管病静脉溶栓疗法,取得良好效果。

2011年6月,科室首次成功开展急性缺血性脑卒中动脉溶栓术。

2011年7月中旬,成功为一名患者实施了全脑血管造影+颈内血管支架置入术,为高密市医院首例全脑血管造影+颈内血管支架置入术。此后科室陆续开展脑血管造影术、颈动脉狭窄支架置入术、锁骨下动脉盗血支架置入术等多种手术,均取得成功。

2012年,科室开始攻关学习眩晕症的诊治规范,推广细化了良性位置性眩晕(耳结石症)的手法复位治疗。

在发挥中医药优势方面,科室先后研制了中风I、中风II、中风III号中医处方。康复中心率先开展脑卒中急性期"醒脑开窍"针刺法,开展专业项目有运动疗法、作业疗法、言语疗法、理疗、针灸等。

2009年,科室顺利通过国家级农村医疗机构中医特色专科(专病)建设项目评审。

2012年,科室申报的国家级农村医疗机构中医特色专科(专病)建设项目复审成功。

2012年,李永刚、贾行磊等完成的科研成果《葛根芩连汤加减治疗周围性面瘫的临床研究》通过潍坊市科技局鉴定,并荣获潍坊市科技进步二等奖。

2013年,科室研制的"熄风通络汤"胶囊开始用于临床使用。

2013年,李永刚、王文明等完成的科研成果《清心化痰解郁法治疗中风后抑郁的临床研究》通过潍坊市科技局鉴定,并荣获高密市科技进步三等奖。

2014年11月,科室成人康复取得"ZEPU系列智能运动康复机"科学技术成果奖。

2014年12月,康复中心参与《调神开窍针刺法治疗缺血性卒中后抑郁》的技术推广。

2015年7月,成功加入中国卒中学会中国卒中中心联盟。

科室的护理工作突出优质护理服务,积极打造"真情护理"品牌。2016年,康复中心团队被高密市卫生计生系统授予"巾帼文明岗"荣誉称号。

科室为不断提高医疗技术和诊治水平,十分注重拓展院外专家资源,先后与潍坊市中医院、青岛大学医学院附属医院、山东省立医院、山东省齐鲁医院、千佛山医院、北京宣武医院相关科室及专家建立了良好业务关系。2015年1月,成为潍坊市人民医院神经内科帮扶科室,实行双向转诊,潍坊市人民医院脑科医院副院长钟池教授被聘为内三科外聘专家。此外,自2009年以来,科室还聘请潍坊市中医院主任医师、教授、全国名医、中风脑病学科带头人王法德主任每周六来科室坐诊、查房、讲课,为无数患者解除病痛折磨,各地患者慕名而来,极大地提高了医院中风科的诊治水平和知名度。

科室自建立以来，先后购置配备了心电监护仪、除颤仪、负压吸痰机、微量血糖仪、心脏除颤仪、脑电图机、眼底镜等先进的医疗设备和仪器。康复中心配备专用成人康复训练床、电动直立床、作业训练平台、电子脉冲针灸仪、助行器、保持偏瘫肢体正常功能状态的辅助器材及各种手功能训练器械、走步机、中频治疗仪、全自动蜡疗仪、生物反馈治疗仪及吞咽障碍治疗仪、微波治疗仪、智能上下肢康复器，以及儿童液压踏步器、坐姿矫正椅、股四头肌训练椅、髋膝踝关节训练器、儿童水疗机、站立架、梯背椅、儿童训练用阶梯、训练滑梯、巴氏球、平衡板等康复器械及感统训练室等。

内三科历任负责人更迭表

姓　名	性别	籍　贯	文化程度	职务	任职时间
王素桂	女	山东省高密市	本科	主任	2004.02—2009.04
刘国华	男	山东省寿光市	本科	副主任	2004.04—2008.09
李宗江	男	山东省高密市	本科	主任	2009.04—2010.04
李永刚	男	山东省高密市	本科	副主任	2010.04—2011.11
				主任	2011.11—
禚秀梅	女	山东省高密市	本科	副主任	2010.04—
李秀梅	女	山东省高密市	本科	副主任	2014.02—
张晓梅	女	山东省高密市	本科	副主任	2014.02—

2016年底内三科工作人员登记表

姓　名	性别	出生年月	籍　贯	毕业时间及院校	现任专业技术职务	从事专业
李永刚	男	1975.10	山东省高密市	1996.07 滨州医学院	副主任医师	内科
禚秀梅	女	1978.10	山东省高密市	1997.09 山东中医药	主治医师	内科
李德清	女	1980.10	山东省高密市	2004.07 济宁医学院	主治医师	内科
张　雪	女	1988.01	山东省高密市	2015.07 山东中医药大学	医师	内科

续表(一)

姓　名	性别	出生年月	籍　贯	毕业时间及院校	现任专业技术职务	从事专业
栾春霞	女	1982.04	山东省高密市	2006.07 山东中医药大学	主治中医师	内科
王文明	男	1982.03	威海荣成市	2009.07 山东中医药大学	主治中医师	内科
刘　浩	男	1983.09	山东省高密市	2008.07 山东中医药大学	主治中医师	内科
刘家琪	男	1986.11	山东省高密市	2011.07 济宁医学院	医师	内科
欧森梅	女	1982.08	山东省高密市	2007.07 潍坊医学院	主治医师	内科
王秀娟	女	1976.09	山东省高密市	1995.07 益都卫校	主管护师	内科
单启超	女	1988.06	山东省高密市	2010.06 益都卫校	护士	内科
王　颖	女	1983.02	山东省高密市	2006.07 河北北方学院	护师	内科
王　超	女	1985.07	山东省高密市	2005.07 益都卫校	护士	内科
王海玲	女	1979.03	山东省高密市	2000.06 山东煤炭卫生学校	护师	内科
杨　坤	女	1990.02	山东省高密市	2009.07 益都卫校	护士	内科
宋　娥	女	1989.06	山东省高密市	2010.06 益都卫校	护士	内科
刘　洁	女	1984.10	山东省高密市	2011.07 广州中医药大学	主治医师	内科

第五节　内四科(肿瘤、血液科)

科室沿革

内四科亦称肿瘤科,成立于2010年4月。科室成立之初,医院任命李希德任科室副主任,主持工作,唐丽任科室副护士长,主持护理工作。科室主要医护人员有葛会泉、杜坤一、张秀纹、刘金刚、綦伟、马森华、王娜、楚娜娜等。

2011年6月,李希德调出,杜坤一任科室副主任并主持工作,唐丽任护士长。

2011年11月,杜坤一任科室主任,期间,内分泌专业由内四科析出,组建成内五科,亦称内分泌科。

2013年12月，原隶属于内一科的消化专业由内一科析出并入内四科，杨国荣、田兆宏等消化专业医师随之由内一科调入内四科。

2014年5月，原隶属于内一科的风湿免疫专业由内一科析出并入内四科，刘翠翠等风湿免疫专业医师随之由内一科调入内四科。

2016年5月，于希礼任内四科副主任。

2016年9月，消化专业由内四科析出并入内一科，杨国荣、田兆宏等两名消化专业医师随之从内四科调出，调入内一科。

2016年12月，内四科副主任于希礼兼任医务科副主任。

到2016年底，内四科共有医护人员23人，其中主治医师6人，主管护师4人，护师3人，护士10人。

工作业务开展

内四科是市中医院诊治各种肿瘤、血液病的专业科室，是潍坊市重点专科，科室技术力量雄厚，用中西医结合的治疗各种恶性肿瘤和血液病疗效显著。科室开展的特色诊疗项目主要有：中药配合静脉化疗治疗肿瘤；纯中药治疗晚期肿瘤，创造带瘤善存新模式；体腔热灌注治疗恶性胸腹水有效率100%；介入微创治疗肝癌、肺癌；支架置入治疗食道癌、胃癌导致的梗阻、吞咽困难等；射频消融术治疗肝癌、肺癌等；经CT引导微创穿刺技术可以明确肿瘤病理，指导治疗。骨髓穿刺术和骨髓活检术诊断各种血液系统疾病。科内自制剂养血扶正丸主治肿瘤放化疗后骨髓抑制及免疫力低下，清血排毒丸辅助治疗各种肿瘤，尤其适合晚期及体质差的患者。

内四科医疗设备先进，2010年科室建立后，医院为科室配置了心电监护仪、负压吸痰机、微量血糖仪、心电图仪等先进的医疗设备。2011年3月，医院又为科室引进了珠海和佳肿瘤治疗系统，包括体腔热灌注治疗机、深部热疗机、免疫治疗机、射频消融治疗机、介入热疗机、粒子植入系统等医疗设备。2014年1月，又购入冷热阴极紫外线治疗仪。先进的医疗设备和器械，大大提高了科室的医疗诊治水平。

为提高科室医护人员的医疗技术水平，更好地服务广大患者，科室建立以后，科室不仅先后派出科室业务骨干多次到青岛、上海、北京等地的三甲医院进修学习，还外聘了山东省肿瘤医院教授郭其森、青岛医学院肿瘤科主任张昌义、潍坊医学院附属医院肿瘤医院院长李贵新等多名三甲医院的专家，定期来科室进行医疗指导。

内四科在诊疗工作中，利用先进的医疗设备和运用先进的医疗技术，在全科室医护人员的共同配合下，积极地开展了多项先进医疗项目。

2010年，内四科协同介入科成功开展肿瘤放射性粒子植入术、亚氩刀治疗术。

2011年，科主任杜坤一率先在高密市开展恶性胸腹水的腔内置管引流术、体腔热灌注治疗，有效率100%；并对晚期恶性肿瘤的疼痛实施规范的"三阶梯止痛"治疗，使科室病房基本达到无痛病房标准，为患者提高了生活质量。

2012年，科室开展了中药鸦胆子油针剂联合化疗药物进行腹腔内热灌注治疗腹水，疗效得到进一步提高。同年，科室还参加了卫生部规范"无痛病房"的申请工作。

2013年，中医师于希礼在科室诊疗工作中自主开展了肝癌、肺癌、食管癌的介入治疗，全年共开展介入手术近20台；开展静脉使用PCA（自控止痛）泵治疗重度疼痛，对于肿瘤晚期患者的癌痛有效率100%，疼痛控制率90%以上，成为顽固性、重度癌痛的首选治疗方法。同年，科室顺利通过了二甲复审工作的验收，各项医疗业务得到了专家的好评。

2014年，科室在医疗工作中开展肿瘤微波治疗、支架（包括放射性粒子镶嵌支架）植入术、放射性粒子植入术、晚期肿瘤的介入止血术等多项介入技术。同时，完善绩效管理数字化，在日常工作中实行绩效考核管理制度，将日常的工作分解并通过积分的形式进行量化。全年开展胃镜技术850例，肠镜技术70例，镜下息肉微创切除术50例，胃镜下空肠管置入术5例，均取得良好治疗效果。

2015年，科室开展了中医理论指导下的介入治疗和体腔热灌注治疗，通过对病人体质的辨识、胸腹水的辨识，将患者分为"寒证"和"热证"，根据中医理论"寒者热之、热者寒之、先截后拔，以毒攻毒，解毒成脓"的指导，给予相应的治疗措施，提高临床疗效。科室医疗科研项目《养血扶正丸治疗恶性肿瘤放化疗后骨髓抑制的临床研究》，获潍坊市科技进步二等奖。

2016年，科室研制的经验方"养血扶正丸"获得医院"1.1创新"三等奖。肿瘤介入在上级专家的指导下取得了较快发展，开展了肝转移瘤栓塞术联合射频消融术。利用中医膏方培本固元的功效，对肿瘤病人或因慢性病导致的脏器功能衰退进行系统调理，重点调节病人的免疫功能，增强机体抗瘤能力。研制"胸水外治方""腹水外治方"，根据患者体质不同、积液位置不同，将外用方打粉或应用免煎颗粒，用醋或蜂蜜调成糊状，辩证贴敷于神阙、关元或肺腧、脾俞等穴位，再配合艾灸治疗癌性胸腹水，取得良好的治疗效果。

内四科成立后，为了保障医疗安全，除全面落实医院的《十六项核心制度》外，还根据科室实际制定了《医师行为规范》《绩效考核细则》等制度，全面落实主管医师负责制和绩效考核制，强化责任意识，落实医院医疗安全、质量和效率的要求。

内四科科室工作人员在努力工作的同时，积极地进行科研工作，并取得了多项医学科研成果。其中，2013年，由李宗江、杜坤一等主持的《自拟抗癌止痛散和抗癌止痛膏治疗癌性疼痛的临床研究》

获潍坊市科技进步三等奖；2014年，由杜坤一、郑洪敏等主持的《养血扶正丸治疗恶性肿瘤放化疗后骨髓抑制的临床研究》医学科研项目通过潍坊市科技局鉴定，并于2015年获潍坊市科技进步二等奖。2013年，杨国荣的《临床消化内科诊疗新进展》《临床中医诊疗指南》等医学专著出版。从2013年到2014年，杜坤一、于希礼、杨国荣等人先后发表了《中医药治疗恶性肿瘤化疗后骨髓抑制研究概况》《原发性肝癌TACE治疗并发症的预防及处理》《验方治疗肠易激综合征》等医学论文。此外，2014年以后，科室还取得了多项发明专利。

内四科医护人员在认真履行本职工作，做好医院本科室诊疗工作的同时，还积极参与社会活动，出任多个医学学会的会员。其中，杜坤一任中华医学会会员、山东中医学会会员、潍坊市中医药学会第二届肿瘤专业委员会常委；于希礼任中国生物医学工程学会会员、山东中医学会会员、山东生物医学工程学会肿瘤靶向治疗技术专业委员会委员、山东省医师协会肿瘤化疗医师分会第一届委员会委员、山东预防医学会肿瘤风险评估与控制分会青年委员会委员、潍坊市医师协会肿瘤医师分会第一届肿瘤专业委员会委员、第一届潍坊市病案质量管理委员会委员。

内四科历任负责人更迭表

姓名	性别	籍贯	文化程度	职务	任职时间
李希德	男	山东省高密市	大专	副主任	2010.04—2011.06
杜坤一	男	山东省高密市	硕士	副主任	2011.06—2011.10
				主任	2011.11—
于希礼	男	山东省高密市	大专	副主任	2016.05—

2016年底内四科工作人员登记表

姓名	性别	出生年月	籍贯	毕业时间及院校	现任专业技术职务	从事专业
杜坤一	男	1980.07	山东省高密市	2005.07 广州中医药大学	主治中医师	肿瘤、血液
于希礼	男	1977.10	山东省高密市	1977.07 山东中医药大学	中医师	肿瘤
邱娜	女	1986.10	山东省高密市	2008.07 潍坊医学院	医师	肿瘤

续表(一)

姓 名	性别	出生年月	籍 贯	毕业时间及院校	现任专业技术职务	从事专业
秦 娟	女	1982.03	山东省高密市	2009.07 天津中医药大学	中医师	肿瘤
郑洪敏	女	1985.03	山东省临沂市	2011.07 山东中医药大学	中医师	血液
刘翠翠	女	1985.08	山东省潍坊市	2010.07 山东中医药大学	中医师	风湿免疫
王秀娟	女	1976.09	山东省高密市	1995.07 益都卫校	主管护师	护理
夏 梅	女	1990.09	山东省高密市	2013.07 山东医专	护士	护理
尉迟伟嘉	女	1993.11	山东省高密市	2012.07 高密卫校	护士	护理
仪秀芹	女	1994.10	山东省高密市	2013.07 高密卫校	护士	护理
冯万梅	女	1989.01	山东省高密市	2011.07 淄博科技职工学校	护士	护理
单启超	女	1988.06	山东省高密市	2010.06 益都卫校	护士	护理
迟晓洁	女	1988.02	山东省高密市	2011.07 山东中医药高专	护士	护理
杨秋雨	女	1989.09	山东省高密市	2010.06 滨州职业学院	护士	护理
王 硕	女	1972.09	山东省高密市	1993.08 潍坊卫校	主管护师	护理
王 颖	女	1983.02	山东省高密市	2006.07 河北北方学院	护师	护理
殷晓丽	女	1978.02	山东省高密市	1998.07 潍坊卫校	主管护师	护理
马森华	女	1981.12	山东省高密市	2001.07 潍坊卫校	护师	护理
王 超	女	1985.07	山东省高密市	2005.07 益都卫校	护士	护理
王海玲	女	1979.03	山东省高密市	2000.07 山东煤炭卫校	护师	护理
邱群群	女	1978.11	山东省高密市	1999.07 益都卫校	主管护师	护理
杨 坤	女	1990.02	山东省高密市	2009.07 益都卫校	护士	护理
宋 娥	女	1984.06	山东省高密市	2010.06 益都卫校	护士	护理

第六节　内五科(内分泌科)

科室沿革

内五科亦称内分泌科,2011年10月,市中医院设立内分泌科,是高密市医疗系统建立最早的内分泌科,为潍坊市中医重点专科。建科时共有医护人员11人,张秀纹任科室主任,尹红花任护士长。

2012年3月,内分泌科改称内五科,张秀纹任内五科副主任,主持工作。

2014年2月,杨玫瑰任内五科护士长,钟小玲任副护士长。

2015年5月,张秀纹任内五科主任。

至2016年底,内五科共有医护人员17人,其中主治医师5人,医师1人,主管护师3人,护师5人,护士3人。

工作业务开展

内五科医疗业务以内分泌代谢病为主,建科之前,以糖尿病为主的内分泌代谢病诊治分散于内科各科室。2007年至2010年期间,内分泌代谢病诊治专业设置在心内科。2010年,医院成立内四科,在内四科设立以诊疗以糖尿病及其急慢性并发症为主的内分泌专业。

内五科建科后,科室开设糖尿病科门诊诊治中心,为患者提供全面系统的诊疗流程。开设内分泌专科病房,诊疗以内分泌系统疾病为主,主要为诊治糖尿病及急慢性并发症、甲状腺病、甲状旁腺病、痤疮、更年期综合征、高尿酸血症、痛风、肥胖、高血脂、高胆固醇、难治性高血压、骨质疏松症、肾上腺病、垂体病、腺垂体功能减退症、营养缺乏病、电解质紊乱等。在泌乳素瘤、更年期综合征、高尿酸血症、痛风、肥胖、高血脂、高胆固醇、难治性高血压、骨质疏松症等内分泌疾病的诊治工作中积累了丰富的经验。熟练诊治糖尿病酮症酸中毒、高渗性昏迷、甲亢危象、高钙血症等急危重症,成功抢救DKA合并心衰重症10余例,成功诊治异位ACTH综合征1例。有效延缓糖尿病并发症的进展,科室突出中医特色,应用中药配合针灸、足浴治疗糖尿病并发症如糖尿病足、糖尿病神经血管病变、糖尿病肾病、糖尿病视网膜病变,联用中药治疗痛风、甲亢等,取得了比单用西药更好的疗效,许多周边县市患者慕名前来诊治。系统治疗Graves病,减少其复发率;正确鉴别甲状腺良恶性结节;减少骨折发生;综合性诊治肥胖症。

内五科医疗技术实力雄厚,是集医疗、教学、护理、预防保健于一体的中西医结合专业科室。科室设置病房床位20张,自2011年10月建科到2016年底,科室已成功救治患者约5000人。

为提高医疗诊治水平,内五科多次选派优秀青年技术骨干到北京协和医院、山东省立医院、山东省千佛山医院、青岛医学院附属医院进修学习内分泌,与国际国内先进技术接轨。先后聘请潍坊医学院附属医院内分泌科主任惠宗光、青岛大学附属医院高燕燕主任每周来本院查房、坐诊,两位教授擅长诊治内分泌专业的各种常见疾病及疑难杂症,在内分泌疾病的诊疗方面有很深的造诣。自2013年到2016年,科室先后成功组织举办了4届高密市中西医结合内分泌年会,扩大了医院内分泌专业在全市学界的影响。带教本科生、专科生若干名。

内五科建科后,科室在医疗工作中十分注重突出中医临床特色,成立了糖尿病肾病、糖尿病视网膜病变,糖尿病神经病变等专业研究小组,开展临床研究工作,多途径、多靶点治疗糖尿病并发症,并先后获得潍坊市科研课题三项,开发了三种院内自制剂。其中,消渴痹通颗粒,治疗糖尿病周围神经病变;健脾肾消颗粒有效治疗糖尿病肾病早期病变,减少尿蛋白;芪参胶囊可有效降糖,尤适用于糖尿病前期人群,并可减少并发症的发生。

内五科的护理团队积极响应为提高护理工作水平,先后选派优秀护理人员到青医附院、省立医院、省中医院等多地学习糖尿病健康教育,糖尿病专业护理技术,胰岛素泵管理,适用中医护理技术等,并开创了"真心护理"服务品牌。自2011年到2016年每季度举办一次糖尿病俱乐部活动,由科内医护人员轮流讲课,免费为糖尿病病人测血糖、血压,提供早餐,有奖问答。现糖尿病俱乐部活动每月举行一次,大大提高了科室对糖尿病患(者)的诊治水平。

内五科建立后,医院先后为科室配置了先进的强生血糖仪、美敦力胰岛素泵、24小时动态血糖检测仪、足浴治疗仪等先进的设备。内分泌科还于2012年引进了美国美敦力胰岛素泵和动态血糖监测系统,这一高端医疗设施配置使用,大大提高了科室对糖尿病患的诊治水平。

内五科在发展中,还逐步建立健全了医疗核心制度、护理核心制度及工作流程等各项规章制度。医疗团队制定了医师查房制度、医师巡视病房制度、医师责任制度、首诊负责制度、医嘱核对制度等特色诊疗制度及危重患者抢救流程、患者外出检查流程、介入手术交接流程等,护理团队明确了各班职责,制定了具有科室特色的服务及工作流程20余项,以规范各项日常工作保证患者安全。

内五科在推进科室工作发展中,认真贯彻学习山东省卫生厅关于开展"两好一满意"的指示精神,树立正确的服务意识、质量意识和创新意识,切实突出维护群众利益这一主题,全体护理人员在"入院、服务、治疗、环境"四个方面注重细节,在注重护理服务质量的同时,不断提升护理服务水平,努力打造"舒心病房",为广大市民提供优质的医疗卫生服务。2013年,内五科被评为"潍坊市中医重点专科"。

内五科历任负责人更迭表

姓 名	性别	籍 贯	文化程度	职务	任职时间
张秀纹	女	山东省高密市	本科	主任	2011.10—

2016年底内五科工作人员登记表

姓 名	性别	出生年月	籍 贯	毕业时间及院校	现任专业技术职务	从事专业
张秀纹	女	1973.01	山东省高密市	2005.07 潍坊医学院	主治医师	医疗
刘金刚	男	1981.07	江苏省徐州市	2009.07 天津中医药大学	主治医师	医疗
陈 涛	男	1984.10	山东省宁阳县	2011.07 长春中医药大学	主治医师	医疗
王 涛	女	1983.08	山东省高密市	2008.07 济宁医学院	主治医师	医疗
王文杰	女	1986.05	山东省高密市	2010.07 滨州医学院	住院医师	医疗
陈彦卿	女	1982.04	山东省潍坊市	2012.07 锦州医学院	主治医师	医疗
任晓燕	女	1979.02	山东省高密市	1999.07 潍坊卫生学校	主管护师	护理
林素霞	女	1982.02	山东省高密市	2003.07 益都卫校	主管护师	护理
程晓妍	女	1982.12	山东省高密市	2004.07 潍坊医学院	护师	护理
刘 娟	女	1983.12	山东省滨州市	2008.07 滨州医学院	主管护师	护理
纪 凯	女	1989.07	山东省高密市	2008.07 潍坊卫生学校	护师	护理
李晓丽	女	1989.03	山东省高密市	2008.07 潍坊卫生学校	护师	护理
任笑笑	女	1993.12	山东省高密市	2014.07 潍坊护理职业学院	护士	护理
马琳华	女	1979.02	山东省高密市	1998.07 潍坊卫生学校	护师	护理
杜 鑫	女	1985.06	山东省高密市	2012.07 潍坊卫生学校	护士	护理
官玉香	女	1989.10	山东省高密市	2010.07 潍坊卫生学校	护师	护理
李 超	女	1985.09	山东省高密市	2007.07 万杰医学院	护师	护理

第七节　内六科(呼吸科)

科室沿革

内六科亦称呼吸内科,成立于2015年3月,科室初建时共有医护人员12人,病房床位30张。张缙任呼吸内科副主任,主持工作,王庆秀任副主任,范美艳任护士长。

2016年12月,张缙任科室主任。

至2016年底,共有医护人员13人,其中主治医师5人,医师1人,主管护师4人,护师2人,护士1人。

工作业务开展

内六科以诊治呼吸系统疾病为主,主要包括:肺炎、急性上呼吸道感染、急性气管——支气管炎、支气管哮喘、支气管扩张、肺部感染性疾病、慢性阻塞性肺疾病、肺癌、肺源性心脏病、慢性呼吸衰竭等呼吸系统疾病。

内六科在诊治呼吸系统疾病工作中,注重发挥中医药传统制法和制剂优势,建立起用中医药治疗呼吸系统常见病如肺炎、急性上呼吸道感染、急性气管——支气管炎、支气管哮喘、支气管扩张、肺部感染性疾病、慢性阻塞性肺、慢性呼吸衰竭等疾病治疗体系,在科室中成立了呼吸衰竭、慢性阻塞性肺疾病、肺癌等专业治疗小组,收到良好的医治成效。

内六科在工作中注重医疗核心制度、护理核心制度及工作流程的建立健全。医疗团队制定了科室医师查房制度、医师巡视病房制度、医师责任制度、首诊负责制度、医嘱核对制度等特色诊疗制度及危重患者抢救流程、患者外出检查流程、介入手术交接流程等,护理团队明确了各班职责,制定了具有科室特色的服务及工作流程10余项,以规范各项日常工作保证患者安全。

在工作中,内六科认真贯彻学习山东省卫生厅关于开展"两好一满意"的指示精神,树立正确的服务意识、质量意识和创新意识,不断对工作环境进行整顿,提高工作效率。在科室医护工作中,牢固树立起正确的服务意识、质量意识和创新意识,不断加强科室文化建设,构建"中医院呼吸内科"科室品牌,深入开展了"让每一位患者满意"等科室相关文化建设,在诊治过程中大力营造"医患和谐""护患和谐"的和谐氛围,积极实施医院提出的"职责零缺陷、服务零投诉、让每一位患者满意走出医院"的"二零一"工程。

在日常工作中,科室医护人员严格遵守医院的各项规章制度和医院工作人员日常行为规范,积极配合相关科室做好传染病管理预防工作,并按有关规定认真做好相关记录工作。

内六科自建科后,医院先后为科室专业配置了先进的自动分析心电图机、心电监护仪及无创呼吸机等医疗设备、静脉输液泵数台、微量输液泵、电子血

压、脉搏测量仪及快速皮试仪等医疗仪
器，先进的医疗设备大大提高了科室的
医疗诊治水平。

内六科历任负责人更迭表

姓 名	性别	籍 贯	文化程度	职务	任职时间
张 缙	男	山东省高密市	本科	副主任	2015.03—2016.12
				主任	2016.12—
王庆秀	女	山东省高密市	本科	副主任	2015.03—

2016年底内六科工作人员登记表

姓 名	性别	出生年月	籍 贯	毕业时间及院校	现任专业技术职务	从事专业
张 缙	男	1975.01	山东省高密市	1998.07 滨州医学院	主治医师	医疗
王庆秀	女	1978.05	山东省高密市	2002.10 重庆医科大学	主治医师	医疗
刘 洋	男	1987.02	山东省高密市	2014.07 宁夏医科大学	主治医师	医疗
李 娜	女	1983.07	山东省高密市	2011.07 长春中医药大学	住院医师	医疗
郭 军	男	1982.09	山东省高密市	2008.07 潍坊医学院	主治医师	医疗
刘 芳	女	1982.07	山东省高密市	2007.07 青岛大学医学院	主治医师	医疗
范美艳	女	1974.09	山东省高密市	1994.07 山东中医药学校	护士长	护理
李艳芹	女	1969.01	山东省高密市	1992.07 益都卫校	主管护师	护理
刘清花	女	1974.06	山东省高密市	1994.07 潍坊卫校	主管护师	护理
王晓娟	女	1977.11	山东省高密市	1998.07 潍坊卫生学校	副护士长	护理
赵 琦	女	1984.07	山东省高密市	2006.05 菏泽医学专科学校	护士	护理
王 欢	女	1988.10	山东省高密市	2011.07 湖北随州卫生学校	护师	护理
王晓东	女	1989.12	山东省高密市	2011.07 淄博卫校	护师	护理

第八节　外一科（普外、胸外科）

科室沿革

1988年3月，市中医院设立骨科，开始开展外科医疗业务，是医院设立最早的科室之一。

1989年4月，医院将骨科改称外科。

1992年2月，张卫华任外科主任，延淑芹任外科护士长。

1994年12月，张卫华调走，高思和任外科主任。

1997年3月，医院将外科分为外一科和外二科，高思合任外一科主任，王林彬任外二科主任，吴明花任科室护士长。

1998年6月，张林新任外科主任。

2006年3月，蔡亦军任科室副主任，宿春华任科室副护士长。

2008年9月，结石专业从外一科析出，成立结石科，外一科改称普外科。蔡亦军任普外科副主任，主持工作，赵洪乾任副主任，张海燕任护士长。高思合任结石科主任。

2011年11月，蔡亦军任普外科主任。

2012年，刘军任外一科业务主任。

至2016年12月底，外一科共有医护人员21人，其中主任医师1人，副主任医师2人，主治医师2人，医师2人，主管护师3人，护师5人，护士6人。

工作业务开展

外科是医院成立最早的科室之一，起初称骨科。在医疗业务方面收治外伤、骨伤和结石等各类病人。1997年3月，医院将外科分为外一科和外二科。

随着医疗业务的发展，骨伤等专业从外一科析出，外一科逐步发展为以诊治肝胆胰脾外科、胃肠外科、甲状腺外科、乳腺外科、烧伤外科、血管外科、疝腹壁修复外科、普胸外科，以及各种常见多发外科疾病为主的专业科室。主要诊治业务如下。

1. 胃肠外科：2000年，科室开展了医院第一例直肠癌、胃癌根治术。2011年6月，开展高密市第一例腹腔镜直肠癌根治术、腹腔镜乙状结肠癌根治术、腹腔镜右半结肠切除术。2002年，开展医院第一例全结肠直肠切除回肛吻合术。2012年，科室开展高密市第一例腹腔镜胃大部切除术、腹腔镜胃癌根治术、腹腔镜胃十二指肠球部溃疡穿孔修补术。2014年，科室开展高密市第一例腹腔镜左半结肠切除术。以上重大首例手术均取得成功。

2. 胸外科：2007年，科室开展了医院第一例食管癌切除术、肺癌病人肺叶切除术。2013年，开展了医院第一例肋骨骨折肋骨爪固定术、高密市第一例腔镜胸腺瘤切除术。2014年，开展了单孔腔镜肺叶切除术。2015年，开展了单侧全肺叶切除术。

3. 血管外科：2013年，科室开展了医院第一例股动脉破裂修补术。2014年，开展高密市第一例下腔静脉破裂修补术及颈内静脉破裂修补术。

4. 甲状腺乳腺外科：2011年，科室开展了高密市第一例乳腺肿物麦默通旋切术、高密市第一例双侧甲状腺全切及中央区淋巴结清扫术。2014年，开展了潍坊市第一例腔镜甲状腺部分切除术。2015年，开展了医院第一例乳腺癌前哨淋巴结活检术。2016年，开展了高密市第一例甲状腺肿物微波消融术。

5. 肝胆胰脾外科：2007年10月，科室开展了医院第一例腹腔镜胆囊切除术。2009年，开展了高密市第一例胰体尾+脾切除术。2011年3月，科室开展了医院第一例肝门胆管癌根治术。2012年6月，科室开展了医院第一例肝尾状叶切除术。2016年，科室开展了高密市第一例腹腔镜肝叶切除术及第一例联合门静脉部分切除的胰十二指肠切除术。

医院外一科，在医疗业务和技术上，自2008年提出了"肝胆胰脾外科，胃肠外科，甲状腺、乳腺外科，烧伤外科、血管外科、疝腹壁修复外科以及普胸外科"等学科发展方向以后，在继承并发展原有技术项目的基础上，不断开拓创新，近年来尤为注重腔镜微创技术的发展，在我市率先开展了腹腔镜胆囊切除术，腹腔镜食管裂孔疝修补+胃底折叠缝合术，腹腔镜胃大部切除术，腹腔镜胃癌，结、直肠癌根治术，腔镜甲状腺部分切除术，腹腔镜肝部分切除术，腹腔镜肝囊肿开窗

术等，均取得了良好的效果。

外一科技术实力雄厚，科室一班人在医院领导下，既精业务、又重管理，坚持"创造良好的学术氛围，以学术促进科室各项工作开展"的工作原则，建立了"科室发展有重点，专业有特色，人人有专长"的发展目标，确立"人无我有，人有我优，人优我全"的工作思路。科室自建立以来，先后配置了心电监护仪、输液泵、微量泵、乳腺麦默通旋切机、高清腹腔镜、超声刀等先进设备，到2016年，科室开设病房床位40张。

外一科规章制度及操作规范健全。主要有病房管理制度、三级医师查房制度、护理工作制度、病历书写制度、医嘱制度、查对制度、病例讨论制度、值班、交接班制度、首诊医师负责制度、死亡病人讨论制度、危重病人管理制度、知情告知制度、会诊制度、围手术管理制度、手术核查制度与工作流程、换药室制度、无菌制度操作制度、工作人员三基训练制度、岗位责任制度、医疗质量管理办法、普外科常见病多发病诊疗常规等。

本着"让病人满意走出中医院"的服务宗旨，外一科护理团队工作中践行真情护理理念，注重细节服务，树立正确的服务意识和创新意识，细化各项操作流程，加强高风险病人的评估和护理，开展了中医操作技术，并进行了改良，阑尾脓肿病人、丹毒病人辅以外敷四黄散，疗效显著，减少了病人住院时间，增加了病人满意度。2011年，科室荣获高密市"优质护理服务示范岗"荣誉称号，2012年，科

室荣获潍坊市"示范病房"荣誉称号。

外一科在推进医疗业务发展中一直以来以"尽我们的最大努力为患者服务"为宗旨,以"建立良好的医患关系"为目标,最大限度地让患者满意走出医院,为全市人民的身体健康保驾护航。

如患者徐某某,男,71岁,因"腹痛伴腹胀、恶心、呕吐多日,2016年11月底来医院外一科就诊,经检查诊断为,患者病情为高血压、冠状动脉粥样硬化性心脏病、心律失常等多病症并发。为保证手术顺利完成,科主任蔡亦军带领全体团队成员精心讨论治疗方案,并联系心内科、影像科、麻醉科等相关科室组成MDT,最终决定施行胰十二指肠切除术。患者既往有心脏病史,心功能较差,加之长时间不能进食营养状况差,这些都无疑增加了手术难度,但患者有强烈的手术要求,鉴于医院外一科具有丰富的腹部外科手术经验和技术基础,为患者实施胰十二指肠切除术完全可行,并决定由蔡亦军主任医师及其团队实施。经过精心术前准备,患者于2016年12月1日上午施行手术治疗,术中探查发现肿瘤位于十二指肠降段,大小约8.0x7.0cm,质硬,侵及胰头及部分门静脉。通过精细的分离,上下阻断门静脉,将受侵的门静脉切除,并给予重新吻合,最终完成胰脏十二指肠切除+门静脉部分切除重建术。整个手术过程中蔡亦军主任医师及其团队沉着应对、密切配合、精准操作,加上麻醉、手术室团队的保驾护航,手术过程顺利,历时4小时,出血量约200ml,术中未输血,术后对症支持治疗及精心护理,患者顺利康复出院。

在医学科研方面,2010年12月,《二级医院院前三级医疗救援体系的设置与管理》获地市级二等奖;2012年6月,《超短波联合消炎利胆片治疗慢性胆囊炎的疗效分析》发表于《中国医师进修杂志》;2012年9月,《射频消融配合中药治疗中晚期肝癌临床观察》通过潍坊市(地级市)鉴定;2012年9月,《B超引导下床旁经皮经肝胆囊穿刺引流术在老年急性化脓性胆囊炎患者中的临床应用》发表于《中国医师进修杂志》;2012年9月,《B超导引下麦默通微创旋切系统在乳腺肿块的应用及388例临床报告》发表于《成都医学院学报》;2013年9月,《可冲洗负压封闭引流治疗阑尾炎术后伤口感染的效果观察》发表于《中华医院感染学杂志》;2014年10月,《自拟扶正固本汤配合化疗治疗中晚期大肠癌的临床研究》获地厅级二等奖。

外一科科室历任负责人更迭表

姓　名	性别	籍　贯	文化程度	职务	任职时间
张卫华	男	山东省胶州市	本科	主任	1992.04—1994.12
高思合	男	山东省高密市	本科	主任	1994.12—1998.06

续表（一）

姓　名	性别	籍　贯	文化程度	职务	任职时间
张林新	男	山东省高密市	本科	主任	1998.06—2011.11
蔡亦军	男	山东省高密市	大学本科	副主任	2006.03—2011.11
				主任	2011.11—
赵洪乾	男	山东省高密市	大学本科	副主任	2008.09—
刘　军	男	山东省高密市	大学本科	业务主任	2012.10—

2016年12月底外一科工作人员登记表

姓　名	性别	出生年月	籍　贯	毕业时间及院校	现任专业技术职务	从事专业
张海燕	女	1976.01	山东省高密市	2015.01 泰安医学院	主管护师	护理
常群	女	1978.11	山东省高密市	2010.06 潍坊医学院	主管护师	护理
于瑛	女	1982.05	山东省高密市	2011.06 德州学院	主管护师	护理
李玲	女	1982.12	山东省高密市	2016.06 山东大学	护师	护理
单敏	女	1985.09	山东省高密市	2010.06 潍坊学院(专科)	护师	护理
刘玉	女	1985.01	山东省高密市	2014.12 德州学院	护师	护理
郑楠	女	1986.09	山东省高密市	2016.06 山东大学	护师	护理
刘洪艳	女	1985.12	吉林省白城市	2014.07 济宁医学院	护师	护理
高艳萍	女	1991.06	山东省高密市	2013.07 淄博职业学院	护士	护理
王凤娇	女	1993.02	山东省高密市	2015.07 滨州医学院	护士	护理
吕彩华	女	1993.11	山东省高密市	2013.07 潍坊卫校	护士	护理
杨筱彤	女	1990.05	山东省高密市	2012.07 滨州职业学院	护士	护理
王静	女	1991.09	甘肃省金昌市	2015.07 德州学院	护士	护理

续表(一)

姓　　名	性别	出生年月	籍　　贯	毕业时间及院校	现任专业 技术职务	从事 专业
彭　松	女	1989.03	吉林省前郭尔罗斯蒙古族自治县	2013.07 山东协和学院	护士	护理
蔡亦军	男	1966.11	山东省高密市	1990.07 潍坊医学院	主任医师	医疗
赵洪乾	男	1976.04	山东省高密市	1999.07 潍坊医学院	副主任医师	医疗
刘　军	男	1972.06	山东省高密市	1997.07 潍坊医学院	副主任医师	医疗
范立奎	男	1979.04	山东省高密市	2004.07 潍坊医学院	主治医师	医疗
李　磊	男	1985.11	山东省高密市	2009.07 青岛大学	主治医师	医疗
孙　泉	男	1985.06	山东省高密市	2009.07 泰山医学院	住院医师	医疗
李俊龙	男	1988.10	山东省高密市	2013.07 潍坊医学院	住院医师	医疗

第九节　结石病科(外二科)

科室沿革

1993年,医院在内科设立结石病专业。

1994年4月,医院成立结石病专科诊治小组,院长范作升兼任组长,高思合任副组长。

2000年3月,医院成立由外一科、放射科、碎石室、彩超室共同组建的结石病研治协作组,由曹沛德任组长,高思合、宋亚明任副组长。

2008年9月,结石病科正式成立,亦称外二科。科室初建时共有医护人员11人,高思合任科主任,宿春华任护士长。

2012年3月,范永明、杜长征任结石病科副主任,刘水清、王凌任业务主任。

至2016年12月,结石病科共有医护人员22名,其中主任医师1名,副主任医师1名,主治医师6名,医师2名,主管护师3名,护师6名,护士3名。

工作业务开展

高密市中医院结石病专业创始于1993年,是在高密市名老中医、原高密县政协副主席、中医院院长、范天福研制的"通淋消石散"治疗尿石病的基础上发展起来的,经过20多年的发展,医院的结石病科已从初建时以中医院为主治疗胆、尿结石发展到使溶、碎、排、取系统化，中西医结合治疗肝胆泌尿系统结石病的临床科室。

1993年，医院在内科设立结石病专业，同年，高思合到潍坊市人民医院进修学习泌尿外科，进修回院后开展前列腺切除、泌尿系结石手术取石等泌尿外科技术，负责重点发展泌尿外科及结石病专业。

结石病专业初设时在内科，2000年10月，内科分为内一科、内二科，结石病专业属内二科，以体外震波碎石术、碎石后推按运经仪排石、中药汤剂排石、中成药自制剂排石等治疗为主要医疗特色。期间，为推动医院中西医结合推动结石医疗专业技术的发展，在医院内一科（普外科）亦设立了结石病医疗专业。

2003年，经潍坊市卫生局评审确定为市级结石病重点中医专科，时任普外科副主任、副主任医师高思合被确定为学科带头人。

结石病专科在学科带头人高思合的带领下，逐步形成以中医药配合微创外科技术，运用输尿管镜、经皮肾镜、输尿管软镜、膀胱镜、前列腺电切镜、腹腔镜、胆道镜、十二指肠镜、钬激光、EMS碎石清石系统、红外线光谱分析仪、尿动力分析仪等，治疗和预防各种结石病及肝胆泌尿外科系统疾病的特色专科，技术实力雄厚，是集医疗、教学、护理、预防保健于一体的大型中西医结合专业科室。科室业务骨干先后到潍坊市人民医院、卫生部北京医院、北大医院、北京大学第一医院、千佛山医院、南京鼓楼医院、广州医学院附属医院、301医院、北京大学首钢医院、江苏省中医院、山东省交通医院、江西省中医院进修学习泌尿、肝胆微创技术及中医综合治疗技术，与国内外先进技术接轨。护理团队积极围绕科室特色学习、开展新技术，先后选派护理骨干到烟台毓璜顶医院、山东省中医院、潍坊中医院等多地学习先进护理技术，先后开展微创手术术前术后护理，中心静脉置管护理、PICC使用和维护、中医护理技术开展应用及健康指导等，并开创了"馨怡之家"护理服务品牌，提高碎石、手术取石、围手术期病人的治疗效果。

2008年2月，医院正式成立结石病科，结石病科由高思合任科主任，宿春华任护士长。

2010年，经山东省中医药管理局评审，医院结石病科被确定为山东省重点中医特色专科。同年，结石病科成功举办了山东省尿石病专题研讨会，省内外200余名学术代表参会，会议直播微创手术8台次。

2011年，经中华医学会泌尿外科分会批准，医院结石病科被确定为华东地区结石病防治基地山东第一基地。同年，结石病科成功举办山东省泌尿系结石微创治疗新进展学习班，全国各大医院300余名专家、学者参加了学习班，举办学习班期间，直播各类微创手术9台次，进一步提高了医院及结石病科的知名度。同年，结石病科还成功承办了中国中西医结合第十一届泌尿外科年会，此次中国中西结合泌尿外科年会,是首次由县级医院承办的年会,全国600余名专家、学者参会。中国中西医结合第十一届泌尿外科年会在医院结石病科的召开,确立了结石病科在结石病医疗技术和水平方面在全国同级医院的领先地位。

医院结石专业自建院以来,通过不断派人到上一级医院进修,学习引进先进技术,努力与国内外前沿先进技术接轨,推动了医疗技术和诊治水平的不断提高。医院在结石专业医疗方面,先后开展下列各项新技术。

1992年7月,医院外科开展了高密市首例膀胱全切除、回肠代膀胱术。

1993年12月,医院结石专业引进了高密市首台体外冲击波碎石机,在全市率先开展体外冲击波碎石治疗泌尿系结石,配合中药汤剂排石,提高了清石率。

1994年7月,医院结石专业引进了膀胱镜,率先在高密市开展了膀胱镜检查、逆行插管,提高了膀胱病变的诊疗水平;8月,医院结石专业开展了萎缩肾切开取石治疗肾鹿角状结石手术。

1995年7月,医院结石专业开展了肝左外叶切除、胆总管切开取石、胆管空肠Roux-en-Y吻合治疗肝内外胆管结石。

2002年5月,医院结石专业引进了纤维胆道镜,开展了纤维胆道镜肝内外胆道探查等诊疗技术。

2004年8月,医院结石专业独立开展了膀胱根治性切除回肠膀胱术。

2005年8月,医院结石专业引进了山东半岛地区首台钬激光碎石机(科瑞达钬激光),并在高密市率先开展了输尿管镜钬激光碎石治疗输尿管结石,经皮肾镜钬激光碎石治疗肾结石,在一定意义上说,真正开创了泌尿外科微创治疗的先河。

2006年11月,医院结石专业引进山东半岛地区首台奥林巴斯等离子电切系统,并在高密市率先开展了经尿道前列腺等离子电切治疗前列腺增生,经尿道等离子电切治疗膀胱肿瘤手术。

2007年5月,医院结石专业引进了腹腔镜,先后开展腹腔镜胆囊切除术、腹腔镜肾囊肿去顶引流术、腹腔镜肾切除术及肾癌根治等微创腔镜手术。同时,还引进了气压弹道碎石机,并在高密市率先开展经皮肾镜/输尿管镜气压弹道碎石取石治疗肾结石、输尿管结石。8月,开展了腹腔镜胆囊切除术。

2008年6月,结石病科开展了腹腔镜肾囊肿去顶引流术;11月,开展了腹腔镜阑尾切除术。

2009年11月,结石病科开展了高密市首例腹腔镜肾切除术。

2010年4月,结石病科引进高密首台瑞士四代EMS气压弹道超声碎石清石系统和B超定位胆肾动态排石系统,开展胆结石、肾结石、输尿管结石动态排石,提高了排石率及治疗效果;5月,结石病科引进山东省首台结石成分红外光谱自动分析系统,在全省率先开展泌尿系结石红外光谱分析,完善了泌尿系结石病防治体系,为预防泌尿系结石病复发提供了科学依据;11月,结石病科开展了腹腔镜肾上腺切除术。

2011年2月,结石病科开展了高密市首例保胆取石术和首例完全腹腔镜联合胆道镜、超声碎石清石系统治疗胆囊结石、肝内外胆管结石手术。

2011年6月,结石病科开展了高密市首例腹腔镜肾癌根治性切除术;8月,开展了高密首例胆道镜下肝内外胆管结石液电碎石仪碎石及取石术。

2012年3月,结石病科开展了高密市首例腹腔镜肾盂输尿管成形术;11月,开展了高密市首例经会阴前列腺穿刺活检术。

2012年12月,结石病科开展了高密市首例腹腔镜前列腺癌根治术。

2013年4月,结石病科开展了高密市腹腔镜保留肾单位肾肿瘤切除术;5月,开展了高密市首例输尿管软镜钬激光碎石治疗肾结石手术;9月,开展了高密市首例经尿道前列腺剜除术。

2014年6月,结石病科开展了高密市首例膀胱根治性切除、原位膀胱术。

2015年10月,结石病科开展了高密市首例经直肠前列腺穿刺活检术。

2016年,在高密市率先开展输尿管软镜钬激光碎石治疗肾结石;同时,开展了胆道镜下球囊扩张术治疗狭窄胆总管、狭窄肝内胆管,并配合体内冲击波碎石治疗狭窄肝内胆管结石手术;9月,引进高密市首台尿液PH计,开展尿液PH值分析,为泌尿系结石患者术后防治结石

复发提供参考依据。11月,在高密市首例独立开展输尿管软镜钬激光碎石术。

结石病科专业技术的发展得到了医院领导的大力支持,先后引进多种先进设备,为各项新技术的开展提供了有力的支持和保障。

1993年12月,医院引进了高密市首台体外冲击波碎石机。

1994年7月,引进购置了膀胱镜。

2002年5月,引进购置了纤维胆道镜。

2005年8月,医院引进购置了山东半岛地区首台钬激光碎石机。

2006年11月,医院引进购置了山东半岛地区首台等离子电切系统。

2007年5月,医院引进了气压弹道碎石机。

2010年4月,结石病科引进购置了B超定位胆肾动态排石系统;5月,引进了山东省首台结石成分红外光谱自动分析系统。

2011年3月,结石病科引进了高密市首台体内冲击波碎石仪。

2012年,结石病科引进购置了十二指肠镜。

2016年5月,结石病科引进高密市首台尿流率测定仪;8月,更换了科医人钬激光;11月,引进了高密市首条电子输尿管软镜。

结石病科医护人员在工作业务中,紧紧围绕医院核心工作,在病区实行主管医生、主管护士负责制,学习、执行核心制度,健全工作流程,规范各项日常工

作,确保质量安全,树立正确的服务意识、质量意识和创新意识。结石病科多次荣获院级先进科室,2010年,结石病科团支部被共青团高密市委评为"高密市五四红旗团支部";2011年3月,科室护理团队被高密市卫生局评为"高密市巾帼文明岗";同年5月,科室护理团队还被潍坊市卫生局、潍坊市妇女联合会评为"潍坊市巾帼文明岗";2011年,结石病科团支部被共青团潍坊市委评为"潍坊市五四红旗团支部";2013年,结石病科团支部被团省委评为"山东省五四红旗团支部"。

结石病科医护人员在开展新技术、发展壮大科室的同时,重视学术的发展,在工作中不断总结经验、教训,先后进行多项科研、发表了多篇论文。

1987年12月,《通淋消石散临床疗效分析》获山东省科学技术进步三等奖。

1993年,在《中西医结合杂志》上发表了医学论文《中西医结合总攻治疗胆石症316例疗效分析》。

1997年3月,《清胆排石汤治疗胆石症临床研究》获高密市科学技术进步三等奖。

1999年,在《临床泌尿外科杂志》上发表了医学论文《ESWL治疗上尿路结石896例疗效分析》。

2002年,在《肝胆外科杂志》上发表了医学论文《胆囊硬化术治疗肝硬化病人胆囊结石病》。

2007年,在《中国实用药物应用》上发表了医学论文《微创经皮肾气压弹道联合钬激光碎石治疗复杂肾结石》。

2008年,结石病科的科研成果《微创经皮肾气压弹道联合钬激光碎石治疗复杂肾结石》通过鉴定,达到国内领先水平,获得潍坊市科技进步二等奖。

2011年,在《滨州医学院报》上发表了医学论文《半岛地区尿路结石成分红外光谱分析及防治》。

2011年,结石病科的科研成果《半岛地区尿路结石成分红外光谱分析及防治》通过鉴定,达到国内领先水平,获得潍坊市科技进步二等奖。

2015年1月,在《中国内镜杂志》上发表了医学论文《完全腹腔镜保胆取石139例临床分析》。

结石病科历任负责人更迭表

姓　名	性别	籍　贯	文化程度	职务	任职时间
高思合	男	山东省高密市	本科	副主任	1994.04—1997.03
				主任	1997.03—
李克尊	男	山东省高密市	本科	副主任	2005.04—2008.09
范永明	男	山东省高密市	大专	副主任	2012.03—

续表(一)

姓 名	性别	籍 贯	文化程度	职务	任职时间
杜长征	男	山东省高密市	本科	副主任	2012.03—
刘水清	男	山东省高密市	本科	业务主任	2012.03—
王凌	男	山东省高密市	大专	业务主任	2012.03—

2016年底外二科工作人员登记表

姓 名	性别	出生年月	籍 贯	毕业时间及院校	现任专业技术职务	从事专业
高思合	男	1967.06	山东省高密市	1991.07 潍坊医学院	主任医师	医疗
刘水清	女	1962.12	山东省高密市	1983.07 昌潍医学院	副主任医师	医疗
范永明	男	1969.10	山东省高密市	2001.07 潍坊医学院	主治医师	医疗
王凌	男	1973.06	山东省高密市	1998.06 潍坊医学院	主治医师	医疗
杜长征	男	1979.11	山东省高密市	2004.07 同济大学医学院	主治医师	医疗
刘振	男	1981.08	山东省高密市	2006.07 潍坊医学院	主治医师	医疗
管鹏	男	1982.10	山东省高密市	2008.07 江西省中医学院	住院医师	医疗
王业友	男	1984.08	山东省高密市	2013.07 青海大学医学院	主治医师	医疗
张鑫	男	1986.11	山东省高密市	2011.07 潍坊医学院	住院医师	医疗
王萌	男	1988.10	山东省高密市	2012.07 山东杏林学院	医士	医疗
宿春华	女	1972.05	山东省高密市	1992.07 潍坊卫生学校	主管护师	护理
刘亚男	女	1981.05	山东省高密市	2006.07 新乡医学院	主管护师	护理
昝莉莉	女	1984.11	山东省高密市	2004.07 湖北随州卫校	护师	护理
林维龙	女	1981.09	山东省高密市	2003.07 益都卫校	主管护师	护理
刘芳	女	1980.01	山东省高密市	2001.07 泰山医学院	护师	护理

续表(一)

姓　名	性别	出生年月	籍　贯	毕业时间及院校	现任专业技术职务	从事专业
单俊凤	女	1985.03	山东省高密市	2007.07 河北北方学院	护师	护理
康雪婷	女	1991.10	山东省高密市	2013.07 山东医学高等专科学校	护士	护理
张　燕	女	1986.11	山东省高密市	2005.07 潍坊卫生学校	护师	护理
刘　静	女	1985.11	山东省高密市	2004.07 湖北随州卫生学校	护师	护理
兰慧丽	女	1987.06	山东省高密市	2009.07 山东滨州职业学院	护师	护理
孙晓华	女	1992	山东省高密市	2013.07 山东医学高等专科学校	护士	护理
刘　扬	女	1989.11	山东省高密市	2011.07 山东滨州职业学院	护士	护理

第十节　外三科(脑外科)

科室沿革

外三科亦称脑外科,成立于2004年2月,成立时称中风科,科室分为神经外科、神经内科、理疗科三个专业,王素桂任主任,刘国华任副主任,尹红花任护士长。其科室沿革发展如下:

1996年,刘国华到青岛医学院附属医院神经外科进修一年,进修回院后陆续在医院急诊科开始独立开展高血压脑出血、慢性硬膜下血肿钻孔引流、脑挫裂伤失活脑组织清除等手术。

2000年,宋常伟到山东省立医院神经外科进修学习一年,回院后与刘国华一起从事颅脑外伤、脑血管等疾患的诊疗工作。

2001年,医院在骨科成立了神经外科专业组,医护人员主要有王林彬、刘国华、宋常伟、尹红花等,其中王林彬任专业组主任,尹红花任护士长。

2004年2月,医院成立中风科,王素桂任中风科副主任,主持工作。

2005年4月,王素桂任中风科主任。

2006年3月,刘国华任科室副主任,主持工作。

2008年9月,中风科改称颅脑外科,医院任命刘国华任科主任,范燕任科室护士长,张秀珍任副护士长,科室共有医护人员13人。

2007年,宋常伟任科室业务主任。

2013年12月,神经外科改称外三科(脑外科)。

2016年5月,李盛善任科副主任。

至2016年底,科室共有医护人员23人,其中副主任医师1人,主治医师6人,医师2人,主管护师1人,护师3人,护士10人。

工作业务开展

医院外三科是伴随着中医院的发展逐步成长发展起来的重点科室,主要从事颅脑外伤、脑血管病、脑积水、脑神经等病症的诊治。1996年,刘国华到青岛医学院附属医院神经外科进修结束回院后,克服多种困难,首先在急诊科独自开展了外伤性颅内血肿、高血压性出血的开颅手术,脑室出血、慢性硬膜下血肿等穿孔引流术,成为神经外科专业治疗技术的主要引进人和科室的创始人。

2000年,宋常伟到山东省立医院神经外科进修学习一年,回院后与刘国华一起从事颅脑外伤、脑血管等疾患的诊疗工作。

随着社会及医院的需要,2001年,医院先在骨科成立了神经外科医疗小组,虽然当时仅有2人,但标志着医院又增加一个新专业。逐步开展了颅内血肿开颅清除、高血压脑出血开颅清除、颅脑外伤内外减压术、颅骨成形术等神经外科基本手术,其水平已达到当时同级医院水平。

为了提高脑血管病人的治疗水平,2004年,医院成立了中风科,科室设立神经外科、神经内科、康复科三个专业组。随着专业技术人员增加和各项诊疗新技术、新方法的运用,中风科的医疗水平不断提高,创立了高密市第一家"中风单元治疗模式",受到广大病患者的好评和上级业务部门的肯定。

2005年,中风科改称神经外科,由刘国华任主任,医护人员13人,开设床位25张。为进一步提高临床医疗水平,自2006年以来,科室先后选派多名医护人员到北京、上海、青岛、济南等上一级大医院进修各个神经外科的专业。并与大连医大二院的孙树杰教授协作,参加了国家"十一五"科技支撑项目,引进方体定向置软管血肿引流术,提高了科室的脑出血微创治疗水平。科室在诊治工作中,通过对大量的临床病例总结,还提出了辩证微创治疗脑出血的治疗方案,并成功举办中国医师协会的高血压脑出血微创治疗新进展学习班,被定为脑出血微创治疗定点医院,标志着医院神经外科已由普通神经外科发展为显微神经外科、微创神经外科的综合性科室。

到2016年,医院神经外科已发展成为一个包括颅脑外伤、脑血管病、脑肿瘤、功能神经外科、神经重症等专业的综合科室。到2016年底,科室共有专业医生9人,护士站有护理人员14人,设置床位44张,另同楼层设重症监护病床9张。已能开展各种颅脑外伤手术、脑动脉瘤开颅夹闭术及介入栓塞术、脑血管畸形切除术、微血管减压术、方体定向脑内血肿引流术、脑肿瘤切除术等手术。脑肿瘤手术包括脑胶质瘤、转移瘤、垂体瘤、脑膜瘤、胆脂瘤、听神经瘤、血管母细胞瘤等开颅切除术,经鼻蝶入路的垂体瘤切除手术等多种手术,并达到良好的治疗效果。

外三科自建立以来先后配置了先进的手术显微镜、开颅动力系统、降温毯、空气波、排痰仪、方体等医疗设备。2011年,科室购置了德国蔡司手术显微镜及手术录像系统,并开展第一例开颅动脉瘤夹闭术。同年,还购置神经外科专用手术头架。2012年,购置了空气波治疗仪,以预防下肢深静脉血栓的发生。同年,还购置了振动排痰仪,以帮助患者排痰。

外三科在医疗工作中,牢固树立起正确的服务意识、质量意识和创新意识,使科室的医疗服务水平不断提高。科室连续多年被评为先进科室,2011年,脑外科先后被评为"高密市青年文明号"和"潍坊市青年文明号"。

外三科历任负责人登记表

姓　名	性别	籍　贯	文化程度	职务	任职时间
王素桂	女	山东省高密市	本科	主任	2004.06—2006.03
刘国华	男	山东省寿光市	本科	副主任	2004.06—2008.09
				主任	2008.09—
李盛善	男	山东省高密市	研究生	副主任	2016.05—
宋常伟	男	山东省高密市	本科	业务主任	2007.04—

2016年底外三科工作人员登记表

姓　名	性别	出生年月	籍　贯	毕业时间及院校	现任专业技术职务	从事专业
刘国华	男	1973.10	山东省寿光市	1995.07 山东医科大学	副主任医师	医疗
宋常伟	男	1966.06	山东省高密市	1988.07 济宁医学院	主治医师	医疗
王　斌	男	1980.10	山东省高密市	2004.07 潍坊医学院	主治医师	医疗
任大伟	男	1979.07	山东省高密市	2004.07 潍坊医学院	住院医师	医疗
程鹏飞	男	1982.05	山东省高密市	2006.07 济宁医学院	主治医师	医疗
柴家伟	男	1983.11	山东省高密市	2007.07 潍坊医学院	主治医师	医疗

续表（一）

姓 名	性别	出生年月	籍 贯	毕业时间及院校	现任专业技术职务	从事专业
张 勇	男	1981.11	山东省高密市	2007.07 滨州医学院	主治医师	医疗
牟敦勇	男	1983.12	山东省高密市	2008.07 山西长治医学院	主治医师	医疗
李盛善	男	1978.04	山东省高密市	2001.07 滨州医学院	主治医师	医疗
王丽荣	女	1986.06	山东省寿光市	2009.03 淄博科技职业学院	护师	护理
孙逢春	女	1980.04	山东省诸城市	2008.06 潍坊卫校	护士	护理
王晓敏	女	1988.09	山东省高密市	2007.07 潍坊卫校	护士	护理
周 鹏	男	1986.12	山东省高密市	2009.07 万杰医学院	护师	护理
禚晓晓	女	1986.08	山东省高密市	2006.07 潍坊卫校	护士	护理
邓丽莹	女	1989.04	山东省高密市	2008.07 潍坊卫校	护士	护理
葛珊珊	女	1987.08	吉林省通榆市	2013.07 哈尔滨医科大学	护士	护理
李文娟	女	1988.11	山东省高密市	2008.07 山东益都卫校	护士	护理
王 旸	女	1990.09	山东省高密市	2015.10 山东医学高等专科学校	护士	护理
田 童	女	1993.10	山东省高密市	2014.09 潍坊卫校	护士	护理
刘 玉	女	1989.01	山东省高密市	2013.07 山东大学	护士	护理
蔡 君	女	1985.06	山东省高密市	2008.09 河北北方学院	护士	护理
昝 欣	女	1985.02	山东省高密市	2012.07 滨州职业学院	护师	护理
范 燕	女	1971.06	山东省高密市	2006.05 潍坊医学院	主管护师	护理

第十一节　骨伤一科

科室沿革

骨伤一科的前身是成立于1997年3月的外二科,外二科初建时以收治骨科及颅脑外科的病患者为主,王林彬任科室主任,宋美爱任护士长。

2000年2月,尹红花任外二科护士长。

2004年2月,颅脑专业从外二科拆出,成立中风科。

2005年4月,李克尊任外二科副主任。

2006年7月,出于业务发展需要,医院将外二科分为骨一科和骨二科,其中,王林彬任骨一科主任,李克尊任骨二科主任。

2008年9月,于勇任骨一科副主任。

2009年2月,于勇任骨一科副主任,主持工作。6月,肖瑞霞任科室副护士长。

2011年11月,于勇任骨一科主任,肖瑞霞任科室护士长。

2012年3月,杨家顺任骨一科副主任。

2014年3月,医院对骨科专业进行调整,将骨科分为骨伤一科、骨伤二科和骨病科三个科。其中,骨伤一科和骨伤二科为创伤专业,骨病科为脊柱及关节病专业。李晓辉任骨伤一科主任。

2016年底,骨伤一科共有医护人员20人,其中主治医师3人,住院医师3人;骨伤一科和妇科共用护理单元,共有护士14名,主管护师2人,护师6人,护士6人。

工作业务开展

1987年3月,高密市中医院建院伊始,医院陈官祺等医师就开始接诊骨病骨伤患者,开展骨伤科门诊的诊疗工作主要业务是在门诊开展骨伤科的闭合整复、中医内外治疗骨伤病等。1993年,医院在外科成立了骨伤治疗组。1994年,成立了独立骨伤专业组,由马训梅任骨伤专业组负责人,开展了骨伤科的简单骨折手术治疗、腰椎间突出的微创手术治疗等。

1994年,医院委派王林彬到文登整骨医院进修骨伤科专业,回院后负责骨伤科专业组,逐步开展了骨伤科闭合整复、骨折切开复位内固定术等。1998年,医院成立以收治骨科及颅脑病患的外二科,随着科室专业人员的增加和技术的不断提高,科室开展的诊疗项目逐渐增多,逐步独立开展了四肢骨折的切开复位内固定、髋关节置换、腰椎间盘突出症等手术。2000年,杨家顺医师进修手足、显微外科结业回院后,开始在医院开展断指、断肢再植,显微皮瓣等手术并取得良好的治疗效果,开了医院显微外科的先河。

2001年,999急救中心和120急救电话的相继接连开通后,前来医院就诊的

续表（一）

姓　名	性别	出生年月	籍　贯	毕业时间及院校	现任专业技术职务	从事专业
肖瑞霞	女	1975.01	山东省高密市	1999.01 潍坊医学院	主管护师	护理
朱瑞娥	女	1968.07	山东省高密市	1988.07 益都卫校	主管护师	护理
王金莲	女	1987.07	吉林省吉林市	2010.07 长春中医药大学	护师	护理
徐　慧	女	1986.01	山东省高密市	2008.07 承德医学院	护师	护理
范　荣	女	1984.01	山东省高密市	2003.07 潍坊卫校	护师	护理
范　梅	女	1986.03	山东省高密市	2006.07 山东煤炭卫生学校	护师	护理
李　淼	女	1982.11	山东省高密市	2004.07 临沂医专	护师	护理
官建秀	女	1989.01	山东省潍坊市	2011.07 滨州职业学院	护师	护理
李玉洁	女	1985.07	山西省太原市	2006.07 山西中医学院	护士	护理
王文文	女	1995.01	山东省高密市	2013.07 益都卫校	护士	护理
赵凤钰	女	1995.04	山东省高密市	2013.07 潍坊卫校	护士	护理
郑子文	女	1994.01	山东省高密市	2013.07 益都卫校	护士	护理
李艳君	女	1995.08	山东省高密市	2016.07 潍坊护理职业学院	护士	护理
张会娟	女	1994.09	山东省昌邑市	2016.07 菏泽医学专科学校	护师	护理

第十二节　骨伤二科

科室沿革

骨伤二科成立于2006年7月，科室初建时李克尊任科主任，张春红任护士长。

骨伤二科的前身为成立于1998年的外二科，外二科初建时以收治骨科及颅脑病患者为主，王林彬任科室主任。

2002年，颅脑专业从外二科分出，外二科改称骨科。

2005年，李克尊任骨科副主任。

2006年7月,骨科出于业务发展需要,将骨科分为骨一科及骨二科,王林彬任骨一科主任,李克尊任骨二科主任。

2011年11月,张春红任科室护士长。

2012年3月,任命李晓辉任科室副主任,12月,任命杨玫瑰任科室副护士长。

2014年3月,医院根据骨科医疗业务发展的需要,将骨科调整为骨伤一科、骨伤二科、骨病科三个临床医疗科室。其中,于勇任骨伤二科主任,张春红任护士长,郭占东任副主任,何大民任业务主任。

至2016年底,骨伤二科共有医护人员19人,其中,医师7名,副主任医师1名,主治医师5名,住院医师1名;骨二科和骨病科共用护理单元,共有护士12名,其中主管护师2名,护师3名,护士7名。

工作业务开展

1987年8月,高密市中医院建院伊始,医院陈官祺等医师就开始接诊骨病骨伤患者,开展骨伤科门诊诊疗工作,主要业务是在门诊开展骨伤科的闭合整复、用中医药内外治疗骨伤病等。

1993年,随着前来就诊的患者增多和有关骨伤医疗业务的开展,医院在外科成立了骨伤专业治疗组。

1994年,在外科成立了独立骨伤专业组,由马训梅任骨伤专业组负责人,开

展了骨伤科的简单骨折手术治疗、腰椎间突出的微创手术治疗等。同年,医院委派王林彬到文登整骨医院进修骨伤科专业,回院后负责骨伤科专业组,逐步开展了骨伤科闭合整复、骨折切开复位内固定术等。

1998年,医院成立以收治骨科及颅脑病患的外二科,随着科室专业人员的增加和技术的不断提高,科室开展的诊疗项目逐渐增多,逐步独立开展了四肢骨折的切开复位内固定、半髋关节置换、腰椎间盘突出症等手术。

2000年,杨家顺医师到外地医院进修手足、显微外科结业回院后,开始在医院开展断指、断肢再植,显微皮瓣等手术并取得良好的治疗效果,开医院显微外科的先河。

2004年,颅脑专业由外二科分出,外二科改称骨科,成为医院的骨伤专业科室,骨科成为医院发展最快的科室之一。

2006年,随着骨科就诊住院人次的不断增加,医院将骨科分为骨一、骨二两个科室。李克尊任骨二科主任。骨二科的医疗专业特色为创伤外科及脊柱专业。期间,骨二科独立开展了四肢骨折切开复位内固定、腰椎滑脱、腰椎管狭窄、腰椎爆裂骨折等四级手术,社会影响大,知名度不断提高。

2014年,医院出于科室专业化、可持续性发展的需要,将骨科专业及人员进行调整,骨二科成为以骨伤专业为主的科室,于勇出任骨二科主任。科室以创伤骨折、运动损伤及手足外伤等为主要

专业特色。新成立的骨二科不断攀登技术高峰,派出医师分别到省立医院、401医院、文登整骨医院等上级医院进修,掌握骨伤科先进的救治技术,积极应用到临床,提高为广大患者服务。在高密市率先开展并独立完成关节镜下前交叉韧带止点骨折固定术、关节镜下前后交叉韧带重建、半月板缝合等高难手术,科室开展四肢骨折MIPPO技术、骨盆骨折手术、同种异体骨+自体骨髓血治疗骨不连、四肢骨折闭合复位髓内钉固定等新技术、新手术,并延长绿色通道,采用骨科损伤控制技术抢救20余例严重和多发伤的患者,均抢救成功。

至2016年,骨二科已能够熟练开展以下手术:人工全膝关节置换术、人工全髋关节及半髋关节置换术等关节,四肢常见骨折及关节周围骨折的切开复位内固定术;髋臼骨折及骨盆骨折切开复位内固定术;膝关节的关节镜下探查、前后交叉韧带重建术等手术。

科室在医疗工作中高度重视中医工作,开展的中医手法复位、夹板固定治疗四肢骨折,中医药治疗骨折延迟愈合、不愈合取得良好的临床效果,科室研制的自制剂川乌胶囊、骨碎补胶囊、当归红花胶囊、全生胶囊等疗效显著,社会效益明显。护理团队积极响应科室发展,开展各种骨科围手术期的中医适宜护理技术及健康指导等,"陈咏梅四用工作法"等先进护理工作理念在全院得到推广。全科本着让病人痛苦少、创伤小、经济省、恢复快的治疗原则,技术上精益求精、创新开拓,服务上热情周到,赢得了患者和家属的认可。

2013年,骨伤科(包括骨一、骨二科)被评为潍坊市第四批重点中医专科。科室注重科研工作,在完成临床工作的同时,积极总结经验,自2010年以来,科室人员出版著作6部(主编5部,副主编1部),获得潍坊市科技进步三等奖1项,发表国家级论文10余篇,获得国家实用发明专利1项、国家实用新型专利2项。

2016年,出院病人1000余人次,手术500余例,门诊病人3500余次。

科室常年保持与上海市第六人民医院、山东省立医院、青岛医学院附属医院(青岛山大医院)、潍坊人民医院、解放军89医院等上级医院的技术协作与手术会诊,充分利用专家资源,全国运动医学副主委、山东运动医学主委滕学仁教授,山东省关节外科副主委张伟教授等知名教授多次来我院指导工作,使我们的技术水平不断提高,让老百姓在家门口就能享受到最好的治疗。

科室拥有心电监护4台,疼痛治疗仪2台,下肢关节功能锻炼仪(CPM)2台,空气波治疗仪3台,疼痛治疗仪3台,骨伤治疗仪2台,美国史塞克关节镜系统1套,美国GE——200毫安"C"型臂X光机2台等一批先进的设备,确保了诊疗需要,为患者诊治、手术治疗及肢体功能康复提供了保障。

骨伤二科历任负责人更迭表

姓　名	性别	籍　贯	文化程度	职务	任职时间
李克尊	男	山东省高密市	本科	主任	2006.07—2014.03
李晓辉	男	山东省高密市	本科	副主任	2012.03—2014.03
何大民	男	山东省高密市	本科	业务主任	2014.03—
于　勇	男	山东省高密市	本科	主任	2014.03—
郭占东	男	吉林省桦甸县	本科	副主任	2014.03—

2016年底骨伤二科工作人员一览表

姓　名	性别	出生年月	籍　贯	毕业时间及院校	现任专业技术职务	从事专业
于　勇	男	1971.01	山东省高密市	2006.07 泰山医学院	主治医师	医疗
何大民	男	1967.09	山东省高密市	1990.07 泰山医学院	副主任医师	医疗
郭占东	男	1975.09	吉林省桦甸县	2002.07 长春中医学院	主治医师	医疗
范　凤	男	1979.04	山东省高密市	2003.07 华中科技大学	主治医师	医疗
昝永博	男	1982.10	山东省高密市	2009.07 黑龙江中医药大学	主治医师	医疗
苏同政	男	1981.11	山东省日照市	2010.07 山东中医药大学	主治医师	医疗
焦　伟	男	1987.03	山东省高密市	2011.07 云南中医药大学	住院医师	医疗
张春红	女	1969.09	山东省高密市	1990.07 潍坊卫校	主管医师	护理
张桂霞	女	1966.09	山东省高密市	1989.07 益都卫校	主管护师	护理
陈咏梅	女	1975.05	山东省高密市	1995.07 潍坊卫校	护师	护理
嵇在梅	女	1986.10	山东省高密市	2005.07 潍坊卫校	护师	护理
王丹丹	女	1985.05	山东省高密市	2006.07 潍坊医学院	护师	护理
禚　宏	女	1988.01	山东省高密市	2007.07 潍坊卫校	护师	护理

续表（一）

姓　名	性别	出生年月	籍　贯	毕业时间及院校	现任专业技术职务	从事专业
董春梅	女	1987.06	山东省高密市	2010.07 益都卫校	护士	护理
戴　娜	女	1985.06	山东省高密市	2003.07 潍坊卫校	护师	护理
刘娟娟	女	1984.01	山东省高密市	2011.07 益都卫校	护士	护理
郭莎莎	女	1989.01	山东省高密市	2012.07 潍坊卫校	护士	护理
岳迎雪	女	1990.03	山东省高密市	2011.07 河北承德医学院	护士	护理
薛　华	女	1987.08	山东省高密市	2012.07 潍坊卫校	护士	护理

第十三节　骨伤三科（脊柱、关节科）

科室沿革

骨伤三科亦称骨病科，成立于2014年3月。李克尊任科室主任，王林彬任科室业务主任，张春红主管护师任护士长。

至2016年底，骨伤三科共有医护人员18人，其中副主任医师2人，主治医师4人，主管护师2人，护师6人，护士4人。

工作业务开展

随着医学理念的不断发展和人们对脊柱关节病越来越重视，脊柱、关节病人逐渐增加，骨病科应运而生，主要收治脊柱、关节病病人。

中医院骨伤三科自2014年3月成立以来，即坚持以微创治疗及中西医结合治疗各种脊柱、关节病为科室发展理念，跟踪当今国内外医学发展前沿，积极开展各种新技术、新手术。其中，椎间孔镜手术是潍坊市内最早开展，也是手术例数最多的科室，成为潍坊市重点专科。

科室医务人员紧跟国际医学前沿，积极探索中西医结合治疗脊柱、关节疾病的新疗法，同时科室多次选派优秀中青年技术骨干到解放军301医院、北医三院、解放军309医院、解放军90医院、青岛医学院附属医院进修学习本专业各类疾病的诊疗技术，与北医三院、北大医院及济南军区总医院等上级医院建立长期合作关系，定期邀请济南军区总医院脊柱外科专家宋若先博士及关节外科专家付志厚主任医师来院进行业务指导，将专家资源有效地转化为科室资源，大大提高了诊疗水平，在骨关节病及脊柱脊髓疾病的诊疗方面取得了显著成效，与国际国内先进技术接轨。

骨伤三科科室业务包括：腰椎间盘突出症及腰椎管狭窄经皮椎间孔镜下突出椎间盘摘除术，腰椎爆裂骨折钉棒系统内固定术，脊柱脊髓肿瘤摘除术，颈椎病前路及后路减压手术，老年骨质疏松椎体骨折骨水泥椎体成形术，颈腰椎椎间盘突出射频消融术，PRP治疗关节骨性关节炎、交叉韧带及半月板疾病的膝关节镜微创手术，膝关节交叉韧带断裂的微创自体肌腱重建术，髋臼骨折内固定术，股骨头坏死及髋臼发育不良的全髋关节置换术，股骨粗隆骨折的PFNA内固定术，全膝关节置换术，膝关节单髁置换术，胫骨高位截骨矫正术，踇外翻截骨矫正术等。2014年以来，成功开展全膝关节置换、单髁置换手术，至今已经治愈膝关节骨性关节炎患者数百人；在脊柱微创椎间孔镜技术方面达到国际先进水平。护理团队积极响应科室发展，先后选派优秀护理人员到青医附院、省立医院、省中医院、烟台中医院等多地学习先进护理技术，先后开展各种静脉留置针应用、关节脊柱术前术后护理、使用中医适宜技术及健康指导等，并开创了"四心护理"服务品牌，受到市级表彰。2014年以来，先后收治脊柱关节病人1500余人次，成功提高了广大脊柱关节病患者的健康生活质量。

高密市患者刘某，男，48岁，因腰痛伴右下肢麻痛不适3月余入院到骨伤三科就诊。入院就诊时，患者需人扶入病房，经过有关辅助检查，全科医师共同会诊后，确诊患者的病患为"腰椎间盘突出症"，决定给予患者微创椎间孔镜下突出椎间盘摘除术。手术后当天患者疼痛症状消失，可下床自行活动无不适，患者本人非常感激，说："在别的医院，都说要做大手术，没想到在中医院一个不到1cm的刀口就解决了问题，现在的医疗技术太了不得了。"椎间孔镜技术具有创伤小、效果好、随治随走的优势，且比大手术疗效更好。

科室自建立以来，先后配置了等离子射频消融机、椎间孔镜器械、膝关节镜器械、史塞克动力系统等国内先进的医疗设备。

在工作中，骨伤三科注重落实医疗核心制度、护理核心制度及工作流程结合科室实际情况，制定了骨病科医师查房制度、医师巡视病房制度、主管医师负责制度、首诊负责制度、医嘱核对制度等特色诊疗制度及危重患者抢救流程、患者外出检查流程等，护理团队明确了各班职责，制定了具有科室特色的服务及工作流程20余项，以规范各项日常工作，保证患者安全。

在推进科室建设中，骨伤三科认真贯彻学习山东省卫生厅关于开展"两好一满意"的指示精神，树立正确的服务意识、质量意识和创新意识，切实突出维护患者利益这一主题，全体护理人员在"入院、服务、治疗、环境"四个方面注重细节，在注重护理服务质量的同时，不断提升护理服务水平，努力打造"舒心病房"，为广大市民提供优质的医疗卫生服务。

症。痔瘘专业:开展消痔灵注射术,PPH、痔微创切除术,肛裂松解术,各种肛瘘根治术、直肠脱垂手术。炎性肠病:中西医结合,运用药物口服、灌肠、针灸理疗等方法诊治慢性结肠炎、肠易激综合征、溃疡性结肠炎、克隆氏病、便秘、缺血性肠炎等疾病,疗效显著。盆底疾病:手术+中药治疗出口梗阻型便秘,肛门疼痛等。大肠肿瘤:熟练开展腹腔镜结肠癌、直肠癌根治术,直肠癌超低位(4cm)保肛术等。具有微创、术后恢复快,疗效好的特点。其中,直肠癌根治超低位保肛术是该科具有特色优势的亮点项目。

1998年3月,科室开始开展直肠脱垂黏膜点状结扎+消痔灵注射术。

2000年4月,科室开始开展直肠癌根治术。

2000年6月,科室开始开展直肠脱垂经腹悬吊术。

2002年7月,科室开始开展全结肠直肠切除回肛吻合术。

2004年3月,科室开始开展超低位直肠癌拖出式吻合术。

2006年11月,科室开始开展直肠癌后盆脏器切除术。

2007年6月,科室开始开展出口梗阻型便秘(直肠前突+内脱垂)经肛门直肠黏膜柱状切除+前边修补术。

2010年1月,柳桂玉从上海第二军医大长海医院肛肠科进修学习回院后,科室开始开展肠镜单人检查操作技术,并开展无痛肠镜、胃镜查体业务。开展多种结肠镜治疗,大肠息肉切除,下消化道大出血急诊探查与止血术。3月,柳桂玉在科室开展了环状混合痔小切口半缝合+整形术;5月,柳桂玉在科室开展了超低位直肠癌拖出式切除,双吻合器吻合术。

2011年3月,科室开始开展电子结肠镜大肠息肉切除术;6月,开展了腹腔镜直肠癌根治术;7月,开展了肠镜下巨大直肠腺瘤ESD术;8月,开展了腹腔镜乙状结肠癌根治术。

2012年5月,科室开始开展直肠前突经阴道修补术。

2013年6月,科室开展了肠镜下巨大结肠腺瘤钛夹预止血切除术。

2014年6月,科室开始开展环状混合痔PPH术。

2014年,肛肠科独立建科后,开设床位25张,先后购置配备了肛肠电子诊疗仪1台,奥林巴斯电子结肠镜及高频电治疗设备2台,排粪造影设备一套,大肠水疗机1台,红光治疗机1台,高级肛肠坐浴椅2台,电针灸治疗仪1台,心电监护仪4台。

科室规章制度及操作规程健全。主要有:病房管理制度,三级医师查房制度,护理工作制度,病历书写制度,医嘱制度,查对制度,病例讨论制度,值班、交接班制度,首诊医师负责制度,病人死亡讨论制度,危重病人管理制度,知情告知制度,会诊制度,围手术管理制度,手术确认制度与工作流程,手术安全核查与手术风险评估,换药室制度,无菌技术操作规程,工作人员"三基"(基本理论、基本知识、基本技能)训练制度,岗位责任方面的规定,医疗质量管理方法,各级各类技术人员职责,外科常见疾病诊疗常规等。

　　肛肠科在完成临床工作的同时,注重新技术的开发及科研工作,并发表多篇专业论文。张林新副院长2005年参与主编了由吉林出版社出版的《实用外科学》一书,并先后在《中国肛肠病杂志》《腹部外科杂志》《肝胆胰外科杂志》等医学刊物上发表了《高渗糖纱布条换药对肛裂切口愈合的观察》《外剥内扎皮桥下剔除消痔灵注射治疗环状混合痔》《腹部巨大肝内胆管囊腺瘤一例》《胰腺损伤的诊断与术中处理》等多篇医学论文;王教学主持的《腹腔镜结合快速康复外科在结直肠癌围手术期的应用研究》科研项目,获得潍坊市科技进步三等奖,先后主编了《临床现代普通外科学》《现代实用普通外科学》两部医学著作,并先后在《中国实用医药》和《中国当地医药》上发表了《乳腺癌组织中的表达及其与预后的关系》《EST联合LG微创治疗胆囊结石合并胆总管结石的疗效观察》两篇医学论文;柳桂玉先后主编《新编临床实用外科学》《外科诊疗学》等两部医学著作,并先后在《中国普通外科杂志》和《中华医院感染学杂志》上发表了《小切口外剥内扎部分缝合术治疗Ⅲ-Ⅳ期环状混合痔200例》《幽门螺杆菌感染T细胞亚群的表达及临床意义》两篇医学论文;2015年10月,李福鹏在《齐鲁医学杂志》发表了题为《脾脏血管瘤病人403例回顾性分析》的医学论文。

肛肠科历任负责人更迭表

姓　名	性别	籍　贯	文化程度	职务	任职时间
柳桂玉	男	山东省高密市	本科	主任	2014.04—

2016年12月底肛肠科工作人员登记表

姓　名	性别	出生年月	籍　贯	毕业时间及院校	现任专业技术职务	从事专业
张林新	男	1962.10	山东省高密市	1983.07 潍坊医学院	主任医师	医疗
柳桂玉	男	1974.02	山东省高密市	1995.07 菏泽医专	主治医师	医疗
王教学	男	1974.04	山东省高密市	1995.07 菏泽医专	主治医师	医疗
李福鹏	男	1980.11	山东省高密市	2007.07 滨州医学院	住院医师	医疗

续表（一）

姓　名	性别	出生年月	籍　贯	毕业时间及院校	现任专业技术职务	从事专业
王晓芳	女	1986.06	山东省高密市	2012.06 山东中医药大学	住院医师	医疗
张海燕	女	1976.01	山东省高密市	2015.01 泰安医学院	主管护师	护理
常　群	女	1978.11	山东省高密市	2010.06 潍坊医学院	主管护师	护理
于　瑛	女	1982.05	山东省高密市	2011.06 德州学院	主管护师	护理
李　玲	女	1982.12	山东省高密市	2016.06 山东大学	护师	护理
单　敏	女	1985.09	山东省高密市	2010.06 潍坊学院	护师	护理
刘　玉	女	1985.01	山东省高密市	2014.12 德州学院	护师	护理
郑　楠	女	1986.09	山东省高密市	2016.06 山东大学	护师	护理
刘洪艳	女	1985.12	吉林省白城市	2014.07 济宁医学院	护师	护理
高艳萍	女	1991.06	山东省高密市	2013.07 淄博职业学院	护士	护理
王凤娇	女	1993.02	山东省高密市	2015.07 滨州医学院	护士	护理
吕彩华	女	1993.11	山东省高密市	2013.07 潍坊卫校	护士	护理
杨筱彤	女	1990.05	山东省高密市	2012.07 滨州职业学院	护士	护理
王　静	女	1991.09	甘肃省金昌市	2015.07 德州学院	护士	护理
彭　松	女	1989.03	吉林省前郭尔罗斯蒙古族自治县	2013.07 山东协和学院	护士	护理

第十五节　疼痛科

科室沿革

疼痛科成立于 2015 年 3 月,郭振宝任科室主任。

2016 年,刘德安到首都医科大学宣武医院疼痛科进修疼痛学专业,进修回院后成立刘德安诊室。

至 2016 年底,疼痛科共有医师 5 人,其中主治医师 2 人,医师 3 人,护理人员与骨病科合用。

工作业务开展

医院疼痛科是随着医院临床学科的发展和患者对医疗服务需求的增加逐步成长和发展起来的特色重点科室。主要从事慢性疼痛的诊断和治疗。

2002 年到 2005 年期间,郭振宝先后到山东省立医院、深圳南山医院、首都医科大学宣武医院及北京针刀医学研究所等多地进修学习疼痛医学。回院后,首先尝试在手术室独自开展疼痛性疾病的注射治疗和针刀微创手术,先后在医院开展了软组织疼痛、骨关节痛、神经痛、头痛等疼痛性疾病的诊治,成为医院疼痛专业治疗技术的主要引进人和科室的创始人。

随着患者对疼痛性疾病的诊疗需求越来越大,2007 年,医院成立了疼痛门诊,郭振宝任门诊负责人。疼痛门诊成立后,随着医疗技术水平的不断提高,前来就诊的病患者日趋增多,大量开展了疼痛的神经阻滞治疗和针刀微创治疗,并在高密市率先开展了疼痛性疾病的射频和臭氧治疗,收到了良好的效果,其医疗水平在全省同级医院中处于领先地位。

2009 年,疼痛门诊开展了疼痛的中医特色诊疗技术。采取传统医学的针刺、手法等方法,使临床疗效进一步提升,患者满意度获得更大提高。同时,疼痛门诊将住院患者收治范围拓展至针灸科。以保守为主的疼痛性疾病患者收治在针灸科,主要由刘德安医师负责患者在院期间的治疗。随后几年,刘德安先后至济南、北京、广州等地参加了针刀医学、疼痛注射、龙氏手法等短期培训班,并将学到的技术广泛应用于疼痛临床,配合郭振宝主任做了大量的疼痛诊疗工作。

科室在医疗疼痛疾病工作中,采用了国内先进的保守和微创有机结合的诊疗技术,取得了很好的临床疗效。

2016 年,刘德安诊室成立,专业从事疼痛性疾病的保守与微创治疗。疼痛科与刘德安诊室共同负担起了医院的疼痛性疾病的诊疗工作,刘德安从首都医科大学宣武医学进修回院后,在彩超室崔超的帮助下,开展了各类超声引导下的神经阻滞技术(星状神经节阻滞术、选择性颈神经根阻滞术、胸神经阻滞术、腰椎小关节阻滞术等),实时超声能够清晰显示绝大部分外周神经及其周围的解剖结构,以精确定位靶向治疗目标。同时超声能够清晰的显示外周神经及其主要分支的走形及结构,这就使超声引导下的神经阻滞术能够做到高度特异性和选择性,提高了诊疗的效果。超声还能够实时显示穿刺针的位置,从而大大提高了穿刺的准确性,一方面获得了更佳的治疗效果,另一方面极大地减少了并发症的发生。其医疗技术达到同级医院先进水平。

至2016年底,疼痛科主要的业务范围拓展至下述领域:头痛(偏头痛、颈源性头痛、肌紧张性头痛、外伤后头痛和腰穿后头痛等)、神经痛(三叉神经痛、肋间神经痛、坐骨神经痛、急性带状疱疹、带状疱疹后神经痛、神经病理性疼痛、神经损伤后疼痛、中枢性疼痛、患肢痛、残端

痛、糖尿病性神经痛、交感神经相关性疼痛、复杂的局部疼痛综合征等)、骨关节痛(腰腿痛、颈椎病、腰椎间盘突出症、膝关节炎、足跟痛、颞下颌关节功能紊乱综合征、退行性骨关节炎等)、软组织疼痛(急慢性腰扭伤、腰肌劳损、棘上棘间韧带炎、腰背肌筋膜炎、梨状肌综合征、纤维肌痛综合征、腱鞘炎、肩周炎、网球肘、软组织损伤等)、癌性疼痛(晚期癌症疼痛、骨转移性疼痛等)、非疼痛性疾病(顽固性呃逆、急性面神经炎、面肌痉挛、突发性耳聋、腱鞘囊肿、植物神经功能紊乱等)。

在郭振宝主任带领下,疼痛科在医疗工作中牢固树立起正确的服务意识、质量意识和创新意识,使得科室的医疗技术服务水平不断提高。

疼痛科历任负责人更迭表

姓　名	性别	籍　贯	文化程度	职务	任职时间
郭振宝	男	山东省高密市	大专	主任	2007.03—

2016年底疼痛科工作人员登记表

姓　名	性别	出生年月	籍　贯	毕业时间及院校	现任专业技术职务	从事专业
郭振宝	男	1963.12	山东省高密市	1998.07 潍坊医学院	主治医师	医疗
刘德安	男	1981.10	山东省平度市	2009.07 山东中医药大学	主治中医师	医疗
刘　航	男	1991.03	山东省高密市	2016.07 山东中医药大学	医师	医疗
蔡一凡	男	1994.11	山东省高密市	2016.07 山东中医药大学	医师	医疗
罗　皓	男	1991.08	山东省高密市	2015.07 山东中医药大学	医师	医疗

第十六节　妇科

科室沿革

妇科亦称妇产科，是医院设立最早的科室之一。1987年8月医院开诊时即设立妇科门诊。

1988年3月，医院设立妇科，任命吕智福为妇产科负责人。科室初建时有一名专职医师，主要负责门诊妇女保健、孕期保健及人工流产等门诊工作。

1992年2月，吕智福任妇科副主任。

1993年2月，妇科改称妇产科。

1994年1月，医院开始设立妇产科病房，单丽芳任科室副主任。

1997年3月，单丽芳任妇产科主任，范美艳任科室护士长。9月，王丽玉任科室副主任。

1998年6月，李淑霞任妇产科主任，科室医护人员达到15名。

2000年10月，李金玉任妇产科主任，张春红任科室护士长。

2003年，刘淑兰任妇产科副主任，全科医护人员达到16名，其中医生8人，护理人员8人。

2006年3月，张淑芬任科室护士长。

2007年底，妇产科搬至新病房楼，妇产科病床达到30张。

2009年4月，产科从妇产科析出，独立建科。妇产科分为妇科和产科，刘淑兰任妇科主任，张淑芬任护士长。

2012年12月，妇科、产科合并为妇产科，刘淑兰任妇产科副主任，主持工作，张淑芬任护士长。

2014年，妇科、产科再次分科，其中，刘淑兰任妇科主任，妇科与骨科共用一个护理单元，肖瑞霞任妇科护士长，妇科共有医护人员20人，其中医疗组7人，护理组13人，病房床位20张。

至2016年底，妇科共有医护人员20人，其中副主任医师1人，主治医师5人，医师1人，主管护师2人，护师6人，护士5人。

工作业务开展

医院妇科是伴随着中医院的发展逐步成长发展起来的重点科室，主要从事早孕流产、引产、子宫肌瘤、子宫腺肌病、卵巢囊肿、卵巢畸胎瘤、宫外孕、剖宫产瘢痕妊娠、不孕不育、子宫内膜癌、卵巢癌、子宫颈癌等妇科常见病、多发病等病症的诊治。为了推动医疗技术水平的提高，科室自建立以后，即不断选派医护人员至青岛、烟台、上海等上一级大医院进修妇科专业。1999年，刘淑兰到青岛市市立医院妇产科进修；2007年，刘淑兰到上海交通大学第六附属医院学习进修妇科微创技术，进修结束回院后，即率先在高密市开展了妇科微创技术，成为高密市妇科微创技术的主要引进人和科室的创始人。2010年和2013年，医院先后委派闫爱丽和石丽萍到青岛大学医学院附属医院进修学习。

妇科独立建科后，随着专业技术人

员增加和各项诊疗新技术、新方法的运用，妇科的医疗水平不断提高，手术水平也越来越精湛。2009年5月，科室开展了首例筋膜内全子宫切除术；2009年6月，开展了首例卵巢癌根治术；2009年7月，开展了首例宫颈癌（早期）根治术；2009年9月，开展了首例子宫内膜癌根治术；2010年1月，开展了首例宫颈癌DSA介入术。其妇科经腹手术水平达到全国同级医院先进水平。

因为妇科经腹手术腹部切口大，恢复时间长，患者痛苦大，住院时间长，尤其是肥胖、糖尿病、高血压患者，易出现切口愈合慢、脂肪液化等，更是加重了患者的痛苦和负担。为解决妇科经腹手术的这一问题，减轻患者的痛苦和负担，刘淑兰、张剑及闫爱丽先后分别到上海交通大学第六附属医院、烟台毓璜顶医院进修学习妇科微创技术。妇科微创手术具有出血少、术后恢复块、疤痕细微或无疤痕的特点，广泛应用于各种妇科肿瘤、异位妊娠、宫颈疾病、妇科整形等诸多领域。2007年，刘淑兰到上海交通大学第六附属医院学习进修结束回院后，即在医院开展了高密市首例妇科微创手术，使医院妇科成为全市最早开展妇科微创手术的科室。

为进一步提高科室的医疗技术和水平，科室先后引进了日本奥林巴斯腹腔镜、德国狼牌宫腔镜，随着先进的医疗设备的不断增加，使科室的医疗技术和诊治水平不断登上新台阶。2007年9月，科室在一个月的时间内借助先进的医疗设备即开展了首例宫腔镜检查术、首例腹腔镜宫外孕输卵管切除术和首例腹腔镜卵巢囊肿剥除术三个妇科大手术。2008年3月，开展了首例腹腔镜附件切除术。2010年3月，开展了首例腹腔镜下子宫肌瘤挖除术。2010年5月，开展了首例宫颈LEEP治疗术。2011年5月，先后开展了首例宫腔镜宫内膜电切术和首例腹腔镜下次全子宫切除术。2011年6月，开展了首例宫腔镜黏膜下肌瘤电切术。2011年8月，开展了首例腹腔镜宫外孕妊娠物取出保留输卵管手术。2011年10月，开展了首例宫腔镜子宫憩室妊娠物取出术。2011年11月，开展了首例腹腔镜下全子宫全切除术。2012年4月，开展了首例阴道镜检查+活检。2012年4月，开展了首例宫腹腔镜联合治疗子宫瘢痕妊娠。2013年3月，开展了首例腹腔镜子宫脱垂韧带悬吊术。2013年12月，开展了首例腹腔镜下宫颈癌（早期）根治术。2014年2月，先后开展了首例腹腔镜下子宫内膜癌根治术、首例腹腔镜下宫颈癌根治术、首例腹腔镜下卵巢癌根治术。2014年5月，开展了首例宫腹腔镜联合治疗纵隔子宫矫治术。一项项新手术的成功开展，标志着妇科手术水平一步一步迈向了更高的台阶。至目前，妇科微创技术水平已达国内同级医院先进水平。

自2007年至2016年，医院妇科共开展微创手术2000余台，得到了广大患者的高度认可，取得了良好的经济效益和社会效益。

妇科建科后,科室医疗以妇科微创技术为品牌,注重传承中医长期探索形成的优秀诊治理念和临床经验,在保持和发扬传统中医妇科诊疗特色的基础之上,大力发展腹腔镜、宫腔镜、经阴道手术等现代妇科微创医疗技术,把妇科微创技术打造成为医院龙头专业,形成了以妇科微创诊疗为特色,融医疗、教学、科研为一体的重点科室,立足高密,面向全省,服务社会。微创手术率已达95%以上。宫、腹腔镜手术创伤小、出血少、无疤痕、恢复快、住院时间短、疗效确切,广泛应用于各种妇科肿瘤、异位妊娠、宫颈疾病、妇科整形等诸多领域,赢得了广大患者好评,书写了高密市妇科治疗领域的新篇章。建科以来,成功救治患者约两万人。护理团队积极响应科室发展,先后选派优秀护理人员到青医附院、省中医院、潍坊中医院、烟台中医院等多地学习先进护理技术,先后开展各种静脉留置针应用、适用中医护理技术应用及健康指导等。

科室在工作中注重医疗核心制度、护理核心制度及工作流程的建立健全。医疗团队制定了妇科三级医师查房制度、医师巡视病房制度、交接班制度、医师责任制度、首诊负责制度、医嘱核对制度、三查七对制度、流产室工作制度、山东省禁止非医学需要鉴定胎儿性别和选择性别终止妊娠规定等特色诊疗制度及危重患者抢救流程、患者外出检查流程、手术交接流程等,护理团队明确了各班职责,制定了具有科室特色的服务及工作流程20余项,以规范各项日常工作保证患者安全。

在工作中,科室认真贯彻学习山东省卫生厅关于开展"两好一满意"的指示精神,树立正确的服务意识、质量意识和创新意识,切实突出维护群众利益这一主题,护理团队2016年被授予"巾帼文明岗"。全体护理人员在"入院、服务、治疗、环境"四个方面注重细节,在注重护理服务质量的同时,不断提升护理服务水平,努力打造"舒心病房",为广大市民提供优质的医疗卫生服务。科室被评为"二〇一六年度综合先进科室"。

在医学科研方面,刘淑兰主任主持的3项科研课题的研究。其中,《50%氧化亚氮用于人工流产临床观察研究》于2011年6月通过潍坊市科学技术鉴定;《吸脂术与医用生物蛋白胶预防乳腺癌术后并发症的临床研究》于2012年11月获潍坊市(地厅级)科学技术进步二等奖;《腹腔镜改良式无创筋膜内全子宫切除术的临床应用研究》于2014年10月获潍坊市(地厅级)科学技术进步二等奖。刘淑兰发明专利2项,分别为《一种制备CDK46激酶抑制剂帕博西尼的方法》《一种治疗慢性盆腔炎的药物》。在医学学术研究方面,刘淑兰结合临床实践,先后在国家级刊物或学术交流会发表论文《腹膜播散性平滑肌肌瘤病一例报告》《50%氧化亚氮用于人工流产手术的镇痛效果》《腹腔镜改良式筋膜内全子宫切除术与腹式全子宫切除术的临床比较》《子宫内膜癌腹腔冲洗液细胞学检查与淋巴结转移关系的临床研究》等10余篇；主编了《临床妇幼保健学》《临床妇产科疾病诊断思路与治疗策略》《新编妇产科疾病诊疗学》《临床妇幼保健医学精要》等著作。张剑发明专利2项：《一种治疗妊娠剧吐的中药制剂》《一种治疗子宫肌瘤的药物及制备方法》，发表论文《妇科子宫肌瘤采用腹腔镜微创治疗的效果分析》《利普刀治疗宫颈炎144例临床疗效分析》《Real-Time PCR Detection of Dogwood Anthracnose Fungus in Historical Herbarium Specimens from Asia》等多篇；主编了《妇科疾病临床治疗学》《临床妇产科疾病诊疗学》等著作。

科主任刘淑兰先后多次被评为"高密市（县级市）卫生系统先进工作者"、高密市卫生系统"十佳服务明星"，多次受到省委、市委、市政府嘉奖，被授予山东省"2014年度城镇基本医疗保险定点医疗机构优秀医保医师"等荣誉称号。2015年被授予"第五批潍坊名医"称号，2016年被评为"高密市（县级市）专业技术拔尖人才"。

至2016年底，妇科开设床位20张，设有高标准的VIP病房，配备移动式抢救车、威高静脉输液泵数台、监护仪数台、电子血压及脉搏测量仪数台、快速皮试仪一台等。妇科门诊配备取放环包、人工流产包、子宫输卵管通液包、LEEP治疗包、活检包等共12套，电动吸引器1台，Leep刀治疗仪1台（SE-120A），光学电子阴道镜1台（WH-SMA型），臭氧治疗仪1台，妇科检查床3台。病房配备流产包2套，换药碗5套，电动吸引器1台，妇科检查床1台。

妇科历任负责人更迭表

姓　名	性别	籍　贯	文化程度	职务	任职时间
吕智福	男	山东省高密市	专科	副主任	1987.08—1994.01
单丽芳	女	山东省高密市	本科	副主任	1994.04—1997.03
				主任	1997.03—1998.06
王丽玉	女	山东省高密市	本科	主任	1997.09—1998.01
李淑霞	女	山东省昌邑市	本科	主任	1998.06—2000.10
李金玉	女	山东省高密市	本科	主任	2000.10—2009.04
刘淑兰	女	山东省高密市	本科	副主任	2003.07—2009.04
				主任	2009.04—

2016年底妇科工作人员登记表

姓　名	性别	出生年月	籍　贯	毕业时间及院校	现任专业技术职务	从事专业
刘淑兰	女	1971.03	山东省高密市	1994.07 潍坊医学院	副主任医师	医疗
张　剑	女	1975.03	山东省胶州市	1996.07 潍坊医学院	主治医师	医疗
闫爱丽	女	1979.08	山东省高密市	2003.07 江苏南通医学院	主治医师	医疗
石丽萍	女	1983.10	山东省高密市	2008.07 潍坊医学院	主治医师	医疗
隋　娟	女	1983.02	山东省高密市	2008.07 山东中医药大学	主治医师	医疗
孙丽敏	女	1984.08	山东省高密市	2012.07 山东中医药大学	主治医师	医疗
毛凤英	女	1985.11	山东省高密市	2010.07 滨州医学院	医师	医疗
肖瑞霞	女	1975.10	山东省高密市	1999.07 潍坊医学院	主管护师	护理
朱瑞娥	女	1968.07	山东省高密市	1988.06 益都卫校	主管护师	护理
王金莲	女	1987.07	吉林省敦化市	2010.06 长春中医药大学	护师	护理
范　荣	女	1984.10	山东省高密市	2003.07 潍坊卫校	护师	护理
徐　慧	女	1986.10	山东省高密市	2008.08 承德医学院	护师	护理
赵凤钰	女	1995.04	山东省高密市	2012.07 潍坊卫校	护士	护理
李玉洁	女	1985.07	山西省临汾市	2006.07 山西中医学院	护士	护理
王文文	女	1995.10	山东省高密市	2013.07 益都卫校	护士	护理
官建秀	女	1989.10	山东省潍坊市	2011.07 滨州职业学院	护师	护理
范　梅	女	1986.03	山东省高密市	2006.07 山东煤炭卫生学校	护师	护理
李　森	女	1982.11	山东省高密市	2004.07 临沂医学专科学校	护师	护理
郑舒文	女	1994.01	山东省高密市	2013.07 益都卫校	护士	护理
李燕君	女	1995.08	山东省高密市	2016.07 潍坊护理职业学院	护士	护理

第十七节 产科

科室沿革

医院产科的前身是成立于1988年3月的妇科,妇科初建时有一名专职医师,主要负责门诊妇女保健、孕期保健及人工流产等门诊工作。

1998年,妇产科开始建立独立的妇科病房,单丽芳任科室主任,宋美爱任护士长,与内科合用护理单元,妇产科病床20余张,医护人员大夫5名,护士10人。

1999年,李淑霞任妇产科主任,宋美爱任护士长。

2000年,李金玉任妇产科主任。

2001年,张春红担任妇产科护士长,全科医护人员达到16名,其中医生8人,护理人员8人。

2003年,刘淑兰担任妇产科副主任。

2007年,妇产科搬至新病房楼,病床增加至30张。

2009年4月,医院对妇产科进行调整,划分为妇科和产科两个科室。其中产科由李金玉任主任,妇科由刘淑兰任副主任,主持工作,张淑芬任护士长,主持妇产科护理工作。

2012年12月,李金玉退休,妇科、产科合并,由刘淑兰担任妇产科主任,张淑芬任护士长。

2014年,妇科、产科再次分开。其中,臧鸿鹍任产科副主任,主持工作,张淑芬任护士长。科室分开时科室共有医护人员14人,医师6名,护理人员8名,病床20余张。

2015年3月,臧鸿鹍任产科主任。是年,医院爱婴医院荣誉称号复核成功,为节省人力资源,产科与内分泌合用护理单元,杨玫瑰任护士长。

2016年12月,郭章美任产科副主任。

至2016年底,产科共有医护人员17人,其中医师6人;与内分泌科共用护理人员11人,其中主管护师3人,护师5人,护士3人。

工作业务开展

产科其前身是妇产科,科室医疗以分娩、妇科常见病、多发病诊治为主,产科开展接生、无痛分娩、各种头位难产、剖宫产术、胎吸及产钳助产、臀助产术等,妇科以子宫肌瘤挖除术、子宫次全切、子宫全切术、卵巢肿瘤剥除术、异位妊娠输卵管大部切除术、宫颈锥切术、阴式子宫全切加阴道前后壁修补术等为主。其中,无痛分娩以其独特的临床效果,在周围县市医院中处于领先地位,解除了产妇的分娩疼痛,深受广大孕产妇的青睐,收到了良好的经济社会效益,鼎盛时期的医院妇产科其业务量高达全院近四分之一。

妇产科分组后产科除对正常经阴分娩服务,以及会阴侧切、胎头吸引及产钳术协助分娩,进行剖宫产等手术外,还针对孕期产妇出现的各种先兆早产和并发症（妊娠高血压疾病、妊娠糖尿病等）、危急重症（胎盘早剥等）以及疑难杂症进行治疗。同时提供优质系统的孕产期保健服务，为来诊的孕产妇提供贴心高效的孕期包括孕前产后咨询指导服务。对新生儿病症的治疗，除转儿科治疗外，还与其他科室密切合作，对新生儿的一般轻症进行治疗和基础指导，并严格按照爱婴医院建设要求积极推广母乳喂养，赢得了产妇及家属的一致好评。

产科注重医疗质量，先后派出人员前往青岛、潍坊等上级医院学习，平日注重科内业务学习和危急重症的演练培训考核，使科内业务水平逐渐上升。针对科内医护人员较年轻，加强核心制度学习，从而规范日常诊疗行为，有效防范医疗差错发生。经过多年的技术和经验积累，产科危急重症抢救技术得到了很大提高。2007年，在科室收治的病患者中先后发生3例羊水栓塞，经全科人员和手术室、麻醉科密切配合均抢救成功。此外，还发生难治型产后出血4例，科室同介入中心密切合作，通过双子宫动脉明胶海绵栓塞术均取得了满意的治疗效果，挽救了患者的生命，同时避免了子宫切除的不良后果。

产科在推进医疗技术进步发展的进程中，充分发挥医院在中医药治疗方面的特色，应用中医中药治疗妊娠并发症，如胆囊炎、阑尾炎等，均取得了良好效果，尤其妊娠合并阑尾炎。一位年轻患者近预产期，因为"足孕、腹痛"入院，本以为系临产，经检查后疑为阑尾炎，科室

随即与普外科联系进行会诊，经会诊确诊为阑尾炎。患者因临近产期，提出对阑尾炎不愿进行手术治疗。科室根据患者意愿，通过中医辨证，应用中药精心治疗，患者腹痛症状很快消失，患者及家属非常满意。又因该患者系未婚生育，住院分娩不能享受医保报销。科室在会诊确诊阑尾炎后，及时通知患者到城镇医保管理部门对患者的阑尾炎病情进行确认，以便城镇医保部门对患者治疗的阑尾炎病情产生的医疗费用进行报销，患者对科室的周到服务非常满意。这一例病患事例既充分体现了科室执行医院三级医师查房制度、会诊制度、告知制度等有关医疗制度的科学合理性，同时充分体现了科室在应用中医药治疗病患的优势和特色。另外，在利用中医药治疗妊娠合并上呼吸道感染、习惯性流产、先兆流产等方面尝试应用，也取得了良好的治疗效果。针对产后病理特点，应用新生化合剂、通乳散等中药制剂，对产后治疗子宫复旧、促进乳汁分泌等方面均取得了良好的治疗效果。

妇产科自建立以来，先后配置了胎心监护仪、多普勒胎心听诊仪等医疗设备。特别是2014年，产科独立建科以来，开设床位24张，产房2间，产床3张，待产床2张，婴儿床6张，配备经皮黄疸仪、新生儿听力筛查仪、便携式胎心监护仪等产科必备仪器，更换了新生儿恒温辐射台，产科抢救药品、器械齐备，能够满足临床医疗需求。

在工作中，科室认真贯彻学习山东

省卫生厅关于开展"两好一满意"的指示精神，树立正确的服务意识、质量意识和创新意识，切实突出维护群众利益这一主题，2006年被潍坊市妇女联合会、潍坊市"巾帼建功"协调小组授予"巾帼文明岗"荣誉称号。

产科历任负责人更迭表

姓　名	性别	籍　　贯	文化程度	职务	任职时间
单丽芳	女	山东省高密市	本科	副主任	1994.04—1997.03
				主任	1997.03—1998.06
王丽玉	女	山东省高密市	本科	主任	1997.09—1998.01
李淑霞	女	山东省昌邑市	本科	主任	1998.06—2000.10
李金玉	女	山东省高密市	本科	主任	2000.10—2009.04
刘淑兰	女	山东省高密市	本科	副主任	2003.07—2009.04
				主任	2009.04—2014.03
臧鸿鹏	女	山东省海阳市	本科	副主任	2014.03—2015.03
				主任	2015.03—
郭章美	女	山东省高密市	专科	业务副主任	2016.12—

2016年底产科工作人员一览表

姓　名	性别	出生年月	籍　　贯	毕业时间及院校	现任专业技术职务	从事专业
臧鸿鹏	女	1978.02	山东省海阳市	2001.07 青岛医学院	主治医师	医疗
郭章美	女	1968.03	山东省高密市	2005.07 辽宁医学院	主治医师	医疗
邱瑞梅	女	1975.05	山东省高密市	1998.07 潍坊医学院	主治医师	医疗
臧艳勤	女	1979.02	山东省高密市	2000.07 滨州医学院	主治医师	医疗
黄　艳	女	1982.10	山东省高密市	2006.07 潍坊医学院	主治医师	医疗
门美玲	女	1985.06	山东省高密市	2008.07 滨州医学院	住院医师	医疗
任晓燕	女	1979.02	山东省高密市	2013.07 德州学院	主管护师	护理

续表（一）

姓　　名	性别	出生年月	籍　　贯	毕业时间及院校	现任专业技术职务	从事专业
马琳华	女	1979.02	山东省高密市	2010.01 潍坊医学院	护师	护理
林素霞	女	1982.02	山东省高密市	2014.01 山东大学	主管护师	护理
任笑笑	女	1993.12	山东省高密市	2014.07 潍坊护理职业学院	护士	护理
李　超	女	1985.09	山东省高密市	2007.07 山东万杰医学院	护师	护理
纪　凯	女	1989.07	山东省高密市	2013.01 山东大学	护师	护理
杜　鑫	女	1985.06	山东省高密市	2008.07 济宁医学院	护士	护理
李晓丽	女	1989.03	山东省高密市	2012.01 泰山医学院	护师	护理
程晓妍	女	1982.12	山东省高密市	2015.09 吉林大学	护师	护理
官玉香	女	1989.10	山东省高密市	2015.07 黑龙江中医药大学	护士	护理
刘　娟	女	1983.12	山东省高密市	2008.07 滨州医学院	主管护师	护理

第十八节　儿科

科室沿革

2002年，医院开始设立儿科专业，儿科专业初建时设独立门诊，与内一科合用病房。科内共有2名儿科大夫，护理人员与内一科合用，门诊治疗由急诊科护士兼顾。

2011年11月，儿科独立建科，科室共有护理人员12人，逄明梅任主任，王友兰任护士长。

2012年，科室调入4名护理人员，科室医护人员达到16人。

2014年4月，儿科搬至医院西院区。

2016年5月，赵永超任儿科副主任。

至2016年底，儿科共有医护人员19人，其中副主任医师1人，主治医师4人，医师4人，主管护师2人，护师7人，护士1人。

工作业务开展

医院自建院后就十分重视儿科的发展，1990年后即开始陆续派人外出进修小儿内科,回院后展开工作小儿病患医治工作。

2002年2月,医院开始设立儿科专业独立门诊,治疗业务以医治小儿内科疾病为主,兼治外科病种的小儿肠套叠、急性阑尾炎等内科保守治疗的病人,并负责全院儿科病人的会诊。科室在小儿病患医治工作中,坚持中西医结合,注重突出中医特色,以中药为主。为解决儿科服用中药困难的问题,科室医护人员采取外敷中药、中药煎剂灌肠、泡足、药食两用等特殊疗法,收到了良好的医疗效果。

2010年底,医院提出设立儿科病房,并先后选派3名大夫到青医附院、济南儿童医院进修。2011年8月,医院从乡镇卫生院调入一名儿科专业大夫,进一步充实了小儿科的技术力量。

2011年11月,儿科病房独立,大大改善了科室的医治条件,吸引了大批病患者前来就诊。科室在医疗技术方面,突出中医特色治疗儿童咳喘病,先后邀请了青医附院、青岛妇女儿童医院、潍坊市人民医院、潍坊市中医院的儿科专家前来医院授课,成立了全市第一家儿童咳喘病治疗中心,建立第一个门诊雾化吸入室,外租雾化泵,实施家庭式治疗,建立患儿档案。

2014年,医院儿科与潍坊妇幼保健院建立了帮扶关系,并将科内大夫派到医院轮转,大大提高了科室的医疗技术和水平。

2015年9月,医院儿科提出了潍坊市中医重点专科的申报。

2016年,科室大力开展了创建潍坊市中医重点专科活动,全面铺开中医适宜技术:药枕治疗多汗、夜啼、高热惊厥。中药外敷治疗咳喘症,独创"阿是穴"(即用听诊器听到干湿性啰音较重的体表位置),效如桴鼓。小儿推拿扩展到利用听诊器协助指导取穴(咳嗽、啼症、腹泻),顺利通过了潍坊市中医重点专科的评审。

2016年,在医院举办高密市第一届膏方节期间,儿科大力推广了各种中药制剂,其中制定协定处方"发热1号"浓煎剂,治疗外感发热,有效率达80%;自制紫草油治疗湿疹、唇炎、皮肤瘙痒,疗效达到90%;同时开展了膏方、浓煎剂治疗反复性感冒、咳喘症、高热惊厥、夜惊夜啼、血小板减少性紫癜、发育迟缓、贫血等,每人一方,方方见效。随访后统计100%的患儿免疫力大幅度提高,服用膏方和浓煎剂的孩子,流行性疾病发病少,即使发病症状亦轻。

2016年11月,中医药齐鲁行潍坊市培训点设在高密,有8个县市区的中医药工作人员参加,逄明梅对参加培训人员做了儿童咳喘病的中医治疗的授课报告。

医院儿科以打造成为集治疗、教学、科研、预防、保健于一体的综合性科室,以中西医结合,标本兼顾为特色,符合现代医学、医疗与保健于一体的医学发展模式。自2002年至2016年门诊人次达20余万,2011年11月至2016年,收住院病人近9000人次。短短的五年时间,儿科医护团队逐渐壮大成熟,成功救治疑难危重病人300多人次。病例如下。

1.2012年4月，患儿蒋某，女，3岁，因咳嗽伴喘息4天，高热2天入院就诊，入院时呈浅昏迷状态，体温高达41.0℃，频繁抽搐，双肺满布广泛干湿性啰音及哮鸣音，双侧瞳孔缩小，对光反射明显迟钝。患儿系脑瘫，因长期卧床，咳嗽反射弱，此次发病为坠积性肺炎合并重症感染所致，病情复杂且危重。入院后给予下病重、禁食、持续导尿，心电监护，持续面罩吸氧，每2小时对患儿翻身、拍背、吸痰，甘露醇降低颅内压等处理，应用两种抗生素联合抗感染，德巴金、妥泰、氯硝安定共同控制抽搐，并维持水、电解质平衡及基本能量需求。患儿在全科医护人员的精心治疗及护理下，5天后苏醒，经过2周的综合治疗患儿临床症状消失，治愈出院。

2.2013年2月，患儿秦某某，女，16岁，因咳嗽半月加重2天，伴持续抽搐入院就诊。患儿为脑瘫，发育迟缓，体重16kg，身长96cm，在外院成人内科治疗13天，无效，家长要求转入本院儿科进一步诊疗。入院时双眼上翻，口周青紫，龋齿，四肢抽搐，体温40℃，双肺满布广泛干湿性啰音及哮鸣音，双侧瞳孔缩小，对光反射迟钝。诊断为：(1)癫痫持续状态(2)支气管肺炎(3)脑瘫。入院后给予镇静，禁食，心电监护，持续面罩吸氧，每2小时对患儿翻身、拍背、吸痰，甘露醇降低颅内压等处理，应用抗生素抗感染，抗癫痫，并维持水、电解质平衡，加强支持疗法。患儿在全科医护人员的精心治疗及护理下，2周后痊愈出院。

医院儿科以中西医结合为一大亮点，在中医药技术的应用中，将小儿推拿、中药外敷、药枕、灌肠等应用于临床，既缩短了疗程，又增强了患儿体质。2016年，中药免煎颗粒的引进，大大解决了儿童服药难及家长煎药难等问题。运用中药免煎颗粒和成面饼，烤熟食用，开辟了治疗儿童厌食、夜惊、发育迟缓的新途径。

科室护理人员积极学习中医知识，应用中药外敷、灌肠、药枕、香囊等多种途径，治疗各种病症，打破常规，疗效很好。在服务工作中，牢固树立正确的服务意识、质量意识和创新意识，被高密市卫生局授予"优质护理服务示范岗"。

儿科自科室建立以来，引进购置了多台先进的医疗设备和仪器，主要有心电监护仪1台、心电图机1台、吸痰器2台、经皮测黄疸仪1台、压缩式雾化吸入器6台、流动式空气消毒机2台、无痛皮试宝1台、TDP3台、呼吸复苏囊1个、小儿气管插管模型1个、输液泵3个。

儿科历任负责人更迭表

姓　名	性别	籍　贯	文化程度	职务	任职时间
逢明梅	女	山东省高密市	本科	主任	2011.11—
赵永超	女	山东省高密市	本科	副主任	2016.05—

2016年底儿科工作人员登记表

姓 名	性别	出生年月	籍 贯	毕业时间及院校	现任专业技术职务	从事专业
逄明梅	女	1963.06	山东省高密市	1989.10 山东中医药大学	副主任医师	医疗
赵永超	女	1983.11	山东省高密市	2008.07 滨州医学院	主治医师	医疗
杨廷敏	男	1978.10	山东省高密市	2000.07 山东医专	主治医师	医疗
杜 晓	女	1982.06	山东省高密市	2006.07 潍坊医学院	主治医师	医疗
韩 涛	男	1988.01	山东省淄博市	2013.07 山东中医药大学	主治中医师	医疗
邱秀丽	女	1977.11	山东省高密市	2000.07 潍坊医学院	住院医师	医疗
赵 雪	女	1986.05	山东省高密市	2009.07 山东中医药高等专科学校	住院医师	医疗
赵雪飞	男	1987.05	山东省高密市	2014.01 山东中医药大学	住院医师	医疗
张玉洁	女	1987.01	山东省潍坊市	2015.07 山东中医药大学	住院医师	医疗
王友兰	女	1970.03	山东省高密市	潍坊医学院	主管护师	护理
王 兰	女	1977.11	山东省高密市	1999.07 潍坊医学院	主管护师	护理
张兆玉	女	1981.11	山东省高密市	2013.01 泰山医学院	护师	护理
尹 洁	女	1987.08	山东省高密市	2008.07 天津医学高等专科学校	护师	护理
刘 柳	女	1987.11	山东省高密市	2010.07 山东医学高等专科学校	护师	护理
赵 倩	女	1989.11	山东省高密市	2007.07 山东医学高等专科学校	护师	护理
孙兆敏	女	1989.05	山东省高密市	2011.07 山东协和学院	护师	护理
荆尧尧	女	1989.12	山东省高密市	2011.07 淄博科技职业学院	护师	护理
刘建彩	女	1990.04	山东省高密市	2011.07 山东医专	护师	护理
李 雪	女	1989.03	山东省高密市	2011.07 益都卫校	护士	护理

第十九节　重症医学科

科室沿革

医院重症医学科成立于2013年1月,科室成立之初由急诊科主任刘杰兼任科室任主任,张缙任副主任并主持工作,张秀珍任护士长。全科配备专职医护人员20人,设病床床位9张,实行封闭式管理模式,对危重患者实行24小时的连续、动态和全方位监测和治疗。

重症医学科的前身是成立于2008年3月重症监护室,重症监护室只有固定护理人员,没有固定科室大夫,实行开放式管理模式,各科的危重病人转入后由各科大夫自行管理。当时有8名护士,张秀珍任护士长。

2016年12月,张缙调出,张泽金任副主任并主持工作。

至2016年底,重症医学科共有医护人员23人,其中副主任医师1人,主治医师3人,住院医师1人,主管护师1人,护师8人,护士9人。

工作业务开展

重症监护室自2008年3月成立以来,即承担着医院内危重患者的抢救工作。重症医学科自2013年1月正式建科,配备专职的ICU医生和护理人员后,科室危重患者的救治水平和业务能力有了大幅度的提升。对严重创伤或大手术后需监测治疗者;各类休克;急性循环功能衰竭;急性呼吸窘迫综合征(ARDS)等急性呼吸衰竭;严重败血症及感染性休克;多器官功能障碍者;严重水、电解质和酸碱平衡或其他代谢紊乱者;心肺脑复苏患者;脑血管意外患者;各类意外伤害者(服毒、溺水、电击伤或自缢等);产科危重症等诊断、抢救、治疗、护理工作,达到国内同级医院的先进水平。

重症监护室成立后,科室主要开展的医疗项目有以下几个。1. 心肺脑复苏术。2. 电复律、电击除颤技术。3. 人工气道建立与管理技术。4. 血流动力学检测技术。5. 深静脉穿刺置管术。6. 胸、腹腔穿刺引流术。7. 机械通气技术。8. 床旁血滤、血液灌流技术。9. 危重患者的肠内与肠外营养支持治疗技术。10. 感染相关的预防、诊断与治疗技术。11. 纤维支气管镜的应用等。多项先进技术为危重患者的诊疗救治提供了有力的支撑。科室尤其在救治各类休克、ARDS的机械通气、危重患者的多器官功能支持、严重感染的抗生素治疗、危重患者的营养支持及心肺脑复苏等方面颇有成就。科室人员的专业素质与业务能力亦有了大幅提升,曾荣获国家级发明专利2项。重症医学科已成为集医疗、教学、护理于一体的医院重点专业科室。

重症医学科自建立后,医院首先为科室配置了多参数呼吸机7台、血滤机1台、血液灌流机1台、心脏除颤器1台、心电监护仪10台、血气分析仪1台、心电图机1台、空气消毒机3台、振动排痰仪1

台、降温毯2台、空气波治疗仪1台、负压吸引器数台、微量泵数台、输液泵数台等医疗仪器,先进的医疗设备大大提高了科室的诊疗救治水平。

重症医学科在诊疗救治工作中,注重建立健全并严格执行各项规章制度、岗位职责、诊疗规范与技术操作规程,保证医疗质量及医疗安全。建立重症医学科工作制度;收住患者病情评估制度;工作人员入室管理制度;患者管理制度;交接班制度;抢救工作制度;医嘱制度;知情同意书制度;患者转科(院)制度;抢救过程中执行口头医嘱制度;探视、陪伴制度;病历管理制度;医师培训制度;医疗、

护理文书记录与保管制度;卫生管理制度;感染管理制度;多重耐药菌感染管理制度;预防重点部位医院感染制度;一次性医用消耗品管理制度;消毒隔离制度等。科室提出了"知而行,ICU让病人更安全"的奋斗目标和"团结、好学、严谨、活泼"的科室文化。护理团队2013年被评为高密市"巾帼文明岗"。2015年、2016年重症医学科又被医院评为"先进科室"荣誉称号。科室医护人员以高尚的医德品质、精湛的医疗技术、一流的服务意识、高精的医疗设备为广大的危重患者提供最优质的服务。

重症医学科历任负责人更迭表

姓　名	性别	籍　贯	文化程度	职务	任职时间
刘　杰	男	山东省高密市	本科	主任	2013.01—
张　缙	男	山东省高密市	本科	副主任	2013.01—2016.12
张泽金	男	山东省高密市	硕士	副主任	2016.12—

2016年底重症医学科工作人员登记表

姓　名	性别	出生年月	籍　贯	毕业时间及院校	现任专业技术职务	从事专业
刘　杰	男	1968.02	山东省高密市	1990.07 菏泽医学专科学校	副主任医师	医疗
张泽金	男	1976.04	山东省高密市	2009.07 山东中医药大学	主治中医师	医疗
魏　华	男	1984.04	山东省高密市	2007.07 山东中医药大学	主治中医师	医疗
褚　兵	男	1983.11	山东省高密市	2008.07 潍坊医学院	主治医师	医疗
郭美云	女	1983.06	山东省高密市	2007.07 北京中医药大学	主治中医师	医疗

续表(一)

姓　名	性别	出生年月	籍　贯	毕业时间及院校	现任专业技术职务	从事专业
牟晓玲	女	1985.06	山东省高密市	2014.07 吉林大学	护师	护理
禚翠华	女	1983.11	山东省高密市	2014.07 吉林大学	护师	护理
齐红红	女	1980.09	山东省高密市	2010.01 潍坊医学院	护师	护理
范艳萍	女	1984.06	山东省高密市	2016.01 潍坊医学院	护师	护理
周世红	女	1988.11	山东省莒县	2017.07 吉林大学	护师	护理
宋艳霞	女	1987.01	山东省高密市	2015.07 吉林大学	护师	护理
庞楠楠	女	1988.08	山东省高密市	2015.07 吉林大学	护师	护理
孙秀梅	女	1987.01	山东省高密市	2008.07 山东协和职业学院	护师	护理
董雪	女	1987.09	山东省高密市	2014.07 吉林大学	护师	护理
魏丽倩	女	1984.08	山东省高密市	2016.01 吉林大学	护士	护理
陈春丽	女	1988.10	山东省潍坊市	2012.07 山东协和学院	护师	护理
兰慧霞	女	1989.11	山东省高密市	2016.01 滨州医学院	护师	护理
李娟	女	1990.11	山东省高密市	2013.07 淄博职业学院	护士	护理
迟金妮	女	1989.11	山东省高密市	2015.07 德州医学院	护士	护理
于舒洋	女	1993.02	山东省高密市	2015.07 山东医学高等专科学校	护士	护理
闫桂姣	女	1991.01	山东省高密市	2015.01 泰山医学院	护士	护理
张秀珍	女	1974.09	山东省高密市	2015.05 德州学院	主管护师	护理
张丽媛	女	1990.01	山东省高密市	2014.07 吉林大学	护士	护理

第二十节　针灸科

科室沿革

医院针灸科亦称针灸推拿科、理疗科,1987年医院开诊时即设立,是医院设立最早的科室之一。科室初设时由王瑞华负责。

1989年5月,王瑞华为理疗科负责人。

1992年2月,理疗科改称针灸科,隋清敏任科室副主任。同年,张燕伟从山东中医学院针灸系针灸专业毕业后分配到医院针灸科工作。

1993年1月,隋清敏调出针灸科到院外门诊部工作。

1997年3月,张燕伟任科室副主任,同年,禚秀梅从山东中医学校针灸系针灸专业毕业后进入针灸科工作。

1999年10月,林月荣从山东中医药大学针推学院针灸专业毕业后进入针灸科工作。

2000年2月,张燕伟任针灸科科主任。

2003年,王素桂任副主任,科室引进"卒中单元"模式收治中风病人,同时收治颈肩腰腿痛病人,开始设置病房,张淑芬任科室护士长。

2009年6月,医院重新设立针灸科病房,尹红花任科室护士长。

2013年9月,禚秀梅接任针灸科主任。

2014年2月,林月荣任科室副主任,衣金蕾任科室护士长。3月,医院针灸科由医院东院区搬迁至西院区。

2016年,张洪娟任科室副主任。

到2016年底,医院针灸科共有医护人员19人,其中主治中医师3人,推拿医师10人,主管护师3人,护师3人。

工作业务开展

医院自1987年8月建院开诊就设立了针灸、推拿诊疗专业,期初仅限于门诊治疗,主要以腰腿痛等病人为主。1998年,科室成立后,随着医疗技术的不断提高和医疗业务的发展,科室在收治治疗颈肩腰腿痛等常见慢性病人的基础上,开始收治中风后遗症、脑梗塞、周围神经病变及小儿推拿等多种病患者。

科室成立后,为推动技术水平提高和业务发展,科室以针灸、推拿医疗专业为基础,陆续引进电脑牵引床、离子导入仪、电针治疗仪、耳穴探测仪、中药熏蒸机、微波治疗仪等设备,使诊疗手段越来越多,治疗效果越来越好。并逐渐开展小儿推拿治疗小儿斜颈、腹泻等常见儿科疾病。

2001年5月,科室荣获"潍坊市青年文明号"荣誉称号。9月,禚秀梅赴天津中医药大学第一附属医院进修学习中风病的康复治疗技术。

2003年初,医院成立了以张燕伟为主任,王素桂为副主任,张淑芬为护士长的针灸科病房,引进"卒中单元"模式收治中风病病人,兼收颈肩腰腿痛病人。成员主要有林月荣、禚秀梅、杨国荣等。期间,林月荣具体负责门诊诊疗工作,禚秀梅、杨国荣主要负责病房工作。

2004年,医院将"卒中单元"模式应用到颅脑外科,期间,王素桂、禚秀梅、杨国荣、张淑芬等人因组建新的医疗科室调离针灸科。

2006年9月,林月荣与尤传坤参加"第一届潍坊市中医药技能大赛",取得第二名的优异成绩,并荣获"潍坊市针灸技术能手"及"潍坊市推拿技术能手"荣誉称号。

2009年8月,医院重新组建以张燕伟主任,尹红花护士长的针灸科病房,主要成员有林月荣、沈鹏、李大鹏、康鹏等人。新组建的针灸科病房主要收治颈肩腰腿痛病人,周围神经病变患者,兼收中风后遗症病人。科室引进"以宗四维整脊仪"、微波热疗机、中药熏蒸床、全身中药熏蒸仓等设备,配合静滴药物治疗颈肩腰腿痛等疾病,秉承"能简单不复杂,能保守不微创,能微创不手术"的临床治疗理念,尽最大努力为患者保守治疗,减少了手术带来的不便和高额医疗费用,受到患者一致好评,住院患者逐渐增多。该年,针灸科创建潍坊市第四批重点中医专科——"颈肩腰腿痛专科"。

2010年,林月荣研制中药配方"冬病夏治三伏贴"用于临床,在科室中开展了"冬病夏治三伏贴"穴位贴敷治疗支气管炎、哮喘、过敏性鼻炎、咽炎、体虚感冒等呼吸系统疾病医疗技术,当年贴敷病人近百人,受到良好的医疗效果。

2011年,医院内分泌科病房合并至针灸科病房,开创了同一病区、不同专业共用护理单元的新的护理模式。在该年农历冬至时节,科室开展了"冬病冬治三九贴"穴位贴敷治疗支气管炎、哮喘、过敏性鼻炎、咽炎、体虚感冒等呼吸系统疾病的医疗活动,使前来就医和住院的病人数量稳步增加,收到了良好的社会效益和经济效益。

2013年4月,科主任张燕伟赴瑞士研修,禚秀梅接任针灸科主任,衣金蕾接任护士长。科室成立了多个治疗小组,每个治疗小组由一名主管医师,三到五名推拿师和一名护士组成,护士在治疗小组承担本组所有病人基础护理的基础上,还引进开展了拔罐、刮痧、艾灸、中药外敷、中药熏蒸等中医适宜技术。该年,针灸科顺利通过"全国中医院二甲复审"验收及潍坊市重点专科"颈肩腰腿痛专科"复审验收,并荣获本年度"潍坊市敬老文明号"荣誉称号。

2014年3月,因医院扩建,针灸科整体从东院区搬迁至西院区。科室搬迁到西院区后,随着医疗工作环境的改善和医疗设备的增加,科室的技术水平有了较大提高,业务量稳步增加。在开展业务方面,一是开展了中药外敷治疗颈肩腰腿痛,通过中药透皮技术,将中药粉末调制后外敷于患处,达到活血化瘀,通络止痛的效果,吸引了大批患者前来就医;二是大力推广了小儿推拿疗法,使前来科室接受小儿推拿治疗疾病的患儿越来越多;三是创建了康复中心微信平台,发布的保健康复知识和信息在社会上引起了良好反响,提高了康复中心的社会知名度;四是医院以针灸科为依托,成立了"高密市中医院石学敏院士工作站"及"全国针灸临床研究中心高密分中心",高密市中医院石学敏院士工作站是山东省第47个院士工作站,高密市首个中医院士工作站。中医院士工作站建立后,通过与石学敏院士及其团队进行更深层次的学术、技术交流合作,加快高密市针灸人才梯队建设,将高密市中医院医学康复中心建设成为技术过硬、中医特色突出、教学及科研能力强的中医针灸临床、教学及科研中心,并进一步推动全市针灸推拿医疗、科研及教学事业的发展。

2016年,科室引进了深层肌肉刺激仪、全身艾灸床等医疗设备,在原来开展背部隔姜长蛇灸基础上,新开展了多种灸法。此外,科室在医疗过程中,还研制发明了隔物灸的器具,使腹部隔姜灸法及膝关节隔姜灸法更加安全方便。开展运用推拿针灸理疗等方法,锻炼盆底肌肉,修复产后体型,治疗产后腰背部劳损以及产后乳汁不通。该年,科室为前来使用"冬病夏治三伏贴"穴位贴敷服务人数超过1000人,收到良好的效益。

针灸科自建立以来,由刚开始的一个单一的门诊科室,发展到集门诊、病房于一体的综合性科室,是高密市唯一一家具有中医特色的集预防、保健、治疗于一体的临床科室,是潍坊市级重点中医专科。科室主要开展了如下医疗项目和技术:针刺、成人推拿、小儿推拿、多种灸法(艾灸、铺灸、督灸、隔物灸)、牵引、拔罐、点穴、刮痧、火疗、蜡疗、中药熏蒸、中药外敷外治、耳穴压豆、放血疗法、微波疗法、磁热疗法、穴位贴敷、产后催乳、"三伏贴""三九贴"、小针刀微创术等。主要治疗颈椎病、肩周炎、胸背部筋膜炎、腰椎间盘突出症、急(慢)性腰扭伤、腰肌劳损、膝关节骨性关节炎、风湿(类风湿)性关节炎、强直性脊柱炎、腱鞘炎、网球肘、面瘫、面肌痉挛、耳鸣、中风后遗症、胃肠功能紊乱,以及产后乳汁不通等疾病;"三伏贴""三九贴"治疗呼吸系统疾病以及小儿斜颈、腹泻、抽动症、感冒发热、体虚等儿科疾病。科室配备有TDP神灯、电针治疗仪、电脑牵引床、红光治疗仪、中频治疗仪、中药熏蒸床(含全身熏蒸仓)、微波热疗机、深部热疗机、深层肌肉刺激仪、全身艾灸床、全自动蜡疗仪、白细胞提升治疗仪等设备。

在工作中,认真贯彻学习山东省卫生厅关于开展"两好一满意"的指示精神,树立正确的服务意识、质量意识和创新意识,切实突出维护群众利益这一主题,牢固树立"让每一位患者满意走出中医院"的服务理念,全心全意为病人服务。重视日常管理和医疗质量控制管理。制定了各项规章制度及奖惩措施并严格考核;严抓医疗质量与病历书写质量,严格执行医院的各项医疗核心制度及各种操作规范,严格落实"科主任—主管医师—分管医师"三级医师负责制,完善落实三级医师查房制度。科内工作人员分工明确,各司其职,各负其责,保证各项医疗服务工作的顺利开展。科室员工每周集中学习一次,培训急诊急救知识并进行实践操作,或者学习科室常见病的基础理论知识。加大科室对外宣传,每年结合科室实际,利用业余时间去凤凰公园、文体广场、南湖植物园等公共场所义诊宣传,深入广泛宣传保健康复中心整体功能、医疗范围、专科专病、大型医疗设备以及开展的新项目、新业务等,提高了保健康复中心专科专病专治的知名度,推动了本科业务的持续发展。

针灸推拿科历任负责人更迭表

姓　名	性别	籍　贯	文化程度	职务	任职时间
王瑞华	女	山东省高密市	大专	负责人	1989.05—1992.02
隋清敏	男	山东省高密市	中专	副主任	1992.02—1993.01
张燕伟	男	山东省济宁市	大学	副主任	1997.03—2002.02
				主任	2002.02—2013.09
禚秀梅	女	山东省高密市	大学	主任	2013.09—2016.12
林月荣	男	山东省高密市	大学	副主任	2014.02—2016.16
张洪娟	女	山东省高密市	大学	副主任	2016.05—2016.12

2016年底针灸科医疗人员登记表

姓　名	性别	出生年月	籍　贯	毕业时间及院校	现任专业技术职务	从事专业
禚秀梅	女	1978.10	山东省高密市	1997.07 山东中医药大学	主治中医师	医疗
林月荣	男	1976.10	山东省高密市	1999.07 山东中医药大学	主治中医师	医疗
张洪娟	女	1976.12	山东省高密市	1997.07 山东中医药学校	主治中医师	医疗
沈　鹏	男	1985.09	山东省高密市	2004.07 随州卫校		医疗
李大鹏	男	1985.06	山东省高密市	2006.07 曲阜中医药学校		医疗
康　鹏	男	1986.07	山东省高密市	2006.07 枣庄煤炭学校		医疗

续表(一)

姓　名	性别	出生年月	籍　贯	毕业时间及院校	现任专业技术职务	从事专业
张守刚	男	1988.05	山东省高密市	2011.07 山东力明技术学院		医疗
尤传坤	男	1983.12	山东省高密市	2006.07 北京中医药大学		医疗
亓呈鹏	男	1990.12	山东省高密市	2013.07 山东中医药高等专科学校		医疗
曹志远	男	1991.12	山东省高密市	20013.07 山东中医药高等专科学校		医疗
王彦召	男	1990.01	山东省高密市	2012.07 山东中医药高等专科学校		医疗
聂　琦	男	1988.01	山东省高密市	2011.07 承德医学院		医疗
王　倩	女	1994.10	山东省高密市	2016.07 山东中医药高等专科学校		医疗
李新凤	女	1983.10	山东省高密市	2008.09 济宁医学院	护师	护理
刘晓玲	女	1972.10	山东省高密市	1992.07 益都卫校	主管护师	护理
孙桂芹	女	1976.09	山东省高密市	1995.07 益都卫校	主管护师	护理
陆春荣	女	1970.07	山东省高密市	1991.07 青岛医学院附属医院护校	主管护师	护理
苗椿荣	女	1989.12	山东省高密市	2010.07 青岛卫校	护师	护理
董绪存	女	1983.10	山东省单县	2008.08 菏泽卫校	护师	护理

第二十一节　康复科

科室沿革

医院康复科(亦称中风病康复中心)与内三科(亦称中风科)在2009年4月同时成立,康复中心的医疗业务隶属内三科,未单独建制。医务科主任李宗江兼任内三科主任,王素桂、李希德、禚秀梅任业务主任,王秀娟任副护士长,主持护理工作。

2010年4月,李永刚任内三科副主任,主持工作,禚秀梅任科室副主任,王素桂任业务主任,王秀娟任护士长。

2011年4月,李永刚任内三科主任,禚秀梅任科室副主任并兼任康复科(中风病康复中心)主任。

2014年2月,张晓梅、李秀梅任康复科副主任,衣金蕾任护士长。3月,康复科自东院区搬迁至高密市西院区,在业务管理上与内三科相对独立,内三科由此分为中风一区和中风二区(康复中心)两大病区,其西院区称为中风二区。

到2016年底,康复科共有医护人员37人,其中主治医师6人,主管护师3人,护师6人,护士5人,成人康复治疗师9人,儿童康复治疗师8人。

工作业务开展

康复科的前身为成立于2004年的康复小组。2003年,针灸科张燕伟主任在针灸科引进了"卒中单元"模式收治中风病人,同时收治颈肩腰腿痛病人。2004年,医院对科室医疗业务进行调整,将"卒中单元"模式应用到颅脑外科,王素桂、禚秀梅、杨国荣、张淑芬等调离针灸科,与颅脑外科共同组建中风科,并在中风科组建康复小组,康复小组由禚秀梅、李春玲、董恒三人组成,从事脑血管病人的康复治疗工作。主要开展针刺、穴位注射、一对一徒手功能锻炼等康复项目。

2006年9月,因为颅脑外科发展迅速,神经内科从中风科中分出,颅脑外科和康复小组还是按照"卒中单元"模式继续发展,康复小组人员由禚秀梅、柳海燕、孙彩虹三人组成。

2009年4月,医院成立内三科(中风科)及中风病康复中心正式成立。内三科成立后,大力开展各种康复医疗项目和不断引进新技术、新疗法,取得了良好效果。该年,内三科顺利通过国家级农村医疗机构中医特色专科(专病)建设项目评审。

为推动科室的医疗水平不断提高,内三科十分重视拓展院外专家资源,与周边各大上级医院相关科室及专家建立了良好业务关系。2009年,聘请潍坊市中医院王法德主任,主任医师,教授,全国名医,中风脑病学科带头人每周六来医院中风科坐诊、查房、讲课,为无数患者解除病痛折磨。各地患者慕名而来,极大地提高了医院中风科的诊治水平和知名度。

从2009年起,科室在高密市率先开展脑卒中急性期"醒脑开窍"针刺法,开展专业项目如下。1.神经系统疾病与损伤:"醒脑开窍针刺法"和康复技术有机结合,治疗脑梗塞、脑出血、脑外伤手术后、缺血缺氧性脑病、植物状态、周围神经损伤、脊髓损伤截瘫和四肢瘫等。2.承担0—9岁残疾儿童的抢救性康复治疗。包括儿童脑瘫、孤独症、自闭症、智障等。每年在本机构康复治疗满9个月,给予2000元生活补贴。3.肌肉、骨关节疾患与损伤:骨折术后、人工关节置换术后、肌肉软组织损伤等。4.老年康复:具有明确功能障碍的老人。5.产后康复：针刺配合手法催乳，盆底刺激疗法，中医熏蒸疗法，中、高频电疗法，蜡疗，产后心理疏导等。产后康复通常围绕产后子宫康复、盆底康复、产科催乳、产后发汗、产后疼痛、产后身体塑形、产后腰背疲劳恢复、产后痔疮理疗等。

康复中心配备专用成人康复训练床、电动直立床、作业训练平台、电子脉冲针灸仪、助行器、保持偏瘫肢体正常功能状态的辅助器材及各种手功能训练器械、走步机、中频治疗仪、全自动蜡疗仪、生物反馈治疗仪及吞咽障碍治疗仪、微波治疗仪、智能上下肢康复器，以及儿童液压踏步器、坐姿矫正椅、股四头肌训练椅、髋、膝、踝关节训练器、儿童水疗机、站立架、梯背椅、儿童训练用阶梯、训练滑梯、巴氏球、平衡板、四肢联动、平衡评定训练系统、智能运动康复机、康复训练十件套等康复器械及感统训练室等。

科室在临床工作中，重视并积极开展规范化医疗活动，中西医并重，中西医共进，抓医疗文件书写，从病历抓起，以卫生厅病历书写手册为准则，制定并规范了病历书写模板，能够在一份病历中体现临床路径、优势病种、感染管理、危急值管理、抗生素应用、会诊制度等多项标准规范，内容翔实准确。重视路径管理，抓危重病人抢救及疑难病人诊断治疗，加强环节质量管理，首诊医生负责制，主管医师负责制，责任划分明确，既有分工又有协作，坚持每日三次查房制度，二线医生对每日危重病人心中有数，新入院病人一一过目，消除潜在隐患，严格各种操作制度及会诊制度，加强与患者沟通，签写好每一份知情同意书及特殊检查、治疗协议书，质控小组每月或每季度对医疗质量进行检查反馈，并作处罚、奖励。

2013年9月，康复科儿童康复中心被确定为"山东省贫困脑瘫儿童抢救性康复项目"执行机构。

2015年3月，康复科儿童康复中心成功竞标"高密市残疾人联合会购买智力残疾儿童康复服务项目"，位居榜首。

2016年1月，康复科儿童康复中心成功竞标"高密市残疾人事业专项彩票公益金贫困智力残疾儿童康复救助项目"，位居榜首。

2016年3月，康复中心团队被高密市卫生计生系统授予"巾帼文明岗"荣誉称号。

康复科历任负责人更迭表

姓　名	性别	籍　贯	文化程度	职务	任职时间
禚秀梅	女	山东省高密市	本科	主任	2014.03—2016.12
张晓梅	女	山东省高密市	本科	副主任	2014.02—2016.12
李秀梅	女	山东省高密市	本科	副主任	2014.02—2016.12

2016年底康复科医疗人员登记表

姓 名	性别	出生年月	籍 贯	毕业时间及院校	现任专业技术职务	从事专业
禚秀梅	女	1978.10	山东省高密市	2007.01 山东中医药大学	主治中医师	医疗
张晓梅	女	1984.05	山东省高密市	2009.07 河南中医学院	主治中医师	医疗
李秀梅	女	1982.01	山东省高密市	2007.07 华北煤炭医学院	主治中医师	医疗
王剑文	男	1977.12	山东省高密市	2005.07 潍坊医学院	主治中医师	医疗
姜 蕾	男	1985.01	山东省高密市	2012.07 山东中医药大学	主治中医师	医疗
孙彩虹	女	1985.07	山东省高密市	2012.07 山东中医药大学	主治中医师	医疗
柳海燕	女	1985.08	山东省高密市	2007.07 潍坊医学院		医疗
张 坤	男	1986.06	山东省高密市	2008.07 山东中医药大学		医疗
于治河	男	1987.05	山东省高密市	2011.07 山东中医药高等专科学校		医疗
赵 群	女	1988.08	山东省高密市	2012.07 山东医学高等专科学校		医疗
单晓婷	女	1988.12	山东省高密市	2011.07 山东中医药大学		医疗
于子洋	女	1994.10	山东省高密市	2015.07 山东中医药高等专科学校		医疗
李永琪	女	1990.10	山东省高密市	2012.07 淄博职业技术学院		医疗
李 琳	女	1990.01	山东省高密市	2011.07 山东中医药高等专科学校		医疗
王成吉	男	1988.02	山东省高密市	2012.07 菏泽医学高等专科学校		医疗
邱国婷	女	1991.09	山东省高密市	2014.07 山东中医药高等专科学校		医疗
秦晓燕	女	1987.05	山东省高密市	2009.07 山东中医药高等专科学校		医疗
柴爱萍	女	1986.11	山东省高密市	2007.07 潍坊医学院		医疗
郑舒文	女	1992.08	山东省高密市	2014.07 山东中医药高等专科学校		医疗

续表（一）

姓　名	性别	出生年月	籍　贯	毕业时间及院校	现任专业技术职务	从事专业
孟雯雯	女	1990.12	山东省高密市	2015.07 泰山医学院		医疗
宋业红	女	1992.01	山东省平度市	2015.07 山东中医药高等专科学校		医疗
赵殿君	男	1992.10	山东省高密市	2014.07 山东中医药高等专科学校		医疗
闫玉琦	女	1991.11	山东省高密市	2014.07 山东中医药高等专科学校		医疗
衣金蕾	女	1972.06	山东省高密市	1992.07 益都卫校		护理
陆春荣	女	1970.07	山东省高密市	1991.07 青岛医学院附属医院护校		护理
刘晓玲	女	1972.10	山东省高密市	1992.07 益都卫校		护理
孙桂芹	女	1976.09	山东省高密市	1996.07 潍坊卫校		护理
李新凤	女	1983.10	山东省高密市	2008.07 济宁医学院		医疗
钟小玲	女	1985.09	山东省高密市	2007.07 山东现代职业学院		护理
林晓燕	女	1983.01	山东省高密市	2003.07 青岛第二卫生学校		护理
李　娜	女	1982.08	山东省高密市	2003.07 湖北省中医药高等专科学校		护理
王明凤	女	1988.07	山东省滨州市	2016.01 潍坊护理职业学院		护理
李佳慧	女	1992.03	山东省高密市	2012.07 山东医学高专		医疗
董绪存	女	1983.10	山东省平度市	2004.07 菏泽卫校		护理
苗椿荣	女	1989.12	山东省高密市	2008.07 青岛卫校		护理
王姝慧	女	1991.05	山东省高密市	2013.07 中医药高专		医疗
杜　雪	女	1989.12	山东省高密市	2012.07 中医药高专		医疗

第二十二节　麻醉科

科室沿革

2008年9月,麻醉科从手术室分出成为独立的临床科室,郭振宝任麻醉科主任,高益世任副主任。此前麻醉工作业务隶属手术室。

2010年1月,医院成立麻醉恢复室,隶属于麻醉科管理。

2012年12月,孙建萍任麻醉科副护士长,主持工作。

2015年,郭振宝调任疼痛科主任,副主任高益世主持麻醉科工作。

至2016年底,麻醉科共有医护人员13人,其中,麻醉专业医师8人,护理专业人员5人。

工作业务开展

2008年以来,科室加强医疗技术培训,外出参加各种学术交流,提高了全科医疗技术水平。加强术中监护,开展有创血流动力学监测等,不断增加新设备,提高手术安全度。

2008年,科室开展了深静脉穿刺置管技术。

2010年,成立麻醉恢复室,开创了高密市麻醉之先河,为手术后病人提供了全面的安全保障。

2011年,科室开始开展实行单肺通气全麻技术,喉罩全麻提高了手术病人的舒适度。

2012年,科室完成嗜铬细胞瘤的手术麻醉,开展麻醉深度监测控制性降压等。

2013年1月,麻醉恢复室由原来的三人充实到五人,内部采用一老带一新的工作模式,提高了术后病人的安全性。

2013年,科室引进困难气管插管可视喉镜,提高了困难气管插管病人的插管成功率,并将其应用于临床教学。

2014年,科室引进开展了无痛胃肠镜技术。

2016年,科室开展了小儿气管插管全麻,并引进了电子支气管镜,进一步解决了张口受限病人的插管问题及双腔管的准确定位。

科室建立健全了各种规章制度,如麻醉科工作制度,疑难病例,讨论制度,业务学习制度,药品管理制度等。

一、麻醉医师资格分级授权原则上按职称和业务能力划分,麻醉医师资格分级授权分为四级。

二、相应资质麻醉医师应于术前一日访视病人,做好相应麻醉前准备工作。

三、凡属于高风险、疑难择期手术实施麻醉前,都须认真讨论和周密准备,必要时要请有关人员参加。

四、麻醉前麻醉医师应就麻醉方式、术前注意事项和可能发生的并发症以及其他可选择的麻醉方式向病人或家属作详细交待,取得患者或家属理解,并签署麻醉同意书。

五、手术安全核查是由具有执业资

质的手术医师、麻醉医师和手术室护士三方,分别在麻醉实施前、手术开始前和患者离开手术室前,共同对患者身份和手术部位等内容进行核查的工作。

六、麻醉者在麻醉期间要坚守岗位,密切观察,认真记录。如有异常情况,及时与术者联系,共同研究,妥善处理。对实习、进修人员,要严格要求,具体指导。

七、手术完毕,麻醉终止,麻醉者要把麻醉记录单各项填写清楚。病员去向实施分流,并向交接人员交代注意事项。

八、对于麻醉后病人在24小时内,对病人进行详细检查,将有关情况写入麻醉记录单。遇有并发症,应协同处理,严重并发症向上级汇报。有特殊情况者,需随访48小时。

科室自建立以来先后引进购置了多种医疗仪器和设备,其中,进口麻醉机3台,国产麻醉机2台,多功能监护仪10台,麻醉回路消毒机1台,暖风机1台,血气分析仪1台,可视喉镜1台,电子支气管镜1台,为临床手术科室提供强有力保障。

麻醉科历任负责人更迭表

姓　名	性别	籍　贯	文化程度	职务	任职时间
郭振宝	男	山东省高密市	专科	主任	2000.09—2015.04
高益世	男	山东省高密市	本科	副主任	2000.09—

2016年底麻醉科工作人员登记表

姓　名	性别	出生年月	籍　贯	毕业时间及院校	现任专业技术职务	从事专业
高益世	男	1977.04	山东省高密市	2000.07 潍坊医学院	主治医师	麻醉
郭金涛	男	1980.11	山东省平度市	2004.07 潍坊医学院	主治医师	麻醉
鹿汝丽	女	1982.01	山东省诸城市	2005.07 潍坊医学院	主治医师	麻醉
王秀梅	女	1982.02	山东省高密市	2007.07 潍坊医学院	主治医师	麻醉
朱　蕾	女	1983.02	山东省高密市	2008.07 潍坊医学院	主治医师	麻醉
张效娟	女	1987.04	山东省平度市	2013.07 潍坊医学院	住院医师	麻醉

续表（一）

姓　名	性别	出生年月	籍　贯	毕业时间及院校	现任专业技术职务	从事专业
孙建萍	女	1971.02	山东省高密市	1990.07 山东中医药学校	主管护师	护理
陈桂霞	女	1971.12	山东省高密市	1990.07 潍坊市卫生学校	主管护师	护理
蒋　霞	女	1978.03	山东省高密市	1997.07 益都卫校	护师	护理
张翠娟	女	1986.12	山东省高密市	2007.07 万杰医学专科学校	护师	护理
李　坤	女	1988.10	山东省高密市	2009.01 益都卫校	护士	护理
禚晓丽	女	1989.10	山东省高密市	2015.07 潍坊医学院	住院医师	麻醉
杨晓菲	女	1991.01	山东省高密市	2015.07 潍坊医学院	住院医师	麻醉

第二十三节　手术室

科室沿革

中医院手术室始建于1992年，手术室初建时隶属于外科，由外科统一管理，手术室除有2名固定麻醉师外，手术洗手、巡回护士由病房护士临时调任。

1995年，手术室在外科中相对独立，由郭振宝负责手术室工作，李海霞负责手术室护理工作。至此手术室开始配备专职护士，手术室工作开始逐渐步入专业规范化管理轨道。

1997年3月，郭振宝任手术室副主任。

2000年2月，手术室从外科分出，成为独立科室，李娟任手术室护士长，5月，郭振宝担任手术室科主任。手术室独立时有2个手术间，3名麻醉师，4名专职护士，承担着医院所有外科手术的配合工作。

2008年，医院新大楼竣工，新手术室正式投入使用。9月，麻醉科从手术室析出，成为独立的临床科室。李娟任手术室护士长，主持日常工作，李海霞任副护士长。

2013年9月，李娟调任护理部主任，李海霞负责手术室工作。

至2016年底，手术室共护理人员16名，其中主管护师2名，护师9名，护士5名。

工作业务开展

1992年3月，由外科主任张伟华主

持并成功开展了建院以来第一台手术——甲状腺部分切除术。

2002年5月,科室引进纤维胆道镜,开展了经纤维胆道镜肝内外胆管取石术。

2005年9月,引进了OLYMPUS摄像系统、等离子电切刀,半岛地区首台钬激光碎石机,并在本地区率先开展了泌尿系结石碎石取石术、前列腺等离子电切术、膀胱肿瘤电切术。

2007年5月,引进气压弹道碎石机,在高密市率先开展了经皮肾镜气压弹道碎石取石术。

2007年6月,引进WOLF气腹机、腹腔镜器械,开展了高密市首例腹腔镜胆囊切除术、腹腔镜阑尾切除术。

2007年9月,引进宫腔镜,开展了高密市首例宫腔镜检查术、腹腔镜卵巢囊肿剥除术及腔镜下宫外孕的各类手术。

2009年2月,科室成功开展了高密市第一例胰体尾+脾切除术。

2009年6月,科室引进史塞克关节镜系统,成功开展了关节镜下膝关节清理及游离体摘除术。

2011年,科室引进德国蔡司手术显微镜及手术录像系统,成功开展了颅内动脉瘤夹闭术。

2011年2月,科室成功开展了高密市首例完全腹腔镜联合胆道镜、超声碎石清石系统治疗胆囊结石、肝内外胆管结石手术。

2011年5月,科室成功开展高密市首例腹腔镜子宫次全切除术及腹腔镜子宫全切术。

2012年,科室引进椎间孔镜系统,在高密市率先开展了椎间孔镜下髓核摘除术。

2012年8月,科室开展高密市第一例腹腔镜十二指肠球部溃疡穿孔修补术。

2012年9月,科室开展高密市第一例腹腔镜胃癌根治术。

2014年6月,科室开展潍坊市第一例腔镜甲状腺部分切除术。

2016年,科室引进科医人大功率钬激光及OLYMPUS输尿管软镜,在高密市率先开展了软镜下输尿管结石碎石术。

至2016年12月,医院外科系统已成功独立开展了甲状腺癌根治、乳腺癌根治、联合门静脉部分切除的胰十二指肠切除术、腹腔镜肝叶切除术、腔镜下甲状腺肿瘤切除术、腔镜下胃癌根治术、腔镜下直肠癌根治术、腹腔镜下保胆取石术、腹腔镜下前列腺癌根治术及腔镜下肾脏、输尿管的各类手术,各种骨折及髋、膝关节置换手术,脊柱微创手术,颅内肿瘤切除术、小脑扁桃体切除术、颅内动脉瘤夹闭术、腹腔镜下子宫内膜癌根治术等各类大型手术若干例,部分技术填补了高密市该领域空白。

2016年6月,新改建手术室启用。改建后的手术室共有8间手术间,其中百级净化手术间1间,千级净化手术间2间,万级净化手术间4间,正负压切换手术间1间,配备了台湾美迪兰多功能手术床,并对多种设备进行升级与更新。

手术室自成立以来先后引进购置的大型设备有:进口C型臂X光机、OLYMPUS高流量气腹机及S190高清摄像平台、腹腔镜、史塞克关节镜、史塞克小骨动力系统、蔡司手术显微镜、美国强生超声刀、进口蛇牌高频手术电刀、OLYMPUS等离子电切刀、德国EMS超声碎石清石机、科医人大功率钬激光、腔内碎石机等。同时还配有OLYMPUS输尿管软镜、十二指肠镜、纤维胆道镜、宫腔镜、膀胱镜、电切镜、硬性输尿管镜、经皮肾镜等各种腔镜,为各类手术的顺利开展提供了有力的保障。

自2005年医院引进OLYMPUS腹腔镜、等离子电切刀、电切镜、膀胱镜等设备后,微创外科发展迅速。先后开展了泌尿结石、肝胆结石的微创碎石取石手术,开展了泌尿、肝胆、胃肠、妇科、脊柱等各种疾病的微创腔镜手术。尤其是自2008年新的病房大楼的启用后,手术量迅速增加,由原来的年手术量不足千台,增加到2013年的3300人次,其中微创手术占1/3。为了配合外科技术的迅速发展,手术室不断加强人才培养和梯队建设,先后派人到南京鼓楼医院、青医附院、烟台毓璜顶医院等上级医院学习各专业手术配合及器械设备的使用管理,并有3名护士先后取得了省级手术室专科护士证书。2010年,手术室配合泌尿外科开展了"山东省泌尿系结石治疗新进展学习班",现场直播演示手术11台。2012年,配合泌尿外科成功举办"中华医学会泌尿分会华东地区尿石病专题研讨会",直播演示各类微创手术8台。手术室护士在用物准备、术中配合等各环节都得到了手术专家的好评。2011年,手术室开展了手术患者的术前术后访视,并制做了《手术病人术前健康宣教》指南,以使患者更好地了解术前准备情况,以良好的心理接受手术。2012年,科室开展"舒适护理"服务品牌创建工作,取得良好成效。2013年,手术室遵照卫生部行业规范及借鉴上级医院管理办法并结合医院实际,整理编著成《手术室护士工作手册》,包括手术室质量安全管理、手术室基础护理技术、手术室电外科设备的使用等内容。手术室护士人手一册,做到人人都能熟练掌握操作,为日常工作提供了可靠依据,在医院等级评审中受到评审专家的好评。手术室在科室发展进程中,注重打造护理一支爱岗敬业、富有创新与活力、素质过硬、服务与技术俱佳的专业手术室护理团队,使科室在患者安全管理、标本管理、手术物品管理、仪器设备使用管理等方面都日趋规范与完善。

手术室历任负责人更迭表

姓　名	性别	籍　贯	文化程度	职务	任职时间
郭振宝	男	山东省高密市	大专	副主任	1997.03—2000.02
				主任	2000.02—2008.09
李　娟	女	山东省高密市	本科	护士长	2000.01—2013.09
李海霞	女	山东省高密市	本科	副护士长	2008.09—2014.02
				护士长	2014.02—
张　臻	女	山东省高密市	本科	副护士长	2016.05—
隋丽娟	女	山东省高密市	本科	副护士长	2016.05—

2016年底手术室工作人员登记表

姓　名	性别	出生年月	籍　贯	毕业时间及院校	现任专业技术职务	从事专业
李海霞	女	1975.02	山东省高密市	1994.07 益都卫校	主管护师	护理
张　臻	女	1970.01	山东省高密市	1991.07 潍坊卫校	主管护师	护理
隋丽娟	女	1981.11	山东省高密市	2002.07 潍坊卫校	护师	护理
刘意意	女	1987.04	山东省安丘市	2006.07 益都卫校	护师	护理
王晓辉	女	1986.03	山东省高密市	2005.07 益都卫校	护师	护理
张入月	女	1990.01	山东省高密市	2008.07 潍坊卫校	护师	护理
李祚兰	女	1991.12	山东省高密市	2010.07 益都卫校	护士	护理
牟晓玉	女	1989.05	山东省高密市	2010.07 淄博科技职业学院	护师	护理
冯真真	女	1988.10	山东省高密市	2010.07 山东力名科技职业学院	护师	护理
付晓燕	女	1989.03	山东省高密市	2011.07 淄博职业学院	护师	护理
王　雪	女	1989.10	山东省高密市	2010.06 英才医学院	护师	护理

续表(一)

姓 名	性别	出生年月	籍 贯	毕业时间及院校	现任专业技术职务	从事专业
周 磊	女	1989.08	山东省高密市	2011.07 益都卫校	护师	护理
刘 瑶	女	1989.05	山东省高密市	2012.07 山东医学高等专科学校	护士	护理
郝金晓	女	1989.08	山东省高密市	2011.07 万杰医学院	护士	护理
董 君	女	1992.12	山东省高密市	2015.07 泰山医学院	护士	护理
禚 艺	女	1992.11	山东省高密市	2015.07 山东中医药专科	护士	护理

第二十四节 五官科

科室沿革

市中医院五官科成立于1990年8月,科室初建时,迟丽君任科主任,业务以医治耳鼻咽喉、眼科、皮肤科常见病、多发病为主。

1997年3月,闫才刚任五官科副主任,主持工作。

2002年12月,五官科在医疗业务运营方面,采取耳鼻咽喉专业与眼科专业相对独立的办法进行运营。

2003年9月,王桂初任科室业务主任。

2005年9月,王桂初任五官科副主任,五官科设立皮肤科专业。

2006年3月,闫才刚任科室主任。

2013年9月,王桂初任五官科副主任兼眼科主任。

2016年12月,眼科从五官科析出,成立眼科独立科室。

至2016年底,五官科共有医护人员5人,其中主治医师3人,住院医师2人。

工作业务开展

五官科在1990年成立之初,只能接诊耳、鼻、咽喉及眼睛方面的一般非手术病人。

1993年5月,医院安排闫才刚到淄博市侨联医院进修学习一年,闫才刚进修回院后即在五官科开展扁桃体剥离术、鼻中隔矫正术等手术。

1997年,五官科自主研制的"清喉利咽汤、抗敏喷剂"等自制中药制剂投入生产和临床使用,这一中药制剂在治疗慢性咽炎、过敏性鼻炎等疾病方面取得良好的效果。同年,科室还开始开展扁桃体切除术、下鼻甲部分切除术、鼻中隔矫正术、鼻息肉摘除术等耳鼻喉科手术并取得成功。

2002年,医院根据皮肤病患者求诊日趋增多的实际,在五官科设立皮肤科,以满足皮肤病患者的医疗需求。

2003年,科室根据业务发展需要,引进了显微镜和液氮冷冻治疗仪,开展了皮肤真菌镜检检查项目及液氮冷冻等治疗项目。

2003年,科室根据业务发展需要,在高密市率先引进国内先进的鼻内窥镜图像处理系统、冷光源、显微镜,液氮冷冻治疗仪等医疗设备,除独立开展了皮肤真菌镜检检查项目,液氮冷冻等治疗项目外,还与淄博侨联医院合作,在高密市率先开展了"鼻内镜下鼻窦开放术、鼻内镜下鼻息肉摘除术"等微创手术,疗效显著,促进患者术后快速康复,取得了显著疗效,大大降低了鼻息肉的复发率。

2008年,科室引进了纤维喉镜及成像系统,支撑喉镜及耳科电钻及手术器械,并先后开展了"支撑喉镜下声带息肉摘除术"、"乳突根治鼓室成型"等手术。科室充分利用纤维喉镜等先进医疗设备的检验检查,极大地提高了鼻咽癌、喉癌等疾病的检出,做到早发现、早治疗,提高病患者的生存质量。

2016年,科室引进了红蓝光治疗仪等医疗设备,开展了可见光治疗痤疮、皮肤浅表感染治疗项目;引进了先进的声阻抗、听觉脑干诱发电位等仪器,大大提高了耳科疾病的诊断治疗水平,随着医疗技术水平的不断提高,医院五官科已发展成为集耳、鼻、咽喉、皮肤、头颈于一体的综合性专科医疗科室。

科室在诊疗中注重中西医结合治疗,发挥中医院中医中药特色优势,形成了一系列的中医诊疗方案和中医特色治疗方法。在采取中西医结合的方法治疗痤疮、荨麻疹、银屑病、湿疹等常见皮肤疾病方面,积累了丰富的临床经验,得到了广大患者的认可和好评。在中药制剂方面,科室自主研发的"清喉利咽汤、抗敏喷剂"等自制制剂,对慢性咽炎及过敏性鼻炎等疾病的治疗具有显著效果。此外,科室还采用中医外治"扁桃体啄治术"疗法,治疗扁桃体肥大。该法操作方便,能极大地缓解症状又保留了扁桃体功能,受到患者的赞许和肯定。

五官科为提高医疗技术水平,还先后与北京同仁医院、山东省中医院、淄博中心医院等知名医院建立起了合作关系,科室多次派中青年技术骨干到山东省中医院,淄博侨联医院,潍坊人民医院、潍坊医学院附属医院及青岛大学附属医院、省皮肤病医院进修学习,学习眼、耳、鼻、咽喉及皮肤病诊治技术,使科室的专业诊疗技术水平得到了极大提高。

五官科自建立以来,科室因成绩突出多次被评为先进科室。

五官科设备精良,先后引进配置了先进的耳鼻喉科综合治疗台、鼻内镜及动力系统,纯音测听仪、纤维喉镜及成像系统,支撑喉镜、耳科电钻等医疗设备。

五官科医护人员在工作中严格遵守执业医师法,认真执行五官科医师查房制度、医师责任制度、首诊负责制度等诊疗制度,制定了具有专业特色的服务及工作流程及规范各项工作,保证患者安全。

五官科历任负责人更迭表

姓　名	性别	籍　贯	文化程度	职务	任职时间
迟丽君	女	山东省高密市	本科	主任	1990.08—1995.01
闫才刚	男	山东省高密市	本科	副主任	1997.03—2006.03
				主任	2006.03—
王桂初	男	山东省高密市	本科	业务主任	2003.09—2005.09
				副主任	2005.09—2016.11

2016年底五官科工作人员登记表

姓　名	性别	出生年月	籍　贯	毕业时间及院校	现任专业技术职务	从事专业
闫才刚	男	1969.04	山东省高密市	2012.07 滨州医学院	主治医师	耳鼻喉科
王桂初	男	1972.06	山东省高密市	2012.07 滨州医学院	主治医师	眼科
于　群	女	1971.04	山东省高密市	2010.01 滨州医学院	主治医师	皮肤科
曲　艺	女	1978.11	山东省高密市	2003.07 潍坊医学院	主治医师	耳鼻喉科
唐　琳	女	1976.04	山东省高密市	1999.07 潍坊医学院	住院医师	眼科
刘云刚	男	1981.10	山东省高密市	2004.07 潍坊医学院	住院医师	耳鼻喉科
王　晓	女	1984.04	山东省高密市	2008.07 滨州医学院	主治医师	眼科
马晓丽	女	1984.08	山东省高密市	2013.07 昆明医学院	住院医师	皮肤科

第二十五节 口腔科

科室沿革

市中医院口腔科成立于1992年11月,科室初建时管明任口腔科副主任。

1999年7月,宋健任口腔科副主任。

2006年3月,宋健任口腔科主任。

2007年,张奎由神经外科调入口腔科,开始开展颌面外科手术。

2012年12月,张奎任科室副主任。

2013年9月,宋健退休,张奎任科室主任。

至2016年底,科室共有医师7人,其中主治医师2人,住院医师5人。

工作业务开展

口腔科自1992年建科以来,积极宣传,开展牙拔除术,牙体牙髓病的诊断治疗,以及各种牙体缺损修复,提高服务水平,为科室今后发展打下坚实基础。

2005年,刘卓调入口腔科工作,并到烟台市口腔医院进修正畸专业,开展口腔正畸项目,为口腔科增加了正畸科目。

2007年,张奎由神经外科调入口腔科,除开展口腔常见疾病手术治疗外,还开展了医院首例颌骨骨折切开内固定术手术,为口腔科增加颌面外科科目。同年,张奎参加了省立医院组织的种植牙培训班,培训结业后,开始在口腔科开展种植牙项目。

2008年,张奎主刀,郭小明做助手,开展市中医院首例颌面部良性肿瘤切除术。同年,口腔科搬入新诊室,大大增加了诊室面积,椅位由3台扩展到7台。随着业务增加和技术的细化提高,在科室分别设置了口内、口外、修复、正畸等专业,并派出多名人员到上级大型医院口腔科进修学习,使口腔诊疗工作步入专业化。

2009年,科室引进穿频器,并由张奎主刀,郭小明做助手,开展了医院首例下颌角骨折经口微创钛板固定术手术,取得良好疗效。同年,张奎还在口腔科开展高密市首例种植牙GBR手术并取得成功。

2010年,在青医附院专家指导下,由张奎主刀,杨刚、郭小明做助手,在科室内开展了医院首例口底恶性肿瘤切除术+颈部淋巴结清扫术和首例上颌骨恶性肿瘤切除术+上颌骨次全切术,均取得成功。

2011年至2012年期间,张奎分别到青岛医学院附属医院和青岛市口腔医院进修颌面部肿瘤及牙齿即拔即种技术。

2012年,张奎在口腔科开展了高密市首例全口牙种植手术并获得成功。同年,在科室内开展了上颌窦内、外提升技术,引进了阻生智齿拔除远中小切口技术以及无痛微创拔牙技术。

2013年,由张奎主刀,王昆做助手,成功地开展了高密市首例缺牙位点即刻种植即刻修复技术。同年,先后选派杨刚到天津市第二人民医院、田海燕到山东省口腔医院进修学习。

2014年,张奎在口腔科开展了种植牙氧化锆个性化基台修复技术,这一技术的开展,为前牙美学修复提供了保障。

2015年,张奎在口腔科开展了拔牙位点保存技术,该技术可以最大程度地维持牙槽骨的丰满度,为美学修复及种植牙提供良好的基础条件。

2016年,口腔科与韩国专家协作,引进韩国微创种植牙技术。同年,张奎前往韩国首尔大学研修,引进并开展了高密市首例最新微创植牙理念及计算机引导下的种植牙先进技术。同年,科室选排刘卓到青岛大学附属医院进修正畸技术。

口腔科工作制度摘录如下。

1. 认真遵守院部规定的各项规章制度,值班人员提前10分钟到岗,做好班前准备工作。按时开诊。

2. 工作人员进入治疗室必须穿工作服,戴口罩,挂牌服务,文明礼貌,时刻保持良好的精神状态。

3. 坚持首诊医师负责制,不推诿和敷衍病人,实行保护性医疗制度。

4. 所有器械均严格消毒,坚持无菌操作原则,防止交叉感染。

5. 严格收费标准,将治疗内容的收费标准准确无误地告知病人,不多收,不漏收,不进行现金交易。

6. 加强与病人沟通,了解病人需求,建立良好的医患关系。

7. 全面检查病人口腔,了解病人全身情况,制订详细治疗计划,清楚全面地向病人解释,并征得病人同意,必要时以书面文字签字确认。

8. 治疗操作时,必须思想集中,严肃认真,严格执行操作规程。

9. 认真搞好临床教学工作,对于进修实习人员严格管理,防止医疗差错发生。

10. 服从领导,听从安排,分工合作,协调发展。

口腔科历任负责人登记表

姓　名	性别	籍　贯	文化程度	职务	任职时间
管　明	男	山东省高密市	大专	副主任	1992.11—1999.07
宋　健	男	山东省高密市	大专	副主任	1999.07—2006.03
				主任	2006.07—2013.09
张　奎	男	山东省高密市	本科	副主任	2012.12—2013.09
				主任	2013.09—

2016年口腔科工作人员一览表

姓　名	性别	出生年月	籍　贯	毕业时间及院校	现任专业技术职务	从事专业
张　奎	男	1979.09	山东省高密市	2006.06 青岛医学院	主治医师	口腔
田海燕	女	1982.08	山东省高密市	2006.07 咸宁医学院	主治医师	口腔
郭小明	男	1987.07	山东省高密市	2008.07 承德医学院	口腔医师	口腔
王　昆	男	1988.07	山东省高密市	2013.06 辽宁医学院	口腔医师	口腔
刘　卓	女	1983.12	吉林省舒兰县	2003 吉林职工医科大学	口腔医师	口腔
王　慧	女	1982.03	山东省高密市	2013.01 滨州医学院	口腔医师	口腔
曾　洁	女	1984.07	山东省高密市	2013.01 滨州医学院	口腔医师	口腔

第二十六节　眼科

科室沿革

1990年8月，市中医院成立五官科，科室设眼科专业。五官科初建时迟丽君任科室主任。

1997年，闫才刚任五官科副主任并主持工作。

2002年12月，五官科在医疗业务运营方面，采取耳鼻咽喉专业与眼科专业相对独立的办法进行运营。

2003年9月，闫才刚任五官科主任，王桂初任五官科业务主任。

2005年9月，王桂初任五官科副主任。

2013年9月，王桂初任五官科副主任兼眼科主任。

2016年5月，眼科从五官科析出，独立建科。12月，王桂初任眼科主任。

到2016年底，眼科共有医护人员7人，其中主治医师2人，医师2人，护士3人。

工作业务开展

2002年12月以前，眼科专业在五官科内尚未相对独立运营，业务以普通外眼手术及常见病、多发病诊疗为主。

2002年底，眼科与青岛东方眼科医院合作，率先在高密市开展了"白内障超声乳化术"眼疾治疗手术。

2003年3月，王桂初从潍坊医学院

附属医院进修回院后,和唐琳一起在科室内相继开展了抗青光眼术、鼻腔泪囊吻合术、泪小管断裂吻合术、眼球破裂伤缝合术、角巩膜干细胞移植术等眼科内外手术。

2009年12月,王晓从潍坊医学院附属医院进修回院后,使眼科的技术力量进一步加强,眼科医疗业务得到进一步的发展。

2015年6月,眼科与北京同仁医院眼科研究所合作建立了远程会诊中心,科室常年邀请同仁医院眼科专家来医院坐诊、手术。同时,成立了高密市青少年低视力防控中心,为青少年提供优质的视力保健与康复服务。眼科远程会诊中心建立后,截止到2016年底,科室共上传到同仁医院眼科中心阅片资料2000余份,专家坐诊、手术80余次,让老百姓切实享受到顶级医院的诊疗服务与水平。

从2016年开始,眼科先后开展了大型白内障复明工程、糖尿病视网膜疾病筛查工程、激光治疗各类眼底病项目、青少年低视力康复训练及验配镜等多项先进技术,尤其是光学相干断层扫描仪(OCT)、眼底激光治疗仪、玻璃体腔注射抗-VEGF药物在本地区的应用与开展,使眼底疾病的治疗成功率大幅提高,眼底出血及眼底黄斑病变的病人不用出家门就可以得到规范有效的治疗,科室诊疗技术水平及业务量大幅度提升,科室得以快速发展,现本专业诊疗技术处于本地区同级医院领先行列。此外,科室还

同中国残疾人福利基金会、健康促进基金会及高密市残联合作,至2016年底共完成白内障复明手术900余例,补助扶贫基金160余万元,切实为贫困老百姓解决了看病难、看病贵的问题;入校为青少年义务查视力及建档20000多人份,下乡及入社区义诊近万人次,发放宣教资料几万份。科室多次派中青年技术骨干到潍坊医学院附属医院等地研修和参加各级各类研习班,开阔视野和眼界,了解和把握国内外眼科医疗技术的新进展,以推动科室医疗技术水平的不断提高。

2015年6月以前,眼科医疗仪器和设备较为简陋,科室全部设备不足10万元。同年6月,与北京同仁医院眼科研究所建立合作关系后,科室先后购入引进价值约700万元的各类进口先进设备,其中大型设备包括眼科德国蔡司手术显微镜、美国爱尔康白内障超声乳化仪、德国海德堡OCT(光学相干断层扫描仪)、日本拓普康眼底造影照相机、法国光太眼底激光治疗仪、眼科A/B超、全自动电脑视野计、全自动电脑验光仪、非接触眼压计、依视路电脑磨边机、青少年低视力康复综合治疗仪及验配镜设备等,设备利用率及诊治成功率均位于周边县市区同级医院前列。

科室在工作中严格遵守《执业医师法》等有关法律法规,严格执行各种核心诊疗制度,制定具有专业特色精准服务及规范的工作流程。科室为每一位白内障患者制定个性化治疗方案,保证病人

术后不仅仅有好的视力,并让他们有良好的视觉质量,不仅仅看得见、还要他们看得好。在青少年低视力防控方面,科室为来医院的每一位视力低下的青少年进行规范化操作、诊断与治疗,为他们量身定制合适的治疗方案及验配合格的眼镜,以保证孩子们的眼健康。

眼科历任负责人更迭表

姓　名	性别	籍　贯	文化程度	职务	任职时间
王桂初	男	山东省高密市	本科	主任	2016.12—

2016年底眼科科室工作人员登记表

姓　名	性别	出生年月	籍　贯	毕业时间及院校	现任专业技术职务	从事专业
王桂初	男	1972.06	山东省高密市	2012.01 滨州医学院	主治医师	医疗
唐　琳	女	1976.04	山东省高密市	2000.07 潍坊医学院	住院医师	医疗
王　晓	女	1984.04	山东省高密市	2008.07 滨州医学院	主治医师	医疗
李　娜	女	1992.10	山东省高密市	2015.07 潍坊护理职业学院	护士	护理
徐晓虹	女	1993.03	山东省高密市	2015.07 山东医学高等专科学校	护士	护理
秦方圆	女	1993.01	山东省高密市	2014.07 潍坊护理职业学院	护士	护理
张　栋	男	1994.04	山东省高密市	2015.07 齐鲁医药学院	住院医师	医疗

第二十七节　科技大学门诊部

科室沿革

科技大学门诊部成立于2009年9月,初建时张新伟任负责人,共有工作人员3人,其中主管护师1名,护师2名。

2009年12月,张新伟调回,张燕任科技大学门诊部负责人。

到2016年底,科技大学门诊部有工作人员2人。

工作业务开展

科技大学门诊部在医院和学校双重

领导下开展工作,主要负责学校师生的医疗诊治、预防保健、卫生宣传,以及传染病防控等工作。工作中坚持以优质服务为目标,工作质量为第一的原则。熟练掌握各种常见病、多发病的预防和治疗,急症患者、重症外伤及时联系医院,转至医院治疗。自门诊部建立以来,在对学校师生的疾病预防医治和转诊方面,从未延误过一例病人。此外,在学校组织的各种大型活动(运动会、球赛、大型考试等)期间,门诊部医护人员带上药箱,积极服务在现场,及时处理各种日常突发状况,为学校活动提供了良好的医疗保障,受到学校师生的一致好评。

从 2014 年开始,医院联合医保部门,把科技大学门诊部定为城镇居民医疗保险门诊定点就诊单位,门诊部医护人员尽职尽责,严格按照医保制度工作,至今为止,从未出现差错,为参保学生就医提供很大方便。2016 年 3 月,在完成本职工作的同时,积极响应医院的发展,逐步开展中医理疗业务,在医院领导的支持和各有关科室的帮助下,现已开展的项目有耳穴压豆、拔火罐、灸疗、TDP 等项目。经过门诊部医护人员几年的不懈努力,门诊部的工作已得到广大师生的尊重和认可。

科技大学门诊部历任负责人更迭表

姓　名	性别	籍　贯	文化程度	职务	任职时间
张新伟	女	山东省高密市	本科	负责人	2009.09—2009.12
张　燕	女	山东省高密市	本科	护士长	2009.12—

2016年底科技大学门诊部工作人员登记表

姓　名	性别	出生年月	籍　贯	毕业时间及院校	现任专业技术职务	从事专业
张　燕	女	1969.02	山东省高密市	1990.07 益都卫校	主管护师	护理
门瑞娥	女	1971.09	山东省高密市	1991.07 益都卫校	主管护师	护理

第二十八节 国税局门诊部

科室沿革

国税局门诊部成立于2005年10月份，由国税局无偿提供房屋，市中医院配备医疗器械药品和医护人员。成立时，共有工作人员3人，其中医师1人，护士2人，由张红霞负责，每周1—2次由医院内科专家前来坐诊、查房，并进行预防保健指导。

2015年3月，宋晓任门诊部负责人。

2016年3月，宋晓调回医院，由张燕任门诊部负责人。

至2016年底，国税门诊部共有工作人员4人。

工作业务开展

国税局门诊部在医院及国税局双重领导下进行工作，主要开展常见病，多发病的治疗和护理，并开展针灸、推拿、按摩和拔罐等保健服务。

国税门诊配备了听诊器、血压计、血糖仪、心电图机、氧气筒、氧气表、抢救车、治疗车、紫外线灯、神灯、压舌板等医疗器械，每年组织国税局干部职工查体1次，为提高门诊部的医护质量，实现规范化、程序化、标准化、微机化管理。以引领健康，呵护生命为使命，倡导健康理念，服务国税居民为宗旨，完善服务体系，除建立职工档案，提供健康咨询服务和心理疏导等医疗服务外，还每周1—2次由医院内科专家前来坐诊、查房和预防保健指导，联合医院多次举行健康讲座，有特殊病人及时联系医院的专家会诊指导。在工作中，高标准、严要求，努力打造全方位、高起点健康管理服务平台，为国税居民的健康保驾护航。

国税局门诊部历任负责人更迭表

姓　　名	性别	籍　贯	文化程度	职务	任职时间
张红霞	女	山东省高密市	大专	护士长	2005.10—2015.03
宋　晓	女	山东省胶州市	大专	护士长	2015.03—2016.03
张　燕	女	山东省高密市	本科	护士长	2016.03—

2016年底国税局门诊部工作人员登记表

姓　名	性别	出生年月	籍　贯	毕业时间及院校	现任专业技术职务	从事专业
张红霞	女	1962.06	山东省高密市	1995.09 青岛医学院	护士	护理
管秀梅	女	1969.11	山东省高密市	1993.07 莱阳中医药学院	护士	护理
王金祥	男	1951.02	山东省高密市	1969.07 高密卫校	医师	护理
张　燕	女	1969.02	山东省高密市	1990.07 益都卫校	主管护士	护理

第四章
医 技 科 室

第一节 检验科

科室沿革

1987年8月医院开诊时,医院即设立检验科,是医院设立最早的科室之一。检验科初建时仅有王丽萍1名检验人员,科室工作由滕庆宝负责。检验项目局限于一般的血、尿、便常规及少量生化检验项目。

1988年7月,韩丙遵分配到检验科工作,科室人员增加为两名。

1989年5月,王丽萍任检验科负责人。

1992年2月,王丽萍任检验科副主任。

1992年11月,医院将检验科、放射科、心电图室等科室合并为辅检科,滕庆宝任辅检科副主任。

1994年12月,医院在检验科成立病理室,刘雪梅进修回来主持病理室工作,承担简单的病理诊断工作。

1995年,王洪英分配到检验科。

1996年11月,检验科从辅检科分离出来成为单独的科室。

1997年3月,王丽萍任检验科副主任,同年,医院开始筹建微生物实验室。

1999年,刘爱华从柴沟镇医院调入检验科。

2000年2月,王丽萍任检验科主任。3月,医院在检验科正式建立微生物实验室。

2006年,按照国家有关规定,确定医院承担艾滋病检测工作,医院在检验科成立艾滋病检测实验室。

2010年10月,医院被潍坊市卫生局批准为用血直供单位,12月27日,医院血库正式开始运行。

2012年3月,王洪英任检验科副主任兼血库主任。

2013年,检验科在原先的基础上增设细胞室,为临床医生提供及时而准确的细胞学检查结果。9月,刘爱华任检验科副主任,主持工作,李惠任科室副主任兼病理室主任,李衍禄任副主任,韩丙遵任业务主任。

2015年5月,刘爱华任检验科主任。

到2016年底,检验科设有临检室、生化室、免疫室、病理室、微生物实验室、血库、艾滋病检测实验室、细胞室8个工作科室。工作人员20人,其中主管检验师5名,主治医师1名,医师3名,初级检验师3名,其他检验人员8名。

业务开展

1987年8月,医院成立化验室。建科之初,由于化验室仪器设备简单,仅有显微镜、冰箱各1台、小型半自动生化仪一台,仅能开展血、尿、粪三大常规和部分生化项目,检查项目只有四五项内容,且大部分都是手工操作。

1993年,购入钾钠火焰光度计。

1994年,检验科成立病理室,初步通过活体组织检查脱落和细针穿刺细胞学检查,为临床提供明确的病理诊断。

1995年,检验科购入日本F-820半自动血球计数仪,该仪器可在42s同时提供并打印出15项测定指标,成为取代镜检进行血常规检验的重要手段。

1996年,医院开始筹建微生物实验室,委派王丽萍到潍坊人民医院微生物实验室进修学习。

1997年4月,购买高密分析仪器厂生产的GF-C型半自动生化分析仪。

1998年12月,引入重庆维多FASCO-3010B半自动血液流变检测仪,并开展血流变检测项目,对动脉硬化、高血压、冠心病、心绞痛、心肌梗死、糖尿病、脑血管等疾病有预报性。

2000年,购买法国ASX三分类血球计数仪一台,可进行20项检测,是检验科第一台全自动血球计数仪。同年,检验科还建立起微生物实验室,除一般细菌培养外,还开展了血液及体液标本的培养全部改用新鲜牛肉浸液,还采用中国蓝和ss琼脂同时并用的方法,改进了肠道病原菌的分离。同年,科室的血常规和尿常规检验项目参加了山东省室间质量控制评比活动,取得了山东省"一单通"资格的优好成绩。该年3月,医院委派检验科刘爱华到青岛大学医学院附属医院进修学习病理学诊断,为期一年。

2001年4月,引进长春迪瑞公司生产的一台尿液干化学分析仪,该分析仪可检测10个尿液项目。

2002年4月,检验科引进购置了美国全自动生化仪RA-1000,增开了肝功能,肾功能,二氧化碳结合力,钙,磷、碱性磷酸酶等试验。

2003年,增添购置了XD687钾钠氯二氧化碳分析仪,同时开展急诊电解质项目,同年,将传统的尿分析仪(8项)更换为尿分析仪(11项),增加了尿白细胞、尿比密、VIC三项,对肾脏疾病有较为全面的诊断意义。该年,检验科参加了山东省包括血尿液、生化、免疫、血凝、HIV等六大类、56个项目的室间质量评价活动,取得良好成绩。

2005年,检验科先后购置了北京滨松化学发光仪和奥林巴斯AU640全自动生化分析仪各一台,开展了甲功三项、肿瘤标志物等免疫项目检查,检验科生化检测项目增加至35项,并承担起社会体检任务。同年,检验科参加了山东省的室间质量控制活动共六大项、60多个项目的评审。同年12月,医院按照国家有关规定,在检验科成立了艾滋病检测中心。根据检测需要,科里先后购入生物安全柜、酶标分析仪等检查分析仪器,并开展了VCT检测(即自愿咨询检测),为常规艾滋病检测提供了很好的硬件设施。

2006年,检验科根据医院临床和检查需要,又先后购置了全自动干式生化分析仪FDC-3500、酶标分析仪DG5032、酶标洗板仪D080等检查仪器,增加新的检查项目,并委派李惠到潍坊医学院病理教研室进修学习病理学诊断。同年,医院在检验科成立艾滋病检测实验室。

2007年3月,医院通过竞争性谈判,

与已经获得中国合格评定国家认可委员会专业认可的济南金域医学检验中心签署合作协议,将医院不能开展而临床需要检测的项目外送至济南金域医学检验中心进行检测。同年,还引进购置了红细胞沉降压积仪EHK-40。

2008年,检验科将凝血项目自动化引入CA-50全自动血凝分析仪,为出血性和血栓性疾病的诊断与鉴别诊断,溶栓及抗凝治疗的监测与疗效观察提供有价值的指标。

2009年,购置粪便分析仪LJ2000。

2010年是检验科发展较为迅速的一年,科室先后引入希森美康XT-1800i五分类血细胞分析仪、朗迈URISED全自动尿沉渣分析仪、尿分析仪(12项)、半自动细菌鉴定/药敏分析仪和东曹AIA-360全自动化学发光分析仪,并委派郑晓斐到潍坊人民医院微生物实验室进修学习。同年,血库成立,隶属检验科领导,王洪英负责血库工作,兼管临床检验。血库夜间供血由门诊化验室值班人员兼管,为防止差错,保证用血安全,血库建立了《血库工作制度》和《发血须知》等有关规定。

2012年,医院病号门诊标本接收量大幅度增加,为适应诊疗需求,使生化检测结果更准确,检验科引入AU680全自动生化分析仪和生物安全柜BSC-1500B2,并委派刘爱华到山东大学齐鲁医院人进修学习脱落细胞学及骨髓细胞学。新的检验仪器设备使检验科微生物实验室迅速发展,检验项目较过去增加

几倍,准确、及时的检验结果和优质的服务,满足了临床日益增长的需求,不仅收到良好的社会效益,还带来了可观的经济效益。年底,检验科引入LIS报告管理系统,对检验科进行全方位信息化管理,使检验科达到自动化运行,信息化管理极大方便了患者就医。

2013年,检验科建立细胞室,开展各种贫血、白血病等的骨髓象分析,各种细胞化学染色、凝血象和溶血象检查,以及各种涂片脱落细胞等检查检测业务,并购置了粪便分析仪LJ2000、电恒温干燥箱202和超纯水机RO-MB等仪器设备,委派王洪英到青岛大学医学院附属医院进修学习临床输血医学技术。同年5月,医院顺利通过二甲医院复审。

2014年3月,医院西院区检验科开始筹建,4月,西院区检验科正式成立。9月,检验科开始开展降钙素原(PCT)的检测,以帮助和加强临床医疗中细菌炎性疾病感染的诊断和监测。同年,还引进购置了BE血凝仪和XN-1000血常规分析仪。同年,检验科参加了山东省包括血尿液、生化、免疫、血凝、HIV、传染病、乙肝五项等八大类、63个项目的室间质量评价活动,取得良好成绩。

2015年5月,检验科购入EVERSYS A1800系列化学发光测定仪,应用于发光仪器配合性腺激素类试剂、甲状腺功能类试剂和肿瘤类试剂测量人体血清或尿液中性腺激素、甲状腺激素、肿瘤标志物蛋白等的含量。

2016年8月,检验科添置DXI800全

自动发光免疫分析仪和基蛋生物全自动POCT荧光免疫分析仪,提高了免疫结果的检测速度,并在原来的基础上增加黄体酮等检测项目。

30年来,随着医学检验仪器设备的引进和更新,特别是随着检验技术的进步,使检验方法、检验灵敏度、准确度、检验速度等方面都有了很大提高。检验由过去的几个单纯化学试验检验项目发展到现在的化学、免疫、细菌、凝血等几十个项目,检验科的医学检验技术水平得到了很大的发展,检验工作已逐步实现了工作制度化、操作规范化、管理科学化、方法微量化、仪器自动化。日益增多的检验项目和精确的检验数据,为医院的临床诊断提供了有力的科学依据,推动了医院医疗水平的不断提高。

检验科自建立以来,除完成医院日常临床检验工作外,还配合临床科室积极开展医学学术和科研工作,取得了诸多科研和学术成果。在科研方面,先后获省科技进步一等奖1项,二等奖2项,三等奖3项。在医学学术方面,先后有几十余篇学术论文在《中国医药导刊》《中国医药指南》《中华肿瘤防治杂志》《中外健康文摘》等医学核心期刊和知名杂志上发表。

检验科自建立以来,在检验工作中涌现出了一大批先进个人,先后多次受到上级有关部门的表彰奖励。主要有以下几项。

2003年,王丽萍被评为高密市卫生系统先进工作者。

2009年,王丽萍被评为高密市卫生系统巾帼岗位明星;王洪英被评为高密市卫生系统先进工作者。

2011年,王洪英被评为高密市卫生系统先进工作者、巾帼岗位明星;潍坊市艾滋病防治先进个人。

2012年,王丽萍被评为市直机关优秀共产党员。

2013年,王洪英被评为高密市卫生系统先进工作者。

2014年,刘爱华、李惠被评为高密市卫生系统先进工作者。

2016年,李惠被评为高密市卫生系统先进工作者。

到2016年底,检验科按照检验职能分为8个工作室,分别是临检室、生化室、免疫室、微生物室、细胞室、艾滋病室、病理室、血库。

临检室

临检室是检验科成立最早的检验工作室,主要检测的项目有:血、尿、便三大常规、血细胞形态检查、网织细胞计数、血沉、凝血全项、ABO血型、RH血型、纤溶全套、尿沉渣、尿妊娠试验、尿本-周氏蛋白定性试验、各种穿刺液常规、脑脊液常规、胸腹水常规、前列腺液常规、阴道分泌物常规检测。

生化室

主要检测的项目有:血清生化全套、

肝功、肾功、血脂、电解质、葡萄糖耐量、心肌酶、C-反应蛋白、胆碱酯酶、骨性碱性磷酸酶、同型半胱氨酸、胱抑素 C 等；胸腹水生化、脑脊液生化等检测；同时承担医院西院区的标本检测工作。

免疫室

主要检测的项目有：甲功三项、前列腺抗原两项、肿瘤标志物、HCG、黄体酮、肌钙蛋白。

微生物室

微生物实验室成立于2000年3月，主要检测的项目有：血液、尿液、粪便、痰液、伤口分泌物、阴道分泌物、胆汁、各种穿刺液（关节液、胸腔积液、腹水、脑脊液等）等标本中病原微生物（各种需氧菌、厌氧菌、真菌）的分离、鉴定、药敏试验及MRS、VRE、ESBLs、AmC、MBL、KPC等特殊耐药性检测；呼吸道标本及各种穿刺液标本的抗酸染色。

细胞室

检验科细胞室成立于2013年，主要检测的项目有：痰涂片、胸腹水及尿液涂片、各种组织穿刺涂片等。可以协助大规模肿瘤的普查。

病理室

1994年，检验科成立病理室，其主要检测的项目有：活体组织检查、术中冰冻切片检查、免疫组织化学检查、特殊染色检查。

血库

2010年12月，医院血库正式建立运行，由潍坊血站直接送血。主要工作为：承担医院血液制品的入库、贮存、出库等管理工作；开展血型鉴定、不规则抗体检测和交叉配血试验；保障医院输血治疗的需求；承担输血培训和输血委员会的各项职责。

艾滋病实验室

2005年12月，检验科被省疾控中心批准通过为艾滋病筛查实验室。开展了酶标法检测艾滋病毒，并定期进行质量控制。同时开展了丙肝、梅毒的相关检测。负责将HIV抗体阳性的样品送市艾滋病筛查中心进行复检。

检验科历任负责人登记表

姓　名	性别	籍　贯	文化程度	职务	任职时间
王丽萍	女	山东省高密市	专科	副主任	1987.08—2000.02
				主任	2000.02—2013.09
刘爱华	男	山东省高密市	本科	副主任	2013.09—2015.05
				主任	2015.05—
王洪英	女	山东省高密市	本科	副主任	2012.03—
李衍禄	男	山东省高密市	中专	副主任	2013.09—
李惠	女	山东省高密市	本科	副主任	2013.09—
韩丙遵	男	山东省高密市	中专	业务主任	2013.09—

2016年底检验科人员登记表

姓　名	性别	出生年月	籍　贯	毕业时间及院校	现任专业技术职务	从事专业
刘爱华	男	1965.05	山东省高密市	1988.07 潍坊医学院	主管检验师	医学检验
王洪英	女	1977.09	山东省高密市	1995.07 北华大学	主管检验师	医学检验
李衍禄	男	1965.09	山东省高密市	1988.07 青岛卫校	主管检验师	医学检验
韩丙遵	男	1966.04	山东省高密市	1988.07 青岛卫校	主管检验师	医学检验
李惠	女	1978.04	山东省高密市	1997.07 潍坊医学院	主治医师	医学检验
臧振远	男	1973.05	山东省高密市	1993.07 潍坊医学院	主管检验师	医学检验
李树军	男	1977.05	山东省高密市	1997.09 潍坊医学院	主管检验师	医学检验
李丽	女	1984.01	山东省高密市	2008.07 滨州医学院	检验员	医学检验
于钦森	男	1980.07	山东省高密市	2000.07 潍坊医学院	主管检验师	医学检验
郑晓斐	女	1988.07	山东省高密市	2010.07 山东医学高等专科学校	检验师	医学检验
赵修世	男	1983.01	山东省高密市	2011.09 潍坊医学院	医师	医学检验

续表(一)

姓　名	性别	出生年月	籍　贯	毕业时间及院校	现任专业技术职务	从事专业
刘田丽	女	1987.06	山东省高密市	2010.07 山东现代职业学院	助理医师	医学检验
王　琳	女	1984.03	山东省高密市	2008.07 潍坊医学院	医师	医学检验
潘　琪	女	1985.02	山东省高密市	2010.06 泸州医学院	医师	医学检验
孙伟杰	男	1982.10	山东省莱州市	2010.01 济宁医学院	检验士	医学检验
魏佳慧	女	1991.07	山东省高密市	2014.07 淄博职业学院	检验员	医学检验
孙　磊	男	1989.01	山东省高密市	2011.12 山东医学高等专科学校	检验师	医学检验
杜　雪	女	1990.02	山东省高密市	2013.07 潍坊医学院	助理医师	医学检验
卞芳芳	女	1990.10	山东省高密市	2015.07 潍坊医学院	检验员	医学检验
辛晓岩	女	1993.02	山东省高密市	2015.07 潍坊医学院	检验员	医学检验

第二节　放射科

科室沿革

高密市中医院放射科始建于1987年8月,是医院设立最早的科室之一,科室建立初期仅有滕庆宝1人。

1989年5月,滕庆宝为放射科负责人。

1992年2月,滕庆宝、宋亚明任科室副主任。

1992年11月,医院将检验科、放射科、心电图室等科室合并为辅检科,滕庆宝任辅检科副主任。

1996年11月,放射科从辅检科分离出来成为单独的科室。

1997年3月,滕庆宝任科室主任。

1998年成立CT室,田立臣任放射科副主任,CT室主任。

2001年9月,张清洲任科室副主任。

2004年2月,颜宏伟任科室副主任,主持工作。

2005年4月,颜宏伟任科室主任。

2012年3月,张海民任放射科副主任,兼介入中心主任。

2013年9月,禚立祺任放射科副主任,兼磁共振室主任,郭振中任放射科副主任,兼普放室主任。

到2016年底,放射科共有医护人员

20人,其中科主任1人,副主任4人,其他医护工作人员15人。

工作业务开展

1987年8月,医院开诊时即开展放射诊断业务。建科时由于条件简陋,科室只有一台北京产万东300MA双床双球管X光机,仅能开展普通X线摄片及透视诊断等工作。

1997年,购置北京万东500MA双床双球管X光机,改善了X光胶片质量,提高了透视机的清晰度。

1998年,购置美国PICK1200CT机,开展了除血管以外的全身各部位的常规CT检查,并在高密市创新开展了团注法增强扫描,大大提高了病变的检出率。

进入新世纪后,随着医院规模的扩大和医疗业务发展的需要,放射科引进购置了大量的先进医疗放射诊断设备,从普通的X光机发展到拥有CT、MRI、DSA、乳腺钼靶等大量先进的医疗设备,从单一普放到集CT、MRI、DSA和传统X线检查于一体的综合性放射中心,是医院快速发展的科室之一,科室技术力量雄厚,并通过新设备及新技术的运用,全面实现了检查数字化,大大提高了医院的医疗诊断业务水平。

设备

2003年,医院为科室新购置CR、胃肠机各1台。2006年,医院为科室引进购置了高密市首台乳腺钼靶摄影机。2009年,又为科室引进了高密市首台软硬件配置先进完备的东芝16层螺旋CT机、西门子大型DSA血管造影机、美国GE0.35TMR磁共振(MR)。2014年,引进美国GEDR机一台,2015年,引进东软64排螺旋CT一台。

放射科设备一览表

生产厂家	设备型号	购进日期	使用范围	数量	价格(万元)
日本东芝	TOSHIBA50XM	2005.03	胃肠机	1	229
日本富士	XG-1	2005.03	CR	1	120
韩国	MX-600	2006.05	乳腺钼靶机	1	41.3
上海	XG5/125	2008.01	透视机	1	18.5
北京万东	HF50-R90	2008.11	拍片机	1	21.3
美国GE	GE0.35TMR	2009.03	MRI	1	480
日本东芝	ACTIVION16TSX-0316	2009.04	CT	1	396
德国西门子	ArtisFA	2009.08	DSA	1	560

续表(一)

生产厂家	设备型号	购进日期	使用范围	数量	价格(万元)
意大利	IDC-Xplorer1600	2011.08	DR	1	50
美国GE	XR515	2014.08	DR	1	59.8
东软集团	Neusoft	2015.06	CT	1	500

规章制度

放射科在工作中逐步建立健全了各项工作制度,2003年以来,在原有放射科管理制度、临床与放射科病例讨论制度、病例随访制度、CT室操作制度、放射科诊断报告书写制度、质量管理指标等规章制度基础上,逐步建立健全了CR、DR及MRI室管理制度、放射科危急重病人抢救预案、X线安全防护管理制度、放射科医疗差错管理措施、危急值报告制度、造影剂过敏反应的处理、介入中心管理制度、介入中心无菌操作制度、介入中心工作流程、介入中心感染管理制度等多项工作管理制度。

附:X线防护安全管理制度

1. X线机由专人管理,定期检查维修,保持良好工作状态。

2. X线机房面积达到标准要求,机房墙壁厚度,门窗防护亦达到标准,机器安装防护板及球管窗口增设滤线器等符合要求。

3. 设立隔室遥控操作,对需近台操作时,工作人员须佩戴铅衣帽、铅眼镜,并注意对病人的防护。

4. 尽力缩短曝光时间,能用低条件射线的不用高条件,减少辐射能量。

5. 工作人员要定期查体,做好保健工作。

6. 佩戴好个人剂量监测器,定时送检。

放射科在工作业务方面分为普放、电子计算机断层扫描(CT)、磁共振业务(MRI)、介入放射(DSA)四个分科,各分科工作业务如下。

普放业务

1987年,建科时购置北京万东300MA双床双球管X光机,仅能开展普通X线摄片及透视诊断等工作。

1997年,科室购置北京万东500MA双床双球管X光机,改善了X光胶片质量,提高了透视机的清晰度。

2005年,科室购置富士XG-1 CR,较传统X线摄片明显提高了图像质量,加快了成像速度,减少了病人的辐射剂量和等候时间,同时购置了富士胶片打印机,告别了传统的暗室洗片,提高了胶片质量,改善了工作人员的工作环境。

2005年，科室购置东芝50XM胃肠机，开展了胃肠道双对比造影检查，较传统检查方法明显提高了胃肠道病变检出率，在高密市独家开展小儿肠套叠空气灌肠整复术，为肠套叠患儿提供了安全、无创的治疗。

2008年，科室在高密市引进了首台乳腺钼靶摄影机，乳腺钼靶摄影是乳腺疾病的首选检查方法，提高了对乳腺癌的早期发现和早期诊断，在全市率先开展了乳腺导管造影检查。

2008年，科室购置北京万东HF50-R90（500MA）X线机，改善了CR成像质量。

2008年，科室引进购置了上海XG5/125透视机，专用于查体。

2011年，科室购入意大利IDC-XPLORER1600 DR，实现了普通X线摄片的数字化，提高了X线摄影的图像质量，完善了普通放射的诊断手段，提高了影像诊断的准确性。

2014年，科室新购置DR机两台，实现了普通X线检查的数字化，提高了X线摄影的图像质量，完善了传统放射诊断手段，提高了影像诊断的准确性。

断层扫描（CT）业务

1998年，医院为科室购置美国PICK1200CT机，开展了除血管以外的全身各部位的常规CT检查，并在高密市创新开展了团注法增强扫描，大大提高了病变的检出率。

2002年，科室引进了德国西门子单螺旋CT，明显提高了扫描速度和病变检出率，并创新开展了动态增强扫描，为临床诊断及鉴别诊断提供了更为确切的依据。

2009年，科室引进了高密市首台软硬件配置先进完备的东芝16层螺旋CT机，其特点是扫描速度快和可以薄层扫描，图像清晰和三维立体成像，率先开展了颅脑、腹部、颈部和下肢血管的三维成像技术，提高了动脉瘤、血管狭窄和血管畸形的检出率。运用薄层技术，能检出5mm左右的微小病变。该CT能够显著提高诊疗能力，提高医生的工作效率，对患者来说，减少了检查时间，降低了辐射剂量，给患者提供了极大方便。主要开展脑梗死和脑血管、颌面部、肺部、颈部、肝胆脾胰腺、肾脏、盆腔、骨科等临床疾病检查。

2015年，科室引进东软64排螺旋CT，开展了心脏冠状动脉、泌尿系等三维成像技术，并与北京、上海等各大医院联合开展了远程会诊，病人在中医院就能享受到全国著名专家的诊断和服务，进一步提高了病变检出能力和诊断符合率。

磁共振（MRI）业务

2009年12月，科室引进了美国GE公司产0.35T永磁开放式磁共振，具有成像速度快，图像精细、清晰、逼真，定位准确等优点，能满足临床需要，是一种安全可靠的高科技检查设备，无X线辐射，对人体无危害，不用对比剂即可清楚显示血管和体内腔道，可进行任意方位断层扫描。该设备临床适应证广泛,是颅脑、脊髓、骨与关节软骨、滑膜、韧带及腹部肝、胆、脾、肾脏、膀胱、前列腺等部位病变的首选检查方法,尤其在神经康复,小儿科,骨科,神经外科等领域,磁共振检查有着不可替代的作用。扫描技术达到领先,DWI结合ADC(b值=800)图像,检测脑组织中水分子扩散情况,迅速判断出超急性期脑梗死,并在治疗中提供分期,指导治疗,评判疗效,对中毒性脑病及部分肿瘤也具有重要的诊断价值。科室还开展了胰胆管成像、骨关节软骨成像、磁共振水成像、磁共振血管成像等特色技术。

介入(DSA)业务

2009年10月,科室引进了高密市首台西门子大型DSA血管造影机,在高密市率先开展了肝癌的介入栓塞治疗,冠状动脉支架植入术,填补了高密市介入治疗的空白。并先后开展了脑血管及四肢血管造影、球囊扩张及支架植入,宫颈癌、子宫肌瘤、子宫腺肌病的栓塞治疗,恶性肿瘤动脉栓塞+放射性粒子植入综合性治疗,食道、胆道支架植入治疗等。开展了CT引导下多部位肿瘤穿刺活检、射频及微波消融术,肺癌及肝癌放射性粒子植入,肝囊肿、脓肿穿刺引流术等。在急诊治疗方面,先后开展了肾破裂、脾破裂、肝破裂、肺咯血及盆腔出血的急诊介入栓塞治疗,下肢动静脉血栓急诊溶栓及球囊扩张、支架植入治疗,肺栓塞急诊溶栓、吸栓治疗,急性脑卒中的溶栓治疗,急性心梗PCI术等。

放射科历任负责人更迭表

姓　　名	性别	籍　　贯	文化程度	职务	任职时间
滕庆宝	男	山东省高密市	小学	副主任	1987.08—1997.03
				主任	1997.03—2002.02
宋亚明	男	山东省胶南市	大专	主任	2002.02—2004.02
颜宏伟	男	山东省高密市	中专	副主任	2004.02—2005.04
				主任	2005.04—
田立臣	男	山东省高密市	大本	副主任	1998.02—
张清洲	男	山东省高密市	中专	副主任	2001.09—
张海民	男	山东省滨州市	大本	副主任	2012.03—
郭振中	男	山东省高密市	大本	副主任	2013.09—
禚立祺	男	山东省高密市	大本	副主任	2013.09—

2016年底放射科工作人员一览表

姓　名	性别	出生年月	籍　贯	毕业时间及院校	任现专业技术职务	从事专业
颜宏伟	男	1964.12	山东省高密市	1987.07 莱阳卫校	主治医师	影像诊断
郭振中	男	1972.08	山东省高密市	2012.01 泰山医学院	主治医师	影像诊断
禚立祺	男	1972.01	山东省高密市	2010.01 潍坊医学院	主治医师	影像诊断
田立臣	男	1973.07	山东省高密市	2006.01 潍坊医学院	主治医师	影像诊断
张海民	男	1976.01	山东省滨州市	2013.01 滨州医学院	主治医师	影像诊断与介入治疗
马存刚	男	1974.04	山东省高密市	2013.01 泰山医学院	主治医师	影像诊断与介入治疗
邱光春	男	1970.10	山东省高密市	2008.01 潍坊医学院	主治医师	影像诊断
栾红捷	女	1967.02	山东省高密市	1987.07 益都卫校	主治医师	影像诊断
鹿华鹏	男	1973.10	山东省高密市	2012.01 泰山医学院	放射医师	影像诊断
孙晓峰	男	1984.10	山东省高密市	2008.07 青岛医学院	放射医师	影像诊断
王　旭	男	1986.05	山东省高密市	2009.07 潍坊医学院	放射医师	影像诊断
仲崇国	男	1982.12	山东省高密市	2008.07 滨州医学院	放射医师	影像诊断
刘德坤	男	1989.07	山东省高密市	2012.07 菏泽医专		口腔医学
杨　峰	男	1989.01	山东省高密市	2011.07 泰山医学院		影像诊断
曹晓华	男	1990.12	山东省高密市	2013.07 山东医学高等专科学校		影像诊断
毛金霞	女	1975.02	山东省高密市	2009.01 滨州医学院	主管护师	护理
王海华	女	1977.10	山东省高密市	2004.07 泰山医学院	主治医师	影像诊断
刘桂杰	女	1988.06	山东省高密市	2013.07 泰山医学院		影像诊断
孙福强	男	1990.12	山东省高密市	2014.07 济南协和学院		影像诊断
孙慰烈	男	1986.02	山东省高密市	2008.07 潍坊医学院		影像诊断

第三节　特检科

科室沿革

特检科成立于2001年9月。此前，特检科业务隶属放射科。科室建立时张清洲任科室主任。

2004年，颜政、王娟娟调入特检科工作。

2012年3月，颜政任特检科副主任，侯美香任腔镜中心副护士长。12月，王丽玉任特检科副主任兼心电图室主任。

2016年底，科室人员11人，其中，科主任1任，副主任2人，工作医护工作人员8人。

工作业务开展

特检科在工作业务方面分为彩超室（超声室）、心电图室、腔镜室三个独立科室，实行科室二级负责制。其业务开展情况如下：

心电图室

心电图室是医院设立最早的医疗诊断科室之一。1987年8月医院开诊时，即设立心电图医疗诊断。1989年，医院正式设立心电图室，隶属检验科。

1992年11月，医院将检验科、放射科、心电图室等科室合并为辅检科。

1996年11月，放射科从辅检科分离出来成为单独的科室后，心电图室又隶属放射科。

2001年9月，特检科成立，心电图室隶属特检科。

心电图室自建立以来，为适应现代医疗技术的发展，添加或更新大批先进检查设备。

2016年心电图室设备一览表

设备名称	型　号	公司. 产地	安装使用时间
心电工作站	MGY——S2	长春时代数码	2001.06
24小时12导联同步动态心电图分析系统	SDD	长春时代数码	2001.06
院内网络心电图	MGY	长春时代数码	2013.05
动态血压	MGY——ABD1	长春时代数码	2001.06
运动负荷心电图检测	CONTEC8000S	康泰医学系统中国有限公司	2012.06

项。张清洲、颜政二人先后荣获"潍坊市科技标兵""高密市十佳服务明星""高密市卫生系统先进工作者""高密市市直机关服务标兵""中医院十佳医师"等荣誉称号。

2016年超声科设备一览表

型　　号	设备生产公司	安装使用时间
PHILIPS HD11-XE	飞利浦公司	2008
PHILIPS HD3	飞利浦公司	2008
GEvivid7	GE.美国	2010
PHILIPS IU22	飞利浦公司	2010
PHILIPS EPIQ 5	飞利浦公司	2016

腔镜室

特检科于1998年开始开展纤维胃镜检查项目，2000年，医院为科室购进奥林巴斯CV-E MD-148电子胃镜一条，开展电子胃镜检查。

2009年，医院为科室购置奥林巴斯CV-70电子结肠镜，开展电子结肠镜检查。

2011年，科室开始开展无痛胃肠镜检查，解除了广大患者对内镜检查的恐惧；同年，科室还开始开展了电子支气管镜检查及治疗。

科室固定护理人员2名，其中主管护师1名、护士1名。2012年3月，侯美香任内镜室副护士长。

内镜室业务范围主要有以下项目。

一、电子胃镜检查

电子胃镜检查是诊断上消化道疾病的金标准，主要开展：电子胃镜检查、电子胃镜下息肉切除、经胃镜碎石术、食道及胃内异物取出、经胃镜胃肠置管术、胃幽门螺杆菌快速检测等。

二、电子结肠镜检查

电子结肠镜检查是诊断下消化道疾病的金标准，主要开展：电子结肠镜检查、肠镜下息肉切除术、直肠镜检查等。

三、电子支气管镜检查

电子支气管镜检查是呼吸系统疾病重要的诊治手段之一，对于气管—支气管病变、肺部占位、肺结核、肺不张、肺感染气管—支气管内异物等疾病的诊断有重大意义。主要开展：电子支气管镜检查、纤维支气管镜检查、经支气管镜黏膜活检术、经支气管镜肺泡灌洗诊疗术、经支气管镜防污染采样刷检查等。

到2016年底，科室拥有奥林巴斯电

子胃镜2条,电子支气管镜1条、奥林巴斯电子结肠镜2条、肯格王牌一体化内镜洗消中心2套。

自腔镜室成立以来,科室规章制度不断完善,现包括《胃镜室工作制度》《胃镜室消毒隔离制度》《胃镜室清洗操作制度》《胃镜室保洁措施》《胃镜室检测工作制度》等。

附:胃镜室工作制度

1. 严格执行卫生部门制定的《内镜清洗消毒技术操作规范》。

2. 室内工作人员应换鞋,穿戴工作服、帽,操作者要戴手套,一人一换。

3. 进入胃镜室护士应严格执行操作规程,认真做好查对制度。

4. 护士协助医生做好内镜检查及治疗的一切准备工作,并在检查中密切观察病人的情况,遵医嘱及时处理,并详细填好记录及登记。

5. 检查前认真了解病史及检查要求,严格掌握检查适应症及禁忌症。

6. 病人做内镜前应做好相关检查,若为传染性疾病病人应安排最后检查。

7. 非本科室人员禁止入内,保持室内肃静和整洁。

8. 内镜设有专人负责保管,内镜置清洁的专用柜保存,专用柜每天清洗、擦拭、紫外线消毒,各种机械保持备用状态,保证病人安全。

9. 室内一切物品按要求定点放置,标签清楚,无菌物品有无无菌日期。

10. 工作人员在清洗内镜及附件时,应穿防护衣、戴防护面罩、戴手套,加强自身防护。

11. 内镜护士做好标本管理工作。认真执行查对制度。

12. 内镜室系精密仪器,要先熟悉内窥镜操作规程才能使用。

13. 各项操作按消毒隔离要求执行,防止交叉感染。

特检科历任负责人更迭表

姓　　名	性别	籍　　贯	文化程度	职务	任职时间
张清洲	男	山东省高密市	中专	主任	2001.09—
颜　政	男	山东省高密市	大本	副主任	2012.03—
王丽玉	女	山东省高密市	中专	副主任	2012.12—2016.05

2016年底特检科工作人员一览表

姓 名	性别	出生年月	籍 贯	毕业时间及院校	现任专业技术职务	从事专业
张清洲	男	1961.01	山东省高密市	1982.07 莱阳卫校	主治医师	超声诊断
颜 政	男	1974.05	山东省高密市	2010.01 滨州医学院	副主任医师	超声诊断
范 丽	女	1974.12	山东省高密市	2014.01 潍坊卫校	主治医师	超声诊断
王娟娟	女	1977.11	山东省高密市	2014.01 潍坊医学院	主治医师	超声诊断
崔 超	女	1987.11	山东省高密市	2016.06 青岛大学	医师	超声诊断
王晨旭	男	1987.09	山东省高密市	2010.07 山东力名职业学院	技师	超声诊断
赵梓彤	女	1990.05	山东省高密市	2013.07 山东万杰医学院	医师	超声诊断
张 希	男	1987.10	山东省高密市	2012.06 河北联合大学	医师	超声诊断
刘贵杰	女	1988.06	山东省高密市	2013.07 泰山医学院	医师	超声诊断
范国红	女	1975.08	山东省高密市	2014.01 泰山医学院	主治医师	超声诊断
薛 艳	女	1988.02	山东省高密市	2010.07 河南医学专修学院		超声诊断

第四节　制剂室

科室沿革

1993年2月,医院建立制剂室,制剂室初建时共有3名工作人员,工作业务隶属医院药剂科。

1994年8月,鞠美丽任制剂室副主任,主持工作。

1997年3月,张泽君任制剂室负责

人。从该年开始,随着制剂室生产规模的逐步扩大和制剂品种的增加,制剂室工作人员也逐年增加,至1998年初,工作人员增至7人。

1998年10月,冷继家调入制剂室任主任,张泽君任副主任。

2000年5月,制剂室改称制剂科,冷继家任药剂科主任兼任制剂室主任,由张泽君副主任主持制剂科工作。

2004年2月,制剂科从药剂科分离出来,成为独立科室,又改称制剂室,任命张泽君为制剂室主任。

2006年3月,任命聂凤云为制剂室副主任。

2008年2月,聂凤云因工作调整,不再担任制剂室副主任。

2014年11月,制剂室从院区整体扩建搬迁至高新区高新企业科技孵化器内。

2015年3月,张泽君退休,任命聂凤云为制剂室副主任,主持工作。

至2016年底,制剂室共有工作人员10人,其中主管药师2人,主管中药师1人,药师1人,药剂士2人,制药技术人员4人。

业务开展

制剂室主要负责医院自行研制中药制剂的生产和供应。制剂室成立初期,生产条件简陋,设备落后,仅有一间简陋的平房以及一些搪瓷盆、搪瓷方盘、药碾、铲子等简单的设备,三名员工只能用手工装填骨质增生胶囊、骨折挫伤散胶囊和用手工泛丸法生产通淋消石丸。

1997年,为扩大生产规模和增加制剂供应,制剂室搬迁到中医院西楼二层。从该年开始,医院相继为制剂室引进了300型粉碎机、糖衣机、制丸机、胶囊套合机等设备,使制剂生产规模进一步扩大,并增加了脂肪肝胶囊、调气丸等四个制剂品种,制剂室工作人员也由3人增至7人。

1998年10月,医院投资100多万元对制剂室进行整改扩建。扩建后的制剂室建筑面积达到325㎡,其中有洁净间9间,净化级别30万级,面积100㎡。同时,还引进了符合制药标准的粉碎、提取、颗粒、胶囊、丸剂生产线,增加药学专业技术人员和技术工人8名,使制剂室生产能力和制剂质量大幅提高。为保证制剂质量,制剂室还设立药检室,配置了显微镜、烘干箱、分析天平、崩解仪、酸度计等药检仪器,对制剂有关项目进行检验,以确保制剂质量符合药品标准。

制剂室在对硬件进行升级的同时,还积极研发生产中药制剂新品种,从1998年开始,医院在全院范围内开展优秀处方征集活动,有多年临床经验的老中医们积极响应医院号召,贡献出各自根据行医临床多年,研制出的中药剂型和成方共40余个。通过筛选和试制,先后转化曹沛德大夫的处方,生产出用于治疗妇科病的制剂月舒通经丸;转化王林彬大夫的处方,生产出骨病用药间盘舒胶囊、跌打损伤胶囊;转化秦福生大夫的处方,生产出用于止咳的制剂川贝止咳合剂;转化张泽君药师的验方,生产制剂感冒冲剂、生化汤口服液、速效安胃胶囊、消痛离子导入液、鼻炎康丸、珍珠口宝等制剂;转化张林新大夫的处方,生产出肛肠用制剂肛舒洗液;转化单际忠大夫的处方,生产出制剂眩晕丸;转化陈守谦大夫的处方,生产出制剂凯乐胶囊等品种。由于这些经整理改良的中药传统处方组方科学、疗效显著,深受病患者欢迎,久用不衰。该年,医院具有生产自主知识产权的中药制剂品种达到20个,制剂室在对这些自行研制的制剂品种组织生产的同时,还开展了55个中药传统制剂品种的生产,有左金丸、补中益气丸、十全大补丸、杞菊地黄丸、六味地黄丸、香砂养胃丸、逍遥丸、防风通圣丸、舒肝和胃丸、藿香正气丸、木香顺气丸、龙胆泻肝丸、黄连上清丸、儿康宝颗粒、复方板蓝根颗粒、金嗓散结胶囊等,制剂产品投入临床,疗效良好。

1999年1月,制剂室按照上级主管部门要求进行备案管理,顺利通过了山东省卫生厅审核,获得《医疗机构制剂生产许可证》。对生产的制剂品种,经上级主管部门组织的专家进行评审、遴选,制剂室共选出了临床和市场供应急需的涵盖内、外、妇、儿各科的20个优秀处方制剂进行注册,同时申请了55个传统品种的配制许可。

从2002年开始,按照国家食品药品监督管理局公布制定的有关法规要求,制剂室进行了数次《医疗机构制剂许可证》换证审评和自制剂再注册工作。期间,制剂室不断加强新品种的研发、技术的创新和临床的协作工作,2006年,研发成功并注册新制剂愈银搽剂,2015年,新研发富硒秋梨膏膏方,陆续与临床开发协定方20个,都取得了较好的社会效益和经济效益。

2014年11月,制剂室从院区整体扩建搬迁至高新区高新企业科技孵化器内。2015年10月,医院投资200多万元建设的706㎡标准的制剂室交付使用,先后引进新一代空气净化机组、纯化水机组、大型提取设备、干燥设备、粉碎设备和自动化胶囊剂、颗粒剂、液体制剂、膏方生产线等生产设备,生产能力和产品质量大大提高。相继增添了高效液相色谱仪、微生物试验室,药检能力进一步提高,能够对所产制剂进行全检,保证临床用药的安全有效。经过一年多的试运行和精心准备,2016年,顺利通过各级主管部门验收,取得山东省食药监局批准的《医疗机构制剂许可证》和《医疗机构制剂再注册》变更批件,完成6个制剂品种的质量标准提高工作。

高密市中医院制剂室经过20年的不断发展和设备更新换代,目前已成为高密市最大的中药制剂配制机构,拥有6个剂型,16个品种自制剂的生产许可。其中通淋消石丸、二陈调气丸、感冒颗粒、骨碎补胶囊(原名强力接骨胶囊)、三七红花胶囊(原名骨质增生胶囊)、川蜈胶囊(原名间盘舒胶囊)、芪参胶囊、软肝胶囊、全生胶囊(原名通脉心脑康胶囊)、肛舒洗液等药经过10余年的临床应用,因其显著疗效在本地已具有相当的知名度。

此外,为方便患者长期服药,从2014年开始,制剂室还开展个性化处方制剂加工业务,尤其是膏方制作已成为科室新的工作亮点和经济增长点。

制剂室自成立以来。始终认真落实医院各项规章制度,严格按照《药品管理法》等相关法律规定组织开展工作。多年来,逐步完善了科室管理制度,形成了一整套规范化的工作流程。在发展进程中,不断规范和完善各项生产、检验和管理工作,从原材料、辅料、半成品到成品,每一环节严格把关,双人双岗双签字,保证了患者用药安全有效,取得了良好的经济效益和社会效益。

制剂室负责人更迭表

姓 名	性别	籍 贯	文化程度	职务	任职时间
鞠美丽	女	山东省高密市	中专	副主任	1994.08—1997.03
张泽君	男	山东省高密市	高中	负责人	1997.03—1998.10
				副主任	1998.10—2004.02
				主任	2004.02—2015.03
冷继家	男	山东省高密市	中专	主任	1998.10—2004.02
聂凤云	男	山东省高密市	大专	副主任	2006.03—2008.02
				副主任(主持工作)	2015.03—

2016年底制剂室工作人员登记表

姓 名	性别	出生年月	籍 贯	毕业时间及院校	现任专业技术职务	从事专业
聂凤云	男	1974.02	山东省高密市	1996.07 湖北药检高等专科学校	主管药师	药物制剂
张泽君	男	1955.01	山东省高密市	1974.01 高密四中	主管中药师	中药
王晓晓	女	1984.04	山东省高密市	2007.07 山东中医药大学	主管药师	制剂
王松梅	女	1979.10	山东省诸城市	2001.07 潍坊医学院	药剂师	制剂
田亭亭	女	1991.10	山东省高密市	2015.07 枣庄学院	药剂士	制药工程
张雅丽	女	1991.01	山东省高密市	2015.07 青岛农业大学	药剂士	制药工程
嵇 涛	男	1979.05	山东省高密市	2000.07 天津医科大学	药剂士	制剂
任 萍	女	1969.01	山东省高密市	1991.07 高密县第四职业中学	药剂士	制剂
马晓丽	女	1976.05	山东省高密市	1995.07 潍坊供销学校	药剂士	制剂
薛红梅	女	1975.10	山东省高密市	1995.07 青岛建筑学院	药剂士	制剂

第五节　消毒供应室

科室沿革

1987年8月医院建立之初，医院消毒供应工作由护理人员承担。1989年，杨淑慧调入医院，负责医院医疗器械的简单消毒。此后，随着医院规模扩大和业务量增加，医院设立消毒供应室，先后有梁淑芸、王存香、杨德香、朱美兰等人调入消毒供应室工作。

医院开诊后，除消毒工作外，医院还设立洗衣房，负责全院病房被服和职工工作服、手术敷料等洗涤、晾晒、缝补、折叠和发放工作。洗衣房1987年8月成立至1992年，管理采取外包形式，将院病房被服和职工工作服、手术敷料等洗涤、晾晒、缝补、折叠和发放工作由院外单位承包。1993年，洗衣房工作收归医院，隶属总务科管理，由王香兰以承包的形式负责洗衣房工作。

1994年，医院成立护理部，消毒供应室隶属护理部，此后消毒供应室工作人员逐渐增加，王秀芳、宿秀芹等人先后调入消毒供应室工作。

2005年4月，刘雪梅任消毒供应室副护士长，同时，医院洗衣房由总务科划归消毒供应室管理。此后，洗衣房工作人员逐年增加，王香慧、孙桂玲、侯蕾、秦文文等人先后调入洗衣房工作，到2016年底，工作人员增加至5人。

从2006年开始，张新伟、杜玲、楚娜、郝凤丽、尤卫红等人相继调入消毒供应室工作。

2008年9月，刘雪梅任供应室护士长。

2012年11月，医院成立药品配送中心，医院药品配送中心成立之初工作人员有马永敏1人，归属药剂科管理。2013年3月，医院将药品配送中心划归供应室管理。此后张文亭、王丽霞、刘凤娟、赵凡等人先后调入，至2016年底，药品配送工作人员达到5人。

至2016年底，消毒供应室共有工作人员16人，其中消毒供应工作人员6人，洗衣房5人，药品配送5人。

业务开展

消毒供应室承担着医院各科室重复使用的诊疗器械、器具和物品消毒、灭菌工作。

消毒供应室建立初期设备简陋，仅有一台小型手提式燃煤型灭菌器，随后又购入一台下排汽的灭菌锅。当时，工作人员主要依靠简单的机械对可重复使用的医疗器械和敷料进行消毒灭菌，以保证临床工作需要。

从1990年开始，随着医院规模扩大和医疗业务技术的发展，消毒供应工作在制度、管理和操作等方面都不断地得到了改进和完善。

1993年，洗衣房收归医院总务科管理后，负责全院被服的清洗工作。工作人员在洗涤过程中严格执行消毒隔离制度,认真做好各类被服的洗涤、消毒和缝补工作,并按时下送到病房、门诊,保证及时、优质地为医疗一线服务。

1996年,医院创建二级甲等中医院后,按照二甲中等医院的相关要求和操作规程,消毒供应室进一步建立健全各项规章制度,相继建立了消毒供应室工作制度、消毒隔离制度、监测制度、设备仪器维修制度等,使工作人员有章可循,严格按管理制度和规范开展工作。

随着消毒技术的进步,从1997年起,医院开始淘汰反复使用的注射器、输液器和输血瓶等,大量一次性医疗器械和物品在临床工作中广泛使用。同时,根据上级卫生部门关于一次性医疗废品的处理办法和要求,由消毒供应室将医疗废品一对一回收,进行初步消毒后送交定点单位集中处理。

2005年4月,消毒供应室正式建科,为适应医院的发展需求,消毒供应室每天将各科室可重复使用物品集中灭菌和发放。同时进行了规范化、专业化管理,建立完善了以下制度。

1.按照医院感染管理有关规定,建立并健全各项制度、操作规程、质控措施,确保临床医疗用品使用安全。

2.建立质量追溯系统,发现问题及时调查与改进,保证及时安全的物品供应。

3.不断研究、改进工作内容和方法,保证及时有效的物品供应;实施在职人员培训,提高服务质量。

4.密切与科室的联系,了解各科室的专业特点,常见医院感染及原因,对器械用品处理的特殊要求及意见。

5.掌握突然停水停电设备出现故障及突发意外事件等紧急处理措施。熟练掌握安全操作的技术,对发生职业暴露的危险因素有应对措施。

6.负责器械的清洗、消毒、灭菌,设备的日常维护保养,并建立设备档案,完整保存相关资料。

2012年7月,为满足临床消毒物品的供应,医院为消毒供应室购入一台1.2升的脉动真空灭菌器,大大提高了工作效率。

2013年开始,消毒供应室工作人员每日至病房收取需消毒灭菌的物品器械,清洗、消毒、灭菌后再下送至科室,做到了把护士的时间还给病人。医院药品配送中心由药剂科划归供应室管理,负责全院病房各个护理单元的药品配送工作。

2014年,根据卫生部颁布的《医院消毒供应中心管理规范》等6项行业标准,医院消毒供应室的建设和管理向标准化、规范化、制度化、现代化转变,由过去的分散式管理转变为集中式管理。进一步加强了重复使用器械回收工作,同时严格按照操作规程,执行监测制度,认真核查核对并做好记录;加强无菌物品的管理,对灭菌物品进行物理、化学和生物监测,灭菌合格率达到100%;规范了外来器械及植入物的管理,建立了外来器械登记和交接制度;严格落实下收下送制度,包括消毒供应室灭菌物品、洗衣房被服敷料、住院病人药品等,满足了临床需要,同时洗衣房和药品配送中心工作也得到进一步规范。

2015年,手术室修建,消毒供应室配合手术室开展了大量的工作,不仅提供场所协助手术室护理人员洗刷器械,而且工作人员加班加点,随时听班,保质保量地完成器械消毒灭菌工作,保证了手术的顺利进行。

为了标准化管理消毒供应室,医院于2016年1月购置医用空气消毒机。2016年3月,又购置了口腔科注油养护机、超声波清洗机、医用高压气枪、高压水枪及封口机等消毒供应专用设备,以应对停电、停水、停气等突发事件。2016年8月,购置了MOST蒸汽灭菌器,提高了

工作效率。此外,洗衣房和药品配送中心作为供应室的组成科室也逐步发展壮大。截至2016年,洗衣房陆续购买了洗衣机、甩干机、货架、平板车、电风扇等;药品配送中心的配送车也由原来的两辆增至六辆,整理箱由起初的30个增加到50个。

至2016年底,消毒供应室完成了由分散管理到集中管理的模式转变,每年完成灭菌1200余锅次,完成器械、敷料等各类包裹的消毒灭菌约3万包。同时,提高安全意识和个人防护意识,积极配合医院感染管理工作,自建科以来未发生一例医院感染事件。刘雪梅、张新伟等人多次受到医院和上级有关部门的表彰。

消毒供应室历任负责人更迭表

姓 名	性别	籍 贯	文化程度	职务	任职时间
刘雪梅	女	河南省周口市	大专	副护士长	2005.04—2008.09
				护士长	2008.09—

2016年底消毒供应中心工作人员登记表

姓 名	性别	出生年月	籍 贯	毕业时间及院校	现任专业技术职务
刘雪梅	女	1967.03	河南省周口市	2013.01 潍坊医学院	主管护师
张新伟	女	1962.09	山东省高密市	2001.04 山东大学	主管护师
杜 玲	女	1972.06	山东省高密市	1989.07 高密市职业学校	
楚娜娜	女	1986.12	山东省高密市	2005.07 山东煤炭卫生学校	护士
郝凤丽	女	1991.05	山东省高密市	2010.07 益都卫校	护士

2016年底药品配送中心工作人员登记表

姓　名	性别	出生年月	籍　　贯	毕业时间及院校	现任专业技术职务
尤卫红	女	1978.09	山东省高密市	1997.06 高密一中	
马永敏	女	1972.12	山东省高密市	1997.01 潍坊卫校	主管护师
张文亭	女	1988.09	山东省青州市	2006.06 益都卫校	护士
刘凤娟	女	1974.10	山东省高密市	1990.07 双羊中学	
王丽霞	女	1981.10	山东省高密市	2017.01 潍坊医学院	
赵　凡	男	1984.02	山东省高密市	2004.07 潍坊卫校	

2016年底洗衣房工作人员登记表

姓　名	性别	出生年月	籍　　贯	毕业时间及院校	现任专业技术职务
王香兰	女	1964.11	山东省高密市	1980.07 柴沟中学	
孙桂玲	女	1968.04	山东省高密市	1985.07 吉林省长白县八道沟中学	
王香慧	女	1975.05	山东省高密市	1986.07 柴沟镇后鹿庄小学	
侯　蕊	女	1970.06	山东省高密市	1986.07 姚哥庄中学	
秦文文	女	1985.02	山东省高密市	2000.06 大牟家中学	

第六节　健康管理中心
（体检中心）

科室沿革

2004年7月，医院始设体检科，全科共4人，葛其旺任主任，工作人员有禚瑞花、徐连香、兴春红。

2010年5月，体检科改称体检中心，葛其旺调出，夏永厂调入体检中心任科室副主任，主持工作。该年，秦玉梅调入体检中心，科室工作人员增至5人。

2011年7月，马晓莉调入体检中心

任护士长,11月,夏永厂任体检中心主任,该年,科室工作人员增至6人。

2011年10月,李希德调入体检中心任副主任,王桂兰调入体检中心,全科有工作人员8人。

2012年5月,李希德副主任调出,禚瑞花调出,全科有工作人员6人。

2013年5月,王桂兰调出,徐秀梅调入查体中心,全科有工作人员6人。

2014年4月,体检中心迁至中医院西院区,体检中心工作人员由6人减至4人。其中,夏永厂任体检中心主任,马晓莉任护士长,工作人员有秦玉梅、徐秀梅。

2016年3月,栾丽丽调入体检中心,徐秀梅调出。

2016年12月,体检中心改称健康管理中心,李德清任健康管理中心副主任,主持工作,张淑芬任健康管理中心护士长。

至2016年底,健康管理中心共有工作人员6人,其中,主持工作副主任1人,工作人员5人。

业务开展

体检中心自2004年7月成立后,即大力开展社会性健康查体及健康管理、膳食指导、预防保健等工作,其服务内容主要是为企事业单位退离休老干部、单位员工、司机、特殊工种(电工、焊工、高空作业等)、就业、慢性病、中小学生、幼儿入园、儿童入学等提供全面体检。

体检中心初建时,其主要体检设备有日本KENZ-BPMSP-1台式全自动血压计、湖南长沙AIKD-B12心电图机、美国飞帆EnVisorCHD彩超机、日本东芝数字胃肠透视机和意大利DR拍片机等。2011年,又增添了健康管理工作站和打印机、北京BP-203RPEⅢ动脉硬化测量仪和浙江杭州TYU-2000骨密度测量仪等设施。

体检中心工作人员担负着对外联络、体检者接待、血压测量、导检、体检者档案整理发放等工作。在体检前,仔细向查体者详细介绍查体的有关项目和注意事项等;在查体过程中,与检验、特检、放射、内科、外科等科室密切协作和配合,认真做好查体者各个体检项目的检查工作;查体后,及时出具查体报告,耐心解释查体结果和查体者提出的问题。遇有特殊问题或发现体检者有病患,及时通知体检者做进一步检查,并提出到有关临床科室做进一步确诊的建议,以保证体检者的病患能尽快得到治疗。

从2010年开始,体检中心在做好体检者常规项目体检的基础上,还充分发挥中医院的中医中药特色,开展了具有中医药特色的健康保健养生调理于一体的健康管理工作,满足了不同层次群众的健康体检养生保健需求。针对服务对象的健康状态及其身体风险,应用中医的方法进行体质、脏腑、气血、经络的调理使机体达到阴阳平衡。服务过程中充分发挥中医药优势,大力宣传艾条灸法、拔火罐、耳穴埋豆、推拿按摩、刮痧等中医技术。积极开展优势中医病种、药膳的总结及评估,及时修订和落实中医药养生保健计划。提高中医药使用率、草药饮片使用率和非药物治疗普及率。

体检中心设有内科、外科、五官科、妇科、中医科等科室,开展检验、心电图、彩超、动脉硬化检测、骨密度检测、X线拍片等检查项目。按照体检者的个性化的体检需求,体检中心设有价位不等的套餐式健康体检和自助式自选体检项目。体检者可根据不同年龄和自身需求选择不同个性化的体检套餐。

体检中心在体检工作中,实行主检医师负责、总检终审负责制,保证了质量。从健康咨询建档到健康体检、健康指导处方及跟踪服务实现了一体化、规范化、网络化管理。以"珍爱生命、促进健康、服务大众"为宗旨,以"传授专业知识、强化健康理念"为己任,积极参与单位或其他团体的健康管理活动。始终坚持"一次服务、终身朋友"的服务理念,以"治未病、辩证施养"为核心,采取集体讲座和一对一交流的形式,让广大群众"建立健康观念、掌握专业知识、学会自我管理",为建设健康高密做出应有的贡献。

健康管理中心历任负责人更迭表

姓　名	性别	籍　贯	文化程度	职务	任职时间
葛其旺	男	山东省高密市	本科	主任	2004.07—2010.05
夏永厂	男	山东省诸城市	本科	副主任	2010.05—2011.07
				主任	2011.07—2016.12
李希德	女	山东省高密市	本科	副主任	2011.10—2012.05
李德清	女	山东省高密市	本科	副主任	2016.12—

2016年底健康管理中心工作人员登记表

姓　名	性别	出生年月	籍　贯	毕业时间及院校	现任专业技术职务	从事专业
李德清	女	1980.10	山东省高密市	2004.07 济宁医学院	主治医师	医疗
夏永厂	男	1962.04	山东省诸城市	2007.07 北京中医药大学	副主任医师	医疗
张淑芬	女	1976.08	山东省高密市	2007.01 辽宁医学院	主管护师	护理
马晓莉	女	1963.08	山东省滕州市	2008.07 济宁医学院	副主任护师	护理
秦玉梅	女	1974.06	山东省高密市	1995.07 潍坊医学院	医师	医疗
栾丽丽	女	1985.03	山东省高密市	2010.07 滨州医学院	医师	医疗

第五章
医 疗 工 作

第一节　医疗业务发展

市中医院建立之初,规模较小,条件简陋,人员少,技术力量薄弱,医疗业务以中医中药为主。为加快医疗业务发展,医院在坚持突出中医特色的基础上,采取引进技术、培养人才、中西医结合、互相促进、共同提高等多种形式,大力开拓和发展医疗业务。

1988年3月,医院聘请骨伤中医专家陈官琪来医院骨伤科坐诊,大大提高了骨伤科的技术水平。4月,医院开始设置病房,收治病患者住院诊疗。5月,与西安市韩森寨痔瘘医院联合开展痔瘘医疗业务,由西安市韩森寨痔瘘医院提供医疗技术支持,医院设立痔瘘门诊,收治痔瘘患者。10月,医院又与青岛市第五人民医院变态科联合开展了变态反应诊疗项目研究,医院设立变态反应诊疗门诊和变态反应科,变态反应患者进行诊治。

1989年5月,医院正式成立急诊室,开始收治急症患者。1992年,随着医院医疗技术人才的引进和医疗技术的提高,医院外科开始设置手术室,进行外科手术。为推动医院医疗技术的发展提高,医院注重了医疗器械设备尤其是大型现代化医疗仪器的配置,1993年,医院购置了X线影像增强系统、活动式床头X机、活动手提式心电图机、尿液分析仪、火焰光度计、骨科牵引床、骨质增生治疗仪、病理切片机、显微镜和血库冰箱等价

约20万元的医疗设备。同时,医院十分注重专科建设,在范天福主持下研制出用于治疗泌尿系统结石症的"通淋消石散",在治疗泌尿系统结石症方面取得重大突破,获得山东省科技进步三等奖。在此基础上,1994年4月,医院设立结石病专科,由院长范作升兼任科主任,高思合任副主任。1995年2月,医院成立"高密市结石病研究中心"和"血液净化中心"。医院不断完善规章制度,建立起了各种医务专业机构和组织,增添了带电视荧光屏的遥控大型"X"光机和碎石机,增加腹膜透析,心脏综合检查仪,经皮椎间盘抽吸术和结石病研究等新项目,并形成了结石病研治,妇科无痛系列流产接生和椎间髓核切吸特色。医疗器械装备的现代化,为提高医院的医疗水平创造了良好的条件,不仅对创伤整骨、急腹症和一般胃肠、肝、胆、胰手术能熟练完成,并相继开展了胃癌根治,乳腺根治、胰十二指肠切除和肝叶切除等达到市级医院水平的高、难、险复杂手术。1995年,医院被潍坊市卫生局评为全市"十佳医院",1996年12月,被国家中医药管理局命名为"二级甲等中医院"。

1998年,先后成立了由院长任主任委员、分管副院长任副主任委员的医护质量管理委员会、病案管理委员会、药事管理委员会、医疗安全管理小组四个医疗管理委员会。医院各个专业机构组织,对医院的医护工作各司其职,尽职尽责,促进了全院医疗工作的顺利开展,保证了医疗质量的提高。医院根据潍坊市

提出的《潍坊市重点中医专科建设标准》，医院于1998年6月先后成立了结石病科、椎间盘突出病科、肛肠病科三个中医专科。

1999年，医院提出了在医疗业务发展上要大力实施以加强重点专科建设为主体带动医院整体技术上水平，以发展急诊急救和中药制剂为两翼的"一体两翼"工程。7月，医院成立了由曹沛德任组长，王林彬、张燕伟任副组长的椎间盘协作组，制定了相应的工作制度和椎间盘病诊疗常规。2000年3月，医院成立了由外一科、放射科、碎石室、彩超室共同组建结石病研治协作组，并制定了相应的工作制度和诊疗常规。协作组由副院长曹沛德担任组长，高思合、宋亚明担任副组长。随后，又成立了椎间盘协作组，加强了结石病科、椎间盘突出病科以及肛肠病科三个中医专科的建设。在医疗工作中，注重中西医结合，扩大了科室规模，推进了医院医疗业务快速发展。2000年10月，医院获得了国家《母婴保健专项技术服务基本标准》中有关结扎手术、助产技术、终止妊娠手术的专项技术服务的执业许可。2001年8月，医院成立了由副院长曹沛德任组长的医院产科急诊抢救小组和孕产妇抢救领导小组，率先在全市开通"999"急诊急救电话，与120联动，及时出车抢救急症和外伤病人，取得了显著的社会效益。

从2004年开始，市中医院不断加大医疗技术项目创新力度。一是通过引进先进仪器设备，开发新的医疗项目，大大

提升了医院的医疗服务水平。从2004年到2007年，医院先后引进了钼靶乳腺照相机、双极等离子电切刀、脑立体定向仪、多功能麻醉机等先进设备80多件，先后新开展了钬激光和气压导弹碎石，腹腔镜微创手术，胆道镜微创治疗胆结石等29项新技术新项目。其中胃肠超声有声检查技术、钬激光碎石技术、消化道息肉消融术、臭氧治疗腰椎间盘突出、钼靶乳腺照相等填补了高密市的空白，钛网颅骨缺损修补术、动力髋关节内固定术、肝囊肿酒精硬化术等填补了院内空白。二是不断加大重点专科建设力度，打造医院特色治疗优势。从2004年到2007年，医院先后建成了结石病、肛肠病、中风病、椎间盘症、心血管病五大重点专科，其中结石病专科、中风病专科分别是高密市唯一的山东省重点专科和潍坊市重点专科。结石病专科采用"三机五法"系统化微创治疗模式，治疗肝胆、泌尿系结石病，实现了溶、碎、排、取、防于一体，达到了国内领先水平。中风病专科建起了高密市唯一的中风病康复中心，采用最先进的"中风单元"治疗模式，集醒脑开窍针刺、中西药物治疗、主动被动运动相结合、康复和理疗、功能锻炼等于一体，并辅有物理治疗、作业治疗、言语治疗、心理辅导与治疗，达到了国内先进水平。肛肠病专科对各种复杂性痔疮、肛瘘及结肠癌、直肠癌的治疗达到了地市级以上医院水平，扩大了品牌影响。

2008年11月，医院肝胆泌尿外科成

功开展高密市首例不开刀肾切除术,此手术的成功开展,标志着医院微创外科技术又上了一个新台阶。

2009年,采取内部培训、送出去学、请进来教的形式,大力培养技术人才,使全院具有了雄厚的技术力量,医院卫生技术人员达到卫生系列225人,其中正高级主任医师2人,副主任医师21人、中级主治医师106人,硕士研究生14人,有15名医师被山东中医药大学聘为兼职副教授。绝大多数的医师具有大学本科以上学历,形成了结构完善、分布合理的专业技术人才梯队。腹腔镜肾切除手术在医院泌尿外科成功开展。成立了心脏血管介入治疗中心,开展了冠状动脉造影、脑血管造影、肾动脉造影、下肢动脉造影、下腔静脉滤器置放新技术。在门诊二楼建起了国医堂,开展中医诊疗,打造了医院的中医特色优势和品牌。不仅能够诊断治疗各科常见病、多发病,而且在治疗各科危重疑难疾病方面具有较高的造诣。医院开展了氩氦刀、粒子植入、介入、心脑血管造影、心脏支架植入、起搏器安装术和下腔静脉滤器植入术、微创、腹腔镜、结石病治疗等新一大批与国际国内接轨技术新项目,大大提高了医院的医疗技术水平。同时,进一步加强了重点专科建设,结石病科被评为山东省重点中医专科;中风病专科在保持潍坊市重点专科的基础上,积极创造条件,建立了中风病康复中心,被列为国家级重点专科建设;心内科作为院内重点专科进行建设,建立了CCU病房,配置中

央监护、除颤仪、呼吸机等先进设备,调整了医护人员,加强了技术力量,规范了心内科诊治范围,治疗心脏血管疾病技术达到了国内同级医院先进水平,为心内科加速发展和争创潍坊市重点专科奠定了基础。

2010年到2012年,医院提出了"保基础、强亮点、扩规模"的发展思路,进一步强化项目创新,推进医院加快发展。医院新建了血液透析中心、腔镜中心、血库、患者管理中心、肿瘤科、小儿科、内分泌科,设立了小儿科综合病房,扩建了医学康复中心、透析室、结石病科增设了物理排石室等。2010年,医院心脏血管中心率先在全市开展介入治疗,一年完成介入手术424例;该年,医院还成功承办了2010年山东省首届泌尿系结石治疗新进展学习班。2011年,结石病科开展的三级以上肝内胆管结石碎石取石技术达到国内领先水平。心内科完成心脏冠脉介入手术203例,居潍坊市县级医院前列。内四科引进和佳医疗集团技术设备和管理资源,对肿瘤患者实行微创综合治疗,提高了患者的生存质量,开创了带瘤生存新奇迹。7月,中医院被授予"山东省优质医疗服务示范单位"荣誉称号,是潍坊市获此殊荣的唯一一家医疗单位。11月,医院承办了中国医师协会全国高血压脑出血辩证微创治疗新进展学习班。2012年4月,建成了潍坊市首家心电远程会诊中心和高密市中医院朝阳街道卫生院血液净化中心,已成为全市的医疗惠民工程。医院结石病科被中

"德医双馨医护人员"评选活动,先后评选出蔡亦军、李克尊、乔日东、张春红、张清洲、王庆秀、颜宏伟、赵洪乾、于勇、范美艳、郭振宝、李永刚、范永明、宋美爱、刘淑兰、张燕伟、田立臣等17人为"德医双馨医护人员"。

2009年9月,据统计,医院卫生技术人员达到368人,其中具有正高级技术职称的主任医师2人、副高级技术职称副主任医师43人,中级技术职称的主治医师127人。医院共有硕士研究生学历的医师14人,有15名医师被山东中医药大学聘为兼职副教授,绝大多数的医师具有大学本科以上学历,形成了结构完善、分布合理的专业技术人才梯队,不仅能够诊断治疗各科常见病、多发病,而且在治疗各科危重疑难疾病方面具有较高的造诣。同月,医院开展首届"十佳医师"评选活动,评选出了刘国华、高思合、蔡亦军、郭杰、李克尊、乔日东、于勇、赵洪乾、张清洲、刘淑兰等"十佳医师"。同月,市中医院获得"潍坊市中医工作先进集体"的荣誉称号,副院长秦福生获得"全市中医工作先进个人"的荣誉称号。10月,医院被中华医学会授予"新中国六十年医疗卫生优秀单位"荣誉称号,院长曹沛德荣获了"新中国六十年医疗卫生事业杰出贡献奖"。

2010年5月,秦福生被高密市人民政府授予"第十一批高密市专业技术拔尖人才"荣誉称号。10月,曹沛德同志被聘为山东中医药大学兼职教授。11月,医院开展优秀学科带头人和优秀青年医师活动,评选出蔡亦军、郭杰、高思合、乔日东、刘国华、张燕伟、张清洲、于勇、颜宏伟、郭振宝等10名优秀学科带头人和林月荣、李晓辉、王庆秀、杜长征、张海民、张奎、杨国荣、李德清、杜妮、郭军等10名优秀青年医师。

2012年8月,高思合被高密市委、高密市人民政府授予"第十二批高密市专业技术拔尖人才"荣誉称号。10月,曹沛德被潍坊市卫生局命名为第四批潍坊名医,护理部主任李娟被表彰为第四批潍坊名护。

2013年12月,曹沛德为第一批潍坊市中医优秀学科带头人荣誉称号;曹沛德、秦福生、李宗江、逢明梅等4人被潍坊市卫生局授予第一批潍坊市基层名中医荣誉称号。

2015年12月,郭杰、刘淑兰、蔡亦军被评为潍坊市第五批名医。

2016年3月,蔡亦军、刘淑兰被高密市委、市人民政府授予"高密市技术拔尖人才"荣誉称号。4月,秦福生、王秉隆入选山东省五级中医药师承教育项目第四批指导老师,马洪旭、刘翠翠、陈涛、刘龙等4人被选为全省五级中医药师承教育项目第四批继承人。12月,高思合被评为2016年度潍坊市"金牌医生"。

到2016年底,市中医院有干部职工807人,其中卫生技术人员646人。在医院的卫生技术人员中,具有高级技术职称的在职卫生技术人员44人,其中具有正高级技术职称的卫生技术人员10人,具有副高级技术职称的卫生技术人员34

人,具有中级技术职称的卫生技术人员205人,打造和形成了一支技术力量雄厚、各具特长、结构完善、分布合理的医疗队伍。

市中医院正高级技术职称人员登记表

姓　名	性别	出生年月	学历	技术职称	技术职称取得时间	籍　贯
王素桂	女	1955.05	大学	主任医师	2005.12	山东省高密市
张林新	男	1962.10	本科	外科主任医师	2006.12	山东省高密市
曹沛德	男	1962.12	本科	主任中医师	2010.05	山东省高密市
秦福生	男	1965.06	本科	主任中医师	2010.05	山东省高密市
李宗江	男	1963.01	本科	主任中医师	2010.12	山东省高密市
高思合	男	1967.06	本科	外科主任医师	2012.03	山东省高密市
王　朋	男	1963.12	本科	内科主任医师	2012.03	山东省高密市
门忠友	男	1961.05	本科	主任中医师	2012.03	山东省高密市
郭　杰	男	1965.06	本科	主任中医师	2013.05	山东省高密市
蔡亦军	男	1966.08	本科	外科主任医师	2013.12	山东省高密市

高密市中医院副高级技术职称人员登记表

姓　名	性别	出生年月	学历	技术职称	技术职称取得时间	籍　贯
单际忠	男	1940.11	中专	副主任医师	1994.03	山东省高密市
程玉晏	男	1943.06	大学	副主任医师	1994.03	山东省龙口市
王聚义	男	1949.09	大学	副主任中医师	1996.11	山东省高密市
呙智福	男	1949.11	大学	副主任医师	1998.12	山东省高密市
翟绪进	男	1949.07	大专	副主任医师	1999.12	山东省昌邑市
刘爱兰	女	1948.08	大学	副主任中医师	2000.12	山东省高密市
马训梅	男	1941.12	大专	副主任医师	2000.12	山东省高密市
王树丰	男	1953.06	大学	副主任医师	2000.12	山东省高密市
乔日东	男	1963.12	本科	内科副主任医师	2002.10	山东省高密市
刘水清	男	1962.12	本科	外科副主任医师	2002.10	山东省高密市

续表（一）

姓　名	性别	出生年月	学历	技术职称	技术职称取得时间	籍　贯
綦　伟	男	1965.05	本科	副主任中医师	2002.10	山东省高密市
冷继家	男	1944.12	大学	副主任药师	2002.10	山东省高密市
王林彬	男	1964.11	本科	副主任中医师	2003.11	山东省高密市
田兆宏	男	1963.03	本科	副主任中医师	2003.11	山东省高密市
李金玉	女	1957.10	大专	副主任医师	2003.11	山东省高密市
刘雪梅	女	1966.02	本科	内科副主任医师	2003.11	山东省高密市
何大民	男	1967.02	本科	外科副主任医师	2003.11	山东省高密市
刘　军	男	1972.06	本科	外科副主任医师	2003.11	山东省高密市
李永刚	男	1975.01	本科	妇幼副主任医师	2005.12	山东省高密市
颜　政	男	1974.01	本科	麻醉副主任医师	2006.05	山东省高密市
李希德	男	1964.11	本科	外科副主任医师	2006.12	山东省高密市
李克尊	男	1965.12	本科	外科副主任医师	2008.12	山东省高密市
李　娟	女	1967.11	本科	副主任护师	2010.11	山东省高密市
张燕伟	男	1969.05	本科	副主任中医师	2010.11	山东省济南市
郭　华	男	1958.05	大专	副研究馆员	2011.12	山东省即墨市
范美云	女	1966.09	本科	副研究馆员	2011.12	山东省高密市
刘淑兰	女	1971.03	本科	妇产副主任医师	2012.03	山东省高密市
夏永厂	男	1962.04	本科	外科副主任医师	2012.03	山东省诸城市
马晓莉	女	1963.08	本科	副主任护师	2012.03	山东省滕州市
王秉隆	男	1962.10	本科	副主任中医师	2012.03	山东省高密市
刘　杰	男	1968.02	本科	内科副主任医师	2012.12	山东省高密市
张佩玲	女	1962.12	本科	副主任护师	2012.12	山东省高密市
延淑芹	女	1959.09	中专	副主任护师	2012.12	山东省高密市
刘国华	男	1973.01	本科	外科副主任医师	2013.11	山东省寿光市
逄明梅	女	1963.04	本科	副主任中医师	2013.11	山东省高密市
寇建荣	女	1971.11	本科	内科副主任医师	2014.11	江苏省赣榆县
杨国荣	男	1975.06	本科	副主任中医师	2014.11	山东省高密市

续表(二)

姓 名	性别	出生年月	学历	技术职称	技术职称取得时间	籍 贯
王 硕	女	1972.09	本科	副主任护师	2014.11	山东省高密市
孙星吉	男	1963.12	本科	副主任中医师	2014.11	山东省高密市
赵洪乾	男	1976.03	本科	外科副主任医师	2015.12	山东省高密市
王教学	男	1974.09	本科	外科副主任医师	2015.12	山东省高密市
薛连德	男	1936.12	大专	副主任医师	1992.05	山东省高密市
姜清洁	男	1946.05	大学	副主任医师	1993.04	山东省高密市
陈守谦	男	1941.05	大学	副主任医师	1994.01	黑龙江省巴彦县
呼培星	男	1943.02	中专	副主任中医师	1994.05	山东省高密市
王桂兰	女	1963.07	本科	副主任护师	1998.11	山东省高密市
葛其旺	男	1951.08	大学	副主任医师	1999.07	山东省高密市
吴文娟	女	1953.06	大学	副主任医师	1999.07	山东省诸城市

高密市中医院中级技术职称人员登记表

姓 名	性别	出生年月	学历	技术职称	技术职称取得时间	籍 贯
鞠成芬	男	1940.03	初中	主管药师	1987.01	山东省高密市
张香兰	女	1955.06	大专	主管护师	1987.07	山东省高密市
王丽萍	女	1960.01	大专	主管检验师	1987.07	山东省高密市
宋连青	女	1951.01	中专	主治医师	1988.09	山东省高密市
仇方棣	女	1936.04	中专	主治医师	1989.04	山东省青岛市
张立文	男	1955.02	中专	主管中药师	1989.04	山东省高密市
鞠美丽	女	1945.05	中专	主管药师	1989.08	山东省高密市
刘金富	男	1955.11	中专	主治中医师	1990.01	山东省高密市
唐咏香	女	1957.05	中专	主管药师	1990.11	山东省高密市
范天福	男	1942.12	初中	主治中医师	1991.06	山东省高密市
侯翠英	女	1952.09	大学	中级会计	1991.10	山东省高密市
曹德礼	男	1955.03	大学	主治医师	1993.10	山东省高密市

续表（一）

姓　名	性别	出生年月	学历	技术职称	技术职称取得时间	籍　贯
刘福忠	男	1940.10	初中	主治医师	1994.04	山东省高密市
刘芙梅	女	1962.06	大专	主管护师	1996.02	山东省高密市
张泽君	男	1955.02	大专	主管中药师	1996.06	山东省高密市
宋常伟	男	1966.06	本科	外科主治医师	1996.11	山东省高密市
王待天	男	1947.01	大专	主治中医师	1999.02	山东省高密市
吴明花	女	1965.09	大专	主管护师	1999.12	山东省高密市
钟咏梅	女	1965.06	大专	主管中药师	1999.12	山东省高密市
张新伟	女	1962.09	大专	主管护师	1999.12	山东省高密市
侯宗敏	女	1965.12	中专	主管护师	2000.11	山东省高密市
张清洲	男	1961.01	中专	放射主治医师	2002.10	山东省高密市
管　明	男	1957.06	大专	主治医师	2002.10	山东省高密市
颜宏伟	男	1964.12	中专	放射主治医师	2003.11	山东省高密市
王丽玉	女	1966.08	大专	妇科主治医师	2003.11	山东省高密市
郑　欣	女	1965.11	本科	主管中药师	2003.11	山东省高密市
杨桂霞	女	1967.03	本科	主管药师	2003.11	山东省高密市
郭振宝	男	1962.12	高中	主治医师	2003.11	山东省高密市
刘雪梅	女	1967.06	本科	主管护师	2003.11	河南省周口市
荆雪松	女	1966.08	本科	主管药师	2003.11	山东省高密市
栾红捷	女	1968.02	中专	主治医师	2003.11	山东省安丘市
闫才刚	男	1969.02	本科	五官主治医师	2003.11	山东省高密市
吴振玉	男	1957.10	大专	主管药师	2003.11	山东省高密市
王晓娟	女	1977.11	本科	主管护师	2003.12	山东省高密市
张桂霞	女	1966.09	中专	主管护师	2004.11	山东省高密市
韩丙遵	男	1966.11	中专	主管检验师	2004.11	山东省高密市
门　丽	女	1965.12	中专	主管中药师	2004.11	山东省高密市
刘爱华	男	1965.05	中专	主管检验师	2004.11	山东省高密市
朱瑞娥	女	1968.07	中专	主管护师	2004.11	山东省高密市

续表（二）

姓　名	性别	出生年月	学历	技术职称	技术职称 取得时间	籍　贯
李衍禄	男	1965.09	中专	主管检验师	2004.11	山东省高密市
杨林清	男	1961.12	大专	口腔主治医师	2004.11	山东省高密市
王桂初	男	1972.06	本科	内科主治医师	2004.11	山东省高密市
李　华	男	1973.05	本科	外科主治医师	2004.11	山东省高密市
柳桂玉	男	1973.02	本科	外科主治医师	2004.12	山东省高密市
宋美爱	女	1972.11	本科	主管护师	2005.12	山东省高密市
尹红花	女	1966.06	中专	主管护师	2005.12	山东省高密市
张春红	女	1969.09	本科	主管护师	2005.12	山东省高密市
聂凤云	男	1974.02	大专	主管药师	2005.12	山东省高密市
张培荣	男	1963.04	中专	外科主治医师	2005.12	山东省高密市
孙建萍	女	1971.12	本科	主管护师	2005.12	山东省高密市
于　勇	男	1971.01	本科	骨科主治医师	2005.12	山东省高密市
门瑞娥	女	1971.09	大专	主管护师	2005.12	山东省高密市
林月荣	男	1976.01	本科	主治中医师	2005.12	山东省高密市
杨家顺	男	1967.02	本科	外科主治医师	2005.12	山东省高密市
郭章美	女	1969.03	大专	妇幼主治医师	2005.12	山东省高密市
王　凌	男	1973.05	大专	外科主治医师	2005.12	山东省高密市
张泽金	男	1976.04	硕士	主治中医师	2005.12	山东省高密市
褚建文	男	1970.02	本科	主治中医师	2005.12	山东省高密市
范美艳	女	1974.09	中专	主管护师	2006.05	山东省高密市
宿春华	女	1972.05	大专	主管护师	2006.05	山东省高密市
范　燕	女	1971.06	本科	主管护师	2006.05	山东省高密市
赵　美	女	1974.03	本科	主管护师	2006.05	山东省高密市
张　燕	女	1969.02	本科	主管护师	2006.05	山东省高密市
张　臻	女	1970.01	本科	主管护师	2006.05	山东省高密市
刘晓玲	女	1972.01	本科	主管护师	2006.05	山东省高密市
孙桂霞	女	1972.03	本科	主管药师	2006.05	山东省高密市

续表（三）

姓　名	性别	出生年月	学历	技术职称	技术职称取得时间	籍　贯
于　群	女	1971.04	本科	皮肤主治医师	2006.05	山东省高密市
衣金蕾	女	1972.05	本科	主管护师	2006.05	山东省高密市
李艳芹	女	1969.01	专科	主管护师	2006.05	山东省高密市
侯美香	女	1975.05	大专	主管护师	2006.05	山东省高密市
刘清花	女	1975.11	本科	主管护师	2006.05	山东省高密市
马存刚	男	1974.09	本科	放射主治医师	2006.05	山东省高密市
李海霞	女	1975.01	本科	主管护师	2006.05	山东省高密市
高益世	男	1977.04	本科	麻醉主治医师	2006.05	山东省高密市
陈桂霞	女	1971.12	中专	主管护师	2006.05	山东省高密市
张　剑	女	1975.02	本科	妇产科主治医师	2006.05	山东省高密市
高志芳	女	1972.09	本科	内科主治医师	2006.05	山东省高密市
孙培利	男	1976.05	本科	工程师	2006.11	山东省高密市
田立臣	男	1973.04	本科	放射主治医师	2007.05	山东省高密市
张秀纹	女	1973.01	本科	内科主治医师	2007.05	山东省高密市
臧振远	男	1973.05	本科	主管检验师	2007.05	山东省高密市
毛金霞	女	1975.02	本科	主管护师	2007.05	山东省高密市
张海民	男	1976.01	本科	放射主治医师	2007.05	山东省惠民县
张海燕	女	1976.01	本科	主管护师	2007.05	山东省高密市
郑祥武	男	1976.01	本科	主管中药师	2007.05	山东省高密市
禚秀梅	女	1978.01	本科	主治中医师	2007.05	山东省高密市
臧鸿鹍	女	1978.02	本科	妇幼主治医师	2007.05	山东省烟台市
邱光春	男	1970.01	大专	放射主治医师	2007.05	山东省高密市
杜乐栋	男	1973.10	本科	外科主治医师	2007.05	山东省高密市
刘金军	男	1973.10	本科	内科主治医师	2007.05	山东省高密市
李盛善	男	1978.04	硕士	外科主治医师	2007.05	山东省高密市
张秀珍	女	1974.09	本科	主管护师	2007.06	山东省高密市
郭振中	男	1972.08	本科	放射主治医师	2008.05	山东省高密市

续表（四）

姓　名	性别	出生年月	学历	技术职称	技术职称 取得时间	籍　贯
管秀梅	女	1972.01	中专	主管护师	2008.05	山东省高密市
鹿华鹏	男	1973.01	本科	放射主治医师	2008.05	山东省高密市
禚立祺	男	1972.01	本科	放射主治医师	2008.05	山东省高密市
王秀娟	女	1976.09	本科	主管护师	2008.05	山东省高密市
闫济娟	女	1977.07	本科	内科主治医师	2008.05	黑龙江省抚远县
王庆秀	女	1978.04	本科	内科主治医师	2008.05	山东省高密市
杜坤一	男	1980.07	硕士	主治中医师	2008.05	山东省高密市
郭占东	男	1975.09	本科	骨科主治中医师	2008.05	吉林省桦甸市
鹿洪艳	女	1975.11	本科	主管护师	2008.05	山东省高密市
岳炳勇	男	1973.10	本科	外科主治医师	2008.05	山东省高密市
张淑芬	女	1976.08	本科	主管护师	2009.05	山东省高密市
王洪英	女	1977.09	本科	主管检验师	2009.05	山东省高密市
宋兆波	男	1975.09	本科	骨科主治医师	2009.05	山东省高密市
刘峰岚	女	1975.09	本科	主管护师	2009.05	山东省高密市
李　惠	女	1978.04	本科	主管检验师	2009.05	山东省高密市
张　芹	女	1978.04	大专	主管药师	2009.05	山东省高密市
钟　玲	女	1976.01	本科	主管中药师	2009.05	山东省高密市
李晓辉	男	1977.08	本科	骨科主治医师	2009.05	山东省高密市
闫爱丽	女	1979.08	本科	妇产科主治医师	2009.05	山东省高密市
范永明	男	1970.09	大专	主治医师	2009.05	山东省高密市
李玉芹	女	1974.08	大专	主管护师	2009.05	山东省高密市
张洪娟	女	1976.12	本科	针灸主治医师	2009.05	山东省高密市
邱瑞梅	女	1975.05	本科	妇产科主治医师	2009.05	山东省高密市
王　兰	女	1977.11	本科	主管护师	2009.05	山东省高密市
马洪旭	男	1979.02	硕士	主治中医师	2009.05	山东省高密市
潘永德	男	1980.11	硕士	主治医师	2009.12	潍坊市坊子区
徐连香	女	1975.11	中专	主管护师	2010.05	山东省高密市

续表（五）

姓　名	性别	出生年月	学历	技术职称	技术职称取得时间	籍　贯
唐丽	女	1975.11	本科	主管护师	2010.05	山东省高密市
王伟	女	1977.01	本科	主管护师	2010.05	山东省高密市
李德清	女	1980.05	本科	内科主治医师	2010.05	山东省高密市
范立奎	男	1979.05	本科	外科主治医师	2010.05	山东省高密市
郭金涛	男	1980.04	本科	麻醉主治医师	2010.05	山东省平度市
王斌	男	1980.01	本科	外科主治医师	2010.05	山东省高密市
崔伟	男	1979.09	本科	外科主治医师	2010.05	山东省高密市
杜长征	男	1979.11	本科	外科主治医师	2010.05	山东省高密市
王建凤	女	1977.08	专科	主管中药师	2010.05	山东省高密市
李树军	男	1977.05	本科	主管检验师	2010.05	山东省高密市
杨廷敏	男	1978.10	本科	儿科主治医师	2010.05	山东省高密市
姜蕾	男	1985.01	硕士	针灸主治中医师	2010.11	山东省高密市
李耀宗	男	1978.07	本科	外科主治医师	2011.11	山东省高密市
杜妮	女	1979.12	本科	内科主治医师	2011.05	山东省胶州市
常群	女	1978.11	本科	主管护师	2011.05	山东省高密市
范晓燕	女	1977.12	本科	主管药师	2011.05	山东省高密市
程贵元	男	1984.05	硕士	骨科主治医师	2011.12	山东省高密市
王业友	男	1984.08	硕士	外科主治医师	2011.12	山东省高密市
张缙	男	1974.12	本科	内科主治医师	2012.05	山东省高密市
鹿汝丽	女	1982.01	本科	麻醉主治医师	2012.05	山东省诸城市
程鹏飞	男	1982.05	本科	外科主治医师	2012.05	山东省高密市
杜晓	女	1982.06	本科	儿科主治医师	2012.05	山东省高密市
栾春霞	女	1982.04	本科	主治中医师	2012.05	山东省高密市
马金聚	男	1982.12	本科	主治中医师	2012.05	山东省高密市
王一飞	男	1980.06	本科	主治中医师	2012.05	山东省高密市
杨玫瑰	女	1982.08	本科	主管护师	2012.05	山东省高密市
张奎	男	1979.09	本科	口腔主治医师	2012.05	山东省高密市

续表（六）

姓　名	性别	出生年月	学历	技术职称	技术职称 取得时间	籍　贯
赵春香	女	1976.12	硕士	主治中医师	2012.05	山东省安丘市
王文明	男	1982.03	硕士	主治中医师	2012.05	山东省荣成市
刘金刚	男	1981.07	硕士	主治中医师	2012.05	江苏省徐州市
陈　涛	男	1984.10	硕士	主治中医师	2012.05	山东省泰安市
荆晓燕	女	1970.01	专科	儿科主治医师	2012.05	山东省高密市
于　英	女	1982.05	本科	主管护师	2012.05	山东省高密市
张　敏	女	1979.09	本科	会计师	2012.12	山东省高密市
韩　涛	男	1988.01	硕士	儿科主治中医师	2012.12	山东省淄博市
兴春红	女	1979.02	本科	内科主治医师	2013.05	黑龙江省齐齐哈尔市
范立雨	男	1982.05	本科	外科主治医师	2013.05	山东省高密市
黄　艳	女	1982.10	本科	内科主治医师	2013.05	山东省高密市
李言志	男	1981.04	本科	外科主治医师	2013.05	山东省高密市
刘亚男	女	1981.05	本科	主管护师	2013.05	山东省高密市
田海燕	女	1982.08	本科	口腔主治医师	2013.05	山东省高密市
刘　芳	女	1982.07	本科	内科主治医师	2013.05	山东省高密市
郭美云	女	1983.06	本科	主治中医师	2013.05	山东省高密市
王秀梅	女	1982.02	本科	麻醉主治医师	2013.05	山东省高密市
范　丽	女	1974.12	本科	主治医师	2013.05	山东省高密市
刘德安	男	1981.10	硕士	主治中医师	2013.05	山东省平度市
杜　磊	男	1981.12	硕士	主治医师	2013.05	山东省临朐县
刘翠翠	女	1985.08	硕士	主治医师	2013.05	山东省潍坊市
于钦森	男	1980.07	大专	主管检验师	2013.05	山东省高密市
林维龙	女	1981.09	专科	主管护师	2013.05	山东省高密市
杜　洁	女	1980.01	中专	主管护师	2013.05	山东省高密市
任晓燕	女	1979.02	中专	主管护师	2013.05	山东省高密市
张丰伍	男	1971.11	本科	馆员	2013.12	山东省高密市
赵修世	男	1983.01	硕士	病理主治医师	2013.12	山东省高密市

续表（九）

姓　名	性别	出生年月	学历	技术职称	技术职称取得时间	籍　贯
于昌平	男	1971.11	专科	主治医师	2016.05	山东省高密市
张　娟	女	1982.04	本科	信息系统监理师	2016.05	山东省平度市
赵明媚	女	1945.08		主治医师		山东省高密市
杨文秀	女	1958.04		主治医师		山东省高密市
刘维利	男	1954.06		主治医师		山东省高密市
王存香	女	1957.11		主治医师		山东省高密市
李　娜	女	1958.05		主治医师		山东省高密市

第三节　医务人员的教育与培训

市（县）中医院自建院后，为提高医院医务人员的业务素质和技术水平，十分重视职工的教育培训，在不同时期和阶段，根据医院薄弱环节和医务工作实际，采取多种形式，对医务人员进行教育培训。

1989年2月，医院出台了1989年人才培养计划，提出医护人员要加强业务学习，突出中医特色，自学业务书籍，互相交流、共同提高。医院定期请上级医院、科研单位教授来医院讲学或派人参加学术交流会，定时组织业务讲座。在医院有关人才培养办法的鼓励下，医院广大医护人员学习热情高涨，在全院形成了学习的浓厚氛围。此后，医院为加快人才培养，不断提高医务和护理人员的技术水平，每年都制订具体的职工教育培训计划。1990年到1992年期间，主要采取了请进来教、走出去学和举办业务讲座、学习班等形式进行教育培训。在请进来教方面，从1990年到1992年，先后聘请了辽宁中医研究院院长贺瑞林教授、山东中医药研究所所长戴岐主任医师等12名专家教授来院讲学，从而拓宽了视野，了解了信息，增长了知识。在走出去学方面，在人员少、资金困难的情况下，医院先后选派10多名优秀的中医医护人员前往山东省中医院、文登整骨医院、北京中日友好医院进行专业对口进修学习，通过外出进修学习，出现了"进修培养一个人，医院增加一个科室，带出一班人"的良好效应。在举办业务讲座、办学习班方面，医院规定，凡具有师级以上职称的临床医生都要在讲座上轮流讲课，从1990年到1992年，先后举办各种形式的讲座共60余次。此外，医院鼓励医护人员采取订阅专业刊物，撰写专业论文，自学、函授等方式，多方面提高自身素质和业务水平，经过几年的努力,医院的医疗质量和医疗技术水平大大提高。

1994年,医院在制订1994年业务培训计划中提出要加大派人外出学习先进医疗技术的工作力度,其中要求胸外科派人进修一年,肝病专业派人进修半年,放射导管专业派人进修半年,肛肠专业派人进修一个月,急诊科派人进修半年。

1995年,医院围绕争创省级重点中医院,进一步加强医疗队伍建设,医院制定出台一系列鼓励医护人员通过进修、自学、函授提高业务水平鼓励政策,鼓励医护人员认真学习业务技术,进行技术创新和医学学术研究,医院每周还组织一次系统讲课,由中医专家讲授中医药基础知识及临床经验,培训医护人员系统学习中医药知识,学习结束后举行考试,成绩计入个人档案。通过以上措施和办法,在全院营造出了浓厚的学习中医氛围,有效激发了员工工作热情,为创建省级重点中医院奠定了良好的基础。

1996年,医院提出了争创二级甲等中医院和爱婴医院的奋斗目标。围绕这一目标,医院按照《二级甲等中医院的实施细则》和山东省《县级示范中医医院标准》的要求,为突出中医院的中医特色,提高中医药的临床疗效,医院大力开展中医药防病、治病的新技术,推广中医适宜技术,积极抓好专科建设。在中医药人才培养方面,加强医护人员的中医药培训与学习,医院先后选送了20名中医药人才到上级医院进修学习,30人参加了在职中医药专业自学考试。为提高职工的业务水平,医院大力提倡职工在职进修,在院内由具有丰富临床经验的名老中医传授中医药基础及临床应用知识。同时,组织护理人员进行中医护理适宜技术训练,按照中医药"三基"(基础理论、基本知识、基本技能)训练的要求,开展中医护理技能大赛,提高了医护人员的专业技术水平,为创建国家二级甲等中医院奠定了坚定的基础。

2000年,医院围绕市委、市政府提出的创建全国农村中医工作试点先进县的奋斗目标,把中医药人员培养和医术传承作为建院兴院的重要战略措施来抓,充分发挥医院名老中医的作用,根据中医传道授业的传统,在院内除在临床诊疗方面实行以老带新对中医中药人才进行培养外,医院还采取办培训学习班的办法,组织中医中药人员进行业务学习。此外,医院还先后承接了山东中医药学校、山东益都卫校等多处学校的临床教学任务,通过临床教学和实践,大大提高了医院医护人员业务素质和技术水平。

2003年6月,医院为对实习进修人员的管理,调动带教老师教学的积极性,促进医院临床教学水平的不断提高,制定公布实习、进修人员管理的有关规定,并成立临床教学领导小组,曹沛德担任临床教学领导小组组长,葛其旺、延淑芹担任副组长。同时,医院还开展了评选优秀带教老师和优秀实习生活动,并制定了《优秀带教老师评选办法》和《优秀实习生评选办法》。

2006年12月，经省卫生厅、省教育厅审核评估，医院被批准为山东中医药大学临床教学医院基地。中医院成为教学医院后，对临床教学工作更加重视，医院有关领导经常检查学生实习情况，并征求学生意见，发现问题及时解决，基本能满足学生的合理要求。医务科统一安排学生转科，科室根据实习大纲要求，制订本专业实习计划；临床带教老师均为本科毕业三年以上的住院医师或主治医师，对实习生书写的各种文书都能及时批阅。每批实习生入院后都进行岗位培训、医德医风教育。科内每周进行一次科内讲座，每周组织一次教学查房，每月一次病例讨论，并指导学生进行实践操作。院内或科内组织的临时性学术报告会、病例讨论会等均让学生参与，开阔知识视野，提高业务水平。实习生每结束一个科室实习前，带教老师对实习生进行理论和实践技能考试，并对他们的工作态度、医疗作风、理论知识、病历质量、技术操作等内容进行全面评价，将成绩记入实习鉴定表。自成为山东中医药大学教学基地后，每年都为社会培养输送一批高质量的中医药人才。

2008年11月，潍坊医学院在市中医院设立临床医学研究生（高密）班，为高密市4个医疗卫生单位的35名医务人员提供了不出家门学习深造的机会。

2011年4月，市中医院与青岛大学医学院附属医院建立协作关系，成为青医附院的对口支援协作单位，青医附院护理部定期组织护理专家来医院进行护理查房、业务讲座、护理会诊、护理科研，市中医院六个重点专科的护士将在三年内轮流到青医附院进行每次三个月的专科进修。同年6月，医院还与山东中医药大学建立起合作关系，建成了山东中医药大学教学医院，市中医院成为山东中医药大学高密教学医院，实现了院校合作。

2013年，市中医院开通了国家中医药管理局中医药专科远程视频平台，通过远程视频平台，对全院医护人员进行中医药先进理念、先进技术培训远程教育36次，提高了医护人员的诊疗水平。

2015年4月，市中医院提出以定向培养高层次管理和技术人员为目标的"人才树"计划，"人才树"计划以举办人才培训班为主要形式，参加培训的人员均为年龄40岁以下、学历为研究生和主治医师的本科生，目标是强化学员的高层次管理思维和技术能力思维，采取院内外讲课、交流及参观等形式进行培训，提高青年人才的管理能力和素质。有30人参加了首批培训。该年，医院还进一步加强了继续医学教育和技能培训，全年进行301医院先进技术远程教育培训118次、受训人员500余人次，外派培训医务人员17人次，外出参加学术会议42人次，外聘专家5人来院开展会诊、查房、手术、讲课等医疗服务200余人次，提高了医务人员的技术水平。此外，医院还建立了集住宿、技能培训、图书室、休闲于一体的临床教学基地，为实习生打造了优良的实习环境。编写《教学规章制度汇编》,按职责分工,建立教学质量工作评价标准、学业学习讲座制度、实习生考勤制度、标准化实习带教制度等,不断规范带教行为。

2016年5月,经省卫生计生委、省教育厅验收评估,市中医院成为山东中医药高等专科学校非隶属附属医院。成为附属医院后,对临床教学工作更加重视,进行审查均选派业务水平高、技术操作精良、服务态度好、医德品质高尚的医务人员承担教学工作。不直接担任带教工作的医务人员也都积极配合,密切协作,从而建立一支素质好、结构层次合理的临床带教队伍。9月,医院对新入院职工进行学习培训,学习培训由人力资源部具体组织实施,院领导和科室有关负责人分别授课,主要围绕医院发展史、医院文化、医院规章制度、临床注意事项等内容对新职工进行培训。通过此次培训,确保新职工能够充分了解医院整体情况,尽快适应工作岗位,完成工作任务。对在职员工教育培训方面,医院进一步加强了继续医学教育和技能培训,全年院内业务举办讲座21次,外派培训医务人员11人次,外出参加学术会议54人次,外聘专家5人来院开展会诊、查房、手术、讲课等业务220余人次,提高了医务人员的技术水平。加强岗位和专业技术练兵,在潍坊市第一届院前急救技能大赛中,医院派出急诊科4人参赛团队获得团体三等奖荣誉,杜乐栋获个人优秀奖。在潍坊市重大疾病防控及突发公共事件卫生应急综合处置岗位技术大赛中,闫爱丽获得"技术能手"称号。在高密市危急重症孕产妇救治知识与技能大赛中,臧艳勤获得个人三等奖。

1991—2016年医院外出进修人员一览表

开始时间	姓 名	进修单位	进修学科	期 限
1991.01	蔡亦军	北医三院	普外、肝胆	12个月
1991.10	刘水清	潍坊市人民医院	普外科	12个月
1993.04	刘金军	潍坊市人民医院	普内科	12个月
1993.04	高思合	潍坊市人民医院	泌尿外科	12个月
1994.02	高志芳	高密市人民医院	普内科	6个月
1996.01	王丽萍	潍坊市人民医院	微生物	12个月
1996.10	岳炳勇	高密市人民医院	泌尿外科	6个月
1997.03	杜乐栋	高密市人民医院	普外科	12个月
1997.03	于 勇	文登整骨医院	骨科	12个月
1997.04	刘水清	中国人民解放军海军总院	神经外科	12个月

续表（一）

开始时间	姓　名	进修单位	进修学科	期　限
1997.05	王　凌	山东省千佛山医院	普外、胸外	18个月
1997.07	岳炳勇	中国人民解放军第135部队医院	烧伤外科、普通外科	18个月
1997.10	田兆宏	潍坊市人民医院	胃镜肠镜操作及消化系统疾病诊治	6个月
1997.10	李宗江	山东中医药大学附属医院	血液病	6个月
1998.05	李宗江	山东大学齐鲁医院	肿瘤	6个月
1999.01	刘淑兰	青岛市市立医院	妇产科	12个月
1999.04	李　华	高密市人民医院	普外科	12个月
1999.09	高思合	北大医院	普外科	6个月
1999.03	高思合	卫生部北京医院	肝胆外科	6个月
2000.01	刘爱华	青岛大学医学院附属医院	病理学诊断	12个月
2000.06	刘　军	中日友好医院	肛肠普外	6个月
2000.09	张　剑	青岛市市立医院	妇产科	12个月
2000.11	闫爱丽	青岛大学医学院附属医院	妇科	5个月
2001.09	禚秀梅	天津中医学院第一附属医院	针灸科	10个月
2001.10	赵洪乾	山东中医药大学附属医院	肛肠	6个月
2001.10	张洪娟	潍坊市中医院	针灸科	9个月
2002.03	王桂初	潍坊医学院附属医院	眼科	12个月
2002.07	李　华	博兴肛肠医院	肛肠外科	1个月
2003.04	王德成	天津市滨江医院(现天津市人民医院)	肛肠外科	6个月
2003.04	刘水清	北京大学第一医院泌尿外科研究所	泌尿外科	12个月
2003.08	李　华	济军肛肠培训中心	肛肠外科	1个月
2004.03	刘水清	北京儿童医院	小儿泌尿外科	2个月
2004.04	岳炳勇	潍坊市人民医院	肛肠外科、普通外科	12个月
2005.10	高思合	南京鼓楼医院	泌尿微创外科	3个月
2005.10	王　凌	南京鼓楼医院	泌尿微创外科	2个月
2006.01	李　惠	潍坊医学院病理教研室	病理学诊断	12个月
2006.02	高思合	广东医学院附属医院微创中心	泌尿微创外科	3个月

续表(二)

开始时间	姓　名	进修单位	进修学科	期　限
2006.02	王　凌	广东医学院附属医院微创中心	泌尿微创外科	3个月
2006.03	寇建荣	青岛大学医学院附属医院	心内科	12个月
2006.04	杨国荣	潍坊人民医院	消化内科	4个月
2007.03	李德清	青岛大学医学院附属医院	神经内科	6个月
2007.03	张　缙	青岛大学附属医院	呼吸内科	6个月
2007.03	高益世	上海市长海医院	麻醉科	6个月
2007.06	刘淑兰	上海交通大学第六附属医院	妇科微创技术	3个月
2007.09	郭金涛	上海市瑞金医院	麻醉科	12个月
2007.09	寇建荣	青岛大学医学院附属医院	心内科介入	6个月
2007.08	李德清	青岛大学医学院附属医院	在职研究生结业	
2008.04	王一飞	济南军区总医院	血液净化	6个月
2008.06	岳炳勇	高密市人民医院	神经内科	6个月
2008.09	于　勇	山东省省立医院	关节外科	5个月
2009.03	王　晓	潍坊医学院附属医院	眼科	12个月
2009.04	崔　伟	青岛大学附属医院	关节外科、脊柱外科	6个月
2009.05	张洪娟	烟台市市中医院	针灸科	3个月
2009.06	张　缙	青岛大学附属医院	呼吸内科	6个月
2009.04	李永刚	青岛大学医学院附属医院	重症医学科神经内科	6个月
2010.01	郑晓斐	潍坊市人民医院	微生物	6个月
2010.02	赵洪乾	中国人民解放军总医院	普外	12个月
2010.03	李言志	上海市第六人民医院	骨科、显微外科、关节镜外科	9个月
2010.03	王　斌	青岛医学院附属医院	神经外科	6个月
2010.06	刘　军	青岛大学附属医院	胸外	6个月
2010.09	李言志	青岛市立医院	关节镜外科	3个月
2010.10	任大伟	青岛医学院附属医院	神经外科	6个月
2010.10	杜长征	北京大学首钢医院	保胆、胆道镜	2.5个月
2010.03	杜坤一	北京广安门医院	肿瘤学	6个月

第四节 二甲医院创建与重点专科的建设

一、二甲医院的创建与复审

为推动高密中医事业的发展,加强对全县中医工作的领导,1992年,高密县委、县政府成立了由分管卫生、教育工作的副县长李万河任组长,卫生、计划、财政、宣传等部门负责人任成员的"高密县振兴中医领导小组",随后,县政府相继下发了《高密县中医事业发展规划》和《高密县关于加强中医工作的决定》等发展中医事业的指导下和政策性文件,将中医工作纳入了全县社会经济发展的总体规划和政府领导任期目标责任制,对中医经费投入、人才培养、科技兴医诸方面做出了明确的规定。

县中医院根据县委、县政府对发展中医事业工作的部署,进一步加快了医院的发展步伐。1993年,县中医院根据国家卫生部颁布的《医院分级管理办法(试行)的通知》和山东省、潍坊市相继下发的《医院分级管理标准实施细则》《中医医院分级管理标准》和《县级中医院示范标准》等文件,提出了争创二等甲级中医院的发展目标。

围绕争创二级甲级中医院的发展目标,医院从1994年开始从基础设施、医疗设备配套、医护队伍建设、医院各项制度和各种技术规范建立健全等各个方面

根据《二等甲级中医院的实施细则》进行建设、整改和规范。一是加快了医院基础设施建设步伐,先后建设了病房楼、特检楼、宿舍楼、锅炉房和门卫院墙等基本设施,改善了病人的医疗环境和职工的生活条件。购置了CT、彩超、人工肾、碎石机、心脏工作站、胃镜、膀胱镜等328万元的医疗设备,提高了医院的诊治水平。二是进一步突出中医特色,注重中医人才和中医特色,医院主要临床科室和重点专科均配备中医人员担任科主任或学科带头人,应用中医中药、中西医结合方法诊急、危、重、疑难病症,使医院逐步形成了以中医、中药为主要疗法的结石病研治、肾病专病和妇科药物流产等特色。三是狠抓了医疗质量措施的落实。根据创"二甲"的标准要求,结合医院的工作实际,推行了以目标管理为主干的全方位、系统化、规范化和科学化措施管理,不断提高了医院的整体服务功能,不断促进了全院医护质量的提高,使医院各项诊疗技术指标和业务开展均达同行业先进水平。四是重视科技、开发技术,先后委派27人到北京等大医院进修学习,增上了结石病研治的经皮腰椎间盘抽吸、溶核等51个新医疗项目,形成了结石病研治、人工肾血液透析,腰椎间盘注药溶核及髓核切吸等六大医疗特色,建立了全市结石病研治和血液净化两个"中心"及一个中医药研究所。外科的肝叶切除和胰十二指肠切除等高、难、险复杂手术达到了"三级"医院水平。1995年,被潍坊市卫生局评为全市"十佳

医院"初步奠定了争创二级甲级中医院的基础。

1996年，医院全面启动争创二级甲级中医院工作，首先，医院制定下发了市中医院《创二甲医院实施方案》，成立了由院长范作升任主任，副院长程玉晏、唐宜珍任副主任，有关职能科室主任为成员的医院争创"二甲"管理委员会。委员会下设医疗、护理、医技、管理四个专业组，并结合本院的实际情况制定了全院创"二甲"工作实施方案，层层构建目标网络，人人落实达标责任，使创"二甲"工作有组织、有领导、有目标、有步骤地踏实开展。

在此基础上，医院在全院广大干部职工中对争创"二甲"工作进行了层层发动。一是先后召开了院办公室、院务会和全院创"二甲"动员誓师大会，广泛发动职工，激发参与"创甲"意识，组织广大干部职工认真学习讨论全国二级甲等中医院的标准要求和医院创"二甲"工作方案，使之不断明确了各科室的目标任务和责任。二是层层签订创"二甲"工作目标责任书。创"二甲"委员会与各专业组组长，各专业组长与相关科室主任纷纷签订目标责任书，把创"二甲"工作纳入了法定化、目标化、责任化轨道上来，并推行激励和约束运行机制。同时，创"二甲"委员会和各专业组在组织目标运行中自上而下每周一次布置阶段任务进行工作考核奖惩。使全院上下形成了你追我赶热气高、踏踏实实创"二甲"的新局面。三是外取经验，内补措施。为了加快创"二甲"工作进程，优化工作措施，医院先后到潍坊市中医院、诸城市中医院等先进单位学习取经，对照本单位的差距和不足，拟定措施办法，改进工作方略，进一步强化了工作的力度。

为了保障创"二甲"工作的有效运转，医院把全部工作分四阶段运行。第一阶段为6月中上旬，全员发动，学习标准，明确目标，落实分工和责任。第二阶段为6月下旬至8月上旬，各科室根据标准全面完成各项指标，并按规定时间完成资料记录和各类文档整理，使各项指标达到标准。第三阶段为8月中旬，各科室及各专业组按"二甲"标准，进行检查、完善和补充。第四阶段为8月下旬，医院创"二甲"委员会对各项工作进行综合汇集资料，拟定申请初审报告，迎接达标验收。期间，医院创"二甲"委员会还要按"二甲"标准，将二级甲等中医院的标准要求逐条逐项分解到各专业组，各专业组再分解到相关科室，科室最终分解到个人。医院将与各专业组长签订责任书，各专业组长与相关科室再签订责任书，使其层层落实责任，步步严抓细管。

经过全院上下的共同努力，医院顺利地通过了上级有关部门组织的评审，12月，医院被国家中医药管理局命名为"二级甲等中医院"。

2013年，根据《医疗机构管理条例》和《国家中医药管理局二级甲等中医院评审标准》，以及省中医药管理局的部署，市中医院开展了二级甲等中医院复审工作。为迎接和做好二级甲等中医院复审工作,医院成立了由院长曹沛德任组长,院党委书记范美云、副书记王朋、副院长秦福生、副院长张林新、副院长高思合任副组长,有关职能科室主任、护士长为组员的医院等级评审工作领导小组。评审工作领导小组下设了等级评审办公室、医疗质量督导组、药事管理督导组、护理服务质量督导组、门诊、医技、院感、应急管理督导组、医院管理宣传督导组等工作小组,各督导工作小组均由一名院领导牵头,各督导工作小组在组长带领下,根据评审标准和细则要求,组织有关科室认真做好自查整改和评审迎查工作。

5月9日至10日,由省中医药管理局组织的医院等级评审专家组一行13人,对医院进行二级甲等中医院复审,专家们通过进行全面、深入、细致的督查和评估后,对医院的整体工作给予好评,获得954.5分的好成绩,从而成功通过全省首批二甲医院复审。

二、医院重点专科建设

市中医院在推进医院加快发展进程中,始终注重把发挥优势,重点发展特色专科,打造独具特色的重点专科作为重要举措来抓。

市中医院的重点专科建设起步于1998年,是年6月,医院按照山东省、潍坊市制定下发的有关重点中医专科建设的标准,成立了结石病科、椎间盘突出病科、肛肠病科三个中医专科。为确保重点中医专科建设的顺利开展,医院成立了由院长翟绪进为组长,医务科、护理部等科室主任为成员的"重点专科建设小组",全面负责医院重点专科建设。1999年7月,医院成立了由副院长曹沛德任组长、外二科主任王林彬和针灸科主任张燕伟任副组长的椎间盘协作组,并制定了相应的工作制度和椎间盘病诊疗常规。

2000年3,医院成立了由副院长曹沛德任组长,外一科主任高思合、放射科主任宋亚明任副组长的,由外一科、放射科、碎石室、彩超室共同组建的结石病研治协作组,并制定了相应的工作制度和诊疗常规。

2009年9月,根据《国家中医药管理局关于加强中医药重点学科建设的指导意见》和《山东省重点中医专科建设方案》中提出的"加快打造一批中医名科,在全省培育并形成专业覆盖齐全、地区分布合理、特色优势明显、创新能力较强的重点专科群体"要求,进一步加快医院重点专科的建设的步伐,医院成立心内科和心脏、血管介入治疗中心,建成了结石病、肛肠病、中风病、椎间盘症、心血管病五大重点专科,其中结石病专科争创了山东省重点中医专科,中风病专科被列为国家级重点专科。此外,心血管病专科,应用DSA机,开展心血管病的介入诊断和治疗、冠状动脉造影术、支架置入术、射频消融术、起搏器安装等新技术新项目,填补了我市在心脏介入治疗领域的空白,治疗心脏血管疾病技术达到了国内同级医院的先进水平。

2012年,医院结石病科被中华医学会批准为华东地区结石病防治基地山东第一基地,并顺利通过省重点专科验收,中风科顺利通过国家中医药管理局验收,正式成为国家级重点专科。同时,医院脑病外科开展的脑出血辩证微创治疗术,被列入国家"十二五"科技支撑项目,并被省卫生厅批准为省级重点专科建设单位。

2013年7月,医院心内科顺利通过省级重点专科建设单位年度考核,心血管病专科、肛肠病专科、骨伤科、颈肩腰腿痛专科被评为潍坊市第四批市级重点中医专科(专病)建设单位。12月,肿瘤科、糖尿病(专病)又被评为第五批潍坊市重点中医专科(专病)建设单位。

2014年,为推动重点专科加快发展,根据国家卫生部《关于印发全面提升县级医院综合能力工作方案的通知》和山东省《关于印发〈全省二级中医医院持续改进活动省级检查评估工作方案〉的通知》等相关专科考核标准等文件精神的要求,医院按照"突出中医特色,强化内涵建设"的原则,先后制定了《关于加强中医药工作的意见》《高密市中医院关于中医重点专科(专病)建设发展的意见》及补充意见等一系列文件精神和管理规定,不断加强专科建设,促进各重点专科向"大专科、强专科"发展。

2016年3月,医院心血管被评为山东省第四批中医药重点专科,这是高密市中医院继结石病科之后,新增的又一个省级重点专科。6月,中国卒中中心联盟宣布,高密市中医院在2015年成为中国卒中中心联盟医院的基础上,因工作业绩突出,中国卒中中心联盟(CSCA)经过严格审核,批准医院继续保持联盟医院的资质,时限三年。7月,医院肛肠科申报为省级中医重点专科,儿科、康复科申报为潍坊市中医重点专科。9月,由潍坊市卫计委副主任王鸿勇带领的专家组一行5人来医院对四个中医重点专科进行了评审检查。专家组人员通过听取汇报、查看资料、到科室现场评审等,对医院的重点专科建设工作给予了充分肯定,一致认为,医院的重点专科建设成效显著,中医特色突出,专病专治中医药应用良好,血液肿瘤科、糖尿病科基本达到了潍坊市中医重点专科的标准,康复科、儿科基本符合申报潍坊市重点专科的要求。

附：

高密市中医院关于
中医重点专科（专病）建设发展的意见

为加强中医重点专科（专病）（以下称专科）的建设与发展，推进医院健康、快速、稳步发展，提高整体服务水平，经研究，就专科建设与发展提出以下意见。

一、指导思想

坚持专科带动战略，注重发挥中医药在专科中的特色优势，推进中医专科科学化、规范化、现代化进程，提高医院综合服务水平。

二、主要目标

争取用5年左右时间，结石病专科在国家领先方面有新突破，中风病科、心内科、针灸科、肛肠科达到省级先进水平，其他专科达到潍坊市级先进水平，努力打造"强势专科全国闻名、重点专科省内著名、一般专科半岛知名"的高密中医专科优势品牌。

三、建设与发展的主要措施

（一）加强领导，科学规划

医院成立专科建设与发展领导小组，下设专科管理办公室，负责专科建设与发展的组织、协调、督查、考核等相关工作。各专科成立相应工作小组，负责本专科建设与发展的规划、日常管理工作。医院根据相关评审标准和实际，与科室签订《重点专科建设发展目标责任书》，以明晰职责，推进工作。

（二）完善机制建设，优化服务体系

进一步完善机制体制建设，落实经费投入、科研立项、设备购置、人才配置"四优先"原则。落实季报年报制度。各专科每季度向专科管理办公室报送季度工作指标执行、完成情况，每年12月底前报送本年度专科管理情况综合报告、下年度工作计划等。12月底前报送本年度专科管理情况综合报告、下年度工作计划等。

（三）加强人才队伍建设，打造一流技术团队

实施重点专科"人才队伍建设工程"，坚持立足自身培养和引进并重，有重点、分层次的建设学术梯队，通过引进、送培、营造良好工作环境等措施，着力培养学术带头人和学术骨干，努力造就一批掌握专科核心技术的领军人。

（四）强化科研工作，鼓励业务创新

将科研工作和业务创新纳入医院年度考核和晋职晋级评价体系，对各级各类科研立项、鉴定、获奖课题落实奖励办法。采取有效措施，鼓励引进专科新技术、新项目，不断提升科研和服务能力。

（五）设置专项基金，保障经费投入

进一步加大专科配套资助经费。医院每年提取业务收入的2%设专科建设发展专项基金，用于专科管理、基础设施建设、事业发展、考核奖励等事项。其中，在创潍坊市级专科一次性通过评估者奖励2万元。潍坊市级、省级专科争创省级、国家级专科一次性通过评审者分别奖励5万元、10万元。科室奖励款项用于科研、学术、国家核心期刊论文发表、论著出版不得低于80%。

（六）积极开展对外合作与交流

每年选派 3—5 名学术骨干到国内外知名医院考察学习，掌握专科前沿；优化工作环境，加大院士、省内外知名专家工作站建设力度，使对外合作与交流工作做到实处，加强对外交流与合作，取得明显经济效益者医院给予奖励。

（七）严格考核，以奖代罚

医院制定《高密市中医院中医重点专科（专病）建设发展考核细则》，定期组织对各专科建设发展情况进行考核评估，并执行以下 2 条奖励规定。奖励资金数=2 项奖励资金总数×考核得分/考核标分。

1、对潍坊市级以上在建、已验收专科，以医院同期住院病人数、业务收入为基数，根据其体量增加情况按季度兑现奖惩。其中，在建专科建设周期内住院病人数、业务收入均应高出医院同期平均增长率 5% 以上，可提取业务收入增量的 1% 予以奖励。已命名的专科住院病人数、业务收入均应高出医院同期平均增长率 8% 以上，可提取业务收入增量的 1% 予以奖励。

2、达到以上体量增加值的专科，使用中药饮片、院内自制剂，除执行《加强中医药工作的意见》（高中医〔2011〕24 号）有关规定外，再提取中药饮片、中药院内自制剂收入的 5%。

2014 年 3 月 26 日

第六章
护 理 工 作

第一节　护理队伍

1987年8月,市中医院建院开诊时,护理力量薄弱,全院仅有徐海萍、张香兰2名护理人员,由徐海萍负责护理工作。

1988年1月,延淑芹、吴明花、杨文秀、杨淑慧等人调入医院从事护理工作,医院护理力量得以加强。3月,由延淑芹负责护理工作。

1989年5月,医院任命延淑芹任副护士长。该年,刘雪梅、杨德香、朱美兰、王存香等人先后调入医院从事护理工作。

1990年9月,医院任命朱美兰任副护士长,梁淑云、孙建萍、宿秀芹等人先后调入医院从事护理工作,全院护理人员达到13人。

1992年2月,医院任命延淑芹任外科护士长,朱美兰任内科护士长。张红霞、李娟、尹红花、宋美爱、李玉芹等人先后调入医院,全院护理人员达到17人。该年,医院开始设立外科和手术室,手术室护理工作由外科护士承担。

1993年1月,医院任命延淑芹任护理科护士长,朱美兰任急诊科护士长。

1994年,随着医院规模扩大和诊疗水平的提高,全院护理人员增加到23人。医院撤销护理科,成立护理部,全院护理工作分为内科、外科和急诊科三个护理单元。延淑芹担任总护士长,吴明花担任内科副护士长,宋美爱担任外科副护士长,朱美兰担任急诊科护士长。

1995年,手术室设置专职护理人员3人,承担手术室护理工作。高压氧治疗设置专职护理人员1人,承担高压氧治疗护理工作。

1996年,市中医院被国家中医药管理局命名为"二级甲等中医院"。随着医院被国家中医药管理局命名为"二级甲等中医院"和高密市被国家中医药管理局列为全国农村中医工作试点县(市),医院的护理队伍进一步扩大,护理力量进一步增强,全院护理人员增加到34人,尹红花任急诊科护士长,朱美兰任供应科护士长。

1998年,张佩玲任急诊科护士长,范美艳任妇产科护士长。

1999年,尹红花任骨科、脑外科护士长,宋美爱任妇产科护士长。

2000年,李娟任手术室护士长,张春红任妇产科护士长,张香兰任内一科护士长,宋美爱任内二科护士长。

2001年,随着医院科室和病床床位增加,全院护理人员增至47人。

2002年,张淑芬任中风科护士长。

2004年,张春红任骨科护士长,张淑芬任妇产科护士长。

2005年,范美艳任内一科护士长,刘雪梅任供应室护士长,张红霞任国税局门诊部护士长。

2006年,范燕任神经外科护士长,宿春花任普外科护士长,尹红花任骨一科护士长,张春红任骨二科护士长,张香兰任病案室护士长,全院护理人员达到63人。

2008年，随着新病房楼启用和病房的扩大，护理人员的需用量也显著增加，护理人员的数量增加到101人，张海燕任普外科护士长，宿春华任外二科护士长，王秀娟任内三科护士长，张秀珍任重症医学科护士长。

2009年，随着医院科室逐步细化，对护理人员的需求也大大增加，医院成立麻醉恢复科，配置3名护理人员，由麻醉科管理，护理人员增加到125人。张海燕任普外肛肠科护士长，肖瑞霞任骨伤一科护士长，尹红花任针灸科护士长。

2010年，唐丽任肿瘤科护士长。

2011年，为满足患者对护理日益提高的需求，护士增加到179人，随着新生护理力量的不断注入，床护比例也随之缩小，护理质量上了一个新的台阶，马晓莉任查体中心护士长，王友兰任儿科护士长。

2012年，侯美香任特检科（内镜室）护士长，张燕任科技大学门诊部护士长。

2013年，医院"二甲"复审，按照"二甲"医院病房护理人员构成要求，全院护理人员的数量增加到182人。在护理人员的数量增加的同时，全院护理人员的学历构成也显著提高，许多大学本科、高等专科学历的护士相继进入中医院。原先工作的低学历护士也通过函授自学，获得了高级学历证书，大大提升了医院护理队伍的素质。是年，李娟任护理部主任，张佩玲任护理部副主任，衣金蕾任针灸康复中心护士长，王伟任透析室护士长，孙建萍任麻醉科护士长。

2014年，因医院扩建，部分护理单元合并，新聘任68名合同制护士。张海燕任普外肛肠科护士长，肖瑞霞任骨一妇科护士长，范美艳任内一呼吸科护士长，王秀娟任内三内四科护士长，杨玫瑰任产科内分泌科护士长，李海霞任手术室护士长，鹿洪艳任急诊科护士长，尹红花任门诊办护士长，唐丽任门诊治疗室护士长。

2015年，新招聘护理专业高中起点专科及以上学历护理人员12名。

2016年，新招聘护理专业高中起点专科及以上学历护理人员40名，为护理队伍输注了新鲜的血液。4月，医院任命赵艳等18任副护士长。5月，杨玫瑰任护理部副主任是年底，全院已有128名护士取得本科学历，104名护士取得大专学历，改善了护理人员的知识结构和学历结构，促进了护理整体素质的提高。

到2016年底，医院在院注册护士286人，其中从事护理工作的注册护士278人，约占注册护士的97%，从事其他岗位工作的注册护士8人，约占注册护士的3%。全院具有技术职称的护理人员280人，其中副主任护师4人，主管护师57人，护师90人，护士129人。

市中医院历年护理人员增减情况一览表

年份	在职及调入人员	实有人数	调离及退休人员
1987	徐海萍、张香兰	2	
1988	吴明花、杨文秀、杨淑慧、延淑芹	6	
1989	刘雪梅、杨德香、朱美兰、王存香	10	
1990	梁淑云、孙建萍、宿秀芹	13	
1991		12	徐海萍
1992	张红霞、李娟、尹红花、宋美爱、李玉芹	17	
1993	管秀梅、陈明珍	19	
1994	李海霞、范美艳、张佩玲、张宝云	23	
1995	宿春华、张秀珍、张海燕	26	
1996	范燕、刘晓玲、张淑芬、刘清花、刘峰岚、唐丽、徐莲香、刘芙梅	34	
1997		34	
1998	张桂霞	35	
1999	张春红、门瑞娥	37	
2000	陈桂霞、衣金蕾、赵美、张臻、钟咏梅、郭美华	42	陈明珍
2001	肖瑞霞、朱瑞娥、李艳芹、毛金霞、马永敏	47	
2002	侯美香、张新伟	48	张宝云
2003	蒋霞、陆椿荣、王友兰、赵艳、于瑛	53	
2004	张燕、王秀娟、单敏、王秀芳、孙秀霞	58	
2005	侯宗敏、王伟、楚娜娜	61	
2006	刘亚男、杨玫瑰、胡金玲、刘玉、刘晓媛	63	朱美兰、杨德香、杨淑慧
2007	张翠娟、禚晓晓	64	王存香
2008	禚宏、王丹丹、嵇在梅、陈咏梅、咎莉莉、刘芳、林维龙、单俊凤、刘静、张燕、蔡君、葛珊珊、咎欣、孙逢春、李新凤、管敏、杜洁、宋晓、郭笑笑、徐晓雪、王娜、郑敏、张灵、徐慧、范荣、范梅、赵丽华、李玲、范晓、隋丽娟、王晓辉、刘意意、王婷婷、徐钦霞、单宝娜、王桂兰、葛凤凤	101	

续表（一）

年份	在职及调入人员	实有人数	调离及退休人员
2009	李坤、李文娟、董绪存、孙桂芹、钟小玲、禚翠华、周世红、齐红红、尹洁、孙玉晗、王海玲、王颖、马森华、高莲、郑楠、刘洪艳、赵琦、袁慧、任晓燕、刘娟、林素霞、马琳华、程晓妍、孙祯、邱文霞、李梦娇、兰慧丽	125	李梦娇、范晓、梁淑云
2010	董春梅、李娜、王丽荣、刘玉、周鹏、张海芹、孙秀梅、牟晓玲、宋艳霞、范艳萍、庞楠楠、刘柳、张强、王君、褚娟、李森、宋娥、单启超、尤巧玲、张入月、牟晓玉、冯真真、李祚兰、王雪、李超、刘晓莉、孙肖羽、李梅、夏爽、郝凤丽、张梅	155	张香兰
2011	戴娜、岳迎雪、邓丽莹、王晓敏、李娜、张丽媛、董雪、魏丽倩、张笑笑、王兰、赵倩、鹿洪艳、王雪娥、王金莲、迟晓洁、王超、邱群群、王硕、常群、付晓燕、王晓娟、纪凯、马晓莉、王欢、徐佳慧	179	宿秀芹
2012	张兆玉、于晓倩	179	尤巧玲、刘芙梅
2013	苏国靖、栗妙芳、曹晓燕、冯婷婷、殷晓丽、高艳萍、杨筱彤、官玉香、张文婷	182	苏国靖、徐钦霞、刘晓媛、葛凤凤、徐佳慧、杨文秀
2014	郭莎莎、薛华、刘娟娟、刘扬、孙晓华、岳孟娟、田童、王明凤、杜雪、李佳慧、王姝慧、苗椿荣、林晓燕、兰慧霞、李娟、陈春丽、迟金妮、孙兆敏、荆尧尧、李雪、刘建彩、王晓风、李亚男、郭丽萍、刘文、高静、薛青、马艳、李明鹏、郭思敏、秦丽媛、肖丽华、官建秀、赵凤钰、王文文、李玉洁、杜佳怡、夏梅、仪修芹、尉迟伟嘉、杨坤、冯万梅、杨秋雨、王凤娇、吕彩华、彭松、郝金晓、周磊、刘瑶、王令芹、王海霞、王晓东、薛晓淑、王晓莉、郭璐、肖倩、张欣欣、任笑笑、李晓丽、杜鑫、王雪（门诊）、徐秀梅	240	张笑笑、单宝娜、赵丽华、高莲
2015	王晓爱、王静、闫桂姣、王佳丽、康雪婷、常丽萍、董君、禚艺、张萍、曲彩虹、于舒洋、李芳、崔超	247	岳孟娟、周鹏、张海芹、杜佳怡、李梅、延淑琴
2016	范琳琳、钟春生、郭艳丽、孙瑶、陈梦婷、吕娅君、雷洋、刘宇、庄淼、丁雪梅、邱美娟、隋娟、薛冰、唐娜、葛桐彤、魏晓雪、田文秀、邱捷慧、夏凡、李红、王燕、仪玉玉、张会娟、柴敏、李玉玺、李文文、崔娜、郭丽萍、张萍萍、柴维萍、杜丽、耿欣、封萍、王彩霞、邱亚楠、俞秀娟、薛白、陈丽红、徐晓虹、李娜	286	郭璐

市中医院历任护士长、副护士长一览表

姓　名	性别	文化程度	职称	职务	任职时间	任职科室
徐海萍	女	本科	主管护师	负责人	1988-1989	内科
延淑芹	女	本科	护师	副护士长	1989-1990	内科
			主管护师	护士长	1990-1993	外科
			主管护师	总护士长	1994-2012	护理部
			副主任护师	护理部主任	2012-2014	护理部
朱美兰	女	专科	护师	副护士长	1990-1992	内科
			主管护师	护士长	1993-1996	急诊科
吴明花	女	专科	主管护师	护士长	1994-2005	外一科
					2006-2010	护理部
宋美爱	女	本科	护师	护士长	1993-1994	外科
			护师	护士长	1994-1998	外二科
			护师	护士长	1998-1999	内科
			护师	护士长	1999-2000	妇产科
			主管护师	护士长	2000-2016	内二科
张香兰	女	专科	主管护师	护士长	2000-2005	内一科
				护士长	2006-2010	病案室
尹红花	女	专科	护师	护士长	1996-1998	急诊科
			护师	护士长	1999-2006	颅脑科
			主管护师	护士长	2006-2009	骨一科
			主管护师	护士长	2010-2013	针灸科
			主管护师	护士长	2014-2016	门诊办
张佩玲	女	本科	副主任护师	护士长	1994-1998	内科
				护士长	1998-2013	急诊科
				护理部副主任	2013-	护理部
范美艳	女	本科	主管护师	护士长	1998-1999	妇产科
				护士长	2005-	内一呼吸科

续表（一）

姓 名	性别	文化程度	职称	职务	任职时间	任职科室
李 娟	女	本科	主管护师	护士长	2000-2013	手术室
			副主任护师	护理部副主任	2012-2013	护理部
				护理部主任	2013-	护理部
张春红	女	本科	护师	护士长	2000-2004	妇产科
			主管护师	护士长	2004-2006	骨科
			主管护师	护士长	2006-2015	骨二科
			主管护师	护士长	2015-	骨二骨病科
张淑芬	女	本科	主管护师	护士长	2002-2004	中风科
					2004-2014	妇产科
					2014-2015	产科
					2016-	查体中心
王秀娟	女	本科	主管护师	副护士长	2007-2008	急诊科
				护士长	2008-	内三科
刘雪梅	女	本科	主管护师	护士长	2005-	供应室
宿春华	女	本科	主管护师	护士长	2006-2008	普外科
					2008-	外二科
范 燕	女	本科	主管护师	护士长	2006	神经外科
张秀珍	女	本科	主管护师	护士长	2008	重症医学科
李海霞	女	本科	主管护师	副护士长	2008-2014	手术室
				护士长	2014-	
张海燕	女	本科	主管护师	副护士长	2008-2009	外一肛肠科
				护士长	2009-	
唐 丽	女	本科	主管护师	副护士长	2009-2010	急诊科
				护士长	2010-2014	肿瘤科
				护士长	2014-2016	门诊治疗室
肖瑞霞	女	本科	主管护师	护士长	2009-	骨伤一科
王友兰	女	本科	主管护师	副护士长	2011-2013	儿科
				护士长	2013-	

续表（二）

姓　名	性别	文化程度	职称	职务	任职时间	任职科室
马晓莉	女	本科	副主任护师	护士长	2011-2016	查体中心
鹿洪艳	女	本科	主管护师	副护士长	2012-2014	急诊科
				护士长	2014-	急诊科
张　燕	女	本科	主管护师	副护士长	2012-2014	科大门诊部
				护士长	2014-	
衣金蕾	女	中专	主管护师	副护士长	2012-2013	心内科
				护士长	2013-	康复中心
侯美香	女	专科	主管护师	副护士长	2012-	内镜室
王　伟	女	本科	主管护师	副护士长	2013-	透析室
孙建萍	女	本科	主管护师	副护士长	2013-2015	麻醉科
				护士长	2016-	麻醉科
钟小玲	女	专科	护师	副护士长	2013-2014	内分泌科
					2014-	康复中心
赵　美	女	本科	主管护师	副护士长	2014-2015	急诊科
				护士长	2016-	内二科
王　君	女	本科	主管护师	副护士长	2016-	急诊科
宋　晓	女	本科	护师	副护士长	2014-2015	国税门诊部
					2016-	急诊科
陈咏梅	女	本科	护师	副护士长	2016-	骨二科
刘亚男	女	本科	主管护师	副护士长	2016-	外二科
昝　欣	女	本科	护师	副护士长	2016-	神经外科
李新凤	女	本科	护师	副护士长	2016-	康复中心
禚翠华	女	本科	护师	副护士长	2016-	重症医学科
牟晓玲	女	本科	护师	副护士长	2016-	重症医学科
张兆玉	女	本科	主管护师	副护士长	2016-	儿科
王金莲	女	本科	护师	副护士长	2016-	骨伤一科
赵　艳	女	中专	主管护师	副护士长	2016-	内二科

续表(三)

姓 名	性别	文化程度	职称	职务	任职时间	任职科室
王 超	女	专科	护师	副护士长	2016-	内三科
任晓燕	女	本科	主管护师	副护士长	2016-	内五产科
林素霞	女	本科	护师	副护士长	2016-	内五产科
王晓娟	女	本科	主管护师	副护士长	2016-	内一呼吸科
张 臻	女	本科	主管护师	副护士长	2016-	手术室
隋丽娟	女	专科	主管护师	副护士长	2016-	手术室
李 玲	女	本科	护师	副护士长	2016-	外一肛肠科

第二节 护理技术进展

护理工作是医院工作的重要组成部分,护理技术与临床医疗、医技检验共同决定医疗质量和技术水平,护理人员业务能力的提高,是医院护理质量的根本保证。

中医院自建院以来,十分重视护理技术的发展、创新和提高,护理技术的进展经历了从建院初期的以疾病为中心的功能制护理模式、规范化责任制护理模式到以病人为中心的系统化整体护理模式等几个阶段,逐步形成了以病人为中心,以人性化服务为根本,以病人满意为目标的具有中医护理特色的护理模式,使全院的护理技术和服务水平有了全面提升。

1987年建院之初,医院护理力量薄弱,除个别护理人员是从卫校毕业具有护理专业知识和技能外,大部分护理人员是没有经过专业培训而由其他医疗单位转调过来的。护理人员只能进行常见病护理和体温、脉搏、血压测量及肌肉注射、静脉输液、外伤包扎、换药等常规护理操作。

1989年后,随着部分接受过正规护理教育具有中专学历的护士相继分配到医院,医院的新生护理力量增加,护理工作也开始日趋规范,护理技术水平得到逐步提高。

1994年,随着医院规模扩大和病人数量增加,护理人员逐年增多,为进一步加强护理工作,是年,医院设立护理部,统管全院的护理工作。护理部实行总护士长、护士长两级管理,并且有明确的管理目标,对基础护理、消毒隔离、护理文书等定期检查,对护理技术操作定期考核,同时进一步规范和健全了各项护理规章制度。

护理部成立后,在护理工作中,首先围绕医院当年正在开展的争创"山东省重点中医院"活动要求的实际,对护理工作和病房管理按照标准化、科学化、规范化、程序化的要求进行了全面规范,并以此为契机,开展了多项推动护理技术创新提高的活动。为提高医院护理人员的业务水平和技术素质,1994年5月12日,医院借庆祝"国际护士节"之际,组织举办了首次全院护理文书展评活动,对展评中评出的先进个人和集体予以表彰和奖励,在全院护理人员中引起良好反响。其次,加大了对护理人员的培训考核力度,对中、西医24项护理操作技术和护理理论知识等内容进行全面考核。该年11月,护理部组织带领医院护理人员参加县卫生局组织的"护理技术比武"活动,取得了优异的成绩。以上活动的开展,大大提升了医院的护理队伍的整体水平。

1996年,医院提出争创二级甲等中医医院活动,根据该活动要求,医院设立护理工作专业组。护理工作专业组按照二级医院护理管理标准,对护理工作实行了分管院长领导下的护理部主任负责制,使护理工作的核心逐渐从以疾病为中心的功能制护理逐步转向以病人为中心的责任制护理。其次,在全院开展了评选"优秀护士"和"优秀服务护理组"活动,评选出了张香兰、范燕、张海燕、王存香四名护士为优秀护士和外科护理组为优质服务护理组。此外,护理部还组织参加了潍坊市护理病历展评活动,获得了总分第三名的好成绩。同年,护理工作以高分顺利通过了二级甲等中医医院的评审。

1997年,医院围绕贯彻落实全国和省、潍坊市卫生工作会议提出"以病人为中心,以质量为核心,转变服务模式,提高工作效率,改善服务态度,深化医院改革"的医改精神,全院护理工作开始从责任制护理模式向系统化整体护理模式转变。护理部在推动护理模式转变工作中,从细微处入手,进行了试点,并先后制定"护士素质要素""护士工作纪律""护理工作制度"等各项护理制度和管理措施,试点取得成功经验后,在全院各个科室进行推广实行。同年,全院护理人员争创"爱婴医院",并通过达标验收。

1999年,医院提出开展整体护理的实施意见,意见指出实施整体护理是医院适应医学模式转变的客观要求,是护理工作的一项重大改革。它有利于提高护理队伍的整体素质,提高护理质量,建立新型的护患医患关系,进一步体现护士的理想、信念和价值。实施整体护理要求护理人员以病人为中心,以护理程序为基础,以现代护理理论为指南,在护理工作过程中根据服务对象、躯体疾病和心理需求,为其提供全方位的身心护理。为推动整体护理技术的实施,医院以上级有关文件会议精神为指导,借鉴先进单位的经验,立足本院实际,成立由院长翟绪进任组长,副院长曹沛德任副组长,医务科、护理部、总务科、药剂科主任参加的"医院整体护理领导小组",全面负责整体护理的领导,组织协调工作。成立了由分管院长任组长,总护士长和内科、外科、妇产科主任、护士长参加的"模式病房管理领导小组",具体组织整体护理和模式病房的建设管理工作。成立了由总护士长任组长,各科护士长参加的"整体护理质控小组",负责模式病房护理工作质量的检查考核。病房各科室也要成立相应组织,负责本科室整体化管理的组织实施。护理部有计划地组织整体护理学习班,组织护士学习掌握整体护理的实质、内容和实施要求,并进行岗位业务培训,使之尽快达到工作要求。由护理部牵头组织质控小组,在学习理解整体护理内涵程序的基础上,制定出各岗、各班日程序、职责和质量标准,真正使各项护理工作按标准要求进行,护士长随时检查各班工作情况,建立质量检查记录,按质控严格把关,保证护理措施的落实。

2000年,医院医疗水平的提高和新设备的引进,对护理工作和护理技术提出了新要求。是年,李娟外出进修手术室护理,学习了静脉留置针技术,并在全院推广使用。此后又引进了心电监护仪、胃镜及各项临床护理技术。为了配合医疗新业务新技术的开展,医院先后派出各相关科室的护士长和护理业务骨干轮流到青岛医学院附属医院进行对口进修学习。通过进修学习,全院护理人员的理论水平和实践能力均得到了全面提升。

2001年,张春红、刘晓玲、张淑芬等人到青医附院产科进修学习后,回医院在产科开始推广新生儿洗澡、抚触及新生儿疾病筛查等护理新技术。

2002年1月,医院围绕坚持以"以病人为中心,以质量为核心"的服务宗旨,全面推行护理质量管理,使每一个入院病人都能真正得到实实在在的优质服务,医院提出制定《关于增强护理人员服务意识、规范服务行为的实施方案》,细化和明确了各项护理标准。宿春华进修学习了深静脉置管的护理技术后,在全院推广使用。是年,延淑芹被评选为潍坊市护理管理专业委员会委员,宋美爱被评选为潍坊市内科专业委员会委员,吴明花被评选为潍坊市外科专业委员会委员,张春红被评选为潍坊市妇产科专业委员会委员,张佩玲被评选为潍坊市儿科专业委员会委员。

2003年,面对突如其来的"非典"疫情,全院护理人员以精湛的护理技术和扎实的消毒隔离措施投入到预防传染性非典型肺炎工作中。在工作中,护理人员忠于职守,任劳任怨,遵守规章制度,严格执行操作规程,圆满完成了这场突如其来的"非典"防治任务。是年,手术室护士张臻还进修学习了与肝胆外科大手术配合的护理新技术。

2004年,在总结抗击"非典"工作经验的基础上,围绕医院制定的《突发性事件医疗救援应急预案》和《突发事件应急预案》,进一步做好重大公共突发性事件的护理救援演练工作。同时,结合医院开展的医疗质量管理效益年活动和"双争"(争创巾帼文明示范岗、巾帼建功岗位明星)活动,进一步加强医院的护理工作。该年,张秀珍的《气管插管机械通气病人呼吸道管理的探讨》、宋美爱的《做好护士长工作体会》获得高密市卫生系统优秀护理论文。

2007年，医院成立CCU病房，医院开始开展CCU的护理工作。是年，医院派张秀珍到上海长海医院进修重症医学科，引进并推广PICC置管及维护技术，护理部组织全院护士学习并掌握该技术的护理，弥补了医院在PICC技术上的空缺。委派范燕到青医附院神经外科进修学习3个月，引进一次性使用负压血样采集容器，推广了寸带固定气管切开套管和胃管以及气管切开患者的护理的技术。肖瑞霞到青医附院进修胸外科护理，掌握了肺癌、食道癌的护理。

2008年，根据潍坊卫生局要求，内一科病房确定为首批潍坊市护理示范病房。医院成立重症监护室，设独立护理单元。是年，增设血液透析室，选派孙祯、王婷婷进修学习血液透析、血液灌流、CRRT床旁血滤等护理技术并回院进行临床开展使用。

2010年，为贯彻全国卫生工作会议精神和卫生部提出的在全国范围内开展"优质护理服务示范工程"活动的意见，医院全面加强临床护理工作，制定了《关于创建"真情护理"服务品牌的实施意见》，提出创建"真情护理"服务品牌，推行"客人式"服务模式，以创建"真情护理"服务品牌为载体，积极开展优质护理服务，对住院病人实行"分型护理"，在护理人员中进行"星级护士"评选等这些措施的实施改善护理服务，确定内二科、外二科为试点病房。在活动中，护理部制定了《标准化护理服务病房考核评价百分考核内容》，要求每一名护士都要具备临床医学及护理学的实际操作技能，苦练基本功，熟练掌握心肺复苏、氧气吸入技术、封闭式静脉输液（血）技术、胃肠减压技术、生命特征及病情观察等操作技能，人人练绝活，当名护。

2011年，医院提出制定开展"优质护理服务示范工程"活动方案，根据活动方案提出的目标要求，护理部除进一步加强对护理人员的进行"三基（基础理论、基本知识、基本技能）三严（严格要求、严格纪律、严格态度）"教育培训外，还不断完善护理流程，包括新入院病人护理服务流程、护士巡视病房流程、夜班护士告知流程、基础护理规范、首问负责制规范等，制定护士礼仪规范，以树立护士的良好职业形象。全院各护理单元积极开展"真情护理"服务活动，取得了良好的工作成效。为推动"优质护理服务示范工程"活动的深入开展，医院还积极落实市委市政府提出的"往上挂靠、向下延伸"卫生工作意见，4月，与青医附院结为"专科护理技术协作单位"，青医附院的护理专家每月来医院进行护理查房、护理会诊、专题讲座，共同开展护理科研，以迅速提高医院护理人员的专科护理技术水平。青医附院护理部主任高玉芳、普外科护士长陆连芳、大内科护士长黄霞、肝胆外科护士长庞旭峰、大外科护士长李海燕、产科护士长岳崇玉、急诊神经内科护士长柳国芳来医院进行了7次护理查房和专题讲座，同时医院派出6个重点专科的护士在3年内轮流到青医附院进修3个月,不但激发了护士学习新知识、新技术的热情,而且对医院专科护理水平的提高起到了推动作用。5月,外二科、内二科护理组荣获潍坊市"优质护理服务示范病房",外一科荣获高密市"优质护理服务示范病房"称号。此活动使全院护理人员思想得到了很大的转变,广大护理人员在工作中不断创新服务理念,提高护理服务质量,涌现了一大批优秀护士。延淑芹、宋美爱荣获潍坊市"优质护理服务先进个人"的称号。宋美爱荣获高密市卫生局颁发的"巾帼建功标兵"称号,肖瑞霞、刘亚男、陈咏梅荣获高密市"优秀护士"称号,宿春华荣获高密市"十佳护士"称号。该年,"优质护理服务示范工程成果"在全省"2011护理管理模式创新实践论坛暨优质护理服务成效交流大会"上进行了展示。

护理部被山东省总工会授予"女职工建功立业标兵岗"荣誉称号。

2012年,为进一步提高护理人员的技术能力,医院还进一步推动"优质护理服务示范工程"活动向广度和深度发展,全面开启"客人式"服务模式,提升"真情护理"服务品质,为病人提供全程、全面、安全、无缝隙的优质护理服务,实现了患者满意、社会满意、医生满意、护士满意的目标。5月,医院内二科被山东省卫生厅、省中医药管理局授予第四批全省护理服务示范病房荣誉称号,是潍坊市县级医院中唯一的一家;外一科护理组荣获"潍坊市优质护理服务示范病房"称号;外三科、中风科荣获高密市"高密市优质护理服务示范病房"称号。"真情护理"服务品牌被国家卫生部作为2012年全国医院护理改革创新亮点,在《健康报》以"仁人君子,必笃于情"为题进行了大篇幅内容展示。10月,李娟被潍坊市卫生局评选为第四批潍坊名护,张兆玉、张海燕荣获潍坊市优质护理服务先进个人荣誉称号,范燕、钟小玲、张淑芬、张臻被评为高密市优质护理服务先进个人。心内科护士长宋美爱被推荐为山东省"我最喜爱的健康卫士"候选人;内三科副护士长刘晓媛参加潍坊市女职工岗位创新技能大赛,获得重症监护护理项目比赛第2名的好成绩。

2013年,医院开展迎接"二级甲等中医医院"复审活动,护理部结合二级医院评审标准要求,理顺了各项护理规章制度并编印成册下发各科室,重点落实20项核心护理工作制度,并全面督导检查落实情况。按照山东省和潍坊市护理服务及护理工作质量标准要求,结合医院实际工作情况,每月专项、每季全面考核,对发现的问题反馈各科室进行整改,护理部再进行考核,达到了持续改进的目的,进一步提高了护理服务水平和护理工作质量。同时按照优质护理服务示范工程的要求,全面做好病人的基础护理,认真做好"真情护理"服务品牌的创建和推进工作。在复审活动中,评审专家对医院护理工作进行了高度的评价:"管理工作很到位,思路清晰,规范大气,亮点突出",护理工作圆满通过了二级甲等中医院护理评审工作。5月，"真情护理服务新模式"被潍坊市委机关工委授予"优质服务项目"。重症医学科病房被表彰为高密市优质护理服务示范岗；市中医院神经外科主管护师范燕获得"高密市十佳护士"称号；孙建萍、宿春华、李海霞、王友兰、李艳芹、张秀珍、杨玫瑰、王丽荣等同志获得"高密市优质护理服务先进个人"称号。医院获得"高密市2013年全市护理岗位技能大赛团体奖二等奖"。

2014年，新聘任68名合同制护士，针对护理队伍迅速壮大，护理人员急剧增加的实际，医院出台制定了《护理人员岗前培训实施方案》《新入职护士科室轮转规定及实施方案》，从而提高了新进护士的护理专业水平和综合业务素质，加快了年轻护士的成长，提高了护理人员的综合素质，达到了合理使用护理人才的目的。同时，为体现中医的诊疗特色，充分发挥中医药特色优势，结合病人的需求，护理部派出40余名护理骨干及15名护士长到山东省中医院、潍坊市中医院、烟台市中医院学习中医护理方案及中医护理技术。在学习上一级医院先进经验的基础上，全院各科室积极开展中医护理适宜技术，每科配有33个病种的中医护理方案，为中医辨证施护提供了依据，体现了中医护理特色。同时，在日常工作中不断加强对中医知识和技术的运用，如：神经外科的中药口腔护理液的使用，理疗科的火罐、刮痧疗法，普外科、结石病的足三里注射，骨科的穴位按摩、

功能锻炼，产科的穴位按摩催乳，内科的艾条灸等，促进了中医护理工作的开展。

2015年，医院根据国家卫计委和中医药管理局提出的"以病人为中心，发挥中医药特色优势提高中医临床疗效"为主题的二级中医医院持续改进活动方案实施细则通知要求，加强护理人员的中医药知识和技能的培训学习，先后派出进修人员25人，分别到潍坊中医院和烟台中医院系统学习中医护理技术。护理部对52个病种的中医护理方案进行了全员培训、考试，并对各科开展中医护理技术情况进行具体指导，为病人提供了优质的中医护理服务，体现了中医院中医护理特色，取得了很好的社会效益和经济效益。

2016年，医院积极推进中医护理适宜技术的临床应用，促进病人快速健康恢复。各护理单元以科内中医优势病种为单位，以中医护理方案为依据，开展了高血压三联疗法、热盐包外敷、四子散穴位封包等26项中医适宜护理技术，制定了42个健康教育处方、82个饮食处方及12套康复保健操，积极做好健康宣教和康复指导工作，进一步深化了优质护理服务。

第三节　护理业务管理

自建院以来，医院十分重视护理业务和工作的管理，认真贯彻执行有关护理工作的各项法律法规、规章制度和行业标准，建立健全了一系列护理制度，规

定了严格的操作规程,使护理人员在工作中有章可循、有据可依,逐步使医院护理工作走上程序化、制度化、规范化、标准化之路,大大提高了护理水平和服务质量。

建院初期,医院规模小,护理人员少,护理制度比较单一。随着医院规模扩大和业务量增加,护理人员逐年增多,医院为进一步加强护理工作,逐步制定了一系列护理制度和措施,使护理工作有章可循。

1992年11月,医院设护理科。在护理制度和工作职责方面,要求护理人员认真实施护理计划、书写护理病历、规范护理记录等,着重抓好基础护理和病房管理,使护理工作制度化、护理操作规范化和病历书写标准化。

1994年,医院设立护理部,统管全院的护理工作。医院设立护理部后,实行总护士长、护士长两级管理,护理部有明确的管理目标,对护理技术操作、基础护理、消毒隔离、护理文书等定期进行检查考核,并进一步规范和健全了各项护理规章制度。在具体工作中,医院结合正在开展争创"山东省重点中医院"的活动要求,对病房管理按照标准化、科学化、规范化、程序化进行了规范,顺利通过了省重点中医院的检查验收,并以此为契机,全面提高医院护理人员的护理水平,同时加大了护理人员的考核力度,将每年各两次的中、西医24项护理操作技术和护理理论知识的考核作为常规考核内容。

1996年5月,按照二级医院护理管理标准,实行分管院长领导下的护理部主任负责制,护理工作的核心逐渐从以疾病为中心的功能制护理向以病人为中心的责任制护理过渡。同年,医院护理工作以高分顺利通过"二甲"医院的评审。

1997年,为贯彻落实卫生工作"以病人为中心,以质量为核心"的管理目标,护理部从细微处入手,制定"护士素质要素""护士工作纪律""护理工作制度",并在全院推行整体护理。

1998年6月,医院为加强对护理工作的领导和管理,成立了由副院长曹沛德为主任,医务科主任秦福生、护理部主任延淑芹为副主任,有关科室主任、护士长为委员的医护质量管理委员会,具体负责医院护理工作的领导管理与协调,对各护理单元的工作进行督导、检查和考评,对发现的问题及时提出整改意见,并落实整改措施。

2002年,护理部紧紧围绕医院的工作中心,集中精力抓优质服务,组织开展"增强护理人员服务意识,规范服务行为"的活动,从而改变了护理人员的思想意识,变被动服务为主动服务,大大提高了护理服务质量。

2005年,围绕医院在医护人员中的实施"二零一"(职责零缺陷,服务零投诉,力争让每一个患者都满意地走出中医院)考核办法和开展"满意在医院"活动,护理部在护理人员中广泛开展了"假如我是病人"的大讨论,让每一位护理人员都换位思考,从而进一步激励护理人员改善服务态度,提高护理服务水平。

2007年8月,为加强医院对护理工作的领导和管理,医院成立了由副院长张林新为组长,护理部主任延淑芹为副组长,各护理单元护士长为组员的医院护理质量管理小组。在护理质量管理小组的领导下,医院进一步完善了临床护理工作的各项考核标准,逐步建立起科学、有效的护理质量评价体系,并定期对全院护理质量进行检查,严格掌握质量标准,正确评价护理工作,认真总结并量化检查结果,以书面形式进行反馈,对存在的问题进行分析研究,提出针对性的改进措施,在护士长会议上进行讲评,督促落实。

2010年3月,按照山东省和潍坊市"优质护理服务示范工程"活动实施方案的要求,医院根据实际情况确定内二科、外二科为示范病房。结合山东省卫生厅《关于深化全省卫生系统"两好一满意"活动的实施意见》,在全院开展了创建"真情护理"服务品牌,全面推行"四用(用诚心,用技术,用真情,用仁爱)工作法",争做患者满意的好护士的活动。倡导"客人式"服务模式,让每一位护理人员对待来医院就诊的病人和家属就像对待自己家里来的"客人"一样,倾注真心、耐心、热心,用真情和技术以及女性特有的柔情,尽自己所能关爱每一位患者。

2011年,护理部继续落实"优质护理服务示范"活动,不断完善护理流程,规范护士礼仪,包括新入院病人护理服务流程、护士巡视病房流程、夜班护士告知流程、基础护理规范、首问负责制规范等,以树立护士的良好职业形象。全院各护理单元积极开展"真情护理"服务活动,取得了良好的工作成效。此活动使护士思想得到了很大的转变,工作中不断创新服务理念,提高护理服务质量,涌现了一大批优秀护理人员。

2012年,医院进一步推动"优质护理服务示范工程"活动向广度和深度发展,积极践行"重点项目建设攻坚年""作风建设提升年"活动,全面开展"客人式"服务模式,提升"真情护理"服务品牌,为病人提供全程、全面、安全、无缝隙的优质护理服务,实现了患者满意、社会满意、医生满意、护士满意的目标。

2013年,医院结合二级医院评审标准要求,理顺了各项护理规章制度并编印成册下发各科室,重点落实20项核心护理工作制度,同时全面督导检查落实情况。按照山东省和潍坊市护理服务及护理工作质量标准要求,结合我院实际工作情况,每月专项、每季全面考核,对发现的问题反馈各科室进行整改,护理部再进行考核,达到了持续改进的目的,进一步提高了护理服务水平和工作质量,同时按照优质护理服务示范工程的要求认真做好"真情护理"服务品牌的创建和推进工作。

2014年,医院对全院护理人员进行了分层级培训和考核,并对每次考核结果进行分析和总结,为以后制订培训计划提供依据,同年,出台制定了《护理人员岗前培训实施方案》《新入职护士科室轮转规定及实施方案》提高了新进护士的护理专业水平和综合业务素质,加快了年轻护士的成长,提高了护理人员的综合素质,达到了合理使用护理人才的目的。

为进一步深入开展"真情护理"服务品牌,2014年,医院制定出台了评选《星级护士实施方案》,调动了全体护理人员的积极性,从而不断提升优质护理服务水平,涌现出一大批"星级护士"。为适应新的医学模式,不断满足患者日益提高的护理需求,护理部于2014年7月制定实施了高密市中医院《关于加强护理运行机制改革的实施意见》,在该实施意见中全院护理单元改革护理排班模式,实行主管护士负责制,全面履行病情观察、治疗护理、心理护理,健康教育和指导等职责,为患者提供连续性、安全性的优质高效的全程护理服务,实现让患者满意走出医院的目标。9月,为科学管理护理队伍,又制定实施了《护理岗位调配及绩效考核管理办法》。

2015年3月,医院成立了由副院长张林新为主任,护理部主任李娟、副主任张佩玲为副主任的护理管理委员会。护理管理委员下设护理质量管理与持续改进委员会、护士培训及业务查房与科研管理委员会、专业护理管理委员会。护理管理委员会负责组织全院护理管理工作方案的制定,组织护理管理委员会成员对各护理单元的工作进行督导检查、

考评,及时发现问题及时提出整改意见,并组织落实。护理部在护理管理委员会的领导下,制定和完善了护理质量指标体系,建立质量控制组织网络,确立质量控制方法,确保护理质量的稳定与持续改进。护理部在管理考核工作中,将护理工作分为护士长管理、病区管理、临床护理管理、护理安全管理、中医护理管理、护理文书管理、特殊部门管理七个质控小组,以及护理教学、护理查房、静脉治疗、糖尿病、压疮五个专业管理小组,各小组发挥自己的职能,在培训、考核、评价、评估、分析、反馈、整改、追踪各方面进行了理顺和规范,使各项护理目标值达标准要求。护理部每月组织护理质量考核小组按照标准对各护理单元进行考核督查,遵循PDCA(计划、实施、检查、处理)模式进行分析、反馈、整改,并与绩效考核挂钩,做到护理质量的持续改进。科室每周进行各项护理质量自查,每月组织护理质量汇总,召开护理质控专题会,认真进行讨论,对发生率高的问题事件提出整改措施,达到改进目的。10月,护理部在全院推行《护理单元实行"5S"标准化管理实施方案》,根据方案要求和安排,制定了专项考核标准和护理服务规范(护士礼仪规范和各科、人员、各班、各项操作礼仪规范指引),并按标准督导检查各科落实情况,通过"5S"(整理、整顿、清扫、清洁、素养)的推行,合理配置了资源,为患者及职工创造了安全、干净、整洁的工作就医环境,同时加强了护士责任心,提高了工作效率和护理队

伍素养。

2016年,医院强化实施"二零一"（职责零缺陷、服务零投诉、让每一位病人满意走出医院）工程,深化真情护理服务内涵。开展"服务金点子"活动,在活动中,护理人员共提出"金点子"20多项,涉及优化服务、病人安全、技术改进、流程改善等方面。"金点子"活动的开展,对提高护理质量,优化护理流程,及时弥补护理管理中的不足和化解护理工作中潜在风险起到了积极的作用。此外,医院还多措并举抓护理质量控制,保证护理安全。加强各项护理核心制度、职责落实和质量控制。将各级卫生行政部门的护理相关文件、制度、职责、标准流程等,通过OA发到每个护士手中,使各项护理工作有章可循。充分发挥护理持续质量改进委员会各小组长和科室质控小组的作用,加强对重点科室、重点环节及高风险岗位的质量监管,提升急危重症、围手术期病人的护理水平。各级质控小组按照计划,每月采取定期检查与不定期抽查相结合的形式进行质量检查,各级质控人员各司其职、层层把关,从细节抓起,加大基础质量、环节质量、终末质量控制力度,使护理质量各项指标均比上年有所提升。

第四节　护理教育与培训

为不断提高护理人员的业务素质和技术水平,医院十分注重护理人员的教育和培训工作。通过院外进修、院内培训和临床教育等多渠道、系统化的培训方式,进一步提高了护理人员的业务水平和整体素质,形成了科学合理的护理人才梯队,为医院护理质量不断提升提供保证。

一、院外专科进修学习

市中医院在培养高素质护理人才,建设高素质护理队伍的工作中,把进修培训作为人才培养的重要形式和渠道,通过有计划地选派护理骨干到上一级医院进修学习,不但使她们开阔了视野,掌握新知识新技术,而且能及时跟踪国内护理学术方面动态,为医院注入先进的护理管理理念,推动了医院护理理论和技术的创新发展。

从20世纪90年代起,医院多次派出护理骨干到青岛、济南、烟台、潍坊等省市三级医院进行专业对口学习和短期培训,大大提高了护理人员业务素质和技术水平。

进入21世纪后,随着医院规模的不断扩大和先进医疗设备的引进应用,专科护理越来越呈现出它的重要性和必要性,为配合和适应医院新业务新技术的开展,医院先后派出各相关科室的专业护理人员到上级医院进修专科护理技术。

2000年1月,李娟到潍坊人民医院进修手术室管理,引进并推广静脉留置针技术。是年6月开始派各科室护士长到青医附院进行为期3个月的对口专业学习。

2001年5月,张春红到青医附院产科进修学习,学习采用了新生儿洗澡、新生儿抚触等护理技术。

2002年4月,宿春华到青医附院肝胆外科进修学习,学习了临床深静脉置管的护理,宿春华成为医院掌握深静脉置管护理技术第一人,并为日后医院为患者开展深静脉置管护理起了指导性的作用。是年,刘晓玲、张淑芬到青医附院产科进行为期3个月和6个月进修学习,主要学习新生儿抚触、新生儿洗澡、新生儿疾病筛查等技术,学成归来对科室护士进行培训,对新生儿洗澡、抚触护理技术、新生儿疾病筛查等技术的开展起到了促进作用。赵美到儿科进修学习3个月,推动儿科穿刺技术的进一步提高。

2003年,范美艳、李艳芹、张臻、张秀珍到青医附院分别进修急诊护理、呼吸护理及手术室护理,对医院专科护理工作的开展起到模范带头作用。

2004年,张海燕到山东大学附属医院神经外科进修学习3个月,鹿洪艳到潍坊人民医院心内科进修学习3个月,回院后规范了神经外科及心内科患者的临床护理。

2007年,随着医院的不断扩大发展及需要,成立了CCU病房,是年8月,护理部选派赵艳到青医附院进修3个月,学习CCU的护理技术,对医院CCU的护理工作起到了良好的推动作用。范燕到青医附院神经外科进修学习3个月,引进一次性使用负压血样采集容器,推广了寸

带固定气管切开套管和胃管,掌握了深静脉置管护理与气管切开患者的护理技术。肖瑞霞到青医附院进修胸外科护理,掌握了肺癌、食道癌的护理技术。是年,派张秀珍到上海长海医院进修重症医学科,引进并推广PICC置管及维护技术,护理部组织全院护士学习并掌握该护理技术。

2008年,派王婷婷、孙祯分别到济南军区总医院、北京301医院进行血液净化护理,回院后开展了血液灌流、扣眼穿刺技术、CRRT床旁血滤等。是年,派毛金霞到青医附院进修介入护理,配合医生开展多种介入手术。

2009年1月,选派胡金玲到青医附院心内科进修3个月。8月,派刘清花到青医附院血液净化科进修3个月,规范了透析患者的临床护理。

2010年3月,选派昝欣、李新凤、钟小玲分别到青医附院神经外科、ICU、心内科进修3个月,回院后对重症医学科的护理人员进行了呼吸机、血气分析机及血滤机操作的相关培训,推动了神经外科和心内科新护理技术的开展。

2011年2月,选派刘柳、尹洁、到青医附院儿科进修3个月,提高了小儿静脉留置针穿刺技术;李文娟、禚翠华分别到青医附院脑外科、重症医学科进修3个月。李海霞到烟台毓璜顶医院手术室进修3个月,主要学习内容是腔镜手术配合及腔镜器械的保养维护。5月,范艳萍到青医附院重症医学科进修3个月。6月,牟晓玉到烟台毓璜顶医院手术室进

修4个月,学习内容为腔镜手术的配合。8月,周世红到青医附院重症医学科进修3个月。11月,林素霞到山东省省立医院进行糖尿病专科护士培训2个月,回院后开展了糖尿病健康教育活动,引进并推广了保健操。12月,钟小玲到山东省护理协会齐鲁医院培训基地进修2个月,进修内容为糖尿病专科护理。

2012年,选派禚晓晓、王海玲、张灵到青医附院进修3个月,禚翠华、张秀珍到齐鲁医院进行重症医学护理专科培训3个月,刘晓莉到北京301医院进修血液净化3个月。

2013年,王伟到济南军区总医院进修血液净化技术3个月。牟晓玲、张丽媛、王晓娟到山东省立医院进修重症医学科护理3个月,赵美到山东省护理学会千佛山医院进行急诊专科护士培训3个月。

2014年2月,张入月到青医附院进修脑外科手术配合3个月。4月,官建秀到潍坊中医院进修中医护理适宜技术1个月。7月,李淼到潍坊人民医院手术室进修关节、脊柱手术的配合3个月。8月,隋丽娟到千佛山医院进行手术室专科护士培训3个月。10月,鹿洪艳到山东省省立医院进行急诊科专科护士培训

3个月,专科护士的培训对医院专科护士的发展起到推动作用。

2015年3月,邓丽莹、董春梅、王雪、徐晓雪到青医附院专业对口进修3个月。是年,为了积极响应《国家中医药管理局办公室关于印发二级中医医院"以病人为中心,发挥中医药特色优势提高中医临床疗效"为主题的持续改进活动方案实施细则的通知》的文件精神,选派21名护理业务骨干分别到潍坊市中医院和烟台市中医院进修中医护理适宜技术及中医护理方案应用,广泛推广使用中医适宜技术。是年,为了更好地发挥中医特色优势,组织各科室护士长到烟台市中医院进行为期三天的参观学习。

2016年3月,王娜、迟金妮分别到山东省省立医院急诊科和重症医学科进修3个月。6月,刘意意到山东省省立医院进行手术室专科护士培训3个月。7月,刘文、孙玉晗、孙肖羽到青医附院急诊科、心内科、血液透析科进行对口学习3个月。杜雪、李佳慧到山东交通医院进修康复护理3个月。是年,还选派了12名护理业务骨干到省中医、潍坊市中医院进行中医护理学习,促进了医院中医护理工作的发展。

市中医院护理人员历年外出进修一览表

科室	姓名	进修时间	进修时限	进修地点	进修专业	进修后引进开展新项目情况
内一科	范美艳	1997.08-1997.09	1个月	潍坊市妇幼保健院	妇产科护理	妇产科相关疾病护理知识
手术室	李娟	2000.01-2000.05	5个月	潍坊市人民医院	手术室护理	引进并推广静脉留置针技术
内二科	宋美爱	2001.01-2001.04	3个月	青岛医学院附属医院	心内科护理	心内科相关疾病护理知识
骨二科	张春红	2001.05-2001.08	3个月	青岛医学院附属医院	产科护理	新生儿洗澡,抚触,产科护理常规
康复中心	刘晓玲	2002.03-2002.06	3个月	青岛医学院附属医院	产科护理	新生儿听力筛查、新生儿洗澡、新生儿采血疾病筛查
普外科	宿春华	2002.04-2002.09	6个月	青岛医学院附属医院	肝胆外科护理	指导临床深静脉置管的护理,电针刺激足三里穴促进术后病人肠蠕动的恢复
查体中心	张淑芬	2002.04-2002.09	6个月	青岛医学院附属医院	妇产科护理	新生儿抚触、新生儿疾病筛查
内二科	赵美	2002.10-2002.12	3个月	青岛医学院附属医院	小儿科护理	小儿穿刺技术
内一科	范美艳	2003.01-2003.03	3个月	青岛医学院附属医院	急诊护理	气道管理
内一科	李艳芹	2003.01-2003.03	3个月	青岛医学院附属医院	呼吸内科护理	呼吸内科相关疾病护理知识
手术室	张臻	2003.03-2003.09	6个月	青岛医学院附属医院	手术室护理	肝胆外科大手术的配合
内一科	刘清花	2003.06-2003.09	3个月	青岛医学院附属医院	心内科护理	心内科相关疾病护理知识
ICU	张秀珍	2003.09-2003.12	3个月	青岛医学院附属医院	呼吸内科护理	呼吸内科相关疾病护理知识
颅脑外科	张海燕	2004.08-2004.10	3个月	青岛医学院附属医院	神经外科护理	神经外科相关疾病护理知识
急诊科	鹿洪艳	2004.11-2005.01	3个月	潍坊市人民医院	心内科护理	规范了心内科病人的临床护理

续表(一)

科室	姓 名	进修时间	进修时限	进修地点	进修专业	进修后引进开展新项目情况
颅脑外科	范 燕	2007.01-2007.04	3个月	青岛医学院附属医院	神经外科专业护士培训	引进一次性使用负压血样采集容器、规范器官切开手术后换药处理等新技术
骨一科	肖瑞霞	2007.03-2007.06	3个月	青岛医学院附属医院	胸外科护理	肺癌食道癌术后护理
内三科	王秀娟	2007.05-2007.08	3个月	青岛医学院附属医院	神经内科护理	神经内科相关疾病护理知识
内二科	赵 燕	2007.08-2007.10	3个月	青岛医学院附属医院	重症医学护理	设立CCU病房
ICU	张秀珍	2007.09-2007.12	3个月	上海长海医院	重症医学护理	引进并推广PICC置管及维护技术
康复中心	衣金蕾	2008.04-2008.06	3个月	青岛医学院附属医院	重症医学护理	危重患者的观察护理
介入中心	毛金霞	2008.04-2008.07	3个月	青岛医学院附属医院	介入护理	配合大夫开展多种介入手术
透析室	王婷婷	2008.07-2008.10	3个月	济南军区总医院	血液净化	血液灌流扣眼穿刺CRRT床旁血滤
透析室	孙 祯	2008.10-2009.02	4个月	北京301医院	血液净化	血液透析.血液透析滤过.CRRT床旁血滤
内二科	胡金玲	2009.01-2009.03	3个月	青岛医学院附属医院	心内科护理	心内科相关疾病护理知识
内一科	刘清花	2009.08-2009.11	3个月	青岛医学院附属医院	血液净化	透析的日常开展
康复中心	钟小玲	2010.03-2010.06	3个月	青岛医学院附属医院	心内科护理	心内科相关疾病护理知识
康复中心	李新凤	2010.03-2010.06	3个月	青岛医学院附属医院	重症医学科护理	呼吸机、血气分析机、血滤机的操作使用
颅脑外科	昝 欣	2010.03-2010.06	3个月	青岛医学院附属医院	脑外科ICU护理	神经外科相关疾病护理知识
颅脑外科	李文娟	2011.02-2011.05	3个月	青岛医学院附属医院	脑外科ICU护理	神经外科相关疾病护理知识

续表（二）

科室	姓　名	进修时间	进修时限	进修地点	进修专业	进修后引进开展新项目情况
儿科	刘　柳	2011.02-2011.05	3个月	青岛医学院附属医院	儿科护理	小儿静脉留置技术
儿科	尹　洁	2011.02-2011.05	3个月	青岛医学院附属医院	儿科护理	小儿静脉留置技术
ICU	禚翠华	2011.02-2011.05	3个月	青岛医学院附属医院	重症医学科护理	危重患者的观察护理
手术室	李海霞	2011.03-2011.05	3个月	烟台毓璜顶医院	手术室护理	腔镜手术配合及腔镜器械的保养维护
ICU	范艳萍	2011.05-2011.08	3个月	青岛医学院附属医院	重症医学护理	危重患者的观察护理
手术室	牟晓玉	2011.06-2011.10	4个月	烟台毓璜顶医院	手术室护理	腔镜手术的配合
ICU	周世红	2011.08-2011.11	3个月	青岛医学院附属医院	重症医学护理	危重患者的观察护理
内五科	林素霞	2011.11-2011.12	2个月	山东省立医院	糖尿病专科	开展糖尿病健康教育活动、保健操推广
康复中心	钟小玲	2011.12-2012.01	2个月	济南山东省护理协会齐鲁医院培训基地	糖尿病专科	开展糖尿病健康教育活动、保健操推广
内一科	范美艳	2011.09-2011.10	1个月	潍坊市人民医院	透析室管理	透析室管理综合改进
ICU	王海玲	2012.02-2012.04	2个月	青岛医学院附属医院	重症医学护理	危重患者的观察护理
颅脑外科	禚晓晓	2012.02-2012.05	3个月	青岛医学院附属医院	脑外科ICU护理	脑动脉瘤的护理观察、各项手术中引流管的保护、血气分析的采集
ICU	禚翠华	2012.02-2012.05	3个月	山东齐鲁医院	重症护理专科	人工气道湿化护理新进展
内二科	张　灵	2012.03-2012.05	3个月	青岛医学院附属医院	重症医学护理	推广危重患者的观察护理
透析室	刘晓莉	2012.07-2013.01	6个月	北京301医院	血液净化护理	血液透析加灌流技术
ICU	张秀珍	2012.09-2012.12	3个月	山东齐鲁医院	重症护理专科	重症患者护理管理

续表(三)

科室	姓 名	进修时间	进修时限	进修地点	进修专业	进修后引进开展新项目情况
透析室	王 伟	2013.01-2013.04	3个月	济南军区总医院	血液净化护理	血浆分离加胆色素吸附技术、透析室管理综合改进
儿科	刘建彩	2013.06-2013.07	2个月	青岛妇女儿童医院	儿科护理急救	儿科急救
ICU	牟晓玲	2013.08-2013.11	3个月	山东省立医院	重症医学护理	持续血液滤过开展应用
ICU	张丽媛	2013.08-2013.11	3个月	山东省立医院	重症医学护理	持续血液滤过开展应用
内二科	赵 美	2013.10-2013.12	3个月	山东省护理学会	急诊专科培训	急诊急救护理管理
内一科	王晓娟	2013.03-2013.06	3个月	山东省护理学会	重症管理	持续血液滤过开展应用
手术室	张入月	2014.02-2014.05	3个月	青岛医学院附属医院	手术室护理	神经外科手术配合
骨一科	官建秀	2014.04-2014.05	1个月	潍坊市中医院	骨科中医技术	耳穴压豆、穴位贴敷
骨一科	李 森	2014.07-2014.09	3个月	潍坊市人民医院	手术室护理	关节、脊柱手术配合
手术室	隋丽娟	2014.08-2014.11	3个月	山东护理学会	手术室专科	无瘤技术的应用
急诊科	鹿洪艳	2014.10-2015.01	3个月	山东省省立医院	急诊急救专科	使用活性炭洗胃改善洗胃效果,急救器械设立地标线,便于管理。改用双向波除颤仪并在全院广泛使用导电糊除颤
颅脑外科	邓丽莹	2015.03-2015.06	3个月	青岛医学院附属医院	脑外科ICU护理	神经外科相关疾病护理知识
内五科	任笑笑	2015.03-2015.05	3个月	青岛医学院附属医院	内分泌科护理	糖尿病健康教育活动
骨二科	董春梅	2015.03-2015.06	3个月	青岛医学院附属医院	脊柱关节护理	膝关节置换无痛功能锻炼

续表（四）

科室	姓 名	进修时间	进修时限	进修地点	进修专业	进修后引进开展新项目情况
内三科	王 颖	2015.03-2015.04	1个月	潍坊市中医院	中医适宜技术	引进并推广耳穴压豆技术、放血技术、隔物灸等中医适宜技术
手术室	王 雪	2015.03-2015.05	2个月	青岛医学院附属医院	手术室护理	泌尿外科复杂手术的配合
急诊科	徐晓雪	2015.04-2015.07	3个月	青岛医学院附属医院	急诊急救护理	开展使用集线器保护医疗器械线路，各器械线路使用自粘搭扣规律放置
内三科	王 超	2015.04-2015.05	1个月	潍坊市中医院	中医适宜技术	引进并推广中药热罨包技术
内三科	迟晓洁	2015.04-2015.05	1个月	潍坊市中医院	中医适宜技术	广泛推广使用中医护理适宜技术
外二科	林维龙	2015.04-2015.05	1个月	潍坊市中医院	中医护理技术	广泛推广使用中医护理适宜技术
内三科	仪修芹	2015.05.2015.06	1个月	潍坊市中医院	中医适宜技术	广泛推广使用中医护理适宜技术
内三科	邱群群	2015.05-2015.06	1个月	潍坊市中医院	中医适宜技术	引进并推广外用腹胀、消水方、外用止疼、止吐方加艾条灸
颅脑外科	蔡 君	2015.06-2015.07	1个月	烟台市中医院	中医适宜技术	穴位贴敷中药治疗便秘，耳尖放血治疗高热，穴位贴敷中药半夏治疗呃逆，超声波治疗偏瘫、颈肩腰痛等
急诊科	王 君	2015.06-2015.07	1个月	烟台中医院	中医适宜技术	广泛推广使用中医护理适宜技术
急诊科	王 娜	2015.06-2015.07	1个月	烟台中医院	中医适宜技术	广泛推广使用中医护理适宜技术
内一科	王 欢	2015.06-2015.07	1个月	烟台市中医院	中医适宜技术	广泛推广使用中医护理适宜技术

续表(五)

科室	姓名	进修时间	进修时限	进修地点	进修专业	进修后引进开展新项目情况
骨二科	岳迎雪	2015.06-2015.07	1个月	烟台中医院	中医适宜技术	广泛推广使用中医护理适宜技术
内三科	王硕	2015.06-2015.07	1个月	烟台中医院	中医适宜技术	引进并推广脐疗技术
内三科	马森华	2015.06-2015.09	3个月	青岛医学院附属医院	肿瘤科护理	推广PICC维护技术
颅脑外科	刘玉	2015.07-2015.08	1个月	烟台市中医院	中医适宜技术	刮痧治疗颈肩疼痛,穴位贴敷便秘方治疗便秘,艾灸治疗便秘、尿潴留等
内三科	殷晓丽	2015.07-2015.08	1个月	潍坊市中医院	中医适宜技术	广泛推广使用中医护理适宜技术
骨二科	王丹丹	2015.07-2015.08	1个月	烟台市中医院	中医适宜技术	广泛推广使用中医护理适宜技术
外二科	昝莉莉	2015.07-2015.08	1个月	烟台市中医院	中医护理技术	广泛推广使用中医护理适宜技术
内一科	王令芹	2015.07-2015.08	1个月	烟台市中医院	中医适宜技术	广泛推广使用中医护理适宜技术
内二科	冯婷婷	2015.07-2015.08	1个月	烟台市中医院	中医护理技术	开展耳针、穴位贴敷、放血疗法艾灸等中医适宜护理技术
外一科	单敏	2015.07-2015.08	1个月	烟台市中医院	中医适宜护理	普外科中医护理适宜技术推广使用
ICU	牟晓玲	2015.07-2015.08	1个月	烟台市中医院	中医适宜技术	广泛推广使用中医护理适宜技术
手术室	王晓辉	2015.07-2015.10	3个月	山东护理学会	手术室专科	手术体位的安全
康复中心	李娜	2015.08-2015.09	1个月	烟台市中医院	中医适宜技术	广泛推广使用中医护理适宜技术
急诊科	栗妙芳	2015.10-2016.01	3个月	专科培训	急诊急救专科	组合设立洗胃病人急救盒,使洗胃急救更便捷、高效

续表（六）

科室	姓 名	进修时间	进修时限	进修地点	进修专业	进修后引进开展新项目情况
内二科	郑 敏	2016.03-2016.04	1个月	山东省中医院	中医护理技术	高血压三联疗法
急诊科	王 娜	2016.03-2013.06	3个月	山东省立医院	急诊急救护理	推广休克病人急救扩容的正确理念与操作
骨二科	陈咏梅	2016.03-2016.06	3个月	山东省中医院	中医适宜技术	广泛推广使用中医护理适宜技术
外二科	单俊凤	2016.03-2016.06	3个月	山东省中医院	中医适宜技术	广泛推广使用中医护理适宜技术
康复中心	杜 雪	2016.03-2016.06	3个月	山东省交通医院	康复护理	良肢位摆放、肌力的评定、饮水试验、饮水计划、间歇导尿、
内三科	尉迟伟嘉	2016.04-2016.05	1个月	潍坊市中医院	中医适宜技术	广泛推广使用中医护理适宜技术
ICU	迟金妮	2016.04-2016.07	3个月	山东省立医院	重症护理专科	持续血液滤过开展应用
外三科	王丽荣	2016.04-2016.07	3个月	青岛医学院附属医院	脑外科ICU护理	神经外科相关疾病护理知识
内一科	薛晓淑	2016.05-2016.06	1个月	潍坊市中医院	中医适宜技术	广泛推广使用中医护理适宜技术
内一科	张欣欣	2016.05-2016.06	1个月	潍坊市中医院	中医适宜技术	广泛推广使用中医护理适宜技术
急诊科	管 敏	2016.05-2016.06	1个月	潍坊市中医院	中医适宜技术	广泛推广使用中医护理适宜技术
手术室	刘意意	2016.06-2016.09	3个月	山东护理学会	手术室专科	各科手术的配合
急诊科	刘 文	2016.07-2016.10	3个月	青岛医学院附属医院	急诊急救护理	组合设立休克病人急救盒，使抢救休克病人更便捷、高效
内三科	王海玲	2016.07-2016.08	1个月	潍坊市中医院	中风科中医技术	引进并推广药棒穴位按摩技术
内二科	孙玉晗	2016.07-2016.09	3个月	青岛医学院附属医院	心内科护理	心内科相关疾病护理知识
透析室	孙肖羽	2016.07-2016.10	3个月	青岛医学院附属医院	血液净化护理	透析记录表格改进

续表（七）

科室	姓　名	进修时间	进修时限	进修地点	进修专业	进修后引进开展新项目情况
康复中心	李佳慧	2016.07-2016.10	3个月	山东省交通医院	康复护理	良肢位摆放、肌力的评定、饮水试验、饮水计划、间歇导尿
内三科	杨　坤	2016.08-2016.09	1个月	潍坊市中医院	中医适宜技术	广泛推广使用中医护理适宜技术
内三科	夏　梅	2016.08-2016.11	3个月	山东省中医院	中医适宜技术	广泛推广使用中医护理适宜技术
外一科	李　玲	2016.11-2016.12	1个月	潍坊市中医院	中医适宜技术	普外科中医护理适宜技术推广使用
内二科	张　灵	2016.11-2017.01	1个月	潍坊市中医院	中医适宜技术	疼痛的中药包外敷疗法

二、院内培训

随着护理学科的进步及新知识、新业务、新技术的引进和发展，护理人才的培养和护理人员的继续教育成为护理管理的一项重要内容。医院在建设高素质护理队伍的教育培训工作中，除有计划地选派护理骨干到上一级医院进修培训外，还对护理人员进行院内在职培训，如邀请院内外知名专家、教授来院讲课，举办专题学术讲座等。

在院内培训工作中，医院为确保培训质量和效果，制订了不同层次护理人员的培训计划，并认真组织实施、考核，如对初级护理人员的"三基三严"培训、护士长管理培训、急救培训、新仪器新设备的使用与维护培训等，同时，在培训中还结合临床实际，用相关理论知识来解决临床护理存在的问题。

在院内培训中，重点加强对新上岗护士、低年资护士的培训，强化各层次护理人员的学习意识。同时，根据不同专业的护理特点采取院内轮转的方式，不断提高护理人员的业务素质。护理部每月组织护士长及护理业务骨干根据自己专业特点选择课题，进行全院护士培训，有效地提高了护理人员的理论知识水平，激发了护士们的学习热情。此外，还组织外出进修人员进行学术交流，将新知识、新技术与全院护士分享并鼓励各科室根据实际情况进行开展。

护理部组织全院护理人员学习护士礼仪和行为规范，举办礼仪知识培训，邀请专家到医院为护士进行"医护礼仪"培训。在培养护士日常礼仪的基础上，进一步规范接待礼仪、沟通礼仪,使文明用语贯穿于护理全过程,规范了护理人员在不同工作环境下的礼仪服务准则。

护理部在进行护理理论培训的同时也注重护理技术的培训,每一位护士都具备临床医学及护理学的实际操作技能,苦练基本功,同时都熟练掌握"护士岗位技能训练50项"及"中医护理操作8项"等技能,人人有绝活,争当名护。

护士岗前培训是护理人员走向工作岗位的第一课。医院每年对新上岗护士进行为期四周的规范化岗前培训,使其将在学校学到的理论知识转化为临床实际工作能力,为做好护理工作奠定坚实的基础。培训内容包括理论知识和技术操作两部分。理论内容包括:各项护理技术规范、法律法规、行业标准、护理核心制度(交接班制度、查对制度、分级护理制度等)、护理应急预案、护理文书、护士礼仪、医院文化等;技术操作内容包括中、西医临床常用护理技术。岗前培训结束后,对培训人员进行理论、技术操作考核,考试合格后分配到各科室病房,进行为期1年的科室轮转学习,轮转结束后护理部对轮转人员进行综合考评,根据综合考核情况确定科室,达到合理使用护理人才。

院内培训工作的持续开展,有力地提升了全院护理人员的技术素质和业务水平。在市级各类护理技能大赛中,医院护理人员多次获得优异成绩。

2002年5月,在参加高密市卫生局组织的"护理知识竞赛"中,唐丽、毛金霞、陈桂霞获得三等奖。

2008年5月,在参加高密市卫生局组织的"全市护士岗位技能竞赛"中,王伟获得优秀奖。

2011年1月,在参加高密市卫生局组织的"全市护士岗位技能竞赛"中,王伟、宋晓获得"全市护理技能能手"称号。11月,范美艳获得省总工会颁发的"中医护理岗位能手"称号。

2014年1月,在参加高密市卫生局举办的"医院感染管理技能竞赛"中,王海霞、王伟分别获得了护理专业组一等奖和二等奖的优异成绩。是年5月,在市卫生局举办的"全市护士岗位技能竞赛"中,周磊、牟晓玲分别获得了二等奖、三等奖的优异成绩。

2015年5月,在参加高密市卫生局举办的"全市护士岗位技能竞赛"中,邱群群、刘晓莉获得了三等奖的优异成绩。

2016年1月,在参加潍坊市卫生局举办的"潍坊市第一届院前急救技能大赛"中,王晓爱获得了个人三等奖的优异成绩,王君、王晓爱获得了团体三等奖的优异成绩。是年5月,在高密市卫生局举办的"全市护士岗位技能竞赛"中,王晓爱、王佳丽、刘亚男均获得了名列前茅的优异成绩。

三、临床教学

临床教学和实习是医院教育培训工作的重要组成部分,是培养护理人员实践能力的重要环节。市中医院在临床教学中，除做好本院护理人员的临床教学和实习外，还承担着山东中医药高等专科学校、潍坊护理职业学院等学校临床教学任务，同时，也接受其他医学院校见习及实习护生的临床学习任务。

临床实习是护士教育的重要阶段，是护士从理论到实践的过程，是踏入护理活动的第一步。在临床教学中，医院因材施教，从抓基础着手，分层次多角度培养。通过制定教学目标、规范护理技术操作步骤、安排业务学习、举行护理查房等多种方式，使实习护士能熟练掌握基础理论和基本技能操作，并对护理工作内涵和特点有了全新的认识，让实习生树立正确的现代护理观，树立"以病人为中心"的服务理念，培养主动服务意识，同时了解医院的规章制度，熟悉各科岗位职责、工作流程，为顺利进入临床角色打下基础。

临床教学工作中以身示范，规范带教。每个科室设1名资历深、具有丰富临床经验的护理业务骨干担任带教老师，通过讲解与操作相结合、言传与身教相结合、教学与检查相结合的灵活多样的带教方法，来激发护士、护生的学习积极性和热情。带教老师每周进行一次业务讲课，每月组织一次教学查房，同时要不定时的提问，每轮实习结束前，要对实习护士进行出科理论及操作考核，以便保质保量完成各院校的实习计划，使学生圆满完成学习任务。

第五节　护理科研工作

市中医院在抓好护理工作，打造高素质护理队伍的进程中，非常重视护理工作的科学研究，护理部引导鼓励院内护理人员在临床工作中不断创新，收集信息、积累资料、总结护理经验，进行护理技术发明和撰写护理专著、论文。据不完全统计，至2016年，有16人通过积累临床经验，刻苦的钻研先后完成专利、科研项目20项，其中国家级专利5项，省市级专利6项，科研9项。撰写发表论文35篇，论著17本。

第一节　中医药人员的培养

中医中药源远流长,医药理论博大精深,医疗实践成果丰富。高密市中医院作为市内唯一一所综合运用传统中医手段和中西医结合治疗疾病的二级甲等中医院,从建院伊始,就秉承祖国传统中医药学的精髓和"大医精诚"的精神,注重发挥中医药的特色优势,救死扶伤,治病救人,使全院的诊疗技术和医疗水平得到极大提高,不断登上新台阶。

加强中医、中药人员培养和医术传承,是提高中医医院整体医疗质量、弘扬中医特色的主要方法之一。市中医院建院以来,始终把中医药人员培养和医术传承作为建院兴院的重要战略措施来抓,充分发挥医院名老中医的作用,根据中医传道授业的传统,除在临床诊疗方面实行以老带新对中医中药人才进行培养外,医院还根据医院发展状况和业务人员的不同情况,采取办培训学习班等多种形式进行培养教育和医术传承,培养和造就了一大批中医药人才,为医院的持续发展奠定了雄厚的人才基础。

1987年建院之初,医院基础薄弱,全院卫生专业技术人员仅有16人,是从全县各医疗单位调配而来,基础薄弱,专业技术水平不高,医疗技术人员短缺成为制约医院发展的关键环节。作为以中医中药医疗为特色的中医院,加快中医中药人才的培养和引进,成为医院站稳脚跟和发展的头等大事,也是当时医院领导班子开展工作的当务之急,中医出身的院长范天福深知中医药人才培养对中医事业的重要性,对中医药人员培养和医术传承更是倾注了满腔心血。

1988年,经过范天福院长积极向上级人事部门做工作,使人事部门在分配来县报到的学习中医专业的大学毕业生时向中医院倾斜,该年,曹沛德、秦福生、王林彬、李宗江、郭杰、綦伟、田兆宏等7名山东中医学院中医专业的本科毕业生分配到中医院工作,充实到中医院医疗队伍,成为中医院建院初期医院发展的新生力量。在此基础上,范天福院长又主动与省、地大医院联系,邀请省内著名的中医专家教授来医院讲学授课,指导、传授中医业务技术,先后邀请了辽宁中医研究院院长郝瑞林和青岛医学院药理教研室主任孙士锡教授来医院讲学和进行临床业务、开展医学科研指导。同时,鼓励全院广大医护人员积极自学业务,撰写科研学术论文,参加医学科研活动。是年,全院共完成医学论文20多篇,其中有3篇在《山东中医药参考》等医学杂志发表,8篇在国家级和省级学术研讨会上交流。为加快中医药人才培养,医院遵循中医传道授业的优良传统,在院内临床诊疗方面实行以老带新对中医中药人才进行培养,此外,医院还采取办培训学习班的办法,组织中医中药人员进行中医药业务学习。在培训班上,院长范天福除做了《继承祖国医学而拼搏》的动员报告外,还亲自备课、上课,先后结合自己的工作实践,讲解了中药基医院开展评选优秀带教老师和优秀实习生活动,并制定了《优秀带教老师评选办法》和《优秀实习生评选办法》,医院的教导工作扎实推进,稳步提高。

2009年,山东省人民政府发布了《关于扶持中医药事业发展的意见》,提出:"用五年左右的时间,在全省建成能完善、特色突出、基本满足人民群众需求的中医医疗服务体系;建成一批全国知名的中医医院和优势学科、专科;建设一支高素质中医药队伍,拥有一批全国知名的中医药专家;建立起中医药进农村、进社区、进家庭的有效机制;提高中医药自主创新、产品研发能力和学术水平。"市中医院积极响应省政府的号召,从培养人才和建设重点专科两个方面入手,推动全院中医药工作不断登上新台阶。是年,中风病专科被列为国家级农村中医药特色专科,结石病专科列入了山东省重点中医专科建设单位。

2010年,为顺应医疗体制改革的新形势和人民群众对中医药的需求,充分发挥中医药的特色和优势,市中医院建起了国医堂,国医堂主要以专科、专病为基础,同时发挥中医各科之间的综合治疗手段,形成和设立了中医肺肾病、肝胆病、心脑病、气血病、月经病、脾胃病、消渴病、情志病等特色专病门诊,同时还保留了中医骨伤、肛肠病、小儿科、中医外科等传统中医科室。国医堂集名校、名家、名药三位为一体,以高等学府山东中医药大学为依托,荟萃了本地区的名老中医及一批学有所成、术有专攻的中青

年中医学士、硕士,同时还聘请了一批享誉国内外的名老中医作为特聘专家,定期坐诊、查房、讲座。为提高中药材的质量,经医院多方考察,从原材料到加工炮制,认真对比,确定了以"配方独特、选料上乘、工艺精湛、疗效显著"而闻名海内外的"同仁堂"作为医院专用中药饮片品牌,全面提升了医院中药质量水平,确保了中药的临床疗效。

2011年,市中医院出台了《关于加强中医药工作的意见》,提出,医院要加强以中医技能推广和中药开发应用为主的中医体系建设,设立了中医药技术项目创新奖、科研项目奖、中医专科奖等,促进了中医药的发展。医院投资200多万元在高新区孵化器建成了高标准中医药研发中心,生产具有省批号的自制剂、个性化制剂、膏方等深受患者青睐。同年,在全省组织的"中医管理年活动"检查评审中,市中医院荣获潍坊市第一名的好成绩,院长曹沛德被评为潍坊市首批中医优秀学科带头人和优秀学科骨干。

2012年,根据国家中医药管理局《关于印发全国基层中医药工作先进单位建设工作管理办法的通知》,以及《关于印发全国农村中医药工作先进单位建设标准的通知》要求,市中医院全面启动全国农村中医工作先进市(县)复审工作。为充分发挥医院在全市中医工作中的龙头单位作用,医院通过加大基础设施建设和专科建设,作为带动全院中医药服务水平的突破口来抓,以"科技兴医强院"为方针,大力发展重点专科,开展新技

术、新项目,加强医护人员培训与交流、加强医院文化建设,提升医疗质量,最终顺利通过复审验收。

2013年,按照国家中医药管理局《二级中医医院评审标准实施细则(2013年版)》及省卫计委、省中医药管理局《山东省中医医院评审暂行办法》的要求,市中医院正式启动"二甲"复审工作,首先制定了《关于加强中医药工作的意见》《关于中医重点专科(专病)建设发展的意见》及考核细则,并按照二级甲等中医院的标准要求,加大了软硬件建设,在发挥中医药特色优势、中医重点专科建设、加强临床科室的内涵建设、中药研发和应用、医疗护理质量和安全、中医药文化建设、优化服务流程、医疗惠民等方面取得了显著的成效。中医诊疗技术显著提升,由原先的针灸、拔罐、推拿等单一项目逐渐向针刺、灸类、刮痧、拔罐、中医微创、推拿、敷熨、熏浴、整骨、肛肠、砭石等综合项目拓展,按照国家要求,先后共开展中医适宜技术共10大类、58项,大大拓展了中医药服务范围;中医特色服务项目开展红红火火,各科室由原先的无或单一的特色服务项目逐渐发展为每个科室独立开展5—18项中医特色服务项目,体现了中医药特色优势,提高了中医临床疗效。是年,医院积极承办了高密市"全市基层中医药服务能力提升工程"暨"中医中药'进乡村、进社区、进家庭'大型巡诊公益活动",医院肿瘤科、糖尿病(专病)被评为第五批潍坊市重点中医专科(专病)建设单位,开通了国家中医

药管理局中医药专科远程视频平台,全院进行中医药先进理念、先进技术培训远程教育36次,提高了医护人员的诊疗水平;创建了山东省中医药预防保健服务中心,开展了治未病工作。随着医院中医特色医疗项目的开展和中医重点专科建设的发展,医院的中医药人员队伍得到进一步发展,人员结构也得到进一步优化,医院中医类别执业医师达到全院执业医师比例的36.2%,中药专业技术人员占药学专业技术人员的比例为43.6%,护理人员系统接受中医药知识和技能培训的比例占78%。在医院领导和科室负责人配备上,注重中医药教育和培训背景,医院领导和主要职能部门负责人具有中医药专业技术职称的占25%,各科室负责人中具有中医类别执业医师资格的占26%。是年,院长曹沛德被评为第一批潍坊市中医优秀学科带头人;曹沛德、秦福生、李宗江、逢明梅等4人被评为第一批潍坊市基层名中医。医院还招聘了中医药专业硕士研究生6人,进一步提高了医院中医药人员比例,使中医药人员比例达到22.2%以上,形成了合理的中医药人才梯队。医院中医药工作的规范化建设工作突出,于该年5月份顺利通过"二甲"中医院的复审验收。

2014年,为进一步加强对中医药人才的培养,市中医院提出实施"科技兴院"和"人才强医"战略,为提升人才培养档次,医院聘请国医大师、针灸学专家、中国工程院院士石学敏担任医院顾问,并在医院建立起了"石学敏院士专家工

作站"和"全国针灸临床研究中心高密分中心",依托院士专家团队的技术力量和品牌效应,在医疗水平、科研教学、人才梯队建设上做大做强,更好更快发展,为传承中医药事业、造福广大患者做出积极贡献。11月,市中医院举行了以"治病防病,保健养生"为主的首届中医膏方养生文化节,3名中医师现场为市民及患者提供咨询、诊疗、开具膏方处方服务,500多人前来免费品尝了医院研制的膏方——薯蓣膏,参观了20多个品种的中药制剂,共向市民和患者发放中医膏方宣传资料2000多份。

2015年,国家中医药管理局下发了《二级中医医院以"以病人为中心,发挥中医药特色优势提高中医临床疗效"为主题的持续改进活动方案实施细则》,山东省卫计委、省中医药管理局下发了《关于印发〈全省二级中医医院持续改进活动省级检查评估工作方案〉的通知》,根据上级部门有关文件精神的要求,市中医院启动了"二甲"持续改进工作。在改进工作中,围绕发挥中医药特色优势、提高中医药人员的诊疗技术水平,医院提出并实施"人才树"计划。"人才树"计划以举办人才培训班为主要形式,参加培训的人员均为年龄40岁以下、学历为硕士研究生和中级职称的本科毕业生,首批列入"人才树"计划的人员共30人。医院开展实施的"人才树"计划,主要是定向培养高层次的管理和技术人员,目标是强化学员的高层次管理思维和技术能力思维,采取院内外讲课、交流及参观

等形式进行培训,提高青年人才的管理能力和素质。医院还选派21名护理业务骨干分别到潍坊市中医院和烟台市中医院进修中医护理适宜技术及中医护理方案应用,广泛推广使用中医适宜技术。此外,为了更好地发挥中医特色优势,医院还组织各科室护士长到烟台市中医院进行为期三天的参观学习。是年,李娟被山东省中医药学会护理专业委员会选为山东省第四届护理专业委员会委员;张燕伟被省中医药学会刀针医学专业委员会选为山东省第二届刀针医学专业委员会委员;王秉隆、陈涛被省中医药学会亚健康专业委员会选为山东省第三届亚健康专业委员会委员。

2016年,山东省卫生计生委、省财政厅、省人力资源和社会保障厅、省中医药管理局下发了《关于进一步做好全省五级中医药师承教育项目实施工作的通知》,市中医院根据文件的要求,立即组织实施,精心选定有丰富临床经验的中医师承老师,选拔有中医特长中医继承人选,经省、市、县层层筛选,医院主任中医师秦福生、副主任中医师王秉隆成功入选山东省五级中医药师承教育项目第四批指导老师,医院优秀的中医硕士研究生马洪旭、刘翠翠、陈涛、刘龙被选为全省五级中医药师承教育项目第四批继承人。在组织指导老师和继承人认真学习文件的基础上,明确指导老师和继承人各自职责。指导老师与继承人共同签订继承教学协议。继承人继承学习时间为3年。按照统一时间进岗学习,具体

起止时间为2016年5月至2019年4月。中医师承项目的开展，传承了医院优秀的中医药文化，推动了医院中医药学术继承与发展，加快了医院中医人才的培养，为医院中医药工作的继承发扬、开拓创新注入了新的动力。该年3月，曹沛德被潍坊市中医药学会选举为第六届常务理事，王秉隆、禚秀梅被选举为理事；6月，李德清、贾行磊、禚秀梅3人被选举为潍坊市中医药学会第四届中风专业委员会委员；12月，院长曹沛德被评为山东省名中医药专家。

第二节　中医医疗、护理技术的创新发展

市中医院自建院以来，为提高中医医疗和中医护理技术水平，不断拓宽服务领域，更好地满足人民群众对中医医疗服务需求，始终坚持突出中医特色优势和中西医结合的方针，不断进行中医医疗和护理技术创新，医院的整体医疗水平有了很大提高，医院从一个单纯靠中医药诊治内、妇、儿常见病、多发病的普通县级中医院，发展成为拥有一个全国农村中医特色专科、两个省级中医重点专科、三个潍坊市中医重点专科，能够运用中医技术诊治各种疑难杂症的二级甲等中医院。

市中医院建院之初，就十分注重中医医疗技术的创新发展。1987年9月，医院开业仅仅一个月，中医理论扎实，临床经验丰富，精于中医内科，擅长治疗肝肾结石病、心脑病等疑难杂症，时任院长的范天福就主持研制出了用于治疗泌尿系结石症的"通淋消石散"，在治疗结石症方面取得重大突破，该医学成果荣获1987年山东省科技进步三等奖。随后，范天福院长又研制"清胆排石汤"，用于胆系结石的治疗及预防，取得了突出疗效。

1990年，由院长范天福主持的清咽解毒液超声雾化吸入治疗上呼吸道感染的临床研究项目，《清胆排石汤治疗胆石症临床研究》获高密县科技进步三等奖。1991年，医院研制的"气动磁疗颈椎牵引器"获国家专利局发明专利。

此后，随之医院规模的不断扩大和发展，医院提出以专病专科建设为龙头，打造专科医疗高地，带动医院整体发展的战略，全院广大医护人员，围绕专病专科建设，不断在中医诊疗和护理技术上进行创新发展，使医院的医疗技术和服务水平不断登上新台阶。

在结石病症治疗方面，在范天福研制的"通淋消石散"等主要以中药汤剂排石、中成药自制剂排石等治疗为主要医疗特色治疗尿石病的基础上，高思合等人的《中西医结合总攻治疗胆石症316例疗效分析》的中西医结合治疗胆石症的医学研究成果先后发表，医院的结石病治疗技术得到不断进步，逐步形成了以中医为主治疗胆、尿结石发展到使溶、碎、排、取系统化，中西医结合治疗肝胆泌尿系结石病的临床科室。1995年，医院成立"高密市结石病研究中心"。

2003年,经潍坊市卫生局评审确定为市级结石病重点中医专科。2010年,经山东省中医药管理局评审,医院结石病科被确定为山东省重点中医特色专科。2011年,经中华医学会泌尿外科分会批准,医院结石病科被确定为华东地区结石病防治基地山东第一基地。

内一科在临床疾病治疗中,始终把中医理论与临床实践相结合,注重发挥中医药特色优势,不断创新中医药诊治疾病的方法,坚持中西医并重,在科主任郭杰的带领下,总结出了慢性肾炎、尿毒症、咳喘病、脑血管病、慢性结肠炎等10个中医药疗效较好的优势病种及一系列诊疗方案,倡导中医治疗各种肾脏病新理念,研制了"清补宁源丸""化浊保源丸"等自制中药丸剂,用于肾病的治疗,取得了良好的疗效。副主任中医师杨国荣,在临床诊疗中非常注重发挥祖国医学的优势,擅长中西医结合诊治胃肠病、肝胆病,特别在用中医药治疗慢性胃炎、胃溃疡、萎缩性胃炎、溃疡性结肠炎、胃肠功能紊乱、酒精肝、肝炎、肝硬化、胆囊炎、胆石症及其他各种内科疑难杂症等方面取得了突出的疗效,受到众多病患者的称誉和业内人士的肯定。

内四科在中西医结合治疗各种恶性肿瘤过程中,针对患者化疗后骨髓抑制及免疫力低下,采用科内自制剂养血扶正丸主治各种肿瘤,针对晚期及体质差的患者,采用清血排毒丸辅助治疗各种肿瘤,均取得了显著的疗效。2012年,开展了中药鸦胆子油针剂联合化疗药物进行腹腔内热灌注治疗腹水,临床疗效得到进一步提高。2015年,又在中医理论指导下开展了介入治疗和体腔热灌注治疗,通过对病人体质辨识、胸腹水的辨识,将患者分为"寒证"和"热证",根据中医理论"寒者热之、热者寒之、先截后拔、以毒攻毒、解毒排脓"的指导原则,给予相应的治疗措施,提高了临床疗效。科主任杜坤一和中医师郑洪敏撰写的《养血扶正丸治疗恶性肿瘤放化疗后骨髓抑制的临床研究》获潍坊市科技进步二等奖。2016年,内四科在上级专家的指导下开展了肝转移瘤栓塞术联合射频消融术;利用中医膏方培本固元的功效,对肿瘤病人或因慢性病导致的脏器功能衰退进行系统调理,重点调节病人的免疫功能,增强机体抗瘤能力;研制"胸水外治方""腹水外治方",根据患者体质不同、积液位置不同,将外用方打粉或应用免煎颗粒,用醋或蜂蜜调成糊状,贴敷于神阙、关元或肺腧、脾俞等穴位,再配合艾灸治疗癌性胸腹水,取得良好的疗效。目前,内四科用中医药开展的特色诊疗项目,如中药配合静脉化疗治疗肿瘤、纯中药治疗晚期肿瘤、体腔热灌注治疗恶性胸腹水等均收到了显著的疗效。

内五科在医治糖尿病肾病时,注重突出中医临床特色,成立了糖尿病肾病、糖尿病视网膜病变,糖尿病神经病变等专业研究小组,开展临床研究工作,开发了健脾肾消颗粒、芪参胶囊、明目地黄颗粒等3种院内中药自制剂。其中,健脾肾消颗粒有效治疗糖尿病肾病早期病变,减少尿蛋白;芪参胶囊可有效降糖,尤适用于糖尿病前期人群,并可减少并发症的发生;明目地黄颗粒有效控制早中期糖尿病视网膜病变,可减少出血及渗出。同时,应用中药配合针灸、足浴治疗糖尿病并发症如糖尿病足、糖尿病神经血管病变、糖尿病肾病、糖尿病视网膜病变,联用中药治疗痛风、甲亢等,取得了比单用西药更好的疗效。

中风病科在临床实践中,采用先进的诊疗技术,结合中医的辨证施治,加大中药治疗、中医针灸、康复在治疗中的作用。在治疗中风病(脑梗死、脑出血)方面,将中风分为:风火上扰证、风痰阻络证、痰热腑实证、阴虚风动证、气虚血瘀症等证型,并根据证型辩证施治,创立了"中风Ⅰ、Ⅱ号"方药,配合针灸、康复等非药物疗法,疗效显著,具有治愈率高、后遗症少等特点,并在潍坊市中医院王法德教授指导下,与制剂室联合制作成药"息风通络汤",广泛应用于脑血管病的临床治疗,取得了良好的经济效益和社会效益。

骨一科在临床医疗中,坚持中医药传统正骨疗法和手术治疗相结合,优势互补,突出中医特色,运用整复、小夹板固定或闭合复位克氏针内固定,配合中药内服、外敷等方法治疗创伤、骨折、脱位、软组织损伤等疗效显著。在治疗中运用自治中药、丸、散、膏、熏蒸等方法治疗骨科常见病及疑难杂症取得了良好的治疗效果。

骨二科高度重视中医工作,开展的中医手法复位、夹板固定治疗四肢骨折,中医药治疗骨折延迟愈合、不愈合取得良好的临床效果,科室研制的自制剂川乌胶囊、骨碎补胶囊、当归红花胶囊、全生胶囊等疗效显著,社会效益明显。

针灸推拿科在治疗颈椎病、腰椎间盘突出症、肩周炎、胸背部筋膜炎、膝关节骨性关节炎、风湿(类风湿)性关节炎、强直性脊柱炎、腱鞘炎、面瘫、中风后遗症、耳鸣、失眠等及小儿腹泻、发热、斜颈以及产后乳汁不通等疾病时,注重发挥中医技术的传统优势,开展了各种针刺、成人推拿、小儿推拿、艾灸、督灸、隔物灸、中药熏蒸、牵引、拔罐、点穴、刮痧、火疗、微波治疗、磁热疗法、深部热疗、小针刀、放血疗法、产后催乳、穴位贴敷、中药外治、"三伏贴""三九贴"等中医诊疗项目,取得了突出的疗效,得到了群众的认可,扩大了社会影响。

耳鼻喉科自1997年自主研发"清喉利咽汤、抗敏喷剂"等自制制剂,中西医结合治疗慢性咽炎,过敏性鼻炎等疾病,效果良好。

儿科医护人员在诊疗小儿病患时注重发挥中医药特色优势,应用中药外敷、灌肠、药枕、香囊、小儿推拿等多种途径,治疗各种小儿病症,取得良好疗效。

在中医护理技术创新方面,为体现中医的诊疗特色,充分发挥中医药特色优势,结合病人的需求,2014年,护理部派出40余名护理骨干及15名护士长到山东省中医院、潍坊市中医院、烟台市中医院学习中医护理方案及中医护理技临床开发协定方20个,均获得了较好的社会效益和经济效益。

2006年,国家食药监局要求,根据临床需要及病种的不断变化,市场供应充足的传统品种和使用量小的自制剂品种不再批准再注册,淘汰了速效安胃胶囊、消痛离子导入液、鼻炎康丸、珍珠口宝、凯乐胶囊等5个老品种,同时又研制一些新品种,使制剂室拥有常规生产的中药制剂品种达到16个。为推动中药制剂的持续发展,制剂室还根据上级部门的有关规定,对部分因名称不符合药品命名规范的制剂,变更了名称。如骨质增生胶囊更名为三七红花胶囊,骨折挫伤散胶囊更名为骨碎补胶囊,脂肪肝胶囊更名为软肝胶囊,芪参糖尿康胶囊更名为芪参胶囊,通脉心脑康胶囊更名为全生胶囊,调气丸更名为二陈调气丸,月舒通经丸更名为益母当归丸,间盘舒胶囊更名为川蜈胶囊,川贝止咳合剂更名为复方川贝镇咳合剂,感冒冲剂更名为感冒颗粒,生化汤口服液更名为新生化汤口服液,眩晕丸更名为天麻钩藤丸。

2011年以来,随着医院中药应用率的大幅增加,为更好地方便人民群众应用中药,医院先后引进了深圳三九免煎颗粒、北京康仁堂中药配方颗粒、广州一方配方颗粒。中药配方颗粒,以道地中药材为原料,依法炮制,经现代工业提取浓缩,具有免煎、速溶、携带方便等优点。中药配方颗粒的引进,服务了广大患者的同时,也进一步提升了医院中药房的现代化管理水平和药物治疗水平。

同年,医院制剂室还根据山东省食品药品监督管理局编制《山东省医疗机构制剂规范》要求,积极组织修订自制剂标准材料,进行申报,医院所生产的制剂经上级部门检验均为合格。

2013年,《山东省医疗机构制剂规范》第一版发行,二陈调气丸、通淋消石丸、三七红花胶囊、川蜈胶囊、跌打损伤胶囊、全生胶囊、天麻钩藤丸、益母当归丸、肛舒洗液、愈银搽剂等10个品种达到规范要求,其余6个品种要求修订提高制剂标准。

2014年以来,医院开始引进中医膏方技术,选派中医骨干前往大医院培训学习,引进先进的制膏设备,联合高密市卫计局成功举办三届"中医膏方养生文化节"活动,印发了膏方宣传材料,录制膏方电视专题科普片,聘请上级医院专家进行专题培训,组织医院膏方专家到老年大学、公园等公共场所,进行膏方科普宣传、知识讲座及义诊,累计开展中医膏方1000余例,拓展了中医药服务范围,受到社会的一致好评,膏方制作已成为中药制剂工作的新亮点和经济增长点。11月,医院为扩大制剂生产规模,将制剂室从院区整体扩建搬迁至高新区高新企业科技孵化器内。

2015年10月,医院投资200多万元建设700m²标准的制剂室交付使用,先后引进新一代空气净化机组、纯化水机组、大型提取设备、干燥设备、粉碎设备和自动化胶囊剂、颗粒剂、液体制剂、膏方生产线等生产设备,生产能力和产品质量大大提高。相继增添了高效液相色谱仪、微生物试验室,药检能力进一步提高,能够对所产制剂进行全检,保证临床用药的安全有效。经过一年多的试运行和精心准备,新建制剂室2016年顺利通过各级主管部门验收,取得山东省食药监局批准的《医疗机构制剂许可证》和《医疗机构制剂再注册》变更批件。同年,完成了感冒颗粒、复方川贝镇咳合剂、骨碎补胶囊、软肝胶囊、芪参胶囊、新生化汤口服液等6个制剂品种的质量标准提高工作,增加了薄层色谱鉴别及高效液相色谱含量测定等内容,从而使制剂质量得到进一步提高,增加了中药制剂研制和生产的后劲,推动了制剂生产的发展。

市中医院制剂室经过20年的不断发展和设备更新换代,目前已成为高密市最大的中药制剂配制机构,拥有6个剂型、16个品种自制剂的生产许可。其中通淋消石丸、二陈调气丸、感冒颗粒、骨碎补胶囊、三七红花胶囊、川蜈胶囊、芪参胶囊、软肝胶囊、全生胶囊、肛舒洗液等制剂因其显著疗效在业内已具有相当高的知名度。

制剂室具有批准文号的16个制剂品种表

序号	制剂名称	批准文号	执行标准
1	二陈调气丸	鲁药制字 Z07080195	《山东省医疗机构制剂规范》第一版第一册
2	通淋消石丸	鲁药制字 Z07080196	《山东省医疗机构制剂规范》第一版第一册
3	感冒颗粒	鲁药制字 Z07080197	鲁药制 ZBZ1242
4	复方川贝镇咳合剂	鲁药制字 Z07080198	鲁药制 ZBZ1243
5	骨碎补胶囊	鲁药制字 Z07080199	鲁药制 ZBZ1244
6	三七红花胶囊	鲁药制字 Z07080200	《山东省医疗机构制剂规范》第一版第一册
7	川蜈胶囊	鲁药制字 Z07080201	《山东省医疗机构制剂规范》第一版第一册
8	跌打损伤胶囊	鲁药制字 Z07080202	《山东省医疗机构制剂规范》第一版第一册
9	芪参胶囊	鲁药制字 Z07080203	鲁药制 ZBZ1248
10	软肝胶囊	鲁药制字 Z07080204	鲁药制 ZBZ1249
11	全生胶囊	鲁药制字 Z07080205	《山东省医疗机构制剂规范》第一版第一册
12	天麻钩藤丸	鲁药制字 Z07080220	《山东省医疗机构制剂规范》第一版第一册
13	新生化汤口服液	鲁药制字 Z07080221	鲁药制 ZBZ1570

续表（一）

序号	制剂名称	批准文号	执行标准
14	益母当归丸	鲁药制字 Z07080222	《山东省医疗机构制剂规范》第一版第一册
15	肛舒洗液	鲁药制字 Z07080223	《山东省医疗机构制剂规范》第一版第一册
16	愈银搽剂	鲁药制字 Z07080228	《山东省医疗机构制剂规范》第一版第一册

制剂简介

1.二陈调气丸

【成　　分】陈皮、清半夏、黄连、茯苓、厚朴等。

【性　　状】本品为棕黑色浓缩水丸;气微辛,味苦。

【功能主治】燥湿化痰,理气和胃。用于慢性胃炎、慢性胆囊炎属痰湿阻滞、气机不畅引起上腹部胀闷不舒、食欲不振、恶心呕吐、体困乏力等。

【用法用量】口服。一次6g,一日3次。

【注意事项】服药期间忌食辛辣油腻。

【规　　格】每瓶装60g。

2.通淋消石丸

【成　　分】金银花、连翘、赤芍、金钱草、石韦等。

【性　　状】本品为棕褐色至黑褐色浓缩水丸;味苦。

【功能主治】清热利湿,通淋排石。用于湿热蕴结于下焦的肾、膀胱、输尿管结石。

【用法用量】口服。一次10g,一日3次。

【注意事项】服药期间忌食菠菜及辛辣刺激等物。

【规　　格】每瓶装60g。

3.感冒颗粒

【成　　分】忍冬藤、板蓝根、前胡、桔梗、葛根等。

【性　　状】本品为淡黄色至黄棕色的颗粒;味甜,微有清凉感。

【功能主治】清热解表,宣肺止咳。用于风热型感冒发热,头痛咳嗽,咽喉肿痛。

【用法用量】开水冲服,一次1~2包,一日3次,小儿酌减。

【注意事项】风寒感冒者禁用;忌食辛辣食物。

【规　　格】每包装15g。

4.复方川贝镇咳合剂

【成　　分】麻黄、苦杏仁、前胡、紫菀、川贝母等。

【性　　状】本品为黄棕色至褐色液体;气微香,味微苦。

【功能主治】宣肺理气,化痰止咳。用于急慢性支气管炎;感冒引起的久咳不止,咽痒或咽部不适,咯少量白黏痰,伴胸闷气急等。

【用法用量】口服,一次10~15ml,一日3次,小儿酌减或遵医嘱。

【不良反应】服药过程中偶可出现面赤、心悸等不良反应,可减量或停止服用。

【注意事项】忌食辛辣之品。运动员慎用。

【规　　格】每瓶装100ml。

5.骨碎补胶囊

【成　　分】土鳖虫、自然铜、血竭、穿山甲、地龙等。

【性　　状】本品为硬胶囊剂,内容物为棕褐色至黑褐色的颗粒;气特异,味微咸。

【功能主治】活血止痛,续筋接骨。用于伤筋断骨,瘀血肿痛。

【用法用量】口服,一次3~4粒,一日2次,小儿酌减,温黄酒或开水送服。

【禁　忌　证】孕妇忌服。

【注意事项】运动员慎用。

【规　　格】每粒装0.45g。

6.三七红花胶囊

【成　　分】全蝎、蜈蚣、三七、牛膝、红花等。

【性　　状】本品为硬胶囊,内容物为棕红色颗粒;气微腥,味咸苦。

【功能主治】活血通络,祛风解痉,理气止痛。用于因瘀血阻络,风邪痹阻,或肝肾亏虚所致的关节疼痛,屈伸不利;椎间盘突出或骨质增生等症。

【用法用量】口服。一次3~4粒,一日2~3次,小儿酌减。宜饭后服用。

【不良反应】偶有头晕、腹部不适、皮疹等,一般无须处理,严重者停药。

【禁　忌　证】孕妇禁用。

【规　　格】每粒装0.4g。

7.川蜈胶囊

【成　　分】全蝎、蜈蚣、牛膝、红花、川楝子等。

【性　　状】本品为硬胶囊,内容物为浅棕红色至红褐色颗粒;气微腥,味咸苦。

【功能主治】活血通络,理气止痛。用于因椎间盘突出引起的肢体疼痛、麻木,活动困难等。

【用法用量】口服,一次3~4粒,一日2~3次,温黄酒或白开水送服,饭后服用。

【禁　忌　证】孕妇忌服。

【规　　格】每粒装0.4g。

8.跌打损伤胶囊

【成　　分】红花、乳香、没药、泽兰、三七等。

【性　　状】本品为硬胶囊,内容物为棕黄色至棕褐色颗粒;气微,味苦。

【功能主治】活血化瘀,理气止痛。用于跌打损伤,气滞血瘀所致的肿胀,疼

第一节　院际协作

高密市中医院在推进医院发展进程中，十分注重与其他医院的院际协作工作，他们本着互助互利、合理利用医疗资源和对上引进人才引进技术、对下带动乡村医院发展的原则，大力开展院际协作，收到了显著成效。

1988年5月，医院开诊不久，根据来医院就诊的痔瘘患者日趋增多，而医院对诊治痔瘘疾患技术不够成熟的实际，与西安市韩森寨痔瘘医院联合开展痔瘘医疗业务，由西安市韩森寨痔瘘医院提供医疗技术支持，县中医院设立痔瘘科，收治痔瘘患者，此为医院进行院际协作之始。同年10月，医院又与青岛市第五人民医院变态科联合开展了变态反应诊疗项目研究，医院设立变态反应诊疗门诊和变态反应科，对变态反应患者进行诊治。

2008年11月，市中医院与潍坊医学院合作，在市中医院举办临床医学研究生（高密）班，35名来自高密市4个医疗卫生单位的医务人员参加研究生班深造学习。该临床医学研究生（高密）班旨在为高密市卫生事业发展助力引智，为各医疗卫生单位培养更高学历的临床医学人才。由潍坊医学院负责师资、教学、考务等工作，市中医院负责安排学习场所、学员管理等工作。该研究生班学制三年，采取集中授课与个人自学相结合的形式进行学习，学业期满经考试合格后，颁发国家承认的硕士研究生学位证书。

同月，市中医院根据市政府部署，与柴沟中心卫生院、井沟卫生院、朝阳街办卫生院、密水街办卫生院、柏城中心卫生院五处镇街卫生院组建密康医疗集团，实行市镇村卫生一体化管理，开展对口帮扶，双向转诊，医院定期派专家到乡镇协作开展坐诊、查房、讲座、手术等帮扶协作。

2009年5月，市中医院与潍坊市肿瘤医院建立起协作关系，市中医院正式成为潍坊市肿瘤医院协作医院，市中医院举行了潍坊市肿瘤医院协作医院揭牌仪式，并聘请潍坊市肿瘤医院副院长葛成林、放疗中心主任张厚才为市中医院肿瘤学科首席专家。

2009年9月，市中医院与301医院（解放军总医院）建立起协作关系，市中医院正式成为北京301医院远程医学站点医院，这是北京301医院在建成的第六家远程医学站点医院，市中医院举行了北京301医院（解放军总医院）远程医学高密站点医院揭牌仪式，北京301医院远程医学中心主任张梅奎与市中医院院长曹沛德签订了远程医学服务协议书。301医院（解放军总医院）远程医学高密站点的建成，将使高密的疑难危重病人和无法转往北京会诊的病人，通过远程会诊得到北京301医院著名专家的会诊及其指导下的治疗和护理。此外，北京301医院远程医学中心还每周举行两次专家讲座，全市医务人员不出家门就可学到国内外的先进医学知识，提高升起到重要的推动作用,加快了医院骨科的发展。同时,市中医院与济南军区总医院建立技术协作关系后,济南军区总医院的专家定期来医院讲学、查房、手术,使到医院就诊的病人不出医院,就能享受到省级医院专家的服务,为群众解决了看病路远、价高等问题。

2014年9月,市中医院与全国针灸临床研究中心建立协作关系,在市中医院建立全国针灸临床研究中心高密分中心和中国工程院院士石学敏专家工作站,市中医院举行了全国针灸临床研究中心高密分中心和中国工程院院士石学敏专家工作站仪式。市中医院建成的"全国针灸临床研究中心高密分中心"在潍坊市为首家,"石学敏院士专家工作站"在全省卫生系统是第二家。"全国针灸临床研究中心高密分中心"和"石学敏院士专家工作站"的建成,是市中医院实施"科技兴院"和"人才强医"战略的重要举措,充分显示了市中医院在医学康复、针灸临床专业工作等方面的较强实力,标志着市中医院将依托院士专家团队的技术力量和品牌效应,在医疗水平、科研教学、人才梯队建设上做大做强,更好更快发展,为传承中医药事业、造福广大患者做出积极贡献。

2015年3月,市中医院与东软医疗系统有限公司建立战略合作关系,东软医疗系统有限公司是中国领先的医疗设备产品与服务供应商,是国家螺旋CT高技术产业化示范工程企业,生产的产品销往全球各地6000多家医疗机构,产品质量过硬,价格相对优惠,服务信誉度高。市中医院通过"院企联合体"模式,引进了东软公司生产的最新型64排螺旋CT,东软公司并在医院成立了首个山东省东软医疗设备使用基地、首个最新设备测试基地、首个医技人员培训基地。市中医院与东软医疗战略合作关系的建立,为医院的快速发展奠定了良好的基础和提供了可靠的保障,最新型64排螺旋CT正式开机使用,不但会大大提高医院的诊疗水平,而且在检查价格上惠及广大患者,医院在国家规定的收费价格的基础上,下浮10%让利于患者。

2015年5月,步长集团董事长赵步长来市中医院考察,院长曹沛德向赵步长一行介绍了医院的建设和发展情况。赵步长先后到医院门诊大厅、国医堂、中医药研究所等进行了考察,对医院重视中医诊疗、自主研发推广应用中药等做法给予了高度评价。

2015年10月,市中医院与北京同仁医院眼科建立协作关系,北京同仁医院眼科在高密市中医院建立远程会诊高密基地,医院举行与北京同仁医院眼科远程会诊高密基地启动暨光明基金发放仪式。中国健康促进基金会副秘书长夏禹富代表中国健康促进基金会向医院赠送公益援助光明基金支票100万元,并决定在高密市开展"白内障患者复明工程"援助和"青少年低视力会诊"等公益活动,此项援助公益活动将实施5年,而市中医院成为此项公益活动高密地区唯一一家指定实施医院。

2016年9月，市中医院与韩国爱DH-NI股份有限公司建立合作关系，聘请韩国齿科种植牙齿研究协会会长、罗齿口腔医院院长、韩西大学齿科卫生科教授金在哲博士定期来院开展牙种植微创技术。市中医院举行了中韩口腔科种植牙科技项目签订仪式，韩国著名专家金在哲博士亲临医院，应用先进的无痛技术和坚硬美观的种植体材料为市民种牙。

2016年10月，市中医院与北京视界集团合作，在高密市中医院成立心界中心，联合开展心脏系统疾病的筛查和救治工作。

2016年11月，市中医院成为山东中医药高等专科学校非隶属附属医院，11月8日—10日在烟台召开山东中医药高等专科学校临床教学工作会议上，校方为市中医院举行了非隶属附属医院授牌仪式，院长曹沛德、副院长刘国华应邀参加了会议，曹沛德院长在会上做了发言，从教学环境、教学方案、实习基地条件改善等方面介绍了医院近年来的教学情况，并对下一步医院与学校的合作发展提出了建议和期望。发言获得了校方及其他与会的附属医院领导的赞同，市中医院有14人被山东中医药高等专科学校聘为兼职教师。

2016年，医院医联体建设进一步加强，加强了与基层卫生院的分级诊疗、双向转诊工作，为潍坊市卫计工作暨分级诊疗现场会提供了现场，得到了与会领导的高度赞扬。开通成立了密康医疗集团基层远程会诊系统和高密市经济开发区卫生院放射科远程工作站，开展医疗集团内部会诊，提高了医疗集团成员医院的技术水平。指导经济开发区卫生院和柴沟中心卫生院血液透析中心的运行，开发区卫生院透析病人3547人次，柴沟中心卫生院开业一个月透析病人80人次，实现了资源共享，利益共赢。医院还与北京同仁医院眼科研究所远程会诊中心合作，下乡义诊2000余人次，深入中小学校筛查学生3万人次，为视力异常学生建立健康档案1.2万余份。

第二节　引进人才与对外交流

1988年3月，医院聘请骨伤中医专家陈官琪来医院骨伤科坐诊，大大提高了骨伤科的技术水平。

2009年9月，市中医院特聘潍坊市中医院主任医师、脑病学科带头人王法德为医院中风病科首席专家，每周六来院坐诊查房。

王法德，全国名老中医、主任医师、教授，潍坊市中医院脑病学科带头人，主治脑血管病、头痛、失眠、眩晕、焦虑、面瘫、三叉神经痛，尤善于中药治疗中风病。

2010年2月，市中医院特聘潍坊市人民医院心内科主任、硕士研究生导师赵令时为心血管内科专家，每周定期来院坐诊查房手术。

赵令时，潍坊市人民医院心内科主任、主任医师、教授、硕士研究生导师，潍坊市介入心血管病专业委员会主任委家后，每月定期来院坐诊、查房、手术。

钟池教授从事神经内科专业30年，擅长脑血管病、癫痫、帕金森病、神经肌病及神经系统疑难病症的诊断与治疗，2005年率先在潍坊市开展了脑血管病的介入诊断与治疗技术，每年开展各类脑血管病介入手术200例左右。其中开展的颈动脉狭窄支架成形术、颅内动脉狭窄支架成形术、椎基底动脉狭窄支架成形术、锁骨下动脉狭窄及闭塞的介入治疗、颅内外多支动脉狭窄或串联狭窄的介入治疗、颅内静脉窦血栓形成的介入治疗等，治疗效果良好，达到国内先进水平。

2015年7月，市中医院邀请威海市立医院骨关节科主任医师、PRP全国首席推介专家郭燕庆博士，来医院骨病科举行了《PRP技术治疗膝骨性关节炎》学术讲座，并当场示范做了4例PRP技术治疗骨性关节炎的手术演示。医院50多名医师参加了听课学习和手术观摩。

2016年1月，市中医院骨科李克尊前往香港大学玛丽医院考察学习，与亚洲关节外科专家曲适广教授进行学术交流，并到玛丽医院参加膝关节置换手术演示。

2016年9月22日，市中医院举行中韩口腔科种植牙科技项目签订仪式，韩国著名专家金在哲博士亲临医院，应用先进的无痛技术和坚硬美观的种植体材料为市民种牙。金在哲博士是韩国齿科种植牙齿研究协会会长、365+齿科和罗齿口腔医院代表院长、韩西大学齿科卫生科教授，拥有30多年的牙种植经验，种植的牙齿现已超过6万颗。对各种牙齿疑难病例都有一套独特治疗方法，不肿不痛就能种出一口好牙。口腔科引进的韩国osstem种植系统，拥有较高的口碑，远销世界20多个国家，是目前使用最广泛的种植体，受到了人们的青睐。其具有很强的稳定性与稳固性，具有高效咀嚼功能，外观可以与自然牙相媲美，光泽度比自然牙更胜一筹，且极为精准、快捷、方便，对于部分牙齿缺失、单齿缺失与全齿缺失的患者，可以实现自然逼真、美观漂亮、保证咀嚼功能的持久效果，并有利于保持口腔清洁卫生，有利于骨骼的整体保护，是口腔医学界公认的牙齿缺失选择修复方式，主要有美观实用、清洁、固位好、舒适方便、功能强等特点。适应人群为牙齿缺失全身情况良好，骨骼和牙齿发育已定型的成年人；口腔软组织无明显炎症、无口腔疾病者。

第三节　社会医疗服务

高密市中医院自建院以来，积极开展社会医疗服务，经常采取组织下乡义诊服务队的形式，为群众免费查体、诊治疾病、送医送药，积极扶贫帮困，关爱人民生命健康，倾情公益事业，特别是国家遭遇重大自然灾害、重大突发公共卫生事故时，更是积极组织医护人员抢险救灾，捐款捐物，支援灾区。

2003年春，我国许多地区发生"非典型性肺炎"烈性传染病，形势异常严峻。

"非典"疫情暴发后,市中医院被高密市委、市政府确定为"非典"防治指定医院。从4月到6月两个月的时间里,中医院先后收到国家、省、潍坊市、高密市等各级政府和卫生行政部门关于防治"非典"的文件、通报、指示和有关资料上百份。市中医院根据上级有关指示精神和《中华人民共和国传染病防治法》以及《传染性非典型肺炎防治办法》,多次召开院务会、中层领导会,反复进行动员,周密安排部署。4月17日,医院成立了由院长翟绪进任组长,副院长王朋、曹沛德任副组长的非典型肺炎防治领导小组。4月26日,医院与高密市卫生局签订了高密市预防控制非典型肺炎的责任书。4月30日,医院制定了"非典"防治工作方案。5月1日,医院为防治"非典"疫情的输入,医院成立了由院工会主席孙沛为组长的流调人员小组,要求各科室每位职工加强对外来和返乡人员的监控,对外来和返乡人员名单及时上报外来人员跟踪调查小组。5月3日,市中医院成立了防治"非典""一办五组",即防治非典型肺炎工作办公室,诊断救护组、卫生防疫组、后勤内务组、药品保障组、外来人员跟踪调查组,并根据各办组的分工和职责,由院长与各办组负责人、各办组负责人与工作人员层层签订责任书。5月22日,市中医院制订了非典型肺炎应急预案,要求全院广大干部职工必须严格遵守工作纪律,坚守工作岗位,总值班室要24小时值班,坚守待命。各科室要恪尽职守,认真负责。认真执行

"非典"防治有关工作措施,发现疑似病例要及时上报,并保持联络畅通,做到上班时间随叫随到,下班时间在接到通知后再规定时间内到达指定岗位。所有科室中层干部外出必须经院长批准。同时,还制定了严格的奖惩制度,要求全院干部职工严格遵守纪律,保证抗击"非典"工作的顺利进行。5月30日,医院提出"组建青年突击队,为抗击非典作贡献"的意见,随后,医院成立了以院团委书记张聿伍为队长,柴传晖、潘守市、马存刚为副队长的市中医院抗击"非典"青年突击队。在市委、市政府和上级有关部门的正确领导下,市中医院上百名医护人员直接参与了抗击"非典"工作,圆满完成了上级各部门交给的各项任务,为全市抗击"非典"工作取得胜利做出了重要贡献。

2008年5月12日,四川省汶川发生特大地震。地震发生后,医院广大干部职工情系灾区人民,积极响应上级"一方有难,八方支援"的号召,在第一时间组织全院职工为灾区人民捐款22300元,同时全院党员还踊跃缴纳特殊党费9850元支援灾区。在此基础上,作为救治灾区伤病员后备医院,除将价值6万多元的药品送往灾区外,还从领导、技术力量、床位、车辆、血液等方面,及时做好了救治灾区伤病员的准备工作。期间,于勇、杨家顺两名医师主动报名奔赴四川地震灾区参加救灾援助医疗工作,出色地完成了医疗救援任务,受到省、潍坊市及高密市委、市政府的表彰。

2009年3月14日，市中医院成立高密市首家高血压病俱乐部，成立高血压病俱乐部，旨在广泛宣传高血压病防治新理念，对高血压病患者进行健康指导，让病人和家属了解高血压病知识，提高全社会对高血压病的科学认识，在患者和专家之间搭建起相互交流的平台，进一步达到治疗和预防高血压病的目的。俱乐部设有咨询热线，常年为患者提供健康咨询、防治常识、用药指导和血压的长期免费监测，每季度举行一次学术交流活动，全年为高血压病患者免诊疗挂号费，活动当日免费查血清胆固醇和甘油三酯1次，免费提供早餐1份，免费提供高血压病知识资料，免费为患者建立诊疗档案。高血压病俱乐部之日，全市城乡的200多名高血压病患者参加了成立活动，听取了潍坊市人民医院教授作的高血压病防治新理念学术报告，并进行了医患互动交流。

2009年5月19日，市中医院启动"关爱农民健康"百村万人免费查体活动，医院组织内科、外科、妇科、B超、心电图等科室的医务人员，自带车辆和医疗器械，到柴沟镇注沟社区高家大泮村，免费为农民群众健康查体。医院开展的"关爱农民健康"百村万人免费查体活动历时半年，每周下乡2至3次，深入5个镇100个村，为万名农民进行了健康查体。

2012年7月13日，市中医院响应市委市政府提出的建设"高密健康"的号召，在全市开展"结石病全民防治免费大普查"活动。是日，市中医院组织15名医护人员，带着2辆救护车、3台B超机和血糖仪、血压计、宣传资料等，到大牟家镇郇李村，为当地3个行政村的200余名农民群众进行了免费测血压、测血糖、做心电图、做B超检查、发放宣传资料等，受到了镇村干部和群众的好评。本次结石病普查范围包括所有市民、周边县镇村居民及外来务工者等，主要普查泌尿系、胆系中的"七大病种"，即肾结石、输尿管结石、膀胱结石、尿道结石和胆囊结石、胆总管结石、肝内胆管结石。并针对结石病患者寻结石专家难、看疑难疾病难的情况，科室开设绿色通道。

2013年7月13日，市中医院与潍坊市中医院共同承办的"全市基层中医药服务能力提升工程"暨"中医中药'进乡村、进社区、进家庭'大型巡诊公益活动"在市凤凰公园门前举行启动仪式。活动期间，市中医院与潍坊市中医院及有关医疗机构的80多名中医专家举行了义诊咨询、免费健康查体、中医传统项目展示等活动，受到社会各界好评。

2014年11月18日，市中医院在医院门诊大厅举行以"治病防病，保健养生"为主的首届中医膏方养生文化节活动，3名中医师现场为市民及患者提供咨询、诊疗、开具膏方处方服务，500多人前来免费品尝了医院研制的膏方—薯蓣膏，参观了20多个品种的中药制剂，共向市民和患者发放中医膏方宣传资料2000多份。

2015年5月21日，医院党委组织内分泌科、中风科、心电图室的医务人员，自带车辆和有关医疗器械,到密水街道刘戈庄村为群众义诊,先后为100多名村民免费进行了测量血压、做心电图、测血糖等检查,针对检查出的疾病,医务人员为群众提出了诊疗指导及生活中应注意的事项,受到村干部和群众的好评。27日,在市委老干部局有关负责人的带领下,院党委又组织了中医、内科、外科、耳鼻喉科、妇科等专家,到胶河生态发展区李家营村,免费为居民进行了测血压、做心电图、做B超等义诊活动,为100多位村民进行了诊断体检,并免费向居民发放了部分药品。通过开展义诊活动,提升了医院形象,受到村干部和居民一致称赞。6月16日,医院医学康复中心组织中风科及针灸科的大夫、康复治疗师、护理人员共10余人,利用下午下班时间,携带听诊器、血压计、火罐、针灸针、刮痧用具等常用医疗器械,在南湖公园挂红幅,免费为市民开展中医诊治、测血压、拔罐、耳穴压豆、穴位按摩、针灸、解答咨询、发送健康教育资料、宣讲残疾儿童惠民政策等。到南湖植物园开展义诊活动,受到了市民群众的欢迎和赞赏。

2015年10月20日,医院西院区党支部组织党员和入党积极分子组成专家团队,到醴泉街道刘新村开展了以"关爱老年,维护健康"为主题的义诊活动,看望了村里的退休老党员,为村里的老年人免费进行测血压、测血糖、做心电图等健康查体,共筛查村民40余人次,针对不同村民的患病情况,给出了个体化的治疗方案及进一步查体方案,同时对合理的饮食和用药进行了指导,受到村民的好评。

2016年10月26日,由市中医院承办的"2016年中医中药齐鲁行"活动暨高密市第三届中医膏方文化节在凤凰公园门口举行启动仪式,市卫计局局长戴志锡、市中医院院长曹沛德及市直各相关医疗卫生单位负责人、中医药专家近百人参加了启动仪式。9名中医师冒雨为市民及患者提供膏方咨询、中医诊疗、开具膏方处方等服务,吸引了不少市民前来参观。中医专家还为有需求的市民进行了免费测血糖、量血压等义诊活动,受到了市民的好评。

2016年11月3日,市中医院深入开展中医师开展中医中药"进农村、进社区、进家庭"活动,由副院长秦福生带队带领中医师带着鸡蛋、牛奶等物品上门为行动困难患者送温暖,并给予诊断病情,指导用药和饮食,受到群众好评。

第九章
科研学术活动

第一节　科研学术活动
开展与管理

科研学术活动是医院工作的重要组成部分,市中医院自建院以来就十分重视医院的医学科研工作,在广大医护人员中牢固树立起"科技兴院"的发展理念,制定了一系列鼓励医护人员进行医学科研攻关的办法和措施,并不断地加以完善,有力地调动了广大医护人员参加科研活动和进行科研攻关的积极性,取得了显著的成效。

1987年9月,医院开业仅仅一个月,院长范天福研究的通淋消石散治疗泌尿系结石临床研究,就荣获山东省科技进步三等奖。

1988年,医院为提高医护人员参加医学科研的积极性和进行医学科研的能力,先后邀请了辽宁中医研究院院长郝瑞林和青岛医学院药理教研室主任孙士锡教授来医院讲学和进行临床业务、开展医学科研指导,同时,鼓励全院广大医护人员积极撰写科研学术论文,参加医学科研活动。是年,全院共完成医学论文20多篇,其中有3篇在《山东中医药参考》等医学杂志发表,8篇在国家级和省级学术研讨会上交流。9月,范天福因其在中医药科研方面的突出贡献,被市委组织部授予"高密县一九八八年至一九九三年度专业技术拔尖人才"称号。

1989年2月,医院在先后制订的《高密县中医院一九八九年科研规划》和《高密县中医院一九八九年人才培养计划》中,均对医院的医学科研工作进行了具体安排和部署,要求全院所有人员特别是医护人员要努力自学业务知识,积极参加医院的科研攻关活动,提出医护人员在开展科研活动中,要针对医院临床医疗实际,突出中医药特色,采取稳妥的措施,用以老带新的方法加快医院的科研步伐,要求在1989年着重做好胆石病临床疗效研究和清咽解毒液超声雾化吸入治疗上呼吸道感染的临床研究两大重点课题的研究。

1990年,医院研制的气动磁疗颈椎牵引器获国家专利;医院的利胆排石汤治疗肝胆石症研究,列入山东省中医管理局的研究课题;清肺解毒液治疗小儿上呼吸道感染临床治疗研究,列入潍坊市和高密县两级科研计划,清咽解毒液超声雾化吸入治疗上呼吸道感染的临床研究,获高密县科技进步三等奖。该年,全院共有20篇论文发表或参加省级以上学术研讨会交流,共有15人次参加国家级和省级学术研讨会,如4月在大连召开的中国中西医结合学会急腹症基础理论研讨会,9月在安庆市召开的中国中西医结合学会眩晕及嗓音医学交流会,7月在南宁召开的全国骨伤科学术会议,以及在泰安、蓬莱召开的医学研讨会,医院与会者均提交了论文。

1991年,医院医护人员共撰写论文38篇,其中参加潍坊市交流的22篇,参加省级交流的4篇,国家级交流的6篇。

1992年,医院设立医务科,医院的科

研学术交流等工作由医务科具体负责。

1993年，医院以科技为先导，不断加大科研工作力度。该年，有4项临床科研项目列入省和潍坊市科研课题。据该年11月统计，医院自建院以来医护人员共撰写论文64篇，其中在潍坊市级刊物和学术研讨会交流的16篇，在省级刊物发表和学术研讨会交流的20篇，在国家级学术研讨会交流的28篇。

1994年2月，医院对1993年的15个科研项目，范作升编著的《急诊心电图与临床》和《心肺物理检查词典》两本医学专著，在各级刊物发表和学术研讨会交流的13篇论文进行表彰，分别给予200元、80元、50元、40元、20元、10元不等的奖励。其中，范天福的《清胆排石汤治疗胆石症262例临床观察》《中医及中西医结合治疗外阴白色病变研究进展》《某些中草药及其复方制剂毒性作用与过敏反应》，张卫华的《胃癌旷置术》，曹沛德的《疗疮性皮肤瘙痒症的中药治疗》，单际忠的《肝硬化腹水的治疗体会》6篇论文参加了国家级学术研讨会交流。

1995年2月，经高密市科学技术委员会批准，医院成立了"高密市结石病研究中心"和"血液净化中心"两个研究中心。

1998年7月，医院为推动科研工作加快发展，做出了《关于业务管理的有关规定》，提出各科室应积极开展临床科研工作，积极引进新技术、新项目，对通过省、潍坊市、高密市鉴定的科研课题，分别给予300元、200元、100元的奖励；对

取得科研成果奖的课题，给予上述金额一倍的奖励。各科室开展的新技术、新项目，根据技术水平和效益情况，分别评出一、二、三等奖，给予200—100元的奖励。对在国家正式出版的专业刊物上发表的论文，给予50—100元的奖励。同时，为规范学术活动管理，加强院内学术交流，活跃学术氛围，提高医疗专业技术人员的医疗、教学和科研水平，结合医院实际，医院还做出了《关于医务人员参加学术交流会的有关规定》，对医院医护人员参加院外学术交流会目的要求、批准权限、费用报销标准等一一做出了具体规定。

1999年4月，医院为进一步提高广大医护人员的学术水平，鼓励医务人员积极撰写学术论文进行科研攻关，活跃医院的学术气氛，提高医务人员的技术水平，提出和制定了《关于科研及论文的奖励规定》，对有关奖励办法进行了进一步完善。(一)论文：凡在国家各级学会主办的正式专业期刊上公布发表的学术论文(不包括以书代刊、学术交流会、增刊及其他非专业杂志等形式发表的论文)报医务科后，经院办公会研究批准，全额报销版面费。其他费用(如审稿费、证书成本费、邮寄费)自理。年终将本年度发表的论文，经学术委员会评选出一、二、三等奖，再给予适当奖励。(二)科研：凡在科技管理部门立项或自选的科研项目，并通过省、市、县级科研主管部门组织的鉴定，医院给予报销有关的科研经费。凡在年度进行的科研项目，获省、

市、县级科技进步奖、星火奖,每个项目给予200—1000元的奖励,给医院带来巨大经济效益者,奖励加倍。(三)新技术、新项目:各科引进或开展的新技术、新项目,年终医院根据技术水平,开展的病例数以及经济效益等分别评出一、二、三等奖,给予50—200元奖励。

2002年1月,医院制定《关于职工参加科研、论文、院外学术会议的有关规定》,对激励医护人员积极参加科研学术活动的奖励标准和办法进一步进行完善。提出,对获得科技成果奖的项目,按国家级、省级、地市级、县级分别给予以下奖励。国家级:一等奖5000元,二等奖4000元,三等奖3000元;省级:一等奖3000元,二等奖2000元,三等奖1000元;地市级:一等奖1000元,二等奖800元,三等奖500元;县级:一等奖500元,二等奖300元,三等奖200元。对医院各科室引进或开展的新项目、新技术,根据其技术水平,开展例数和社会、经济效益等情况,成绩突出者,给予500—1000元的奖励。

2007年6月,医院为强化广大医护人员的创新意识,创造性开展各项工作,不断提高医院的管理水平、技术水平和服务水平,提出和制定了《关于开展"1.1"创新活动的实施意见》。"1.1"创新活动的主要内容是:要求全院每一个科室、每一位职工都要立足本职岗位,发挥主观能动性,创造性地开展各项工作,年内在技术、服务、管理等方面至少开展一项创新。这项创新,对医院必须是在本市内先进或市以上先进;对科室和职工个人必须是在院内先进或市级以上先进。"1.1"创新活动主要从以下三个方面展开:一是管理创新,针对医院及科室管理工作中存在的薄弱环节与不足开展创新。二是技术创新,注重引进开发新技术新项目,项目不分大小,只要能推动医疗技术进步,增加社会效益和经济效益,就算创新成功。三是服务创新,用新的服务理念,打动病人、感动病人、吸引病人,保证服务无缺陷,让每一个病人满意走出医院。为确保"1.1"创新活动的深入实施,医院成立了由院长曹沛德任组长,院党支部书记石丽、副院长王朋任副组长的"1.1"创新活动领导小组。"1.1"创新活动开展后,医院每年都对"1.1"创新活动中开发利用新技术新项目进行表彰奖励,有力地推动了医院科研创新工作的开展。

2014年5月,医院制定出台了《高密市中医院科研管理办法》。11月,医院为进一步加强科研学术管理工作,推进医院的医、教、研的全面发展,医院成立医院学术委员会。医院学术委员会由潍坊市中医院主任医师、脑病学科带头人王法德,潍坊市人民医院内科主任、硕士研究生导师赵令时和青岛大学附属医院神经外科主任、博士生导师孟庆海任荣誉主任,院长曹沛德任主任委员,院党委副书记王朋、副院长秦福生、副院长张林新、副院长高思合任副主任委员。学术委员会作为医院最具有权威的学术组织,负有以下工作职责:(1)负责全院的新技术,新项目开发和应用进行评估;(2)审核、申报已完成的科研技术成果,并协助指导各科室科研的开发工作,审定需上报的评奖项目;(3)负责医院重大学术、技术问题,以及医疗责任做出评估。

2016年1月,医院制定出台了《创新活动评审及管理办法》。创新奖按类别分为技术创新、服务创新、管理创新三项,各个类别项目又分别设置了一、二、三等及优秀四个级别的奖项,奖金从10000元至200元不等。

附:

高密市中医院科研管理办法
（2014年5月）

第一条　为进一步提高科研水平,加强科研工作管理,充分调动广大专业技术人员开展科研工作的积极性,使科研管理逐步规范化、制度化,根据国家和有关部门的规定,结合医院实际情况,特制定本办法。

第二条　医院学术委员会负责指导全院科研工作,对科研立题、设计方案、课题的实施进行论证、评审,负责制定科技活动规章制度及开展活动的审议工作并对科研中的医学伦理问题进行医学伦理决策。医务科根据医院学术委员会制定的工作规程负责实施科研活动的日常管理及考核工作。

第三条　科研选题申请列入计划的科研项目必须具备下列条件:

1. 先进性:选题内容新颖,有创新,研究起点高,有一定技术难度,选用指标先进,预计研究结果可达到国内先进或以上水平。

2. 科学性:对国内外发展趋势和动态比较熟悉和了解,立题有充分的依据,课题设计严密细致,研究内容、指标具体,研究手段与方法先进合理,技术路线周密清晰可行,试验动物、受试对象样本量能满足统计学要求。

3. 实用性:目的明确,具有特色。应用研究具有良好的应用前景,能取得明显的社会效益和经济效益。基础研究项目具有较高的理论水平与学术价值,有可预见的应用前景,对推动科技进步有重要作用。

4. 可行性:有一定的研究工作基础,具备基本的实验条件,仪器设备、所需动物、试剂药品供应有保证,课题组人员组成已落实,有承担并完成所申请项目的能力。协作单位已落实,协作内容有明确分工。研究进度切合实际,医疗、教学、科研统筹安排,研究时间有保证。

第四条　申报程序

1. 所有专业技术人员均可申请研究项目。项目提出者要征得课题组所有参加者的同意,对拟申报项目进行充分论证,并认真填写《高密市中医院科学研究项目申请书》一式两份,交所在科室签署意见后报医务科。

2. 协作项目尤其是与外单位的协作项目,应先征得协作人员和协作单位的同意,分工要明确,项目落实后必须签订协议书。

3. 医务科根据研究项目的立题条件对申报的项目逐一进行审查,并提出初审意见。最后提交医院学术委员会讨论,经过半数以上委员表决通过的项目,方可列入医院科研计划。

第五条　科研项目的实施与管理

1. 各级各类科研项目获准立项后,管理部门和项目组成员均须尽职尽责,各负其责。医务科要严格管理,督促项目组按计划高质量地完成研究任务;项目负责人要认真开展工作,并自觉接受管理部门的监督、管理。

2. 项目一经列入计划并下达后,项目组必须无条件地按照申请书或医务科下达的计划组织实施,其内容与指标不得随意改动,完成时间不得随意延期。

3. 无正当理由迟迟未执行合同和计划的课题负责人或课题组成员应承担未执行计划的责任。除对其严肃批评教育外,扣发全部科研项目立题补助,经批评教育无效的应终止项目,并撤销计划,并在全院范围内进行通报。

4. 科研计划项目完成后,无论是上级课题还是院级课题均应整理全部资料,写出研究工作报告、技术报告,有关的测试报告、应用推广报告、查新检索等材料,并发表相关系列学术论文,以办理结题手续或申请鉴定。

第六条　科研经费管理

医院每年根据运行情况及科研项目的级别、社会效益及经济效益给予一定的经费支持。

第七条　科研成果鉴定

科研项目完成后,由课题组长根据需要,填写成果鉴定申请表,并组织好相关材料报医务科,由医务科参与完成鉴定,并留取相关影像资料。鉴定结束后,鉴定书、影像资料及其他相关资料由医务科统一管理。

第八条　科研成果奖的申报

1 对以通过鉴定的优秀科研成果,均可申请奖励。申报工作可由医务科辅助完成。

2. 若因名额所限,申请奖励的科研成果不能全部评奖,则参加评奖的科研成果须经过医院学术委员会批准通过。

第九条　科研成果奖励

1. 通过专家鉴定的国家级、省部级、地厅级科研课题分别奖励2万元、1万元、0.5万元。

2. 获得国家、省部、地厅级及县级科技进步奖者一等奖分别为10万元、5万元、3万元、1万元;二等奖分别为5万元、3万元、1万元、0.5万元;三等奖分别为3万元、1万元、0.5万元、0.2万元。

3. 与高校科研机构合作的科研,经协作单位落实的奖励前三位作者(只奖励本院医师),第一作者奖励全部奖金,第二至五作者逐级减半(若第一作者为医院医师,则只奖励第一作者,奖金由第一作者自由分配)。

4. 同一科研项目通过鉴定后又获得科技进步奖的,若科技进步奖数额大于鉴定奖数额则补足差额,若等于或小于鉴定奖额则不再奖励。

第十条 凡未经医院学术委员会及医学伦理委员会审批同意开展的科研项目;医院不予认可。

本规定自即日起执行,凡与本办法相抵触的一律废止。

第二节 论著论文

一、医学论著

1987—2016年市中医院历年学术著做出版一览表

著作名称	编著者	主编或其他	出版社	出版时间
急诊心电图与临床	范作升	主编	山东科技出版社	1993.05
心肺疾病物理诊断名词释义	范作升	主编	山东科技出版社	1994.04
现代护士3000问	延淑芹	主编	济南出版社	2001
现代中医诊疗学	李宗江 秦福生	主编	天津科学技术出版社	2008
脑部常见疾病	刘国华	副主编	青岛出版社	2009
现代创伤骨科与康复学	潘永德	副主编	天津科技技术出版社	2010.01
新编妇产科疾病诊疗学	刘淑兰	副主编	第二军医大学出版社	2010.02
中医疾病的现代诊断与治疗	李宗江	主编	天津科学技术出版社	2010.04
中药学专业知识(二)	蔡亦军	主编	第二军医大学出版社	2011.05
新编实用普通外科学	蔡亦军 刘 军 赵洪乾	主编	第二军医大学出版社	2011.05
临床妇幼保健学	刘淑兰	主编	天津科学技术出版社	2011.07
农村中医适宜技术推广手册	王 朋 王秉隆 延淑芹 刘德安	主编	山东大学出版社	2011.08
实用骨科学	何大民	主编	第二军医大学出版社	2011.08
现代老年病学	高志芳	主编	科学技术文献出版社	2011.09
现代骨关节病诊疗学	于 勇	副主编	天津科学技术出版社	2011.09
现代临床全科医学	王 硕	副主编	天津科学技术出版社	2011

续表（一）

著作名称	编著者	主编或其他	出版社	出版时间
现代神经外科诊疗学	刘国华	主编	湖北科学技术出版社	2012
中医特色诊疗精要	林月荣	副主编	科学技术文献出版社	2012
现代外科急症学	杜乐栋	主编	吉林科学技术出版社	2012.04
外科诊疗学	柳桂玉	主编	吉林科学技术出版社	2012.12
急危重症的诊断与治疗	张佩玲	主编	吉林科学技术出版社	2012
现代临床外科学	刘国华	主编	吉林科学技术出版社	2013
临床中医诊疗指南	杨国荣	主编	吉林科学技术出版社	2013.01
内外科急危重症	高志芳	主编	中国科学技术出版社	2013.04
内科常见病诊疗学	寇建荣	主编	科学技术出版社	2013.05
临床消化内科诊疗新进展	杨国荣	主编	科学技术文献出版社	2013.07
实用临床内科疾病诊疗学	寇建荣	主编	吉林科学技术出版社	2013.07
实用现代医学—临床护理	李海霞	主编	科学技术文献出版社	2013.07
现代诊疗学—麻醉学	高益世	主编	科学技术出版社	2013.07
现代实用普通外科学	王教学	主编	第二军医大学出版社	2013.07
实用临床外科急症诊疗学	李 华	主编	中国科学技术文献出版社	2013.11
现代临床护理新进展	王 硕	主编	吉林科学技术出版社	2013
重症监护与抢救技术	李 华	主编	湖北科学技术出版社	2014.03
临床急救医学	刘金军	主编	吉林科学技术文献出版社	2014.03
临床内科诊断治疗学精要	刘金军	主编	吉林科学技术文献出版社	2014.03
重症监护与抢救技术	刘 杰	编委	湖北科学技术出版社	2014.03
活到天年养生智慧—本书读懂《伤寒论》	陈 涛	副主编	吉林科学技术出版社	2014.04
临床急诊医学	杜乐栋 高志芳	主编	中国科学技术出版社	2014.04
临床妇产科疾病诊断思路与治疗策略	刘淑兰	主编	科学技术文献出版社	2014.07
药物学	杨桂霞	副主编	中国古籍出版社	2014.07
一本书读懂《金匮要略》	陈 涛	副主编	吉林科学技术出版社	2014.09
内科疾病最新进展及临床处理	李永刚	主编	科学技术文献出版社	2014.11

续表(二)

著作名称	编著者	主编或其他	出版社	出版时间
内科临床常见病诊断与治疗	李永刚	主编	科学技术文献出版社	2014.11
中医护理临床护士培训手册	李娟	副主编	化学工业出版社	2014
临床护理学	李娟	主编	中国古籍出版社	2014
实用护理与技术	孙建萍	主编	吉林科学技术出版社	2014.12
临床护理与技术精要	孙建萍 蒋霞	合著	科学技术文献出版社	2015.04
临床妇幼保健医学精要	刘淑兰	主编	科学技术文献出版社	2015.05
新编外科诊疗学	刘爱华	主编	吉林科学技术出版社	2015.05
现代中医治疗学	刘杰	编委	西安交通大学出版社	2015.06
眼耳鼻喉口腔科学	王桂初 张枫	主编 副主编	吉林科学技术出版社	2015.06
临床实用内科学	杜妮	主编	吉林科学技术出版社	2015.09
现代医院妇幼保健指南	张淑芬	副主编	吉林科学技术出版社	2015
新编临床护理学	王桂兰	副主编	吉林科学技术出版社	2015
新编临床护理学	宋美爱	副主编	西安交通大学出版社	2015
现代内科疾病诊断流程与治疗对策	刘金军	主编	吉林科学技术文献出版社	2016.02
针灸临床实践	林月荣	主编	华龄出版社	2016.02
中医推拿治疗研究	林月荣	主编	天津科学技术出版社	2016.02
临床药物治疗学	杨桂霞	主编	年龄出版社	2016.02
现代实用临床护理	刘峰岚	主编	西安交通大学出版社	2016.04
内科疾病临床研究	张缙	主编	中国古籍出版社	2016.05
外科常见疾病学与护理	刘爱华	主编	吉林科学技术出版社	2016.05
骨与关节损伤	李晓辉	主编	中国科学文献出版社	2016.06
实用内科疾病诊疗实录	刘爱华	主编	吉林科学技术出版社	2016.06
亲献民间验方与特色疗法	王秉隆 陈涛	编委	中国中医药出版社	2016.08
临床骨科疾病诊疗学	于勇	主编	世界图书出版社	2016.08
临床骨科疾病诊疗新进展	郭占东	主编	西安交通大学出版社	2016.09

续表（三）

著作名称	编著者	主编或其他	出版社	出版时间
新编内科疾病诊疗学	王庆秀	主编	西安交通大学出版社	2016.09
现代新编临床内科学	王庆秀	主编	科学技术文献出版社	2016.09
临床实用常见病护理学	刘清花	主编	科学技术文献出版社	2016.10
现代实用内科护理学	刘清花	主编	吉林科学技术出版社	2016
妇科疾病临床治疗学	张　剑	主编	吉林科学技术出版社	2016.12
临床神经系统疾病诊疗与护理	张海燕	副主编	吉林科学技术出版社	2016

二、学术论文

1987—2016年市中医院历年学术论文发表一览表

发表时间	论文题目	出版刊物	作者
1988	李东恒学术思想初探	广州新中医杂志	范天福
1988	吴有性学术思想及其清代温热病学影响	广州新中医杂志	范天福
1988	复方赤豆琥珀汤治疗泌尿系结石	山东中医杂志	范天福
1988	浅谈补肾法在临床上的应用	山东中医杂志	单际忠
1988	中西医结合治疗消化性溃疡30例	山东中医杂志	吕智福
1993	中西医结合总攻治疗胆石症316例疗效分析	中西医结合杂志	高思合等
1993	清胆排石汤治疗胆石症262例临床观察	山东中医杂志	范天福
1993	中医及中西医结合治疗外阴白色病变研究进展	中西医结合杂志	范天福
1993	胃癌旷置术	中西医结合杂志	张卫华
1993	疥疮性皮肤瘙痒症的中药治疗	山东中医杂志	曹沛德
1993	肝硬化腹水的治疗体会	山东中医杂志	单际忠
1993	中西医结合总攻治疗胆石症316例疗效分析	中西医结合杂志	高思合等
1996	中医院发展与市场经济	国家级刊物	范作升
1996	消极理脾汤治疗小儿疟疾	国家级刊物	刘爱兰
1996	腹膜透析在急性肾功能衰竭中应用	国家级刊物	张林新
1996	外剥内扎皮桥下剔除消痔灵注射治疗环状混合痔	国家级刊物	张林新

续表（一）

发表时间	论文题目	出版刊物	作者
1996	婴儿及儿童对以下药物应忌用或慎用	国家级刊物	李　娜 孙桂霞
1996	预激综合征合并心房纤颤16例	国家级刊物	秦福生
1996	家族性呕吐性癫痫4例临床及脑电图表现	国家级刊物	王素贵
1996	甲硝唑在外科手术中的应用	省级刊物	唐永香
1996	活血祛瘀法治疗药物流产后出血30例	省级刊物	单丽芳 曹沛德
1996	中药与抗衰老	省级刊物	程玉晏
1999	ESWL治疗上尿路结石896例疗效分析	临床泌尿外科杂志	高思合等
1999	胃癌患者红细胞免疫功能实验研究	中华现代实用医学杂志	王洪英
2001	中药保留灌肠治疗200例慢性溃疡性结肠炎	中华综合医学杂志	田兆宏
2001	清肺饮1号2号治疗小儿支气管肺炎300例观察	中华临床医学杂志	田兆宏
2002	辩证辨病治疗消化性溃疡150例	中华综合医学	田兆宏
2002	胆囊硬化术治疗肝硬化病人胆囊结石病	肝胆外科杂志	高思合等
2002	龙胆泻肝汤治疗高血压158例体会	中国中西医结合杂志	刘　杰
2002	中西医结合治疗急性胃黏膜病变60例	中华中西医杂志	田兆宏
2002	中药治疗胆汁反流性胃炎100例	中华腹部疾病杂志	田兆宏
2002	失荣验例（锁骨上窝肿瘤）	中华中西医结合杂志	朱美兰
2002	尿道外口恶性黑色素瘤误诊1例报告	中华综合医学	宿春华
2002	急性淋菌性腹膜炎16例报告	中华综合医学	宿春华
2002	一种直肠癌术后并发肠梗阻护理体会	渤海护理	宿春华
2003	静脉滴注红霉素致过敏反应1例	渤海护理	刘峰岚 梁淑云
2004	温针配合中药熏蒸治疗膝关节骨性关节炎100例疗效观察	中华中西医结合杂志	林月荣
2004	气管插管用于大便失禁患者	渤海护理	刘峰岚 延淑芹
2004	气管插管机械通气病人呼吸道管理的探讨	渤海护理	张秀珍
2004	做好护士长工作体会	渤海护理	宋美爱

续表（二）

发表时间	论文题目	出版刊物	作者
2004	介绍一种保护吸痰器平头(玻璃)接管的方法	中国实用护理杂志	延淑芹 刘峰岚 尹红华 宋美爱
2004	温胆汤加味治疗脑血栓形成急性期50例临床研究	山东中医杂志	刘国华
2004	一次性头皮针在吸痰器中的应用	中华护理杂志	刘峰岚
2004	消痔灵注射直肠黏膜脱垂	中华中西医结合杂志	张 臻
2005	针刺、牵引配合推拿治疗椎动脉型颈椎病50例疗效观察	中华综合医学杂志	林月荣
2005	参芪扶正液治疗淋巴瘤疗效观察	黑龙江医学杂志	张秀纹
2006	改良AO张力带治疗髌骨骨折临床观察	中国临床实用医学	宋兆波
2006	情感护理在手术室护理中的应用	中国现代临床护理学杂志	延淑芹
2006	气管插管机械通气病人呼吸道管理的探讨	中华临床医药与护理	延淑芹
2007	针刺治疗腰椎间盘突出症180例临床疗效观察	中华综合医学杂志	林月荣
2007	微创经皮肾气压弹道联合钬激光碎石治疗复杂肾结石	中国实用药物应用	高思合等
2007	针药结合治疗妇女产后乳汁不通	中国中医药现代远程教育	禚秀梅 禚成礼
2007	通脉散胶囊治疗下肢深静脉血栓形成后遗症68例	中华实用中西医杂志	秦福生
2007	通淋消石丸治疗泌尿系结石762例	中华实用中西医杂志	秦福生
2008	类风湿关节炎患者抗CCP和抗RA33抗体检测	中国医药导刊	王洪英
2008	王道全教授治疗肩周炎经验介绍	中国医药指南	刘德安
2009	归脾汤治疗失眠的机制	山东中医药大学学报	张泽金
2009	二陈调气丸治疗功能性消化不良临床观察	中国中医药信息杂志	秦福生
2009	腹膜播散性平滑肌瘤病一例报告	中国医师杂志	刘淑兰
2009	50%氧化亚氮气体用于人工流产手术的镇痛效果	中华医学研究杂志	刘淑兰
2009	氯吡格雷联合氯沙坦治疗糖尿病肾病的疗效观察	中国现代内科学杂志	高志芳
2009	上消化道出血的治疗	中华现代外科学杂志	杜乐栋
2009	急诊危重患者的院内安全转运	中国实用临床杂志	刘 杰
2009	白细胞介素与左心室收缩功能关系探讨	中国现代内科学杂志	高志芳
2009	急性乙醇中毒219例体会	中国实用临床杂志	刘 杰

续表（三）

发表时间	论文题目	出版刊物	作者
2009	丹红注射液治疗血管性痴呆68例临床观察	中国现代药物应用	秦福生
2009	实施五项管理创新　推进医院健康发展	山东省卫生厅大众日报社	曹沛德
2009	王道全治疗胸胁屏伤经验	实用中医药杂志	刘德安
2009	临床护理新方法	中华临床医药与护理	延淑芹
2010	脑卒中患者抗心磷脂抗体检测的临床意义	中国医药指南	王洪英
2010	精致蝮蛇抗栓酶治疗肺心病心力衰竭64例疗效	中国实用临床	张　缙 郑祥武
2010	肾上腺皮质癌误诊为肾囊肿1例	中国误诊学杂志	李宗江
2010	腰椎间盘突出症与跟痛症相关性分析研究	辽宁中医药大学学报	苏同政
2010	补肾生血饮治疗慢性再障80例报道	光明中医	李宗江
2010	2010心肺复苏指南的新问题	中外健康文摘	刘　杰
2010	抗癌止痛散合抗癌止痛膏治疗癌性疼痛300例	光明中医	李宗江
2010	补肾升板汤治疗血小板减少性紫癜50例	光明中医	李宗江
2010	低分子肝素钙、单硝酸异山梨酯治疗肺心病92例临床疗效观察	中国实用临床	张　缙
2010	交接班制度在手术室管理中的应用及体会	当代医学	李　娟
2010	脑室引流管在膀胱癌术后灌注的应用	护理研究	李　娟
2010	难插胃管的处理方法	中国实用临床杂志社	张佩玲
2011	半岛地区尿路结石成分红外光谱分析及防治	滨州医学院报	高思合等
2011	在乳腺癌组织中的表达及其与预后的关系	中国实用医药	王教学
2011	滑车神经鞘瘤二例并文献复习	中华神经外科杂志	刘国华
2011	EST联合LG微创治疗胆囊结石合并胆总管结石的疗效观察	中国当地医药	王教学
2011	冠心宁注射液治疗急性脑梗死疗效观	中国实用医药	高志芳
2011	美托洛尔联合依那普利、螺内酯治疗慢性心力衰竭的临床观察	中国实用医药	高志芳
2011	二级医院院前三级医疗救援体系的设置与管理	中外健康文摘	张佩玲
2012	EB病毒肝炎再障综合征1例	四川中医	杜坤一 郑洪敏
2012	自拟化浊保源汤用于脾肾阳虚、浊毒瘀阻型慢性肾功能衰竭的临床研究	国际中医中药杂志	郭杰等

续表(四)

发表时间	论文题目	出版刊物	作者
2012	小青龙汤治疗咳喘的机制	中外健康文摘	张泽金等
2012	幽门螺杆菌感染T细胞亚群的表达及临床意义	中华医院感染学杂志	柳桂玉
2012	经皮椎间孔镜治疗腰椎间盘突出症临床疗效观察	中国临床实用医学	宋兆波
2012	心肺复苏指南新概念	中国临床实用医学	宋兆波
2012	超短波联合消炎利胆片治疗慢性胆囊炎的疗效分析	中国医师进修杂志	刘军
2012	急性心力衰竭诊断和治疗新解读	中国实用临床杂志	刘金军 杜乐栋 岳炳勇
2012	丝线标识数字化三维塑形钛网在颅骨修补术中的应用	中华神经外科杂志	刘国华
2012	预防额颞部颅骨修补术后肌皮瓣萎缩的临床研究	中国医师杂志	刘国华
2012	B超导引下麦默通微创旋切系统在乳腺肿块的应用及388例临床报告	成都医学院学报	蔡亦军
2012	B超引导下的床旁经皮经肝胆囊穿刺引流术在老年急性化脓性胆囊炎患者中的临床应用	中国医师进修杂志	赵洪乾 刘清花
2012	益气养心汤联合西药治疗对慢性心力衰竭患者心功能、LVEF及E/A的影响	中国实验方剂学杂志	寇建荣
2012	心肌酶谱及CTNI在心梗中的应用分析	中外健康文摘	刘爱华
2012	心理护理临床一例	心理医生	鹿洪艳
2012	综合护理模式在精神卫生科病区中的运用	生活与健康	鹿洪艳
2012	B超引导下的床旁经皮经肝胆囊穿刺引流术在老年急性化脓性胆囊炎患者中的临床应用	中国医师进修杂志	刘清花
2013	中医药治疗恶性肿瘤化疗后骨髓抑制研究概况	实用中医内科杂志	杜坤一 郑洪敏等
2013	原发性肝癌TACE治疗并发症的预防及处理	临床医学工程	于希礼
2013	DWI序列在TACE联合碘125粒子植入治疗原发性肝癌效果评估中的应用	山东医药	于希礼
2013	浅析中医药在科普工作中的特征	社区医学杂志	王秉隆
2013	针药结合治疗寒凝血瘀型原发性痛经的临床观察	健康大视野	张洪娟 林月荣
2013	PICC致机械性静脉炎的预防和护理对策	健康大视野	刘峰岚 张芹 张秀珍

续表（五）

发表时间	论文题目	出版刊物	作者
2013	针药并用对短暂性脑缺血发作患者高危因素及预后的影响	国际中医中药杂志	郭杰等
2013	一次性呼吸回路螺纹管在器官切开患者雾化吸入中的应用	健康大视野	刘峰岚 鹿泽湘 张丽娟 张 芹
2013	辛伐他汀致严重肝功能损害一例	中国实用临床杂志	刘金军
2013	"舒适服务"在手术室护理工作中的实施研究与体会	中国医学创新	李海霞 李 娟
2013	46例不典型心肌梗死误诊分析	中国实用临床杂志	刘金军
2013	自拟补血汤治疗慢性再障160例临床体会	医药前沿	郑欣杨 桂 霞 孙桂霞 钟 玲
2013	2012版心肺复苏指南新概念	中国实用临床杂志	刘金军
2013	青蒿素及其衍生物研究进展	世界最新医学	杨桂霞 郑 欣
2013	神经内镜经鼻蝶窦入路前交通及其周围区域的解剖学研究	中华神经外科杂志	李盛善
2013	全髋关节置换术和空心钉内固定术治疗股骨颈骨折的疗效比较	中国现代医生	于 勇
2013	腹腔镜改良式筋膜内全子官切除术与腹式全子官切除术的临床比较	中国保健	刘淑兰
2013	化痰通窍法治疗小儿上气道咳嗽综合征的体会	光明中医	逄明梅 钟 玲
2013	可冲洗负压封闭引流治疗阑尾炎术后伤口感染的效果观察	中华医院感染学杂志	蔡亦军
2013	益气养心汤对气阴两亏型慢性心力衰竭患者脑钠素及炎性细胞因子水平的影响	中国实验方剂学杂志	寇建荣
2013	浅析中医药在科普工作中的特征	社区医学杂志	王秉隆 褚建文 刘德安
2013	关于老年腹股沟疝外科治疗的几点体会	中国实用临床杂志	李 华
2013	开窗髓芯减压术联合介入治疗加中药综合治疗股骨头无菌坏死	世界最新医学	毛金霞
2014	养血扶正丸治疗恶性肿瘤放化疗后骨髓抑制150例总结	湖南中医杂志	杜坤一

续表（六）

发表时间	论文题目	出版刊物	作者
2014	完全腹腔镜联合胆道镜保胆取石139例临床分析	中国内镜杂志	杜长征 高思合等
2014	消渴痹通颗粒联合弥可保治疗DPN的临床观察	医学前沿	陈 涛
2014	验方治疗肠易激综合征	中国中医药现代远程教育	杨国荣
2014	老年高血压冠心病患者安全拔牙分析	医学美学美容	田海燕 张 奎 李德清 杜 妮
2014	CD44Y9和nm23基因蛋白在胃癌中的临床意义	中国保健营养	刘爱华
2014	关于消化性溃疡穿孔100例临床分析	中外健康文摘	李 华
2014	不保留导管的腮腺浅叶切除后单纯负压加压预防涎漏的研究	现代医学生物进展	张 奎
2014	锁骨钩钢板治疗肩锁关节脱位及锁骨远端骨折的疗效观察	中国保健营养	马金聚
2014	浅谈社区门诊老年患者输液的护理体会	中国保健营养	管秀梅 范晓燕 张佩玲 刘峰岚
2014	不同拔针时间对血液透析高压静脉内瘘并发症的影响	医学美学美容	王 伟 李玉琴 张佩玲
2014	中西医结合治疗女性不孕的临床研究	中国民康医学	臧艳勤 邱瑞梅 黄 艳
2014	循证护理及临床护理路径在糖尿病病人护理中的应用	糖尿病新世界	唐 丽 徐连香 鹿泽湘
2014	腮腺浅叶切除后单纯负压加压预防涎漏的效果评价	上海口腔医学	张 奎
2014	服用生川乌致心律失常1例	中国实用临床	张 缙 王晓娟
2014	小切口外剥内扎部分缝合术治疗Ⅲ-Ⅳ期环状混合痔200例	中国普通外科杂志	柳桂玉
2014	乌司他丁治疗重度有机磷中毒54例疗效观察	中国实用临床	张 缙 王晓娟
2014	人工膝关节置换术后的临床护理与功能锻炼	中国实用临床杂志社	宿春华

续表(七)

发表时间	论文题目	出版刊物	作者
2014	完全腹腔镜联合胆道镜保胆取石术139例临床分析	中国内镜杂志社	宿春华
2014	康复护理训练对全髋关节置换术后患者康复情况的影响	中国当代医药	王硕
2014	观察氧气雾化吸入辅助治疗小儿支气管炎的临床应用以及护理效果	中外健康文摘	王兰
2014	人工髋关节置换术围术期行人性化心理护理对患者的影响	医学前沿	陈咏梅
2015	薯蓣丸的临床研究与应用	社区医学杂志	王秉隆
2015	高龄胆结石患者围手术期护理要点分析	中国水利电力医学科学技术学会	刘亚男
2015	吸烟对射血分数正常心衰患者静息能量消耗的影响	中国医学创新	王娟娟 曲艺
2015	高密地区空腹血糖受损人群的中医体质类型相关性研究	山西中医	张秀纹
2015	消渴痹通颗粒配合针刺疗法治疗DPN的临床观察	健康世界	张秀纹
2015	中药配合臭氧治疗膝骨关节炎834例	中国基层医药	宋兆波
2015	乌司他丁联合地塞米松治疗创伤性肺损伤对患者血清一氧化碳及内皮素的影响	中国医学创新	王庆秀
2015	妇科子宫肌瘤采用腹腔镜微创治疗的效果分析	世界最新医学	张剑
2015	中药内服配合足浴治疗DPN的临床观察	世界复合医学	陈涛
2015	熄风化瘀汤治疗出血性卒中36例临床观察	中国保健营养学	栾春霞
2015	阿立哌唑与利培酮治疗阿尔兹海默病性痴呆精神症状的临床疗效及安全性对比研究	国际医药卫生导报	李永刚
2015	利普刀治疗宫颈炎144例临床疗效分析	转化医学电子杂志	张剑
2015	银杏叶提取物的临床应用	中国当代医药	杨桂霞 孙桂霞 郑欣 钟玲 王建凤
2015	经皮椎间孔镜治疗腰椎间盘突出症临床疗效观察	中国实用临床	崔伟 王林彬 宋兆波
2015	薯蓣丸的临床研究与应用	社区医学杂志	陈涛
2015	负压封闭引流技术应用于糖尿病患者骨折的临床研究	临床医药文献杂志	马金聚
2015	关节镜治疗膝关节及周围骨折的效果探讨	中国处方药	李晓辉

续表(八)

发表时间	论文题目	出版刊物	作者
2015	闭合复位克氏针固定治疗锁骨骨折	中国实用临床	李言志
2015	脾脏血管瘤病人403例回顾性分析	齐鲁医学杂志	李福鹏
2015	老年患者口腔麻醉椅旁护理方法初探	医药	张 奎 田海燕 鹿汝丽
2015	中药配合臭氧治疗膝关节炎834例	中国基层医药	李克尊 张春红 崔 伟
2015	儿童肺炎的发病原因和治疗分析	中国医学人文	王 兰
2015	优质护理干预对小儿肺炎治疗效果的影响及临床意义	医药前沿	王 兰
2015	高密地区空腹血糖受损人群的中医体质类型相关性研究	山西中医	宋美爱
2016	龙牛壮骨膏质量控制初步研究	中医药前沿	王秉隆
2016	消渴胃安汤配合针灸、耳压疗法治疗糖尿病胃轻瘫的临床研究	糖尿病新世界	王秉隆 陈 涛
2016	宫颈上皮内瘤变锥切术后复发的影响因素	中国医学人文	王秀梅
2016	Real-Time PCR Detection of Dogwood Anthracnose Fungus in Historical Herbarium Specimens from Asia	PLOS ONE	张 剑
2016	跟骨关节内移位骨折手术治疗螺钉并发症防范的研究	中国保健营养	马金聚
2016	不同剂量右美托咪定镇静时Narcotrend与OAA/S评分相关性研究	医药前沿	郭金涛
2016	全麻术后躁动中右美托咪定符合小剂量氯安酮的应用	健康世界	鹿汝丽
2016	A Primary Cerebelar Glioblastoma Multiforme Mimicking Vestibular Schwannoma	JOURNAL OF CRANIOFACIAL SURGERY	程鹏飞
2016	卡前列甲酯栓联合生化汤加味对剖宫产产后出血及子宫复旧的疗效	健康之路	臧鸿鹍 高益世 臧艳勤
2016	抖腰疗法在治疗腰腿痛病方面有效性的生物力学研究	世界最新医学信息文摘	刘德安 姜 蕾
2016	牵抖下肢治疗腰腿痛的临床疗效观察	医学信息	刘德安 姜 蕾
2016	中医特色辅助干预对胃癌手术患者麻醉效果的影响研究	中国医学创新	孙建萍
2016	肩背部弹力纤维瘤的影像学表现及其病理基础	医学影像学杂志	张海燕

第三节　科研成果

1987年，范天福的通淋消石散临床疗效分析，获山东省科学技术进步奖三等奖。

2008年，高思合、杜长征、王凌等人的微创经皮肾气压弹道联合钬激光碎石治疗复杂肾结石项目，刘淑兰、张剑等人的腹腔镜改良式无创筋膜内全子宫切除术的临床应用研究项目，刘淑兰的吸脂术与医用生物蛋白胶预防乳腺癌术后并发症的临床研究项目，秦福生、王朋、李宗江等人的高回声型胃肠造影剂的开发与应用研究项目，曹沛德、秦福生、寇建荣、张秀纹等人的糖尿病俱乐部在基层医院的开展的研究项目均获潍坊市科学技术进步奖二等奖。

2010年，王朋、曹德礼的自拟通淋排溶结石丸在泌尿系结石总攻方案中的应用研究项目，蔡亦军的二级医院院前三级医疗救援体系的设置与管理研究项目均获潍坊市科学技术进步奖二等奖。

2011年，高思合、杜长征、王凌、宿春华等人的半岛地区尿路结石成分红外光谱分析及防治研究项目，王朋、刘爱华等人的自拟通淋排溶结石丸在泌尿系统石总攻方案中的应用研究项目均获潍坊市科学技术进步奖二等奖。

2012年，刘杰的二级医院院前急救体系的设置与管理的研究项目，李德清、李永刚、贾行磊等人的葛根芩连汤加减治疗周围性面瘫的临床研究项目，郭杰的六味地黄系列丸剂合复方丹参片治疗早期糖尿病肾病的临床观察研究项目均获潍坊市科学技术进步奖二等奖。

2013年，寇建荣、刘金军等人的益气养心汤联合西药治疗对慢性心力衰竭患者心功能的影响研究项目获潍坊市科学技术进步奖二等奖；李宗江、杜坤一等人的自拟抗癌止痛散和抗癌止痛膏治疗癌性疼痛的临床研究项目，李德清、秦福生的清心化痰解郁法治疗中风后抑郁的研究项目获潍坊市科学技术进步奖三等奖。

2014年，赵洪乾的自拟扶正固本汤配合化疗治疗中晚期大肠癌的临床研究项目，郭杰的自拟肾炎愈合剂结合贝那普利治疗慢性肾小球肾炎的临床研究项目均获潍坊市科学技术进步奖二等奖；刘国华的丝线标识数字化三维塑形钛网在颅骨修补术中的应用研究项目获潍坊市科学技术进步奖三等奖。

2015年，杜坤一、郑洪敏等人的养血扶正丸治疗恶性肿瘤放化疗后骨髓抑制的临床研究项目，禚秀梅的ZEPU-K2000A（成人上下肢）智能运动康复机研究项目均获潍坊市科学技术进步奖二等奖；王教学的腹腔镜结合快速康复外科在结直肠癌围手术期的应用研究项目获潍坊市科学技术进步奖三等奖。

一、科研项目和科研成果

1987—2016年市中医院历年科研成果一览表

时　　间	科研专案	项目等级	人员	获奖情况	科别
1987.12	通淋消石散临床疗效分析	省级	范天福	山东省科学技术进步奖三等奖	院部
2004	椎管内联合穿刺给药用于无痛分娩对镇痛效果及产科质量的研究	县市级	郭振宝	高密市科学技术进步奖三等奖	麻醉科
2004.10	固冲止血汤治疗药流后流血临床研究	县市级	曹沛德	高密市人民政府二等奖	院部
2004.10	复方金蟾散治疗晚期原发性肺癌的临床研究	县市级	曹沛德 秦福生	高密市人民政府三等奖	院部 心内科
2006.05	肛舒浴液的研制	县市级	张林新	高密市人民政府三等奖	肛肠科
2008	微创经皮肾气压弹道联合钬激光碎石治疗复杂肾结石	地市级	高思合 杜长征 王　凌等	潍坊市科学技术进步奖二等奖	泌尿外科
2008.02	腹腔镜改良式无创筋膜内全子宫切除术的临床应用研究	地市级	刘淑兰 张　剑	潍坊市科学技术进步奖二等奖	妇科
2008.02	吸脂术与医用生物蛋白胶预防乳腺癌术后并发症的临床研究	市级	刘淑兰	潍坊市科学技术进步奖二等奖	妇科
2008.02	高回声型胃肠造影剂的开发与应用	地市级	曹沛德 秦福生 王　朋 李宗江	潍坊市科学技术进步奖二等奖	心内科外事办
2008.12	糖尿病俱乐部在基层医院的开展	地市级	曹沛德 秦福生 张秀纹 寇建荣	潍坊市科学技术进步奖二等奖	心内科内分泌科
2009.11	微创经皮肾气压弹道联合钬激光碎石术治疗复杂性肾结石	地市级	曹沛德 高思合	二等市科学技术进步奖项目第一位主要研究人员	中医内科
2010.12	自拟通淋排溶结石丸在泌尿系结石总攻方案中的应用研究	地市级	王　朋 曹德礼 张佩玲 刘爱华	潍坊市科学技术进步奖二等奖	内科
2010.12	二级医院院前三级医疗救援体系的设置与管理	地市级	蔡亦军 刘　杰	潍坊市科学技术进步奖二等奖	普外科

续表（一）

时间	科研专案	项目等级	人员	获奖情况	科别
2011	半岛地区尿路结石成分红外光谱分析及防治	地市级	高思合 杜长征 宿春华 王凌等	潍坊市科学技术进步奖二等奖	泌尿外科
2011.05	清脑活血汤联合现代康复与针灸治疗恢复期缺血性脑中风的临床研究	县市级	李宗江 刘德安	高密市人民政府三等奖	外事办疼痛科
2012.11	葛根芩连汤加减治疗周围性面瘫的临床研究	地市级	李永刚 李德清 贾行磊 等	潍坊市科学技术进步奖二等奖	神经内科
2012.11	清心化痰解郁法治疗中风后抑郁的临床研究	县市级	秦福生 李德清 李永刚 王文明	高密市科学技术进步奖三等奖	神经内科
2012.11	六味地黄系列丸剂合复方丹参片治疗早期糖尿病肾病的临床观察	地市级	郭 杰	潍坊市科学技术进步奖二等奖	内一科
2012	心肺复苏后病人再死亡原因探讨与应对措施	地市级	张佩玲 赵 美	潍坊市科学技术奖	护理部
2012	福辛普利治疗糖尿病肾病的疗效观察	地市级	王 硕	潍坊市科学技术奖	内四科
2013	自拟抗癌止痛散和抗癌止痛膏治疗癌性疼痛的临床研究	地市级	李宗江 杜坤一 等	潍坊市科学技术进步奖三等奖	肿瘤科
2013	益气养心汤联合西药治疗对慢性心力衰竭患者心功能的影响	地市级	寇建荣	潍坊市科学技术进步奖二等奖	心内科
2013.01	益肾健脾汤治疗肾病临床研究	地市级	刘金军	潍坊市科学技术进步奖三等奖	急诊科
2013	丝线标识数字化三维塑形钛网在颅骨修补术中的应用	地市级	刘国华 范美艳	潍坊市科学技术进步奖三等奖	神经外科
2013	预防额颞部颅骨修补术后肌皮瓣萎缩	地市级	范美艳	潍坊市科技进步三等奖	内一科
2014.01	自拟扶正固本汤配合化疗治疗中晚期大肠癌的临床研究	地市级	赵洪乾	潍坊市科学技术进步奖二等奖	普外科
2014.10	自拟肾炎愈合剂结合贝那普利治疗慢性肾小球肾炎的临床研究	地市级	郭 杰	潍坊市科学技术进步奖二等奖	内一科

续表（二）

申报时间	专利名称	授权机构	发明人
2015.06	关于一种治疗肺部肿瘤的中药制剂及制备方法的发明专利	中华人民共和国国家知识产权局	高志芳
2015.07	一种治疗慢性胃炎的药物	中华人民共和国国家知识产权局	林月荣
2015.08	一种治疗心律失常的药物及制备方法	中华人民共和国国家知识产权局	刘金军
2015.09	一种治疗冠心病的药物及制备方法	中华人民共和国国家知识产权局	刘金军
2015.09	检验工作台用可调节废液收集装置	中华人民共和国国家知识产权局	刘爱华
2015.09	一种具有清洁装置的检验工作台	中华人民共和国国家知识产权局	刘爱华
2015.11	一种肛门洗液及其制备方法	中华人民共和国国家知识产权局	王桂兰 李海霞
2015.11	发明专利:HouttuynoidA 在制备治疗心肌缺血药物中的应用	中华人民共和国知识产权局	杨桂霞 1/3
2015	一种治疗阑尾炎的药物及制备方法	中华人民共和国国家知识产权局	王秀娟
2015	一种用于肝囊肿术后护理的中药制剂及制备方法	中华人民共和国国家知识产权局	王秀娟
2016.01	一种治疗慢性萎缩性胃炎的中药组合物及制备方法	中华人民共和国国家知识产权局	刘金军
2016.01	一种腰椎水力复元仪	中华人民共和国知识产权局	刘德安 姜蕾
2016.01	腰椎水力复元仪及治疗方法	中华人民共和国知识产权局	刘德安 姜蕾
2016.02	酒精棉球瓶	中华人民共和国知识产权局	杨桂霞 1/4
2016.03	一种治疗肩周炎的中药制剂	中华人民共和国国家知识产权局	李永刚
2016.03	一种治疗神经衰弱的中药制剂及制备方法	中华人民共和国国家知识产权局	李永刚
2016.05	一种治疗心肌炎的中药制剂	中华人民共和国知识产权局	杨桂霞 1/3
2016.06	甲砜霉素冻干粉针	中华人民共和国国家知识产权局	林月荣
2016.07	一种酒精棉球瓶	中华人民共和国国家知识产权局	孙建萍
2016	一种配合头皮针用采血器	中华人民共和国国家知识产权局	钟小玲
2016	一种足浴洗液	中华人民共和国国家知识产权局	王桂兰

第四节　学术交流活动

市中医院自建院以来,始终十分重视医院的医学研究和学术交流工作,为活跃医院的学术气氛,增强医务人员的科技意识,提高医护人员的进行医学研究的积极性,提高医护人员的业务技术水平,医院自建院以来制定出台了一系列鼓励医护人员参加医学科研和学术交流的办法和规定。采取多种措施,积极引导医护人员开展医学研究和参加各级各种医学学术交流活动,取得了丰硕的成果。

(一)院内学术研讨活动

市中医院自建院以来,为活跃医院学术气氛,加强院内学术交流,提高医疗专业技术人员的医疗、教学和科研水平,经常采用举办学习班、聘请有关专家学者来医院作学术报告和进行学术交流等多种形式开展院内学术研讨活动。特别是2004年之后,医院或自发举行或受上级各医疗专业学会委托,每年都要在院内举行多次学术研讨活动。

2009年3月14日,市中医院举行高血压病防治新理念学术研讨会,并在医院成立了高密市首家高血压病俱乐部,会议聘请潍坊市人民医院教授晋万强教授做了高血压病防治新理念学术报告,并进行了医患互动交流。

2009年5月9日,市中医院举行高密市肿瘤学术报告会,并为高密市中医院成为潍坊市肿瘤医院协作医院举行揭牌仪式。会议聘请潍坊市肿瘤医院副院长葛成林及放疗中心主任张厚才做了学术报告。

2009年9月12日,市中医院举行高密市心理学会成立大会,市中医院院长曹沛德当选第一届学会会长,书记范美云、副院长王朋当选副会长。

2010年9月11日,由医院承办的2010年山东省泌尿系结石治疗新进展学习班在医院举行。南京大学附属南京鼓楼医院孙西钊教授、北京大学人民医院李建兴教授、第二军医大学长海医院高小峰教授、江苏淮安地区医院王强东教授、潍坊市中医院卢洪凯院长出席了学习班开班仪式。全省二级、三级医疗机构的医务人员,高密市卫生系统的医疗技术骨干,高密市中医院外科医师和青年医师共150余人参加学习班学习。

2011年11月26日,医院承办中国医师协会高血压脑出血辩证微创治疗新进展学习班暨全国脑出血微创治疗定点医院揭牌仪式,全国微创治疗高血压脑出血著名专家、辽宁省医学会神经外科副主任委员、大连医科大学孙树杰教授等200余名国内知名专家参加了学习班开班和全国脑出血微创治疗定点医院揭牌仪式。

2012年4月21日,医院举行中华医学会泌尿外科分会华东地区结石病防治基地山东第一基地揭牌仪式暨"2012年中华医学会泌尿分会华东地区尿石病专题研讨会"。中华医学会泌尿外科分会主任委员叶章群教授参加了"中华医学会泌尿外科分会华东地区结石病防治基地山东第一基地"揭牌仪式并作学术报告。

2013年9月28日,医院承办的"2013中国中西医结合学会泌尿外科专业委员会第十一次学术年会"召开,这是全国泌尿外科专业学术会议首次在县级市召开并由县级医院承办,中国工程院院士、北京大学第一医院郭应禄教授,中国中西医结合学会泌尿外科专业委员会主任委员韩瑞发教授,省中医药管理局副局长刘绍绪,山东中西医结合学会秘书长曹晓岚教授,山东中西医结合学会泌尿外科专业委员会主任委员周荣祥教授等全国医界泌尿外科专业的600余名领导、专家、教授及骨干医务人员参加了会议。

2015年5月30日,医院举行山东省医师协会内分泌代谢病诊治新进展学术会,此次学术会由省医师协会和高密市卫生局中医科主办、市中医院内分泌科承办,旨在交流探讨内分泌代谢病治疗经验,传授和掌握糖尿病诊治新技术新项目,推进全市内分泌科疾病诊治向更高层次和更先进水平发展。会议聘请青医附院内分泌科阎胜利教授、潍坊市人民医院内分泌科柳林教授分别讲解了《高尿酸血症的诊疗进展》《甲状腺结节的临床诊治》,并对学员在临床中遇到的疑难问题给予了解答释疑,来自高密市卫生系统的100多名内科医师参加了听课学习。

2015年7月30日,市中医院举行《PRP技术治疗膝骨性关节炎》学术讲座,会议邀请威海市立医院骨关节科主任医师、PRP全国首席推介专家郭燕庆博士来院做了题为"PRP技术治疗膝骨性关节炎"的学术报告,并当场示范做了4例PRP技术治疗骨性关节炎的手术演示,医院50多名医师参加学术会议和手术观摩。

2016年7月21日,医院举行山东省医师协会第五次内分泌代谢病诊治新进展学术会,此次学术会由山东省医师协会主办、高密市中医院内分泌科承办,旨在交流探讨内分泌代谢病治疗经验,传授和掌握糖尿病诊治新技术新项目,推进医院内部内分泌科疾病诊治向更高层次和更先进水平发展。这是高密市中医院连续第五年举办省医师协会内分泌代谢病诊治新进展学术会,学术会上,青岛海慈医院内分泌科教授徐筱玮教授和潍坊市人民医院内分泌科刘长山主任分别讲解了《糖尿病的中西医结合诊治》《妊娠期糖尿病和妊娠期甲状腺病诊治》,并对学员在临床中遇到的疑难问题给予了解答,医院内分泌科主治医师刘金刚讲授了《中药治疗糖尿病及并发症的效果》及有关病例诊治情况,全院100多名医护人员参加了学术交流活动。

(二)院外学术研讨活动

市中医院在推进医院的学术交流和研讨活动中,除在院内积极举办各种形式的学术活动外，为及时了解掌握国内外医学发展动态，加强学术交流，还积极开展院外学术交流活动。医院进行院外学术交流活动主要采取两种形式：一是参加院外各种学术研讨活动和学术会议，二是支持医院医护人员参加各类医学学术团体。

市中医院自建院以来，每年都选派学科带头人、业务骨干外出参加学术研讨交流和学习培训活动。为调动医护人员参加院外学术研讨交流和学习培训活动，医院制定了一系列鼓励医护人员外出参加学术研讨交流和学习培训活动的优惠和管理办法。医院医护人员除参加省级、国家级学术研讨交流活动外，还积极参加国际学术研讨交流活动，取得了良好的成效。2012年7月，医院骨二科主任李克尊作为出国访问学者到德国直接对接椎间孔镜发明人Hoogland教授，学习应用椎间孔镜治疗椎间盘突出症微创新技术，取得成功。李克尊成为高密市首位出国访学的医务工作者。李克尊学成归来后在医院开展的应用椎间孔镜治疗椎间盘突出症微创新技术，在潍坊市内尚属首家。

在积极支持医护人员参加各类医学学术团体方面，积极支持医院医护人员在各级各类医学学术团体任职，并积极参加医学学术团体开展的各类学术活动。

附：

高密市中医院关于参加培训及学术会议的管理规定

为了提高医院和卫生技术人员的学术地位、医技水平，扩大医院在学术界的社会影响力，医院支持卫生技术人员参加学术及培训活动。为保证医院对学术交流及培训任务的顺利进行及医院工作的正常进行，特制定管理办法如下。

1. 参加培训及学术会议应满足以下条件之一。(1)论文被学术会议录用，或被聘为学术团体的理事、委员，并持有大会邀请信的正式代表；(2)培训及学术会议内容需与本人从事专业相符。

2. 参加会议范围。各级专业委员会召开的年会；中华医学会、中国针灸协会、中西医结合协会、中华中医药协会等学术团体组织的培训或正规学术会议；卫生行政主管部门的指令性会议。学术会议应以技能培训和学习国内外先进技术为主要内容，要有利于医院的技术发展，有利于人才培养，有利于提高医疗质量。重点专科可适当放宽参加会议范围。

3. 科室主任、护士长每年可参加1-2次专业培训或学术会议，高级职称人员每年可参加1次专业培训或学术会议，专业骨干、中级职称每2年可参加1次专业培训或学术会议。同一学术会议，原则上只同意1人参加，重点专科及潍坊市内学术会议可适当放宽参会人数及次数。

4. 参会审批程序。参加培训班或学

术会议者,需到医务科领取申请表并经科室负责人签字同意,并报医务科审查备案,由分管院长签字后方可参会。省外学术会议须经院长批准。

5. 费用报销标准。培训费:持大会正式通知,按照收费标准报销;住宿费:报销最高限额为直辖市200元/天,省会150元/天,地市级100元/天。交通费:出差人员按照规定可以乘坐火车、汽车及轮船等交通工具,火车只能乘坐硬座、硬卧,动车组只能乘坐二等席位,乘火车连续超过12小时的,可购卧铺票,轮船可以乘坐三等舱,市内报销公共汽车、地铁票,出租车费用。飞机票不报销。住宿、交通费超出以上标准的,只报标准范围内的,超出部分自负或科内决定由科内发展基金支付。指令性会议由医院按会议要求报销费用。所有费用会后交医务科审核造表,由医务科报院领导签字

后报销相关费用。未经批准、进修或短期培训期间参加学术会议者,费用自理。

6. 学术会议结束后应按时返院,如遇特殊情况超过预定天数,应及时与医院联系请假,超出部分返院后到人力资源部补交假条,否则按缺勤处理。

7. 参会结束后,将会议学习心得报送医务科备案,在科室或全院范围内举办一次专题讲座或学术报告,否则不予报销参会费用。不准参加与学术会议无关活动。

8. 参加学术会议的费用计入所在科室支出。

9. 原《参加培训及学术会议管理办法》作废。

本规定自2014年5月起执行。

高密市中医院
2014年5月

1987—2016年市中医院历任各医学学术学会团体职务一览表

姓　名	技术职务	专业	医学学术团体任职
曹沛德	主任医师	中医内科	山东省卫生厅《山东卫生》杂志理事会第九届理事
			山东中医药大学兼职教授
			山东省医院协会文化建设专业委员会会第二届理事
			潍坊市心理学会副理事长
			脾胃病专业委员会第二届换届改选大会脾胃病专业委员会副主任委员
高思合	主任医师	外科	中国中西医结合泌尿外科专业委员会委员
			中国泌尿系结石联盟(CUC)第一届委员
			中国中西医结合泌尿外科专业委员会委员
			中国医师协会内镜医师分会保胆委员会委员

续表（一）

姓　名	技术职务	专业	医学学术团体任职
高思合	主任医师	外科	山东中西医结合学会泌尿外科专业委员会常委
			山东中西医结合学会第二届泌尿外科专业委员会常务委员
			潍坊中西医结合学会泌尿外科专业委员会委员
			潍坊医学会肝胆外科分会委员
			潍坊中西医结合学会肝胆外科分会副主任委员
秦福生	主任中医师	心血管病	山东中西医结合学会营养专业委员会委员
			山东省第五届中医学会理事
			山东中医药大学兼职教授
			潍坊市医学会第三届医疗事故争议技术鉴定专家库成员
			潍坊市中医药学会心血管病专业委员会委员
			潍坊市医学会第二届医疗事故争议技术鉴定专家库成员
张林新	主任医师	肛肠科	中华中医药学会肛肠分会第六届理事会理事
			山东中医药大学兼职教授
			山东中医药大学兼职副教授
			潍坊市中西医结合学会第二届肛肠病专业委员会副主任委员
			潍坊市医学会第二届医疗事故技术鉴定专家库成员
			潍坊市中医药学会第二届肛肠专业委员会常务委员
			潍坊市中西医结合学会肛肠专业委员会副主任委员
			潍坊市医学会第三届医疗事故争议技术鉴定专家库成员
刘国华	副主任医师	神经外科	中华医学会潍坊分会会员
			山东中医药学会脑病专业委员会委员
			潍坊市医学会神经外科学专业委员会委员
			潍坊中西医结合学会神经外科专业委员会委员
			潍坊市抗癌协会神经肿瘤专业委员会委员
蔡亦军	主任医师	普外科	山东省医师协会普外分会　委员
			潍坊抗癌协会甲状腺、乳腺分会　常委

续表(二)

姓　名	技术职务	专业	医学学术团体任职
禚秀梅	主治中医师	针灸推拿	全国针灸临床研究中心高密分中心主任
			山东中医药学会脑病专业委员会委员
			山东省中西医结合学会第三届康复医学专业委员会委员
			山东医师协会康复分会委员
			潍坊市中医药学会针灸推拿专业委员会委员
			潍坊市医师协会康复医师分会常委
			高密市特殊学校理事会会员
			高密中医理事会会员
张　剑	主治医师	妇产科	中华医学会潍坊分会会员
			山东省疼痛研究会第二届妇产科中青年专业委员
			山东省疼痛研究会第二届妇产科专业委员
刘淑兰	副主任医师	妇产科	山东省潍坊市助产专业委员会常务委员
			山东省微量元素科学研究会第二届妇产科专业委员会委员
			山东省老年医学研究会第一届妇科专业委员会委员
			山东省疼痛研究会第二届妇产科专业委员会委员
			山东省妇幼保健协会盆底功能障碍防治与产后康复分会第一届专业委员会委员
			潍坊市妇产科专业委员会委员
杜坤一	主治医师	肿瘤	潍坊市中医药学会第二届肿瘤专业委员会常委
于希礼	主治医师	肿瘤	山东省医师协会肿瘤化疗医师分会第一届委员会
			山东生物医学工程学会肿瘤靶向治疗技术专业委员会
			山东预防医学会肿瘤风险评估与控制分会青年委员会
			潍坊市医师协会肿瘤医师分会第一届肿瘤专业委员会
			潍坊市第一届病案质量管理委员会
陈　涛	主治中医师	中医内科	世界中医药联合会老年病专业委员会委员
			山东省中医药学会亚健康专业委员会委员
			潍坊市医学会青年医师分会委员

续表（三）

姓　名	技术职务	专业	医学学术团体任职
王秉隆	副主任中医师	中医内科	中华中医药学会老年病专业委员会委员
			中华中医药学会第一届全科医学专业委员会委员
			世界中医药联合会老年病专业委员会委员
			山东省中医药学会亚健康专业委员会委员
			潍坊市中医药学会治未病专业委员会副主任委员
潘永德	主治医师	骨科	中国医师协会中西医师分会脊柱伤病专家委员会委员
赵洪乾	副主任医师	普外科	中国妇幼保健协会妇幼微创专业委员会小儿普外微创学组委员
			潍坊市中西医结合协会乳腺甲状腺专业委员会常委
张　缙	主治医师	重症医学	山东省 医师协会重症医学医师分会
			山东中西医结合学会急救医学专业
			山东省医师协会临床营养专业委员会
			潍坊市医学会重症医学委员会
			潍坊市医师协会呼吸专业委员会
刘　杰	副主任医师	内科	山东省中医学会急诊委员会委员
			潍坊医学会急诊委员会委员
林月荣	主治中医师	针灸推拿	世界中联外治方法技术专业委员会 理事
杨国荣	副主任中医师	消化内科	山东省中医药学会第三届脾胃病专业委员会委员
			潍坊市中医药学会第三届脾胃病专业委员会委员
田兆宏	副主任中医师	消化	潍坊市消化委员会委员
			潍坊市脾胃病委员会常务委员
范永明	主治医师	外科	山东中西医结合学会泌尿外科专业委员会委员
杜长征	主治医师	外科	中国医师协会内镜医师分会保胆委员会委员
			山东中西医结合学会泌尿外科专业委员会委员
			潍坊中西医结合学会泌尿外科专业委员会委员
			潍坊中西医结合学会肝胆外科分会委员
刘　振	主治医师	外科	山东中西医结合学会泌尿外科专业委员会委员

续表（四）

姓　名	技术职务	专业	医学学术团体任职
高益世	主治医师	麻醉学	山东省医师协会麻醉学分会委员
			潍坊市医学会麻醉学分会委员
			潍坊市麻醉质控协会常委
			潍坊市医师协会麻醉学分会 常委
崔　伟	主治医师	骨科	中国医师协会专科医师会员
			山东省疼痛研究会脊柱内镜专业委员会委员
王桂初	主治医师	眼科	中华医学会眼科分会会员
			中国医师协会眼科分会会员
			中国医师协会潍坊社区分会常务委员
			潍坊市眼科质控中心委员
寇建荣	副主任医师	心内科	山东省医师协会心律失常专业委员
			潍坊中西医结合学会心血管病专业委员
李永刚	主治医师	内科	山东省中医药学会会员,潍坊市重症医学会会员
王文明	主治医师	内科	潍坊市脑病学会委员
栾春霞	主治医师	内科	潍坊市脑病学会委员
李宗江	副主任中医师	中医	潍坊市肝病研究协作中心
			潍坊市中医药学会第二届肿瘤专业委员会
刘峰岚	主管护师	护理	潍坊市病案管理学专业委员会委员
李　惠	主治医生	病理学	潍坊医学会病理学分会委员
曲　艺	主治医师	耳鼻喉科	山东省健康管理协会耳鼻咽喉科健康管理分会首届委员
			潍坊市医师协会耳鼻咽喉科医师分会委员
			潍坊市中西医结合学会第二届耳鼻喉专业委员会委员
刘德安	主治中医师	疼痛科	世界疼痛医师协会中国分会中青委员
			中国疼痛康复产业技术创新战略联盟中青年委员会委员
			中国民族医药学会康复分会理事
			山东省疼痛医学会专业委员会委员
李德清	主治医师	内科	山东中医药学会脑病专业委员会委员

续表（五）

姓　名	技术职务	专业	医学学术团体任职
李永刚	副主任医师	内科	中国卒中学会卒中与眩晕分会会员,红手环志愿者服务团志愿者
			山东省中医药学会会员
			山东省脑血管病规范化诊疗与质量控制委员会委员
			潍坊市医学会重症医学委员会委员
乔日东	副主任中医师	中医	山东省中医药大学兼职副教授
			潍坊中西医心血管协会常务委员
			高密市心血管质控中心
郭　杰	主任医师	中医内科	山东中医药学会中医内科专业委员会委员
			山东中医药学会第三届中医肾病专业委员会委员
			山东老年医学研究会睡眠障碍专业委员会常委
			山东省老年医学研究会第一届睡眠障碍专业委员会常务委员
范立雨	主治医师	内科	山东省防痨协会呼吸内镜专业委员会委员
			潍坊市医学会呼吸分会委员
			潍坊市医师协会呼吸专业委员会委员
李海霞	主管护师	护理	潍坊市护理学会手术室专业委员会委员
张　臻	主管护师	护理	潍坊市护理学会感染管理委员会委员
李德清	主治医师	内科	山东省中医药学会会员
			潍坊市脑病学会委员
张　奎	主治医师	口腔	中华口腔医学会会员
			中华口腔医学会口腔种植专业委员会专科会员
			山东省口腔医学会会员
			胶东口腔医学联合会理事
臧鸿	主治医师	产科	山东省妇幼保健学会生育保健分会第一届委员会委员
钟　玲	主管中药师	中药	山东中西医结合学会第二届医院药学专业委员会委员
			山东省执业药师协会用药安全评价专业委员会委员
			潍坊市中西医结合学会医院药学专业委员会委员
			潍坊市药学会第一届药事管理专业委员会委员

续表（六）

姓　名	技术职务	专业	医学学术团体任职
王教学	副主任医师	肛肠科	潍坊市中西医结合学会胃肠外科委员
张秀纹	主治医师	内分泌科	中国民族医药学会慢病管理分会常委
			山东省医师协会糖尿病医师分会委员
			潍坊中医药学会第二届糖尿病专业委员会理事
			潍坊市医师协会内科医师分会委员
			潍坊市第一届糖尿病专业委员会委员
李晓辉	主治医师	骨一科	世界中医联合会老年协会肌肉与骨骼委员会委员
			潍坊市医学会骨科分会委员
郭振宝	主治医师	疼痛科	全国针刀医学专业委员会委员
			山东省医学会疼痛学分会委员
			山东省医学会麻醉学分会委员
			潍坊医学会疼痛学分会常务委员
宋兆波	主治医师	骨病科	中华医学会疼痛学分会委员
			潍坊医学会疼痛学分会委员
杨桂霞	主管药师	药学	潍坊市中西医结合学会委员
孙建萍	主管护师	麻醉科	潍坊市护理学会健康管理护理专业委员会
逄明梅	副主任中医师	儿科	全国中医药高等教育学会儿科教育研究会第二届理事会理事
			中国中医药研究促进会综合儿科分会理事
			潍坊市中医药学会第一届儿科专业委员会常务委员
赵永超	主治医师	妇产科	潍坊儿保医师协会委员
			潍坊新生儿委员会委员

第十章
基本建设与大型医疗设备

第一节　医院占地及其基建项目

1987 年 5 月，高密县委、县政府决定，在县经委筹建未成的职工医院的基础上筹建高密县中医院。当时，未建成的职工医院的门诊楼、房屋及征用的土地分别被县职工教育中心学校、高密县工业供销公司和县经委职工电大等三个单位占用。

6 月 10 日，县职工教育中心学校搬出，6 月 20 日，县中医院正式进入职工教育中心迁出的房屋场地，清理收拾卫生，准备医院开业事宜。

8 月 20 日，县中医院正式开诊，开诊时医院有建筑面积为 1300m² 的门诊和一些附属平房。

10 月 16 日，经县土地管理委员会批准，医院与高密县职工教育中心学校签署了《关于变更土地使用权的协议》，原职工医院征用的土地全部划归为县中医院使用。土地包括原职工医院门诊楼占地 9.686 亩、前病房占地 2.9 亩（农丰地），宿舍占地 5.8 亩（梨园地），全部划归中医院使用。

1988 年 4 月，因医院开诊时，没有病房，只设门诊，为满足医疗需求，医院将伙房西边三间平房（原职工单身宿舍）改为病房使用，病房设 20 张床位，医院始设病房。

5 月 25 日，县人民政府对县中医院的公共房屋进行了确权，县中医院共有房屋 66 间，建筑面积 1803m²。其中医疗门诊用房 41 间，1300m²，办公和其他用房 25 间，503m²。

1989 年 5 月，由县政府协调，县经委职工电大将所占用的原职工医院的房子腾出，划归中医院使用。

8 月，医院建成开诊后，由于一直没有职工住宅生活用房，为解决职工住房问题，医院向县计委提出修建医院职工宿舍楼的申请报告，得到批准后，医院即着手修建职工宿舍楼。

11 月，由县政府协调，将与中医院在同一排房和同一院子经营办公的县工业供销公司搬出，将县工业供销公司所有固定资产无偿划给县中医院管理使用。县工业供销公司固定资产包括占用的原职工医院的房子、县工业供销公司自建的 76m² 门市部和 36m² 的传达室以及其他附属建筑设施，至此，中医院有了自己独立的院落。

1990 年 1 月，中医院开始修建职工住宅楼。10 月，医院第一栋职工住宅楼第一期工程竣工，第一栋职工住宅楼建设工程分两期，第一期建筑面积是 1100m²，有 16 户房乔迁新居，此为医院的第一栋职工宿舍楼。

12 月，因医院病房紧缺，急需建立病房楼，医院向县政府提出投资 60 万元，建设医院病房楼的申请，得到县政府的批准。

1992 年 3 月，医院第一栋职工住宅楼二期工程竣工，建筑面积是 1100m²，又有 16 户职工进住。

1993 年 1 月，医院第一栋病房楼开工修建,病房楼建设分两期进行。12月,病房楼一期工程竣工并交付使用。病房楼一期工程建筑面积1800㎡,设置床位100张。

1997年5月,医院建设制剂室,建筑面积是568㎡。

2000年5月,病房楼二期工程开工修建,病房楼二期工程建筑面积1079㎡。病房楼二期工程竣工后,医院病房楼总建筑面积达到2879㎡。

8月,医院第二栋职工宿舍楼竣工,第二栋职工宿舍楼建筑面积2100㎡,共25户入住,每户面积85—95平方。

2001年12月,医院新征土地3000㎡,购置总建筑面积900㎡旧平房45间,用于医院急诊急救中心和门诊大楼建设。

2002年6月,投资40万元,建筑面积671㎡的医院急诊急救中心竣工。

8月,医院门诊大楼建成投入使用,医院门诊楼建筑面积为4811㎡。

2003年12月,医院建设第三栋职工宿舍楼,共20户,建筑面积是2661㎡。

同月,医院购入原水利综合服务公司土地一宗,价格95万元。

2005年11月,医院建设第四栋职工宿舍楼,共36户,建筑面积是3955㎡。

2006年10月,医院新病房大楼开工建设,2008年春节前建成投入使用。医院新病房大楼楼高12层,建筑面积为17777.83㎡。

2009年10月,医院后勤服务综合楼开工建设,医院后勤服务综合楼位于市中医院新病房大楼东,该工程总投资3600万元,建筑面积1.7万㎡,其中主楼17层,为职工宿舍楼,共96户,建筑面积是12417㎡。副楼4层,建筑面积4583㎡,主要设有行政后勤管理及医疗设备管理科室、学术报告厅及多媒体教学室、高档单身职工宿舍及大学生宿舍、职工餐厅和病员餐厅、综合物资库和后勤保障车间等。

2010年10月30日,经市政府批准同意,将盛世大院小区西北角、凤凰大街与健康路交叉口东南空地处划归市中医院,由中医院建设医院林荫停车场。

2011年,医院投资90万元,购买位于超越嘉苑小区共774㎡的9套阁楼,作为医院单身职工宿舍。

2013年10月,妇幼保健院搬迁,市政府将原妇幼保健院院区划归市中医院。妇幼保健院院区共有楼房3栋,建筑面积约为5000㎡。医院在此成立康复中心,称为西院区。

2014年3月,因新建医院医疗综合大楼,将医院南病房旧楼拆除,南病房楼2879㎡。4月20日,高20层,建筑面积37000㎡的医院医疗综合大楼开工修建。该大楼被高密市委、市政府列入该年全市"十大民心工程"之一,预计2017年投入使用。

2014年9月,医院购买原市国土局办公大楼,作为医院行政办公楼,医院行政办公楼总建筑面积为2470㎡。

11月,医院制剂科搬迁到高新区孵化器大楼,制剂科在高新区孵化器大楼拥有建筑面积是718m²。

到2016年底,高密市中医院总占地面积是22574.1m²,合土地面积33.86亩。其中,医用占地面积是17704.4m²,合土地面积26.56亩,住宅占地面积是4869.7m²,合土地面积7.30亩。医院总建筑面积是60137m²。其中,医疗办公楼房建筑36030m²,职工住宅楼房24107m²。此外,高19层,建筑面积达3万m²医院医疗综合大楼正在建设中,预计2017年投入使用。

第二节 大型医疗设备

高密县中医院建院之初,医疗设备比较简单,除放射检验科有北京产300毫安X光机一台,心电图机一台和理疗科有红外线灯、神灯、超声波电疗机、音频电疗机各一台等简单医疗设备外,其他各临床科室基本上无医疗设备。

从1988年开始,医院医疗设备逐年增加,先后购置了液压牵引床、超声雾化器等医疗设备。

1989年4月,医院医疗设备达到18台,总值约为12万元。

1993年,医院先后购置X线影像增强系统、介于放射导管、活动式床头X机、活动手提式心电图机、尿液分析仪、火焰光度计、骨科牵引床、骨质增生治疗仪、病理切片机、显微镜和血库冰箱等总价约20万元的医疗设备。

1994年,医院先后购置带电视荧光屏的遥控遥监大型"X"光机和碎石机等40余万元的医疗设备。

1995年10月,医院引进购置了价值105万元的美国产BG超彩机。

1996年9月,医院引进购置了价值165万元的德国产西门子SOMOTOM-DR3型全身CT机。

1999年,医院引进购置了价值万元以上的医疗设备5套(台)。到1999年底,医院拥有CT、彩超、体外波震碎石机、心脏综合检查仪、血液透析机、血球计数仪、血流变快测仪、电脑牵引床等大型医疗设备40台件,设备总价值约为397万元。

2001年,医院投资100多万元引进购置了高压氧舱、B超、高频电刀等医疗设备9套(台)。

2002年,医院为胃镜室引进购置了价值33万多元的电子胃镜,为其他科室购置价值万元以上的医疗设备6套(台)。

2004年,医院为特检科引进购置了价值120万元的彩超一台,为心电图室引进购置了心电工作站、为手术室引进购置了奥林巴斯电刀等价值过万元的医疗设备4套(台)。

2005年,医院为放射科引进购置了价值229万元的放射科胃肠机,为外二科引进购置了价值13万元的体外冲击波碎石机一台,为五官科购置支撑喉镜和其他科室购置过价值万元的医疗设备2套(台)。

2006年,医院为放射科引进购置了价值40多万元的乳腺钼靶机,为手术室引进购置了价值20多万元的OLYMPUS电刀,为外二科、手术室、眼科分别引进购置了价值过万元的超声显像诊断仪、摄像系统、A/B超等医疗设备6套(台)。

2007年,医院为检验科引进购置了价值129万元的全自动生化分析仪AU640一台,为其他科室购置价值万元以上的医疗设备3套(台)。

2008年,随着医院规模的扩大和医院新病房大楼启用,医院医疗设备进入快速增长期。为加强医院医疗设备的购进和管理,医院成立了设备管理科。该年医院先后购置引进医疗设备41台(套)。其中,购置病人监护仪6台和微量泵5台,供不同科室使用;购置HD11XE彩超一台,供特检科检查使用;购置HF50-R拍片机和XG5/125透视机各一台,供放射科检查使用;手术室新增手术床3台,经皮肾镜和输尿管镜各一条,APL气压弹道一套,为手术室开展新项目提供了保证;检验科新增全自动凝血分析仪、显微镜和病理切片机;产科新增分娩台2张,经皮黄疸仪1台,眼科、耳鼻喉科、口腔科分别购置了综合检查台和镜子等。这些设备的购置为科室的长远发展奠定了基础。

2009年,医院医疗设备保持快速增长势头,该年医院先后引进购置了日本东芝ACtivion 16 CT、西门子SIEMENS AG DSA、高压注射器、血液透析机医疗设备50台(套)。这些大型设备的购置,代表整个医院设备水平迈上新台阶。如医院引进日本东芝16层螺旋CT,是高密市的首台日本东芝16层螺旋CT。该CT能够超快速完成全身各个部位的薄层扫描,高分辨率三维重建,高清晰显示图像信息。具设备有扫描速度快、图像质量好、三维后处理软件丰富、临床应用广泛等特点,在短短几秒钟即可完成全身扫描,记录下完整数据,以备分析。该CT能够开展脑梗死和脑血管、颌面部、肺部、颈部、肝胆脾胰腺、肾脏、盆腔、骨科等临床疾病检查,显著提高诊疗能力,提高医生的工作效率,对患者来说,减少了检查时间,降低了辐射剂量,给患者提供了极大方便。

2010年,医院先后引进购置了价值730万元的美国通用电气生产的SIGAN EXO.35磁共振一台、价值196万元V7彩超和价值188万元iU22彩超各一台、价值98万元EMS碎石机一台、价值33万元五分类血细胞分析仪一台、价值30万元结石光谱分析仪一台以及其他价值过10万元的医疗设备11台(套)。

2011年,医院先后为检验科购置引进了价值58万元的尿沉渣分析系统、价值23万元半自动药敏系统等大型设备;为康复中心购置引进了价值11万元的功能神经康复诊疗系统、价值95万元的白细胞回升系统(免疫治疗系统)、价值95万元的体外高频热疗机;透析室先后引进了血液透析机8台;为介入中心引进购置了价值88万元肿瘤介入热疗机、价值65万元冷机射频肿瘤治疗机、价值40万元放射性粒子治疗计划系统;为内四科引进购置了价值45万元的体腔热灌注治疗机。此外,还为供应室引进购置了脉动真空灭菌器、为医疗器械消毒提供了保证;为手术室引进购置了 EMS 碎石机、超声刀、激光治疗仪、移动式 C 型臂 X 射线机、腹腔、胸腔镜器械、等离子灭菌器、关节镜 1088i 系统等设备;为监护室引进购置了中央监护系统、呼吸机和急性透析和体外血液治疗机,为抢救危重病人提供了技术支持;为外二科引进了结石光谱分析;为麻醉科引进了麻醉系统;为外三科引进了高压氧舱;为急诊科引进了心肺复苏机;医院先后引进的各类设备,使医院总资产达 2857 万元。中医院各科室依靠科技设备诊断和科技设备治疗,大大提高了诊断的准确性和治疗疾病的效率,彻底改变了原先被动缓慢的发展状态,迈入了快速发展的健康之路。

2012 年 4 月,医院投资 200 余万元引进了国内先进的十二导联同步 24 小时全程监控远程会诊技术,与全市 86 家乡村诊所联网,成立了全市首家心电远程会诊中心,开展十二导心电分析和 24 小时动态心电分析。6 月,医院又投资近 100 多万元引进 5 台国内先进的东丽血液透析滤过系统,依托血液透析中心的管理优势、人才优势、技术优势,成立高密市中医院朝阳街办血液净化中心,开展血液透析业务,提高了医院的社会效益和经济效益。

该年,随着医院一些旧有设备的淘汰,引进一些新的设备,更新换代。如外二科新增体外冲击波碎石机和多功能体外排石床 2 台,保证省级重点专科的先进性;放射科引进数字化医用 X 射线摄影系统(DR)Brivo XR 515 和高频移动式 X 射线摄影机;西院康复中心发展迅速,为保证病人需求,引进康复器械一批,满足不同康复人员需求;制剂室搬迁后,原设备陈旧落后不能使用,更新一批制剂设备,保证了制剂室的良好发展。

2013 年,医院先后引进购置医疗设备 40 多(台),其中价值 15 元以上的大型医疗设备 6 套(台)。

2014 年,医院先后引进购置医疗设备 43(台),其中价值 15 元以上的大型医疗设备 4 套(台)。

2015 年,医院与沈阳东软医疗器械有限公司合作,引进购置了价值 468 万元的 X 射线计算机断层摄影设备 64 层 CT,特检科引进购置了价值 150 万元的更新换代飞利浦 EPIQ 5 彩超一台,此类设备达到同级医院先进水平。该年,医院为进一步改善医疗环境,对手术室进行了重新改造装修,使医院医疗水平再进一步提升,在对手术室改造装修过程中,医院购进了 10 毫米 30°腹腔镜、纤维胆道镜、腔镜检查镜、等离子宫腔电切镜、腹腔镜、气腹机、前列腺电切镜、高频电刀等一系列的设备,麻醉科引进高端监护仪及配套模块,保证了不同类型手术的开展。另外,医院还新进呼吸机 4 台,除颤仪 1 台,监护仪 5 台,全封闭组织脱水机 1 台,千帆无创血流动力监测系统 1 台,分布在各临床科室,满足急救病人和危重病人救治需求。制剂室新增制剂设备一批,价值20余万元。

2016年,手术室重装竣工投入使用,安装双臂机械麻醉塔8台,腔镜塔2台,医疗柱6台,手术无影灯8台,电动手术床4台,内镜清洗设备1批。引进钬激光、高清摄像系统、电子输尿管镜、尿道膀胱镜、气腹肌、纤维胆道镜、腹腔镜、高频电刀等一系列先进设备,麻醉科新进麻醉机2台,麻醉呼吸回路消毒机1台,病员加温系统1台,更新病人监护仪2台,思路高注射泵2台。另外,更新换代注射泵9台,输液泵12台,除颤仪4台,电动吸引器7台,神灯18台,气垫床11

台,电针综合治疗仪60台,分布在临床各科室使用。

截止到2016年底,市中医院在用设备达到657台(套),总价值约6580万元,这些设备的引进,极大地提高了临床的诊断和治疗水平,提高了中医院的知名度和吸引力。

随着科学技术的进步,医疗设备的更新换代,经临床使用,已有部分设备损毁、淘汰、报废、转出,现在医院所使用的医疗设备基本都是2008年以后购置的,整个医院医疗设备处于全省乃至全国同级医院先进新型行列。

市中医院1999—2016年购置大型医疗设备统计

年度	设备名称	规格型号	价格(元)	使用科室
1999	微波		17600	门诊手术室
2000	无影灯		15000	口腔科
	射频痔疮		15000	外一科
2001	除颤仪	cardioserv	57000	急诊科
	病人监护仪		28000	急诊科
2002	胃镜		333000	胃镜室
2003	内窥镜		23212	门诊手术室
2004	高频刀		36000	手术室
	彩超	非凡	1200000	特检科
	心电工作站(含动态血压)		90000	心电图室
2005	体外冲击波碎石机	KDE-2002A	130000	外二科
	胃肠机	TOSHIBA50XM	2290000	普通放射
	支撑喉镜		13000	耳鼻喉科
	X-光机		10000	口腔科

续表（一）

年度	设备名称	规格型号	价格（元）	使用科室
2006	超声显像诊断仪	CTS-260B	43500	外二科
	OLYMPUS 电刀	UES-40	225000	手术室
	摄像系统		175000	手术室
	多功能麻醉机	ZY9100A1型	97000	麻醉科
	乳腺钼靶机	MX－600	413000	普通放射
	眼科A/B超	CAS-2000B	55000	眼科
2007	全自动生化分析仪	AU640	1290000	检验科
	窥镜灌注泵		13000	手术室
2008	全自动凝血分析仪	CA-500	130000	检验科
	显微镜		55500	检验科
	病理切片机		55600	病理室
	经皮肾镜12	WOLF8968.403	75000	手术室
	输尿管镜	8705.402	51000	手术室
	APL气压弹道		75000	手术室
	手术床		68000	手术室
	手术床		78000	手术室
	呼吸机	WDH-1型	55000	ICU
	彩超	HD11XE	1560000	特检科
	拍片机	HF50-R	213000	普通放射
	透视 机	XG5/125	185000	普通放射
	照相机(投放)		90000	CT室
	纤维鼻咽喉镜	T3	89000	耳鼻喉科
2009	冷冻切片机		138000	病理室
	CT	ACtivion 16	3910000	CT室
	高压注射器		165000	CT室
	心脏除颤器监护仪	XD100(M290)	56400	介入中心
	病人监护仪	DASH4000	78000	介入中心

续表(二)

年度	设备名称	规格型号	价格(元)	使用科室
2009	高压注射器	120S	165000	介入中心
	DSA	AXIOM ARTIS FA	4500000	介入中心
	单人血液透析机(1)	TR-8000	150000	透析室
	单人血液透析机(6)	TR-8000	150000	透析室
	单人血液透析机(3)	TR-8000	150000	透析室
	双泵血液透析机(8)	TR-8000	220000	透析室
2010	五分类血细胞分析仪	XT-1800I	338000	检验科
	病理医学远程会诊系统		63000	病理室
	结石光谱分析	liip-20	305000	外二科
	EMS碎石机		980000	手术室
	经皮肾镜	8964.401	75000	手术室
	输尿管短镜	8903.53	52000	手术室
	超声刀	cen04	358000	手术室
	激光治疗仪	hans-dv30	129000	手术室
	病人监护仪6台	UT-4000B	120000	ICU
	输液泵15台	ZNB-XD	87000	ICU
	降温毯	P&C-A型	98000	ICU
	中心监护		178000	ICU
	ICU吊塔		103500	ICU
	彩超	V7	1960000	特检科
	彩超	iu22	1880000	特检科
	MRI	SIGAN EXO.35	7300000	磁共振室
	裂隙灯		95500	眼科
	验光仪		64800	眼科
	单人血液透析机(4)	TR-8000	150000	透析室
	单人血液透析机(5)	TR-8000	150000	透析室
	透析器复用机		52800	透析室

续表(三)

年度	设备名称	规格型号	价格(元)	使用科室
2010	肯格王牌一体化内镜清洗中心(肠镜)		60500	胃镜室
	肯格王牌一体化内镜清洗中心(胃镜)		60500	胃镜室
	直肠镜		125000	胃镜室
	运动负荷心电		88000	心电图室
2011	尿沉渣分析系统	urised	588000	检验科
	半自动药敏系统	MicroScan AS-4	230000	检验科
	体腔热灌注治疗机	HGGZ-102	450000	内四科
	呼吸机	伟康	59800	内一科
	等离子灭菌器	PS-120	143000	手术室
	降温毯	P&C-A型	98000	ICU
	急性透析和体外血液治疗机	MultFiltrate	328000	ICU
	意识(麻醉)深度多参数监护仪	Genius-15C	60000	麻醉科
	多功能神经康复诊疗系统	WOND2000F(2)	118500	康复中心
	白细胞回升系统(免疫治疗系统)	IZL-2003II	950000	康复中心
	体外高频热疗机	HG-2000III	950000	康复中心
	肿瘤介入热疗机	HGC-3000	880000	介入中心
	放射性粒子治疗计划系统	HGGR-2000	400000	介入中心
	冷机射频肿瘤治疗机	HGCF-3000	650000	介入中心
	高压氧舱	yc2206-24	296000	高压氧
	液晶监视器(结肠镜)	LMD-1530MC	322000	胃镜室
2012	旋切刀		470000	外一科
	微波治疗仪	KJ-6200C	67000	妇科
	除颤仪	LIFEPAK20	68000	内三科
	移动式C型臂X射线机	Brivo OEC	650000	手术室
	腹腔、胸腔镜器械		180000	手术室
	进口十二指肠镜	TJF TYPE 150	569000	手术室
	呼吸机	VELA	180000	ICU

续表（四）

年度	设备名称	规格型号	价格（元）	使用科室
2012	心肺复苏机	R-301 HLR	115000	急诊科
	单人血液透析机(7)	TR-8000	150000	透析室
	单人血液透析机(9)	TR-8000	150000	透析室
	单人血液透析机(10)	TR-8000	150000	透析室
	单人血液透析机(2)	TR-8000	150000	透析室
	液晶监视器（胃镜）	LMD-1530MC	490000	胃镜室
	种植机		66500	口腔科
	动脉硬化检测仪	BP-203RPEIII	300000	心电图室
	脉动真空灭菌器	XG1.D型	108500	供应室
2013	包埋机	Tissue-tek TEC	145000	病理室
	全数字超声显像诊断仪	CTS-2800	94000	外二科
	美敦力动态胰岛素泵		180000	内五科
	关节镜1088i系统		590000	手术室
	除颤仪	M4735A	57800	ICU
	麻醉系统	Fabius plus	212000	麻醉科
	无线视频麻醉喉镜系统	KT2020IIA-1-P	87500	麻醉科
	单人血液透析机(11)	TR-8000	145000	透析室
	双泵血液透析机(12)	TR-8000	215000	透析室
	数字脑电图仪		80000	心电图室
2014	体外冲击波碎石机	KDE-2002B	150000	外二科
	多功能体外排石床2台		100000	外二科
	呼吸机	iVent201 IC	155000	ICU
	钱璟康复器材一批		330000	康复中心
	智能温热牵引系统	YK-6000D	54800	针灸推拿科
	数字化医用X射线摄影系统（DR）	Brivo XR 515	598000	普通放射
	高频移动式X射线摄影机		118000	普通放射

续表（五）

年度	设备名称	规格型号	价格（元）	使用科室
2015	全封闭组织脱水机	Tissue-Tek. VIP5Jr.	280000	病理室
	腹腔镜手术器械		56496	手术室
	纤维胆道镜等综合设备	CHF-P60	117200	手术室
	3mm检查镜等综合设备	A4674A	210800	手术室
	10mm30度腹腔镜等设备	WA53005A	117000	手术室
	45升气腹机等设备	UHI-4	123000	手术室
	12° 电切镜	A22001A	74300	手术室
	智能电刀等设备	ESG-400	158000	手术室
	呼吸机	VELA	160000	ICU
	呼吸机	VELA	165000	ICU
	呼吸机	VELA	165000	ICU
	千帆无创血流动力监测系统	CSM3000	330000	ICU
	呼吸机	VELA	160000	急诊科
	全自动智能蜡疗系统	Y-8160LQ	75000	康复中心
	彩色超声诊断系统	EPIQ 5	1500000	特检科
	X射线计算机断层摄影设备(CT)	NeuViz 64 In	4680000	CT室
	CT造影高压注射器	OptiVantage双头高压注射器	230000	CT室
	全自动胶囊填充机	NJP-400	90000	制剂室
2016	奥林巴斯显微镜	BX53F	60000	病理室
	胰岛素泵6台	MMT-712WWL	354000	内五科
	硬性输尿管镜	8703.534	51000	手术室
	高清摄像主机等综合设备	OTV-S190	598000	手术室
	手术无影灯7台	SL-F40/30	364000	手术室
	手术无影灯	H5plus+H5	60000	手术室
	双臂机械麻醉塔8台	XHY-MJS	164400	手术室
	电动手术床	C600K/SND	139700	手术室

续表(六)

年度	设备名称	规格型号	价格(元)	使用科室
2016	电动手术床3台	Emax280E	419100	手术室
	输尿管镜	8703.534	51000	手术室
	钬激光治疗机	60W	1098000	手术室
	尿道膀胱镜	A22003A	126000	手术室
	气腹肌	UHI-4	123000	手术室
	腹腔镜	WA53005A	57000	手术室
	纤维胆道镜	CHF-P60	117200	手术室
	高频电刀(蛇牌)2台	GN300	119600	手术室
	医疗柱6台	XHY-Z	66000	麻醉科
	麻醉机2台	Adonis 2000N	192000	麻醉科
	医用注射泵2台	CP-730TCI	51000	麻醉科
	病人监护仪2台	G60	90000	麻醉科
	病员加温系统	775	63000	麻醉科
	CR	FCR CAPSULA XL	259800	普通放射
	全自动软式内镜清洗消毒机	Rider 50B	60000	胃镜室
	超声骨密度仪	SONOST 2000	75000	心电图室
	高效液相色谱仪	LC-20A	134500	制剂室

注:以上统计为医院2016年底在用大型医疗设备。

第十一章
财务管理与后勤保障

第一节　财务管理

　　财务管理是医院经济工作的核心，是医院管理的重要组成部分，财务管理的好坏对全院的经济效益以及生存发展具有至关重要的影响。市（县）中医院对财务管理工作十分重视，1987年8月医院开诊即设立财务科。

　　医院财务科自建立以来，认真贯彻国家有关政策法规，建立健全医院各项财务管理制度，在财务管理方面坚持实行"计划管理，统一使用，院长负责"的财务管理体制，并先后建立了《财务科工作制度》《医疗收费制度》《收支管理制度》《门诊收费处工作制度》《住院处收费工作制度》《财产物资管理制度》《会计档案管理制度》等一系列规章制度，通过不断加强财务管理，较好地完成了医院的财务管理和会计核算工作，确保了医院医疗工作的正常开展和各项制度的改革，提高了医院的经济效益和社会效益，保证了医院各项经济目标的顺利实现。

　　1992年10月，医院制定出台了《高密县中医院关于经济财务管理运行的办法》，明确规定全院所有经济财务的进出、流动和使用均由院长全面负责，具体审批和把关，实行全院经济一支笔制度。院长外出时，如有急办财务往来，可找主持工作的领导或分管领导办理暂支手续，院长返回时一并结算。属可缓办范围均可缓办。财务科在主管领导的领导下具体负责财务工作的管理运行，及时分析论证财务情况，协助领导进行财务决策，发挥参谋作用。并应严格执行财务制度和财经纪律，发挥监督和把关作用。

　　1997年，医院将原由药剂科、总务科管理的药品材料和物资会计人员划归财务科统一管理。为明确职责，利于财务工作开展和管理，实行了对药品、物资、库房分别由专人管理和账物分开管理的办法。

　　1998年，医院开始引进实行会计电算化管理，采用小蜜蜂财务软件进行财务记账管理。同年，门诊收款划价也开始实行会计电算化。

　　2001年，城镇职工医疗保险开始实施，医院的医保工作由财务科负责统一管理和整体运行。财务科全体工作人员积极学习医保知识，建立业务流程，为日后医院医保工作的健康发展奠定了良好的基础。

　　2006年，新型农村合作医疗开始实施，医院新农合工作亦由财务科负责管理和整体运行。财务科严格执行市新农合各项规章制度和审核程序，按照《高密市新型农村合作医疗实施办法》，对参合农民因病发生的医疗费用收费单据严格把关，认真审核。审核无误后加盖审核印记。定期将审核无误的报销收费单据交市新型农村合作医疗管理办公室统一复核。

　　2007年6月，随着新型农村合作医疗覆盖率的提高，医院在财务科设立新农合办公室，完善了新农合报销流程，保证了新农合工作的有序运行。

2008年7月,医院对门诊慢性病录入、离休人员记账工作进行规划调整,将慢性病录入、离休人员记账工作由住院处调整到门诊挂号处记账,方便了患者就医记账。

2009年5月,医院根据相关文件内容,制定了新农合住院管理办法,及时评估和考核新农合工作情况,确保了新农合在医院的健康运行,受到上级部门的重视和肯定,是年,财务科主任张聿伍被评为"潍坊市定点医疗机构先进个人"。

2012年4月,医院将药品、物资、固定资产、成本核算等业务从财务科析出,独立成立经济管理科。

2015年4月,医院为提高医院各项资产的运营效益,保障各项资产的安全、完整,保证医院医、教、研、服务等工作的全面运行与发展,成立了由院长曹沛德任主任委员,院党委书记范美云、副书记王朋、工会主席兼财务主任张聿伍任副主任委员的资产管理委员会,资产管理委员会下设办公室,张聿伍任办公室主任。资产管理委员会章程中明确规定:医院的所有资金及往来款项,由财务科全面集中管理,加强财务控制和监督,防范财务风险,提高资金使用效益,合理调配资金运营;所有药品、卫生耗材、器械、固定资产明细账目,由经济管理科负责办理,总账设在财务科。经济管理科在负责核算明细账目同时,协助指导总务科、器械科,建立资产管理辅助明细账,领用科室建立固定资产卡;审计科负责医院所有财产物资的购销全过程的审计监管,规范经济行为,同时监督指导相关科室执行物价政策。

自建院以来,医院的财务工作多次受到上级部门的表彰。

2008年,医院财务科被评为山东省惠民医疗先进单位。

2016年,医院财务科被高密市委、市政府评为国有资产管理先进单位;财务科主任张聿伍被市委、市政府评为行政事业单位资产管理工作先进个人。

一、收入管理

医院财务科成立之初,门诊收费和住院收费于一体,设收费员2人,夜间收费由药房工作人员兼任收费员。

1995年10月,财务科收款处开始分设门诊收款处和住院收款处。

2006年,开始建立新型农村合作医疗制度,医院的新农合工作的管理运行工作亦隶属财务科,财务科下设住院处、收款处、新农合三个工作点。

2012年3月,城镇职工医疗保险办公室和新农合办公室从财务科析出,成立保险科,财务科设财务科办公室、门诊收费处和住院收费处。

医院财务科在收入管理工作中,认真执行国家规定的物价政策和收费标准,根据有关法规政策,制定了一系列收入管理制度,加强了医疗收入、药品收入、制剂收入和其他收入的管理,做到应收则收,应收不漏。首先,严格执行医疗收费标准,正确处理社会公益与必要收费的关系。对危重病人在不影响抢救治疗的前提下,及时收取医疗费用。对前来医院就医的病人,无论是门诊医治还是住院治疗,都坚持因病施治、合理检查、合理用药的原则。通过不断建立完善各种收费管理制度,加强了收费管理,对门诊、住院病人发生的医药费用及时进行结算。门诊收款处将当日门诊收入由收款人汇总,打印门诊收款统计表,财务科出纳签收。住院收费处负责当日的病人住院押金收取、医药费记账、出院病人药费结算,并将当日各分类账结清汇总,打印收入住院病人费用结账汇总日报表,财务科出纳签收。住院收费处对住院病人的医疗费用及时进行结算。门诊收款处将当日门诊收入由收款人汇总,打印门诊收款统计表,财务科出纳签收。住院处负责当日的病人住院押金收取、医药费记账、出院病人药费结算,并将当日各分类账结清汇总,打印收入住院病人费用结账汇总日报表,财务科出纳签收。财务科办公室将当日医疗收入当日入账,各个收费环节都不得隐瞒、截留、挤占、坐支和挪用收入款。同时,对病人医疗欠费的管理和催收,对经核实无法收回的病人欠费,按有关规定及时进行核销。

随着医药的迅速发展,医院的财务收入不断登上新台阶。

医院1987年8月20日开诊,到年底不到5个月,业务收入就达到77439.26元。

1988年,医院业务收入达到49万元。

1992年,医院业务收入突破百万元,达到114万元。

2002年,医院业务收入突破千万元,达到1015万元。

2012年,医院业务收入过亿元,达到1.33亿元。

2016年,医院业务收入达到1.87亿元,是1988年的381倍。

二、支出管理

市中医院自1987年建院以来,医院支出坚持实行院长负责制。医院的各项支出由院委会研究,院长审批。财务科按照计划预算严格控制,统一安排,掌握使用。为加强对支出的管理,医院建立健全了有关支出审批权限和手续的各项制度,明确规定医院对外采购开支等一切会计事项,均应取得合法的原始凭证(如发票、账单、收据等)。原始凭证由经手人、验收人和主管负责人签字后,方能据以报销。一切空白纸条,不能作为正式凭据。出差或因公借支,须经主管部门领导批准,任务完成后及时办理结账报销手续。

医院对各项开支实行预算管理,对于临时必需的各项开支也要按规定的审批手续进行办理。在具体财务支出活动中,财务科根据医院批准的预算,由有关科室负责,按有关制度规定及定额标准,实行指标控制。各项支出报销凭证要由有关科室负责人签署意见,以资证明。医院各职能科室预算内的开支,要事先提出使用计划交由财务科审核后执行。涉及开支计划调整,在预算范围内的由财务科审批;超预算或计划外开支,要由有关科室提出书面报告,交财务科审核后,由院长批准执行。对于医院内部材料物资的支出,按计划、按定额控制,科室有专人负责材料的领取和使用,杜绝物资浪费和流失。购置大型、贵重仪器和大型修缮所需费用,做到事先有计划、有预算,并进行可行性论证。对药品的核算设专职会计,专门负责药品的购销以及价格变动各个环节的核算工作。

三、现金管理

医院在现金管理工作中,根据上级财政部门制定的《关于现金管理的规定》《现金管理办法》等有关政策规定,不断规范和完善各项现金管理制度,确保了现金管理的安全。

在现金的支出管理中,严格执行有关规定,做到手续并全、内容完整,每天清点库存。每日收入的现金要当日送存银行,库存现金不得超过银行的规定限额,超过银行核定限额的现金当天不能存入银行的必须存放在保险框内,安排专人值班。同时,医院财务科定时与银行对账,任何一项付款业务都应由原始凭证,由经办人员签字证明,分管负责人审核同意,出纳人员才能据以付款。出纳和收费人员不得以长补短。如有差错,由经手人详细登记,每月集中讨论,找出原因后报领导指示处理。

四、固定资产的管理

市中医院建院初期,医院固定资产主要有房屋建筑物、医疗器械办公设施和床位被服等,固定资产由总务科管理。为加强对固定资产的管理,1998年12月,医院制定出台了《关于加强医院固定资产管理的有关规定》,规定共五条:一是科室的物资领取保管由科主任(护士长)具体负责,保障科室设备物资的完整存在;二是科室领取物品时,属于固定资产及代管物资类,由药品会计、总务会计指导分类,在科室物资明细账上规范填写,并由负责人在总务及药械账簿上签名,双方同时建立账簿登记工作,以避免双方因登记口径、时间不一致而出现差错;三是科室间因业务需要等原因调换物资器械设备时由院部通知,须由总务或药品会计点收,变更物资归属登记,明确现存科室及保管人;四是科内配置的固定物品,损坏时分清原因,正常损坏由药品或总务会计具体负责报损程序,同时收回原报损物品,丢失与非正常损坏提请领导查明原因,分清责任,照价赔偿。小型代管物品损坏时,实行以旧换新程序,账上登记数量不变。五是财务物资由药品总务会计每半年清点核查一次。

随着医院的快速发展,医院的固定资产特别是医疗器械设备大量增加,为加强对医疗器械设备的管理和维护，2008年10月，医疗设备管理工作由总务科分离出去，成立了设备管理科。设备管理科成立以后，器材科在完成日常维修工作和耗材供应的同时，逐步建立健全各项规章制度。为提高医护人员的业务素质和医疗水平，器材科定期对全院医护人员进行常用设备的操作规程及注意事项培训，每半年进行一次大型设备维护保养。2013年9月，设备科更名器材科。

为加强对固定资产的管理，医院制定完善了一系列加强固定资产管理的制度。2015年4月，医院成立的由院长曹沛德任主任委员，院党委书记范美云、副书记王朋、工会主席兼财务主任张聿伍任副主任委员的资产管理委员会，其工作章程中明确规定：医院所有建筑物及一般设备，由总务科全面管理，确保不流失、损坏。医院所有专用设备，由器械科全面管理，确保设备存续完整，运行流畅，保证医疗业务的开展。医院所有卫生耗材、器械，由器材科全面管理，确保做好库房保管工作，满足临床供应。

医院所有药品、卫生耗材、器械、固定资产明细账目，由经济管理科负责办理，总账设在财务科。经济管理科在负责核算明细账目同时，协助指导总务科、器械科，建立资产管理辅助明细账，领用科室建立固定资产卡。资产管理委员会负责制定一系列资产管理制度，如资产清查制度、报废制度、报损制度、盘点制度、调入调出制度等，督促各归口管理部门按制度管理资产，加强内部审计，完善内控制度，强化效益分析，克服"重钱轻物，重购轻管"的管理盲点。医院对固定资产定期进行清点核实，做到账实相符，账账相符。对清点结果由财务科、总务科、器材科三方负责人签字，各负其责。对盘盈、盘亏的固定资产，及时查明原因，并根据规定的管理权限，报经批准后及时进行处理。

高密市中医院1987—2016年财务收支情况表（元）

年度	医疗收入	药品收入	其他收入	财政补助	收入合计	支出合计	结余
1987	45063.05	32376.21	0	72000	149439.26	120815.85	28623.41
1988	172326.61	322845.38	24567	26700	546438.99	491442.28	54996.71
1989	149617.4	429589.84	2538.91	32500	614246.15	535027.69	79218.46
1990	156168.4	603328.15	31578.12	54000	845074.67	735381.03	109693.64
1991	136093.7	601632.68	61534.52	65000	864260.9	851195.83	13065.07
1992	244886.84	775568.7	125040.18	85000	1230495.72	1202001.15	28494.57

续表（一）

年度	医疗收入	药品收入	其他收入	财政补助	收入合计	支出合计	结余
1993	378446.47	1066819.56	160180.19	147000	1752446.22	1421925.84	330520.38
1994	744462.52	1478905.23	204615.29	179000	2606983.04	2051737.42	555245.62
1995	919100.5	1691184.23	289922.97	258000	3158207.7	2560664.75	597542.95
1996	1329641.62	1674321.01	321358.25	289000	3614320.88	2987597.63	626723.25
1997	1289708.3	1951529.75	525637.1	387000	4153875.15	3378474.82	775400.33
1998	1326553.6	2187320.73	325036.56	559000	4397910.89	3629891.67	768019.22
1999	1827010.2	2437096.19	126068.66	532900	4923075.05	4220182.2	702892.85
2000	3416365.3	3484558.25	201248.84	717600	7819772.39	6188430.76	1631341.63
2001	4160357.97	4079717.28	160438.72	778000	9178513.97	7470002.21	1708511.76
2002	4696248.1	5198616.07	258445.34	908000	11061309.51	11028494.35	32815.16
2003	5828231.45	6567555.73	285164.29	947200	13628151.47	12843714.53	784436.94
2004	7493199.37	8186527.03	231591.35	1036700	16948017.75	15903670.78	1044346.97
2005	8997560.3	10110537.15	47112.2	1221700	20376909.65	20145245.53	231664.12
2006	10424155.18	13499077.94	35138.38	1315000	25273371.5	21613514.51	3659856.99
2007	12375363.84	16769207.25	47321.94	1381000	30572893.03	26739750.72	3833142.31
2008	14592318	21875910.11	59054.09	2192400	38719682.2	34622159.77	4097522.43
2009	20219993.91	27527053.57	31037.87	2352000	50130085.35	44106706.04	6023379.31
2010	28128772.65	45810458.24	43900.52	2815600	76798731.41	63275164.22	13523567.19
2011	45896393.19	55932699.71	815174.56	2753654	105397921.5	94401079.87	10996841.59
2012	68981550.4	63830199.94	716521.53	3134026	136662297.9	125134503.4	11527794.5
2013	75772395.69	67968089.52	1863022.22	3347192	148950699.4	135115540.5	13835158.97
2014	89114430.72	66183021.02	79745.2	3500087	158877283.9	148939410.2	9937873.73
2015	105539800.2	64319966.49	2085829.13	4589590	176535185.8	175392568.6	1142617.16
2016	123176515.5	61692644.9	1914556.29	17087890	203871606.7	187100724.6	16770882.1

第二节　后勤保障

后勤工作是医院工作中必不可少的重要组成部分，担负着医院的基本建设、物资保管供应、环境卫生、治安保卫、生活设施管理及日常维护等工作，它既为医院的临床、教学、科研工作服务，又为医院职工、病员生活服务，是医院运行的重要支持保障系统。

市中医院对后勤保障工作十分重视，1987年8月，建院伊始，医院就设立了总务科，具体负责医院的供水、供电、安全保卫、基本建设、设备维修等后勤保障工作。

1996年，医院按照二等甲级中医院的标准要求，进一步建立完善了后勤保障体系，先后制定了《门卫管理办法》《车辆管理办法》《物资采购、领取、维修、使用运行管理办法》《开水供应办法》等，使后勤保障管理工作逐步走上规范化管理的轨道。

2002年，医院制定出台了《高密市中医院财产物资管理运行办法》，提出医院后勤工作是具体负责医疗、科研、教学所需物资保障供应及时周到的重要工作，为确保物资的采购、保管、供应和维修等环节及固定资产的管理登记、统一调配能按正常流程运行，医院对后勤管理的各个环节均做出了具体规定。

2008年，随着医院规模的扩大和医院新病房大楼启用，医院医疗设备进入快速增长期。为加强医院医疗设备的购进和管理，医院成立了设备管理科。设备管理科成立以后，在完成日常维修工作和耗材供应的同时，逐步建立健全各项规章制度。为提高医护人员的业务素质和医疗水平，设备管理科定期对全院医护人员进行常用设备的操作规程及注意事项培训，每半年进行一次大型设备维护保养。

为了进一步加强医院后勤物资、设备的管理、降低医院运营能耗，规范后勤物资设备的供应、设备维修、房屋建设修缮、零星工程等环节的有效运转，2015年4月，医院成立了以院党委书记范美云为主任委员、总务科主任于钦道为副主任委员医院后勤物资设备管理委员会，制定了医院后勤物资设备管理委员会章程。提出后勤物资设备管理委员会是医院对后勤物资采购，基建工程维修，仓储物资验收、保管、出库，水、电、暖、气等能耗使用工作的专门管理机构，其日常工作由总务科负责。后勤物资设备管理委员会的目标是保障、满足临床工作需要，及时、迅速、保质保量地组织好医院的物资管理、供应、设备维修、房屋修缮、院容卫生等工作，保证医、教、研、防工作顺利进行。在具体工作中要求做到以下几点。物资库房管理实行物资储备定额管理，应设置库存上下限和标准存量。以此依据进行积压和临缺报示，避免库房物资积压和浪费。物资供应有计划，实行下收下送。设备维修、零星工程修缮项目应科学论证，确认工程量拟定合理预算。严格做好开工前规划工作，按规定收集各种档案资料,确保结算及时。同时对施工维修质量进行监督,确保工程质量和安全。对医院水、电、暖、气等能耗全面管理,全程监控,定期分析使用情况,杜绝浪费现象。加强对水工、电工、锅炉工的管理与培训工作,杜绝出现安全事故。同时对医院职工宿舍的巡查工作要落实到位,制定房屋、集体宿舍管理制度。加强对各科室的一般通用设备的管理,落实使用、报废、回收、处理制度。

一、供电

1988年建院,医院没有自己的变压器,供电借用农丰村委变压器供电。1997年,院内自建100KVA变压器一台。2000年,增至200KVA变压器。2001年,新门诊楼增设中央空调又增加200KVA变压器一台。架设95平方冷冻机专线100米。2004年5月,为保证医疗用电不间断,应对供电局停电增加30kW柴油发电机一台,仅带急诊楼、门诊楼及手术室1个间的照明和插座。2007年12月,医院建设新病房大楼上1000KVA变压器一台。2015年,医院申请经供电公司同意,医院采用由公路局北侧10千伏农丰线27号杆,顶管至中医院院内总长450米的铜缆,实现从电源,告别了单一供电的历史。2016年1月,医院新上1000KVA箱变一台,实现了医院用电双电源、手动切换模式。同年5月,医院改为自动切换,双电源自动切换因变压器不够用只带医

疗区和电梯等应急部分,实行双电源自动切换后,该年,供电公司曾对该区域6次停电,双电源自动切换起到了很好的作用,6次停电都没有影响到医院的正常工作。

二、供水

1988年建院初期,医院没通自来水,用水采用就地打井,提供井水的办法解决。1991年,县自来水公司开始向医院供水。2007年,医院新病房楼启用时,安装不锈钢无负压供水设备一套,用于冲厕和洗手。2014年,因干旱医院的水井干枯无水,自备水源停用,医院用水全部用自来水公司供水管道供应。

三、供暖

1988年建院初期,各门诊科室均使用炉子烧煤取暖。1997年,安装2吨燃煤锅炉一台,自此开始集中供暖。1997年,锅炉给门诊供暖。2001年门诊楼启用安装中央空调制冷机组一台,开始使用中央空调。2002年,医院响应国家节能环保的号召,改上2吨燃气锅炉一台(天然气)。2008年,新病房楼启用上汽打水锅炉一台,同时又从锅炉房铺设一条450米的蒸汽管道,为新病房楼供暖。2009年冬,医院改为交运热力公司供暖,新上供暖机组一套。2013年,外科楼、负一楼增设供应消毒中心,设备需要使用蒸汽,从锅炉房铺设了400米的蒸

汽管道。同年,洗衣房扩建增加1台大型洗衣机和1台烘干机,同时又给洗衣房铺设了200米的蒸汽管道。2014年,因病房楼改为电热水器烧水,取消了汽打水锅炉和蒸汽管道。2016年,手术室改建消毒制冷制暖空调机组一套。

四、开水供应

1988年建院初期,医院各科室及病房饮用开水用电壶或煤炉烧取。1991年,医院增上茶水炉一台,职工凭票用暖瓶打水,病号免费。2008年,医院新病房启用改上汽打水锅炉一台,各病区设有开水间,方便职工、病号用水。2014年,淘汰锅炉开水供应改用电热水器烧水,病房每层一台。

五、电梯

2007年12月,医院开始在新病房安装电梯,共启用了三部直梯,分病员梯、客梯、医疗垃圾专梯。2009年,新建四号家属楼安装三部直梯。

六、洗衣房

1988年建院初期,医院被服由科室自己洗涤。1997年,医院建立洗衣房,有职工1人,衣服用手洗拆,洗衣房属总务科管理。2000年,医院开始配洗衣机、甩干机,负责全院病号服、床单和被罩及工作人员工作服的洗涤工作。2008年3

月,医院新上XPG-100型洗衣机一台。2012年7月,医院增上SXT1000FIQ全自动洗衣机一台。2014年7月,医院新上HC100D电加热烘干机一台。2015年8月,医院增上QXT100F全自动脱洗机一台。

七、医疗废物处理

1988年建院至2002年,医院设有专用垃圾焚烧池,统一焚烧。2002年至2005年,医院建设简易焚烧炉,有专职人员负责登记、收集和焚烧。2005年后,有潍坊医疗垃圾中心统一回收,设有医疗垃圾间有专人管理收集、登记。

八、污水处理

1987年建院至2003年,医院建有沉淀池,改造下水道、污水汇入沉淀池内,定期向沉淀池内投放消毒剂,处理污水。2003年,医院配合防治"非典",医院建起了污水处理站至今,配有专人管理,实现制度化、规范化。

九、太平间

1987年建院至1997年医院无太平间。1998年,在急诊后建20m² 太平间。

十、仓库管理

1987年医院初建时,设仓库1间,存

放医疗办公用物资，设有仓库保管 1 人。2000 年，医院将仓库迁至病房楼老会议室内。2009 年，又将仓库迁至综合楼一楼。

第三节　招标采购与审计

一、招标采购

招标采购亦称"阳光采购"，既是我国深化医药卫生体制改革和建立长效廉政防控机制，体现公平、公正、公开原则，防止暗箱操作，推进廉政建设的一项重要内容，也是医院加强医用耗材采购的科学管理，规范采购操作流程，堵塞医疗器械耗材和药品等采购漏洞的一项重要举措。

市中医院对招标采购十分重视，将招标采购管理工作作为医院杜绝不正之风，有效利用资金，创造最大效益的重点工作来抓。医院的招标采购管理工作开始由审计科负责，为加强对招标采购管理工作的领导和管理。2015 年 3 月，医院成立了由院党委副书记王朋任主任委员、田凤云任副主任委员的医院招标采购管理委员会，招标采购管理委员会下设招标采购办公室，田凤云任招标采购办公室主任，具体负责医院的招标采购管理工作。

市中医院招标采购管理委员会和招标采购办公室成立后，根据《中华人民共和国招标投标法》《山东省政府采购管理暂行办法》《关于医疗机构药品集中招标采购工作规范（试行）》等有关文件规定，结合医院实际，制定了《高密市中医院招标采购管理办法》，提出凡是利用医院资金采购的药品、医用耗材、医疗器械、后勤物资设备，以及基建项目、维修工程等各类高值项目全部纳入招标采购范围，以确保购进物品或实施项目质量上乘、价格适中、服务良好、监督到位。其招标范围及程序如下。

（一）药品及医用耗材类

1. 普药采购：对于纳入医保目录、临床应用普遍、属于国家基本药物常用药物的西药、中成药品种，参照省政府《山东省药品集中采购网》挂网品种、产地、规格、剂型、价格等由选定的配送企业每月按计划采购。其中价格较高容易加重患者经济负担的药物，可单独议价采购。

2. 中药饮片、医用耗材采购：由药剂科、器材科列出采购目录、以往供应商等，报招标办统一进行询价、比价招标，确定中标企业、中标价格等，签订采购合同，原则上在本年度内根据此价格购进。如遇价格大幅波动等特殊情况，要及时安排招标。

3. 新药采购：由临床科室填写《新药采购供应申请审批单》，由医院临床药品管理委员会负责按规定流程进行审核。招标办负责完成询价、比价、议价等程序，确定采购价格由分管领导审核同意并经院长批准后，由药剂科负责制定采购计划，按程序购进。

4. 新医用耗材采购：由使用科室填

写《新医用耗材采购申请审批单》经医院医用耗材管理委员会按照规定流程审核确定后,由器材科负责制定采购计划,报招标办按程序采购。

5. 急需药品、医用耗材采购:临床急需的药品、医用耗材等,可根据急事急办的原则,由临床科室填写《急需药品、医用耗材采购供应申请审批单》,临床报药剂科、器材科,经分管领导批准后,由招标办负责以询价比价方式采购。急需药品、医用耗材采购供应办法仅针对特定病人,需在申请审批单上注明患者姓名、住院号等信息,采购数量不得突破该病人用量,且用完后,如需再行购进,必须重新进行审批。急需药品、医用耗材采购情况,由药剂科、器材科负责每月进行汇总,报院长审查。

(二)医疗器械、设备类

1. 单台金额大于1万元的医疗器械;单品种年用量大于3万元的设备;单台次年维修保修费大于1万元的医疗设备;单台次及批量大于3万元的医学信息系统及软硬件设备等;均需要公开招标。每年年初,各临床、医技等科室根据业务发展需要,提出本年度医学装备采购计划,填写《医学装备采购申请审批单》,由医疗设备管理委员会按规定流程进行审核,经院长办公会研究批准后,将医学装备采购申请审批单、可行性论证报告、专题会议决议、备选供货企业名录等书面资料报招标办,由招标办负责按程序公开招标采购。合同签订后由器材

科实施购进。

2. 达不到上述金额的医疗器械、设备等,由招标办按上述程序进行采购。可采取竞争性谈判、询价比价等方式,较准确地掌握市场价格后购进。

(三)后勤物资、设备类

1. 单品种年用量大于2万元的后勤物资、大宗家具、办公用品、印刷品、被服,水、电、汽、暖设备及配件,办公电脑、医院信息管理系统及其软硬件,油、煤类等,需要进行公开招标。招标采购程序:首先由使用科室根据需要于每年年初提交书面申请(办公用品、印刷品等库管物资由物资仓库提交计划申请),由后勤物资设备管理委员会审核确定后,形成书面报告,经院长(或院长办公会)审批后,将申请书、可行性论证报告、专题会议决议、备选供货企业目录等报招标办,由招标办负责进行公开招标后签订合同,由总务科按照计划实施购进。急需物资可单独提出书面申请,审批、采购程序同上。

2. 单品种年用量低于2万元的上述后勤物资、设备等,审批程序同上,报请院长批准后,由招标办视情况采取竞争性谈判、询价比价或组织3人以上现场采购等方式购进。

(四)基建项目及维修工程类

经医院批准立项,项目金额大于5万元的各类基建项目及维修工程项目均应参加招标。其中50万元以上的基建工程项目、10万元以上的维修、装修项目

视情况可委托招标机构向社会公开招标。招标程序按第九条规定执行。

达不到上述金额的基建、维修工程等,均需由基建办提出论证报告,报分管院长、院长批准后,由招标办牵头,相关部门参加,采取竞争性谈判、询价比价等方式确定价格,签订合同后组织实施。

对因各种原因无法实行招标的项目,可以经院招标采购管理委员会同意,由招标办会同各归口管理部门集体论证,实行3人以上的集体采购,并按相关程序签订采购(工程)合同,由招标办负责形成工作纪要,连同有关资料一并备案存档。

审计科负责对招标活动进行事中及事后审计,药品,医用耗材,医疗器械设备,基建维修项目,大额后勤物资等招标采购,审计科全程参与审计,急需物资等可事后审计。

医院在具体招标采购中着重抓了以下四项。

一是集思广益,大胆探索,不断完善招标采购流程。在医疗设备招标采购时,首先组织投标单位进行预报名,其次组织医院临床使用科室对预报名供应商进行资格审查,主要审查供应商提供的医疗设备技术参数。最后通知审查通过的供应商参加投标,很好地避免了中标的设备不符合临床科室的要求。

二是总结经验,开拓进取,强化招标细节管理。在招标的项目中,针对个别中标单位签订中标合同后不及时进行供货的情况,医院在制定招标合同时,在明确违约责任的同时要求投标单位在中标后缴纳履约保证金,确保了中标单位及时供货,不耽误临床科室的正常工作运行。

三是认真细致,全程记录,确保招标工作公开、公正、透明。在招标时,医院招标流程及环节,包括与会人员发表的采购意见及供应商在投标现场的承诺等等,让整个招标过程更加公开、公正、透明。

四是配合医院发展需求,确保招标程序合法,投标单位无质疑,中标工程或货物质优价廉。其一,认真做好与申请采购科室的沟通工作,认真听取使用者的需求与建议,严谨对待每一项产品的采购,确保性价比的最大化;其二,做到严格按照国家招标投标法、政府采购法等法律法规规定的程序进行招标,确保招标程序合法,投标单位无质疑,中标工程或货物质优价廉。

2015年,招标采购办公室共完成85项招标任务,完成物资采购金额9830052.67元。

2016年,招标采购办公室完成94项招标任务,成物资采购金额22443567.19元。

二、审计与经济管理

审计和经济管理工作是医院管理工作的重要组成部分和重要手段,审计工作通过对医院预算、内控制度、专项资金、固定资产投资、基建项目等重要经济业务进行效益审计,促进医院管理水平和经济效益的提高。

市中医院对审计与经济管理工作十分重视,为加强医院的审计和经济管理工作,医院于2003年成立了审计科,具体负责医院的审计工作。

审计科成立后,依据国家法律、法规以及上级主管部门和医院的有关规章制度,负责对医院财务收支及经济效益进行内部审计,对医院的财务收支和经济效益以及有关经营活动的真实性、合法性、效益性进行客观公正的评价,充分发挥内审的监督和服务职能,并针对存在的问题及时提出改进措施和建议,为医院领导及时提供决策依据,从而减少损失浪费,提高资金效益,保障医院的医疗、教学、科研事业健康、有序、持续发展。其具体工作职责是:按照上级要求和内审工作需要,负责制订医院内部审计工作规章制度和实施办法;建立健全各项内部控制制度,监督国家财经法纪、上级主管部门和医院财经规章制度的执行情况;正确执行国家物价政策,负责制定医院物价管理规定。有效监督医院的物价工作执行情况,定期检查收费项目和标准执行情况;开发和利用价格信息为医院收费标准的制定和调整服务;对医院财务收支及有关经济活动进行审计,负责医院全部发票的价格审核、签字、登记、盖章;对医院基本建设投资、修缮工程项目进行审计;负责全院各宿舍楼水、电统计报表的审计;与药剂科、器械科、财务科、经济管理科共同负责对全院药品、材料、物资进行盘点;监督中标单位履行合同情况,审核中标单位所供产品、发票是否与中标结果相符。

随着医院的发展,医院的运营规模不断扩大,建设项目增加,投资加大,医疗工作量也迅速增长,为了严控成本,实现各项资金的使用效益最大化,审计科严格履行审计职能,不断加强各项经济活动的内部审计工作,包括物资采购审计、设备采购审计、固定资产审计、药品材料物资等管理审计、各项费用开支的审查、对医院专业设备使用效益的审计、科室发展基金的审计、合作项目应付款项的审计,参与医院经济管理,对医院经济合同的签订、执行、效益情况进行监督、评价,加强全院基建、维修等零星工程的审计工作。为防范风险对规模较大或者特殊的经济项目聘请会计师事务所审计决算,确保医院资金的使用安全和使用效果,并积极配合上级主管部门的审计工作,完成上级主管部门交办的指令性工作。

随着医疗体制改革的不断深入,国家和卫生主管部门对医疗服务价格的调整较为频繁,审计科严格按照《山东省公立医疗机构医疗服务项目与价格》、物价调整通知等相关文件规定的收费标准审查科室收费情况,审查医院科室有无对医疗收入自定收入项目、超标准收入、重复收入和漏收费现象、审查科室是否存在以任何形式的分解收入和比照项目等乱收费行为、协同相关科室不定期组织自查医院药品零售价格和耗材价格是否严格按照国家价格政策规定的作价原则和作价方法执行,定期对收费科室监督、检查,避免出现违反物价管理制度的现象。同时,医院为推动审计工作健康发展,不断提高审计工作人员的工作素质和业务水平,制定了《高密市中医院内部审计管理制度》,对内部审计机构及审计人员、内部审计职责与任务、内部审计机构权限、内部审计工作程序等方面做出了具体规定。

为进一步加强医院的审计和经济管理工作,2012年3月,医院成立了经济管理科,具体负责医院成本核算、物价管理、医院内部核算、经济分析、固定资产管理等工作。经济管理科成立后,针对医院经济运营和管理中存在的规章制度不健全、经济管理办法可操作性差和管理工作中漏洞多的问题,制定了《经济管理科管理规定》,对卫生材料入库出库、物资入库出库等方面做出了具体规定。同时,协同财务科、药剂科、器材科、总务科做好财务报表编制、药品调价、采购论证、计划申报、库存盘点等相关工作,发现问题及时上报、及时解决。

2013年,经济管理科借鉴其他医院的先进管理模式,制定了《二〇一三年科室绩效考核管理办法》《关于绩效考核管理办法的补充意见》等相关绩效考核文件。新的科室绩效考核管理办法,本着"按劳分配、优劳优酬、效率优先、兼顾公平"的原则,对科室绩效采取了多维度综合考核办法,使职工的收入分配日趋合理,大大激发和提高了科室、职工的工作积极性。

2014年,经济管理科通过统计、分析2012年、2013年的相关数据,为医院起草制定了《高密市中医院2014年科室绩效考核管理办法》,对科室绩效考核管理办法进行了进一步完善,得到了全院上下的一致好评,推动了医院的进一步改革和发展,实现了医院、科室、个人共赢的目标。

2015年,省残联对医院2013—2014年省补助的市县级残疾人康复机构建设和中残联"十二五"残疾人事业专项彩票公益金等项目进行专项检查,经济管理科根据检查的有关项目和要求,准备了相关明细账目资料,在检查中,所有检查项目均验收合格,受到检查组的好评。

2016年,经济管理科为深入贯彻落实《国务院办公厅关于全面推开县级公立医院综合改革的实施意见》《医院财务制度》等文件的有关要求,加强医院的成本核算管理,提高医院的管理水平,提升资源使用效益,提高医疗服务质量、降低运行成本和减轻患者医疗负担。2月,为医院起草了《高密市中医院关于成本管理的指导意见》,要求全院职工要进一步增强节约意识,采取得力措施减轻患者负担,构建和谐的医患关系,从而推动医院稳健、快速的发展。4月至6月,根据《高密市财政局关于进一步规范和加强行政事业单位国有资产管理工作的通知》的相关要求,科室在全院开展了固定资产清查登记工作。在固定资产清查登记工作中,要求各科室对所有资产一一进行落实、登记。通过固定资产清查登记,不但帮助医院所有科室建立完善固定资产明细账,而且为全院建起了固定资产总账并根据清查结果填报了国有资产清查报表。9月,结合迎接省财政厅固定资产财务大检查,对财务账和固定资产账进行逐一核对和调整,使全院的财务账和固定资产账做到了账账相符、账物相符。

第四节　医保与新农合

一、医疗保险

市中医院自1987年建院开诊后,就被高密市(县)委、市(县)政府确定为公费医疗定点医院,享受公费医疗单位的干部职工,到中医院就诊、治疗、取药、住院,其医疗费用由医院财务科与有关部门结算。

2001年,城镇职工医疗保险开始实施,为加强对医保工作的领导和管理,确保医保工作的健康运行,医院成立了由院长翟绪进任组长,由副院长王朋、曹沛德,财务科主任张聿伍,老干科主任王树丰等人组成的医保领导小组。由财务科主任张聿伍统一管理医院的医保工作,负责整体运行。老干科主任王树丰负责开具门诊慢性病处方、离休人员门诊处方、医保外伤审批和医保转诊等工作。住院处工作由吕艳霞负责医保信息录入、费用录入、离休人员记账等工作。期间,财务科全体工作人员积极学习医保

知识,建立业务流程,认真负责的工作作风为日后医院医保的健康发展奠定了基础。

2003年7月,高密市医保处下发《高密市城镇职工医保特殊慢性病门诊统筹支付范围》,医院制定门诊医保管理制度,严格规范用药与诊疗范围。

2007年1月,高密市医保处对部分住院病种实行病种结算,医院根据病种范围,加强按病种结算的管理。

2008年1月,医院制定医保考评及奖惩制度,确保临床更好地贯彻执行医疗政策。7月,城镇居民医疗保险正式实施市级统筹,将城镇居民医疗保险纳入监管范围。医院对门诊慢性病录入、离休人员记账工作进行规划调整,由住院处改到门诊挂号处记账,由门诊挂号处工作人员田凤云负责慢性病录入、离休人员记账工作。9月,社会保障卡开始更换,医院保险科积极协调工作,确保了换卡工作的顺利进行。

2010年1月,高密市医疗保险事业处将符合计划生育政策规定的城镇居民医保参保人员住院分娩费用纳入基金支付范围,实行定额结算,医院积极宣传居民生育政策,认真做好城镇居民医保参保人员住院分娩费用的保费结算工作。6月,高密市委办公室下发2010年《离休人员医疗费统筹管理暂行办法》,医院结合实际情况,规范诊疗行为、提升服务水平,严格执行各部门规定,切实保障离休人员利益。11月,为确保《潍坊市基本医疗保险、工伤保险和生育保险药品目录

（2010年版）》顺利执行，医院按要求做好药品目录数据库的维护工作。同年，医院医保办公室被潍坊市人社局授予"潍坊市先进定点医疗单位"的荣誉称号。吕艳霞荣获"潍坊市定点医疗机构先进个人"称号。

2011年4月1日，城镇职工基本医疗保险实行潍坊市市级统筹，医院根据上级文件精神，结合医院工作实际情况，积极开展工作。同年，医保办公室被潍坊市人社局授予"潍坊市先进定点医疗单位"的荣誉称号。

2012年3月，医院成立保险科，李希德担任保险科主任，保险科初建时分为医保办公室与新农合办公室。其中，吕艳霞担任保险科副主任、医保办主任，马婷婷、李娜为医保办工作人员。保险科成立后，严格认真地执行市医疗保险的方针、政策，并积极的协助市医疗保险事业处对医院的医疗保险工作进行监督和管理。全体工作人员认真贯彻执行相关法律法规、基本医疗保险及新型农村合作医疗年度服务协议等条文，加强对医院医保质量的管理，提高工作人员服务意识，促进医院医保及相关工作健康发展。同年，医保办公室被潍坊市人社局授予"潍坊市先进定点医疗单位"的荣誉称号。吕艳霞荣获"潍坊市诚信标兵"荣誉称号。

2013年，医院医保办公室被潍坊市人社局授予"潍坊市先进定点医疗单位"的荣誉称号。

2014年1月，城镇居民基本医疗保险与新型农村合作医疗统一整合为居民基本医疗保险，由吕艳霞负责医保工作。同月，聂凤云、李敏调离保险科。2014年底，保险科共有工作人员6人，李希德为主任，吕艳霞为副主任，马婷婷、李娜、杨贝贝、王海玲为科员。

2015年3月，李希德调离保险科，吕艳霞被任命为保险科主任，同时将住院处业务划入保险科，住院处工作人员8人调入保险科，负责医保及住院收款结算等工作。医院组织全院医师参加医保培训及医保测试，合格者成为定点医疗机构医保医师。在上级部门和医院的领导下，保险科根据医保规定，大力开展工作，不断完善医保考核制度，推进了医院医保工作的健康快速发展。12月，吕艳霞荣获山东省社会保险事业局授予"省医保先进个人"的荣誉称号。

2016年12月，医院门诊慢性病由门诊服务中心划入保险科管理，李娜调入保险科任副主任，负责门诊慢性病结算工作。保险科不断加强精细化管理，创新优化业务流程、规范服务行为，努力为临床科室、患者提供一站式标准化服务。建立医保查房制度，保证医保资金安全。

二、新型农村合作医疗

高密市中医院新型农村合作医疗工作起步于2003年，是年11月，高密市委、市政府根据党中央、国务院关于建立新型农村合作医疗制度、解决农村群众基本医疗保障问题的指示精神,决定在夏庄、河崖、密水等镇街进行新型农村合作医疗工作试点,要求卫生部门加强对合作医疗定点医疗机构的调度,逐步建立起"乡村卫生一体化管理、农村社区卫生服务、合作医疗"三位一体的新型农村合作医疗体制,高密市中医院被确定为新型农村合作医疗定点医院。

2005年1月,高密市委、市政府提出在全市全面实行新型农村合作医疗制度,并确定新型农村合作医疗资金由农民个人、乡镇财政、市财政和医疗机构四方共同承担,其中农民个人缴纳10元,市政每人补贴3元,镇财政每人补贴2元。同时,定点医疗机构以让利的形式,对参加合作医疗的农民给予补助,其中乡镇街卫生院每人每年补贴1元,市级定点医院对从镇街医疗机构转诊的病人,让利比例为住院药费的5%。新型农村合作医疗实施后,市中医院的新农合工作由财务科负责管理,财务科主任张聿伍具体负责医院新农合的整体运行工作。在推进新型农村合作医疗工作进程中,市中医院严格执行市新农合各项规章制度和审核程序,按照《高密市新型农村合作医疗实施办法》,对参合农民因病发生的医疗费用收费单据严格把关,认真审核,审核无误后加盖审核印记。定期将审核无误的报销收费单据交市新型农村合作医疗管理办公室统一复核。

2006年1月,高密市被列为省级新型农村合作医疗工作试点市,纳入了中央、省、潍坊市财政补助范围,各级财政的补助金额由2005年的6元,提高到30元。6月,随着新型农村合作医疗覆盖率的提高,为加强对新农合工作的领导和管理,医院在财务科设立了新型农村合作疗办公室。8月,任命王永恒为医院新农合办公室副主任。随着新农合工作力度的加大和管理制度的建立完善,医院新农合办公室根据上级部门的有关规定,进一步完善了新农合报销流程,保证了新农合工作的有序运行。

2008年,新型农村合作医疗筹资数额提高,参合农民个人筹资数额从2006年的每人10元增加到15元,各级财政的补助金额从2006年的30元增加到60元。其中,国家、省财政补助25元,潍坊市财政补助11元,高密市财政补助24元。参合农民医药费报销比例持续提高,受益范围进一步扩大。5月,王永恒调离新农合办,聂凤云调入新农合办任副主任。该年,医院根据上级有关文件精神和规定,进一步制定和完善了医院新农合住院管理办法,及时评估和考核新农合工作情况,确保了新农合工作在医院的健康运行。

2012年3月,医院成立保险科,保险科初建时分为医保办公室与新农合办公室,其中,聂凤云担任保险科副主任、新农合办公室主任,王海玲、李敏、赵雪飞为农合办工作人员。保险科的建立,将医保与新农合工作进一步精细化,不断优化业务流程,推动了新农合工作的快速发展。

2013年,医院新农合办公室被潍坊

市卫生局授予"潍坊市卫生局先进医疗单位"荣誉称号，聂凤云荣获"潍坊市新农合先进个人"称号。

2014年1月，城镇居民医疗保险与新型农村合作医疗整合并轨为城乡居民医疗保险，城镇居民医疗保险与新型农村合作医疗并轨后，医院对全院职工进行了医保政策培训，形成完善的医保数据资料，定期对比分析，加强监督与考核。

第五节　信息化建设

随着信息化社会的到来和发展，信息技术越来越成为医院提高管理水平、医疗服务质量和工作效率的有效手段，市中医院十分重视医院的信息化建设，把信息化建设作为科技兴院的重要措施来抓，积极创造条件，不断加强医院的信息化建设。

市中医院的信息化建设工作起步于1997年，医院购置微机在药房进行医药划价收费，成为高密市较早使用医院信息化系统的医院之一。

2000年9月，安装深圳天方达信息HIS系统，该系统软件包括划价收款、住院管理、药库管理、药房管理四个模块。该系统四个模块启用后，大大方便了门诊病人交费、办理住院，以及医院的药品耗材库存管理，提高了医院的管理水平。具体表现在以下四个方面。一是门诊启用划价收款信息系统后，优化了医院的门诊收费流程，医生为患者开出纸质处方后，患者持处方到收费窗口进行划价缴费，省去了患者先到药房划价再到收款处缴费的环节。二是住院处启用信息住院管理系统后，对病人的入院、出院信息、缴费、扣费、结算实现了电子信息化，病人入院时住院处工作人员在系统中进行登记，收取住院押金并打印出押金条，病人及其家属出院时凭押金条进行结算。三是药库管理系统主要专供西药库、中药库的药品进销存管理，以满足药剂科人少事多的仓库药品、卫生材料、其他材料的入库、出库管理。随时了解药库内西药、中成药、中草药、卫生材料、其他材料等货物，进货的供货商家、进出库时间、进出库数量、购进单价、购进金额、销售单价、有效期和批号和最低贮存量等功能，保证了账物相符。四是药房管理系统可实现多种功能，主要有：1. 窗口发药：调出已收费的处方，并与手工处方核对无误后发药。2. 药品入库：根据库存药品下限辅助自动生成待购药品统计，打印报表送到药库，药库实发数后打印出库单双方签字传回药房记账。3. 统计报表：药品消耗明细及汇总；各科室及医生用药明细及汇总；特殊药品的发药明细及汇总；本药房及发药人的工作量统计。根据药品的库存情况而制定采购计划表。4. 药房管理系统，完成了药品从购入到发售的全面跟踪，能为管理人员提供科学化管理所需的准确、详尽的数据信息；掌握药品单位、厂家、追踪，避免伪劣药品入院，提供库存信息，了解当前低储、高储、积压和畅销药品等。药房管理系统与门诊收费管理系统、住院收费管理系统和药库管理系统等模块实现数据共享,使它们之间便于协调统一。

2004年8月,为了完善医院信息系统,随着医院业务量的不断增长,医院重新安装了潍坊天成软件公司开发的信息系统管理软件,潍坊天成软件公司对信息系统进行了升级改版,在原来的基础上增加了护士工作站管理系统,该系统护士站管理增加了处方录入功能,由护理工作人员进行处方录入工作,主要是医生为病人开具的纸质处方医嘱,由护理人员把处方录入到系统中,处方录入完毕后,交给住院处进行处方审核,待处方审核后,病人凭相应的费用处方到相关检查科室做检查,护士凭药品处方到住院药房进行取药。通过住院信息系统实现了病人费用一日清单制。升级改版后信息数据库存储量加大,适应了医院信息数据量的存储,护士站工作信息录入工作方便快捷,信息系统在各个方面更加稳定。

2009年9月,医院增设移动蓝海短信通知信息发送平台,后更换为移动飞信信息发送系统,实现下发通知无纸化。

2010年10月,医院建立起高密市中医院网站。

2012年,医院根据上级部门的要求,结合二级甲等中医院标准及医务人员的工作需要,医院进一步加强了对信息化建设的领导和加快了信息化建设的步伐。4月,医院成立网络中心,由院办公室副主任柴传晖兼任网络中心主任。5月,通过考察调研和招标在病房楼一楼新建30㎡中心机房。7月,医院决定对现有信息系统进行了改版升级和推倒重建,并通过公开招标方式,引进使用了当时先进的山东众阳软件公司研发的HIS系统、医学检验LIS系统、体检系统。11月,医院顺利完成了新系统HIS、LIS、OA、健康查体等模块上线及新老数据转换工作。医院信息化建设的不断加强,既大大提高了医院的服务水平,又为医院节省了大量人力资源,促进了医院医护质量的提高。在HIS系统方面,在原来基础上增加六项功能。一是医疗卡管理系统:医院"一卡通"管理系统实现持卡就医、缴费、结算,直接在药房刷卡取药,代替病历号使用,可减少排队,提高医院服务质量,提高工作效率。二是划价收费系统:此系统集划价收费功能于一体,病人持卡到窗口缴费时,只需刷卡即可完成划价缴费。收款人员操作简单、易学,并与门诊药房的库存关联,无药报警。三是门诊医生工作站系统:门诊医生站系统操作更加简便,符合现代医院临床要求,并提供大量的医嘱词典数据,以及各种常用医嘱用语(如处方、检验等)均已设好了数据库,并随医师的使用频率,系统智能地重新排序,方便了医生的查询,有效地提高了工作效率和准确性。四是住院医生站系统:住院医生站管理系统是整个住院部分的中心所在,操作简单符合现代医院临床工作需要。根据住院处的特殊情况,提供不同医嘱录入方式：快捷录入、标准录入、事后录入。所有的医用字典根据使用频率，实现智能排列，有效提高医生的工作效率，更好地为患者服务。五是住院护士站系统：住院护士站管理系统是整个住院部分的中心所在，它可实现病房的床位分级管理、医嘱校对、医嘱的执行，病人在住院期间的信息管理、病房分类管理、对病房、患者信息、患者费用等相关信息的查询。六是病案管理系统：病案管理系统是病人案例资料的信息库，它不但真实、准确地反映了患者病情诊断、治疗、护理、化验等全面的信息，也是医院及医师人员医疗水平、医疗效果的真实体现，医疗科研的宝贵资料。该系统管理全面，统计细致，信息网上共享，调用查阅及时。

在医学检验LIS系统方面：它是专门为检验科设计的一套实验室信息管理系统，采用全条码工作模式，简单易用，杜绝了标本传递过程中的差错。门诊病人可以实现报告单自助打印，有效防止患者隐私泄露，避免交叉感染，减轻检验科工作人员的工作量，提高工作效率。检验无纸化，该系统能实现检验报告和检验申请单的无纸化，与其他系统无缝连接；自动扫描条码技术检验条码可以根据医院的实际需要，安排在检验医嘱申请部门或标本采集处生成条形码；检验指标危机值管理，实时通知临床医师，提高工作效率；双向交互式对接与各种自动化检验仪器实现双向数据传输，结合国际通行的标准化条码技术，在准确接收仪器数据的同时，使仪器按照试管条码信息自动与患者资料一一对应。完全代替了原来需由检验师人工操作的部分，使工作效率得到极大的提高，将检验仪器的智能化功能发挥得淋漓尽致，面向临床设计，提高了检验科为临床科室的服务水平。

在体检信息管理系统方面：该系统从医院健康检查的实际应用出发，使体检过程变得流程化、规范化，提高了体检档案管理人员的工作效率，体检档案管理工作更加准确、全面，并大幅增加了体检业务的竞争力。

2013年9月，医院开发应用OA办公系统，医院文件、科室上报信息等通过OA办公系统相互发送，基本实现无纸化办公。12月，根据上级部门的要求，电子病历、移动查房、移动护士站等模块顺利上线。移动护理是护理工作人员手持PDA机器到床边进行患者输液、服药前对患者身份进行识别和记录体征信息，简化了护士的工作流程并缩短了工作时间，大大提高了医护人员工作效率和数据信息的准确性与实时性。比如通过对医嘱执行进行实时跟踪，在患者床边记录体征信息，简化护理过程操作，提高护理效率。通过移动条形码扫描识别患者身份，在给患者输液、服药前对患者身份进行识别，完全杜绝医嘱执行中"给错药，输错液"等医疗失误的发生，从而有效避免医疗事故。无线查房系统是利用笔记本电脑代替患者病历夹，医护人员打开笔记本电脑，即可随时调阅患者的病历、护理文书、病程记录,查看医嘱、各种检验检查报告及影像资料、化验护理等信息,并可以准确地在床边下医嘱,记录病情变化,及时将相关信息传输至科室和医院的管理终端,让医生随时随地进行医疗信息的采集、录入、查询,减少患者等候治疗的时间。无线查房系统的使用将最大限度地提升医生查房的工作效率,减少患者等待时间,提升患者满意度。

2014年4月,医院信息增加了电子病历EMR系统、质量控制系统。电子病历以患者为中心进行设计,将传统的纸病历完全电子化,提供对患者完整的临床数据的访问、警示、提示和临床决策支持系统的功能。不仅含有病案首页、住院病历、出院记录、各种病程记录及手术记录等全部病历文书,而且包含各种检查与检验结果、报告信息,涵盖文字、数字、图像、医学影像等以多种电子介质为载体的患者的所有临床医疗信息,真正实现了全医疗过程的管理,同时采用行为监控引擎为医院提供了智能化的、实时的、全过程的医疗质量控制功能。电子病历EMR系统使用运行,提高了医疗质量,减少了医疗差错,极大地提高了临床医生的工作效率。质量控制系统则是与其他系统无缝对接和信息共享,通过获取患者的其他就诊信息(病历、医嘱、检验检查报告、手术信息等),辅助质控部门对临床医生的医疗行为进行质量控制,避免电子病历易出现的问题,提高电子病历的质量,提高质控人员的工作效

率,降低工作复杂度。5月,医院与山东众阳信息公司签订协议,由山东众阳信息公司派专人常驻医院,根据医院工作需要进行软件开发,后逐步更新、增添各种现代化信息设备、软件等。同时,医院建立起高密市中医院微信平台。

2015年,医院的数字化医院建设取得新进展。在全市医疗单位中率先与市卫计局信息平台建立了无缝隙对接,实现了与基层医疗单位的信息共享,为潍坊市分级诊疗工作会议提供现场。与山东众阳软件公司签订了战略合作协议,加快了全面建设数字化医院、"互联网+"医疗模式的步伐。12月,医院增加了银医通系统,患者可持医保卡直接到相关科室进行就诊、检查、缴费等工作,省去了窗口挂号环节,退费操作也变得十分便捷。

2016年,医院积极推进与山东众阳软件公司的战略合作,加快了全面建设数字化医院、"互联网+"医疗模式的步伐,对PACS、公共卫生、感染管理、心电网络、重症监护、手术麻醉等相关信息进行整合,使医疗信息实现共享。4月,医院按照《潍坊市智慧医院示范标准》,建起了精准医疗会诊中心,通过视频、音频、文字等方式,上连301医院远程会诊中心、北京同仁医院、青岛大学附属医院、济南军区总医院、潍坊中医院等多家的一大批特聘专家,开通远程会诊、培训系统,让上级医疗机构的专家学者对各种疑难杂症进行远程指导和授课;下连各镇街区卫生院,为社区和农村群众进行

第十二章
党 群 组 织

第一节　中国共产党

党组织的发展沿革

1987年5月,高密县委、县政府决定建立高密县中医院。随后,县委、县政府任命公布了由范天福、宿琪花、唐宜珍等三人组成的中医院党政领导班子,成立了县中医院党支部,宿琪花任医院党支部书记。

1987年8月,医院正式开诊,医院共有干部职工23人,其中党员8名。

1988年底,医院党支部有党员13名。

1989年9月,根据上级文件精神,县中医院由副局级升格为正局级单位,院级领导干部也随之升格,院党支部书记升格为正局级干部。

1990年3月,县中医院党支部为了便于开展党的工作和对党员进行管理教育,对全院党员划分成三个党小组并任命了党小组长。门诊部所属党员为第一党小组,单际忠任组长;病房、药房所属党员为第二党小组,王树丰任组长;院办公室、总务、财务所属党员为第三党小组,郭华任组长。7月,县中医院党员发展到17名。

1992年10月,县委、县政府对县中医院领导班子进行调整,支部书记宿琪花调离,范作升由柴沟医院调入县中医院任支部书记、院长,杨承祥任副院长、副书记。调整后的县中医院党支部由范作升、杨承祥、唐宜珍、鞠成芬、李善志等五人组成。

1994年8月,杨承祥因年龄原因不再担任党支部副书记。

1996年11月,市委对市中医院领导班子进行调整,市卫生局党委副书记邱爱兰兼任中医院党支部书记;范作升任院长、医院副书记。

1998年4月,市委对市中医院领导班子进行调整,翟绪进由市人民医院调入市中医院任副院长、副书记,中医院党支部书记邱爱兰调回卫生局,原院长、副书记范作升调入人民医院。

1999年4月,翟绪进任市中医院党支部书记。

1999年9月,管遵旭自部队转业到市中医院任党支部副书记。

2000年2月,市中医院党支部成立院党支部办公室,郭华同志任办公室主任。同时,根据医院科室和人员的变动情况,对原有的党小组及党小组长进行调整。全院共分为十个党小组。其中,医院党办、院办所属党员为第一党小组,刘政任党小组组长;财务、总务所属党员为第二党小组,张素贞任党小组组长;医务科、护理部所属党员为第三党小组,葛其旺任党小组组长;门诊部、服务站所属党员为第四党小组,姜清洁任党小组组长;内科、妇科所属党员为第五党小组,李淑霞任党小组组长;外科、手术室所属党员为第六党小组,张林新任党小组组长;急诊科所属党员为第七党小组,马训梅任党小组组长;放射、检验所属党员为第八党小组,宋亚明任党小组组长;制剂科所属党员为第九党小组,冷继家任党小组组长;药剂科所属党员为第十党小组,张立文任党小组组长。

2002年12月,孙沛调入中医院任党支部委员。

2003年12月,市委对市中医院领导班子进行调整,石丽由市妇女联合会调中医院任党支部书记,曹沛德、管遵旭任党支部副书记,免去翟绪进的市中医院党支部书记职务。

2004年3月,市中医院重新划分党小组。全院划分为五个党小组,其中,行政党小组,组长为郭华,副组长为张素贞;门诊党小组,组长为刘政,副组长为王树丰;病房党小组,组长为李金玉,副组长为秦福生;急诊党小组,组长为张佩玲,副组长为张泽君;退休干部党小组,组长为王聚义,副组长为程玉晏。

2006年9月,秦福生、张林新任医院党支部委员。

2008年4月,石丽调出,范美云由市直机关党工委调入市中医院任党支部书记。

2010年2月,市中医院党员人数达到102名,根据党章和有关规定,市中医院党组织升格,成立市中医院党委,并公布党委组成人员名单,范美云任医院党委书记,曹沛德、管遵旭任医院党委副书记,王朋、秦福生、张林新、孙沛任党委委员。3月,经市委批准同意,全院设立大内科党支部、大外科党支部、医技科室党支部、行政后勤党支部和退休老干部职

工党支部5个基层党支部。其中,曹德礼任大内科党支部书记,宋美爱任副书记,王庆秀、王桂初、张燕伟同志任委员,于勇任大外科党支部书记,赵洪乾任副书记,何大民、程鹏飞、刘亚男同志任委员;王树丰任医技科室党支部书记,颜宏伟任副书记,张立文、王丽萍、夏永厂同志任委员;郭华任行政后勤党支部书记,张聿伍任副书记,郭智贤、门忠友、刘政同志任委员;王聚义任老干党支部书记,张素贞、侯翠英同志任委员。

2012年2月,因年龄原因,管遵旭不再担任党委副书记职务。王朋任党委副书记,高思合任党委委员。

2013年5月,因年龄原因,孙沛不再担任工会主席、党委委员职务。

2015年9月,经市委组织部批准,市中医院成立西院区党支部。中医院西院区共有10名党员,通过召开党员大会进行选举,选出了由三人组成的西院区党支部,其中医学康复中心主任禚秀梅当选为西院区党支部书记。

2016年5月,因年龄原因,经市委组织部门批准,张林新不再担任市中医院党委委员职务。

2016年7月,经市委组织部门批准,刘国华任市中医院党委委员。

2016年11月,根据《党章》和《中国共产党基层组织选举工作暂行条例》的有关规定,市中医院党委召开全体党员大会进行党委换届选举。大会选出党委委员6名,其中,书记1名,副书记2名,委员3名。范美云当选为医院党委书

记,曹沛德、王朋当选为副书记,秦福生、高思合、刘国华当选党委委员。

到2016年底,市中医院党委设立6个党支部,共有党员178名。

党组织开展的主要活动和工作

1988年9月,医院党支部提出在全院中开展加强医德医风教育、端正行业作风活动,并针对医院工作实际,制定出台了关于医务工作人员道德规范和关于在卫生改革中加强医德医风教育,端正行业作风的规定。

1989年1月,医院根据县委提出的实行党政分开的决定,公布了医院党政分工的决议。院支部书记宿琪花同志重点负责医院的党务工作,院长范天福同志重点负责医院的业务工作。

1989年3月,医院根据县委部署,医院党支部提出了关于在全院深入开展跨行业优质服务竞赛活动的意见并制定了《高密县中医院优胜流动红旗竞赛条件》,成立了由院党支部书记宿琪花任组长,院长范天福任副组长,鞠成芬、王树丰、延淑芹、郭华为成员的跨行业优质服务竞赛领导小组。对跨行业优质服务竞赛活动情况,每月进行一次检查评比,优胜者发流动红旗,年底优胜者给予适当的物质鼓励。

5月,根据县委指示,医院党支部在全院党员中,广泛深入地开展了党员教育和民主评议党员活动。全院共12名党员参加评议,评出优秀党员1名,良好

党员10名,一般党员1名。在抓好党员教育和民主评议的基础上,医院制定出台了医院领导班子关于保持廉洁的规定,要求党员领导干部以身作则,发挥好党员的模范带头作用。

1990年1月,医院党支部提出进一步加强党的建设,并有针对性地制定出台了医院党支部关于端正党风及廉政建设的实施意见。

6月26日,医院党支部根据县委部署,提出关于密切联系群众切实办好几件实事的意见。

9月10日,医院党支部提出在全院深入开展"三学三创"活动的意见。"三学":学雷锋、学白求恩、学英雄模范人物;"三创":创优质服务、创文明单位、创"四有"(有理想、有文化、有道德、有纪律)新人。

1993年8月,医院党支部按照县委部署,以十四大精神为动力,深入学习邓小平理论,制定了关于搞好"一学三抓"(即:认真学习江泽民同志的"七一"讲话和社会主义市场经济知识,抓党的思想建设、抓组织建设、抓作风建设)集中党建活动的实施方案。

9月24日,医院党支部制定关于贯彻落实县委反腐败斗争、加强党风廉政建设会议精神的实施意见,对医院的党风廉政建设进行了全面部署。

1994年8月15日,医院党支部提出关于进一步抓好作风建设,强化医院管理工作运行的意见。

1996年12月,医院党支部根据市委

部署，提出在全院深入开展"学、找、建、做（学先进、找差距、建制度、做贡献）"活动的意见，要求广大党员干部以先进人物为榜样，弘扬正气，从自我做起，自觉抵制行业不正之风，促进医德医风再上新水平。

1998年3月16日，医院党支部根据市委安排部署，制定出台了关于深入开展教育整顿活动的实施意见。

4月3日，调整后的医院党支部根据市委意见和医院实际，制定公布了关于医院领导班子成员严于律己、清正廉洁的规定，提出领导班子成员，要带头讲政治、讲大局，讲奉献，严于律己，清正廉洁，要求职工做到的，领导首先要做到；要求职工不做的，领导坚决不做。

7月1日，医院党支部制定了关于加强职工思想作风建设的规定。

7月25日，医院党支部提出了加强行业作风教育整顿工作实施意见，要求全院上下狠抓作风建设和教育整顿，深化职业道德教育，进一步加强职工的思想政治工作，在教育中将思想教育与创建文明行业结合起来利用正反两方面的典型对职工，特别是对青年职工进行教育，采取多种形式，强化教育效果，对出现的好人好事及时进行表彰奖励。

2000年3月，医院党支部根据市委部署，在全院党员中开展了以提高素质、增进团结、争创一流工作为主要内容的"三讲"（讲学习、讲政治、讲正气）教育活动。要求广大党员干部要深刻认识开展"三讲"教育的必要性和重要性，认真读

书学习，进一步增强贯彻党的路线、方针、政策的自觉性和拒腐防变能力，解决群众反映强烈的突出问题，加强与人民群众的联系，发扬共产党人的政治本色和革命气节，大力推动医院各项工作的新发展。

9月27日，医院党支部制定公布了关于在全院推行政务公开制度的实施方案，提出通过政务公开，解决好群众关心的热点、难点问题，充分调动广大干部职工的积极性和创造性，进一步密切党群和医患关系，促进中医事业健康发展。

2001年2月，医院党支部根据市委部署，在全院党员干部和广大职工中，深入开展学习江泽民总书记提出的"三个代表"的重要思想教育活动。医院召开了动员大会，并制定了医院领导班子和党员学习"三个代表"重要思想教育活动配档表，对开展活动的步骤、要求、措施和目的进行了具体的部署和安排。

8月21日，医院党支部结合学习江泽民的"七一"讲话，提出和制定了在全院党员干部中开展"学党章、守纪律、正党风"教育活动的实施意见。

2002年7月，医院党支部积极贯彻潍坊市提出的在全市卫生系统争创行风建设十佳行业的活动精神，提出在全院开展一次以摆问题、订措施为主的科室管理月活动，为确保活动的顺利进行，医院成立了以院党支部书记、院长翟绪进为组长的活动领导小组，并制定了开展科室管理月活动的实施意见。

2003年1月，医院党支部根据市委

的部署安排,制定下发了关于在全院集中开展党的十六大精神教育活动的意见。

4月4日,针对全国出现非典疫情,医院党支部根据市委安排部署,为及时迅速、高效有序地处理"非典"疫情,把党中央、国务院和省委、省政府的一系列指示精神落到实处,确保医院不发生"非典"暴发流行,医院制定了"非典"防治工作方案和非典型肺炎应急预案。

5月3日,医院制定了防治"非典"工作责任书,由医院党支部书记、院长翟绪进与各办组负责人、各办组负责人与工作人员层层签订责任书。

5月30日,为应对"非典"疫情的蔓延,进一步加强防治措施,医院党支部根据市委安排部署,决定在全院开展"组建青年突击队,为抗击非典作贡献"活动。医院随即成立了以张聿伍为队长,以柴传晖、潘守市、马存刚为副队长的市中医院抗非典青年突击队。

2004年2月10日,调整后的医院党支部根据市委要求和医院实际,制定关于在全院开展教育整顿活动的意见。

2004年3月26日,医院党支部提出制定了《高密市中医院关于对医药购销和医疗服务中不正之风开展专项治理的意见》,为确保专项治理活动的深入开展和健康进行,医院成立了以院党支部书记石丽为组长,支部副书记管遵旭、副院长王朋为副组长的专项治理活动领导小组。

6月22日,根据市委部署,医院党支部提出制定了市中医院关于开展"让党徽在岗位上闪光"活动的实施意见。

7月1日,市卫生系统做出了关于表彰先进基层党组织和优秀共产党员的决定。市中医院王朋、郭华、吴明花被评为全市卫生系统优秀共产党员。

8月26日,医院党支部提出并制定了《高密市中医院关于加强医疗行风建设的实施意见》,并成立了以院党支部书记石丽为组长,支部副书记管遵旭、副院长王朋、工会主席孙沛为副组长的医疗行风建设领导小组。决定在全院范围内大力开展思想、纪律、作风教育整顿活动,规范医药购销、大型医疗设备购置、基本工程建设行为,专项治理红包、回扣等医疗服务中的不正之风。通过开通举报电话、设立投诉信箱、设置医护人员监督台、药品价格公示栏、收费价格公示栏等形式,公开接受人民群众的监督。把医德医风建设纳入医院的发展战略和制度化管理之中,使其长效化、规范化、制度化。

2005年7月5日,根据市委关于深入开展学习实践以"三个代表"重要思想为主要内容的保持共产党员先进性教育活动的部署安排,医院党支部提出并制定了关于保持共产党员先进性教育活动的实施意见,要求全院广大党员特别是党员干部按照"三个代表"重要思想和党章要求,针对各自岗位的不同特点,制定出详细的党员先进性标准。通过集中学习、开展批评和自我批评、群众评议等多种形式,使每一个党员的党性得以提高,先锋模范作用得到进一步发挥。为加强对党员先进性教育活动的领导,医院成立了以党支部书记石丽为组长,院长、副书记曹沛德,副书记管遵旭为副组长的活动领导小组。

8月10日,医院党支部提出制定了关于切实加强廉政文化建设的实施意见。

9月28日,医院党支部根据市委保持共产党员先进性教育活动的安排要求,制定关于保持共产党员先进性教育活动领导班子和支部整改方案。

2006年5月19日,医院党支部学习贯彻胡锦涛总书记关于"八荣八耻"(以热爱祖国为荣、以危害祖国为耻,以服务人民为荣、以背离人民为耻,以崇尚科学为荣、以愚昧无知为耻,以辛勤劳动为荣、以好逸恶劳为耻,以团结互助为荣、以损人利己为耻,以诚实守信为荣、以见利忘义为耻,以遵纪守法为荣、以违法乱纪为耻,以艰苦奋斗为荣、以骄奢淫逸为耻)社会主义荣辱观的重要讲话精神,提出并制定了《市中医院关于2006年行风建设工作实施意见》,对全院开展以学习"八荣八耻、廉洁从业"为核心的医德医风学习教育活动做出部署和安排。

5月20日,医院党支部制定出台了《市中医院关于开展治理医药购销领域商业贿赂专项工作实施意见》,医院成立了由党支部书记石丽任组长,副书记管遵旭、副院长王朋同志任副组长,各支部成员及有关科室主要负责同志为成员的治理商业贿赂工作领导小组。院长与科主任签订《治理医药购销领域商业贿赂专项工作责任书》,提出采取教育、监督和处罚等措施,拒绝商业贿赂,纠正违反职业道德和市场规则的不正当交易行为,健全制度,完善措施。堵塞漏洞,铲除滋生商业贿赂的土壤和条件,促进全院整体工作的提高。

8月19日,医院党支部制定出台了关于在全院开展创建学习型医院活动的实施意见。同日,医院党支部还提出制定了关于开展星星文化建设活动的实施意见。

2007年3月2日,医院党支部根据市委部署,提出在全院开展"医院作风建设集中月"活动的意见。为推动"医院作风建设集中月"活动的深入开展,医院成立了由医院党支部书记石丽任组长,副书记管遵旭任副组长的活动领导小组。

2007年6月20日,医院党支部提出和制定了《市中医院关于创建和谐医院的实施意见》,建立了院领导班子成员和谐创建联系示范点制度。提出在创建和谐医院活动中,以把解决群众反映的突出问题作为创建活动的切入点,加强教育整顿,以整治医药购销和医疗服务中不正之风为抓手,规范服务行为,开展诚信服务,严格管理药品价格和医疗检查收费,确保群众用药安全,降低社会医疗费用,提高服务质量。为推动和谐医院创建活动深入开展,医院成立了由院长曹沛德任组长、院党支部书记石丽任副组长的和谐医院创建工作领导小组,并成立了和谐医院创建工作办公室,工会主席孙沛任办公室主任,院办公室主任郭华任常务副主任。

7月6日,医院党支部制定公布了《高密市中医院关于为群众办实事的公开承诺》。

11月,医院党支部根据市委部署,深入开展贯彻落实党的"十七"大会议精神活动。提出在贯彻落实党的"十七"大会议精神活动中,要结合医院工作实际,有针对性地积极开展党的建设和党员教育活动,促进全体党员干部政治素质、敬业精神进一步提高,服务能力、自律意识进一步提高。

2008年4月11日,医院党支部做出关于转变干部作风狠抓工作落实的意见。

5月20日,医院党支部提出在全院工作中大力开展"两好一满意"(服务好、质量好、群众满意)活动,以进一步推动医院各方面工作上台阶,上水平。为推动活动的深入开展和对活动的组织领导,医院制定了2008年"满意在卫生"活动工作方案并成立了由院长曹沛德为组长、院党支部书记范美云为副组长的"两好一满意"活动领导小组。

5月,医院党支部积极发动组织支援四川地震灾区抗震救灾工作。5月12日,四川省汶川发生大地震后,医院党支部号召全院全体党员和广大职工立即行动起来,"一方有难,八方支援",积极为灾区人民捐款捐物,奉献爱心,在全院干部职工共为灾区捐款22300元的基础上,全院党员还踊跃为灾区缴纳特殊党费9850元。骨科医师于勇作为高密市卫生系统唯一自愿报名并被批准到灾区援救的医务人员,于5月28日前往灾区参加救灾工作。此外,市中医院作为救治灾区伤病员的后备医院,医院除将价值6万多元的药品送往灾区外,还从领导、技术力量、床位、车辆、血液等方面,及时做好了救治灾区伤病员的准备工作。

7月10日,为大力表彰于勇赴川抗震救灾的先进事迹,医院党支部做出了开展向于勇同志学习活动。7月12日,医院在五楼大会议室举行了于勇同志赴川抗震救灾事迹报告会,号召全院职工向于勇同志学习,全院170多名职工听取了事迹报告。

7月28日,医院第二批赴川抗震救灾的医疗队员杨家顺出色地完成了医疗救援任务,带着省长姜大明的鼓励和灾区政府赠送的锦旗载誉归来,市卫生局副局长王忠、院长曹沛德、院党支部书记范美云等局院领导及骨一科有关工作人员到高密火车站迎接。

9月20日,医院党支部为医院职工尤志赴济南捐献造血干细胞举行欢送仪式。尤志是高密市首例造血干细胞捐献者,9月25日和26日,尤志在济南军区总医院成功为白血病患者唐女士捐献造血干细胞后,于27日下午,带着由中国造血干细胞捐献者资料库管理中心颁发的捐献造血干细胞荣誉证书和中国造血干细胞捐献者荣誉奖章回到家中,并被山东省红十字会授予荣誉会员。为表彰尤志同志的无私奉献精神,10月29日,市卫生局做出了开展向尤志同志学习的活动,医院党支部也对尤志同志的无私奉献的事迹进行了宣传表彰。

10月,医院党支部圆满完成了市委组织部安排部署的党员党性分析试点工作。年初,市中医院被市委组织部确定为全市事业单位党员党性分析工作试点单位。10月份医院党支部利用近20天的时间在全院党员中,认真扎实地开展了党员党性分析工作,圆满完成了试点单位的九项分析步骤。

11月26日,医院党支部根据市委要求,积极做好包村工作,为群众办好事,办实事。医院包靠的密水街道张吉村居委会门前,有一条230米长的排水沟,由于年久失修,致使汛期村内积水严重,造成沟内垃圾堆积和沟水污染,给群众生产生活造成很大不便,医院包村工作组进驻本村后,根据群众的呼声和建议,医院决定无偿投入20多万元对排水沟进行改造,以彻底解决该村汛期排不出水、沟内垃圾和污水影响环境的问题,受到所包靠村庄群众的一致好评。

2009年3月14日,医院党支部召开深入学习实践科学发展观活动动员大会,部署为期半年的活动开展。党支部书记范美云做了动员讲话。这次深入学习实践科学发展观活动的目的是解决影响和制约医院科学发展的问题,构建有利于医院科学发展的机制,着力建设百姓满意医院,达到党员干部受教育、医院发展上水平、职工和患者得实惠的目标。要求在活动中重点抓好四个环节:一是统一思想认识,切实增强开展学习实践活动的责任感和自觉性;二是把握关键环节,全面扎实推进学习实践活动;三是要解决突出问题,着力增强学习实践活动的实效;四是要切实加强组织领导,确保学习实践活动的顺利开展。

3月24日,医院党支部针对部分医务人员法治观念不强的问题,举行学习实践科学发展观法治教育课,邀请高密市检察院监检科科长刘刚围绕预防职务犯罪这一主题,结合具体案例,为全院近400名党员干部和职工上了一堂生动的法制教育课。

4月2日,潍坊市委常委、副市长辛丕宏在高密市委书记吴建民,市长范福生,市委副书记杜洪君,市委常委、组织部部长李连成,市委常委、市委秘书长李庆华等领导陪同下,来医院对学习实践科学发展观活动进行了检查指导。辛丕宏在听取院长曹沛德和院党支部书记范美云的汇报后,对医院在学习实践科学发展观活动中创新活动载体、突出实践特色、加强文化建设等做法给予了充分肯定。

4月3日,高密市委深入学习实践科学发展观活动第二次调度会在医院举行,全市机关和事业单位的50多名负责人参加了会议。医院党支部书记范美云在会上做了《抓好三个到位,促进活动开展》的经验介绍,市委常委、组织部部长李连成在会上做了讲话并对市中医院开展活动的做法和取得的成效予以肯定和推广。

5月19日,医院党支部启动"关爱农民健康"百村万人免费查体活动,组织内科、外科、妇科、B超、心电图等科室的医务人员,自带车辆和医疗器械,到柴沟镇注沟社区高家大泮村,免费为农民群众健康查体。医院开展的"关爱农民健康"百村万人免费查体活动拟用半年时间,每周下乡2至3次,深入5个镇100个村为万名农民进行健康查体。

9月10日,医院党支部召开深入学习实践科学发展观活动大会,会议由院党支部副书记管遵旭主持,院长曹沛德讲话,管遵旭对医院深入学习实践科学发展观活动取得的成效进行了总结,指出通过深入开展学习实践科学发展观活动,医院实现了"四个新变化":党支部的创造力、凝聚力、战斗力有新变化;领导班子领导医院科学发展有新变化;党员的党性觉悟、先锋模范作用、医院全体干部职工的精神面貌有新变化;医院社会美誉度、整体医疗水平有新变化。院领导班子成员王朋、张林新、孙沛,院长助理郭华等全院70余名党员参加了会议。

2010年2月,市中医院党员人数达到102名,根据党章和有关规定,市中医院党组织升格,市委决定成立市中医院党委,并公布党委组成人员名单,范美云任党委书记,曹沛德、管遵旭任党委副书记,王朋、秦福生、张林新、孙沛任党委委员。3月,经市委批准同意,全院设立大内科党支部、大外科党支部、医技科室党支部、行政后勤党支部和退休老干部职工党支部等5个基层党支部。

2010年3月13日,医院党委召开"作风建设年"动员大会,会议由院党委书记范美云主持,院长曹沛德做动员讲话。会议提出开展"作风建设年"活动,目的是为进一步加强医院作风建设,切实解决医护人员在服务质量和作风建设上存在的突出问题,牢固树立起"公益第一、服务第一、质量第一、发展第一、奉献第一"的理念,为医院的更快更好发展做出积极的努力。为推动"作风建设年"活动的顺利进行,医院党委还制定公布了《高密市中医院关于开展作风建设年活动的实施方案》。

5月10日,根据市委部署,医院党委组织全院党员干部深入学习《中国共产党领导干部廉洁从政若干准则》和省纪委编写的《"增强制度意识、争做执行表率"教育读本》,提出并制定了关于在全院党员干部中开展"增强制度意识、争做执行表率"教育活动的意见,并成立了由党委书记范美云为组长、党委副书记管遵旭为副组长教育活动领导小组。

9月25日,根据市委关于广泛深入地开展党群共建创先争优活动的部署安排,医院党委提出并制定了市中医院党群共建创先争优活动实施意见。医院党委在开展创先争优强堡垒做先锋活动中,采取党群共建,不断创新活动内容,完善活动载体,组织党员职工公开承诺,为群众办实事、干好事、解难事,带头开展技术项目创新,增强党员的党性意识,党员的先锋模范作用得到充分发挥,党组织的战斗力、向心力、凝聚力进一步增强，有效地推动了创先争优活动的开展，达到了抓好党建促进业务工作的目的。医院开展党群共建创先争优活动的做法，不仅受到了潍坊、高密两级有关领导的好评，还代表高密市迎接了潍坊市的检查，并在高密市召开的创先争优活动调度会上做了典型发言，其经验在市活动情况简报上予以刊登。

2011年2月24日，根据市委开展"作风建设集中月"活动的部署安排，医院党委提出开展"作风建设集中月"活动的意见，并制定了在全院关于开展"作风建设集中月"活动实施方案。

3月20日，医院党委召开公立医院改革试点启动暨建设"人民满意医院"活动动员大会，拉开了公立医院改革试点工作暨建设"人民满意医院"活动的序幕。公立医院改革试点启动暨建设"人民满意医院"活动的目的是促进医院工作理念和守法理念文化底蕴的进一步形成，为推动试点工作和建设"人民满意医院"活动的顺利开展，医院党委制定了建设"人民满意医院"活动实施方案。党委书记范美云主持会议，院党委副书记、院长曹沛德做动员报告，市卫生局局长戴志锡参加了会议。

2012年4月25日，医院党委提出和制定了开展职业精神教育和如何维护医院良好形象大讨论活动实施方案。

6月26日，医院的党建工作和优秀党员受到上级表彰。其中，市中医院行政后勤党支部被评为市直机关先进基层党组织；市中医院骨一科主任、大外科党支部书记于勇被评为市直机关优秀党支部书记；市中医院办公室主任郭智贤被评为市直机关优秀党建管理员；市中医院检验科主任王丽萍和护士长张佩玲被评为市直机关优秀共产党员。

2012年11月8日，举世瞩目的党的十八大在北京召开。院党委组织广大党员干部集中收看了十八大开幕式盛况，认真听取了胡锦涛总书记所做的《坚定不移沿着中国特色社会主义道路前进为全面建成小康社会而奋斗》的工作报告。20日，根据市委部署，召开全院党员干部大会，贯彻落实党的十八大精神，要求全院广大党员干部认真学习党的十八大报告和习近平总书记的有关重要讲话精神，切实把十八大精神学习贯彻活动落实到推动医院建设发展上来。为进一步浓厚学习氛围，医院除利用橱窗、展板等信息平台进行宣传，专门在院报开设"深入学习贯彻十八大精神专栏"，从各种视角、各个角度全面展示全院上下学习贯彻的风采风貌和体会文章。

11月21日，医院党委召开转变作风提升服务能力动员大会，决定利用一年的时间，在全院开展"服务能力提高年"活动，以增强全院干部职工的主动服务意识，促进全院服务能力大提高。院党委书记范美云主持会议，院党委副书记、院长曹沛德做动员讲话，党委副书记王朋宣读了《高密市中医院关于在全院开展"服务能力提高年"活动实施意见》，市卫生局党委书记张术盛，党委委员、主任科员钟兆美出席会议。

2014年1月16日,医院党委开展到医院所包村走访慰问农村部分老党员、送温暖活动。党委副书记王朋到所包村——胶河生态农业区的大官村,走访慰问了两名老党员,分别为他们送去了大米、花生油、鱼等生活日用品。22日,党委书记范美云到医院所包村——大牟家镇张户庄村,走访慰问了两名老党员,为他们送去了大米、花生油等生活日用品。

1月21日,医院党委制定出台了关于树立医疗卫生行业新风、纠正损害群众利益行为专项整治工作方案。

4月1日,根据市委的安排,医院党委根据市委部署,召开党的群众路线教育实践活动动员大会,制定下发了实施方案,对全院开展党的群众路线教育实践活动进行了动员部署。要求全院广大党员干部充分认识开展教育实践活动的重大意义,高标准、严要求,扎实有效地做好每个环节、每个步骤的工作,做好结合文章,确保活动取得实实在在的成效。医院党委提出此次教育活动注重做好两个结合文章。一是与开展"综合服务能力提高年"活动相结合。以完善制度、落实职责、提高服务能力、服务质量为重点,认真查摆问题进行整改,促进工作提质、提速、提效,提高医院整体服务水平。二是与改进医疗行业作风相结合。改善服务态度,强化落实"二零一"工程、"客人式"服务和"真情护理"服务;改革服务模式,推行服务"短板式"管理和"缺陷"管理;改进服务流程,落实好便民利民惠民措施,让群众感受到就医的方便、快捷。把"让每一个病人满意走出医院"的理念贯彻到各项工作和医务人员的一言一行中,真正把医院建成人民群众满意的医院。

8月29日,院党委根据市委部署,召开党的群众路线教育实践活动专题民主生活会,按照"照镜子、正衣冠、洗洗澡、治治病"的总要求,以为民务实清廉为主题,以"反对四风、服务群众"为重点,坚持实事求是、民主团结,以整风精神开展批评和自我批评,认真查摆解决"四风"问题,切实改进工作作风,努力提高促进发展、服务人民群众的本领。院领导班子成员逐一做了深刻的对照检查,紧密联系思想、工作和生活实际,联系个人成长进步经历,对照征求意见情况,查摆出了自身存在的问题。班子成员相互之间也开展了诚恳、善意的批评,大家敢于揭短亮丑,把问题摆到桌面上,反映出班子成员彼此之间政治上的关心和爱护,工作上的支持和帮助。通过相互批评,大家对自己存在问题的根源有了更加清醒的认识,明确了下一步整改的方向和目标,民主生活会取得了"红脸出汗、加油鼓劲"的效果,达到了预期目的。

9月2日,医院党委按照市委开展党的群众路线教育实践活动的部署安排,召开了专题民主生活会通报会,院党委副书记、院长曹沛德主持会议并通报了专题民主生活会召开情况。曹沛德在做专题民主生活会通报情况讲话中,共通报了四项内容:会前准备情况、会议召开

习教育的实施方案》,曹沛德在讲话中医院要求全体党员深刻认识开展"两学一做"学习教育的重大意义,紧密结合实际,准确把握"两学一做"基本要求和主要任务,履行主体责任,确保学习教育工作取得实效。曹院长强调,"两学一做"学习教育基础在学、关键在做,全体党员要通过学习党章党规,学习习近平总书记系列讲话,提升思想、道德、政治素质,努力做一名讲政治、有信念,讲规矩、有纪律,讲道德、有品行,讲奉献、有作为的合格党员。各支部、各科室要紧紧围绕医院中心工作,开展"两学一做"学习教育,做好结合方案,自觉增强"四种意识"(政治意识、大局意识、核心意识、看齐意识),自觉在思想上、政治上、行动上与党中央、上级党委保持高度一致,以学习教育促进工作开展,提升医疗服务能力和水平,为医院更好更快发展做出积极贡献。市委"两学一做"督导组成员刘同杰、袁承尧和市卫计局党委副书记蔡杰及全院150余名党员参加了会议。

6月30日,医院党委举行先进党组织和优秀党员表彰大会和庆"七一"颂歌献给党联欢会,对全院涌现出的1个先进党支部、5名优秀党务工作者、29名优秀共产党员进行表彰。100余名党员干部和职工走上舞台表演了舞蹈、歌曲、小品、诗朗诵等文艺节目,热情歌颂了在党的领导下祖国的繁荣富强、医院的快速发展及医院干部职工对党的生日的真诚祝福。院党委副书记、院长曹沛德为先进党支部和优秀党务工作者颁奖,院党

委书记范美云为优秀共产党员颁奖,院党委副书记王朋宣读了表彰决定。会议指出上半年来,全院广大共产党员深入学习习近平总书记系列重要讲话精神,围绕开展好"两学一做"学习教育、"两亮三评一创"(亮身份、亮承诺;个人自评、领导点评、群众测评;创岗位奉献先锋岗)活动,先后组织党员干部到烈士陵园、市党性教育基地、市看守所等实地接受党性和警示教育,提高了党员的党性认识,增强了党员的法律意识;开展了党员亮身份、公开承诺等活动,自觉接受群众监督,增强了党员的自律意识和规矩意识,全院各党支部的战斗堡垒作用和党员的先锋模范作用得到充分发挥。西院区党支部设立爱心墙,组织党员带头为贫困患者捐助衣物等500余件;大内科党支部在党员中开展了"微型党课支部行"活动,凝聚了党员干事创业的力量。全院党员带头创新技术项目30余项;带头为一名贫困职工捐款6万余元;"党员医疗服务队"到社区、村庄、学校为群众免费查体2000余人次,得到了社会各界群众的高度赞誉。

11月24日,医院召开全体党员大会选举产生了医院新一届党委会。根据《党章》和《中国共产党基层组织选举工作暂行条例》的有关规定,此次会议主要议程是进行党委换届选举。会议严格按照《中共高密市中医院委员会党员大会选举办法》进行,实行差额直选,共推选8名候选人。大会选出医院党委委员6名,其中范美云当选为党委书记,曹沛

德、王朋当选为副书记,秦福生、高思合、刘国华当选为党委委员。

12月,医院党委认真完成了市委交办的包村帮扶工作政治任务,精准扶贫基地建设初见成效。对所包的胶河生态园区颜家太洛村,开展精准扶贫项目,医院出资流转土地80亩,建起了生态农产品和中药材种植扶贫基地,促进村集体经济不断发展壮大。投入资金12万元帮助修缮了办公场所,为300余名村民进行了免费查体,出资5000余元慰问了贫困党员和留守儿童。此项工作得到了市委的充分肯定,市委在医院所包村召开现场会,对医院的包村工作和精准扶贫项目在全市进行了先进经验推广。

市中医院历届党组织负责人更替表

姓　　名	性别	籍　　贯	出生年月	党组织名称	党内职务	任职时间
宿琪花	女	山东省高密市	1949.07	县中医院党支部	党支部书记	1987.05-1992.09
范作升	男	山东省高密市	1955.01	县(市)中医院党支部	党支部书记	1992.09-1996.11
				市中医院党支部	党支部副书记	1996.11-1998.04
杨承祥	男	山东省高密市	1940.01	县(市)中医院党支部	党支部副书记	1991.08-1994.08
邱爱兰	女	江西省瑞金市	1951.11	市中医院党支部	党支部书记	1996.11-1998.04
翟绪进	男	山东省昌邑市	1949.07	市中医院党支部	党支部副书记	1998.04-1999.04
				市中医院党支部	党支部书记	1999.04-2003.12
管遵旭	男	山东省高密市	1960.10	市中医院党支部	支部副书记	1999.09-2010.02
				市中医院党委	党委副书记	2010.02-2012.02
石　丽	女	山东省滕州市	1964.08	市中医院党支部	党支部书记	2003.12-2008.04
曹沛德	男	山东省高密市	1962.12	市中医院党支部	党支部副书记	2003.12-2010.02
				市中医院党委	党委副书记	2010.02-

续表（一）

姓　名	性别	籍　贯	出生年月	党组织名称	党内职务	任职时间
范美云	女	山东省高密市	1966.09	市中医院党支部	党支部书记	2008.04-2010.02
				市中医院党委	党委书记	2010.02-
王　朋	男	山东省高密市	1963.12	市中医院党委	党委副书记	2012.02-

2016年底市中医院党委成员登记表

姓　名	性别	籍　贯	出生年月	党内职务	党外职务
范美云	女	山东省高密市	1966.09	书记	
曹沛德	男	山东省高密市	1962.12	副书记	院长
王　朋	男	山东省高密市	1963.12	副书记	副院长
秦福生	男	山东省高密市	1965.06	党委委员	副院长
高思合	男	山东省高密市	1967.06	党委委员	副院长
刘国华	男	山东省寿光市	1973.01	党委委员	副院长

2016年底基层党支部基本情况登记表

支部名称	书　记	副书记	党员人数
行政后勤党支部	张丰伍	郭智贤	37
大内科党支部	宋美爱	刘　杰	36
大外科党支部	于　勇	赵洪乾	33
医技党支部	田立臣	王桂初	36
西院区党支部	禚秀梅		13
老干党支部	王聚义		29

2016年底市中医院党员登记表

姓　名	性别	出生年月	文化程度	入党时间
范美云	女	1966.09	大本	1989.05
曹沛德	男	1962.12	大本	1996.11
王　朋	男	1963.12	大本	1992.12
秦福生	男	1965.06	大本	2002.12
张林新	男	1962.10	大本	1986.09
高思合	男	1967.06	大本	2010.09
刘国华	男	1973.10	大本	2014.12
张聿伍	男	1971.11	大本	2000.12
郭　华	男	1958.05	大专	1980.02
刘　政	男	1959.01	高中	1983.05
张素贞	女	1954.03	初中	1976.10
王笃仁	男	1962.01	高中	2002.12
王永恒	男	1970.11	高中	1994.10
管遵旭	男	1960.10	大本	1983.06
于钦道	男	1969.04	初中	1989.07
孙　沛	女	1961.04	大本	1987.08
尤　志	男	1975.09	中专	1995.11
门忠友	男	1961.05	大本	1984.10
王树丰	男	1953.05	大专	1978.05
张培荣	男	1963.03	中专	1987.07
吴明花	女	1965.09	中专	1999.12
韩丙遵	男	1966.04	中专	2004.12
綦　伟	男	1965.04	大本	1995.12
颜宏伟	男	1964.12	中专	2006.12
孙建萍	女	1971.12	中专	1999.12
张燕伟	男	1969.05	大本	2005.12
宋美爱	女	1972.11	中专	1998.12

续表（一）

姓　名	性别	出生年月	文化程度	入党时间
王桂初	男	1972.06	大专	2007.09
张佩玲	女	1962.12	中专	1983.12
刘淑兰	女	1971.03	大专	2007.09
田立臣	男	1973.07	中专	2006.12
李金玉	女	1957.09	中专	1985.10
葛其旺	男	1951.08	大普	1973.03
王丽萍	女	1960.02	中专	1992.11
曹德礼	男	1955.03	高中	1988.10
任大伟	男	1979.09	大专	2004.12
郭美华	女	1976.06	中专	2000.12
刘　杰	男	1968.12	大专	1996.10
张秀纹	女	1973.01	中专	1996.12
朱瑞娥	女	1968.07	中专	1992.09
禹智福	男	1949.10	大普	1991.03
管　明	男	1957.06	中专	1984.12
张新伟	女	1962.09	中专	2002.10
臧振远	男	1973.05	中专	2007.09
王庆秀	女	1978.04	大本	2002.12
许　辉	男	1972.09	初中	1994.04
何大民	男	1967.02	大本	2001.11
刘雪梅	女	1966.02	大本	2001.11
侯宗敏	女	1965.12	中专	1998.10
于　勇	男	1971.01	中专	1998.11
刘亚男	女	1981.05	大本	2004.11
张　奎	男	1979.09	大本	1999.10
程鹏飞	男	1982.05	大本	2006.12
王成儒	男	1957.10	高中	1978.05

续表（二）

姓　名	性别	出生年月	文化程度	入党时间
李　娜	女	1980.10	中专	2012.12
张立文	男	1955.02	中专	1992.12
王秀芳	女	1964.11	中专	1997.07
吴振玉	男	1958.10	中专	1994.12
张泽君	男	1955.02	高中	1993.09
潘祚茂	男	1937.03	初中	1979.11
鞠成芬	女	1940.02	中专	1976.05
刘福忠	男	1940.09	初中	1975.08
薛连德	男	1936.12	中专	1982.07
鞠美丽	女	1945.05	中专	1985.05
滕庆宝	男	1942.07	初中	1968.09
杨承祥	男	1940.01	初中	1969.07
单际忠	男	1940.11	中专	1989.12
程玉晏	男	1943.06	大本	1975.12
刘爱兰	女	1948.08	大本	1970.11
马训梅	男	1944.04	中专	1984.12
冷继家	男	1944.12	高中	1991.05
朱美兰	女	1950.06	初中	1986.09
杨德香	女	1951.06	高中	1973.01
姜清洁	男	1946.05	大专	1987.07
王待天	男	1947.01	大专	1971.09
侯翠英	女	1952.09	高中	1975.09
王海华	女	1977.10	大专	2000.04
郭智贤	男	1969.12	高中	1998.05
范永明	男	1970.09	大专	2006.12
李奉祥	男	1963.11	大专	1995.08
高　展	男	1974.08	初中	1997.07

续表（五）

姓　名	性别	出生年月	文化程度	入党时间
李永刚	男	1975.10	大本	2012.12
臧鸿鹂	女	1978.02	大本	2012.12
钟　玲	女	1976.10	大本	2012.12
王洪英	女	1977.09	大本	2012.12
王秀娟	女	1976.09	中专	2012.12
孙星吉	男	1963.12	大本	1996.12
赵玉琴	女	1984.07	硕士	2009.06
邱立武	男	1963.06	大专	1992.12
王教学	男	1974.04	大本	2002.10
杜受霞	女	1985.11	大专	2011.01
王秉隆	男	1962.10	大专	1988.07
曲　艺	女	1978.11	大本	2012.07
钟志芳	女	1989.09	大专	2011.10
孙秀霞	女	1981.01	大本	2013.12
郑祥武	男	1976.01	大本	2013.12
马金聚	男	1982.12	大本	2013.12
宿春华	女	1972.05	大本	2013.12
张平熙	男	1981.10	大本	2013.12
张　希	男	1987.10	大本	2011.06
王　娟	女	1986.12	硕士	2010.09
王　赛	女	1991.02	大本	2012.11
马晓丽	女	1984.08	硕士	2012.04
刘　文	女	1985.09	大专	2007.05
唐艺文	女	1989.06	硕士	2011.12
张兆玉	女	1981.11	大本	2009.05
刘　龙	男	1985.04	研究生	2004.05
侯美香	女	1975.05	大专	2014.12

续表(六)

姓　名	性别	出生年月	文化程度	入党时间
范立雨	女	1982.05	大本	2014.12
田凤云	女	1974.10	大本	2014.12
孙培利	男	1976.05	大本	2014.12
郭振中	男	1972.08	大本	2014.12
张翠娟	女	1986.12	大本	2014.12
臧艳芹	女	1979.02	大专	2011.06
辛晓岩	女	1993.02	大本	2013.11
任晓燕	女	1979.02	大本	2015.08
赵　艳	女	1981.10	中专	2015.08
陈咏梅	女	1975.05	大本	2015.08
李德清	女	1980.10	大本	2015.08
孙晓峰	男	1984.10	大本	2015.08
刘　洋	男	1987.02	硕士	2013.09
崔　伟	男	1979.09	大本	2016.12
赵永超	女	1983.11	大本	2016.12
魏　华	男	1984.04	大本	2016.12
赵剑鹏	男	1984.01	大本	2005.11
昝世清	男	1992.06	大本	2015.11
赵　倩	女	1989.11	专科	2010.11
纪晓凤	女	1986.11	专科	2006.05
葛治军	男	1973.05	专科	1994.07
王西敏	男	1981.02	专科	2005.11

第二节 工会

工会发展沿革

1987年8月20日,高密县中医院正式开诊。开诊时医院共有干部职工23人。

1988年10月20日,经高密县总工会批准同意,县中医院召开医院工会成立大会,全院45名工会会员参加了成立大会,县总工会副主席程同和、卫生局副局长李敬友出席了成立大会,院长范天福主持会议,大会进行了投票选举,选举出了由宿琪花、王树丰、鞠成芬、吕智福、李承义5人组成的医院工会委员会,宿琪花当选为医院工会主席。医院工会成立后,各科室随即成立了工会小组。

1989年1月26日,医院公布了党政分工的决议。院党支部书记兼工会主席宿琪花重点负责党务、工会和共青团的日常工作,同时负责后勤工作。

1990年3月,医院工会对工会委员工作进行分工:工会主席宿琪花负责抓全面工作;郭华协助主席工作,并做好组织工作;鞠成芬负责女工和计划生育工作;王树丰负责宣传工作;吕智福负责文体工作。

1991年10月,根据县委和县总工会意见,对县中医院工会主要领导进行调整,李善志调入县中医院任工会主席。

1992年11月,李善志调县卫生局工作,医院工会工作由副院长、副书记杨承祥负责。

1994年8月,程玉晏调入中医院,任副院长并负责医院工会工作。

1996年11月,王聚义调入县中医院任工会主席。

2002年3月,因王聚义同志退二线,由医院党支部副书记管遵旭兼任工会主席。

2002年12月,孙沛调入市中医院任医院工会主席。

2004年2月,高密市中医院第三届职工代表大会第一次会议召开,大会选举产生了新一届医院工会委员会,新一届医院工会委员会由孙沛、郭华、王林彬、吴文娟、李金玉、张清洲、张聿伍、延淑芹、侯翠英等9人组成。其中,孙沛任医院工会主席。同时,工会还成立了经费审查委员会和女工委员会。其中,医院经费审查委员会由侯翠英、王笃仁、王永恒3人组成;医院女工委员会由延淑芹、李金玉、王丽萍、吴明花、尹红花5人组成。

2009年1月21日,医院第四届职工代表大会一次会议召开,会议选举产生了由孙沛、郭华、李金玉、张清洲、张聿伍、延淑芹、刘国华等7人组成的新一届市中医院工会委员会,孙沛当选为工会主席。

2013年5月,孙沛不再担任医院工会主席。

2014年6月27日,医院召开第五次职工代表大会,会议选举产生由张聿伍、孙秀霞、王永恒、范美艳、杜坤一、范永明、刘杰 7 人组成的新一届工会委员会，其中张聿伍任工会主席。会议还选举产生了以王永恒、聂凤云、郭丽为成员的医院经费审查委员会；以孙秀霞、张春红、李娟、邱艳、禚秀梅、王建凤、王洪英为成员的医院女职工委员会。

主要活动

医院工会委员会在医院党委的领导下，按照《工会法》和《工会章程》开展工作。工会的主要职责是坚持以医院的建设发展为中心，维护职工群众的合法权益，为职工说话办事，积极组织职工参与医院的民主管理和民主监督，参加医院的建设与改革，代表职工对医院的重大事项进行民主决策，促进医院的建设和发展。组织职工开展文体活动、送温暖活动等，调动广大职工的工作积极性，加强医德医风建设，建立和谐医患关系，努力建设一支医德好、作风正、技术精的高素质的职工队伍。

1989 年 3 月 20 日，医院提出关于开展跨行业优秀服务竞赛活动并发布了《高密县中医院优胜流动红旗竞赛条件》，工会组织全院广大职工积极响应，在全院上下广泛开展了以"五比五赛"（比职业道德、赛医院信誉；比工作质量，赛服务作风；比医疗质量，赛"双增双节"效果；比遵纪守法，赛劳动纪律；比团结互助，赛协作风格）的跨行业优秀服务竞赛活动，收到了良好的效果。

1989 年 8 月 7 日，医院工会因职工住房困难问题，协助医院领导向县计委递交了关于申请建宿舍的请示报告；8 月 17 日，医院就职工宿舍建设问题进一步征求了广大职工的意见建议。

1990 年 3 月，医院提出深入开展跨行业优秀服务竞赛活动，并确定了跨行业优质服务竞赛参赛条件。其竞赛条件：比职业道德，赛行业信誉；比工作质量，赛服务作风；比贡献，赛优质服务；比安全生产，赛"双增双节"效果。

9 月 10 日，医院开展了"三学三创"活动，即：学雷锋、学白求恩、学英雄模范人物；创优质服务、创文明单位、创"四有"（有理想、有文化、有道德、有纪律）新人。

1991 年 5 月 15 日，医院根据上级文件精神，制定了干部职工公休假的几条规定。

1992 年 11 月 30 日，医院工会协助院领导班子制定了职工公费医疗管理的暂行规定。

1993 年 2 月 12 日，高密县总工会对1992 年度全县先进基层工会工作先进单位和先进个人进行表彰。中医院工会财务工作被评为先进单位，荣获二等奖。

1995 年 4 月 24 日，医院工会协助院领导班子提出了动员职工入股集资添置全自动血细胞计数仪的实施办法。

1996 年 3 月 28 日，为加快医院建设步伐，解决医院建设中存在的资金短缺问题，医院工会协助领导班子制定出爱院风险抵押金的实施办法。风险抵押金实行有息存放（按一年期银行息），每年一次兑息，并根据各人的实际情况和医院的财力进行择期还本。

1998年6月4日，医院为加强民主管理，让职工参政议政，为医院发展献计献策，增加医院政务工作的透明度，减少医院重大决策的失误，医院成立了以工会主席王聚义为主任委员的由11人组成的"医院民主议事委员会"。

2000年1月23日，高密市中医院工会委员会被市总工会评为"民主管理先进单位"。

8月10日，医院工会为切实解决医药购销中的不正之风等群众反映强烈的热点问题，协助医院领导制定出了在全院开展行风民主评议活动的实施意见。

2003年1月14日，医院制定并公布关于职工参加科研、论文、院外学术会议的有关规定。

2003年5月30日，为应对"非典"疫情的蔓延，进一步加强防治措施，医院工会配合院领导在全院大力开展"组建青年突击队，为抗击'非典'作贡献"活动。抗"非典"青年突击队队长为张聿伍；副队长为柴传晖、潘守市、马存刚。

2005年3月25日，医院公布职工子女升学奖励办法。凡本院职工，其子女由高中升入正规大学，且为一批录取者，医院一次奖励该职工人民币1000元。

2006年5月，医院工会配合医院领导在全院范围内开展了首届德医双馨医护人员评选活动，全院共评选出秦福生、刘国华、郭杰、李金玉、高思合、李娟、张佩玲等7人为"德医双馨医护人员"，医院对获得这一荣誉称号的人员进行了表彰奖励。

2008年5月，医院工会积极开展支援四川省地震灾区抗震救灾活动，5月12日四川省汶川发生的里氏8.0级地震后，医院工会积极响应上级"一方有难，八方支援"的号召，在第一时间组织全院职工为灾区人民捐款22300元，本院骨一科医师于勇作为高密市卫生系统第一名到灾区援救的医务人员，奔赴灾区，参加救援。

12月26日，市人事局、卫生局在医院召开编外人员竞聘动员会，市中医院自建院到2008年，积累了100多名临时工，对此，在医院市委市政府的支持下，积极争取政策支持，制定了市人事局、市卫生局、市中医院《关于中医院现有临时工作人员择优聘用合同制工作人员的办法》。通过报名、资格审查、笔试、民主评议和奖励加分相结合的方法，录用了112名合同制职工。

12月31日，医院工会举办高密市中医院"和谐之声"文艺晚会，来自全院各科室的85名职工参加了演出，来自职工、职工家属、住院患者及家属300余人观看了演出。

2009年1月21日，医院第四届职工代表大会一次会议召开，全院120名职工代表参加了会议。会议审议通过了《市中医院2008年度工作报告》《市中医院2008年财务预算执行情况和2009年财务预算草案的报告》《市中医院2009年工作计划》和《市中医院2009年科室综合目标管理方案》，听取了工会主席孙沛所做的《工会工作报告》、院长曹沛德所做的《职工代表提案解答报告》，对职工代表提出的《关于强化节约意识的提案》等16条提案分别进行了解答。市总工会副主席谭传宗、卫生局工会主席王作玲出席会议并讲话。

2009年5月8日，医院组织全院各科室和职工，举行了"健康伴我行"拔河比赛。本次拔河比赛丰富了职工的业余生活，促进了科室之间的沟通，增进了同事间的友谊。通过比赛，员工们强健的体魄和顽强的意志得到了充分体现，团结一心，奋力拼搏的精神也得到了彰显和印证。

2009年5月12日，医院工会举办庆祝512护士节"践行科学发展观，做患者满意的好护士"主题演讲比赛。

2009年9月29日，医院举行庆祝中华人民共和国成立60周年"祖国在我心中"联欢晚会，整台晚会气势恢宏、精彩纷呈、高潮迭起，会场掌声连连。市直党工委书记王聚才，市卫生局党委委员、工会主席王作玲，医院领导班子全体成员出席并观看了晚会。

2010年1月26日，医院制定并发布关于编外合同制职工工资待遇的实施办法，使医院编外合同制职工的工资待遇走上规范化、制度化的轨道。

2月5日，医院召开第四届职工代表大会二次会议，全院114名职工代表参加了会议。会议审议通过了《医院2009年度工作报告》《医院2009年财务预算

执行情况和2010年财务预算草案的报告》《医院2010年工作计划》《医院2010年科室综合目标管理方案》，听取了院长曹沛德所做的《职工代表提案解答报告》。

3月25日，医院召开创建"真情护理"服务品牌动员大会。服务品牌是医院创新发展的重要组成部分，"真情护理"就是要求全院护理人员树立起主动服务、微笑服务、超值服务的工作理念，体现"以人为本"的人性化服务，确保让每一位病人满意走出医院。市卫生局工会主席王作玲同志出席大会并讲话，医院党委书记范美云同志做了动员讲话，副院长张林新宣读了《关于创建"真情护理"服务品牌的实施意见》，医院工会主席孙沛出席会议，总护士长延淑芹主持会议，全院护理人员参加会议。

9月29日，医院工会组织医院职工积极参加市卫生局组织的全市卫生系统首届职工运动会，取得了优异成绩。医院工会组织了由68名运动员参加的市中医院体育代表团参赛，运动会期间，市中医院先后共获得集体奖3个，单项奖41个，其中个人项目第一名9个，获奖成绩和数量均列卫生系统各单位之首。

2011年1月29日，医院召开四届职工代表大会三次会议，全院114名职工代表参加了会议。会议审议通过了《医院2010年度工作报告》《医院2010年财务预算执行情况和2011年财务预算草案的报告》《医院2011年工作计划》和《医院2011年科室综合目标管理方案》，

听取了院长曹沛德所做的《职工代表提案解答报告》，对《关于建立闲置资源登记本的提案》等四项优秀提案进行了表彰奖励。

3月3日，医院召开庆"三八"表彰暨先模事迹报告会，对一年来涌现出的2个巾帼文明岗、18名巾帼岗位明星进行了表彰奖励。市妇联副主席王丽萍、市卫生局工会主席王作玲出席会议并讲话。院党委书记范美云主持会议，工会主席孙沛宣读了高中医〔2011〕9号文件《关于表彰"巾帼文明岗"及"巾帼岗位明星"的决定》。会上还邀请了全国"五一"巾帼标兵、高密市女企业家联谊会会长、山东高密金亿机械制造有限公司董事长马金英做了先模事迹报告。

5月10日，为进一步加强护理管理工作，医院提出并制定了《高密市中医院关于加强护理管理工作的有关规定》，这一文件经院职工代表大会讨论通过后，予以执行。

5月12日，医院工会组织职工参加卫生局组织的庆祝第100个"5·12"国际护士节表彰大会，会上医院组织演出的医护工装秀节目，用独特的视角展示了中医院各个岗位的工作场景，得到了与会观众和领导好评。

7月27日，经院职工代表大会讨论通过，医院做出关于购买单身职工和实习学生公寓的决定，为单身职工和实习学生改善了工作和学习条件。

2012年4月26日，医院制定公布关于开展职业精神和如何维护医院良好形象大讨论活动实施方案。

9月6日，医院工会组织医院职工积极参加高密市卫生系统开展的女职工岗位创新技能大赛活动。医院职工刘晓媛、牟晓玉、王伟、刘柳等人在市卫生系统女职工岗位创新技能大赛理论中荣获优异成绩。

2012年12月，医院工会被高密市总工会评为市先进基层工会。

2013年3月6日，医院提出在全院广泛深入开展"和谐医院""和谐科室""和谐家庭"创建活动，活动以创建"和谐医院""和谐科室""和谐家庭"为载体，以社会公德、职业道德、家庭美德教育为主线，通过和谐活动的创建，进一步弘扬新风正气，密切医患关系，促进医院各项工作健康发展。为加强对活动开展的领导，医院成立了由院长曹沛德任组长、党委书记范美云、党委副书记王朋、工会主席孙沛任副组长的活动领导小组。

3月12日，医院为充分调动全院广大职工的积极性，提出制定了2013年科室绩效考核管理办法，职工工资由岗位工资和绩效工资两部分组成，岗位工资由医院按有关规定全额发放，绩效工资由医院按各科工作实绩提取到各科室，由科室职工的工作情况分别发放。新出台的绩效考核方案，引入"股份"理念，强化了绩效考核，建立起医院、科室投入与产出、贡献与回报的合理分配运行机制，实现了医院、科室、个人共赢的目标。

3月19日，医院召开四届五次职工代表大会，院长曹沛德做了提案解答报告,全体参会职工代表审议并表决通过了《2013年科室绩效考核管理办法》《2013年工作计划》《2012年财务预算执行情况和2013年财务预算报告》。会上,还宣读表彰了《重症医学科规范化建设与管理》等9项优秀提案。会议号召全体职工代表要继续树立医院发展我的责任的主人翁意识,同心同德,攻坚克难,救死扶伤,开拓进取,为保障人民群众身体健康,促进医院更好更快发展做出更大的贡献。

5月18日,全国助残日前夕,院党委书记范美云,副院长秦福生、工会主席孙沛会同市残联的负责同志到残疾人康复中心,看望了正在康复治疗的部分残疾儿童,并为4名家庭困难、康复治疗时间长的残疾儿童发放了11000余元的康复补助。其中残联发放4000元,医院发放7000余元。

5月28日,医院党委书记范美云、副书记王朋、工会主席孙沛带领医院工会、妇委会、团委工作人员到李家营向阳幼儿园看望慰问了所包的大官庄村3名困难儿童,送去了助学金和孩子们喜欢的图书、书包等学习用品,把关爱和温暖送进了孩子们的心田。同时,还去注沟教委宿舍看望了曾结对帮扶春蕾女童田丽萍的父母,为他们送去鸡蛋等生活用品及慰问金。

2014年3月20日,医院召开四届六次职工代表大会,院长曹沛德作代表提案解答报告,对整理汇总的四大项、22条提案进行了解答,并对提案的落实情况

进行了安排;党委书记范美云主持会议;党委副书记王朋做了2014年科室绩效考核方案修订说明;副院长秦福生宣读了医院《2014年工作计划》;财务科长张聿伍做了医院《2013年财务预算执行情况和2014年财务预算(草案)的报告》。参加会议的104名代表以举手表决的形式通过了医院《2014年科室绩效考核方案》《2014年工作计划》《2013年财务预算执行情况和2014年财务预算(草案)报告》。

5月14—15日,医院利用两个下午的时间,举行了职工运动会,共开展了拔河、绑腿跑、背球、跳绳等四项体育比赛项目活动,全院有100多名职工参加了比赛,充分展示了良好的团队精神和高尚的比赛风尚,活跃了职工的文体生活,达到了强身健体的作用。

6月27日,医院召开第五届职工代表大会,院长曹沛德做工作报告,党委书记范美云主持会议。选举产生了由张聿伍、刘国华、王永恒、孙秀霞、杜坤一、范美艳、范永明、刘杰等8人组成的新一届工会委员会,张聿伍当选为新一届工会主席。会议还选举产生了工会下设的经费审查委员会和女职工委员会。市总工会副主席邱元军、市卫生局工会主席王作玲到会指导并讲话和致辞,新当选的工会主席张聿伍表态发言。

7月3日,医院召开由职工代表参加的选举院务监督委员会会议,经无记名投票,选举产生了由刘国华、杜长征、王笃仁、张秀纹、王友兰5人组成的医院首

届院务监督委员会。院务监督委员会的主要职责是:对医院贯彻执行党的路线、方针、政策、国家法律法规情况以及执行职工会议、职工代表会议决定和决议情况进行监督。参与制定医院财务预算和各项财务管理制度,监督医院投资建设、更新设备情况和专病专科项目建设、医疗技术更新等情况;监督职称评聘、人员外出进修、岗位竞聘等情况,对医院资金、资产和资源的管理进行监督,具体包括:医院资金流向、费用开支等情况进行监督检查;对院务公开和党务公开等制度落实情况进行监督,对公开内容是否全面真实,公开时间是否及时,公开形式及程序是否规范等进行审查;对院级重大事项民主决策情况进行监督;监督院务决策是否按照规定程序进行,及时指出和纠正违反政策程序的行为等等。市纪委第二纪工委书记孙术勤、市卫生局主任科员钟兆美出席会议并对选举过程进行全程指导监督。

9月26日,医院选拔了96名运动员参加卫生局组织的第三届全市医疗系统职工运动会,获得良好成绩。其中,男子4×100m、女子4×100m接力赛获得比赛第一名,篮球比赛获得第二名,男子拔河获第三名,女子拔河均获六等奖;个人赛项多个项目第一名,取得了总成绩第一名的好成绩。

2015年3月23日,医院召开五届一次职工代表大会,136名职工代表在大会上积极建言献策,参与医院重大事项决策,举手表决通过了医院《2015年科室绩效考核管理办法》《2015年工作计划》《2014年财务预算执行情况和2015年财务预算(草案)报告》。会前,医院下发了《2015年科室绩效考核管理办法》《医院2015年工作计划讨论稿》充分征求各位代表的意见建议。会上,院长曹沛德做了代表提案解答报告,对整理汇总的四大项共43条提案进行了解答,并对提案的落实情况进行了安排部署。

5月,医院工会建立起了走访慰问制度,采取定期与不定期相结合的方法,对医院职工及其家庭进行走访慰问。

12月5日,医院为272名职工缴纳了潍坊市职工互助保险,使这些职工的住院医疗费用可以享受二次报销。

2016年3月30日下午,医院召开五届二次职工代表大会,院长曹沛德做提案解答报告,对职工代表提出的提案进行了解答,并就每项提案的落实做了安排部署。全院共145名职工代表参加了会议。会上,与会职工代表举手表决通过了《2016年科室绩效考核管理办法》《2016年工作计划》《2015年财务预算执行情况和2016年财务预算的报告(草案)》。

6月25日,医院召开五届三次职工代表大会,与会职工代表讨论并通过了《高密市中医院关于专业技术职务竞聘及岗位等级聘用的实施方案》。党委副书记王朋宣读了实施方案并为职工代表们详细讲解了下一步医院关于职称聘任的办法,要求职工代表们向其他职工传达好方案精神,学习领会好此方案,根据方案要求,找出差距,尽早实现职称聘任。工会主席张聿伍主持会议,全院155名职工代表到会参加了会议。

7月10日,为加强和规范医院工会的各项经费管理工作,医院建立了高密市中医院工会委员会银行账号。

9月26日至27日,医院组织职工参加市卫生局组织的全市卫计系统的第四届职工运动会,医院选派了126名运动员参加了比赛获得良好成绩。其中,男子两支4×100m接力队分别获得第一名和第二名;女子接力获得第二名;篮球比赛获得第二名;男子拔河第二名;女子拔河第三名;多项个人赛项第一名,总成绩获得第一名。

11月10日,医院为全院697名职工全部缴纳了职工互助保险,住院费用可以享受二次报销。

12月19日,市中医院召开五届四次职工代表大会,公布《高密市中医院2016

年人事代理制职工中级职称聘任实施办法》。院长曹沛德出席会议并向职工代表们详细解读了本办法,工会主席张聿伍主持会议,全院148名职工代表参加了会议,通过讨论,职工代表大会表决同意了该办法的实施。

多年来,医院工会认真贯彻落实《工会法》和《工会章程》,卓有成效地开展工作,取得了一定的成绩。2004年12月,医院工会被潍坊市总工会评为"职工代表大会先进单位";2008年12月,被潍坊市总工会评为"职工代表大会先进单位";2010年3月,被高密市总工会评为"先进基层工会委员会";2011年3月,被潍坊市厂务公开民主管理评选小组评为"全市厂务公开民主管理工作先进单位",从2012年到2016年连续5年被高密市总工会评为"先进基层工会委员会"。

市中医院工会历任负责人一览表

姓　名	性别	籍　贯	职务	任职时间
宿琪花	女	山东省高密市	工会主席(兼)	1988.10—1991.09
李善志	男	山东省高密市	工会主席	1991.10—1996.09
王聚义	男	山东省高密市	工会主席	1996.09—2002.03
管遵旭	男	山东省高密市	工会主席(兼)	2002.03—2013.12
孙　沛	女	山东省莱阳市	工会主席	2003.12—2014.06
张聿伍	男	山东省高密市	工会主席(兼)	2014.06—

市中医院第一届工会委员会委员一览表
（1988年10月）

姓 名	性别	籍 贯	出生年月	职务
宿琪花	女	山东省高密市	1949.07	主席
王树丰	男	山东省高密市	1953.05	委员
鞠成芬	女	山东省高密市	1957.10	委员
呙智福	男	山东省高密市	1949.01	委员
李承义	男	山东省高密市	1962.10	委员

市中医院第四届工会委员会委员一览表
（2009年1月）

姓 名	性别	籍 贯	出生年月	职务
孙 沛	女	山东省莱阳市	1961.11	主席
郭 华	男	山东省高密市	1958.10	委员
李金玉	女	山东省高密市	1957.10	委员
张清洲	男	山东省高密市	1961.01	委员
张聿伍	男	山东省高密市	1971.11	委员
延淑芹	女	山东省滨州市	1958.05	委员
刘国华	男	山东省寿光市	1973.10	委员

市中医院第五届工会委员会委员一览表
（2014年6月）

姓 名	性别	籍 贯	出生年月	职务
张聿伍	男	山东省高密市	1972.11	主席
刘国华	男	山东省高密市	1973.10	院务监督委员会主任
王永恒	男	山东省高密市	1970.11	经费审查委员会主任
孙秀霞	女	山东省高密市	1981.01	女工委员会主任
杜坤一	男	山东省高密市	1980.07	委员
范美艳	女	山东省高密市	1974.09	委员
范永明	男	山东省高密市	1969.09	委员
刘 杰	男	山东省高密市	1968.02	委员

妇女工作

市中医院具有女职工人数多、占职工比重大的特点,女工工作是医院工作的重要组成部分。到2016年底,医院共有女职工465人,占全院职工总人数的57.62%,女职工中有高级职称的9人,有中级职称的115人。

市中医院自建立以来,十分重视女工工作,始终把提高女工地位、改善女职工工作环境,加强女职工素质教育作为重要任务来抓,引导女职工树立自尊、自主、自爱、自强的"四自"精神,充分调动女职工的积极性和创造性,发挥她们在医院管理、医疗、护理等工作中的骨干作用;帮助女职工学政治、学文化、学业务,增强身体素质;组织女职工积极参加各类技术练兵及竞赛,大力开展巾帼建功立业活动,维护女职工合法权益,组织各类文体活动和公益活动,丰富女职工业余文化生活,使女职工在促进医院又好又快的发展大局中发挥出了积极作用。

1988年10月,中医院工会成立,工会下设女工小组,由工会委员鞠成芬负责女工工作。

1989年3月,医院开展跨行业优秀服务竞赛活动并提出《高密县中医院优胜流动红旗竞赛条件》,要求各科室对开展跨行业优秀服务竞赛的工作情况每月进行一次检查评比,优胜者发流动红旗,年底优胜者给予适当的物质鼓励,全院广大女职工踊跃参加,取得良好效果。

1990年3月,根据县委、县政府关于在全县深入开展跨行业优质服务竞赛活动的意见,医院提出并确定了以"五比五赛"为主要内容的跨行业优质服务竞赛参赛活动。其主要内容是:比职业道德,赛行业信誉;比工作质量,赛服务作风;比贡献,赛优质服务。在活动中多名女职工以优异成绩受到县、县卫生局和医院的表彰奖励。

1990年9月,医院开展了"三学三创"活动,即"学雷锋、学白求恩、学英雄模范人物;创优质服务、创文明单位、创'四有'(有理想、有文化、有道德、有纪律)新人"。在活动中多名女职工被评为先进个人。

1996年8月,医院开展创建爱婴医院工作,以女医护人员为主体的妇产科、小儿科、护理部全力投入到创建工作,受到上级业务部门和社会各界的好评。

2003年6月20日,市中医院制定公布了报销女职工分娩费用的有关规定,规定提出女职工分娩费用未纳入基本医疗保险范围的,由医院报销女职工分娩费用。

2004年2月26日,在第三届职工代表大会第一次会议上,选举产生了由孙沛、延淑芹、李金玉、王丽萍、吴明花、尹红花等6人组成的医院女工委员会,其中,孙沛任妇委会主任。

2005年10月,医院先后举办了主题为"主动服务,满意病人"的树立妇女形象研讨会和女职工保健知识讲座;开展了争创"巾帼文明岗和巾帼岗位明星"的双争活动。

2007年2月7日,孙沛获得高密市"优秀妇委会主任"的称号。

3月8日,医院举办庆"三八""主动服务,满意病人"研讨会。

2008年6月1日,六一国际儿童节期间,孙沛、延淑芹等医院妇委会负责人看望春蕾女童和田丽萍、于小燕、刘振等贫困家庭儿童,并组织女职工到学校为儿童免费查体活动。

2009年1月21日,在医院召开的第四届职工代表大会一次会议上,选举产生了新一届医院妇委会,院工会主席孙沛兼任医院妇委会主任。

2009年3月6日,医院召开庆"三八"暨妇女工作表彰大会,对全院涌现出的2个巾帼文明岗、10名十佳星级护士、5名优秀女职工、5名礼仪服务明星进行了表彰奖励。会议由医院工会主席孙沛主持,延淑芹宣读了《高密市中医院关于表彰巾帼文明岗、十佳星级护士、优秀女职工、礼仪服务明星的决定》,市妇联副主席刘玉梅、市卫生局工会主席王作玲、妇委会主任王梅及医院领导范美云、孙沛为获奖科室及个人颁奖。

2009年6月,医院妇委会积极响应上级号召,在医院党委领导下,深入开展党群共建创先争优活动。

2009年8月,医院邀请李国华教授来医院讲授礼仪知识,在全院开展了推广服务礼仪形象大使活动。

2009年9月19日,医院召开开展关爱患者活动动员大会。会议由医院工会

主席孙沛主持,副院长张林新宣读了《关于在护理人员中开展关爱患者活动的意见》,院党支部书记范美云做了动员讲话。范美云在讲话中提出要充分认识这次活动的重要意义。开展好这次活动是医院发展的需要,是改变当前护理理念、提高服务质量的需要,是护理人员个人发展、自身价值实现的需要。护理部、各临床护理组要进一步强化措施,切实把以"四心""四多""四声""四个一样"为主题内容的活动落到实处。"四心",即对患者有"女儿般的孝心、姊妹般的关心、阿姨般的爱心和医者的仁心";"四多",即对患者多一点尊重,多一点文明,多一点解释,多一点鼓励。"四声",即对患者来有迎声,问有答声,走有送声,反映问题有回声;"四个一样",即生人熟人一样尽心,忙时闲时一样耐心,上班值班一样细心,批评表扬一样接受。要切实加强组织领导,建立领导责任制和考核奖惩责任制,明确责任,精心组织,严格考核,扎实推进。她强调,力争通过三个月的集中活动,让每一位医护人员视患者为亲人,用女性特有的柔情、爱心,关爱每一位患者,将亲情服务、主动服务、感动服务成为自觉行动,确保实现让每一位患者满意走出医院。市妇联副主席刘玉梅、卫生局工会主席王作玲,医院领导范美云、张林新、孙沛,全院100多名护理人员参加了会议。

2009年9月29日,医院举行庆祝中华人民共和国成立60周年"祖国在我心中"联欢晚会,整台晚会气势恢宏、精彩

纷呈、高潮迭起，会场掌声连连。舞蹈《今天是你的生日，我的祖国》、小合唱《中国人》、女声独唱《烛光里的妈妈》、诗朗诵《我爱你中国》等节目表达了医院职工对伟大祖国60华诞的祝福，诗配乐《前进中的中医院》等节目表现了医院职工为发展医院、建设祖国贡献力量的雄心壮志。

2009年10月，医院职工邱艳在市妇联组织的"改革开放与妇女发展"演讲比赛中获三等奖。

2010年3月3日，参加市妇女第十一次代表大会的480余名妇女代表在报到时，每人领到了一张由市中医院为他们发放的免费健康查体卡，她们持卡可到市中医院健康查体中心免费查体。

3月4日，为纪念"三八"国际妇女节100周年，医院召开中层以上女干部座谈会，医院党支部书记范美云、工会主席孙沛出席会议并代表院委会向女职工致以节日的问候，并为每位到会的女职工赠送了查体卡。医院总护士长延淑芹主持会议，参加会议的有医院各科室的女性科室主任、女性业务主任、护士长及各女职工小组的组长。

2011年3月3日，医院召开庆"三八"表彰暨先模事迹报告会，对一年来医院涌现出的2个巾帼文明岗、18名巾帼岗位明星，进行了表彰奖励。市妇联副主席王丽萍、市卫生局工会主席王作玲出席会议并讲话。院党委书记范美云主持会议，工会主席孙沛宣读了医院《关于表彰"巾帼文明岗"及"巾帼岗位明星"的决

定》。会上还邀请了全国"五一"巾帼标兵、高密市女企业家联谊会会长、山东高密金亿机械制造有限公司董事长马金英做了题为"女性的美丽人生——快乐职场讲述"先模事迹报告。

3月8日，医院举办了"高密市中医院妇女发展论坛"。卫生局工会主席王作玲、院长曹沛德、党委书记范美云、工会主席孙沛出席了活动。当晚，医院举行了"三·八"联欢晚会，全院女职工自编自演了舞蹈、诗朗诵、健美操、三句半、走秀等19个节目，展示了女职工的良好精神风貌。

6月1日，六一国际儿童节期间，医院妇委会在院领导的带领下，到柴沟镇注沟村和于戈庄小学看望3名春蕾女童，送去助学金和图书，共计2800元。

2012年1月，春节前夕，范美云书记与市妇联领导到包靠村密水街道西隅村看望了5名贫困老党员，并送去了每人价值250元的查体卡，同时看望了贫困女童，共计资助2000余元。

3月6日，医院举办"医院是我家，发展靠大家"征文比赛和推荐好书，开展了"做书香女人，品幸福人生"读书交流会活动。

3月8日，医院举办庆三八"展巾帼靓丽风采，建人民满意医院"联欢会。

5月10日，医院举办庆祝5·12护士节"国医飘香，情满医院"暨第三届德艺双馨人员评选颁奖联欢会，对41名星级护士，20名优秀临床护士、6名德艺双馨人员进行了表彰。

6月1日，六一国际儿童节到来之际，医院妇委会在院党委书记范美云和工会主席孙沛的带领下，到井沟镇东杨家屯小学和柴沟镇于戈庄小学走访慰问了1名春蕾女童和6名留守儿童，共计资助5200余元。

2012年9月6日，医院刘晓媛、牟晓玉、王伟、刘柳等4人分别在高密市卫生系统女职工岗位创新技能大赛中获得第9名、第15名、第16名、第28名的优异成绩。

2013年3月8日，医院举行庆三八"凝聚妇女力量、创建和谐医院"为主题的演讲比赛，旨在弘扬医院女职工爱岗敬业、无私奉献的主人翁精神，展示医院女性在工作中积极向上、锐意进取的新形象，更好地鼓励女职工为医院发展献计出力。此次比赛共有130多名女职工撰写演讲稿，选出29名参加了演讲预赛，最后精选出12名女职工进行了演讲决赛，评选出一等奖2名、二等奖4名、三等奖6名，分别进行了表彰奖励。医院党委书记范美云、党委副书记王朋、工会主席孙沛观看了演讲比赛，并为演讲比赛获奖女职工颁奖。

5月22日，市卫生局发文对全市2013年护士节系列活动评选出来的先进集体和先进个人进行表彰。其中，市中医院获得2013年护士节系列活动优秀组织奖；医院女职工徐佳慧、邱艳等获得2013年护士节系列活动先进个人称号；医院职工孙祯、陈娇、冯真真、周世红、王丽荣、王凤娇、杜雪、管玉香、李忻怡、韩雨诺、徐佳慧、邓丽莹、王建凤、苏同政、范少鹏等被评为2013年护士节系列活动优秀演员。

5月28日，院妇委会、团委工作人员在院党委书记范美云、副书记王朋、院工会主席、妇委会主任孙沛的带领下到李家营向阳幼儿园看望慰问了所包的大官庄村3名困难儿童，送去了助学金和孩子们喜欢的图书、书包等学习用品，把关爱和温暖送进了孩子们的心田。同时还去注沟教委宿舍看望了曾结对帮扶春蕾女童田丽萍的父母，为他们送去鸡蛋等生活用品及慰问金。

12月10日，医院组织女职工积极参加市卫生局组织开展的"凝聚妇女力量，创建和谐医院"演讲比赛，医院女职工邱艳、任晓燕在"三个和谐创建"演讲比赛中分别获一等奖和三等奖。

2014年3月7日，医院举行了庆"三八"暨"三个和谐"创建交流会，会上表彰了全院涌现出的4个"巾帼文明岗"和40名"巾帼岗位明星"，有7名女职工上台发言，交流了在创建和谐医院、和谐科室、和谐家庭中的先进事迹。院党委书记范美云、党委副书记王朋出席交流会并为获奖的"巾帼岗位明星"和"巾帼文明岗"颁奖。

5月10日，医院召开庆祝"5·12"护士节暨护理工作表彰会，表彰了10名优秀护士、10名护理工作岗位技术能手、6个护理工作岗位技能竞赛优秀组织奖。同时，护理工作者还表演了护理礼仪展示、舞蹈等相关文艺节目。在此前由市卫生局牵头开展的"凤城十大健康卫士"评选活动中,医院骨二科护士陈咏梅以优良的工作成绩荣获高密市"凤城十大健康卫士"荣誉称号。

5月30日,六一国际儿童节前夕,医院为对口支援村6名困难儿童赠送了1200余元的学习用品,为自2004年一直资助的注沟村春蕾女童送去了600元慰问金和部分学习用品,并决定一直资助该女童到2015年考上大学。

6月27日,医院召开第五届职工代表大会,选举产生了由张聿伍、刘国华、王永恒、孙秀霞、杜坤一、范美艳、范永明、刘杰等8人组成新一届工会委员会,会议还选举产生了工会下设的经费审查委员会和女职工委员会。女职工委员会由孙秀霞、禚秀梅、李娟、张春红、王洪英、王建凤、邱艳等7人组成,其中,孙秀霞任妇委会主任。

9月30日,在由市文明办、市妇联、市广电中心联合举办的"展风采、谋发展、促和谐"为主题的全市女性健身操比赛活动中,医院组织15名女职工排练的健身操节目《火花》,在全市22个参赛单位中胜出,获得此次比赛季军,并参加了高密市第五届红高粱文化节文艺汇演。

12月16日,市中医院被市总工会评为第一批女职工培训示范基地。

2015年3月6日,医院举行庆"三八""亲密之旅"联欢会。此次联欢会,妇委会组织院内53对职工夫妇开展了一个比划一个猜、爱的分享、牵手一生、写贺卡、宣读结婚誓词、观看亲情视频等活动,联欢活动使大家释放了工作压力,增进了夫妇之间的感情及同事之间的交流和友谊,促进了家庭和谐和医院工作的开展。

9月22日,在由市妇联、市文明办、市广电中心主办的"纪念男女平等基本国策实施20周年"演讲比赛中,市中医院急诊科护士刘文参加了演讲比赛决赛,荣获三等奖。

2006年1月10日,市中医院被高密市妇联评为"妇女工作先进单位"。

3月8日,医院举行"展巾帼风采,做幸福女人"主题联欢会。会议表彰了评选出的3个"巾帼文明岗"和40名"巾帼建功标兵"。4名"巾帼建功标兵"代表做了典型事迹发言。会议期间,医院还根据市妇联的要求,在医院开展了评选最美家庭活动。

3月20日,市中医院被潍坊市妇联评为"优秀巾帼文明队"。

5月30日,六一儿童节前夕,院妇委会工作人员在院领导的带领下,去柴沟镇、井沟镇看望留守儿童及贫困儿童,送去学习用品及慰问金,共计1200余元。

市中医院自1987年10月建院开诊,到2016年底,全院共有64名女职工加入中国共产党,涌现出了1名潍坊市巾帼岗位明星,1名潍坊市女职工建功立业标兵,2名潍坊名护,4名潍坊市优质护理服务先进个人,13名潍坊市优秀护士,1名高密名护,39名高密市优秀护士,8名高密市十佳护士,13名高密市先进工作者,9名高密市优质护理服务先进个人,

15名巾帼建功标兵,1名凤城十大健康卫士。医院护理部被省总工会授予女职工建功立业标兵岗;普外科被潍坊市妇联、潍坊市卫生局授予"优质护理病房和巾帼文明岗";妇产科被评为潍坊市巾帼文明岗;急诊科护士站、心内科护士站、骨二科护士站、康复中心被评为高密市巾帼文明岗;神经外科、内三科病房被市卫生局授予"优质护理示范病房"。

第三节 共青团

团组织的发展沿革

1988年1月,医院建立起共青团高密县中医院支部,由医院办公室主任李承义兼任团支部书记。

1989年3月7日,因李承义调出,由医院办公室主任郭华兼任团支部书记。

1991年9月10日,由张聿伍任院团支部书记。

2004年3月25日,医院对团支部书记进行调整,潘守市任院团支部书记。

2009年12月9日,按团章有关规定,在医院党支部的大力支持下,经共青团高密市委批准,中医院团支部升格为团委。12月9日,召开了共青团高密市中医院委员会第一次代表大会,会议选举产生了由杜长征等5人组成的首任共青团高密市中医院委员会,其中,杜长征当选为团委书记,李秀梅当选为团委副书记,程鹏飞、邱艳、李福鹏当选为团委委员。中医院团委下设24个团支部,共有

团员86名。

2016年6月2日,医院召开共青团高密市中医院委员会第二次代表大会,会议选举产生了由程鹏飞等7人组成新一届共青团高密市中医院委员会。其中,程鹏飞当选为团委书记,邱艳、姜蕾、范少鹏、郝金晓、刘龙、齐红红当选为团委委员。全院共有团员222名,团委按医院专业、区域集中的原则将全院团员青年划编为五个团支部,分别是行政后勤科室团支部、大内科团支部、大外科团支部、西院区团支部、医技科室团支部。

团组织的主要活动和工作

共青团是党领导的先进青年的群众组织,是党的后备军和助手。市中医院团组织自成立以来,在院党组织和上级团组织的领导下,围绕配合医院中心工作,不断加强自身建设和对广大团员青年进行思想政治教育,组织团员青年学习马克思列宁主义、毛泽东思想、邓小平理论、"三个代表"重要思想和科学发展观,学习党的路线、方针、政策,在医院的各项工作中,注重发挥共青团员的先锋模范和突击队作用。同时,按照立足青年、服务青年、凝聚青年的要求,引导青年积极学习业务知识,努力拼搏,爱岗敬业,乐于奉献,积极组织团员参加青年志愿者活动,开展各种公益活动和丰富多彩的文体活动,促使青年走向社会、服务社会、贡献社会,为医院的壮大发展做出了积极的贡献。

1990年9月10日，医院团支部在全院开展了"三学三创"活动，即"学雷锋、学白求恩、学英雄模范人物；创优质服务、创文明单位、创'四有'（有理想、有文化、有道德、有纪律）新人"。

2003年5月30日，在防治"非典"疫情工作中，市中医院组织青年团员积极投身抗击"非典"疫情斗争，并提出"组建青年突击队，为抗击'非典'作贡献"的倡议，组建起以青年团员为主体的医院抗"非典"青年突击队，团支部书记张聿伍担任医院抗"非典"青年突击队队长，柴传晖、潘守市、马存刚担任副队长。

2007年10月，在上级团委和医院领导的大力支持和帮助下，高密市中医院青年志愿者服务队成立，志愿者服务队有志愿者32名。青年志愿者服务队本着"全心全意为人民服务"的宗旨，立足卫生行业，以医疗保健服务为重点，充分发扬"扶贫济困、救死扶伤"的人道主义精神，平均每人每年参与志愿服务130小时。

2008年1月，中医院团支部联合护理部、妇委会举办庆元旦"和谐之声"文艺晚会，其中多名青年团员以自编自演、自娱自乐形式，载歌载舞，恭贺新年。

2009年5月12日，医院团支部联合护理部，成功举办了"践行科学发展观、做患者满意的好护士"演讲比赛，全院初选出22名护士进入预赛，最终6名进入决赛，通过此次演讲比赛，使青年护理人员加深了对科学发展观的认识，并在实际工作中能自觉践行科学发展观，处处

事事让患者满意，提升了素质，激发了热情，展示了白衣天使良好的精神风貌。

2009年12月9日，医院召开团委成立大会，共青团高密市委书记田凯文，少工部部长栗小萌，医院领导曹沛德、范美云、管遵旭出席会议，新当选的团委书记杜长征在会上做了表态发言。田凯文和院长曹培德分别讲话，对团委和全院团员提出了新的要求。

2010年1月，中医院团委组织青年医师参加病例书写培训班，通过系统的培训，青年医师进行病历书写比赛，通过评比，选出优秀病例10份，并对优秀者进行奖励，号召青年医师学习，并召开了学习动员会。通过此次活动，使青年医师提高了病例规范书写意识，提高了行医能力。

2010年4月，中医院团委响应团市委号召，到醴泉街道康二村进行送医下乡活动，对康二村的村民进行免费查体、医疗咨询，通过此次活动，使得村民在家门口就能享受到体贴的医疗服务。

5月4日，医院团委组织策划了五四青年节、护士节歌舞及颁奖晚会，晚会节目均由青年团员参加表演，晚会对优秀青年、优秀护士、服务明星、德医双馨医务工作者进行了表彰。

5月10日，医院团委响应市委和团市委号召，在全院深入学习王钦峰的先进事迹活动，学习宣传王钦峰先进事迹的开展，在全院引起良好的反响和效应。

2010年6月，团委组织青年篮球队员同高密驻军雷达连进行了篮球友谊比

查，腰椎、骨关节检查，眼底及视力检查以及免费健康咨询等。

2012年7月，医院团委与山东中医药大学学生联合开展"大学生暑期三下乡活动"，到大牟家镇对村民进行免费健康查体、理疗等活动。

2012年7月下旬，医院团委与潍坊医学院大学学生开展"大学生暑期三下乡活动"，组织有关科室和医务人员与医学院学生一起到柴沟腾家庄对村民进行血糖、彩超、血压等健康查体活动。

2012年8月，"八一"建军节期间，医院团委联合高密市商会与驻高密雷达连部队官兵一百余人欢聚一堂，举行篮球对抗赛，共同庆祝"八一"建军节，共叙军民鱼水情谊。

2012年9月，医院团委开展"敬老月"活动。在九九老人节来临之际，医院团委青年志愿者业务骨干与青岛科技大学团委学生到西关居委会爱心敬老院，为敬老院老人进行免费健康查体、健康咨询和卫生保洁义务劳动。

2012年10月，医院团委组织青年技术骨干到立新中学对960余名新生进行免费基本健康查体。

2012年，医院团委被高密团市委授予"十佳志愿服务先进单位"；被高密团市委宣传部、关工委、团市委、志愿者协会评为"高密十大优秀志愿服务集体"；被高密团市委评为"高密市五四红旗团委"。

2013年3月，医院团委组织全院青年开展学雷锋活动，以学雷锋日为契机，

团委组织青年参加院内卫生保洁、院外志愿服务活动。

2013年4月，医院团委组织青年志愿者到柏城中学，对90余名教师免费进行健康查体，高密电视台凤城民生栏目做了相关报道，引起良好社会反响。

2013年5月，医院团委组织7名青年志愿者参加"感恩母亲，感恩健康"的大型义诊活动，受到社会各界的好评。

2013年7月，医院团委对全院青年医师进行心肺复苏技能培训、考核，由医院ICU主治医师张泽金进行了讲座及现场演示，以提高青年医师的基本技能水平。

2013年8月，院团委组织青年志愿者到李家营大官庄村对村民进行免费健康查体。

2013年9月，教师节前夕，院团委组织青年医务骨干人员到恒涛小学进行健康知识讲座，并免费进行基本健康查体，受到学校师生的欢迎和好评。

2013年10月，院团委组织青年志愿者10余名，到密水街道立新中学对800余名新生进行免费基本项目健康查体。

2013年12月，院团委组织青年志愿者到湖滨花园对居民进行免费健康查体活动，深受居民欢迎。

2013年，医院外二科团支部被共青团山东省委评为"山东省五四红旗团支部"。

2014年3月，团委组织青年志愿者到密水街道刘戈庄小学对教师进行健康

宣教及义务查体活动。

2014年4月,团委组织青年志愿者到市开发区姚哥庄社区对村民免费健康查体,受到村民的欢迎和好评。

2014年4月28日,医院团委获"潍坊市五四红旗团委"荣誉称号,在共青团高密市委召开的庆五四共青团工作会议上,共青团高密市委领导为医院团委颁发了共青团潍坊市委授予的"潍坊市五四红旗团委"荣誉证书和奖牌。

2014年5月,医院团委积极加入高密市卫生系统志愿服务队,并接受卫生局团委的授旗。

2014年6月,医院团委组织眼科青年志愿者对中学学生进行爱眼讲座,并进行视力检查,保健活动。

2014年9月,院团委联合医院医务科、护理部进行医护人员卫生法律、法规知识竞赛,评出一等奖1名、二等奖2名、三等奖5名。

2014年10月,院团委联合团市委到向阳幼儿园对儿童进行牙齿保健活动。

2015年3月24日,医院团委组织团员志愿者走上街头,开展了世界防治结核病日系列宣传活动,通过悬挂宣传横幅、张贴宣传画、电子屏幕滚动播放、街头发放资料等形式,提高了市民对结核病的认识,了解了结核病防治的有关知识。

2015年5月4日,医院外三科团支部被团市委评为五四红旗团支部,杜长征、任大伟、李秀梅、单俊凤、王涛被评为优秀共青团干部,曹晓燕、王建凤、王萌、王伟被评为优秀共青团员。

2015年5月21日,医院团委组织青年志愿者一行5人,自带车辆和有关医疗器械,到密水街道刘戈庄居委会为100多名村民免费进行了血压、血糖、心电图等检查,并为群众进行了相应的健康指导。

2016年7月,院团委组织5名青年志愿者到罗家庄社区为60余名村民免费查体,检查项目有血压、血糖、心电图,共筛检出高血压病人21余例,高血糖病人10例,并对他们进行了用药及饮食、生活方面的指导。

2016年9月,在高密市志愿者协会倡议下,院团委联合市医疗分会共20余名志愿者义务为朝阳小学教职工及部分学生家长进行了测血压、心电图、血糖、肝胆胰脾彩超等多个项目的义务查体活动。

2016年9月20日,医院举行高密市志愿者协会中医院分会成立大会和授牌仪式,市文明办主任王勇、市团委书记周发家、市志愿者协会党委书记单政达出席成立大会和授牌仪式,院党委书记范美云讲话。高密市志愿者协会代表及医院志愿者协会成员100余人参加了大会。

市中医院自1987年10月建院开诊到2016年,医院团组织在院党委和上级团委的领导下开展工作,按照立足青年、服务青年、凝聚青年的要求,规范和深化各项主体工作,重视培养青年的责任意识、创新意识和主人翁意识,帮助构建其良好的世界观、人生观、价值观，较好地推进了"青年文明号""青年志愿者"等工程，多次被评为"潍坊市优秀团委""高密市五四红旗团委"，荣获"潍坊市青年文明号"等多种荣誉称号，涌现出一大批高密市级优秀青年志愿者、青年岗位能手。

市中医院青年团组织历届负责人更替表

姓　名	性别	籍　贯	出生年月	团组织名称	职务	任职时间
李承义	男	山东省高密市	1962.10	中医院团支部	书记	1988.01—1989.03
郭　华	男	山东省即墨市	1958.05	中医院团支部	书记	1989.03—1991.09
张丰伍	男	山东省高密市	1972.11	中医院团支部	书记	1991.09—2004.03
潘守市	男	山东省高密市	1975.07	中医院团支部	书记	2004.03—2009.12
杜长征	男	山东省高密市	1979.11	中医院团委	书记	2009.12—2016.06
李秀梅	女	山东省高密市	1982.01	中医院团委	副书记	2009.12—2016.06
程鹏飞	男	山东省诸城市	1982.05	中医院团委	书记	2016.06—

2016年底院团委组成人员登记表

姓　名	性别	籍　贯	出生年月	职务	职称
程鹏飞	男	山东省诸城市	1982.05	书记	主治医师
姜　蕾	男	山东省高密市	1985.01	组织委员	主治中医师
邱　艳	女	山东省高密市	1987.06	学习委员	
齐红红	女	山东省高密市	1980.09	青年委员	护师
范少鹏	男	山东省高密市	1986.07	文体委员	主治医师
郝金晓	女	山东省高密市	1989.08	宣传委员	护师
刘　龙	男	山东省胶州市	1985.04	纪检委员	主治中医师

第十三章
精神文明建设与医院文化

第一节　精神文明建设活动

高密市中医院自建院起就十分重视精神文明建设,在医院发展进程中,始终坚持两个文明一起抓的工作思路,围绕各个时期党的中心工作和上级的部署安排,有针对性地提出医院精神文明建设的目标和措施,使医院的精神文明建设不断赋予新内容,常抓常新,取得了显著成效,多次被国家部委、省、潍坊市和高密市评为先进单位,涌现出一大批受到国家部委、省、潍坊市和高密市表彰的先进模范人物。

1988年,医院就提出要坚持和实行救死扶伤的革命人道主义精神,大力开展以"五讲四美三热爱"(五讲:"讲文明、讲礼貌、讲卫生、讲秩序、讲道德";四美:"心灵美、语言美、行为美、环境美";三热爱:"热爱祖国、热爱社会主义、热爱中国共产党")为主要内容的精神文明建设,争创文明单位。年底,医院被县委、县政府授予"精神文明单位"荣誉称号。

1989年3月,县中医院按照县委、县政府关于加强精神文明建设、在全县开展跨行业优秀服务竞赛活动的文件精神,制定了医院参加跨行业优秀服务竞赛活动的意见,并成立了由院党支部书记宿琪花、院长范天福为组长的医院跨行业优质服务竞赛领导小组,加强了对跨行业优质服务竞赛活动的领导。为推动跨行业优质服务竞赛活动的深入开展,医院还制定了《高密县中医院优胜流动红旗竞赛条件》,不但将优质服务竞赛活动列入医院重大工作的议事日程,而且对各科室优质服务竞赛活动的情况每月一次检查评比,优胜者授予流动红旗,年底优胜者给予适当的物质鼓励。

1990年,中医院根据县委、县政府的部署,深入开展跨行业优质服务竞赛活动,先后开展了"六比六赛"(比职业道德,赛行业信誉;比工作质量,赛服务作风;比贡献,赛优质服务;比安全生产,赛"双增双节"效果;比遵纪守法,赛劳动纪律;比团结互助,赛协作风格)服务竞赛活动和"三学三创"(学雷锋、学白求恩、学英雄模范人物;创优质服务、创文明单位、创"四有"新人)学先进人物活动,这些活动的开展,均取得了良好的效果。

1995年4月,市中医院被潍坊市卫生局评为全市"十佳医院"。

1996年,医院党支部根据市委关于加强精神文明建设的部署,提出并制定了《高密市中医院党支部关于开展"学、找、建、做"活动的意见》,对医院开展"学(学理论)、找(找差距)、建(建制度)、做(做贡献)"活动的内容、步骤、措施和办法提出了具体要求,要求全院党员干部以先进人物为榜样,弘扬正气,从自我做起,自觉抵制行业不正之风,促进医德医风再上新水平。

2004年6月,医院提出在全院开展"双争"(争创巾帼文明示范岗、争创巾帼建功岗位明星)实施活动的意见,激励广大女职工爱岗敬业,奋发进取,增强参与竞争意识,提高道德素质和技术服务水

于表彰"巾帼文明岗"及"巾帼岗位明星"的决定》,对2010年医院涌现出的2个巾帼文明岗、18名巾帼岗位明星,进行表彰奖励。5月,医院举行庆祝第100个"5·12"国际护士节演讲比赛暨表彰会,对全院评选出的40名"星级护士"、18名护理操作技术能手和9名演讲比赛获奖者进行表彰。7月,在山东省卫生经济管理十大创新人物和山东省优质医疗服务示范单位表彰大会上,高密市中医院被授予"山东省优质医疗服务示范单位"荣誉称号,院长曹沛德荣获"山东省卫生经济管理十大创新人物"荣誉称号。高密市中医院是潍坊市获此殊荣的唯一一家医疗单位,院长曹沛德是全省中医院唯一一名获"山东省卫生经济管理十大创新人物"的院长。

2012年4月,在全省召开的护理工作会议上,市中医院心内科病房荣获省卫生厅颁发的"全省优质护理示范病房"荣誉称号,这是潍坊市县级医院中唯一获此殊荣的病房。护士长宋美爱被推荐为山东省"我最喜爱的健康卫士"候选人。12月,在全国医疗卫生系统开展"三好一满意"示范医院评选活动中,市中医院荣获全国百家"三好一满意"示范医院荣誉称号。院长曹沛德荣获"2012年度全国医院优秀院长"和"全国医院管理突出贡献奖"荣誉称号。

2013年3月,医院围绕"人民满意医院"建设,举行了服务零缺陷及投诉圆桌会议,医院组织各科室主任及医患沟通协调员,剖析服务投诉案例,研究解决服务缺陷的措施,努力提高服务质量,让每一个病人满意地走出中医院。通过此次会议,查找服务缺陷,分析出现缺陷的原因,采取措施加以改进,进一步提高服务质量,打造服务品牌,努力建设人民满意的医院,树立医院的文明形象。12月,市中医院在全国卫生系统开展的以"廉洁行医诚信建院,以党风引领院风"为主题的"全国百佳廉洁诚信医院"评选活动中,荣获"全国百佳廉洁诚信医院"荣誉称号,山东省仅有3家医院获得这一荣誉称号,高密市中医院是潍坊市唯一的一家,院长曹沛德同时获得了"全国医院优秀院长"荣誉称号。

2014年1月,医院召开深入开展创建"真情护理"服务品牌活动动员大会,提出并公布《高密市中医院关于深入创建"真情护理"服务品牌评选星级护士的实施意见》,要求全院上下进一步落实"客人式"服务模式,为患者提供超值服务、感动服务,用真情、技术及仁爱之心,尽己所能,关爱每一位患者,确保实现"让每一位病人满意走出医院"的工作目标。医院成立了由院党委书记范美云任组长、副院长张林新任副组长、各护理单元护士长为组员的护理服务责任管理领导小组。要求全院上下进一步落实"客人式"服务模式,为患者提供超值服务、感动服务,用真情、技术及仁爱之心,尽己所能,关爱每一位患者,确保实现"让每一位病人满意走出医院"的工作目标。5月,在高密市开展的"凤城十大健康卫士"评选活动中,市中医院骨二科护士陈咏梅获高密市"凤城十大健康卫士"荣誉称号。陈咏梅创造的"用心、用技、用情、用爱"的"四用"工作法，以优良的工作成绩，赢得了患者和社会各界的好评，成为全市卫生系统凤城十大健康卫士中唯一的一名护理工作者。

2016年3月，医院开展"志愿服务在医院"活动，志愿者为门诊和住院的病人提供导医、预约诊疗、咨询、陪同检查、取送检查报告单、费用查询、健康教育等服务，方便了患者就医，提高了医护人员服务水平，提升了医院在社会上的良好形象。

第二节　医德医风教育

医德医风建设是医院加强精神文明建设、创建人民满意医院的重要组成部分，也是医院提高医疗服务水平、树立窗口形象的基础。市中医院自建立以来，历届领导班子都高度重视医德医风建设，把医德医风建设摆上重要位置，不断加强医德医风建设，树立起了良好的行业形象，推动了医院的健康发展。

1988年，县中医院制定出台了《关于在卫生改革中加强医德医风教育，端正行业作风的规定》《关于实行公开办事制度的规定》《医务工作人员道德规范》等一系列制度和规定。

1989年，为确保医院改革的深入健康发展，3月，医院根据县委部署，制定出台了《关于认真整顿医疗秩序保证卫生改革健康发展的意见》，意见中提出了"四个允许"和"九个不准"。"四个允许"：允许患者出入院自由；允许自主选择科室和医生；允许患者及家属对医院管理提出意见和批评；允许患者及家属查对与己有关的账目。"九个不准"：1. 医务人员不准接受患者及家属的馈赠；2. 不准接受吃请、索要钱物；3. 不准借病人转诊转院之机索取"介绍费""转诊费"等；4. 不准对患者进行各项不合理的检查；5. 不准开不合理的药方人情方；6. 不准出具假证明；7. 不准违反物价政策乱收费；8. 卫生监督人员不准以任何借口刁难、勒索监督对象；9. 不准滥发奖金和实物。5月，根据县委有关端正党风加强廉政建设的文件精神，医院党支部制定出台了《高密县中医院关于保持廉洁的有关规定》。

1990年，医院根据县委关于加强党的建设的工作部署，先后提出和制定了《高密县中医院关于密切联系群众切实办好几件实事的意见》《高密市中医院关于加强职业道德建设工作实施意见》和《高密县中医院工作制度与工作人员职责》。

1994年7月，医院提出并制定关于对医院工作作风进行整顿的方案。8月，医院做出关于进一步抓好作风建设，强化医院管理工作运行的意见。9月，医院做出《高密市中医院关于加强职业道德建设工作实施意见》。

1995年10月，医院制定和公布《高密市中医院加强职业道德建设工作的实施意见》，意见要求全院上下普遍进行以职业道德和廉洁自律为主要内容的思想品质教育，进一步强化监督约束机制和激励机制，全面提高广大医护人员的思想素质，使广大医护人员牢固树立起"全心全意、精益求精、廉洁高效、优化服务"的职业道德和敬业精神，从根本上遏制行业不正之风，推动卫生改革和卫生事业健康发展。

1998年4月，先后制定公布了《关于认真贯彻市委开展教育整顿活动的实施意见》《关于医院领导班子成员严于律己、清正廉洁的规定》《关于加强职工思想作风建设的规定》《关于加强劳动纪律的规定》等一系列文件，出台了医院关于行政管理、业务管理、固定资产管理、公费医疗管理、医务人员参加学术交流会等工作的有关规定和办法，提出领导班子成员，要带头讲政治、讲大局、讲奉献，严于律己，清正廉洁，要求职工做到的，领导首先要做到，要求职工不做的，领导坚决不做。为加强医院民主管理，提高医院管理水平，提高医疗质量，6月，医院先后成立由11人组成的"医院民主议事委员会"和由院长任主任委员、分管副院长任副主任委员的医护质量管理委员会、病案管理委员会、药事管理委员会、医疗安全管理小组四个医疗管理委员会。医院各个专业机构组织，对医院的医护工作各司其职，尽职尽责，促进了全院医疗工作的顺利开展，保证了医疗质量的提高。7月，医院为提高全院职工爱岗敬业意识、树立良好的社会形象，医院提出制定《高密市中医院关于加强职工

思想作风建设的规定》。同时，医院根据市卫生局提出的《高密市卫生行业作风教育整顿工作意见》，制定了《高密市中医院行业作风进行教育整顿工作实施意见》，为推动行业作风教育整顿工作的深入开展，医院还成立了由院长翟绪进任组长，程玉晏、王朋、曹沛德、王聚义、郭华任成员的活动领导小组。

2000年2月，医院党支部根据市委部署，在全院党员中开展了以提高素质、增进团结、争创一流工作为主要内容的"三讲"（讲学习、讲政治、讲正气）教育活动。为加强医院的医德医风建设，医院制定出台了关于在全院推行政务公开制度的实施方案。

2001年8月，根据上级卫生部门的部署，医院又开展行风民主评议活动和"学党章、守纪律、正党风"教育活动，制定下发了《高密市中医院关于在全院开展行风民主评议活动的实施意见》和《高密市中医院关于在全院党员干部中开展"学党章、守纪律、正党风"教育活动的实施意见》，并制定了行风民主评议活动日程安排表和行风民主评议问卷表。

2002年，医院积极响应潍坊市卫生局提出的卫生系统争创行风建设十佳行业的号召，提出在全院大力开展行业作风建设，为推动活动的深入开展，医院提出在全院开展以摆问题、订措施为主要内容的科室管理月活动，为确保活动的顺利进行，医院还制定出台了加强行业作风建设和开展科室管理月活动的实施意见，成立了由院长翟绪进担任领导小

组组长的加强行业作风建设领导小组。

2004年2月，根据市委、市政府的部署安排和医院实际，市中医院提出在全院开展为期两个月的教育整顿活动，以解决患者群众反映强烈的热点、难点问题，推动医院各项工作上台阶，为推动教育整顿活动深入开展和确保活动取得成效，医院成立了由院长曹沛德任组长、院党支部书记石丽任副组长的领导小组，并制定下发了《高密市中医院关于在全院开展教育整顿活动的实施意见》。3月，医院党支部提出制定了《高密市中医院关于对医药购销和医疗服务中不正之风开展专项治理的意见》，为确保专项治理活动的深入开展和健康进行，医院成立了以院党支部书记石丽为组长，支部副书记管遵旭、副院长王朋为副组长的专项治理活动领导小组。8月，医院为贯彻省市县三级廉政会议精神，切实纠正医疗服务领域中收受药品回扣、红包等不正之风，医院党支部又提出并制定了《高密市中医院关于加强医疗行风建设的实施意见》，决定在全院范围内大力开展思想、纪律、作风教育整顿活动，规范医药购销、大型医疗设备购置、基本工程建设行为，专项治理红包、回扣等医疗服务中的不正之风。通过开通举报电话、设立投诉信箱、设置医护人员监督台、药品价格公示栏、收费价格公示栏等形式，公开接受人民群众的监督。

2006年5月，为贯彻落实中央、省、市、县各级党委、政府有关廉政、行风工作会议精神，切实解决医药购销和医疗服务中的不正之风，大力推进医德医风建设，医院制定公布《关于2006年行风建设工作实施意见》和《关于开展治理医药购销领域商业贿赂专项工作实施意见》，对医院的行风建设做出了具体规定和要求。医院成立由医院党支部书记石丽同志任组长，副书记管遵旭、副院长王朋同志任副组长，各支部成员及有关科室主要负责同志为成员的治理商业贿赂工作领导小组。

2007年，为落实党的十六届六中全会提出的建设和谐社会的意见和决定，推动医院和谐创建活动的深入开展，医院制定公布《高密市中医院关于创建和谐医院的实施意见》和《高密市中医院领导班子成员和谐创建联系示范点制度》，提出在创建和谐医院活动中，以把解决群众反映的突出问题作为创建活动的切入点，加强教育整顿，以整治医药购销和医疗服务中不正之风为抓手，规范服务行为，开展诚信服务，严格管理药品价格和医疗检查收费，确保群众用药安全，降低社会医疗费用，提高服务质量并成立和谐医院创建工作领导小组。院长曹沛德担任创建工作领导小组组长，院支部书记石丽担任副组长。

2008年4月，医院提出关于在全院开展规范化建设管理年活动的意见，建立起了全院性的规范和科室性规范123个，并将这些规范编辑出版了《医院管理规范汇编》，发放到职工人手一份，做到有岗位就有规范，有操作就有规范，营造出人人按规范做事的良好氛围。结合规范化建设管理年活动的开展,医院还先后开展了搞好"两好一满意"(服务好、质量好、群众满意)和关爱患者活动,在开展"两好一满意"活动中,医院制定了"满意在卫生"活动工作方案,成立了以院长曹沛德为组长,院党支部书记范美云为副组长活动领导小组。在开展关爱患者活动中,医院召开了关爱患者活动动员大会,提出在全院打造护理亲情服务、主动服务、感动服务品牌。为推动活动的深入开展,医院还做出了《关于在护理人员中开展关爱患者活动的意见》。

2010年3月,医院提出深入开展作风建设年活动,以作风建设年活动为契机,以深化"两好一满意"活动为主题,切实转变医疗服务作风,切实解决医护人员在服务质量和作风建设上存在的突出问题。结合作风建设年活动开展,医院开展了创建"真情护理"服务品牌活动,围绕构建和谐的护患关系,医院制定公布了《关于创建"真情护理"服务品牌的实施意见》,在全院护理人员中树立主动服务、微笑服务、超值服务的工作理念,这一活动的开展,收到了良好的效果。在山东省首批医患和谐示范医院和山东省医院经济管理最具影响力人物表彰大会上,市中医院被授予"山东省首批医患和谐示范医院"称号,院长曹沛德荣获"山东省医院管理最具影响力人物"称号,是潍坊市获此殊荣的唯一一家县级中医院。11月,医院开始聘任"社会监督员",医院聘请的12名社会监督员,来自全市不同行业,有人大代表、政协委

员、企业家、校长、党委书记,也有普通市民,目的是通过社会监督员的监督,使医院和医务人员形象有新改善,人民群众对医院的感受有新变化,社会对医院的医疗和服务水平满意度有新提高。

2011年2月,医院党委根据市委开展"作风建设集中月"活动的部署安排,制定了关于开展"作风建设集中月"活动实施方案,在全院广泛开展了作风建设活动。3月,医院大力开展建设"人民满意医院"和改革试点活动,制定公布《高密市中医院关于建设"人民满意医院"活动实施方案》和《高密市中医院综合改革试点方案》,并召开医院改革试点启动暨建设"人民满意医院"活动动员大会,由此拉开了公立医院改革试点工作暨建设"人民满意医院"活动的序幕。

2013年1月,医院根据市卫生局部署,在全院开展作风建设百日集中教育活动和"和谐医院""和谐科室""和谐家庭"创建活动,制定并公布了关于在全院开展"服务能力提高年"活动实施意见。该年,医院护理工作品牌,"真情护理"服务新模式,被评为中共潍坊市委市直机关工委"优质服务项目"。

2014年2月,根据市卫生部门部署,为进一步规范医药购销和医疗服务行为,纠正医药购销和办医行医中的不正之风,着力解决社会关注、群众反应强烈、损害群众利益的问题,医院制定出台了《树立医疗卫生行业新风、纠正损害群众利益行为专项整治工作方案》。7月,为加强对院务工作的监督,医院从符合

条件的干部职工中,民主选举产生了由刘国华、王友兰、王笃仁、杜长征、张秀纹等5人组成的医院首届院务监督委员会。院务监督委员会的主要职责是对医院贯彻执行党的路线、方针、政策、国家法律法规情况以及执行职工会议、职工代表会议决定和决议情况进行监督。

2015年4月,医院制定公布《高密市中医院工作人员日常行为规范》,日常行为规范共8条,从医护人员的工作纪律、工作态度、着装要求等方面提出了具体要求和标准。进一步强化了干部职工的纪律行为和规矩意识。6月,医院党委根据市委部署和市卫计局的安排,在全院深入开展了"守纪律、讲规矩、做表率"主题教育活动,动员全院干部职工立即行动起来,贯彻落实"三严三实"(严以修身、严以用权、严于律己;谋事要实、创业要实、做人要实)精神,争做"守纪律、讲规矩"的表率,加强医疗服务管理,改善群众看病就医体验。11月,医院举行"守纪律、讲规矩、做表率"专题讲座。邀请党校老师为全院400多名医院职工举行了专题辅导。告诫和勉励党员干部和医护人员认清滋生腐败薄弱环节,提升自身免疫力,不断增强道德意识,筑牢思想道德防线,做拒腐防变的表率。全院干部职工听讲后受益匪浅,一致表示,要在工作生活中,不断强化守纪律、讲规则意识,时时刻刻用纪律规矩规范约束自己,学法懂法守法,争做表率。

2016年,医院开展"两学一做"教育活动,通过教育活动的开展,提升了全院党员干部和职工的思想道德、政治素质,形成了讲政治、有信念,讲规矩、有纪律,讲道德、有品行,讲奉献、有作为的良好风气。

第三节　文化建设

医院文化是医院整体形象和素质的综合体现,在很大程度上反映了医院的文化理念和服务内涵,从根本上折射了医院的价值观和服务宗旨,是医院持续、和谐、健康发展的深层内在推动力。市中医院自建院以来,就高度重视医院文化建设,大力繁荣和培育医院文化,注重文化引领和带动,全力营造浓厚的医院文化氛围,经过不断的探索实践和积累完善,逐步建立和形成了内涵丰富、独具特色的中医院文化。

市中医院建院之初,医院就要求全院医护人员在工作中牢固树立救死扶伤的革命人道主义精神、全心全意为人民服务的精神和精益求精的白求恩精神,围绕创建文明医院和文明单位,大力开展"五讲四美三热爱"、跨行业优秀服务竞赛、学雷锋、学白求恩、学英雄模范人物、创优质服务、创文明单位、创四有新人等精神文明建设活动,提出了"救死扶伤、病人至上、质量第一、全心全意为病人服务"的行医理念和"敬业爱岗、乐于奉献、开拓进取、精益求精、文明行医"的行业新风,在职工队伍中营造了"比、学、赶、帮、超、创新、开拓"的深厚文化氛围,为医院的健康发展奠定了良好的基础。

2004年，以曹沛德为院长的新一届院领导班子，审时度势、与时俱进，提出了医院发展不能单靠行政命令，而要靠文化引领去凝心聚力，用先进文化引领干部职工的思维意识和行动的发展理念，确立了"文化兴院"的发展战略思想，提出不搞灌输式文化，加强以积累形成为主的文化建设发展思路，逐步打造和形成了"让每一个病人满意走出医院"的服务文化、"制度化管理和人性化管理相结合、目标管理和医院文化传承相结合"的管理文化等文化理念，推动了医院各项工作的发展，使医院走上了快速发展的轨道。

2005年8月，医院根据高密市纪委、宣传部制定下发的《高密市关于切实加强廉政文化建设的实施意见》，市中医院根据医院实际，制定公布关于切实加强廉政文化建设的实施意见。10月，为推动医院文化建设，医院开展名言名句征集活动，活动历经4个月，医院对评选出的优胜者进行了表彰奖励。

2006年8月，为树立医院良好形象，医院制定了《高密市中医院关于开展星星文化建设活动的实施意见》，星星文化建设活动的主要内容是，全院每一个职工身上都有一个或多个闪光点，就像天上的星星一样众星齐闪，这些闪光点就是医院文化建设的基础，在医院文化建设中，要求挖掘每一个职工身上的闪光点，互相学习，取长补短，让每一个职工从一点一滴、一件小事、一个动作做起，形成亮点，就像众星闪烁一样，形成众多的闪光点，从而推进医院的文化建设。同时，医院为推动医院文化建设，还制定出台了《高密市中医院关于在全院开展创建学习型医院活动的实施意见》，在全院职工中广泛开展了创建学习型医院活动。

2008年4月，医院提出关于在全院开展规范化建设管理年活动的意见，建立起了全院性的规范和科室性规范123个，并将这些规范编辑出版了《医院管理规范汇编》，发放到职工人手一份，做到有岗位就有规范，有操作就有规范，营造出人人按规范做事的良好氛围。结合规范化建设管理年活动的开展，医院还先后开展了"两好一满意"（服务好、质量好、群众满意）和关爱患者活动，在开展"两好一满意"活动中，医院制定了"满意在卫生"活动工作方案，成立了以院长曹沛德为组长，院党支部书记范美云为副组长活动领导小组。在开展关爱患者活动中，医院召开了关爱患者活动动员大会，提出在全院打造护理亲情服务、主动服务、感动服务品牌。为推动活动的深入开展，医院还下发了《关于在护理人员中开展关爱患者活动的意见》。

2009年，医院提出开展评选医院"十佳医师"活动，9月，医院召开以"恪尽职守、创新奉献"为主题的医院首届医师大会，评选出了刘国华、高思合、蔡亦军、郭杰、李克尊、乔日东、于勇、赵洪乾、张清洲、刘淑兰等"十佳医师"。10月，市中医院因医院文化建设工作成绩突出，在山东省医院文化建设工作会议上，被山东省医院协会文化建设专业委员会授予"山东省医院文化建设先进单位"荣誉称号。在全省22家获奖单位中,医院是唯一获此殊荣的县级医院。院长曹沛德也同时荣获了"山东省医院文化建设先进个人"荣誉称号。

2010年2月,高密市中医院开展了深化文化建设年活动,在文化建设年活动中,提出了进行医院视觉识别系统文化建设。在进行医院视觉识别系统文化建设中,医院发动全院职工和社会各界人士,集思广益,广征博采,并在《潍坊日报》刊登了高密市中医院关于征集院徽、院训的启事,先后收到来稿28份。通过多方征求意见和专家评选,确立了中医院的院徽院训,真实地表达了市中医院文化的核心内涵。

其中,市中医院院徽是以汉字"中"毛笔书法形式为整体创意的造型设计,突出中医院集中国中医文化底蕴,不断提升医疗技术,师德修养,与时俱进,中西医结合中不断创新。标志造型似飞舞的凤凰,寓意凤城人民,凤凰是中国神话传说中的神异动物,百鸟之王,又称不死鸟,代表着强大的生命力,突出医院一切以病人为中心。两只飞舞的凤凰环绕盘旋,似彼此交流,凤尾又恰似双手,相互交错,寓意医院切实的与病人及家属交流合作,医患携手,共同对抗病魔,使得病人早日康复。毛笔一竖,最终组成"中"字,简洁的标志形态,代表我们纯粹坚定的一个信念,一切以病人为中心,传承"一流的技术,一流的设备,一流的服务,一流的环境"造福病人,让病人舒心、放心、安心。

市中医院院训为"厚德泽民,博学精医"。"厚德",为院训之首,出自《易经·坤》:"地势坤,君子以厚德载物"。"厚德",指人具有深厚的道德修养和良好的品德,一德立而百善从之。突出了为医者之首要条件,体现无私奉献的精神。"泽民",出自《三字经》上致君、下泽民,泽,恩惠,指恩惠深厚,服务人民。为人民做出贡献,人民就会赞扬你。高密市中医院重视思想道德建设,广大医务工作者恪守医德,遵守基本行为准则,追求更高的思想道德目标,担负起健康所系、生命相托的重任。"博学",出自《论语·子张》:"博学而笃志,切问而近思。""博学",指广博地获取知识,寓意中医院医务工作者弘扬医道、发奋学习、广博精深、兼容并蓄,重视和崇尚医学研究,中西医兼容,百科兼纳,成为知识渊博、医术精湛的高素质医学人才,始终站立在世界医学研究的最前沿。"厚德泽民,博学精医"的院训,涵盖了品格修养、医学精神和时代精神,符合"德医双馨"的核心价值观和"中西医结合"的医院特色,起到凝聚人心,激励广大医护人员增厚医德,博学众长,人人手上有绝活,以精湛的医术服务凤城人民的作用。

3月,医院根据市委部署,提出深入开展作风建设年活动,以作风建设年活动为契机,以深化"两好一满意"活动为主题,切实转变医疗服务作风,切实解决医护人员在服务质量和作风建设上存在的突出问题。结合作风建设年活动开展,医院开展了创建"真情护理"服务品牌活动,围绕构建和谐的护患关系,医院制定公布了《关于创建"真情护理"服务品牌的实施意见》,在全院护理人员中树立主动服务、微笑服务、超值服务的工作理念,这一活动的开展,收到了良好的社会反响,受到上级部门的肯定和好评。在高密市卫生文化建设会议上,市中医院做了《加强医院文化建设、推进医院稳健发展》的经验介绍,入会人员到医院观摩了医院的文化建设现场,给予高度评价。

2011年1月,著名作家莫言在院长曹沛德的陪同下,到医院考察医院的文化建设。莫言先后考察了医院的国医堂和北京同仁堂中药房、保健康复中心和针灸推拿科,听取了院长曹沛德对医院中医药文化建设的情况介绍,在保健康复中心,莫言还亲自体验了中医"治未病"推拿手法。考察结束后,莫言对医院的中医药文化建设给予了充分肯定和高度评价,为医院题写了"术擅岐黄,悬壶济世,心怀慈悲,治病救人"的字幅,为医院《杏林苑》院报题写了新的报头。3月,医院提出开展深化文化建设年活动,在活动中,医院对过去文化建设的成绩进行了总结升华,提炼出了系列理念。提炼了"生命之托、健康家园"的医院品牌、"让每一个病人满意地走出中医院""奉献、宽容、谦虚、耐心"的团队精神、"医者仁心、关爱生命"的医院使命、"天人合一、普济含灵"的医院宗旨、"铁轨观点、

二八法则、上下互动、舞台角色、星星文化"的管理创新理念、"中医研究站上前沿、西医应用时代领先"的发展战略、"人才立院、质量兴院、科技强院、管理建院"的发展理念、"医患关系和谐、院内关系和谐、社会关系和谐、中西医和谐"的和谐理念、"洁净、温馨、和谐、发展"的医院形象。形成了"制度化管理、人性化管理、综合目标管理""三结合"的管理文化;"终身学习、学以致用"的学习文化;"制度落实、职责落实、规范落实"的落实文化;"技术创新、管理创新、服务创新"的创新文化;"医患关系和谐、院内关系和谐、社会关系和谐、中西医和谐"的和谐理念;"文明服务、主动服务、客人式服务、真情护理服务、让每一个病人满意走出医院"的服务理念等,通过对医院文化理念的概况提炼和系统化,大大提升了医院的文化品位。

2012年12月,医院将有关文化理念进行进一步总结。编纂出版了高密市中医院《文化手册》,供全院干部职工阅读学习。文化手册分为医院介绍、理念识别系统、视觉识别系统、行为识别系统、星星文化和医院文化经典案例六个部分,文化手册的编纂出版,进一步推动了医院文化建设的发展。

2012年,医院提出进一步深化医院文化建设,开展"作风提升年"活动,努力实现文化强院新突破,加强医院经营管理,开展"项目创新年"活动,加强医疗护理工作,开展"稳步发展年"活动,努力实现医护质量新提高。围绕工作目标,医

院深入开展了职业精神和如何维护医院良好形象大讨论活动,并制定公布了关于开展职业精神和如何维护医院良好形象大讨论活动实施方案。

2016年,医院认真贯彻落实上级党委、政府和卫生主管部门的部署,不断加大医院文化建设力度,提出并实施了"文化—环境—态度—能力—结果"的文化"五部曲"发展战略,进一步提升了医院文化建设内涵,激发了干部职工的工作热情,促进了工作理念和守法理念的文化底蕴形成,实现了以文化凝聚力量,以文化弘扬德医双馨正能量,以文化引领技术项目创新开展,以文化践行社会主义核心价值观,以文化促进发展的目的。医院建设和发展取得了令人瞩目的成果,工作亮点——病人选择治疗方案制度的实施、"真情护理"服务品牌创建、服务"缺陷"管理等,均被《健康报》予以宣传报道,在全国进行了推广,被省卫计委授予全省卫生系统"卫生文化建设先进单位",成为潍坊市中医院系统及高密市医疗单位中获此殊荣的唯一一家。

第四节　文体活动

高密市中医建院以来,十分注重职工的文化生活,通过开展丰富多彩的群众文体活动,活跃职工的文化生活。在院内,每年都利用法定节假日或者院内重大活动,组织健康向上的文体活动;在院外,积极参加上级部门举办的文艺联欢、体育比赛、知识竞赛、业务技能大赛等形式多样,丰富多彩的文体活动。通过组织和参加文体活动,丰富了职工文体生活,增强了医院对职工的凝聚力和向心力,提高职工队伍的身体和文化素质。

2008年12月27日,高密市中医院举行了"和谐之声"文艺晚会。医院围绕倡树文明新风,构建和谐医患关系,精心组织全院100余名干部职工以自编自导自演、自娱自乐的形式,载歌载舞,恭贺新年。晚会上,职工们演出了合唱、独唱、舞蹈、三句半、诗朗诵等19个节目,充分展示了全院职工的良好精神风貌和医院建设发展取得的丰硕成果,达到了"凝聚人心、提升人气、振奋精神、和谐共进、再创辉煌"的目的。

2009年5月8日,高密市中医院组织全院各科室职工,举行了"健康伴我行"拔河比赛。体育活动的开展,丰富了职工的业余生活,促进了科室之间的沟通,增进了同事之间的友情。通过比赛,强健了体魄,增强了凝聚力和向心力。

2009年9月29日晚,高密市中医院举行了新中国成立六十周年"祖国在我心中"文艺汇演。晚会在妇产科舞蹈《开门红》中拉开了序幕,整台晚会气势恢宏,精彩纷呈,高潮迭起,晚会掌声连连。舞蹈《今天是你的生日,我的祖国》、小合唱《中国人》、女生独唱《烛光里的妈妈》、诗朗诵《我爱你祖国》等节目表达了职工对祖国六十周年华诞的祝福,诗配乐《前进中的中医院》等节目表现了医院职工对医院建设成就的肯定和自豪,在也展示了高密市中医院共产党员的良好精神风貌，激励着医院职工更好地敬业爱岗、积极进取、勇于奉献。

2016年3月7日，市中医院在门诊楼五楼会议室举行了"展巾帼风采，做幸福女人"主题联欢会。院领导范美云、王朋、秦福生与医院女职工一起参加联欢会观看了演出。联欢会首先表彰了评出的3个"巾帼文明岗"和"巾帼建功标兵"，有4名高密市"巾帼建功"先进个人做了典型发言，她们结合自己的实际工作和生活感悟与全体女职工进行了分享。晚会上，女职工自编自演了丰富多彩的节目，中药房女职工编排的舞蹈《今生最美的遇见》美轮美奂，小品《女人的心》笑点多又富有新意，播放的微电影感人至深，节目现场气氛活泼热烈，叫好声不断，晚会在优美的歌曲《美丽心情》中结束。通过活动的开展，丰富了职工的文化生活，增强了向心力，放松了心情，抒发了心声，使广大女职工以更加饱满的热情投入生活工作中，为医院发展建功立业。

2016年4月27日—28日，市中医院在行政楼举行了职工趣味运动会，医院各科室积极组织，踊跃报名参加，本着"友谊第一、比赛第二"的原则，以趣味为主，设有拔河、定点投篮、羽毛球、乒乓球、踢毽、跳绳、绑腿跑等7项比赛，各项比赛分别决出了奖项。此次趣味运动会，增强了职工的团队意识、参与意识和竞争意识，加强了科室间的交流，增进了友谊，强健了职工的体魄。

第五节　宣传工作

宣传工作是医院工作的重要组成部分，在医院建设和发展中具有十分重要的地位和作用。高密市中医院自建院以来就十分重视宣传工作，在院办公室设立宣传报道组，配备得力精干人员负责医院的宣传报道工作。

医院在宣传工作中紧紧围绕"致力医疗创新，打造医院品牌，壮大医疗事业，促进医院发展"的宣传思路，根据不同时期医院的发展思路、工作重点和目标任务，创新载体，注重实效，采用点面结合、突出特色，多种媒体相结合的立体宣传模式，积极开展多项式、多层次、全覆盖的宣传工作，大力宣传推介医院新人新事、新文化、新思想、新动态、新技术、新成果、新风尚，不断提高医院的知名度和影响力。

市中医院在宣传工作中内外并举，既注重院内宣传，又积极做好对外宣传。

在院内宣传方面，医院在院内设立了多组固定宣传栏、宣传标牌和电子屏幕，大力宣传党和国家的路线、方针、政策，宣传上级和医院的决议、决定、规定，结合医院的中心工作，开展思想政治方面的宣传，努力营造积极向上、团结互助、文明高效、敬业奉献的舆论氛围；大力宣传医院的好人好事，以正面形象来教育广大职工树立良好的职业纪律和道德情操，从而营造一个积极向上、敬业爱岗的工作环境，树立医院的良好形象，赢得患者的信任和支持；大力宣传医院的专家、教授、学科带头人，宣传他们丰富的临床经验、科研成果，不断提升医院专家的社会知名度，以专家的影响力来吸引患者；大力宣传医院的各种先进的医疗设施和设备，医疗新项目、新技术、新疗法、新成果，特别注重对医院中的国家和省重点专科的宣传，医院有特色、有创新、有疗效的新项目、新技术、新疗法，及时向社会推介，让患者了解医院、认可医院。不断加大对专家、教授、学科带头人的宣传力度，努力宣扬他们丰富的临床经验、科研成果，对于医院推出的有特色、有创新、有疗效的新项目、新技术、新疗法，及时向社会推介，让患者知晓，让社会认可；积极做好有关疫病的防控和保健知识的宣传工作，在门诊大厅等处摆放医院宣传简介资料，在医院各处安放指示牌，为医院职工配置胸卡、胸牌，方便病人就医就诊，减少群众求医治病的盲目性，加强了医患沟通交流和便于接受群众的监督批评。

在对外宣传方面，积极在各级报刊、电台、电视台上做好医院的宣传报道工作，向社会宣传介绍医院改革发展取得的新成果、新经验、新做法；大力宣传医院医护人员救死扶伤、爱岗敬业、高尚医德的新人新事新风尚，展示和树立医院的良好社会形象；积极做好向社会宣传推介医院新项目、新技术、新疗法、新成果的宣传工作，不断提高医院在社会各界的知名度和影响力。此外，医院还利用街头、农村义诊、节庆宣传等形式，不断扩大医院的社会影响力和吸引力。

1992年11月7日，县中医院为便于医院工作交流和宣传，创办了中医院院报——《工作简讯》，这是医院第一份宣传刊物。

1996年12月，郭华撰写的宣传医院先进工作经验的稿件《高密市中医院采取"五抓一落实"措施——让"龙头"昂起来》，在国家级刊物《健康报》发表，在社会上引起良好反响。

2004年11月，医院为加强医院工作交流与宣传，创办了院内刊物《医院情况》，成立了由院党支部书记石丽为主任、副院长王朋为副主任，办公室主任郭华为编辑部主任的编辑委员会，为切实做好《医院情况》的编发工作，医院制定下发了《关于做好〈医院情况〉编发工作的意见》。

2007年2月6日，高密市中医院被评为"2006年度全市卫生新闻宣传工作先进集体"，李奉祥、郭华等被评为"2006年度全市卫生新闻宣传工作先进个人"。同日，郭华、李奉祥被聘任为高密市卫生新闻宣传联系人。

2009年5月，市中医院为宣传推介医院优势，展示医院良好形象，扩大服务影响，发挥先进媒体的作用，注册开通了高密市中医院网站，由办公室人员具体负责医院网站的运作和管理。医院网站设有医院风采、科室介绍、专家荟萃、党建园地、护理天地、医院文化、养生保健等栏目模块，成为宣传医院最新动态，展示医院良好形象，满足民众医疗需求，传播卫生健康知识,为社会民众和广大患者提供综合服务的窗口。同年11月,医院开展了"我与中医院的故事"有奖征文活动,广大职工踊跃参加,取得良好的效果。

2010年,《山东卫生》第12期发表了题为《曹沛德的创业三部曲》,报道了市中医院院长曹沛德以超人的胆略和气魄,不畏艰难,不断改革创新,把一所名不见经传的县级医院,办成了远近闻名的特色医院的事迹。

2011年8月,国家卫生部新闻中心、《山东卫生》杂志社、山东省电视台等国家及省媒体记者先后到高密市中医院采访,对中医院文化建设、争先创优活动、平安医院建设、中医药发展、重点专科建设等进行了深度的挖掘,在《中国卫生画报》杂志、《健康报》《中国卫生》杂志、《山东卫生》杂志、山东电视台健康咨询频道等,对高密市中医院的先进经验和做法进行了深入宣传报道。

2011年7月,李奉祥在潍坊日报发表的《高密农民看病用上"千里眼"》的文章获得高密卫生好新闻特等奖;曹沛德在中国改革报上发表的《改革创新模式、推进医院稳健发展》和李奉祥在《今日高密》头版头条上发表的《市中医院喜获首批全国人民医院满意医院称号》获得高密市卫生好新闻一等奖。

2012年12月,"真情护理"服务品牌被国家卫生部作为2012年全国医院护理改革创新亮点,在健康报以《仁人君子,必笃于情》做了长篇报道。

2013年4月23日,齐鲁电视台以"从'医匠'到医生"为题报道了高密市中医院院长曹沛德同志从医20多年来的光辉业绩,感人至深。20多年来,曹沛德无论是做医生还是当院长,从未放弃"心系病人、服务病人"的宗旨,始终恪守着"一心为病人"的准则,时时刻刻表现了一名医德双馨医务工作者的优秀品质。在实际工作中,曹沛德注重强化职工的服务意识,时时处处维护病人的利益,让病人任意选择医生和治疗方案,使医疗服务更加人性化,构建起了融洽、和谐的医患关系。

2014年1月,为了更好地与凤城百姓实现零距离的交流和沟通,医院正式开通官方微信平台,每日用文字、图片、音频、视频等形式推送医院新闻、活动预告、专家推荐、健康话题等资讯。微信公众号的正式开通是继院报、网站后开通的第3块宣传阵地,也是医院充分利用新媒体推进医院宣传的又一新举措。医院微信公众号名称为"高密市中医院",用户只需用微信搜索"高密市中医院"或扫医院微信公众号二维码即可添加关注,截至2016年底,医院公众号共推送各类文章2548篇,关注人数达14983人,通过公众号引导患者合理就诊,极大地提高医院的美誉度和患者满意度。

2014年3月6日,市中医院院报《杏林苑》被评为山东省优秀院报。

2016年,医院在省级媒体发表新闻稿件60余篇,扩大了医院的品牌影响力,树立了医院的良好形象。

第十四章
荣　誉

第一节 集体荣誉

高密市中医院1987—2016年集体荣誉一览表

（一）国家级荣誉

获奖时间	获奖单位	荣誉称号	授奖机关
1996	市中医院	二级甲等中医院	国家中医药管理局
2009	市中医院	新中国六十年医疗卫生优秀单位	中华医学会
2010	市中医院	全国首批人民满意医院	中华医学会
2012	市中医院	华东地区结石病防治基地山东第一基地	中华医学会泌尿外科分会
2013	市中医院	全国农村中医药特色专科中风病科	国家中医药管理局
2013	市中医院	全国百佳廉洁诚信医院	中华医学会
2015	市中医院	全国爱婴医院	国家卫生和计划委员会

（二）山东省级荣誉

获奖时间	获奖单位	荣誉称号	授奖机关
2008	市中医院	惠民医疗先进单位	山东省惠民医疗先进单位评选委员会
2009	市中医院	卫生先进单位	山东省爱国卫生运动委员会
2009	市中医院	山东省医院文化建设先进单位	山东省医院协会文化建设专业委员会
2010	市中医院	山东省首批医患和谐示范医院	山东省卫生经济协会
2011	市中医院	山东省优质医疗服务示范单位	山东省卫生经济协会
2011	护理部	女职工建功立业标兵岗	山东省总工会
2012	结石科	山东省中医药重点专科	山东省卫生和计划生育委员会
2012	内二科护理组	山东省优质护理服务示范病房	山东省卫生厅
2013	外二科	五四红旗团支部	共青团山东省委
2014	《杏林苑》	山东省优秀院报	山东省医院协会
2014	医保办公室	山东省定点医疗机构先进医保科室	山东省社会保险事业局
2015	市中医院	山东省中医药高等专科学校非隶属附属医院	山东省卫生和计划生育委员会
2016	心血管科	山东省中医药重点专科	山东省卫生和计划生育委员会

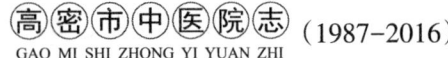
（三）潍坊市级荣誉

获奖时间	获奖单位	荣誉称号	授奖机关
1992	县中医院	放心药房	潍坊市卫生局
1995	市中医院	十佳医院	潍坊市卫生局
2001	针灸科	潍坊市青年文明号	潍坊团市委
2002	市中医院	放心药房	潍坊市药品监督管理局
2003	市中医院	全市为民服务联动工作先进单位	潍坊市精神文明建设委员
2004	市中医院	职工代表大会先进单位	潍坊市总工会
2005	市中医院	卫生系统先进集体	潍坊市人事局 潍坊市卫生局
2006	妇产科	巾帼文明岗	潍坊市妇女联合会 潍坊市"巾帼建功"协调小组
2006	妇产科	优秀巾帼文明队	潍坊市妇联
2006	市中医院	"满意在卫生"活动先进单位	潍坊市卫生局
2006	市中医院	医德医风示范医院	潍坊市卫生局 潍坊市人民政府纠风办
2006	市中医院	先进基层党组织	中共潍坊市委
2006	市中医院	民主管理工作先进单位	潍坊市厂务公开民主管理领导小组
2006	市中医院	劳动保障诚信单位	潍坊市劳动和社会保障局
2007	市中医院	"满意工作"活动先进单位	潍坊市卫生局
2007	市中医院	劳动保障诚信单位	潍坊市劳动和社会保障局
2008	市中医院	潍坊市文明单位	中共潍坊市委 潍坊市人民政府
2008	市中医院	2007年度消防平安创建先进单位	潍坊市人民政府安全生产委员会
2008	市中医院	潍坊卫生系统先进单位	潍坊市人事局 潍坊市卫生局
2008	市中医院	"满意在卫生"工作先进单位	潍坊市卫生局
2008	市中医院	劳动保障诚信单位	潍坊市劳动和社会保障局
2008	市中医院	职工代表大会先进工作星单位	潍坊市总工会
2008	护理部	护士岗位技能竞赛三等奖	潍坊市卫生局
2009	市中医院	消费者满意单位	潍坊市消费者协会

续表(一)

获奖时间	获奖单位	荣誉称号	授奖机关
2009	市中医院	造血干细胞捐献工作先进集体	潍坊市献血工作委员会 潍坊市红十字会
2010	医保办公室	潍坊市先进定点医疗单位	潍坊市人社局
2010	市中医院	文明和谐单位	中共潍坊市委 潍坊市人民政府
2011	医保办公室	潍坊市先进定点医疗单位	潍坊市人社局
2011	外二科护理组	巾帼文明岗	潍坊市卫生局 潍坊市妇女联合会
2011	外一科	潍坊市优质示范病房	潍坊市卫生局
2011	外二科团支部	红旗团支部	潍坊团市委
2011	市中医院志愿者协会	志愿者服务先进集体	潍坊团市委 潍坊市志愿者协会
2011	神经外科团支部	潍坊市青年文明号	潍坊团市委
2011	市中医院	全市厂务公开民主管理工作先进单位	潍坊市厂务公开民主管理领导小组
2011	市中医院	潍坊市消费满意单位	潍坊市消费者满意单位评委会
2011	市中医院党支部	先进基层党组织	中共潍坊市委
2011	神经外科	青年文明号	共青团潍坊市委
2012	医保办公室	潍坊市先进定点医疗单位	潍坊市人社局
2012	市中医院	全市中医工作先进集体	潍坊市人社局
2012	外一科	优质护理服务示范病房	潍坊市卫生局
2013	护理部	"真情护理"服务模式被评为潍坊市优质服务项目	中共潍坊市委市直机关工委
2013	医保办公室	潍坊市先进定点医疗单位	潍坊市人社局
2013	新农合办公室	潍坊市卫生先进医疗单位	潍坊市卫生局
2013	针灸科	潍坊市敬老文明号	共青团潍坊市委
2014	市中医院团委	五四红旗团委	共青团潍坊市委
2016	市中医院	潍坊市三八红旗集体荣誉称号	潍坊市妇女联合会 潍坊市卫生和计划生育委员会
2016	市中医院	潍坊市基层中医药服务能力提升工程先进集体	潍坊市卫计委
2016	急诊科	潍坊市第一届院前急救技能大赛三等奖	潍坊市卫计委
2016	护理部	"5S"标准化管理获护理创新项目优秀组织奖	潍坊市卫计委
2016	护理部	"真情护理"获护理创新项目优秀组织奖	潍坊市卫计委

(四)高密市级荣誉

获奖时间	获奖单位	荣誉称号	授奖机关
1988	市中医院	精神文明单位	中共高密县委 高密县人民政府
1989	市中医院	精神文明单位	中共高密县委 高密县人民政府
1990	市中医院	精神文明单位	中共高密县委 高密县人民政府
1991	市中医院	精神文明单位	中共高密县委 高密县人民政府
1992	医院工会	财务工作先进单位	高密县总工会
1993	市中医院	精神文明单位	中共高密县委 高密县人民政府
1994	市中医院	精神文明单位	中共高密市委 高密市人民政府
1995	市中医院	精神文明单位	中共高密市委 高密市人民政府
1998	市中医院	医风医德建设先进单位	高密市卫生局
1998	市中医院	卫生工作先进单位	高密市卫生局
2000	市中医院	一九九九年度卫生工作先进单位	高密市卫生局
2000	市中医院	一九九九年度医德医风建设先进单位	高密市卫生局
2000	市中医院	思想政治工作先进单位	中共高密市委 高密市人民政府
2002	市中医院	卫生工作先进单位	高密市人事局　卫生局
2004	市中医院	2003年度防治非典型肺炎工作先进单位	高密市人事局　卫生局
2005	市中医院	精神文明单位	中共高密市委 高密市人民政府
2005	医院党支部	先进基层党组织	中共高密市委市直机关工委
2006	市中医院	卫生工作先进单位	高密市人事局　市卫生局
2006	市中医院	妇女工作先进单位	高密市妇联
2006	市中医院	工会工作先进单位	高密市总工会
2006	市中医院	支持体育事业贡献奖	高密市人民政府
2006	市中医院	卫生宣传工作先进单位	高密市卫生局

续表(一)

获奖时间	获奖单位	荣誉称号	授奖机关
2006	市中医院	体育工作先进单位	中共高密市委 高密市人民政府
2007	市中医院	支持公路建设先进单位	高密市人民政府
2007	市中医院	卫生工作先进单位	高密市卫生局
2007	市中医院	药品集中招标采购先进单位	高密市卫生局
2007	市中医院	医疗质量管理先进单位	高密市卫生局
2007	市中医院	卫生宣传工作先进单位	高密市卫生局
2007	市中医院	文明和谐创建工作先进单位	高密市精神文明建设委员会
2008	市中医院	安全生产"双基"建设先进单位	高密市安全生产委员会
2008	市中医院	婚育新风进万家活动先进集体	高密市委宣传部 市妇联市计局　市民政局
2008	市中医院	卫生工作先进单位	高密市卫生局
2008	市中医院	食品药品安全工作先进单位	高密市人民政府
2008	内二科护理	巾帼文明岗	高密市卫生局
2008	市中医院	文化工作先进单位	中共高密市委 高密市人民政府
2008	医院党支部	先进基层党组织	中共高密市委
2008	市中医院	二〇〇八年度安全生产"双基"建设先进单位	高密市人民政府安全生产委员会
2008	市中医院	廉政文化建设示范点	中共高密市委
2009	市中医院	先进政协工作联络组	政协高密市委员会
2009	市中医院	医疗质量管理先进单位	高密市卫生局
2009	市中医院	文化工作先进单位	中共高密市委 高密市人民政府
2009	市中医院	二〇〇八年度食品药品安全先进单位	高密市人民政府
2009	市中医院	安全生产"双基"建设先进单位	高密市人民政府安全生产委员会
2010	市中医院	二〇〇九年度先进政协工作联络组	政协高密市委员会
2010	市中医院	高密市二〇〇九年安全生产"双基"建设先进单位	高密市人民政府安全生产委员会
2010	市中医院	卫生工作先进单位	高密市人事局 高密市卫生局

续表（二）

获奖时间	获奖单位	荣誉称号	授奖机关
2010	市中医院	包村工作优秀单位	中共高密市委 高密市人民政府
2010	市中医院	文化工作先进单位	中共高密市委 高密市人民政府
2010	市中医院	深入学习实践科学发展观活动先进单位	中共高密市委
2010	市中医院	卫生系统第一届职工运动会优秀组织奖	高密市卫生局
2010	市中医院	高密市关心下一代工作先进单位	中共高密市委 高密市人民政府
2010	市中医院	高密市青少年工作先进集体	中共高密市委 高密市人民政府
2010	医院团委	青年文明号	共青团高密市委
2010	内一科	巾帼文明示范岗	高密市妇联
2010	急诊科	巾帼文明岗	高密市卫计局
2011	市中医院	全市护理技能大赛团体二等奖	高密市卫生局
2011	市中医院	卫生工作先进单位	高密市人社局 高密市卫生局
2011	市中医院	安全生产"双基"建设先进单位	高密市人民政府安全生产委员会
2011	医院党委	高密市组织工作创新奖	中共高密市委组织部
2011	市中医院	文化工作先进单位	中共高密市委 高密市人民政府
2011	市中医院	先进民兵连	中共高密市委　市人民政府 市人民武装部
2011	神经外科	青年文明号	共青团高密市委
2011	市中医院	全市老年体育贡献奖	中共高密市委 市人民政府
2011	市中医院	庆祝国际护士节系列活动优秀组织奖	高密市卫生局
2011	市中医院	高密市第六届运动会暨第一届全民健身运动会突出贡献奖	高密市人民政府
2011	医院团委	红旗团委	共青团高密市委
2011	内一科	优质护理服务示范岗	高密市卫生局
2011	内二科	市卫生系统护理服务示范工程"巾帼文明岗"	高密市卫生局 高密市妇联

续表(三)

获奖时间	获奖单位	荣誉称号	授奖机关
2012	市中医院	卫生先进单位	高密市卫生局 高密市人社局
2012	市中医院	安全生产"双基"建设先进单位	高密市人民政府安全生产委员会
2012	市中医院	卫生工作突出贡献奖	高密市卫生局 高密市人社局
2012	医院工会	二〇一一年度先进基层工会委员会	高密市总工会
2012	医院团委	二〇一一年度高密市红旗团委	共青团高密市委
2012	市中医院	文化工作先进单位	中共高密市委 高密市人民政府
2012	市中医院	二〇一一年度药品安全示范单位	高密市食品药品监督管理局
2012	市中医院	二〇一一年度传染病防治工作先进集体	高密市疾病预防控制中心
2012	医院团委	高密市五四红旗团委	共青团高密市委
2012	市中医院	2011年度全市构建消防安全"防火墙"工程深化年活动先进单位	高密市人民政府安全生产委员会
2012	外三科	优质护理服务示范岗	高密市卫生局
2012	市中医院	护士节系列活动优秀组织奖	高密市卫生局
2012	后勤党支部	先进基层党组织	中共高密市委市直机关工委
2012	医院党委	创先争优先进基层党组织	中共高密市委
2012	市中医院	高密市卫生系统第二届职工运动会最佳表演奖	高密市卫生局
2012	市中医院	高密市卫生系统第二届职工运动会优秀组织奖	高密市卫生局
2012	医院志愿者协会	高密市十大优秀志愿者服务集体	高密市委宣传部　团市委 高密志愿者协会
2013	市中医院	卫生工作先进单位	高密市卫生局
2013	市中医院	卫生工作突出贡献奖	高密市卫生局
2013	市中医院	高密市二〇一二年度安全生产"双基"建设先进单位	高密市人民政府安全生产委员会
2013	医院工会	二〇一二年度先进基层工会委员会	高密市总工会
2013	市中医院	高密市支持老年体育工作先进单位	高密市体育局 市老年人体育协会
2013	市中医院	二〇一二年度高密市药械安全示范单位	高密市食品药品监督管理局
2013	重症医学科	优质护理服务示范岗	高密市卫生局

续表（四）

获奖时间	获奖单位	荣誉称号	授奖机关
2013	市中医院	全市护理岗位技能大赛团体二等奖	高密市卫生局
2013	市中医院	国际护士节系列活动优秀组织奖	高密市卫生局
2013	医院党委	先进基层党组织	中共高密市委市直机关工委
2014	骨二科护士站	巾帼文明岗	市妇联　市卫计局
2014	小儿科护士站	优质护理服务示范岗	高密市卫计局
2015	市中医院	中医药工作先进单位	高密市人社局　卫计局
2015	内三科	优质护理服务示范岗	高密市卫计局
2016	小儿科	高密市三八红旗集体	中共高密市委 高密市人民政府
2016	行政后勤党支部	先进基层党组织	市直机关党工委
2016	市中医院	卫生和计划生育工作先进单位	高密市人社局　卫计局
2016	市中医院	中医药工作先进单位	高密市人社局　卫计局
2016	市中医院	医疗质量管理先进单位	高密市人社局　卫计局
2016	市中医院	药政管理先进单位	高密市人社局　卫计局
2016	市中医院	护理管理创新项目优秀组织单位	高密市人社局　卫计局
2016	康复中心	巾帼文明岗	高密市妇女联合会
2016	康复中心	优质护理服务示范岗	高密市卫计局

第二节　个人荣誉

市中医院1987—2016年个人荣誉获奖情况一览表

（一）国家级荣誉

姓名	性别	荣誉称号	授奖机关	获奖时间
曹沛德	男	新中国六十年医疗卫生事业杰出贡献奖	中华医学会	2009
曹沛德	男	全国卫生行业100位最具影响力人物	中华医学会	2010
曹沛德	男	全国医院优秀院长	中华医学会	2012
曹沛德	男	全国医院管理突出贡献奖	中华医学会	2012
李　娟	女	全国中医医院优质护理服务先进个人	国家中医药管理局	2013

（二）山东省级荣誉

姓　名	性别	荣誉称号	授奖机关	获奖时间
范天福	男	山东省科技进步三等奖	山东省卫生厅　省科技厅	1987
曹沛德	男	先进个人	山东省人事厅　省卫生厅	2003
刘国华	男	二〇〇三年度实习教学优秀奖	山东中医药大学	2004
曹沛德	男	山东省优秀医务工作者	山东省卫生厅	2007
曹沛德	男	全省中医工作先进个人（并记三等功）	山东省人事厅　省卫生厅	2009
曹沛德	男	山东省卫生经济发展十大杰出人物	山东省卫生经济协会	2009
曹沛德	男	山东省医院文化建设先进个人	山东省医院协会医院文化建设专业委员会	2009
曹沛德	男	山东省医院经济管理最具影响力人物	山东卫生经济协会	2010
曹沛德	男	优秀实习指导教师	山东中医药大学	2010
李永刚	男	优秀实习指导教师	山东中医药大学	2010
王琪	女	优秀实习教学管理人员	山东中医药大学	2011
曹沛德	男	山东省卫生经济管理十大创新人物	山东省卫生经济协会	2011
蔡亦军	男	山东中医药大学优秀教师	山东中医药大学	2011
曹沛德	男	全省优秀中医医院院长	山东中医药学会	2011
王琪	女	优秀实习指导教师	山东中医药大学	2011
范美艳	女	中医护理岗位能手	山东中医药学会	2011
王琪	女	优秀实习指导教师	山东中医药大学	2012
王琪	女	优秀实习教学管理人员	山东中医药大学	2012
王琪	女	优秀实习指导教师	山东中医药大学	2013
曹沛德	男	山东省先进工作者	山东省人民政府	2013
李玉芹	女	优秀实习教学管理人员	山东中医药大学	2014
禚秀梅	女	山东省"最美基层医生"	农村大众报	2014
吕艳霞	女	山东省定点医疗机构医保工作先进个人	山东省社会保险事业局	2015
王秉隆	男	山东省五级中医药师承项目第四批指导老师	山东省卫计委 省中医药管理局	2016
曹沛德	男	山东省名中医药专家	山东省卫计委 省中医药管理局	2016

（三）潍坊市级荣誉

姓　名	性别	荣誉称号	授奖机关	获奖时间
范天福	男	潍坊市职工读书积极分子	潍坊市卫生局	1989
鞠成芬	女	卫生系统先进工作者	潍坊市卫生局	1990
范作升	男	跨世纪优秀科技人才	潍坊市组织部	1996
高思和	男	潍坊卫生系统先进工作者	潍坊市卫生局	1997
吴明花	女	潍坊市优秀护士	潍坊市卫生局	2000
张佩玲	女	潍坊名护	潍坊市卫生局	2001
王　朋	男	潍坊市"110"社会联动服务标兵	潍坊市110社会联动工作领导小组	2002
石　丽	女	卫生工作先进个人三等功	潍坊市卫生局	2004
石　丽	女	卫生系统先进个人	潍坊市卫生局	2005
王　朋	男	潍坊市卫生系统廉洁行医标兵	潍坊市卫生局	2005
林月荣	男	潍坊市针灸技术能手	潍坊市总工会	2006
尤传坤	男	潍坊市推拿技术能手	潍坊市总工会	2006
吴明花	女	巾帼建功岗位明星	潍坊市卫生局	2006
吴明花	女	富民兴潍劳动奖章	潍坊市总工会	2006
秦福生	男	潍坊市卫生系统"满意在卫生"活动中被评为先进个人	潍坊市卫生局	2006
张林新	男	全市卫生系统"满意在卫生"活动中被评为先进个人	潍坊市卫生局	2007
李　娟	女	潍坊市百名优秀护士	潍坊市卫生局	2007
高益世	男	潍坊市卫生系统后备人才	潍坊市人社局 潍坊市卫生局	2008
鹿洪艳	女	潍坊市卫生系统"满意在病人"活动先进个人	潍坊市卫生局	2008
秦福生	男	潍坊市中医工作先进个人	潍坊市卫生局	2009
曹沛德	男	潍坊市富民兴潍劳动奖章	潍坊市总工会	2009
秦福生	男	潍坊市十佳医生	潍坊市卫生局	2009
延淑芹	女	潍坊市优秀护士	潍坊市卫生局	2009
王　硕	女	潍坊市优秀护士	潍坊市卫生局	2009
李玉芹	女	潍坊市医院感染技术操作能手	潍坊市人社局	2009
秦福生	男	中医工作先进个人	潍坊市卫生局	2009
曹沛德	男	潍坊市敬老模范个人	潍坊市老龄工作委员会	2009

续表（一）

姓　名	性别	荣誉称号	授奖机关	获奖时间
曹沛德	男	潍坊市劳动模范	潍坊市人民政府	2010
曹沛德	男	中医优秀学科带头人	潍坊市卫生局	2010
吕艳霞	女	潍坊市定点医疗机构先进个人	潍坊市人社局	2010
宿春华	女	两好一满意活动服务明星	潍坊市卫生局	2010
曹沛德	男	潍坊市先进工作者称号	潍坊市人民政府	2010
高思合	男	潍坊市职工职业道德先进个人	中共潍坊市宣传部 市总工会	2010
宋美爱	女	潍坊市优质护理服务先进个人	潍坊市卫生局 潍坊市妇联	2011
宿春华	女	潍坊市优质护理服务先进个人	潍坊市卫生局 潍坊市妇联	2011
延淑芹	女	潍坊市优质护理服务先进个人	潍坊市卫生局 潍坊市妇联	2011
张海燕	女	潍坊市巾帼建功标兵	潍坊市卫生局 潍坊市妇联	2011
延淑芹	女	潍坊市巾帼建功标兵	潍坊市卫生局 潍坊市妇联	2011
于　勇	男	潍坊市对口支援北川灾后重建工作先进个人	潍坊市人社局 潍坊市援川办	2011
于　勇	男	潍坊市对口支援北川灾后恢复重建工作先进个人	潍坊市卫生局	2011
王　朋	男	潍坊市卫生系统先进个人	潍坊市人社局　市卫生局	2011
张海燕	女	潍坊市优质护理服务示范标兵	潍坊市卫生局	2012
吕艳霞	女	潍坊市文明诚信标兵	潍坊市文明办	2012
郭　杰	男	全市中医工作先进个人	潍坊市人社局　市卫生局	2012
张兆玉	女	潍坊市优质护理服务先进个人	潍坊市卫生局	2012
臧鸿鹏	女	全市妇幼卫生工作先进个人	潍坊市人社局　市卫生局	2012
曹沛德	男	第四批潍坊名医	潍坊市卫生局　人社局	2012
李　娟	女	第四批潍坊名护	潍坊市卫生局　人社局	2012
曹沛德	男	潍坊首席公共卫生专家	潍坊市卫生局	2012
钟　玲	女	药品不良反应监测工作先进个人	潍坊市食品药品监督管理局	2013
曹沛德	男	潍坊市中医优秀学科带头人	潍坊市卫生局	2013

续表（二）

姓　名	性别	荣誉称号	授奖机关	获奖时间
曹沛德	男	潍坊市基层名中医	潍坊市卫生局	2013
秦福生	男	潍坊市基层名中医	潍坊市卫生局	2013
李宗江	男	潍坊市基层名中医	潍坊市卫生局	2013
逄明梅	女	潍坊市基层名中医	潍坊市卫生局	2013
肖瑞霞	女	潍坊市优秀护士	潍坊市卫生局	2013
范美艳	女	潍坊市优秀护士	潍坊市卫生局	2013
禚秀梅	女	潍坊好人	中共潍坊市委宣传部 市总工会　市妇联 团市委	2013
钟　玲	女	潍坊市女职工建功立业标兵	潍坊市总工会	2014
逄明梅	女	全市卫生应急与疾病控制工作先进个人	潍坊市卫生局	2014
李海霞	女	潍坊市优秀护士	潍坊市卫生局	2014
范　艳	女	潍坊市优秀护士	潍坊市卫生局	2014
张春红	女	潍坊市深化卫生体制改革工作先进个人	潍坊市卫生局	2014
禚秀梅	女	潍坊市"中国梦、我们的价值观"百姓宣讲比赛优秀奖	中共潍坊市委宣传部 潍坊市委讲师团	2015
郭　杰	男	潍坊名医	潍坊市人社局 市卫生计生委	2015
王秀娟	女	潍坊市优秀护士	潍坊市卫生局	2015
王友兰	女	潍坊市优秀护士	潍坊市卫生局	2015
衣金蕾	女	潍坊市优秀护士	潍坊市卫生局	2015
王晓爱	女	潍坊第一届院前急救技能大赛三等奖	潍坊市卫生局	2015
杜乐栋	男	潍坊市第一届院前急救技能大赛优秀奖	潍坊市卫生局	2015
闫爱丽	女	潍坊市重大疾控应急处置大赛技术能手	潍坊市卫生局	2015
曹沛德	男	优秀共产党员	潍坊市委	2016
李　娟	女	潍坊市第五批名护	潍坊市卫计局	2016
王秀娟	女	潍坊市优秀护士	潍坊市护理学会	2016
衣金蕾	女	潍坊市优秀护士	潍坊市护理学会	2016
王友兰	女	潍坊市优秀护士	潍坊市护理协会	2016

续表（三）

姓　名	性别	荣誉称号	授奖机关	获奖时间
王晓爱	女	潍坊市院前急救大奖赛三等奖	潍坊市卫计局	2016
王　君	女	潍坊市院前急救大奖赛三等奖	潍坊市卫计局	2016
王　琪	女	全市疾病预防控制工作先进个人	潍坊市疾病预防控制中心	2016
臧鸿鹍	女	潍坊市妇幼健康服务工作先进个人	潍坊市妇联　市卫计局	2016
禚秀梅	女	潍坊市基层中医药服务能力提升工程先进个人	潍坊市卫计局	2016
王秀娟	女	潍坊市基层中医药服务能力提升工程先进个人	潍坊市卫计局	2016
高思合	男	潍坊市金牌医生	中共潍坊市委宣传部 总工会　卫计局	2016
乔日东	男	潍坊市金牌医生	中共潍坊市委宣传部 总工会　卫计局	2016
刘国华	男	潍坊市金牌医生	中共潍坊市委宣传部 总工会　卫计局	2016
李　娟	女	潍坊市金牌护士	中共潍坊市委宣传部 总工会　卫计局	2016
张春红	女	潍坊市金牌护士	中共潍坊市委宣传部 总工会　卫计局	2016

（四）高密市级个人荣誉

姓　名	性别	荣誉称号	授奖机关	获奖时间
范天福	男	专业技术拔尖人才	中共高密县委组织部	1988
滕庆宝	男	先进工作者	高密市卫生局	1989
鞠成芬	女	先进工作者	高密市卫生局	1989
单际忠	男	先进工作者	高密市卫生局	1989
刘　政	男	先进工作者	高密市卫生局	1990
单际忠	男	先进工作者	高密市卫生局	1990
潘作茂	男	先进工作者	高密市卫生局	1990
宿琪花	女	先进工作者	高密市卫生局	1991
潘作茂	男	先进工作者	高密市卫生局	1991
鞠成芬	女	先进工作者	高密市卫生局	1991

续表(一)

姓　名	性别	荣誉称号	授奖机关	获奖时间
延淑芹	女	先进工作者	高密市卫生局	1993
单丽芳	女	先进工作者	高密市卫生局	1993
张卫华	女	先进工作者	高密市卫生局	1993
侯翠英	女	先进工作者	高密市卫生局	1993
迟丽君	女	先进工作者	高密市卫生局	1993
范作升	男	红十字先进会员	高密市卫生局	1993
张立文	女	红十字先进会员	高密市卫生局	1993
郭　华	男	红十字先进会员	高密市卫生局	1993
马训梅	男	先进工作者	高密市卫生局	1994
单丽芳	女	先进工作者	高密市卫生局	1994
侯翠英	女	先进工作者	高密市卫生局	1994
曹沛德	男	先进工作者	高密市卫生局	1994
郭华	男	先进工作者	高密市卫生局	1994
王林彬	男	十佳服务明星	高密市卫生局	1995
王丽萍	女	先进工作者	高密市卫生局	1995
王林彬	男	先进工作者	高密市卫生局	1995
吴明花	女	先进工作者	高密市卫生局	1995
刘　政	男	先进工作者	高密市卫生局	1995
王成儒	男	先进工作者	高密市卫生局	1995
单丽芳	女	十佳服务明星	高密市卫生局	1996
延淑芹	女	百名优秀医务工作者	高密市卫生局	1996
侯翠英	女	百名优秀医务工作者	高密市卫生局	1996
高思合	男	百名优秀医务工作者	高密市卫生局	1996
张佩玲	女	百名优秀医务工作者	高密市卫生局	1996
郭　华	男	百名优秀医务工作者	高密市卫生局	1996
王丽玉	女	先进工作者	高密市卫生局	1997
陈守谦	男	先进工作者	高密市卫生局	1997

续表（二）

姓　名	性别	荣誉称号	授奖机关	获奖时间
吴明花	女	先进工作者	高密市卫生局	1997
杨德香	女	先进工作者	高密市卫生局	1997
张立文	女	先进工作者	高密市卫生局	1997
秦福生	男	先进工作者	高密市卫生局	1997
吴明花	女	十佳服务明星	高密市卫生局	1998
刘　政	男	先进工作者	高密市卫生局	1998
马训梅	男	先进工作者	高密市卫生局	1998
曹沛德	男	先进工作者	高密市卫生局	1998
张林新	男	先进工作者	高密市卫生局	1998
李宗江	男	先进工作者	高密市卫生局	1998
张燕伟	男	先进工作者	高密市卫生局	1998
曹沛德	男	先进工作者	高密市卫生局	1999
张林新	男	先进工作者	高密市卫生局	1999
李宗江	男	先进工作者	高密市卫生局	1999
刘　政	男	先进工作者	高密市卫生局	1999
马训梅	男	先进工作者	高密市卫生局	1999
张燕伟	男	先进工作者	高密市卫生局	1999
翟绪进	男	优秀院长	高密市卫生局	2000
吴文娟	女	十佳服务明星	高密市卫生局	2000
吴文娟	女	先进工作者	高密市卫生局	2000
李金玉	女	先进工作者	高密市卫生局	2000
侯翠英	女	先进工作者	高密市卫生局	2000
冷继家	男	先进工作者	高密市卫生局	2000
张林新	男	先进工作者	高密市卫生局	2000
张林新	男	科技工作先进个人	高密市人事局　市科协	2000
张林新	男	优秀共产党员	市直机关党工委	2000
翟绪进	男	优秀院长	高密市卫生局	2001

续表（三）

姓　名	性别	荣誉称号	授奖机关	获奖时间
李金玉	女	十佳服务明星	高密市卫生局	2001
李金玉	女	先进工作者	高密市卫生局	2001
吴明花	女	先进工作者	高密市卫生局	2001
王丽萍	女	先进工作者	高密市卫生局	2001
李　娟	女	先进工作者	高密市卫生局	2001
张清洲	男	先进工作者	高密市卫生局	2001
翟绪进	男	优秀院长	高密市卫生局	2002
张清洲	男	十佳服务明星	高密市卫生局	2002
李金玉	女	先进工作者	高密市卫生局	2002
张聿伍	男	先进工作者	高密市卫生局	2002
尹红花	女	先进工作者	高密市卫生局	2002
张佩玲	女	先进工作者	高密市卫生局	2002
张林新	男	先进工作者	高密市卫生局	2002
延淑芹	女	优秀护士	高密市卫生局	2002
李　娟	女	优秀护士	高密市卫生局	2002
尹红花	女	优秀护士	高密市卫生局	2002
张香兰	女	优秀护士	高密市卫生局	2002
李金玉	女	十佳服务明星	高密市卫生局	2003
管遵旭	男	先进工作者	高密市卫生局	2003
郭　华	男	先进工作者	高密市卫生局	2003
秦福生	男	先进工作者	高密市卫生局	2003
延淑芹	女	先进工作者	高密市卫生局	2003
王丽萍	女	先进工作者	高密市卫生局	2003
王　朋	男	防非典工作先进工作者	高密市卫生局	2003
葛会泉	男	防非典工作先进工作者	高密市卫生局	2003
刘芙梅	女	优秀护士	高密市卫生局	2003
李　娟	女	优秀护士	高密市卫生局	2003

续表（四）

姓　名	性别	荣誉称号	授奖机关	获奖时间
张春红	女	优秀护士	高密市卫生局	2003
刘国华	男	科技先进工作者	高密市人事局　市科协	2003
刘国华	男	十佳服务明星	高密市卫生局	2004
郭　华	男	先进工作者	高密市卫生局	2004
秦福生	男	先进工作者	高密市卫生局	2004
张林新	男	先进工作者	高密市卫生局	2004
张清洲	男	先进工作者	高密市卫生局	2004
郭　杰	男	先进工作者	高密市卫生局	2004
张佩玲	女	先进工作者	高密市卫生局	2004
李　娟	女	十佳护士	高密市卫生局	2004
延淑芹	女	优秀护士	高密市卫生局	2004
吴明华	女	优秀护士	高密市卫生局	2004
宋美爱	女	优秀护士	高密市卫生局	2004
王　朋	男	优秀共产党员	高密市卫生局	2004
郭　华	男	优秀共产党员	高密市卫生局	2004
吴明花	女	优秀共产党员	高密市卫生局	2004
于　勇	男	优秀科技工作者	高密市人事局　市科协	2004
高思合	男	十佳服务明星	高密市卫生局	2005
尤　志	男	先进工作者	高密市卫生局	2005
王桂初	男	先进工作者	高密市卫生局	2005
杨家顺	男	先进工作者	高密市卫生局	2005
乔日东	男	先进工作者	高密市卫生局	2005
蔡亦军	男	先进工作者	高密市卫生局	2005
尹红花	女	先进工作者	高密市卫生局	2005
王友兰	女	先进工作者	高密市卫生局	2005
刘国华	男	优秀青年岗位能手	共青团高密市委	2005
范美云	女	妇女儿童工作先进个人	高密市妇联	2005

续表(五)

姓 名	性别	荣誉称号	授奖机关	获奖时间
曹沛德	男	劳动模范	中共高密市委 高密市人民政府	2005
张清洲	男	十佳服务明星	高密市卫生局	2006
高思合	男	先进工作者	高密市卫生局	2006
颜宏伟	男	先进工作者	高密市卫生局	2006
刘国华	男	先进工作者	高密市卫生局	2006
曹德礼	男	先进工作者	高密市卫生局	2006
侯宗敏	女	先进工作者	高密市卫生局	2006
郭振宝	男	先进工作者	高密市卫生局	2006
赵 美	女	优秀护士	高密市卫生局	2006
张春红	女	优秀护士	高密市卫生局	2006
王庆秀	女	巾帼岗位明星	高密市卫生局	2006
秦福生	男	先进科技工作者	高密市人事局　市科协	2006
张林新	男	先进工作者	高密市人事局　市科协	2006
李奉祥	男	卫生宣传先进工作者	高密市卫生局	2006
郭 华	男	卫生宣传先进工作者	高密市卫生局	2006
曹沛德	男	第一批高密名医	高密市卫生局	2006
延淑芹	女	第一批高密名护	高密市卫生局	2006
张春红	女	第一批高密名护	高密市卫生局	2006
李克尊	男	十佳服务明星	高密市卫生局	2007
范 燕	女	先进工作者	高密市卫生局	2007
尤 志	男	先进工作者	高密市卫生局	2007
郭 杰	男	先进工作者	高密市卫生局	2007
宋美爱	女	先进工作者	高密市卫生局	2007
张红霞	女	先进工作者	高密市卫生局	2007
曹德礼	男	先进工作者	高密市卫生局	2007
张清洲	男	先进工作者	高密市卫生局	2007
赵洪乾	男	先进工作者	高密市卫生局	2007

续表（六）

姓 名	性别	荣誉称号	授奖机关	获奖时间
张立文	女	先进工作者	高密市卫生局	2007
张春红	女	先进工作者	高密市人民政府	2007
孙 沛	女	优秀妇委会主任	市直机关党工委	2007
范美云	女	优秀宣传干部	高密市委宣传部	2007
张春红	女	十佳护士	高密市卫生局	2007
鹿洪艳	女	"十佳明星护士"	高密市卫生局	2007
刘清花	女	优秀护士	高密市卫生局	2007
宿春华	女	优秀护士	高密市卫生局	2007
李海霞	女	优秀护士	高密市卫生局	2007
陈桂霞	女	优秀护士	高密市卫生局	2007
陆春荣	女	优秀护士	高密市卫生局	2007
杨家顺	男	十佳服务明星	高密市卫生局	2008
赵洪乾	男	先进工作者	高密市卫生局	2008
高思合	男	先进工作者	高密市卫生局	2008
郭 杰	男	先进工作者	高密市卫生局	2008
张秀珍	女	先进工作者	高密市卫生局	2008
田立臣	男	先进工作者	高密市卫生局	2008
潘守市	男	先进工作者	高密市卫生局	2008
李然杰	男	先进工作者	高密市卫生局	2008
郭振宝	男	先进工作者	高密市卫生局	2008
范 燕	女	先进工作者	高密市卫生局	2008
范 燕	女	优秀护士	高密市卫生局	2008
范美艳	女	优秀护士	高密市卫生局	2008
曹沛德	男	专业技术拔尖人才	高密市人民政府	2008
宋美爱	女	巾帼岗位明星	高密市卫生局	2008
李 娟	女	巾帼岗位明星	高密市卫生局	2008
张春红	女	巾帼岗位明星	高密市卫生局	2008

续表（七）

姓　名	性别	荣誉称号	授奖机关	获奖时间
范美云	女	全市包村工作先进个人	中共高密市委 高密市人民政府	2008
王　伟	女	护士岗位技能理论考试优秀奖	高密市卫生局	2008
宋美爱	女	十佳护士	高密人事局及高密卫生局	2008
于　勇	男	抗震救灾优秀共产党员	中共高密市委	2008
秦福生	男	优秀共产党员	高密市卫生局	2008
曹沛德	男	"凤城英才"	中共高密市委 高密市人民政府	2008
张林新	男	优秀专业技术人才	中共高密市委组织部 市人事局	2008
禚秀梅	女	十佳服务明星	高密市卫生局	2009
王秀娟	女	先进工作者	高密市卫生局	2009
杜长征	男	先进工作者	高密市卫生局	2009
李海霞	女	先进工作者	高密市卫生局	2009
寇建荣	女	先进工作者	高密市卫生局	2009
郭振中	男	先进工作者	高密市卫生局	2009
张红霞	女	先进工作者	高密市卫生局	2009
王洪英	女	先进工作者	高密市卫生局	2009
高思合	男	优秀科技工作者	高密市人事局　市科协	2009
蔡亦军	男	优秀科技工作者	高密市人事局　市科协	2009
曹沛德	男	先进工作者	中共高密市委 高密市人民政府	2009
李海霞	女	优秀护士	高密市卫生局	2009
张海燕	女	十佳护士	高密市卫生局	2009
赵　美	女	优秀护士	高密市卫生局	2009
王　伟	女	优秀护士	高密市卫生局	2009
曹沛德	男	高密人民勋章	高密市人民代表大会常委会	2009
郭智贤	男	消防平安先进工作者	高密市公安局	2009
郭　杰	男	十佳服务明星	高密市卫生局	2010

续表（八）

姓　名	性别	荣誉称号	授奖机关	获奖时间
何大民	男	先进工作者	高密市卫生局	2010
田立臣	男	先进工作者	高密市卫生局	2010
张海燕	女	先进工作者	高密市卫生局	2010
王秀娟	女	先进工作者	高密市卫生局	2010
张秀珍	女	先进工作者	高密市卫生局	2010
范永明	男	先进工作者	高密市卫生局	2010
钟　玲	女	先进工作者	高密市卫生局	2010
李海霞	女	先进工作者	高密市卫生局	2010
宿春华	女	优秀护士	高密市卫生局	2010
宿春华	女	优秀科技工作者	高密市人社局 高密市科协	2010
刘亚男	女	优秀团支部书记	共青团高密市委	2010
寇建荣	女	卫生系统巾帼岗位明星	高密市人社局 高密市卫生局	2010
臧艳勤	女	优秀共青团员	共青团高密市委	2010
李福鹏	男	优秀共青团员	共青团高密市委	2010
曹沛德	男	包村工作先进个人	中共高密市委 高密市人民政府	2010
寇建荣	女	巾帼岗位明星	高密市卫生局	2010
吕艳霞	女	巾帼岗位明星	高密市卫生局	2010
王丽萍	女	巾帼岗位明星	高密市卫生局	2010
袁昭媛	女	巾帼岗位明星	高密市卫生局	2010
于　勇	男	第八届"高密市十大杰出青年"	高密市委宣传部　团市委 市人力资源和社会保障局	2010
曹沛德	男	先进工作者	中共高密市委 高密市人民政府	2010
郭智贤	男	消防平安创建先进个人	高密市卫生局	2010
秦福生	男	第十一批高密市专业技术拔尖人才	高密市人民政府	2010
王秀娟	女	十佳服务明星	高密市卫生局	2011

续表(九)

姓　名	性别	荣誉称号	授奖机关	获奖时间
颜　政	男	先进工作者	高密市卫生局	2011
赵　美	女	先进工作者	高密市卫生局	2011
赵洪乾	男	先进工作者	高密市卫生局	2011
王　斌	男	先进工作者	高密市卫生局	2011
吕艳霞	女	先进工作者	高密市卫生局	2011
杜长征	男	先进工作者	高密市卫生局	2011
乔日东	男	先进工作者	高密市卫生局	2011
钟咏梅	女	先进工作者	高密市卫生局	2011
王洪英	女	先进工作者	高密市卫生局	2011
赵　艳	女	巾帼岗位明星	高密市妇联　市卫生局	2011
延淑芹	女	巾帼建功标兵	高密市妇联　市卫生局	2011
宋美爱	女	巾帼建功标兵	高密市妇联　市卫生局	2011
李晓辉	男	优秀科技工作者	高密市人社局　市科协	2011
曹沛德	男	高密市公务员考核荣立三等功	中共高密市委 高密市人民政府	2011
宿春华	女	十佳护士	高密市卫生局	2011
李　娟	女	优秀护士	高密市卫生局	2011
唐　丽	女	优秀护士	高密市卫生局	2011
陈咏梅	女	优秀护士	高密市卫生局	2011
刘亚男	女	优秀护士	高密市卫生局	2011
张海燕	女	优秀护士	高密市卫生局	2011
肖瑞霞	女	优秀护士	高密市卫生局	2011
王友兰	女	优秀护士	高密市卫生局	2011
胡金玲	女	优秀护士	高密市卫生局	2011
陈咏梅	女	巾帼岗位明星	高密市卫生局	2011
王　伟	女	全市护理技能大赛能手	高密市卫生局	2011
宋　晓	女	全市护理技能大赛能手	高密市卫生局	2011
王　朋	男	全市卫生系统先进个人	高密市卫生局	2011

续表（十）

姓 名	性别	荣誉称号	授奖机关	获奖时间
禚秀梅	女	科技先进作者	高密市人社局　市科协	2011
李玉芹	女	科技先进作者	高密市人社局　市科协	2011
秦福生	男	高密市第二批名中医	高密市卫生局	2011
李玉芹	女	工会先进工作者	高密市总工会	2011
范永明	男	十佳服务明星	高密市卫生局	2012
颜宏伟	男	卫生先进工作者	高密市卫生局	2012
李永刚	男	卫生先进工作者	高密市卫生局	2012
寇建荣	女	卫生先进工作者	高密市卫生局	2012
范 燕	女	卫生先进工作者	高密市卫生局	2012
张秀珍	女	卫生先进工作者	高密市卫生局	2012
郭智贤	男	卫生先进工作者	高密市卫生局	2012
刘国华	男	卫生先进工作者	高密市卫生局	2012
刘晓媛	女	卫生先进工作者	高密市卫生局	2012
刘 军	男	卫生先进工作者	高密市卫生局	2012
郭 杰	男	科技先进工作者	高密市人社局　市科协	2012
蔡亦军	男	科技先进工作者	高密市人社局　市科协	2012
张燕伟	男	科技先进工作者	高密市人社局　市科协	2012
张平熙	男	优秀团支部书记	共青团高密市委	2012
赵 艳	女	巾帼岗位明星	高密市卫生局　市妇联	2012
王友兰	女	巾帼岗位明星	高密市卫生局　市妇联	2012
曹沛德	男	先进工作者	中共高密市委 高密市人民政府	2012
宋 晓	女	优秀青年岗位能手	高密市卫生局	2012
赵 美	女	卫生系统先进工作者	高密市卫生局	2012
孙秀霞	女	国际护士节先进个人	高密市卫生局	2012
范 燕	女	优质护理服务先进个人	高密市卫生局	2012
钟小玲	女	优质护理先进个人	高密市卫生局	2012
张淑芬	女	优质护理先进个人	高密市卫生局	2012

续表（十一）

姓 名	性别	荣誉称号	授奖机关	获奖时间
范美艳	女	十佳护士	高密市卫生局	2012
张臻	女	优质护理先进个人	高密市卫生局	2012
王伟	女	医疗卫生职业精神大讨论主题演讲比赛优秀奖	高密市卫生局	2012
王伟	女	优质护理先进个人	高密市卫生局	2012
孙祯	女	护士节活动先进个人	高密市卫生局	2012
孙祯	女	护士节活动最佳表演奖	高密市卫生局	2012
于勇	男	市直机关优秀党支部书记	中共高密市直机关党工委	2012
郭智贤	男	市直机关优秀党建管理员	中共高密市直机关党工委	2012
王丽萍	女	市直机关优秀共产党员	中共高密市直机关党工委	2012
张佩玲	女	市直机关优秀共产党员	中共高密市直机关党工委	2012
高思合	男	专业技术拔尖人才	中共高密市委 高密市人民政府	2012
刘晓媛	女	女职工创新技能大赛奖	高密市卫生和计划生育局	2012
牟晓玉	女	女职工创新技能大赛奖	高密市卫生和计划生育局	2012
王伟	女	女职工创新技能大赛奖	高密市卫生和计划生育局	2012
刘柳	女	女职工创新技能大赛奖	高密市卫生和计划生育局	2012
李永刚	男	十佳服务明星	高密市卫生和计划生育局	2013
李海霞	女	卫生先进工作者	高密市卫生和计划生育局	2013
张秀纹	女	卫生先进工作者	高密市卫生和计划生育局	2013
刘杰	男	卫生先进工作者	高密市卫生和计划生育局	2013
杜长征	男	卫生先进工作者	高密市卫生和计划生育局	2013
禚秀梅	女	卫生先进工作者	高密市卫生和计划生育局	2013
柳桂玉	男	卫生先进工作者	高密市卫生和计划生育局	2013
王洪英	女	卫生先进工作者	高密市卫生和计划生育局	2013
张淑芬	女	卫生先进工作者	高密市卫生和计划生育局	2013
吕艳霞	女	卫生先进工作者	高密市卫生和计划生育局	2013
范燕	女	十佳护士	高密市卫生和计划生育局	2013
孙建萍	女	巾帼岗位明星	高密市卫生和计划生育局	2013

续表(十二)

姓　名	性别	荣誉称号	授奖机关	获奖时间
孙建萍	女	优质护理服务先进个人	高密市卫生和计划生育局	2013
李海霞	女	优质护理服务先进个人	高密市卫生和计划生育局	2013
宿春华	女	优质护理服务先进个人	高密市卫生和计划生育局	2013
王友兰	女	优质护理服务先进个人	高密市卫生和计划生育局	2013
李艳芹	女	优质护理服务先进个人	高密市卫生和计划生育局	2013
张秀珍	女	优质护理服务先进个人	高密市卫生和计划生育局	2013
杨玫瑰	女	优质护理服务先进个人	高密市卫生和计划生育局	2013
王丽荣	女	优质护理服务先进个人	高密市卫生和计划生育局	2013
徐佳慧	女	护士节活动先进个人	高密市卫生和计划生育局	2013
邱　艳	女	护士节活动先进个人	高密市卫生和计划生育局	2013
孙　祯	女	护士节优秀演员奖	高密市卫生和计划生育局	2013
陈　娇	女	护士节优秀演员奖	高密市卫生和计划生育局	2013
冯真真	女	护士节优秀演员奖	高密市卫生和计划生育局	2013
周世红	女	护士节优秀演员奖	高密市卫生和计划生育局	2013
韩雨诺	女	护士节优秀演员奖	高密市卫生和计划生育局	2013
徐佳慧	女	护士节优秀演员奖	高密市卫生和计划生育局	2013
邓丽莹	女	护士节优秀演员奖	高密市卫生和计划生育局	2013
王丽荣	女	护士节优秀演员奖	高密市卫生和计划生育局	2013
王凤娇	女	护士节优秀演员奖	高密市卫生和计划生育局	2013
杜　雪	女	护士节优秀演员奖	高密市卫生和计划生育局	2013
管玉香	女	护士节优秀演员奖	高密市卫生和计划生育局	2013
李忻怡	女	护士节优秀演员奖	高密市卫生和计划生育局	2013
王建凤	女	护士节优秀演员奖	高密市卫生和计划生育局	2013
苏同政	男	护士节优秀演员奖	高密市卫生和计划生育局	2013
范少鹏	男	护士节优秀演员奖	高密市卫生和计划生育局	2013
范立雨	男	优秀青年岗位能手	共青团高密市委	2013
孙　祯	女	优秀共青团员	共青团高密市委	2013

续表（十三）

姓　名	性别	荣誉称号	授奖机关	获奖时间
曹沛德	男	先进工作者	中共高密市委 高密市人民政府	2013
孙　祯	女	护士节活动优秀演员	高密市卫生局	2013
曹沛德	男	优秀人大代表	高密市人大常务委员会	2013
逄明梅	女	十佳服务明星	高密市人社局　卫计局	2014
李　惠	女	先进工作者	高密市人社局　卫计局	2014
李盛善	男	先进工作者	高密市人社局　卫计局	2014
衣金蕾	女	先进工作者	高密市人社局　卫计局	2014
张　缙	男	先进工作者	高密市人社局　卫计局	2014
李晓辉	男	先进工作者	高密市人社局　卫计局	2014
杜坤一	男	先进工作者	高密市人社局　卫计局	2014
刘爱华	男	先进工作者	高密市人社局　卫计局	2014
鹿红艳	女	先进工作者	高密市人社局　卫计局	2014
马洪超	男	先进工作者	高密市人社局　卫计局	2014
张淑芬	女	先进工作者	高密市人社局　卫计局	2014
李海霞	女	先进工作者	高密市人社局　卫计局	2014
陈咏梅	女	凤城十大健康卫士	高密市人社局　卫计局	2014
孙秀霞	女	建"三个和谐"先进个人	高密市卫计局	2014
王　伟	女	建"三个和谐"先进个人	高密市卫计局	2014
张兆玉	女	巾帼文明岗	市妇联　市卫计局	2014
陈咏梅	女	巾帼文明岗	市妇联　市卫计局	2014
侯美香	女	巾帼文明岗	市妇联　市卫计局	2014
张红霞	女	巾帼文明岗	市妇联　市卫计局	2014
张洪娟	女	巾帼文明岗	市妇联　市卫计局	2014
张秀纹	女	志愿服务优秀个人	中共高密市委宣传部 市文明办等	2014
王海霞	女	医院感染管理技能竞赛护理专业一等奖	高密市人社局	2014
王　伟	女	医院感染管理技能竞赛护理专业二等奖	高密市人社局	2014

续表（十四）

姓 名	性别	荣誉称号	授奖机关	获奖时间
周磊	女	全市护理岗位技能大赛个人一等奖	高密市卫生和计划生育局	2014
牟晓玲	女	全市护理岗位技能大赛个人三等奖	高密市卫生和计划生育局	2014
王教学	男	优秀科技工作者	高密市人社局 高密市科技局	2014
李福鹏	男	优秀科技工作者	高密市人社局 高密市科技局	2014
王伟	女	卫生系统三个和谐创建工作先进个人	高密市卫计局	2014
王友兰	女	卫生系统三个和谐创建工作先进个人	高密市卫计局	2014
高思合	男	劳动模范	中共高密市委 高密市人民政府	2014
李惠	女	凤城优秀健康卫士	市人社局　市卫计局	2014
李耀宗	男	凤城优秀健康卫士	市人社局　市卫计局	2014
宋美爱	女	三八红旗手	高密市人社局　市妇联	2014
张淑芬	女	十佳护士	高密市卫生局	2014
林维龙	女	优秀护士	高密市卫计局	2014
赵艳	女	优秀护士	高密市卫计局	2014
王伟	女	优秀护士	高密市卫计局	2014
朱瑞娥	女	优秀护士	高密市卫计局	2014
宋美爱	女	优秀护士	高密市卫计局	2014
张春红	女	优秀护士	高密市卫计局	2014
衣金蕾	女	优秀护士	高密市卫生局	2014
牟晓玲	女	优秀护士	高密市卫生局	2014
杨廷敏	男	妇幼卫生岗位技能大赛团体二等奖	高密市卫计局	2014
张洪娟	女	十佳服务明星	高密市人社局　卫计局	2015
郭占东	男	先进工作者	高密市人社局　卫计局	2015
王凌	男	先进工作者	高密市人社局　卫计局	2015
杨国荣	男	先进工作者	高密市人社局　卫计局	2015
王建凤	女	先进工作者	高密市人社局　卫计局	2015

续表（十五）

姓　名	性别	荣誉称号	授奖机关	获奖时间
张泽金	男	先进工作者	高密市人社局　卫计局	2015
赵　美	女	先进工作者	高密市人社局　卫计局	2015
高志芳	女	先进工作者	高密市人社局　卫计局	2015
王丽玉	女	先进工作者	高密市人社局　卫计局	2015
任晓燕	女	先进工作者	高密市人社局　卫计局	2015
鹿洪艳	女	先进工作者	高密市人社局　卫计局	2015
衣金蕾	女	先进工作者	高密市人社局　卫计局	2015
高思合	男	领军型创新人才	中共高密市委	2015
王　伟	女	十佳护士	高密市卫计局	2015
陈咏梅	女	优秀护士	高密市卫计局	2015
王　君	女	优秀护士	高密市卫计局	2015
赵　美	女	优秀护士	高密市卫计局	2015
孙桂芹	女	优秀护士	高密市卫计局	2015
牟晓玉	女	优秀护士	高密市卫计局	2015
禚翠华	女	优秀护士	高密市卫计局	2015
杨玫瑰	女	优秀护士	高密市卫计局	2015
孙玉晗	女	优秀护士	高密市卫计局	2015
崔　超	女	职业技能医学影像岗位二等奖	高密市人民政府办公室	2015
张秀纹	女	志愿服务先进个人	中共高密市委宣传部 市文明办	2015
张　缙	男	优秀科技工作者	高密市人社局、市科协	2015
张春红	女	优秀科技工作者	高密市人社局、市科协	2015
禚秀梅	女	疾控工作先进个人	高密市疾病预防控制中心	2015
刘晓莉	女	护理岗位技能大赛个人三等奖	市卫生和计划生育局	2015
邱群群	女	护理岗位技能大赛个人三等奖	市卫生和计划生育局	2015
禚秀梅	女	"中国梦"宣讲比赛中第一名	中共高密市宣传部	2015
鹿洪艳	女	全市演讲比赛二等奖	高密市卫计局	2015

续表（十六）

姓　名	性别	荣誉称号	授奖机关	获奖时间
管　敏	女	全市演讲比赛一等奖	高密市卫计局	2015
臧艳勤	女	第六届职业技能大赛产科专业二等奖	高密市总工会 市人社局　市卫计局	2015
门美玲	女	第六届职业技能大赛产科专业三等奖	高密市总工会 市人社局　市卫计局	2015
臧艳勤	女	职业技能竞赛职工组妇幼岗位二等奖	高密市总工会 市人社局　市卫计局	2015
刘晓莉	女	职业技能竞赛职工组护理岗位三等奖	高密市总工会 市人社局　市卫计局	2015
邱群群	女	护理岗位技能大赛个人三等奖	高密市人民政府办公室	2015
鹿洪艳	女	职业技能竞赛职工组心理咨询岗位三等奖	高密市人民政府办公室	2015
李福鹏	男	职业技能竞赛医疗组二等奖	高密市总工会 市人社局　市卫计局	2015
范美云	女	优秀基层党务工作者	中共高密市委	2015
王桂初	女	十佳服务明星	高密市人社局　卫计局	2016
张泽金	男	先进工作者	高密市人社局　卫计局	2016
李言志	男	先进工作者	高密市人社局　卫计局	2016
田凤云	女	先进工作者	高密市人社局　卫计局	2016
赵洪乾	男	先进工作者	高密市人社局　卫计局	2016
李　惠	女	先进工作者	高密市人社局　卫计局	2016
马洪旭	男	先进工作者	高密市人社局　卫计局	2016
张兆玉	女	先进工作者	高密市人社局　卫计局	2016
李盛善	男	先进工作者	高密市人社局　卫计局	2016
禚立琪	男	先进工作者	高密市人社局　卫计局	2016
赵　美	女	先进工作者	高密市人社局　卫计局	2016
任晓燕	女	先进工作者	高密市人社局　卫计局	2016
蔡亦军	男	专业技术拔尖人才	高密市人民政府	2016
刘淑兰	女	专业技术拔尖人才	高密市人民政府	2016
吕艳霞	女	市三八红旗手	高密市人民政府	2016

续表（十七）

姓　名	性别	荣誉称号	授奖机关	获奖时间
范美云	女	优秀基层党务工作者	中共高密市委	2016
禚秀梅	女	卫计系统优秀共产党员	高密市委党建工作领导小组 高密市卫计局委员会	2016
田凤云	女	卫计系统优秀共产党员	高密市委党建工作领导小组 高密市卫计局委员会	2016
程鹏飞	男	卫计系统优秀共产党员	高密市委党建工作领导小组 高密市卫计局委员会	2016
贾行磊	男	卫计系统优秀共产党员	高密市委党建工作领导小组 高密市卫计局委员会	2016
王　朋	男	卫计系统优秀党务工作者	高密市委党建工作领导小组 高密市卫计局委员会	2016
于　勇	男	卫计系统优秀基层党支部书记	高密市委党建工作领导小组 高密市卫计局委员会	2016
钟　玲	女	卫计系统优秀党建管理员	高密市党建工作领导 高密市卫计局	2016
范永明	男	市直机关优秀共产党员	高密市机关党工委	2016
王桂初	男	市直机关优秀共产党员	高密市机关党工委	2016
张　缙	男	市直机关优秀共产党员	高密市机关党工委	2016
宋美爱	女	市直机关优秀党支部书记	高密市机关党工委	2016
王友兰	女	十佳护士	高密市卫生和计划生育局	2016
林维龙	女	优秀护士	高密市卫生和计划生育局	2016
刘亚男	女	优秀护士	高密市卫生和计划生育局	2016
赵　艳	女	优秀护士	高密市卫生和计划生育局	2016
隋丽娟	女	优秀护士	高密市卫生和计划生育局	2016
管　敏	女	优秀护士	高密市卫生和计划生育局	2016
任晓燕	女	优秀护士	高密市卫生和计划生育局	2016
牟晓玲	女	优秀护士	高密市卫生和计划生育局	2016
李新凤	女	优秀护士	高密市卫生和计划生育局	2016
林素霞	女	巾帼文明岗	高密市妇联	2016
范永明	男	党员志愿服务先进个人	高密市志愿者协会	2016

续表（十八）

姓　名	性别	荣誉称号	授奖机关	获奖时间
林月荣	女	党员志愿服务先进个人	高密市志愿者协会	2016
张秀纹	女	党员志愿服务先进个人	高密市志愿者协会	2016
刘亚男	女	护理岗位技能大赛三等奖	高密市卫生和计划生育局	2016
禚秀梅	女	优秀科技工作者	高密市人社局　市科协	2016
孙建萍	女	优秀科技工作者	高密市人社局　市科协	2016
刘国华	男	优秀科技工作者	高密市人社局　市科协	2016
李晓辉	男	优秀挂职院长	高密市人社局　市卫计局	2016
王晓爱	女	护理岗位技能大赛一等奖	高密市卫计局	2016
王佳丽	女	护理岗位技能大赛三等奖	高密市卫计局	2016
臧艳勤	女	医疗岗位技能竞赛二等奖	高密市人民政府办公室	2016
臧艳勤	女	妇幼保健岗位技能竞赛三等奖	高密市人民政府办公室	2016
邱瑞梅	女	医疗岗位技能竞赛三等奖	高密市人民政府办公室	2016
杨廷敏	男	临床医师岗位技能竞赛三等奖	高密市人民政府办公室	2016
王晓爱	女	护理岗位技能大赛一等奖	高密市人民政府办公室	2016
王佳丽	女	护理岗位技能大赛三等奖	高密市人民政府办公室	2016
刘亚男	女	护理岗位技能大赛三等奖	高密市人民政府办公室	2016

第十五章
人　物

第一节　历任院级领导人
（附:院长助理、院管理委员会成员）

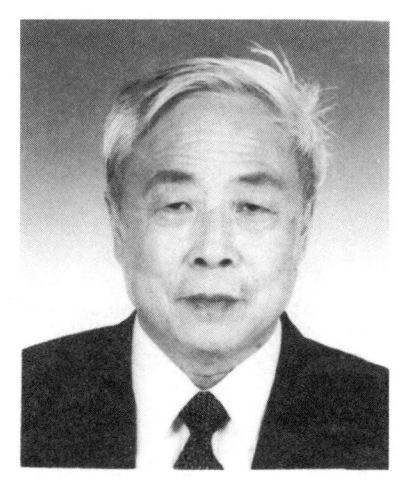

范天福

范天福,男,汉族,1942年12月28日生,高密市大牟家镇礼让屯人。范天福自幼聪慧好学,受其家父熏陶,酷爱祖国医学。1956年7月,高小毕业后到周戈庄卫生所学中医,潜心研读了《黄帝内经》《伤寒论》《金庸要略》《千金方》《外科秘要》等中医经典。1971年到青岛拜名老中医、青岛市中医院院长、刘墉第八辈后人刘季三,全国名中医、山东中医药大学周凤梧教授为师学习后,医术大进,在诊治冠心病、尿石、胆石等疑难病症上有独到之处,求医者众。1972到1974年,在青岛市卫生局、北海舰队卫生部联合举办的中医经典学习班教学2年。1975年开始,在高密县人民医院任中医师。在工作中,他在重视医疗实践的同时,也重视学术经验总结,1975开始撰写医学学术论文,先后在国家、省级中医药杂志

上发表或在全国性专业学术研讨会交流,在学术界产生了较大影响,如1978年,在《广州新中医》国家级医学杂志上发表了《李东恒学术思想初探》,1980年在《山东中医药》杂志上发表了《刘奎学术思想评述》《复方赤豆琥珀汤治疗泌尿系结石》等论文,主编了西学中教材六经辨证部分,1978年,被昌潍行署授予"科技先进工作者"称号。1985年3月,任高密县政协常委。1987年3月,任县政协副主席,5月,高密县委、县政府决定建立高密县中医院,范天福被任命为县中医院首任院长。

县中医院初建时规模较小,设备简陋,专业人才不足,医疗水平不高。面对这些困难,以范天福为院长的县中医院领导班子,立足医院现状,带领全院职工不畏困难,积极作为,艰苦创业,勇于改革,聚力发展。在业务上秉承祖国传统中医药学的精髓和"大医精诚"的精神,注重发挥中医药的特色优势,全力承担起为全县人民提供以中医药为主的医疗服务,使医院一开诊就吸引了大批患者前来就诊,成为高密医疗卫生事业的新亮点,为中医院的发展奠定了坚实的基础。

1992年9月,范天福任县中医院名誉院长。

范天福一生热爱中医事业,自从医始就以"救世济人"为座右铭,凡有求医者,一律热情待之,认真诊断,对症下药,以病人之康复为乐。他对中医学潜心追索,既有严谨治学,自学成才之本,又有

"济世救人"之风,理论功底扎实,临床经验丰富,精于结石病治疗。他主持《通淋消石散治疗尿石病的临床疗效研究》,在治疗泌尿系统结石症方面取得重大突破,1985年经专家鉴定,达到国内先进水平,获1988年山东省科委"科技进步三等奖"。他先后参加了1988年在沈阳召开的全国中西医结合治疗急腹症学术交流会和1990年在安徽安庆召开的全国中西医结合治疗胆石症会议,并提交了《输尿管结石212例疗效观察》和《中西医结合治疗泌尿系结石的近况》学术论文,受到与会专家学者的一致好评。

1988年和1992年,范天福两次被县政府授予"高密县科技拔尖人才"称号,1989年9月,范天福被评选为潍坊市职工读书积极分子。1987年3月开始,连任高密县政协七届、八届、九届副主席。

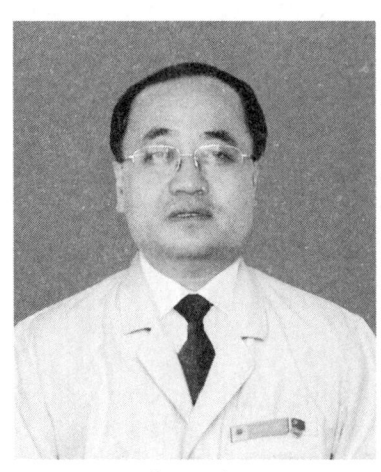

曹沛德

曹沛德,男,汉族,1962年12月生,山东省高密市注沟镇滕家庄人,山东中医学院中医专业毕业,大学本科学历。1988年7月分配到高密县中医院工作。

1993年1月,担任医务科副主任。1996年11月加入中国共产党。1996年11月,任市中医院副院长,2003年12月起担任市中医院院长。

曹沛德擅长用中西医结合诊治内科、妇科疾病,在诊治内科、妇科常见病、多发病,辨证治疗呼吸系统疾病、脾胃病、脂肪肝病、心脑血管病、妇科病等方面积累了丰富的经验,具有独特的思路和方法,取得了显著的疗效。

曹沛德结合临床实践和工作实际,积极进行学术和工作研究,先后主编了《现代中医诊疗学》,撰写了《微创经皮肾气压弹道联合钬激光碎石治疗复杂性肾结石》《肝胆疾病误诊为慢性胃炎87例分析》《构建和谐医院的有效途径》《改革创新管理模式,推进医院稳健发展》《医院管理五创新》等20余篇学术论文和工作经验文章,分别发表在《中国卫生》杂志和《中国改革报》等国家级医学期刊或报刊上。

在医学科研方面,曹沛德主持完成的科研项目《高回声型胃肠造影剂的开发与应用》《糖尿病俱乐部在基层医院的开展》获潍坊市科学技术进步二等奖,《固冲止血汤治疗药流后流血临床研究》《复方金蟾散治疗晚期原发性肺癌的临床研究》获高密市科学技术进步二等奖和三等奖。

自2005年以来,曹沛德先后获得高密市劳动模范、山东省优秀医务工作者、2006-2010年度高密市专业技术拔尖人才、高密市优秀创新创业人才、潍坊市富民兴潍劳动奖章、山东省中医工作先进个人、山东省卫生经济发展十大杰出人物、新中国六十年医疗卫生事业杰出贡献奖、山东省医院文化建设先进个人、高密市人民勋章、山东省医院经济管理最具影响力人物、全国卫生行业100位最具影响力人物、全省优秀中医院院长、山东省先进工作者等30多项荣誉称号。

曹沛德是潍坊市第十届、十一届、十二届、十三届党代表，高密市第十六届、十七届、十八届、十九届人大代表，高密市第十一届政协委员，还兼有山东中医药大学兼职教授、山东省卫计委《健康山东》杂志理事会理事、山东省中医药学会理事、潍坊市中医药学会常务理事、高密市委组织部特约监督员，高密市检察院特约监督员，高密市心理学会会长，高密市中医学会副会长等职务。

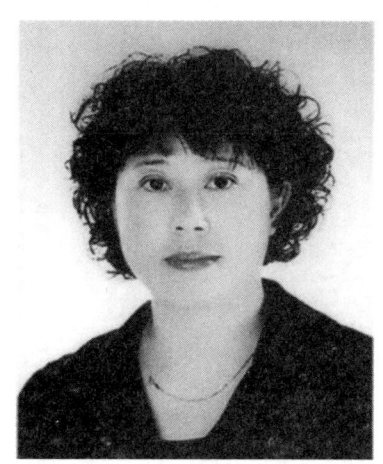

范美云

范美云，女，1966年9月生于高密市井沟镇河南村。1984年7月高密师范毕业后，先后在高密三中、七中任教。1987年8月到潍坊教育学院进修学习，1989

年5月，加入中国共产党，同年8月毕业后到高密市总工会工作。2000年9月调高密镇担任党委委员、妇联主席。2001年3月担任醴泉街道党工委宣统委员、妇联主席。2004年任调中共高密市委市直机关工委副书记，2008年5月任高密市中医院党支部书记，2010年2月中医院成立党委任党委书记，2011年获副研究馆员技术职务称号。

范美云参加工作以来，从一名人民教师，到党务干部，工作过多个部门，多个行业，始终坚信党的领导，政治上与党中央保持高度一致，工作中，注重发挥模范带头作用，创新思路，履职尽责。连续当选为两届高密市政协委员，在担任政协委员期间，能认真履行委员职责，积极建言献策，连续几年被评为优秀政协委员。在市中医院工作期间，主要分管党务工作和医院后勤保障工作。在党务工作中，积极抓好医院党的建设，多次被市委、市直机关党工委评为优秀党务工作者。

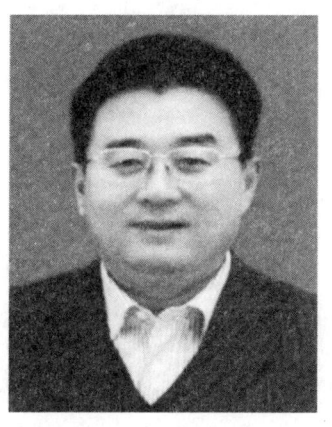

王朋

王朋，男，1963年12月出生，山东高

密人,中共党员,主任医师。1986年7月毕业于潍坊医学院医学系,本科学历,学士学位,1992年12月加入中国共产党。1986年7月至1991年3月任高密市卫生防疫站医师,1991年4月至1996年10月任高密市卫生局副科长、办公室主任,1996年11月至2012年2月任高密市中医院副院长、党委委员,2012年3月至今任医院党委副书记。曾兼任山东省预防医学会寄生虫分会委员、潍坊医学会理事、山东中医药大学副教授。主编《农村中医适宜技术推广手册》被省委宣传部列为农村书库必备书目。主持参与科研项目多项,其中一项获山东省医学科技进步三等奖,二项获潍坊市科技进步二等奖。撰写学术论文十余篇,其中在《中国公共卫生》《中国疾病监测》等国家级杂志发表三篇。先后荣获潍坊市卫生系统先进工作者、潍坊市廉洁行医十佳标兵、高密市优秀共产党员、高密市先进工作者等荣誉称号。

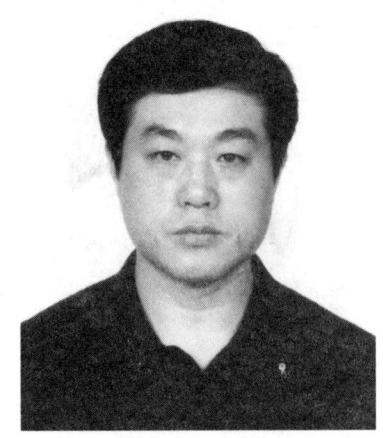

秦福生

秦福生,男,生于1965年6月,山东省高密市高密镇人。1988年7月,毕业于山东中医药大学,本科学历。毕业后分配至高密市中医院工作,1997年,任医务科主任,2000年任内二科主任,2006年任市中医院副院长,2016年任市中医院党委委员、副院长、主任医师。2013年开始担任山东中医药大学兼职教授、高密市第十三届政协委员,先后被评为高密市专业技术拔尖人才,荣获高密市名中医、潍坊市基层名中医、潍坊市十佳医生、潍坊市中医工作先进个人、"富民兴高"五一劳动奖章等荣誉称号,担任山东省中西医结合学会营养专业委员会委员、潍坊市临床营养专业委员会副主任委员、山东省医师协会第一届胸痛专业委员会委员、潍坊市医疗事故鉴定专家库成员。

秦福生在工作中爱岗敬业、积极奉献。多年来,负责医院医疗质量管理工作,使医院医疗制度逐步得到规范,医疗技术水平进一步提高。在市中医院"二级甲等中医院"复审、全国农村中医工作先进单位的验收。创建"石学敏院士专家工作站"和"泰山学者闫素华工作室"等工作中做出了突出贡献。

2015年6月,秦福生拜全国龙沙医学传承人顾植山教授为师,学习"五运六气"理论,以及中医经方、膏方的临床应用,诊疗技术取得了较大进步。临床上注重应用经方、运气方、膏方调治各种内科及皮肤科疾病,为众多疑难杂症患者解除了病痛。擅长中医治疗内科杂病、心脑血管病、咳喘病、脾胃病、失眠及各种皮肤病。根据中医"五运六气"理论开具龙砂膏方,取得了显著的保健养生、防病治病效果。

秦福生先后在国家级期刊上发表学术论文10余篇,参编中医著作1部,主持或参与科研项目4项,其中获地厅级二等奖3项,县处级二等奖1项。2016年5月,被山东省中医药管理局评为学术经验继承指导老师,带徒培养2名学术继承人。

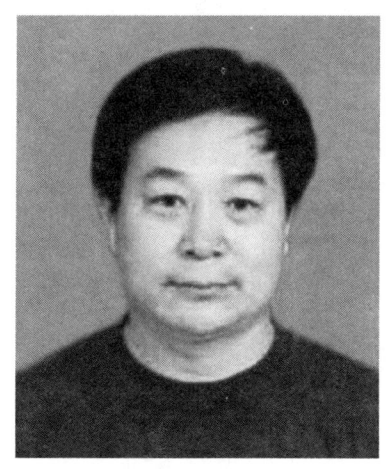

张林新

张林新,男,汉族,1962年10月生于高密市注沟镇逄戈庄村。1983年7月毕业于潍坊医学院医疗专业,毕业后分配至高密注沟医院从事临床医疗工作,1993年晋升外科主治医师并到潍坊中医院进修肛肠专业。1996年10月调入高密市中医院。1998年担任大外科主任,1999年到天津大肠肛门病专科医院进修肛肠专业。2000年晋升外科副主任医师。2005年到青岛大学医学院附属医院进修普胸外科,2006年晋升为普通外科主任医师并担任副院长、党委委员。

张林新擅长各种大肠肛门病的治疗,特别是对复杂性肛瘘、顽固性肛裂、环状混合痔和直肠腺瘤的手术治疗,手法独特,经验丰富。新创改良痔丛剔除术治疗各种痔疮治愈率高。中西医结合治疗结肠炎和功能性肠病疗效颇佳。广泛开展了结直肠癌根治术、直肠癌联合后盆脏器切除术及盆底腹膜后肿瘤切除术。在直肠癌治疗方面,以中低位直肠癌手术治疗为重点进行攻关,所开展的"全直肠系膜切除术"显著提高了直肠癌病人的保肛率、手术后生存率及生存质量。降低了术后复发率,有效地保存了盆腔脏器的功能。新开展的肛门括约肌修补术和盆底肌修复术治疗直肠子宫脱垂和盆底疝填补了高密市空白。2013年以来,致力于结直肠肿瘤的腹腔镜手术治疗和便秘的诊治研究,取得了丰硕成果,对胸腹部复杂创伤的急救处理积累了极为丰富的经验;熟练开展了开胸探查术,肺叶切除术和贲门癌根治术;对普外科常见病、多发病及各种急腹症的诊治更为娴熟。

张林新从业多年来,始终坚持临床一线工作,积极参与临床医疗、教学及科研活动,先后在《中国肛肠病杂志》《肝胆胰外科杂志》《腹部外科杂志》发表了《高渗糖纱布条换药对肛裂切口愈合的观察》《内剥外扎皮条下剔除消痔灵注射治疗环状混合痔》《胰腺损伤的术中处理》及《肝脏巨大囊腺瘤一例》等论文8篇。主编了《实用外科学》一部。主持的科研项目《肛舒浴液的研制》获高密科技进步三等奖。张林新是中华中医药学会肛肠分会理事、潍坊中西医结合学会肛肠专业委员会副主委、潍坊中医药学会肛肠专业委员会常委、山东中医药大学兼职教授、潍坊市医学会医疗事故技术鉴定专家库成员。

张林新先后多次被评为"潍坊市卫生系统先进工作者"，被高密市委组织部授予"高密市优秀专业技术人才"称号。

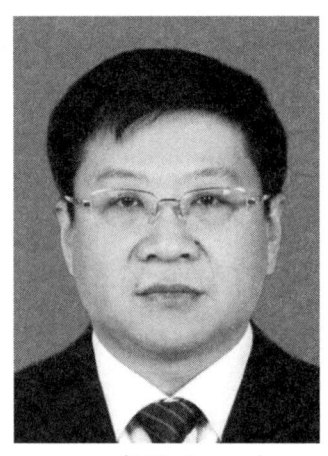

高思合

高思合，男，1967年生，高密市河崖镇人，1991年毕业于潍坊医学院，本科学历。毕业后分配到高密市中医院工作，1994年12月担任外科主任，2008年担任外二科（结石科）主任，2012年晋升为外科主任医师，任副院长、党委委员。

高思合擅长结石病治疗，从事肝胆泌尿外科工作20余年，带领医院结石病治疗团队开展的结石病因调查，腹腔镜保肝取石、保胆取石、保胆取息肉、腹腔镜保留肾单位肾部分切除、肾癌根治、肾切除、前列腺癌根治、膀胱全切回肠代膀胱、经皮肾镜取石、输尿管镜碎石取石、经尿道前列腺剜除、输尿管软镜钬激光碎石、十二指肠镜技术、中西医结合碎石排石防石等方面均取得较大成绩，开展各类微创手术7000余例，治疗结石病技术水平达到国内同级医院先进水平。

高思合在市中医院开展的山东省重点中医特色专科建设、华东地区结石病防治基地山东第一基地建设和举办中国中西医结合第十一届泌尿外科年会、山东省尿石病专题研讨会、山东省泌尿系结石微创治疗新进展学术会议等工作中做出了突出贡献。从2005年以来先后获得潍坊市职工职业道德先进个人、高密市劳动模范、高密市优秀科技工作者、高密市十佳服务明星、高密市专业技术拔尖人才等荣誉称号，2015年被高密市委、市政府评为领军型创新人物，2016年被评为潍坊市"金牌医生"。

高思合先后在国家级核心期刊发表论文10余篇，参编著作1部，获得潍坊市科研成果2项。担任山东省中医药大学兼职副教授，中国中西医结合学会泌尿外科专业委员会委员，山东省中西医结合学会泌尿外科专业委员会常委，中国尿石病联盟委员，中国医师协会内经医师分会微创保胆业委员会委员，潍坊市普外科分会委员，潍坊市中西医结合肝胆外科专业委员会副主任委员，中华医学会华东地区结石病防治基地主任。

刘国华，男，1973年出生于山东省寿光市。1995年7月毕业于山东医科大学临床医学系，毕业后分配至高密市中医

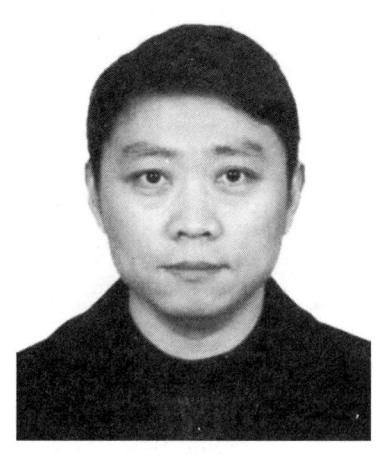

刘国华

院从事临床医疗工作。历任高密市中医院外科住院医师、主治医师,2014年晋升为副主任医师。1996年到青岛大学医学院附属医院脑外科进修神经外科,2004年担任医院中风科副主任,2005年担任脑外科主任,2014年12月加入中国共产党,2016年7月担任高密市中医院副院长、党委委员。

刘国华主要致力于颅脑外伤、脑血管病、颅内肿瘤、功能神经外科的诊断治疗。自1998年陆续在市中医院开展脑外科手术,创立颅脑外科专业,并根据社会及医疗环境的需求,努力拓展业务范围,提高技术水平,将医院的脑外科由单纯的颅脑外伤专业扩展到脑血管病、功能神经外科、神经重症、脑肿瘤等,能辩证微创治疗脑出血,应用CTA、DSA诊治各种脑血管病,熟练应用手术显微镜处理颅内病变,采用中风单元管理模式,使市中医院神经外科诊治达到同级医院先进水平,成为全国脑出血微创治疗定点医院。

刘国华工作中时刻严格要求自己,兢兢业业,精益求精。业务之余,结合临床实践,先后在国家级、省级以上刊物发表《温胆汤加味治疗脑血栓形成急性期

50例临床研究》《预防额颞部颅骨修补术后肌皮瓣萎缩的临床研究》《丝线标识数字化三维塑形钛网在颅骨修补术中的应用》《滑车神经鞘瘤二例并文献复习》等多篇医学论文,主编了《现代临床外科学》《现代神经外科诊疗学》《脑部常见疾病》等医学著作。科研成果《预防额颞部颅骨修补术后肌皮瓣萎缩的临床研究》《丝线标识数字化三维塑形钛网在颅骨修补术中的应用》分别获高密市及潍坊市科研进步三等奖,并先后当选为潍坊市医学会神经外科学专业委员会委员,潍坊市抗癌协会神经肿瘤专业委员会委员,中华医学会潍坊分会会员,潍坊中西医结合学会神经外科专业委员会委员,山东中医药学会脑病专业委员会委员。

刘国华先后多次被评为"高密市卫生系统先进工作者",2005年被共青团高密市委评为"优秀青年岗位能手",2005年被评为高密市"十佳服务明星",2016年被潍坊市评为"金牌医生"和被高密市评为"优秀科技工作者"。

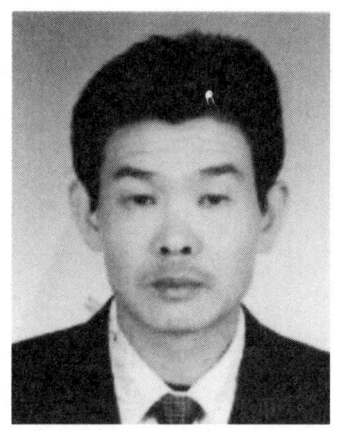

管遵旭

管遵旭,1960年10月出生,高密市

拒城镇人,大学本科学历。1979年11月(参加工作)应征入伍。历任战士、排长、连指导员、营教导员,旅政治部副主任等职。1999年9月转业到高密市中医院任党支部副书记。2010年2月,市中医院成立党委,任医院党委副书记,2012年5月退居二线。

管遵旭在中医院工作期间,能够积极工作,认真履行职责,认真抓好医院部署的各项工作,按照医院领导班子分工主要分管行政、后勤、安全、基本建设等工作。在工作中,能以医院的发展为己任,全身心投入医院工作。在分管后勤工作期间,根据医院当时的实际情况,制定并实施了后勤查房制度和日巡查制度,由相关后勤人员每周进行查房为临床科室现场解决问题,由值班人员每天进行巡查随时保证临床科室的设施设备完好无损,为临床医疗工作的发展奠定了基础。在分管基本建设期间,组织建设了老门诊楼,12层病房楼,极大地改善了医院的就医环境,促进了医院的快速发展。在工作中建立了安全工作检查巡视制度,保证了医院连续多年无安全事故发生,多次被高密市评为安全工作先进单位。

宿琪花,女,汉族,1949年7月出生于高密市双羊镇屯庄村(因1958年国家兴建峡山水库,移民于双羊镇西新村)。1968年12月结业于潍坊市卫生学校中医药专业("文革"期间)。毕业后在双羊镇西新村卫生所任职。1970年12月就

业于高密市药材公司,任药材公司门市部主任。1973年8月加入中国共产党。1974年8月从事带领知识青年下乡工作。

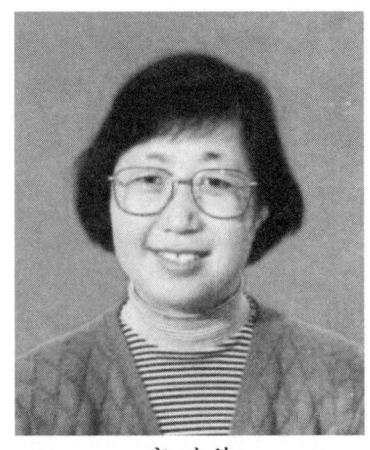

宿琪花

1976年3月调高密市商业局工作,任商业局党委副书记、副局长。1981年5月调东风商场,任东风商场书记、经理。1987年3月调高密市中医院,任医院党支部书记。1992年8月调高密市妇幼保健站,任党支部书记、站长。1994年12月调高密市疾控中心工作,任工会主席,正科级调研员。2004年8月退休。

宿琪花在任职期间,认真学习马列主义、毛泽东思想和邓小平理论,坚决贯彻党的路线、方针、政策,坚持党的四项基本原则,积极投身于卫生事业改革,与党中央保持高度一致。遵纪守法,团结同志,圆满完成上级交给的各项工作任务。连续5年被评为高密市(县)先进工作者,出席了山东省第六次妇女代表大会。在中医院建院期间,带领全院干部职工自力更生,艰苦奋斗,为中医院的发展奠定了基础,受到了上级领导的肯定。1989年被高密市妇联授予"三八红旗手"称号,1991年被评为潍坊市和高密市卫生系统先进工作者。

宿琪花在任职期间,加强业务知识

的学习,不断更新专业知识,能熟练掌握主管中药师方面业务工作,积极参加医院科研和技术革新。1989年参加研制的小儿《清咽消毒液》被列入省科研项目,并被高密县评为科技三等奖。1992年与临床医生共同开展了《中医治疗老年性骨萎缩》课题研究,并参加1992年北京首届国际颈、户、腰、腿痛学术论文交流。1993年撰写的论文《适应社会主义经济发展,加强妇幼队伍建设》参加了潍坊市卫生改革论文交流大会。

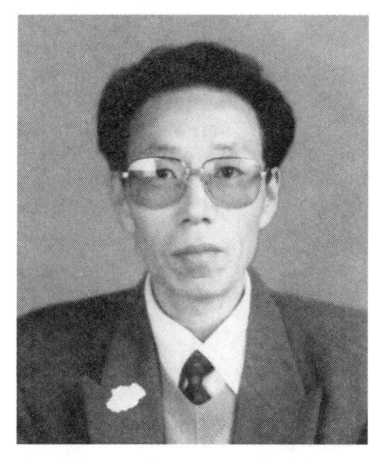

唐宜珍

唐宜珍,男,汉族,1948年2月11日出生,高密县阚家乡唐家下泊村人。1967年7月毕业于莱阳白求恩学校(山东省莱阳中医药学校)中药士专业,中专学历。1968年7月分配至沂源县张庄医院从事中药士工作,1969年12月参军入伍,任武汉军区卫生队班长,1970年12月加入中国共产党。1975年4月转业到高密县人民医院从事中药士、文书工作。1978年4月调至高密县卫生局,先后担任局政工干事、政工股长。1987年

5月调至高密县中医院任副院长,分管行政管理、后勤、党务等工作。1993年7月被评聘为主管中药师。1996年11月先后任高密市开发区医院工会主席、高密市精神卫生中心工会主席等职务,后调至市妇幼保健院工作。2009年3月病故。

唐宜珍在县中医院工作期间,能够自学本专业及有关医院管理、医疗卫生等知识,掌握一些国内外学习动态,注意学术刊物的订阅摘要等,不断拓展个人的知识面。对医古文能够较熟练地阅读、理解和分析。能够运用个人所掌握和学到的专业知识,指导职工的专业学习和实际操作。

唐宜珍在1990年开始先后在省以上医学刊物或学术会议上有《溃咽解毒液超声雾化吸入治疗急性咽炎59例报告》《清肺解毒液雾化吸入治疗小儿上呼吸道感染》《振兴中药关键在于政策人才管理》《对目前中药材饮片生产流通使用的忧思》等论文发表或进行交流,并担任中华全国中医学会山东分会潍坊中药学会理事。科研成果《清肺解毒液雾化吸入治疗小儿上呼吸道感染》于1993年3月获高密县科技进步三等奖。

杨承祥,男,1940年1月16日出生于山东省高密县河崖区大栏村。1957年8月在大栏联合卫生所参加工作。1966年1月到1967年1月,到益都中心医院进修内科1年。1969年6月至12月,在高密县人武部举办征兵体检学习班担任医

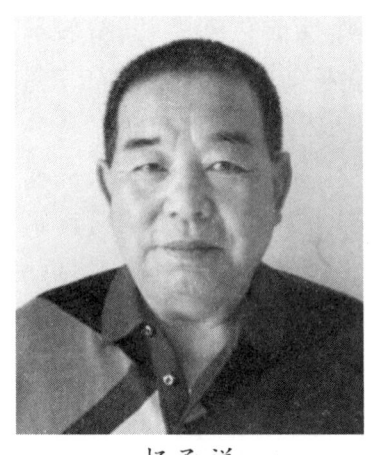

杨承祥

生。1970年1月至1971年7月,在高密县河崖人民公社医院担任医生。1971年3月16日加入中国共产党。1971年8月到1972年12月,到高密县人民医院内科进修。1973年1月至1975年10月,担任河崖人民公社医院副院长。1975年11月至1978年12月,担任柴沟人民公社医院院长。1979年1月至1980年3月,担任河崖人民公社医院党支部书记兼院长。1980年4月至1990年1月,担任大栏乡医院党支部书记兼院长。1990年2月至1991年7月,担任高密县精神病防治院院长。1991年7月,担任高密市中医院副院长。

杨承祥从1984年起连续多年被高密县委评为"模范共产党员"。

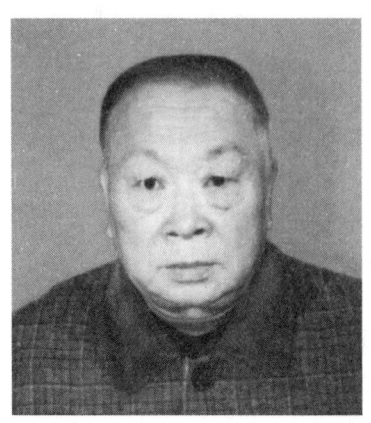

李善志

李善志,男,1938年2月生于高密市仁和公社顺河村。1958年冬到淄博中心医院卫校进修学习,中专学历。1960年毕业后分配至淄博市建设局第一工区保健站工作,担任职员。1964年在淄博市基建局晋升为干部。1965年"四清"和"文革"期间,担任淄建职工医院副院长。1985年调回高密工作,担任大牟家卫生院副院长。后调至高密环境卫生管理所,担任所长、党支部副书记。1991年10月,调入高密市中医院担任工会主席、党支部成员。1992年9月,调卫生局担任工会主席、局党委成员。1996年担任市卫生局副科级调研员。1998年退休。

李善志于1996年被评为高密市"先进工作者"。

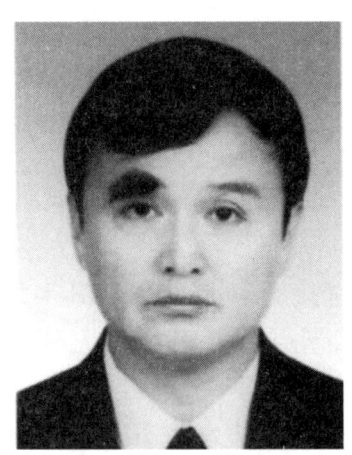

范作升

范作升,男,1955年4月生于高密市柴沟镇葛家村。1978年8月毕业于昌潍医学院医疗系,本科学历。同年9月分配到高密县注沟卫生院工作,先后任住院医师、医疗组长、工会主席和业务副院长。1981年1月加入中国共产党。1987

年5月调至高密县第三人民医院,先后任外科主治医师、院长和党支部书记。1992年10月调至高密县中医院,任院长和党支部书记。

范作升1992年担任县中医院院长后,相继推出了卫生改革、医院管理、技术开发和医疗服务多项整改新举措。率先在全县先后创立了"结石病研制(溶、碎、排、取一体化)"和"血液净化"两个中心,创办了结石病、血液净化、药物无痛流产和微创腰椎间盘切吸等六个医疗特色,使全院的诊疗工作量、住院病人和业务收入均有大幅度提高,被评为"潍坊十佳医院"。期间,国家中医药管理局、卫生部和省市领导多次来院考察指导,给予了充分肯定和高度评价。

范作升在抓好医院管理的同时,在科研学术活动中先后完成了省市县科研项目12项,并获得科技进步奖(其中省级2项、市级4项、县级6项)。发表国家和省级论文20篇。"胆肠吻合不放支撑引流管的临床与试验研究"分别在《中华肝胆外科杂志》《中国普通外科杂志》发表,"肥胖患者胆囊切除的术式选择"在《中国微创外科杂志》发表,并参加全国贵阳会议推广交流。先后6次分别在全国及省级学术会议上交流学术论文。撰写出版了4部医学专著,开发完成了2项国家实用新型专利。

范作升在国内和省内的社团学术活动中,先后担任中国管理科学研究院学术委员会特邀研究员,省普外专业委员会腹腔镜、内镜外科学组委员,省临床营养专业委员会委员,潍坊市普外专业委员会副主任委员、微创外科学组组长,高密市微创外科专业委员会主任。

范作升先后荣获省卫生先进工作者、潍坊市专业技术拔尖人才、潍坊名医、高密市优秀院长、高密市跨世纪科技人才、高密市中青年专业技术骨干、高密市先进卫生工作者、高密市优秀共产党员等荣誉称号。

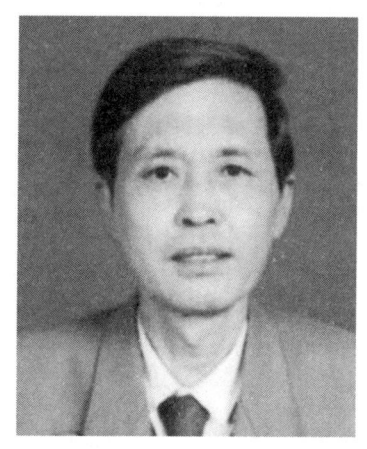

程玉晏

程玉晏,男,1943年6月出生,山东省龙口市诸由镇程家村人。1968年12月毕业于青岛医学院医疗专业,本科学历,毕业后分配至高密大牟家医院,从事临床医疗工作。1971年7月到胶州中心医院进修普外科专业一年,1973年5月调入高密市周戈庄医院工作。1974年7月到胶州中心医院进修普外科专业一年,1975年9月担任周戈庄医院党支部副书记、副院长。1980年8月任周戈庄医院党支部书记、院长。1983年3月调至高密县城关医院任院长,1987年晋升外科主治医师。1993年3月调至高密县中医院任工会副主席，1993年晋升为外科副主任医师。1994年9月任中医院副院长，2003年退休。

程玉晏擅长各种胃肠道手术、胆道手术治疗，并积累了较为丰富的临床经验，对胃癌的手术治疗也积累了较为丰富的临床经验，并取得了较好的治疗效果。对普外科的常见病多发病及各种急腹症的治疗更为熟练。

1984年，程玉晏被高密市委授予高密市优秀知识分子称号。

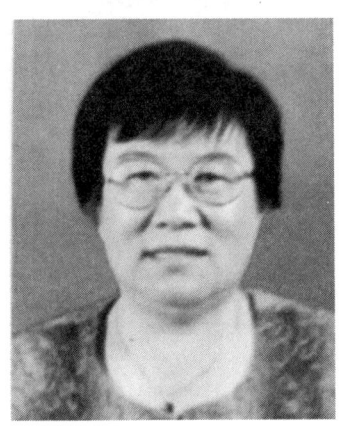

邱爱兰

邱爱兰，女，1951年11月2日出生，江西瑞金泽潭乡乌石洞村人，大专学历，1967年12月参加工作，1969年11月1日加入中国共产党，2006年12月退休。

邱爱兰1967年12月参军入伍，1975年9月转业到高密县卫生局工作，历任卫生局科员、科长、党委副书记等职务。1996年11月，兼任高密市中医院党支部书记。1998年4月调回高密市卫生局任副局长。1999年11月调至高密市计生委任副主任。2002年10月调至高密市卫生局任主任科员。2006年12月退休。

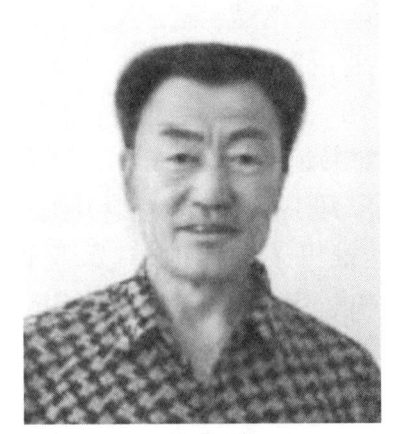

王聚义

王聚义，男，汉族，1949年9月生于高密市姜庄镇西范家庄村。1966年1月在高密市仁和卫生院参加工作。1968年3月参军入伍，在解放军9683部队从事卫生工作，1969年7月加入中国共产党。1971年3月退役到高密仁和卫生院工作。1975年7月至1978年8月在山东中医学院中医医疗专业学习，1978年8月毕业后分配到诸城市皇华医院从事中医临床医疗工作。1983年9月调到高密市大牟家卫生院工作，任党支部书记兼院长。1987年晋升为主治中医师，1994年晋升为副主任中医师。1996年9月，调入高密市中医院任工会主席，2002年退居二线，2009年退休。

王聚义从事中医医疗工作几十年如一日，在做好本职工作的同时，结合临床工作实际，潜心研究中医理论，运用科学辨证施治。在临床工作中，发挥中医药的特长优势，不断探索中医治疗疾病的新医术，扩大中医药在临床的治疗范围，对常见病多发病进行科学辨证施治系统调理，恢复生理机能，达到彻底恢复健康的目的。特别对肝胆系、泌尿系及妇科病的辨证治疗尤为擅长，对一些疑难病症运用中医药辨证施治的探讨多有见地，并在临床医疗中收到良好效果。先后担任中华中医学会会员、山东中医学会理事、高密市老年科技工作者协会中医专业委员会主任等社会兼职。

王聚义长期从事思想政治工作，有较丰富的思想政治工作经验。1996年调入高密市中医院担任工会主席后，他认真学习《新工会法》等文件法规，熟悉相关的法律法规和工作要求，为开展工作打下了较好的基础。积极探索职工民主管理的有效途径，坚持和完善以职工代表大会为基本形式的民主管理制度。制定了医院职代会、民主议事、民主监督等制度，坚持民主决策、民主管理、民主监督，不断规范职代会程序，使职代会工作制度化、规范化。对关系到职工切身利益的热点难点事项，进行公开和商定，使职工群众的民主监督和管理权力得以充分实施和发挥，使广大职工的主人翁意识进一步增强。为改善职工住房、食堂条件等问题积极献言献策，实施了职工宿舍楼建设、职工食堂改造提升等工程，使职工的工作生活条件得到进一步改善。积极开展送温暖活动，把送温暖活动引向制度化、经常化。坚持重要节日走访慰问离退休职工，每年组织干部职工进行健康查体，保障职工的健康权益。连续多年被上级工会评为"先进工会"称号。

王聚义于1987年被山东省卫生厅授予"农村卫生工作先进工作者"称号。

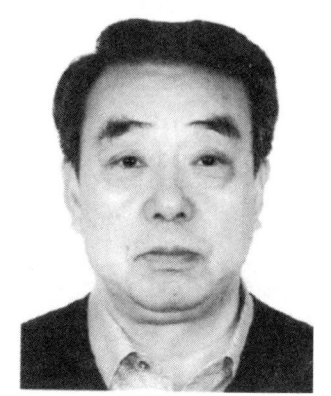

翟绪进

翟绪进，男，汉族，1949年7月生于山东省昌邑市奎聚街道东逢翟村。1969年12月毕业于山东青岛卫生学校医士专业，1988年至1992年毕业于安徽医科大学卫生管理学院卫生管理专业。毕业后分别在高密的夏庄医院、双羊医院、县结核病防治院、卫生局、县人民医院等单位从事临床医疗和管理工作。历任内科医师、主治医师。1998年调入市中医院担任副院长、副书记，主持工作，1999年任院长、院党支部书记，并晋升为内科副主任医师。

翟绪进到市中医院任职后，多方筹措资金，修建医院门诊大楼，改善了医院医疗环境，引进新设备和技术，选派技术骨干到全国各地知名医院进修学习，壮大技术力量，使市中医院的各项工作发生了巨大变化，受到上级的表彰，得到了社会的认可。

翟绪进从业30多年，始终坚持在临床一线工作，积极参入临床医疗、教学及科研活动。全身心地投入医治疾病实践中。在工作中注重临床实践的总结,先后与同事合作完成医学专著三部,有多篇论文在全国、省、市学术交流会上交流并获优秀奖。1986年开始先后担任中华医学会会员、高密市医学会副秘书长、山东中医药大学兼职副教授等职务。

翟绪进多次被评为高密市、潍坊市卫生系统先进工作者,省、市优秀共产党员。2002年被评为高密市劳动模范,2001-2002年两次评为优秀院长;2003年当选政协高密市第十一届委员会委员,该年11月,离职。

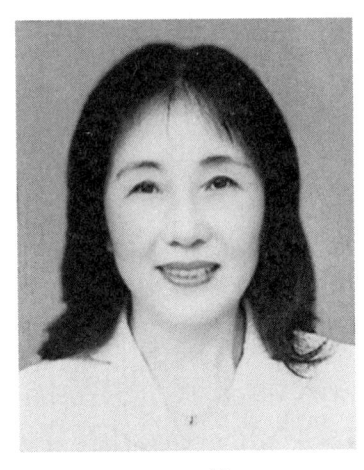

孙 沛

孙沛,女,1961年4月出生,山东莱阳市穴坊镇人。大专学历,1978年12月参加工作,先后担任高密市(县)政府招待所接待科长、副所长等职务。2002年6月调至高密市中医院任工会主席、院党支部委员,医院妇委会主任。2016年5月退休。

孙沛在市中医院工作期间,作为医院领导班子成员,能认真履行职责,在分工负责的医院工会和女工工作中,能结合医院实际,注重民主管理和院务公开工作,每年召开职工代表大会,认真对待职工代表的每一份提案,跟踪落实提案的办理意见和办理进度。在医院设备购进、职称聘任等重大事项上,能坚持信息公开,连年被高密市总工会评为"院务公开先进单位"。在工会工作中,能认真开展丰富职工文化素养的活动,每年都利用3.8妇女节、5.12护士节、建党节、国庆节等重大节日组织开展职工喜闻乐见的联欢会、读书会、体育比赛、诵读会等文化活动,丰富医院职工的文化生活。对职工遇到生活困难和问题,能及时帮助加以解决。在医院计划生育工作中,能认真做好女职工的生育关怀工作,及时向上级单位报送怀孕信息,使医院连年被高密市评为计划生育先进单位。

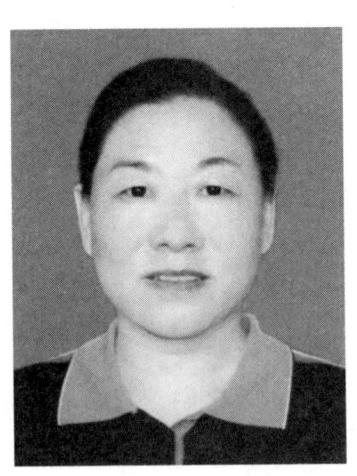

石 丽

石丽,女,1964年8月出生于山东省滕州市,大学学历,1984年9月参加工作,任高密县土庄乡妇联主任,1986年12月加入中国共产党。1988年8月任土庄乡党委委员兼妇联主任。1992年12

月任土庄乡副乡长,1995年12月任注沟镇党委副书记。1998年12月任王吴乡乡长。2001年3月任高密市妇联副主席、党组成员。2003年12月任市中医院党支部书记。2008年5月调至市疾控中心任党支部书记。

石丽在中医院工作期间,在院长的带领下,配合班子成员,针对医院实际,围绕医院管理、精神文明、政治文明以及提升医院形象等方面做出了一定的工作,取得了较好的效果,特别是在提升医院形象方面,通过多种形式的宣传推介,使医院的社会知晓度、社会认可度都有了较好的提升,在政治文明、精神文明方面,紧紧围绕医院发展,组织党员职工开展了丰富多彩的系列活动,激发了党员干部和广大职工的工作热情,活跃了职工的精神、文化生活,增强了医院的凝聚力,号召力,战斗力,推进了医院的快速发展。医院先后获得潍坊市级先进基层党组织、潍坊市级精神文明单位等荣誉称号,石丽2007年和2008年先后获得潍坊市"和谐创建先进个人""妇女儿童工作先进个人"等荣誉称号。

附:市中医院院长助理、医院管理委员会成员

蔡亦军,男,汉族,1966年11月出生,高密市康庄镇北志屯村人。1990年7月毕业于潍坊医学院临床医学专业,毕业后分配至高密市中医院外科从事临床医疗工作。历任市中医院外科住院医师、主治医师、副主任医师,2008年担任医院外一科主任。2013年,晋升为主任医师,2015年12月,被任命为医院管理委员会委员。

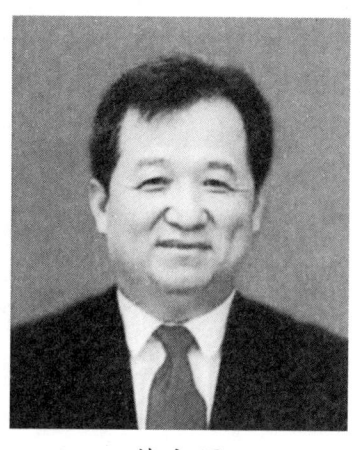

蔡亦军

蔡亦军擅长普外科疾病治疗,从业近30年来,始终坚持临床一线工作,积极参与临床医疗、教学及科研活动,全身心地投入医治患者的工作中。在工作中,始终坚持刻苦学习医学理论,不断钻研业务技术,先后多次到外地参加学术交流会及学习班,不断提高理论水平和技术水平。在诊疗工作中,开展了多项新技术、新疗法,尤其致力于腹腔镜微创技术的开展及应用,先后成功开展了腹腔镜胆囊切除术、腔镜甲状腺部分切除术、腹腔镜结直肠癌根治术,腹腔镜胃癌根治术、腹腔镜联合胆道镜胆总管切开取石术、腹腔肝部分切除术、腹腔镜脾部分切除术,联合门静脉部分切除术、胰十二指肠切除术等,填补了高密市普外科技术空白。

蔡亦军业务之余,结合临床实践,先后在国家级、省级医学刊物发表《B超导引下麦默通微创旋切系统在乳腺肿块的应用及388例临床报告》《可冲洗负压封闭引流治疗阑尾炎术后伤口感染的效果观察》等论文,论著两部。《二级医院院前

三级医疗救援体系的设置与管理》《射频消融配合中药治疗中晚期肝癌临床观察》两项科研成果分别获潍坊科技进步二等奖和三等奖。2013年发明的一种外科手术装置，获国家实用新型发明专利。

蔡亦军先后被评为山东中医药大学优秀教师、潍坊名医、高密市技术拔尖人才、高密市卫生系统先进工作者、高密市科技先进工作者、市中医院"德医双馨"医务人员、"十佳医师"，并担任山东省医师协会普外分会委员、潍坊医学会微创学会委员、山东中医药大学兼职副教授等职务。

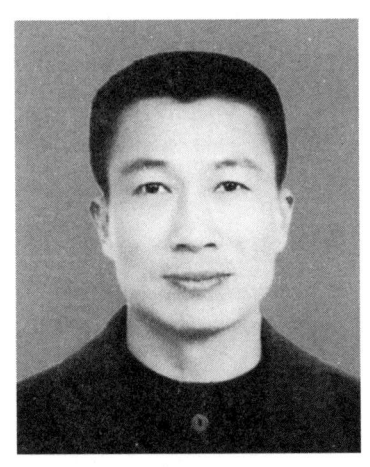

张聿伍

张聿伍，男，汉族，1972年11月生，高密市夏庄镇人，山东经济学院会计专业毕业，大学本科学历。1990年8月参加工作，任县中医院财务科记账员，1998年6月任财务科主任。2000年11月加入中国共产党，2014年6月任中医院工会主席兼财务科主任。2016年5月，被任命为市中医院管理委员会委员。

张聿伍自参加工作以来，积极学习、不断进步，注重财务知识的更新和现代化管理工具的运用，爱岗敬业、坚持原则，强化财经纪律的执行和财务保障功能的发挥。担任财务科主任后，明确职责、理清思路、恪尽职守，全力做好全院财务工作。团结带领科室同事不断提高知识水平增强业务能力，不断改进和完善财务管理方式，率先引进了小蜜蜂财务软件、天方达医院管理系统、众阳医院信息管理系统，及时完成了会计手工化向电算化的转变，促进了全院财务工作的规范化，大大提升了总体工作效率和管理水平。

张聿伍在负责医院财务运行工作中，先后牵头组建了经济管理科、审计科、招标办、绩效办、保险科等五个职能科室，主持制订了《高密市中医院绩效分配工作方案》《高密市中医院资产管理办法》等一系列财务管理制度，积极投身到公立医院改革中，从战略决策层面探索国有资产保值增值措施，为医院资产规范管理夯实了基础。因其工作成绩突出，先后被评为潍坊市国有资产管理先进个人、潍坊市医保工作管理先进个人、潍坊市内审工作先进个人。

张聿伍担任医院工会主席后，能围绕院党委提出的发展战略，秉持"团结奋进、求真务实"，切实维护职工合法权益的理念，充分发挥工会组织的桥梁纽带作用，认真履行好工会"维护、参与、教育、建设"四项基本职能，制定完善了《高密市中医院职代会制度》《高密市中医院工会走访慰问制度》和《高密市中医院院务公开制度》,为工会职能作用的发挥,提供了规范的保障。市中医院工会提出的把工会建设成职工提升素质的"学习之家"、人文关怀的"温暖之家"、参政议政的"民主之家"、激发热情的"创新之家"、拼搏奉献的"文化之家"的做法和经验,受到上级部门的表彰和肯定。

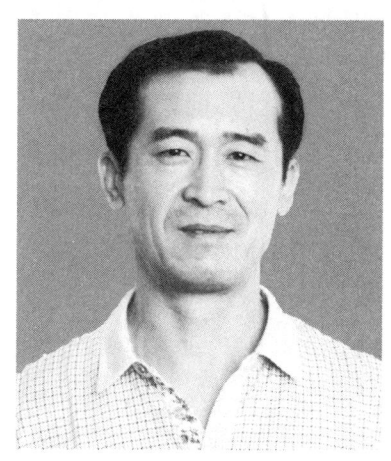

郭智贤

郭智贤,男,1969年12月9日出生,高密市阚家镇坊岭一村人,大专学历,1989年3月在潍坊柴油机厂参加工作,1992年5月调高密化纤厂工作,1996年9月调高密市柴沟卫生院工作,1998年5月加入中国共产党。2001年7月调入高密市中医院工作,2008年3月任医院党政办公室副主任,主持工作。2010年2月,任行政后勤党支部副书记。2011年11月,任党政办公室主任,2016年5月,被任命为医院管理委员会委员。

郭智贤调入高密市中医院工作后,历经收款处、住院处、审计科、办公室等多个工作岗位。在收款处、住院处工作期间,认真负责,态度热情,文明服务,及时结账报账,做到划价准确快速,结账及时,账账相符,从未出现差错;在招标办公室(审计科)工作期间,严格按照招标程序办事,坚持原则,对待商家一视同仁,做到公开、公平、公正,坚持以医院利益为重,确保货物、器材质优价廉,为医院节约了大量资金;2008年3月调办公室工作,主持医院办公室工作后,工作中做到以身作则、率先垂范,不断加强学习,提高自身素质和管理水平。加强科室管理,树立"服务是办公室工作永恒的主题"工作理念,强化为领导、科室、职工主动服务意识,增强服务能力,赢得了领导和科室的肯定。在办文、办会、档案管理、来人接待等工作中精心组织、认真细致、服务周到,未出现过大的差错;积极协调处理好与上级部门的关系,维护医院的整体利益。

郭智贤自负责医院办公室工作后,医院办公室多次被评为先进科室,郭智贤先后荣获潍坊市老干部服务管理工作先进个人、高密市直机关党工委优秀党建管理员、高密市卫生系统先进工作者等荣誉称号。

禚秀梅,女,1978年10月出生,山东高密市注沟镇曹疃村人,1997年7月毕业于山东省中医药大学,毕业后进入高密市中医院从事针灸、推拿、康复等工作。2009年担任中风科业务主任,2010年担任中风科副主任,分管中风病康复中心工作。2011年11月加入中国共产党。2013年担任针灸推拿科主任,2014

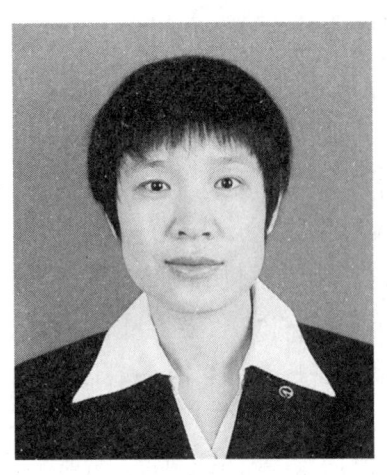

祎秀梅

年担任西院区医学康复中心主任、主治中医师。2015年9月医院党委成立西院区党支部,担任西院区党支部书记。

祎秀梅擅长运用针灸推拿理疗等方法治疗颈椎病、腰椎间盘突出症、肩周炎、胸背部筋膜炎、急慢性腰痛、膝关节骨性关节炎、风湿(类风湿)性关节炎、强直性脊柱炎、面瘫、脑血栓(脑出血)后遗症、失眠、消化不良等常见病以及小儿腹泻、斜颈等儿科疾病,尤其擅长运用"醒脑开窍针刺法"和康复技术有机结合,治疗脑梗死、脑出血、脑外伤手术后、缺血缺氧性脑病、植物状态、周围神经损伤、脊髓损伤截瘫和四肢瘫等。承担残疾儿童的抢救性康复治疗,包括儿童脑瘫、孤独症、自闭症、智障等。2009年,祎秀梅牵头组建高密市最大的中风病康复中心,2013年建立高密市残疾人康复中心,承担高密市残疾儿童的康复救治工作。2014年9月引进了山东省县级第一个院士工作站——石学敏院士工作站,有力地推动了医院康复医疗业务的发展。

祎秀梅工作之余,专心学习中医经典书籍以及名老中医专家临证经验,善于总结临床治疗经验,理论与实践相结合,诊疗技术水平不断提高。先后发表《针药结合治疗妇女产后乳汁不通》《针药结合治疗面瘫250例疗效探讨》等学术论文,参与的国家级课题《调神开窍针刺法治疗缺血性卒中后抑郁的疗效评价及推广研究》4项科研项目,先后两次获得潍坊市科学技术进步二等奖。

祎秀梅先后荣获山东省最美基层医生、潍坊市基层中医药服务能力提升工程先进个人、潍坊好人、潍坊市巾帼岗位标兵、高密市十佳服务明星、高密市优秀科技工作者、高密市优秀共产党员、高密市优秀党支部书记等多项荣誉称号。在社会兼职方面,祎秀梅担任山东中医药学会脑病专业委员会委员、山东医师协会康复分会委员、山东省医院协会医疗康复机构管理专业委员会委员、山东中西医结合学会第三届康复医学专业委员会委员、山东中医药大学兼职讲师、高密中医理事会会员。

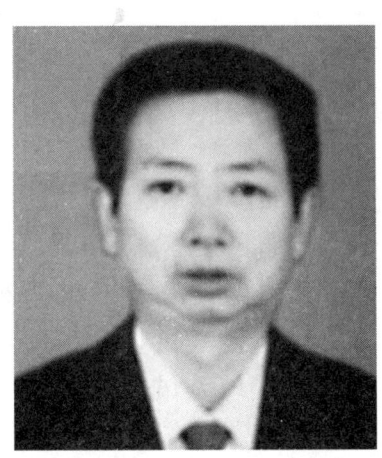

郭 华

郭华,男,1958年6月出生,山东省即墨市人,中专学历。1975年8月参军入伍，1980年2月加入中国共产党。同年，转业到高密市卫生局工作。1989年1月调入市中医院，负责医院办公室工作。1993年1月，被任命为医院办公室主任。2013年5月，被评聘为高密市中医院副研究馆员。

郭华1988年7月，与他人合写《社会主义初级阶段如何加强传统教育》论文被省政工研究会在烟台召开的研讨会录用。2006年12月，获"高密卫生党风廉政建设"2006年度潍坊卫生好新闻三等奖。2007年9月，《高密市中医院星星文化铸和谐》获现代医院报社颁发的2007年度优秀新闻一等奖。2008年2月，《高密市中医院星星文化》获山东卫生好新闻三等奖。

郭华曾被评为高密市先进工作者。

第二节　医学专家

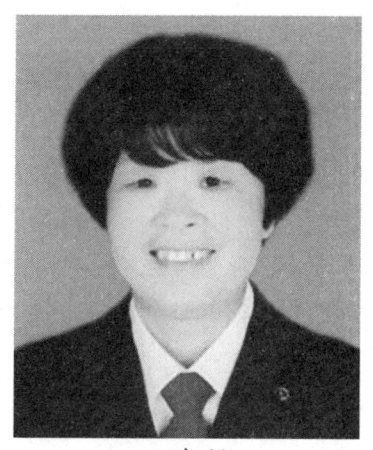

王素桂

王素桂，女，汉族，1955年5月出生，高密市李家营镇空冲水村人，1978年毕业于潍坊医学院医疗系，1993年1月调

入高密市中医院工作，2008年被聘任为内科主任医师。

王素桂毕业后一直工作在临床第一线从事内科工作，擅长心脑血管病的防治，失眠，焦虑及心理障碍引起躯体性疾病的治疗。在临床诊治中，她主要以中医中药诊治疾病，特别是根据辨证施治，应用"温胆汤"加减治疗心脑血管病、消化系统疾病、失眠、胃石、山楂石等方面积累了丰富的经验，均取得了良好的效果。她在中医院开创了尿激酶静脉溶栓治疗脑血栓，侧脑室引流治疗脑室出血，脑脊液置换——治疗蛛网膜下腔出血等治疗方法，并牵头组建了市中医院中风科。2001年她获得心理医师资格证，并在医院开辟了心理疏导治疗中风病的新模式。

在医学研究方面，王素桂先后在省级以上医学刊物上发表论文10余篇。

王素桂多次获得先进工作者称号，是山东省脑病专业委员会委员，中华医学神经内科专业委员会委员。

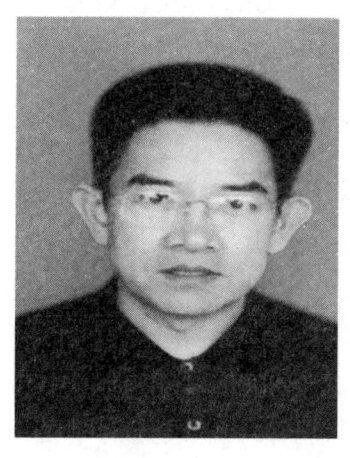

李宗江

李宗江,男,汉族,1962年10月生于高密市井沟镇小柴村。1988年7月毕业于山东中医学院中医专业,毕业后分配至高密市中医院从事临床医疗工作,1989年7月任住院中医师,1995年11月被聘任为主治中医师。1997年10月至1998年12月到山东中医药大学附属医院、山东大学齐鲁医院进修学习肿瘤和血液病治疗。2000年5月担任内一科副主任,2004年10月被聘任为副主任中医师,2005年5月担任医务科主任,2012年6月被聘任为主任中医师,2013年9月担任外事办主任。

李宗江在工作中认真履行职责,积极主动,任劳任怨,具有良好的职业道德和奉献精神。在负责医院医务工作期间,认真组织医院医务人员参加法律法规和诊疗规范的培训,加强医疗质量管理,不断提高医院的医疗质量和服务水平。积极构建和谐的医患关系,使医院的医疗纠纷和医疗事故逐年下降。在负责对外工作期间,联系开通了与解放军总医院等医院的远程会诊系统,共主持远程会诊600余例,培训医务人员达500余名,提高了医院的医疗技术水平。

李宗江潜心研究中医理论,发挥中医药的特色优势,在治疗上不断创新中医治疗疾病的新方法,以个性化观点辨证施治,对内科常见病、多发病进行科学诊治,对疑难疾病、危重病诊治具有独特思路和方法,尤其对肿瘤、血液系统疾病、肝病、脑中风等疾病的中西医结合治疗,取得了良好的效果。倡导中医治疗肿瘤新理念,运用自拟抗癌止痛散与抗癌止痛膏治疗癌性疼痛达300余例,开创了全市中医内治法与外治法相结合治疗癌痛的先河。运用自拟益肝消水饮内服与中药贴脐治疗肝硬化腹水达50余例,取得了满意的临床疗效;从脾肾论治,运用自拟补肾安血饮治疗慢性再障达80例,疗效显著;采用"卒中单元"新模式和中风1-4号协定处方治疗中风病人达500余例,并早期介入康复锻炼,大大降低了中风病人的致残率。直接参加抢救危重病人达100余例,抢救成功率达95%以上。先后在省级以上医学刊物发表《肾上腺皮质癌误诊为肾囊肿1例》等医学论文共20余篇。参编中医专著《中医疾病的现代诊断与治疗》《现代中医诊疗学》等共3部。主持参与科研成果《抗癌止痛散合抗癌止痛膏治疗癌性疼痛的临床研究》等3项,并荣获潍坊市和高密市科技进步奖项。现为山东中医药大学兼职教授,潍坊市医学会肿瘤专业委员会副主任委员,潍坊市医学会肝病专业委员会常务委员,潍坊市医学会医疗事故技术鉴定专家库成员。

李宗江多次被评为高密市卫生系统先进工作者、高密市优秀科技工作者、中医院先进工作者等荣誉称号。2010年被授予第二批高密市名中医,2013年被授予首届潍坊市基层名中医称号。

门忠友,男,汉族,1961年5月出生,高密市夏庄镇西门灵芝村人。1978年考于山东中医学院(现山东中医药大学),

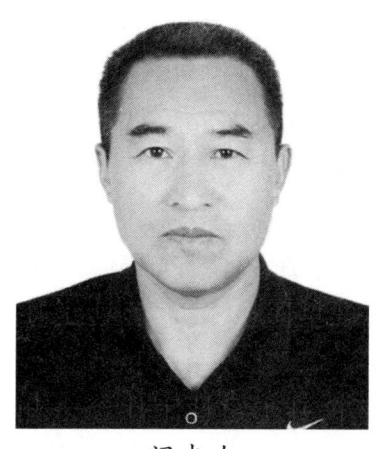

门忠友

本科学历，1983年毕业后分配至高密市第二人民医院从事临床工作。1985年10月加入中国共产党。1988年担任高密市第二人民医院副院长。1994年4月调至高密市拒城河医院任院长、支部书记。1999年晋升副主任中医师。2007年调入高密市中医院，先后担任质管科、评审办、门诊办主任。2012年晋升主任医师。

门忠友在市中医院工作期间，先后在多个科室担任主任，在医院规范化管理尤其是重点专科建设、二甲复审和院士工作站建设等方面做出了积极贡献。

门忠友在临床工作中注重经验总结，先后发表了《射干麻黄汤加味联合西药治疗小儿咳嗽变异性哮喘临床观察》《通脉心脑康胶囊的临床应用》《中西医结合治疗支气管哮喘急性发作期临床观察》等学术论文十余篇。主持编写了《实用内科学》《现代危急重症学》两部医学著作。"中医诊疗锤"和"刮痧板"两项发明获国家专利。主持的《中药调节免疫治疗股骨头缺血性坏死的作用机理研究》《幽门螺杆菌感染与儿童营养不良的关系》和《射干麻黄汤加味联合西药治疗小儿咳嗽变异性哮喘的临床研究》科研课题，均获得潍坊市科技进步二等奖。

门忠友积极参加各种学术活动，担任山东中医药大学兼职教授、山东中西医结合学会呼吸病专业委员会委员、潍坊市中医药学会心血管病专业委员会常委、潍坊市医学会医疗事故技术鉴定专家库成员、高密市中医学会理事等职务。

门忠友曾多次获得潍坊市及高密市卫生系统先进个人、优秀共产党员、优秀科研工作者等荣誉称号。当选为中共高密市第八届、九届、十届、十一届党代表。

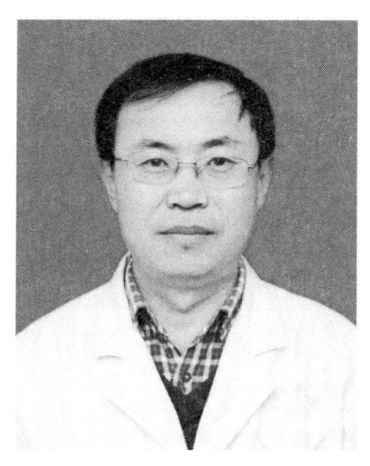

郭 杰

郭杰，男，1965年9月出生，高密市夏庄镇人，1988年7月毕业于山东中医学院中医专业，毕业后分配到高密县中医院工作。1995年11月被评聘为主治中医师，2003年11月被评聘为副主任中医师，2005年4月任内一科副主任，2007年5月任内一科主任，2008年3月兼任质量管理办公室主任，2013年1月被评聘为主任医师。

郭杰参加工作以来，始终把中医理论与临床实践相结合，不断创新中医药诊治疾病的方法,积极参加医学继续教育学习,提高理论水平,接受医学前沿性观点。对内科常见病、多发病能够进行科学诊治,对疑难疾病、危重病诊断治疗有独特思路和方法。在诊断疾病上以综合观点利用现代新技术全面检查以明确诊断,在治疗上以中医个体化观点辨证施治,经临床实践证明,既避免了误诊又提高了治疗效果,尤其对老年病、肾脏病、呼吸系统疾病、免疫系统等疾病的辨证施治方面,均取得了较好的疗效。在临床工作中,注重发挥中医药特色优势,根据自己的临床体会总结出了慢性肾炎、尿毒症、咳喘病、脑血管病、慢性结肠炎等10个中医药疗效较好的优势病种及一系列诊疗方案,倡导中医治疗各种肾脏病新理念,突出以人为本,研制了"清补宁源丸""化浊保源丸"等自制中药丸剂,用于肾病的治疗,取得了较好的疗效,将经验在科内及院内推广应用,赢得了同事们的好评及患者的信任和赞誉。

郭杰在负责内一科工作期间,在认真完成本科室工作任务的同时,主动参与全院危重病人的会诊,直接参与抢救危重病人300余例,抢救成功率达95%以上。他耐心指导下级医师的学习及诊疗活动,做到严格要求,真诚帮助,带出了几十名合格医生,成为多个科室的医疗骨干。他坚持每周4次业务查房,2天门诊工作,及时解决下级医师提出的医疗难题,确保医疗质量及医疗安全。积极带领科内医师开展新技术,新项目,特别是连续性血液净化治疗各种重症、多脏

器功能衰竭,肾脏穿刺活检术明确肾脏病理等技术均达到国内先进水平,2015年12月,郭杰被评为潍坊名医。

郭杰积极参加医学学术研究和科研创新活动,先后在《中医杂志》《中国中医急症》《山东中医杂志》等国家级及省级杂志上发表学术论文10余篇。他主持的科研项目《六味地黄丸系列丸剂合复方丹参片治疗糖尿病肾病的临床观察》《自拟肾炎愈合剂结合贝那普利治疗慢性肾小球肾炎的临床研究》经潍坊市科委鉴定达到国内领先水平,多次获得潍坊市科技进步奖。

郭杰具有良好的职业道德和奉献精神,工作中任劳任怨,积极主动,开拓创新,多次被评为高密市和医院的先进工作者。他还担任着山东中医药学会中医肾病专业委员会委员、山东省呼吸睡眠专业委员会常务委员、山东中医药大学兼职教授、潍坊名医、潍坊市医学会肾脏病专业委员会委员、潍坊市医学会医疗事故技术鉴定专家库成员、高密市中医学会常任理事等多种职务。

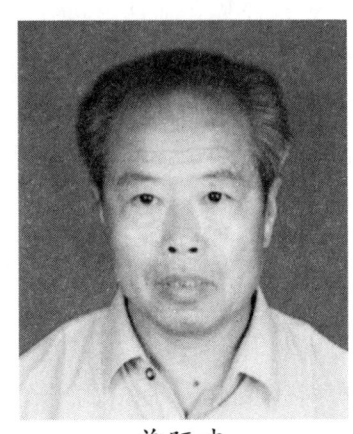

单际忠

单际忠,男,汉族,1941年11月出生,高密市康庄镇崔家村人。1962年8月毕业于潍坊护校,中医专业,中专学历,毕业后分配至康庄医院从事中医临床医疗工作,1978年10月到潍坊市中医院进修学习一年。1982年、1983年又两次到潍坊市学习中医专业。1987年高密县中医院建立时被调至中医院工作。1989年5月,任内科副主任。1989年加入中国共产党,1992年2月,任内科主任。1993年晋升为副主任中医师,1997年被评为高密市名老中医,2000年12月退休。

单际忠自参加工作以来,刻苦学习,精心研究中医专业知识和技术,任劳任怨不怕苦不怕累,积极工作,连续被评为高密市和医院先进工作者。

单际忠在中医院工作期间,带领内科医务人员,刻苦学习研究业务,能熟练掌握本专业知识,运用于临床,精心为病人治疗疾病,不但对常见病多发病的治疗取得了很好的疗效,同时对疑难病的治疗也获得了很多宝贵经验,并得到了病人的好评,如肾炎、肝炎、小儿腹泻、肝硬化腹水、糖尿病、眩晕病、功能性子宫出血、化脓性阑尾炎中药治疗等。积极参加危重病人的抢救,经常指导督促下级专业人员,贯彻执行各项规章制度和医疗操作规程,科内各项指标的完成均达到了本单位水平以上,较圆满完成任期目标任务。

单际忠撰写的《糖尿病治验三例》《益火之源以消阴翳的临床应用》《鼓胀病治验体会》等论文在国家级刊物上发表或参加学术研讨会交流,并担任潍坊市中医学会第一届儿科专业委员。

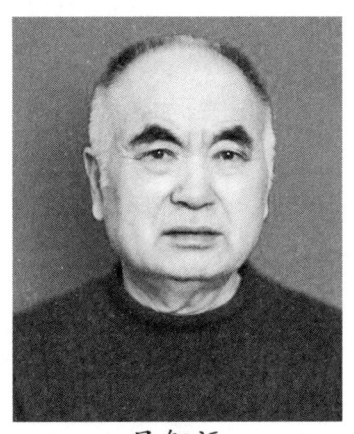

吕智福

吕智福,男,1949年10月出生,山东省高密市柏城镇高家庄人。大专学历,1971年7月加入中国共产党,1974年2月至1975年7月,在高密建筑公司担任厂医,1975年7月到潍坊医学院就读,1978年毕业于昌潍医学院医疗专业。毕业后到高密县城律医院,担任内科医师。1979年3月至1979年8月,到山东省职业病进修班学习。1979年9月至1979年11月,在高密县城律医院,担任内科医师。1979年12月至1983年5月,在高密县卫生防疫站,担任内科医师。1983年6月调入高密县柏城医院担任支部委员、内科医师。1987年1月至1988年2月,在高密周戈庄医院,担任副院长、工会主席、内科医师。1988年2月调入高密县中医院任内科医师,1993年7月,担任内科主治医师、门诊主任。1998年12月被评聘为副主任医师。

吕智福具有较高的中西医理论水

平,擅长中医妇科、内科、儿科。1983年以来潜心对妇科疑难杂症、不孕不育症、中风病、风湿性关节炎、心脑血管病、糖尿病、结石病、支气管哮喘、腰腿痛、结肠疾病的临床研究,自拟止崩汤、不孕汤、不育汤、补肾安胎汤以及中西医结合治疗消化性溃疡、顽固性头痛疗效显著。

呙智福撰写的《子宫晚重的中医防治(逍遥散加味在临床上的应用)》《妊娠中毒症的治疗》《简谈妇女痛经的辨证分型与治疗》《浅谈子宫功能性出血的辨证分型及治疗》《中西医结合治疗消化性溃疡30例体会》《止崩汤治疗崩漏238例》《实用中西医结合治疗消化性溃疡30例》等医学学术论文先后在省级以上刊物发表或参加学术研讨会交流,并被评为优秀论文。

呙智福先后被潍坊市卫生系统先进工作者、高密市模范共产党员、高密市优秀知识分子、高密市中医院先进工作者和工会积极分子。1994年被聘请为科技信息快报社与中国当代医药名人编委会特约编委,1995年1月入选《中国当代医药名人(第一卷)》,同年12月入选《中国传统医学名医特技荟萃》一书,并担任中华名医协会理事、华东地区首届中西医结合血管病理事等职务。

刘爱兰,女,汉族,1948年8月出生,高密市周戈庄镇周戈庄村人。1970年加入中国共产党,1974年毕业于山东医学院中医临床专业,本科学历。毕业后分配到昌邑县岞山医院,从事临床医疗工

作。1976年7月调入高密市肿瘤医院,任住院医师从事临床医疗工作。1982年8月至1983年8月到潍坊市中医院进修内科、疑难病诊

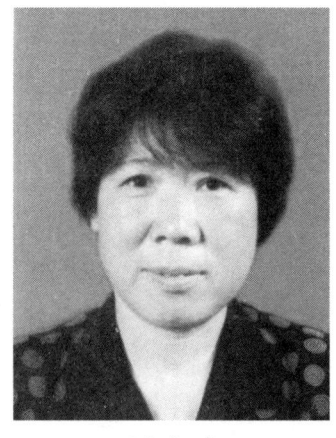

刘爱兰

治和急诊工作。1984年8月至1985年7月到潍坊医学院附院进修儿科常见病、多发病的治疗。1987年8月调入高密市中医院从事内儿科临床医疗工作,并任住院中医师。1993年7月被聘任为主治中医师,2000年9月被聘任为副主任中医师。

刘爱兰在工作中积极履行岗位责任,任劳任怨,尽职尽责,严守医务道德规范,廉洁行医。在临床医疗中能灵活系统地掌握和运用中医理论和中西医结合理论及国内外医疗新技术指导医疗工作,全面掌握了内、儿科常见病、多发病的诊治。特别对呼吸系统、消化系统和肾病有非常深入的研究,对儿科顽固性咳喘症、小儿疳积、长期泄泻引起的消化不良等疾病的治疗取得了满意疗效,积累了丰富的临床经验。刘爱兰对糖尿病的治疗也进行深入研究与探讨,因糖尿病病程长、治愈率低,西医治疗需长期服降糖药或注射胰岛素,通过长期临床实践,运用中医中药辨证论治的特长来调整人体机能,改善胰岛功能,促进其恢

复,对数百例患者的临床治疗和观察,形成了一整套行之有效的治疗方法,缩短了疗程,减少了并发症的发生,提高了疗效。

刘爱兰撰写的《百部石膏汤加减治疗小儿喘息性支气管肺炎》《消积理脾汤加减治疗小儿疳积》《小儿泄泻的辨证论治与体会》《糖尿病的辨证治疗与体会》《急性肾炎的辨证治疗》《肾病综合征的辨证施护》等医学学术论文先后在省级以上刊物发表或参加学术研讨会交流,《消积理脾汤加减治疗小儿疳积》一文被收入《中国中医特治新法大全》一书。

刘爱兰从事医疗工作以来,为提高乡村医生的中医水平、发展中医事业,还多次承担卫校的中医授课任务和乡村医生的中医培训任务,培训学员达800多人次,取得了良好的社会效益。

刘爱兰多次获得高密市中医院先进工作者和模范共产党员荣誉称号。

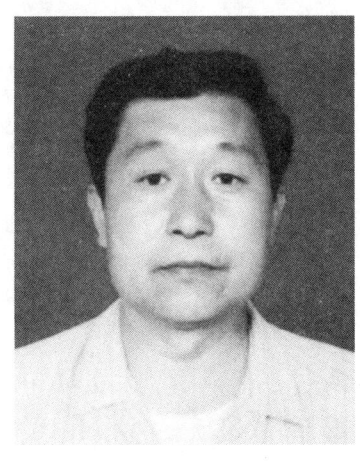

马训梅

马训梅,男,汉族,1944年4月出生,高密市蔡站镇(现醴泉街道)马家庄人。

1965年6月在蔡站联合诊所参加工作,

1985年1月入党,1966年1月至1968年6月在高密卫生学校学习,1968年6月毕业于高密卫生学校医疗专业。1968年7月至1984年8月分配至康庄医院从事医师工作(1974年1月至1975年1月到高密县医院进修麻醉。1982年10月至1984年8月到潍坊市中医院进修骨伤科),1984年8月至1990年1月调入高密县骨伤科医院从事医师工作,1985年1月加入中国共产党。1991年1月调入高密县中医院工作,同年9月晋升为骨科主治医师。2004年2月退休。

马训梅在市中医院工作期间,在院领导的大力支持下,积极筹备、组建了中医院骨科,在人员少,条件差的情况下,开展了骨科手术,用小夹板外固定等中西医结合方法,解决了各类骨折的治疗难题,还根据病种的需要,开展了椎管狭窄的诊断造影术、椎管减压、椎管内肿瘤切除椎间盘骨髓核的切吸等难度较大的手术。

马训梅撰写的《Meckel憩息六例报告》《科雷氏骨折三步整复法》《使用自制椎间盘髓核切吸器加胶原酶熔核术治疗腰椎间盘突出症》《经皮穿刺治疗腰椎间盘突出症》等10余篇医学学术论文先后在省级以上刊物发表或参加学术研讨会交流。发明的一种椎间盘切吸装置获国家专利,他主持的科研项目经皮穿刺腰椎间盘髓核切吸治疗腰突症、GZ-Ⅱ型手控旋切水冲式髓核切吸器等科研项目,经潍坊市科委鉴定达到国内领先水平,先后获得潍坊市科技进步三等奖和潍坊市星火计划三等奖。

马训梅先后获得高密市先进工作者、十佳标兵等荣誉称号。

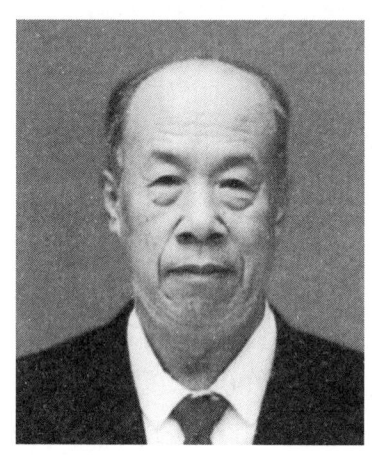

王树丰

王树丰，男，汉族，1953年6月生于高密市注沟镇前沙沟村。1972年12月参军入伍，1975年5月加入中国共产党。1979年8月毕业于第一军医大学军医系，毕业后从事临床医疗工作。在部队期间历任军医、主治军医。1987年转业至高密县中医院工作。1989年5月，王树丰任内科副主任并负责病房工作。1992年8月牵头成立急诊科，担任科主任，开展急诊急救工作。1998年4月医院设立门诊办，王树丰任门诊办主任，负责门诊日常协调管理和门诊质量管理工作。2001年11月晋升为内科副主任医师。

王树丰擅长传染科、内科、儿科等各种急危、重症的诊断、鉴别诊断、病情预后分析和各种急性中毒的抢救治疗。对中枢神经系统分流感染的抢救和后遗症

的康复治疗有独特经验，创立了以"瘫三针"为主穴配合功能训练，使中风后瘫痪患者重新站立行走，减低了致残率。王树丰还擅长点穴、推拿、正骨等中医传统手法，在临床中能用点穴、推拿、正骨等独特治疗手法，对患者的颈椎脱位、胸椎后关节紊乱、腰椎间盘脱出、急性腰扭伤、跌打损伤等常见伤科病症进行治疗。王树丰能积极开展对新技术的探索，例如采用推拿、点穴治疗Ⅰ、Ⅱ期高血压病的临床研究，获满意疗效。其论文1998年被全国中医临床效验方及特色疗法学术交流会录用，并在《山东省中医杂志》上发表。

王树丰到中医院工作后，历年业务技术考核、年度工作考核均在称职以上，多次被评为先进工作者。

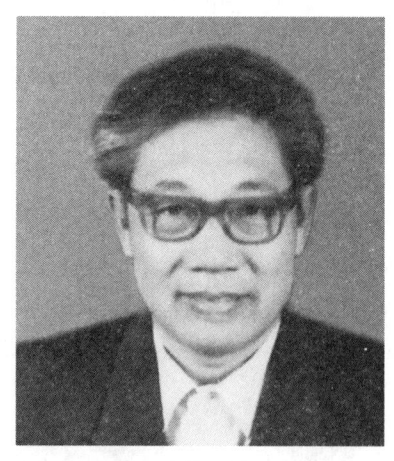

王待天

王待天，男，1947年2月出生，高密县河崖乡五新屯人，1963年7月在河崖人民公社匡家庄联合诊所参加工作，1968年10月调至高密县眼科医院担任中医士，大专学历，1971年9月加入中国

共产党。1994年11月调至高密市中医院工作,担任中医主治医师。1997年获"高密市名老中医"称号。

王待天自参加工作以来,通过自学、参加学习班、函授和进修基本系统的学习了中医大专的全部课程,对临床各科特别是内科、妇科做了重点掌握,并施治于临床,对真心痛、中风、痰欲、水肿等急症亦能做出正确治疗,取得了明显效果。对不孕症、不育症功能性子宫出血、子宫肌瘤亦有独特的治疗经验。

王待天先后获得潍坊市先进工作者、高密市卫生系统先进工作者、高密市科技先进工作者等荣誉称号。

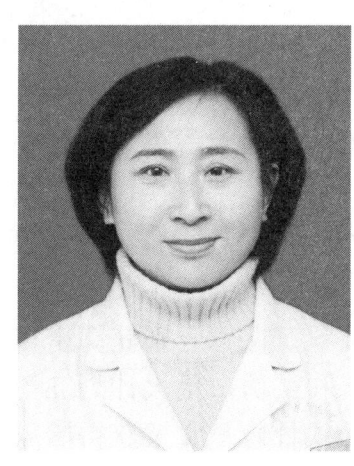

寇建荣

寇建荣,女,汉族,1971年11月生于黑龙江省伊春市。1997年7月毕业于山东省医科大学临床医学专业,毕业后分配至高密市中医院内科从事临床医疗工作。历任市中医院内科住院医师、主治医师、副主任医师。2008年担任心内科副主任。2014年晋升为副主任医师。

寇建荣擅长心血管病治疗,从业20多年来,始终坚持临床一线工作,积极参与临床医疗、教学及科研活动,全身心地投入医治疾病患者的工作。在工作中,始终坚持刻苦学习医学理论,不断钻研业务技术,先后多次到外地参加学术交流会及学习班,不断提高理论水平和技术水平。在诊疗工作中,开展了多项新技术、新疗法,从2009年在高密市率先开展了冠心病介入治疗,包括冠脉造影术、冠脉支架置入术、起搏器植入术及射频消融术,至今共开展手术1000余例。2010年开始开展经桡动脉入路进行冠心病介入治疗,急性心梗的介入治疗及冠心病复杂病变的介入治疗,大大降低了术后并发症的发生,无一例严重并发症发生,取得了良好的社会效益和经济效益。在治疗冠心病,心律失常方面有了新的突破,使心内科工作开展与国际前沿接轨。积极参加危重病人的抢救,在治疗心梗、心衰、心律失常、心肌病、高血压病方面取得了满意疗效。

寇建荣工作之余撰写的多篇论文发表于国家核心期刊上,并主编《内科常见病诊疗学》《实用临床内科疾病诊疗学》2部内科著作。2008年完成的《糖尿病俱乐部在基层医院的开展》和2013年完成的《益气养心汤联合西药治疗慢性心力衰竭》科研项目均获潍坊科技进步二等奖。寇建荣还兼任山东省医师协会心律失常专业委员会委员、潍坊市中西医结合学会心血管病专业委员会委员、潍坊市医学会第二届介入心血管学专业委员会委员等职务。

寇建荣先后多次被评为高密市卫生系统先进工作者、高密市巾帼岗位明星、高密市中医院先进工作者。

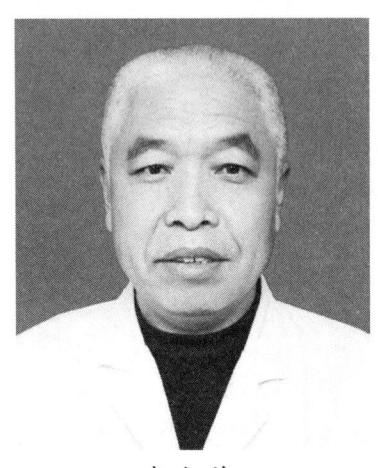

李克尊

李克尊，男，1965年11月出生，高密市朝阳街道人。1989年7月毕业于潍坊医学院，毕业后分配到高密市肿瘤医院工作。1996年4月调入高密市中医院工作，2005年4月任骨科副主任，2006年7月任骨二科主任，2014年3月任骨病科主任、骨科副主任医师。

李克尊参加工作以来，认真学习党的各项方针政策，认真学习业务知识，钻研业务，不断学习国内外新理论及新技术，并应用于临床工作。1996年4月调入市中医院后积极开展各种骨科业务、四肢骨折的闭合复位小夹板固定术、石膏外固定术，四肢骨折的切开复位钢板固定术，特别是治疗复杂的关节内骨折、骨盆骨折取得很好的效果，年手术量200余例，均取得良好的手术效果。在医院率先开展粗隆间骨折DHS内固定术、PF-NA内固定术、颈椎后路单开门减压术等

医疗手术，先后开展了颈椎前路椎间盘切除减压内固定术、腰椎滑脱切开复位植骨内固定术、经皮激光椎间盘汽化减压术和经皮椎间孔镜下椎间盘摘除术治疗椎间盘突出症。还率先在医院开展了全膝关节置换术、全髋关节置换术及膝关节单髁置换术。其中，椎间孔镜治疗椎间盘突出症在省内达到领先水平。膝关节单髁置换术在高密市首次开展。2012年7月曾去德国海恩师从欧洲脊柱微创学会主席Hoogland教授进修学习椎间孔镜技术。回国后在医院率先开展了椎间孔镜治疗椎间盘突出症新技术，在潍坊市内为首次开展。

李克尊在临床工作中注重经验总结，撰写的《腰椎间盘切吸术加胶原酶溶核术治疗椎间盘突出症》《斯氏针内固定配合小夹板外固定治疗老年肱骨干骨折18例体会》《何杰金氏病误诊为坐骨结核一例报告》10余篇论文，在省级以上刊物上发表。编写实用骨科诊疗学一部，主持的两项科研课题分别获高密市科技进步三等奖和潍坊市星火计划三等奖。发明的一种软骨修复支架获得国家发明专利，一种多用途胸腹牵开器获得国家实用新型专利。

李克尊积极参加各种学术活动，担任中国中医学学会脊柱内镜学组委员、山东省中医药学脊柱专业委员会委员、山东省脊柱镇痛专业委员会委员、潍坊市骨科专业委员会委员、潍坊市脊柱专业委员会委员、潍坊市关节与运动医学委员会委员、潍坊市骨质疏松学会委员

等职务。

李克尊先后获得高密市卫生系统十佳工作者、高密市卫生系统先进工作者和高密市中医院德医双馨医务人员等荣誉称号。

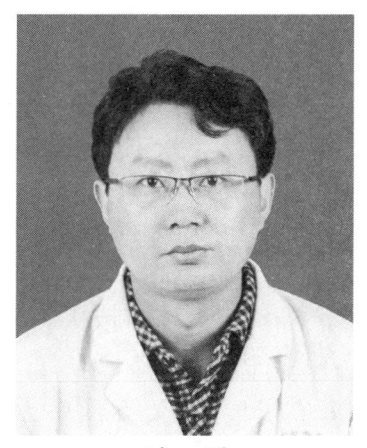

刘 军

刘军,男,汉族,1972年6月出生,高密市康庄镇北屯村人。1997年7月毕业于山东省潍坊医学院临床专业,毕业后分配至高密市中医院外科从事临床医疗工作。历任市中医院内外科住院医师、主治医师,2014年晋升为副主任医师。

刘军擅长于普外科、胸外科治疗,从业20多年来,始终坚持临床一线工作,积极参与临床医疗、教学及科研活动,全身心地投入医治疾病患者的工作中。在工作中,始终坚持刻苦学习医学理论,不断钻研业务技术,先后多次到外地参加学术交流会及学习班,不断提高理论水平和技术水平。在诊疗工作中,采取了多项新技术、新疗法,先后成功开展纵膈肿瘤切除术、肺叶切除术、食管癌根治术及微创胸腔镜纵膈肿瘤切除术、肺叶切

除术等手术,填补了医院胸外科技术空白。

刘军业务之余,结合临床实践,先后在省级以上刊物或学术交流会发表论文10余篇。主编了《新编临床普通外科学》《新编实用普通外科学》等著作。主持了多项科研课题,其中《射频消融配合中药治疗中晚期原发性肝癌临床近期观察》于2014年10月获潍坊市科技进步三等奖。

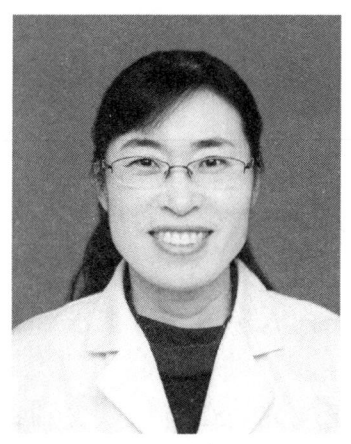

刘淑兰

刘淑兰,女,汉族,1971年3月出生,高密市井沟镇西付村人。1994年7月毕业于临沂医专妇幼专业,毕业后分配至高密市中医院妇科从事临床医疗工作。历任市中医院妇科住院医师、主治医师,2011年晋升为副主任医师。2007年9月加入中国共产党,2004年担任医院妇产科副主任,2009年担任医院妇科主任。

刘淑兰长于妇科疾病治疗,从业20多年来,始终坚持临床一线工作,积极参与临床医疗、教学及科研活动,全身心地投入医治疾病患者的工作。在工作中,

始终坚持刻苦学习医学理论，不断钻研业务技术，先后多次到外地参加学术交流会及学习班，不断提高理论水平和技术水平。在诊疗工作中，开展了多项新技术、新疗法，先后成功开展宫腔镜检查术、宫腔镜下子宫内膜息肉电切术、宫腔镜下宫腔粘连分解术、宫腔镜下黏膜下子宫肌瘤电切术、腹腔镜下大子宫全切术、脱垂子宫的腹腔镜子宫悬吊及子宫韧带缩短术、腹腔镜广泛子宫切除术+盆腔淋巴结清扫术等各种腹腔镜手术，填补了医院及高密市妇科技术空白。

刘淑兰业务之余，结合临床实践，撰写的《腹膜播散性平滑肌肌瘤病一例报告》《50%氧化亚氮用于人工流产手术的镇痛效果》《腹腔镜改良式筋膜内全子宫切除术与腹式全子宫切除术的临床比较》《子宫内膜癌腹腔冲洗液细胞学检查与淋巴结转移关系的临床研究》等10余篇学术论文先后在省级以上刊物发表或参加学术研讨会交流。主编了《临床妇幼保健学》《临床妇产科疾病诊断思路与治疗策略》《新编妇产科疾病诊疗学》《临床妇幼保健医学精要》等著作。主持及参与了3项科研课题的研究，其中《吸脂术与医用生物蛋白胶预防乳腺癌术后并发症的临床研究》和《腹腔镜改良式无创筋膜内全子宫切除术的临床应用研究》先后获潍坊市科学技术进步二等奖。研制发明的《一种治疗产后腹痛的中药组合物》和《一种治疗产后血晕的药物》获国家发明专利。

刘淑兰积极参加各种学术活动，担

任山东省中医药大学兼职副教授、潍坊市妇产科专业委员会委员、山东省潍坊市助产专业委员会常务委员、山东省微量元素科学研究会第二届妇产科专业委员会委员、山东省老年医学研究会第一届妇科专业委员会委员、山东省疼痛研究会第二届妇产科专业委员会委员、山东省妇幼保健协会盆底功能障碍防治与产后康复分会第一届专业委员会委员等职务。

刘淑兰先后获得山东省城镇基本医疗保险定点医疗机构优秀医保医师、潍坊名医、高密市专业技术拔尖人才、高密市卫生系统先进工作者、高密市卫生系统"十佳服务明星"等荣誉称号。

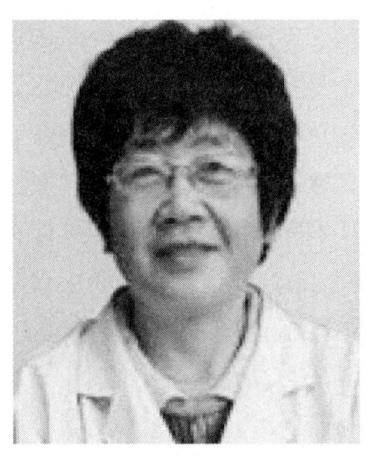

逄明梅

逄明梅，女，1963年6月出生，高密市呼家庄镇张家墩人。1982年7月毕业于山东省中医药学校中医专业，毕业后分配至高密市第二人民医院从事中医临床工作。1987年6月调入高密市中医院从事临床工作，历任中医院内科住院医师、儿科主治医师，2014年晋升为副主任中医师,2011年11月任儿科副主任。

逢明梅从事中医临床工作35年,对中医治疗儿童咳嗽病、喘症、哮症有自己独特的辩证用药特点,并创建了高密市最早的儿童咳喘病治疗中心,担任学科带头人。擅长中西医结合治疗儿科常见病、多发病及疑难杂症。尤甚擅长治疗儿童哮喘、咳嗽、反复上感、过敏性紫癜、小儿腹泻、儿童抽动症等病症,开创了中药外敷治疗小儿咳嗽、哮喘、腹泻、乳蛾、疱疹性咽峡炎、手足口病治疗之先河且疗效良好。研制的协定处方"发热一号""紫草油"等,疗效显著,方便了科内西医大夫应用中药,应用中药膏剂治疗儿童疑难杂症自成一体,赢得广大患者好评与肯定。

逢明梅结合临床实践,撰写的《化痰通窍法治疗小儿上气道咳嗽综合征的体会》《胰尾囊肿误诊为急性阑尾炎1例》等学术论文先后在省级以上刊物刊登。参与编写了医学著作《中医学基础与临床》一书。参与的科研课题自拟苍辛浙贝汤治疗上气道咳嗽综合征,通过了潍坊市科研鉴定。

逢明梅担任中国中医药研究促进会综合儿科分会理事、全国中医药高等教育学会儿科教育研究会第二届理事会理事、山东中医药大学特聘教授、潍坊市中医药学会第一届儿科专业委员会常务委员等职务。

逢明梅先后获得潍坊市第一届基层名中医、潍坊市卫生应急与疾病控制工作先进个人、高密市十佳服务明星,高密市凤城名医等荣誉称号。

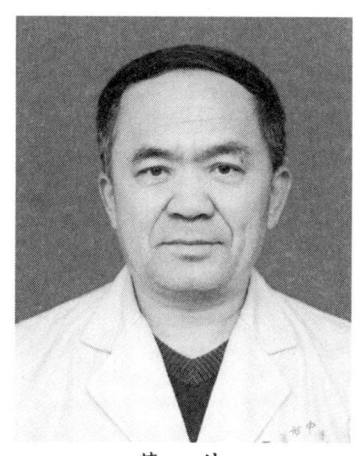

綦 伟

綦伟,男,汉族,1965年4月出生,高密市夏庄镇綦家村人。1988年7月毕业于山东中医学院中医系,毕业后分配至高密市中医院内科从事临床工作至今。历任中医院内科住院医师、主治中医师,1995年12月加入中国共产党,2002年晋升副主任中医师。

綦伟在高密市中医院从业近30年,始终坚持在一线工作,坚持以"质量为核心,以病人为中心"的工作理念,关心体贴病人,遵纪守法。平日刻苦钻研中西医理论,不断提高医疗技术,能够突出中医特色,并发挥了中西医结合优势。在治疗糖尿、甲亢等内分泌疾病积累了丰富的临床经验,在中西医结合治疗糖尿病并发肾病及周围神经病变取得了良好的疗效,得到患者的赞誉和肯定。綦伟还擅长中医治疗感冒、咳嗽、失眠、偏头痛、哮喘、肾病、胃肠病、消渴病、更年期综合征等内科疾病。

綦伟先后在省级以上刊物发表医学

论文 10 余篇,主持参与的科研课题获潍坊市科技成果二等奖,担任潍坊市内分泌专业委员会委员等职务,被评为潍坊市首届青年医师科技先进工作者。

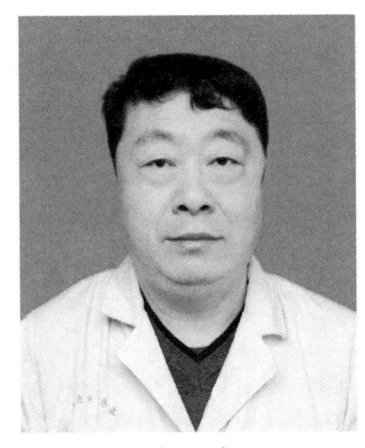

乔日东

乔日东,男,汉族,1963 年 12 月出生,高密市河岸镇东流口子村人。1985 年 7 月毕业于潍坊医学院临床专业,毕业后分配至淄博市山东第二耐火材料厂职工医院从事临床医疗工作。1996 年 9 月调入高密市中医院,历任市中医院内科住院医师、主治医师,2002 年晋升为副主任医师。2006 年担任医院心内科副主任。2008 年担任心内科主任。

乔日东从医 30 多年来,始终坚持临床一线工作,积极参与临床医疗、教学及科研活动,对心内科常见病、疑难病的诊治,积累了丰富的临床经验。乔日东带领科室人员在高密市率先开展了冠脉造影及 pci 术,使医院冠心病的诊治技术水平达到了国内同级医院的先进水平。市中医院经省卫生厅审查验收,成为山东省首批具备冠脉介入资质的县级医院。

乔日东工作之余,积极参加各种学术交流活动,著有医学专著,撰写的医学论文在各级刊物上,并担任在潍坊中西医结合心血管委员会常务委员、山东中医药大学兼职教授等职务。

乔日东参加工作以来,先后多次被评为医院先进工作者、优秀科主任和德医双馨医务人员,2016 年被授予潍坊市金牌医生荣誉称号。

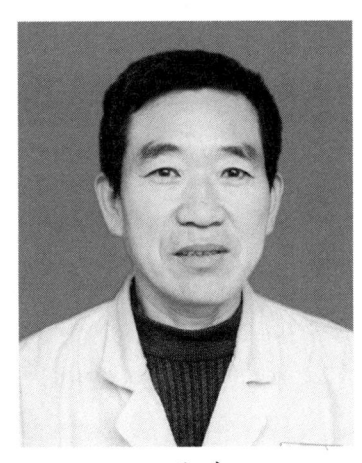

田兆宏

田兆宏,男,汉族,1963 年 9 月出生,高密市拒城河镇人。1988 年 7 月毕业于山东省中医药院中医专业,毕业后分配至高密市中医院内科从事临床医疗工作,历任市中医院内科住院医师、主治医师,2003 年晋升为副主任医师。

田兆宏长于消化内科疾病治疗,从业 20 多年来,始终坚持临床一线工作,积极参与临床医疗、教学及科研活动,全身心地投入医治疾病患者的工作中。在工作中,始终坚持刻苦学习医学理论,不断钻研业务技术,先后多次到外地参加学术交流会及学习班,不断提高理论水平和技术水平。在诊疗工作中,开展了多项新技术、新疗法,先后成功开展胃肠镜检查术、消化道息肉切除术、上消化道异物取出术、幽门螺杆菌检查等,使消化系统疾病在诊断和治疗方面上新的台阶。

田兆宏业务之余,结合临床实践,先后在省级以上刊物或学术交流会发表《辨证辨病治疗消化性溃疡150例》《中药治疗胆汁反流性胃炎100例》《中西医结合治疗急性胃黏膜病变60例》《中药保留灌肠治疗200例慢性溃疡性结肠炎》等学术论文。田兆宏兼任潍坊市消化委员会委员、潍坊市脾胃病委员会常务委员、山东中医药大学兼职副教授等职务。

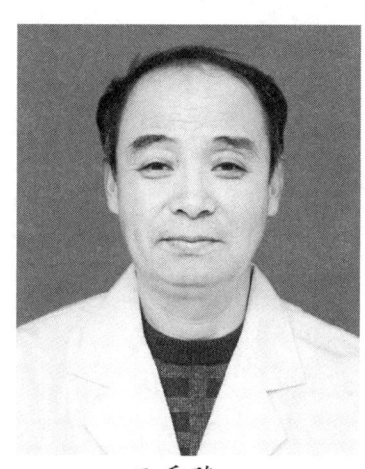

王秉隆

王秉隆,男,汉族,1962年10月生于高密市注沟镇前水西村。1981年7月毕业于山东省益都卫校中医专业,毕业后先后在注沟镇卫生院、呼家庄镇卫生院、市卫校、市卫生局、大栏乡卫生院等单位从事中医临床、教学、管理工作。2013年10月调至市中医院从事中医、公共卫生管理及中医临床工作,具有副主任中医师技术职务职称,担任医院公共卫生科、中医重点专科办公室主任、中医工作办公室主任。

王秉隆从事中医临床、科教和管理工作30多年,秉承"大医精诚"理念,注重中医临床、中医文化和中医科普工作。临床注重对内科、妇科疑难病症的研究,擅长治疗气血病、脾胃病、老年病、月经病等病症,自2014年始,组织策划了每年一度的"中医膏方文化节",通过电视、报刊、展板等形式,大力宣传普及相关知识,应用膏方养生保健,调治慢性虚损性疾病、病后康复、亚健康状态有较高造诣。

王秉隆先后在省级以上刊物发表论文10余篇,主编出版了《农村中医适宜技术推广手册》,组织或参与完成科研课题10项,其中《自拟升降饮治疗顽固性呃逆临床观察与研究》《清利汤治疗急性病毒性肝炎重度黄疸临床研究》获潍坊市科技进步二等奖二项,高密市科技进步二等奖一项。主要社会兼职:中华中医药学会全科医学专业委员会委员,潍坊市治未病专业委员会副主任委员,高密市中医学会副会长兼秘书长。

王秉隆先后获得省、潍坊市级"中医工作先进个人"等多项荣誉称号。2016年4月被省卫计委、人社厅、中医药管理局授予"山东省五级中医药师承教育项目第四批指导老师"。

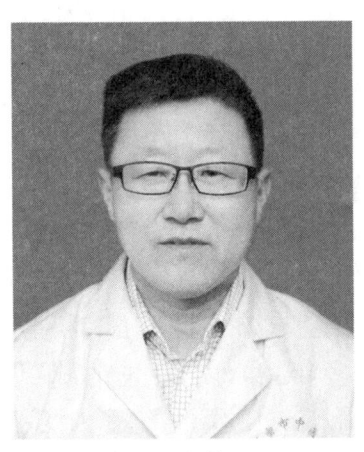

王林彬

王林彬,男,汉族,1964年7月生于高密市柏城镇王丰屯村。1988年7月毕业于山东中医学院中医系中医专业,毕业后分配至高密市中医院从事临床医疗工作。历任市中医院骨伤科住院医师、主治医师。自1994年8月开始,先后担任医院外科副主任、主任,急诊科主任,骨伤科副主任、主任等职,2015年任中医院骨病科业务主任,副主任医师。

王林彬从业以来,倾心于骨科各种伤病的临床诊疗工作,先后多次去外地及上级医疗单位进修学习骨科先进理论和诊疗技术,努力与国内专业前沿水平相接轨。1994年与医院外科主任马训梅医师等协作,在胶东地区率先开展了经皮穿刺腰椎间盘切除术300余例,并随后开展了经皮穿刺胶原酶溶核术等新技术治疗腰突症,疗效显著,受到患者的赞誉和肯定。1994年又在医院率先开展了腰突症的髓核摘除术及腰椎管狭窄症的手术治疗;1989年在胶东地区率先开展了交锁髓内钉治疗四肢长骨干骨折;2003年开始,王林彬带领全科医护人员,

先后在医院成功独立开展了股骨头置换术及全髋关节置换术,使医院的骨科诊疗水平上了新台阶,走在了潍坊地区的前列。王林彬担任骨病科主任后,带领全科人员专注于各种颈腰椎疾患,各种关节疾患等骨伤病与临床诊疗工作,先后成功开展了关节镜下前后交叉韧带重建术,全膝关节表面置换术等手术。

王林彬工作之余,结合临床实践,先后在省级以上刊物发表学术论文6篇,担任中华医学会骨科分会会员、山东中医药大学兼职副教授、潍坊医学会四肢前沿专业委员会委员,高密市中医院专家委员会委员等职务。

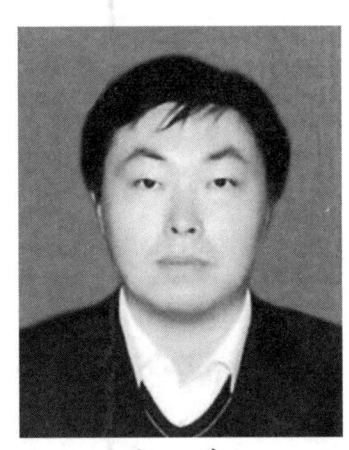

颜 政

颜政,男,汉族,1975年5月生于高密市李家营镇颜家太洛村,1994年7月毕业于山东省莱阳卫生学校临床医学专业,毕业后分配至高密市立医院从事临床医疗工作。2004年11月调入市中医院,历任医师、主治医师,2010年任特检科副主任,2011年11月加入中国共产党。

颜政长于超声检查,从业10多年来,始终坚持严谨认真的态度,工作中抱着研究的态度,深入、细致地对待每一项检查。在医院首先开展了颈动脉、四肢、内脏血管、甲状腺、乳腺微小癌的超声检查,其中10余例直径在0.4-0.8cm的甲状腺微小癌在医院手术填补了高密市空白,受到患者和社会各界的赞誉和肯定。颜政率先开展了正常肾上腺和肌骨的超声检查,成功诊断了腕骨综合征和肘管症造成的神经肿胀,并经手术证实。2011年开展了胎儿心脏及胎儿系统的超声检查,已发现数十例胎儿心脏及其他畸形,并经上级医院证实。规范了成人心脏、下肢动静脉、肾动脉、前列腺及肝胆胰脾肾等部位的超声检查,规范了一系列超声诊断,如:布加氏综合征、胆囊腺肌增生症、小儿肠系膜淋巴结及膀胱残余尿等等。对于成人心脏检查中常见的左室舒张功能减退、左心大、肺动脉高压、各种心肌病等诊断,能紧跟国内外最新标准,规范诊断。2013年起开始阑尾超声的研究,经过多方面不断地学习并随访,基本上做到了病理诊断,使医院的阑尾超声诊断水平迈上了一个台阶。

颜政工作之余,坚持每天学习,坚持不断总结,先后多次到外地参加学术交流及学习班,他所主持的科研项目获得潍坊市科学进步二等奖。2011年被评为"高密市卫生系统先进工作者",2014年被评为市中医院"优秀服务标兵",2015年被评为市中医院"十佳医师",2016年荣获"优秀支农医师"称号。

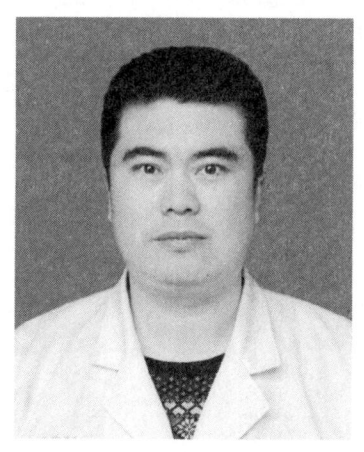

杨国荣

杨国荣,男,1975年6月出生,高密市双羊镇人。1998年7月毕业于山东中医药大学中医学专业,大学本科学历。同年9月在高密市中医院参加工作,2014年被评聘为副主任中医师。

杨国荣从事中西医结合消化内科多年,能熟练掌握电子胃镜、电子肠镜诊疗技术,已完成胃镜、肠镜数千例。他不仅利用胃镜、肠镜检查明确诊断,特别是胃癌、结肠癌及消化道癌的早发现,并且开展了包括切息肉、取异物、胃石症碎石、胃镜下经鼻空肠营养管置放术等内镜下治疗项目。杨国荣在医疗工作中,非常注重发挥祖国医学的优势,中西医结合,中西医并重,两手都硬,两条腿走路,中西医结合诊治胃肠病、肝胆病经验丰富,中医药治疗慢性胃炎、胃溃疡、萎缩性胃炎、溃疡性结肠炎、胃肠功能紊乱、酒精肝、肝炎、肝硬化、胆囊炎、胆石症及其他各种内科疑难杂症疗效突出,收到良好的成效。

杨国荣在医学科研方面,先后在国家级学术期刊发表论文1篇,参编医学著作两部,获发明专利3个。担任山东省中医药学会及潍坊市中医药学会第三届脾胃病专业委员会委员等社会兼职。

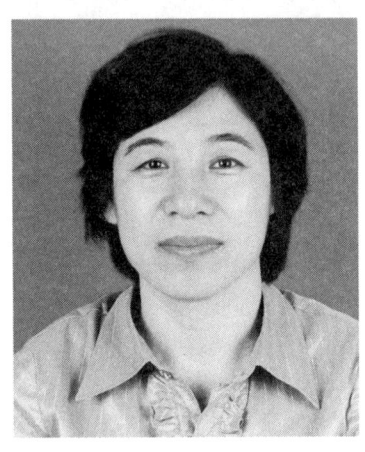

李 娟

李娟,女,汉族,1967年11月生于高密市密水街道周阳四村。1988年7月毕业于潍坊市护士学校护理专业,毕业后分配至高密市呼家庄卫生院从事临床护理工作。1992年11月调入高密市中医院工作,1993年7月被聘任为护师,2000年5月担任手术室护士长,2003年11月被聘任为主管护师,2012年6月被聘任为副主任护师,2013年9月担任护理部主任。

李娟在工作中,始终坚持"以患者为中心"的服务理念,不断提高技术水平和服务质量,为患者提供优质护理服务,取得了较好的工作成绩。尤其是2013年担任护理部主任以来积极落实开展优质护理服务示范工程活动,深化"真情护理"服务品牌。注重细节,提高服务内涵,加强对患者的健康宣教和指导,改进住院患者出院、入院的服务流程,加强出院患者电话回访,为患者提供全面、全程、连续的护理服务,将护理服务延伸到社区和家庭,患者满意度大大提高。认真履行岗位职责,始终把安全管理放在首位,严把环节质量关。加强护理核心制度的落实和职责落实,规范了晨晚间交接班,完善科与科之间的患者交接流程及记录,加强重点环节、重点时间、重点患者、重点护理人员等的督导检查,完善质量控制体系,利用PDCA管理模式进行分析、反馈、整改、追踪,做到护理质量的持续改进。不断加强护理人员的中医药知识和技能的培训,研究和开发中医适宜技术的临床应用,推行责任制整体护理模式下创新开展中医适宜技术,为患者实施正确辨证施护,在治疗疾病的同时治未病,使患者感到舒心舒适,得到患者及家属的肯定和赞赏。

李娟工作之余,结合临床实践,积极参与学术科研活动,撰写的《围手术期病人的健康教育》《对骨伤病人功能锻炼的指导》《交接班制度在手术室管理中的应用及体会》《手术室安全隐患原因分析及对策》《术中低温危害及防治研究进展》《"舒适护理"在手术室护理工作中的实施研究与体会》等论文在国家级护理期刊上发表,并参与了《临床护理学》和《中医临床护士培训手册》医学著作的编写。参与了《微创经皮肾气压弹道联合钬激光碎石术治疗复杂性肾结石》等科研课题研究,有两项发明获国家发明专利。

李娟先后获得全国中医医院优质护理服务先进个人、潍坊市优秀护士、潍坊名护、潍坊市金牌护士、高密市优秀科技工作者等荣誉称号。

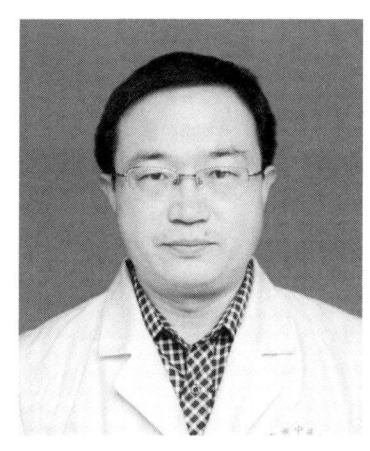

李永刚

李永刚,男,汉族,1975年10月生于高密市密水街道南关村。1996年7月于山东医专毕业,被分配到高密市卫生学校工作。2000年7月,调至高密市中医院工作,历任中医院内科住院医师、主治医师,2010年任医院内三科(中风科)主任,2012年11月加入中国共产党,2016年晋升为副主任医师。

李永刚擅长于脑血管病及危重疑难病治疗,从业20多年来,始终坚持临床一线工作,积极参与临床医疗、教学及科研活动,日常工作中,注重业务学习,积极参加业务讲座和专业年会培训学习活动,不断吸收新知识和新技术,曾先后参加全国神经内科系统专业研修班、协和大内科疑难病例研修班、国家卫计委脑卒中内科诊疗技术培训班及颈动脉支架植入培训班等专业系统的培训。精心钻研,注重创新,已经成功开展尿激酶和R-TPA静脉溶栓治疗急性期脑梗死临床路径、颅外血管造影诊断锁骨下动脉盗血综合征、脑血管介入造影+动脉内溶栓治疗基底动脉尖综合征、急性缺血性脑梗死介入取栓血管内治疗、NIHSS评分筛选急性卒中溶栓病例、手法复位治疗良性位置性眩晕等多个新项目,辨证论治研制自制剂"息风通络汤"治疗风痰阻络型中风病人疗效突出。

李永刚撰写的《阿立哌唑与利培酮治疗阿尔兹海默病性痴呆精神症状的临床疗效及安全性对比研究》论文国家级医学刊物上发表;主编了《内科疾病最新进展及临床处理》与《内科临床常见病诊断与治疗》两部著作;主持的《葛根芩连汤加减治疗周围性面瘫的临床研究》和《清心化痰解郁法治疗中风后抑郁的临床研究》两项科研课题分别获潍坊市科技进步二等奖和高密市科技进步三等奖,独立完成了两项发明专利和一项实用新型专利。担任了中华医学会会员、潍坊市医学会重症医学委员会会员、山东省中医药学会会员、山东省脑血管病规范化诊疗与质量控制专业委员会委员、中国卒中协会红手环志愿者、中国卒中学会卒中与眩晕分会会员等社会兼职。

李永刚先后获得高密市卫生系统先进工作者、高密市卫生系统十佳服务明星、市中医院德医双馨医务人员、市中医院优秀青年、先进工作者等荣誉称号。

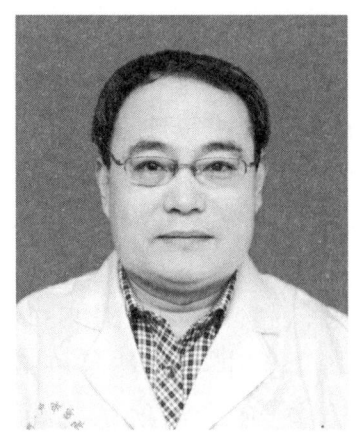

刘 杰

刘杰，男，汉族，1968年2月出生，高密市夏庄镇刘家村人。1990年7月毕业于济宁医学院临床医学专业，毕业后分配至高密拒城河医院从事临床医疗工作，1996年12月加入中国共产党。2000年10月调入高密市中医院工作。2004年晋升为内科主治医师，2005年担任急诊科副主任。2012年担任急诊科主任，2013年晋升为内科副主任医师。2014年任医院大内科党支部副书记，2016年兼任医务科副主任。

刘杰在临床工作中，十分重视业务理论及医学伦理学习，不断提高自己的沟通及处理重大公共卫生事件应急能力，能熟练掌握内科的常见病、多发病及疑难病症的诊治技术，能熟练诊断处理心肺脑复苏、失血性休克、感染性休克、各种农药中毒，熟练诊治内科各种急症、重症，独立进行内科常用穿刺，并且每年培训实习医生20多人次。严格执行各种工作制度、诊疗常规和操作规程，一丝不苟的处理每一位病人，在最大程度上避免了误诊误治，从无差错事故的发生。通过订阅大量业务杂志及书刊，学习有关医学卫生知识，写下了大量的读书笔记，丰富了自己的理论知识。经常参加省内外举办的学术会议，聆听著名专家学者的学术讲座，始终坚持用新的理论技术指导业务工作，并多次去省市及兄弟单位学习新的医疗知识和医疗技术以及管理方法，从而开阔了视野，扩大了知识面。坚持"以病人为中心，以质量为核心"的原则，让每一个患者满意走出医院。

刘杰工作之余，注重临床科研工作，积极参与学术科研活动，先后在省以上学术期刊发表论文9篇，主编参编医学著作两部，获发明专利4项，完成在潍坊市立项的《二级医院院前三级医疗救援体系的设置与管理》科研课题，并担任山东省中医药学会中医急诊委员会委员、潍坊市医学会急诊委员会副主任委员等社会兼职。

刘杰先后获得潍坊市应急工作先进个人、潍坊好人、高密市卫生系统先进个人、高密市中医院先进个人等荣誉称号，2016年12月当选为高密市十三届党代表。

马晓莉，女，汉族，1963年8月生于山东省滕州市鲍沟镇马庄村。1983年7月毕业于滕州卫校护理专业，分配到高密市骨伤科医院从事护理工作。1999年12月调入高密市妇幼保健院。2007年3月担任妇幼保健院副院长兼护理部主任。2011年7月调入高密市中医院工

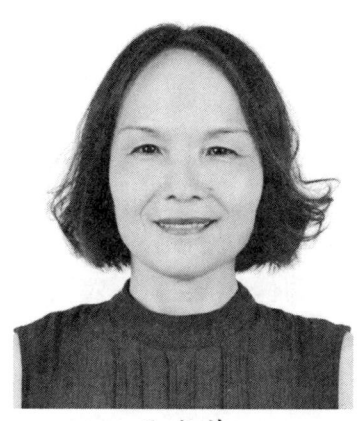

马晓莉

作,同年12月晋升副主任护师。2012年5月,担任医院健康体检中心护士长。

马晓莉从事护理工作30多年来,始终工作在临床护理第一线。牢固树立救死扶伤"以病人为中心"的宗旨,服务主动热情,注重服务细节,技术精湛。在高密市卫生系统组织的乡镇医院护理技术比武活动中,取得了"护理技术第一,护理理论第二"的好成绩。2011年调入中医院体检中心后,为更好地服务群众,满足不同层次群众的健康需求,用了一年多的时间先后在山东中医药大学、北京世健联健商学院学习了中医基础知识、健康管理和营养方面的知识,并取得了"健康管理师""国家二级营养师"资格证书。马晓莉在工作中坚持"宣传养生保健知识、提高全民健康素养"为己任,对所有来院体检的客户从体检项目的选择、体检过程的引导、检后的健康问题解释以及对健康问题给以针对性的指导,得到了广大群众的认可。提高了医院的信誉度、经济效益和社会效益,为健康高密做出了自己应有的贡献。

马晓莉工作之余,注重临床科研工作,积极参与学术科研活动,撰写的《头皮针行静脉穿刺时进针手法的探讨》《肌肉注射青霉素致脓肿样反应相关问题探讨》《有机磷农药中毒的饮食护理》《浅谈美学在护理中的应用》等11篇论文在省以上学术期刊发表。主编参编了《实习护士指导手册》和《临床中医护理问答》两部医学著作,主持研究的"静脉用甘露醇适宜温度的研究"和"二甲双胍联合吡格列酮治疗初发肥胖2型糖尿病的疗效观察"科研项目,均获潍坊市科学技术进步二等奖。

马晓莉是潍坊市第十届党代表,先后获得潍坊市优秀共产党员、潍坊市卫生系统先进工作、医德医风先进工作者、潍坊市优秀护士、潍坊名护、高密市劳动模范、高密市十佳青年医务工作者、高密市卫生系统十佳服务明星、先进工作者等荣誉称号。

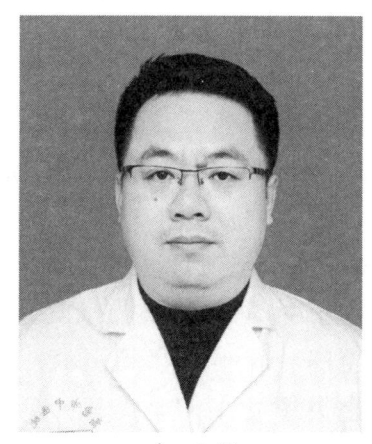

赵洪乾

赵洪乾,男,汉族,1976年10月生于高密市柏城镇小河崖村。1999年7月毕业于潍坊医学院临床医学专业,毕业后分配至高密市中医院外科从事临床医疗工作。历任市中医院外科住院医师、主治医师。2008年担任医院外一科副主任,2009年9月加入中国共产党,2015年晋升为副主任医师。

赵洪乾擅长普外科疾病治疗,从业近20年来,始终坚持临床一线工作,积极参与临床医疗、教学及科研活动,全身心地投入医治患者的工作中。在工作中,始终坚持刻苦学习医学理论,不断钻研业务技术,先后多次到外地参加学术交流会及学习班,不断提高理论水平和技术水平。在诊疗工作中,开展了多项新技术、新疗法,尤其致力于腹腔镜微创技术的开展及应用,先后成功开展了腹腔镜阑尾切除术,腹腔镜胃十二指肠溃疡穿孔修补术、腹腔镜胆囊切除术、腹腔镜精索静脉高位结扎术、腹腔镜直肠癌根治术,腹腔镜胃癌根治术、腹腔镜右半结肠癌根治术,腹腔镜左半结肠癌根治术、腹腔镜联合胆道镜胆总管切开取石术、腹腔镜甲状腺部分切除术等,填补了高密市普外科技术空白。

赵洪乾业务之余,结合临床实践,先后在省级以上刊物或学术交流会发表论文《肝圆韧带平滑肌瘤1例》《利胆排石汤治疗胆石症556例分析》《B超引导下的床旁经皮经肝胆囊穿刺引流术在老年急性胆囊炎患者中的临床应用》等10余篇。主编了《最新现代实用外科学》《新编实用普通外科学》等著作。主持及参与2项科研课题的研究,其中《自拟扶正固本汤配合化疗治疗中晚期大肠癌的临床研究》于2014年10月获潍坊市(地级市)科技进步二等奖。社会兼职:中国妇幼保健协会妇幼微创专业委员会小儿普外微创学组委员、潍坊市中西医结合学会乳腺甲状腺专业委员会常委、肝胆专业委员会委员。

赵洪乾先后多次被评高密市卫生系统先进工作者、市直机关党工委优秀共产党员、市中医院德医双馨医务人员和市中医院十佳医师。

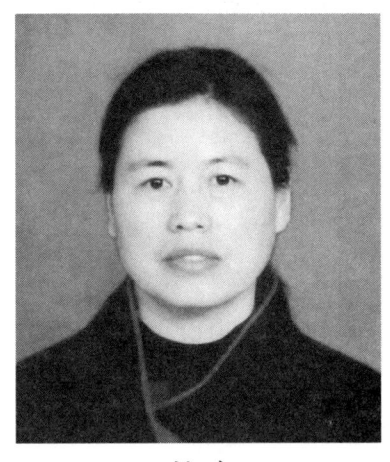

王桂兰

王桂兰,女,1963年9月18日生于高密市柴沟镇王家庄村。1981年7月毕业于潍坊卫校护理专业,毕业后分配至高密市井沟医院工作,1983年3月调至高密市注沟医院工作。1986年晋升为护师,1998年晋升为主管护师,2016晋升为副主任护师。

王桂兰从事护理工作30多年来,始终坚持在临床一线护理工作,爱岗敬业,任劳任怨,认真执行各项工作制度、技术操作规程及各专科护理常规;熟练掌握各项基础护理操作及心肺复苏、气管插管、机械通气及各种监护仪应用等各项护理技能。参与成功抢救多例羊水栓塞及产后大出血病人,抢救护理了多例早产儿、极低体重早产儿、大面积心肌梗塞病人、溺水病人、呼吸衰竭病人及急性肾功能衰竭病人,参与多例颅脑外伤合并胸腹联合伤及肢体多处伤的病人抢救。熟练掌握各种引流管和造瘘口的护理。观察病情及时、准确,对病情的发展变化有较好的预见性。特别留意捕捉细微的病情变化,为医生提供最早、最有价值的依据,为危重病人的抢救成功提供保障。通过多次外出进修及参与国内举办的各类培训班的学习,不断提升自己的专业技术水平,从未出现差错事故。通过长期订阅护理杂志,了解新知识,学习新技术,工作中积累了很多宝贵的护理经验并及时传授给下级护理人员。

王桂兰重视培养年轻护士,积极参与护理教学和临床带教,为高密卫校兼职教师,制定了切实可行的教学计划,培养了大批优秀护理人员。王桂兰业余时间精心钻研业务,先后获得发明专利三项,撰写论文论著多篇,荣获高密市优秀科技工作者荣誉称号。

何大民,男,汉族,1967年2月生于高密市柏城镇小河崖村。1990年7月毕业于山东泰山医学院临床医学专业,毕业后分配至高密市柴沟中心卫生院从事临床医疗工作。2004年12月调入高密市中医院任骨科副主任医师,2008年8月任骨伤二科业务主任。

何大民在临床工作中,致力于创伤骨科临床诊疗技术水平的提高,在复杂骨折及多发骨折的诊治及手术方面积累了丰富的经验,具有较高的临床诊治水平和经验。主编《实用骨科学》一部,在"中国实用医药"等国家及省级刊物发表《老年胫腓骨远端骨折采用胫前切口联合锁定加压钢板治疗的临床分析》等专业论文5篇,获两项国家实用专利发明。何大民还担任山东中医药大学兼职教授、潍坊市医学会骨科专业委员会委员、潍坊市医学会骨科创伤专业委员会委员等职务。

何大民多次荣获潍坊市、高密市卫生系统及中医院先进工作者等荣誉称号。

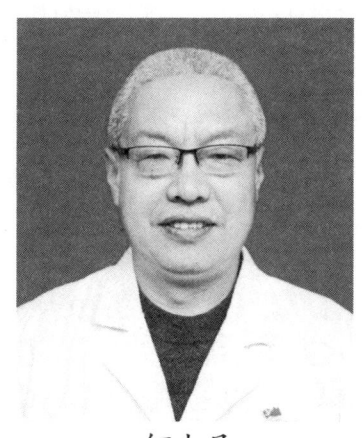

何大民

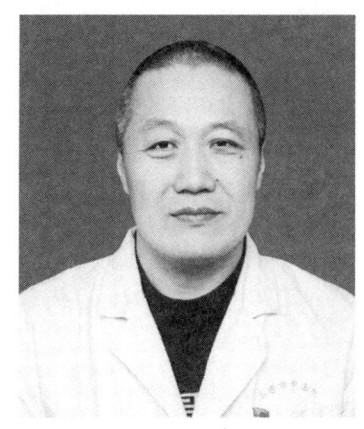

王教学

工作者等荣誉称号。

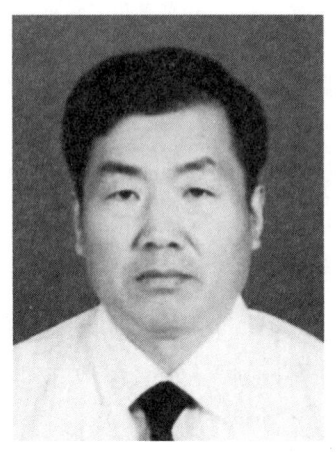

夏永厂

王教学，男，汉族，1974年4月生于高密市李家营镇晏王庙村。1995年7月毕业于山东省菏泽医学专科学校，2007年毕业于潍坊医学院医疗专业，毕业后分配至高密市李家营医院从事临床医疗工作，2003年晋升外科主治医师。2013年4月调入高密市中医院，2015年晋升外科副主任医师。

王教学擅长各种结直肠疾病及肛门病的诊疗，特别是对复杂性肛瘘、顽固性肛裂、环状混合痔和直肠腺瘤的手术治疗，经验丰富。开展了腹腔镜结直肠癌根治术、直肠癌联合后盆脏器切除术及盆底腹膜后肿瘤切除术，并致力于结直肠肿瘤的腹腔镜手术治疗和便秘的诊治研究，取得了良好的成果。

王教学从业多年来，始终坚持临床一线工作，积极参与临床医疗、教学及科研活动，不断加强专业理论学习，注重总结工作经验，工作之余阅读大量医学文献及医学指南，紧跟医学发展步伐，撰写多篇论文发表于国家核心期刊上，并主编《临床现代普通外科学》《临床实用普通外科学》两部外科著作，积极进行科研攻关，2015年完成的《腹腔镜结合快速康复外科在结直肠癌围手术期的应用研究》科研项目获潍坊科技进步三等奖。王教学还担任潍坊中西医结合学会肛肠专业委员会委员、潍坊中医药学会肛肠专业委员会委员等职务。

王教学多次荣获高密市卫生系统十佳服务明星、先进工作者及中医院先进

夏永厂，男，汉族，1962年4月生于诸城市程戈庄镇程子泊村。1986年7月毕业于沂水医学专科学校，毕业后分配至高密市李家营医院从事医疗工作，1995年晋升外科主治医师。1997年7月调至高密市注沟医院从事临床医疗工作，2007年7月毕业于北京中医药大学中医专业，2008年5月调入高密市中医院工作。2010年担任医院查体中心主任，2011年晋升中西医结合副主任医师。

夏永厂在医疗业务上深得名家指教，崇尚扶阳，能够熟练运用中西医结合技术诊疗临床常见病及多发病，尤擅长中医中药治疗临床疑难杂症及慢性病、体质调理，如慢性胃肠道疾病、慢性溃疡性直结肠炎、高血压冠心病、慢支肺心病、哮喘、支气管扩张、慢性肾炎肾功能不全、糖尿病及并发症、癌症康复治疗、颈椎病、风寒湿性腰腿痛、风湿类风湿性疾病、肥胖症、痤疮、抑郁症失眠、妇科月经不调、更年期综合征、顽固性皮肤病、

过敏性鼻炎等疾病。

夏永厂从业多年来,始终坚持临床一线工作,积极参与临床医疗、教学及科研活动,参与主编了《基层临床医师使用手册》《实用临床外科诊疗指南》,在《中华临床医学杂志》发表了《脑血管疾病恢复期的家庭治疗与护理》。

夏永厂是高密市第十四、十五届人大代表,先后被评为"高密市优秀共产党员""高密市优秀人大代表""山东省医学科普先进工作者"。

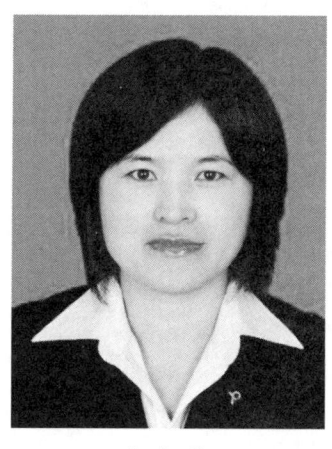

高志芳

高志芳,女,汉族,1972年9月7日出生于山东省高密市,1992年7月毕业于潍坊医学院临床医学专业,本科学历,毕业后分配到高密市姜庄镇卫生院,从事内科医疗工作。2011年9月调入高密市中医院从事急诊急救。历任市中医院内科住院医师、主治医师,2016年晋升为内科副主任医师。

高志芳从事内科工作20多年来,始终坚持临床一线工作,成功抢救急危重病人300多例,受到患者及家属的好评。擅长心血管病、脑血管病、呼吸系统疾病的诊断及治疗,多年来,积极参与临床医疗、教学及科研活动,全身心地投入医治患者疾病的工作中。在工作中,始终坚持刻苦学习医学理论,不断钻研业务技术,先后多次到外地参加学术交流会及学习班,不断提高理论水平和技术水平。在诊疗工作中,开展了多项新技术、新疗法,如急性心梗的溶栓治疗,大大提高了患者的抢救成功率,无一例严重并发症发生,取得了良好的社会效益和经济效益,积极参加危重病人的抢救,在治疗急性心梗、心衰、心律失常、心肌病、高血压病方面取得了满意疗效。不断加强专业理论学习,注重总结工作经验,工作之余阅读大量医学文献及医学指南,紧跟医学发展步伐,与时俱进,撰写多篇论文发表于国家级刊物上,并参与主编《内科急危重症学》《急诊内外科学》两部内科著作,国家级发明专利3个。

高志芳是潍坊市第十五、十六届人大代表,高密市第十七届人大代表。先后多次被评为"潍坊市优秀人大代表""高密市卫生系统先进工作者"和"市中医院先进工作者"。

张佩玲,女,汉族,1962年12月生于高密市姜庄镇李仙村。1981年7月毕业于山东省益都卫生学校护理专业,毕业后分配至高密市第二人民医院从事护理工作,1983年10月任护士长。1994年7月调入高密市中医院内科工作,1994年

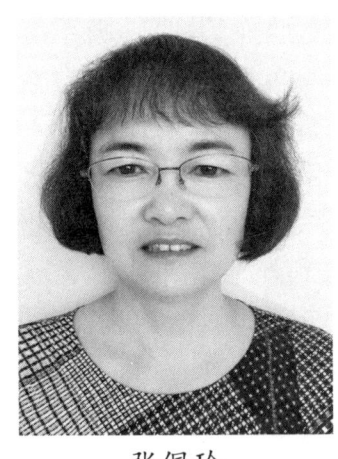

张佩玲

9月任内科护士长。1998年7月调任急诊科护士长，1998年11月晋升主管护师。2013年12月任护理部副主任，2015年5月晋升为副主任护师。

张佩玲在工作中积极履行职责，积极主动，任劳任怨，具有良好的职业道德和奉献精神。在担任急诊科护士长工作期间，工作中严把环节质量关，始终把护理安全放在首位，科室成立质量控制小组，对科室各项工作进行规范，完善质量控制体系，发现问题及时改进，对隐患进行分析反馈，使各项护理工作规范化、程序化。在急诊科的15年中无任何大的护理差错事故发生。她率先垂范，敢于担当，刻苦学习钻研各项护理技术，熟练掌握常规急诊急救技术及难度大的抢救技术。如气管插管技术、气管插管后再插胃管技术、难插胃管的处理方法等，及时发现工作中的问题并注意总结经验教训，善于解决护理工作中的疑难问题，积极参加新业务、新技术的开发，不断改进护理技术，改善护理用具陈旧、操作繁琐等弊端。在担任护理部副主任期间，认真组织医院护理人员进行规范化培训，结合临床工作不断改进教学方法，制订和完善了各层级护士培训计划，使医院的护理培训工作走向合理规范，为加强护理质量管理，不断提高医院的护理质量和服务水平做出了积极的贡献。

张佩玲工作之余撰写论文4篇，参与编写医学著作一部，获发明专利1项、实用新型专利3项，参与的三项科研项目，2项获潍坊市科技进步奖。

张佩玲先后获得山东省功勋护士、潍坊名护、高密市三八红旗手、高密市卫生系统先进工作者和市中医院德医双馨医护人员等荣誉称号。

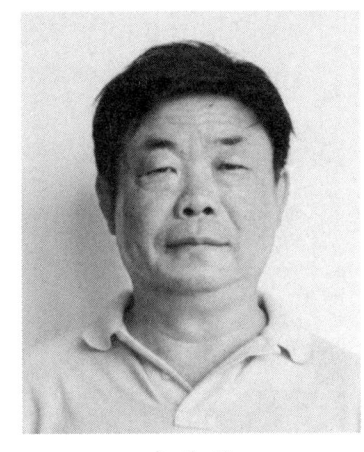

李希德

李希德，男，汉族，1964年出生于高密市柴沟镇前西旺村。1985年毕业于济宁医学专科学校，毕业后分配到注沟卫生院工作。1989年调到柴沟中心卫生院，1993年晋升普外科主治医师，同年加入中国共产党，先后担任医疗组长、副院长。1994年调到高密市双羊中心卫生院担任院长、党支部书记。2003年在抗击"非典"中工作突出，被评为潍坊市先进工作者。2006年晋升为普外科副主任医师。2007年调到柴沟中心卫生院，担任院长、党支部书记。2008年调入高密市中医院工作。

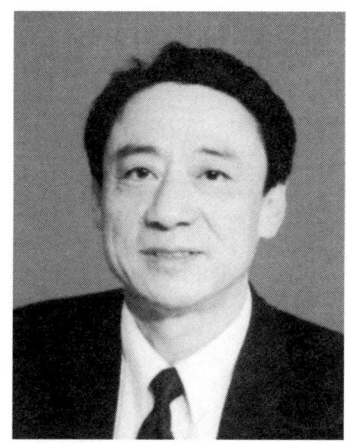

冷继家

冷继家，男，汉族，1944年12月生，高密市芝兰庄村人。大学文化，1962年在大王家庄公社卫生院参加工作，先后任药士、药师、主管药师和副院长等职务，主要从事药剂工作，先后生产粉剂、丸剂、片剂、针剂等中西药制剂。1998年10月调高密市中医院工作，任制剂科主任，2000年5月，冷继家任药剂科主任兼任制剂室主任。2004年退休。

冷继家在医院任制剂科主任期间，对制剂室房屋进行合理规划设计装修，通过了上级有关部门的验收，先后生产符合国家标准的颗粒剂、丸剂、胶囊剂、粉剂、合剂等多个剂型52个品种。自制药品质量高，疗效确切，得到了病人的好评。冷继家在工作中积极主动，科研攻关，研制和改造制药设备。通过研究改进，通过改造医药生产设备，使药品制剂产量提高了一倍，该改造项目还取得国家专利。

冷继家在担任药剂科主任期间，团结带领全科人员，积极做好药品采购供应、仓储管理、调剂服务工作。成立了药品质量验收小组，采取一票否决制度，杜绝了假劣药品进入医院。采用药品有效期分月登记法，规定药品有效期进入药库和药房，从此没有出现因超过效期而报废的药品。设立窗口服务岗，改善了服务态度，得到了群众的好评。

冷继家潜心研究药学理论，2002年晋升为副主任药师。研制发明制剂药械8台件，获国家专利两项和潍坊市职工优秀技术创新成果奖。

冷继家先后获得高密市"十佳"优秀技师、高密市卫生系统先进工作者和中医院先进工作者等荣誉称号。

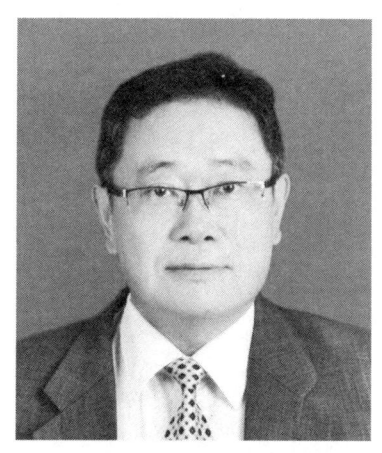

刘水清

刘水清，男，汉族，1962年12月出生于高密市夏庄镇刘家村。1983年7月毕业于昌潍医学院临床医学专业，毕业后分配至高密市康庄医院从事外科临床医疗工作，任外科住院医师，1988年10月调至高密市市立医院，2004年11月调至高密市中医院，先后从事神经外科、泌尿外科临床工作。

刘水清在工作中积极履行职责,积极主动,任劳任怨,具有良好的职业道德和奉献精神,善于学习业务和总结经验,诊疗和手术操作技术水平不断提高。先后在高密市率先开展了甲状腺癌根治术、颈淋巴清扫术、三级胆管切开取石肝门成型术、门脉高压联合断流术;高血压脑出血立体定向血肿清除引流术、帕金森病立体定向射频热凝术,脑膜瘤切除术、脑积水侧脑室腹腔分流术;前列腺电切术、肾结石、输尿管结石腔镜碎石清石术;胆道结石腔镜碎石清石术及肝胆泌尿系肿瘤的手术治疗;开展了阴茎癌、睾丸肿瘤的手术治疗及阴茎延长术。开展了中西医结合防治肝胆、泌尿结石及治疗阳痿早泄、男子不育。参与的《经皮肾镜气压弹道联合钬激光治疗复杂肾结石研究》科研项目获潍坊市科技进步三等奖。

刘水清先后获得高密市卫生系统十佳服务明星、潍坊市先进工作者等荣誉称号。

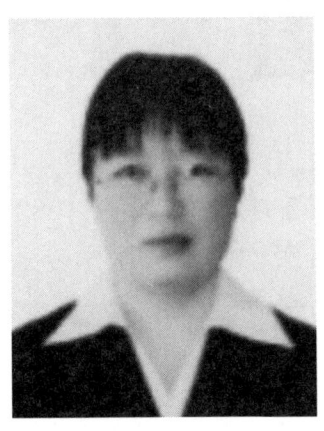

刘雪梅

刘雪梅,女,汉族,1966年2月出生于高密市开发区沟东村,1990年7月毕业于泰山医学院临床医疗专业,毕业后分配至高密市井沟卫生院从事临床医疗工作。1991年7月任住院医师,1997年11月被聘任为主治医师。2005年1月调至高密市中医院内一科从事老年病的工作。2007年被聘任为副主任医师,2008年任内一科业务主任。

刘雪梅擅长老年病的治疗,从业20多年来,始终坚持在临床一线工作,积极参与临床医疗、教学及科研活动,全身心投入医治疾病患者的工作中。刘雪梅工作中,始终刻苦学习医学理论,不断钻研业务技术,先后多次到外地参加学术交流会及学习班,不断提高理论水平和技术水平,掌握了心内科的溶栓和冠脉介入术,神经内科的溶栓和取栓术,肿瘤的介入治疗等。在参与抢救多脏器功能障碍、脓毒血症、血栓性血小板减少紫癜、嗜血细胞综合征、重度酒精中毒等方面取得了良好的疗效,并使一般疾病诊治工作与先进医疗技术前沿接轨。

刘雪梅多次被评为高密市卫生系统先进工作者,并被评为高密市卫生系统十佳服务明星。

延淑芹,女,汉族,1959年8月出生于山东省广饶县大王镇,本科学历。1979年12月毕业于滨州(北镇)卫校,毕业后分配到滨州医学院附属医院从事临床护理工作。1988年3月调入高密县中医院从事临床护理工作,1993年4月担

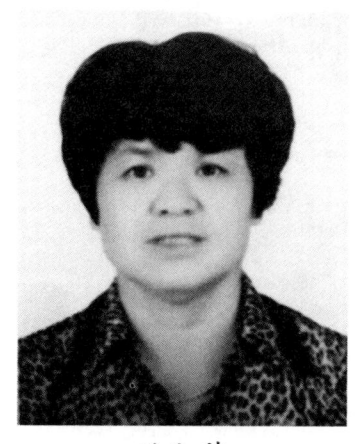

延淑芹

任市中医院护理部主任，2008年取得本科毕业证书。

延淑芹在多年临床护理工作中，努力学习专业知识，勤练基本功，注重理论联系实际，整体素质有了很大提高。工作中严格要求自己，熟练掌握各种护理技术以及各种疾病护理常规，各种护理文书的书写，能够很好地完成各项护理工作，并积极参加急危重症疑难病人的病例讨论和抢救工作，工作中尽最大努力挽救病人的生命，并根据医院特点，采用中西医结合的护理技术，对病人进行辨证施护，解除病人疾苦，发挥祖国医学的作用，同时积极参加病房管理和护理查房，积极带教实习护士和年轻护士。2010年根据山东省、潍坊市提出的"优秀护理服务示范工程"活动方案的要求，结合中医院的实际情况，在全院推行了"客人式"服务模式，创建了"真情护理"服务品牌，积极开展优质护理服务，取得了良好的效果，医院护理部被山东省总工会授予"女职工建功立业标兵岗"。在2013年进行的市中医院"二甲"复审工作，带领全院护理人员按照"二甲"复审工作，全面提升了医院的护理工作水平，为医院"二甲"复审顺利通过，发挥了突出作用，延淑芹也因此被省中医药管理局聘为评审专家，参加全省中医院的评审工作。

延淑芹工作之余，坚持自修学习，注重总结积累，不断创新，结合临床实践，撰写论文，积极参与学术科研活动，撰写的《将"责任制"应用于病房管理之中的尝试》《中医外科手术病人计划护理书写体会》《浅谈中医之饮食护理》《情感护理在手术室护理中的应用》《气管插管机械通气病人呼吸道管理的探讨》等论文先后在省级以上刊物发表并参加学术研讨会交流。参与了《现代护士3000问》《临床护理新方法》和《农村中医适宜技术推广手册》等医学著作的编写。发明的《一次性口气护理包》获得国家实用新型专利。

延淑芹从1993年开始，连续担任了4届潍坊市政协委员和高密市政协常务委员，并担任潍坊市护理学会理事、高密市护理学会理事等职务。先后获得潍坊市优秀护士、潍坊市优秀护理服务先进个人、潍坊市巾帼建功标兵、高密市卫生系统先进工作者、高密市优秀护士、高密市科学技术先进工作者等荣誉称号。

张燕伟，男，汉族，1969年5月出生，山东省济宁市人。1992年7月毕业于山东中医学院针灸专业，毕业后分配至高密市中医院从事临床医疗工作。1993年7月任住院中医师，2000年11月被聘任为主治中医师，2012年10月被聘任为副主任中医师。

张燕伟擅长针灸、推拿、中药治疗各

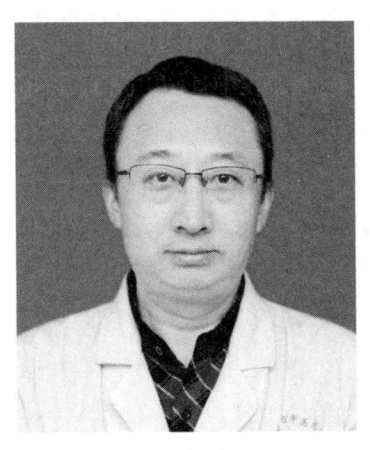

张燕伟

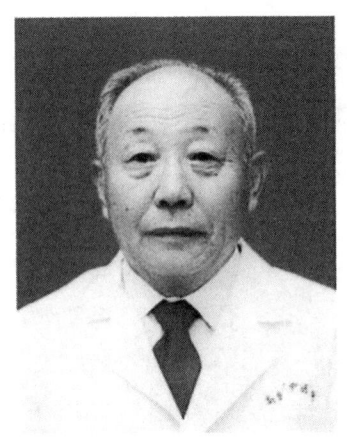

薛连德

种失眠、头痛、抑郁、慢性腹胀腹泻、颈肩腰腿疼等疾病，从业30多年来，始终坚持临床一线工作，积极参与临床医疗、教学及科研活动，全身心地投入医治疾病患者的工作中。在工作中，始终坚持刻苦学习医学理论，不断钻研业务技术，先后多次到外地参加学术交流会及学习班，不断提高理论水平和技术水平。在诊疗工作中，开展了多项新技术、新疗法。潜心研究中医理论，发挥中医药的特色优势，在治疗上不断创新中医治疗疾病的新方法，以个性化观点辨证施治，对内科常见病、多发病进行科学诊治，对疑难疾病、危重病诊治具有独特思路和方法，尤其对运动、神经、消化、脑中风等疾病的中医治疗，取得了良好的效果。

张燕伟不断加强专业理论学习，注重总结工作经验，工作之余阅读大量医学文献及医学指南，紧跟医学发展步伐，撰写多篇论文发表于国家核心期刊上。

张燕伟还担任山东省医师协会针刀专业委员会委员、潍坊市中医学会络病委员会委员等职务。

张燕伟先后被评为高密市中医院先进工作者、市中医院德医双馨医务人员。

薛连德，男，1936年12月生，高密县呼家庄镇马家沙岭子庄人，1959年毕业于昌潍医学院医士专业班，中专学历，同年分配到青岛市仓口医院（现为青岛市第三人民医院）工作，1960年于青岛加入中国共产党。1966年由青岛市第三人民医院调到高密柴沟医院工作。1992年调入高密县中医院任外科医生，开展外科手术。1996年退休。

薛连德曾连续多年被评为高密市中医院先进工作者。

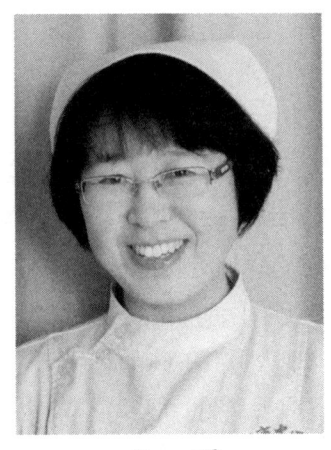

王 硕

王硕，女，汉族，1972年9月出生于

高密市密水街道张家大村。1993年7月毕业于潍坊卫校护理专业,毕业后分配到柏城中心卫生院从事临床护理工作,2005年晋升为主管护师。2011年调高密市中医院,先后在骨科、中风科、肿瘤科从事临床护理工作,2014年晋升为副主任护师。

王硕从事护理工作20多年来,一边工作一边刻苦钻研专业基础理论和临床护理技术,积极学习护理工作新模式、新方法、新技术,参加继续医学教育培训和岗位培训学习,并应用到临床护理工作中,积累了丰富的临床护理经验,具备了扎实的理论基础和较高的技术水平。2004年开始率先在医院开展小儿静脉穿刺技术,大大提高了医院的护理技术水平。2014年又在医院率先开展耳穴压豆、灸法、穴位贴敷、中药涂擦、脐疗、中药沐足、放血疗法等中医护理适宜技术,取得了良好的医疗效果,受到患者的赞誉和肯定。

王硕在工作中十分注重理论学习和工作经验的总结,结合临床实践,撰写论文,积极参与学术科研活动,先后有4篇论文在国家级刊物上发表;参与主编了《现代临床全科医学》《现代临床护理新进展》等医学著作;参与《福辛普利治疗糖尿病肾病疗效观察》《替吉奥联合奥沙利铂治疗消化道恶性肿瘤的临床研究与护理》等医学科研课题的研究。

王硕兼任潍坊市首届呼吸内科护理专业委员会委员的职务。

王硕先后被评为潍坊市优秀护士、高密市优秀护士、高密市卫生系统先进工作者、高密市十佳护士、高密市中医院先进工作者。

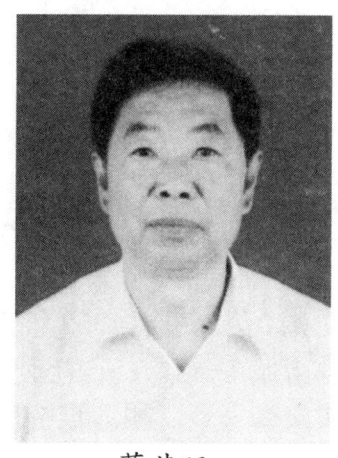

葛其旺

葛其旺,男,汉族,1951年8月15日出生于高密市柏城镇堤东村。1976年12月毕业于潍坊医学院临床专业,毕业后先后在高密市卫生局、高密市人民医院、高密市立医院工作。1989年在市立医院晋升内科主治医师,1994年晋升内科副主任医师。1999年5月调入市中医院工作,2000年任医院医务科主任,2005年任医院门诊办主任,2011年退休。

葛其旺在任医务科主任期间,为优化医院的就医环境、处理医患纠纷、缓解医患矛盾工作做了大量工作,做出了重要贡献。他在任医院门诊办主任期间,还牵头成立了高密市首家健康查体中心并兼任主任,取得年均完成查体单位40余个,查体3万余人次的良好成绩。

葛其旺先后被评为高密市先进工作者、高密市卫生系统先进工作者和市中医院先进工作者。

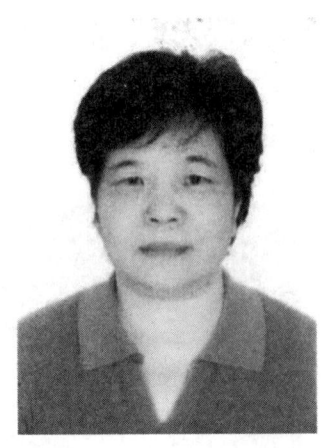

吴文娟

吴文娟,女,汉族,1952年6月出生于山东省诸城市。1976年毕业于潍坊医学院临床医学专业。毕业后分配到诸城市马庄医院从事临床工作。1980年5月调入高密县姚哥庄医院,1986年5月调入高密县城关医院任内科主任。1994年晋升副主任医师,1999年5月调入高密市中医院,担任医院内科主任,2007年7月退休。

吴文娟擅长老年病的诊断与治疗,从业30多年,始终工作在临床第一线,工作积极主动,任劳任怨,技术精益求精,积极参与临床教学及科研工作,先后多次到外地参加学术交流会、学习班,医疗技术水平不断提高。在中医院担任内科主任期间,带领科室人员群策群力,开展了多项新技术、新疗法、床头心电监护、电颤除颤、血液光量子疗法、颈动脉加压灌注疗法治疗脑梗塞、尿激酶静脉溶栓治疗心肌梗塞、小剂量普利类治疗扩张型心肌病等,取得了良好的医疗效果,大大降低了病人的死亡率和并发症,得到了患者的肯定。吴文娟还积极参与院内各科病人的抢救工作,抢救病人近600余例,抢救成功率95%以上,赢得了社会和患者的好评。

吴文娟先后在国家级、省级刊物上发表论文《血液光量子疗法治疗脑血栓》《一过性全面遗忘症20例报道》等20余篇,参与编写《老年病的防治》医学专著1部。参与主持的脑血管病的防治科研项目获得高密市科技进步三等奖。

吴文娟是高密市第十二届、第十四届人大代表,先后被评为高密市先进工作者,高密市巾帼岗位明星。

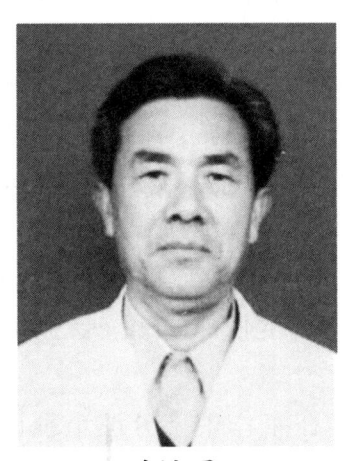

呼培星

呼培星,男,汉族,1943年2月出生,高密市拒城河镇王家屯人村。1962年毕业于潍坊护校中医士班,学历中专。毕业后先后在拒城河医院、柴沟医院从事医疗工作。1988年被评为主治中医师,1993年晋升为副主任中医师。1994年调入市中医院,1997年12月被评为高密市名老中医,2003年退休。

呼培星50多年来一直工作在临床一线,学习刻苦努力,工作认真负责,热爱本职工作,积累了丰富的临床经验。他用加味温胆汤治疗胃肠及肝胆疾病,用瓜蒌化瘀汤治疗经前乳房胀痛,用小柴胡汤加味治疗顽固性咳嗽等症,都取得了良好的疗效。用温胆汤加味基本方,中医院制剂室采用制成二陈调气丸,取得了良好的治疗效果,受到患者的肯定和好评。

呼培星撰写医学论文《加味温胆汤临床应用经验介绍》曾先后参加全国中医学术会议、省中医学术会议并做了交流。

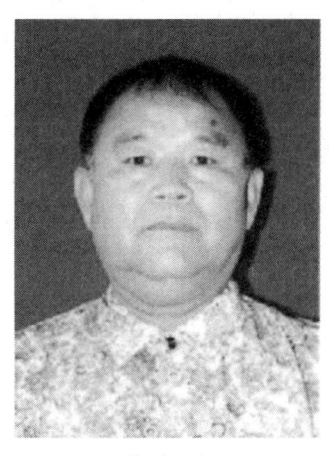

姜清洁

姜清洁,男,汉族,1946年5月生,高密市李家营镇大沟头村人。1964年12月参军入伍,1970年8月加入中国共产党。1973年7月毕业于人民解放军第四军医大学军医系,毕业后在部队卫生所任主治医师、所长,1988年5月晋升主治医师。1990年10月转业至高密县李家营镇医院,先后任副院长、院长、书记。1994年调入高密市中医院工作,任主治医师,先后从事内科、急诊、医务科等工

作。2006年6月退休。

姜清洁撰写的《用黄豆油炸水胶治疗腮腺炎》《用陶瓷粉调香油治疗久不疗疖肿》等论文先后在省级以上医学刊物发表。

姜清洁在高密市中医院工作期间,曾多次被评为"先进工作者",并作为老年科技工作者代表,受到上级部门的表彰。

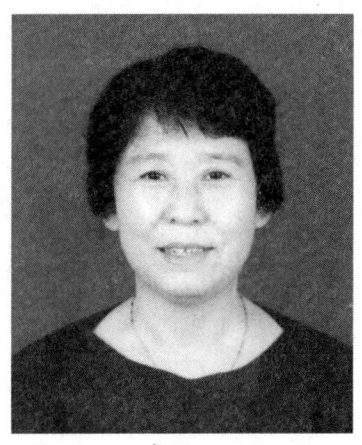

李金玉

李金玉,女,汉族,1957年10月出生,高密市大牟家镇李党村人。1978年毕业于胶州卫校医师助产专业,毕业后分配至高密县大牟家卫生院从事妇产科临床工作。1985年加入中国共产党。1988年晋升为妇产科主治医师。1997年7月调入高密市中医院,从事妇产科工作。1998年担任医院妇产科副主任,2000年担任妇产科主任。2003年晋升为妇产科副主任医师。

李金玉擅长妇产科专业,从业30多年,妇科手术大约1500起,对妇科产科的疑难杂症积累了丰富的诊治经验。特

别是熟练妇产科肿瘤诊断和手术工作。在不断地进修学习中，掌握了各种新技术，并及时地运用到临床工作当中，取得了良好的效果。特别是在担任妇产科主任期间，带领医院妇产科医务人员先后开展了经阴子宫全切术、无痛分娩术、新式剖宫产术等新型技术，先后共接生大约 5000 多名新生婴儿。李金玉对工作兢兢业业，在处理各类孕妇生产、妇产科的常见病和多发病诊治等方面积累了丰富的临床经验和就诊经验，得到了患者的好评和肯定。

李金玉先后在国家级、省级刊物上发表《药物流产 365 例临床分析》《纳洛酮治疗新生儿窒息 40 例报告》《无痛分娩 320 例临床分析》等论文 10 余篇，参与主持的《低温水囊在中孕引产中的应用》和《椎管内硬腰联合下无痛分娩》均获高密市科技进步三等奖。她还被山东中医药大学聘为兼职教授。

李金玉先后获得潍坊市"三八红旗手"、潍坊市卫生系统先进工作者、潍坊市妇幼卫生先进工作者、高密市十佳服务明星等荣誉称号。

陈守谦，男，汉族，1941 年 5 月出生于黑龙江省哈尔滨市，1963 年 9 月毕业于黑龙江省哈尔滨市中医学院，大专学历。毕业后分配到黑龙江省巴彦县龙泉地区卫生院从事中医工作。1984 年 5 月加入中国共产党。1994 年 10 月调入高密市中医院担任副主任中医师，2000 年 3 月退休。

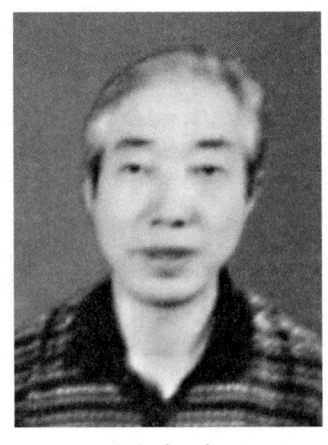

陈守谦

陈守谦大学毕业后一直从事中医临床工作，刻苦钻研专业知识，不断提高医疗水平，尤其对疑难杂症的诊治有自己的独到之处，能够熟练掌握中医内、妇、儿各科的理论知识，运用中西医两法诊疗常见病、多发病，效果比较显著，并能掌握中医正骨、按摩、针灸等医疗技术，对甲亢、急慢性肾炎、肝炎、胃炎以及溃疡病、糖尿病有独到见解，疗效显著。陈守谦曾结合自己的临床工作实践撰写医学论文《我对糖尿病观察和治疗》。

附 录

为继承祖国医学而拼搏

高密县中医院院长　范天福

（在1989年8月31日全院干部职工大会上的报告）

我热爱祖国医学，14岁跟师学习中医。多年来，在党的培养教导下，刻苦攻读，精心钻研，在临床上运用辩证唯物主义的观点，理论与实际相结合的方法，技术水平逐步提高，在医疗、科研、教学工作中取得一些成绩。1978年被评为潍坊地区先进工作者，1979年被授予县科学大会奖，1981年评为潍坊地区科技工作者，1985年被县委县政府授予优秀知识分子称号，1988年获省科技进步奖。1982年晋升为中医师，1988年晋升为主治中医师，现任高密县中医院院长，县政协副主席。

一、奋进中确立位置

我参加工作时，只有高小文化程度，没有学历，没有职称，没有技术，在医学界，没有这些，在一定程度就没有位置，但我酷爱中医药，由于文化程度低，且中医的书籍浩如烟海，大都是文言古文。没有"五经""四书""训诂学"音韵学的基础。谈何容易，但我没有被困难吓倒。常言道："书山有路勤为径，学海无涯苦作舟。"从此，认准一条路，坚持学下去，

靠老师和同志们的帮助，靠党给提供的条件，我一边学习古文，一边学习医书，边工作边学习，由浅入深。我在学习中，把时间看成奋进目标的保证，曾不肯荒废时间，充分利用工作间隙，早起、饭前饭后，休班日学习，但大部分学习放在夜深人静的时候，在夏天不管天气炎热，点着小煤油灯在蚊帐里学，冬天耐着严寒在宿舍里学，每天坚持到深夜，人们都叫我"书呆子"。可是我先后利用这些业余时间学习了中医基础，中医经典著作及历代各家学派的名著数百部，2000多卷，坚持一期不漏地阅读了十种中医药杂志和刊物，通过学习提高了自学识辨能力，慢慢地悟出了各家学说的一些精华和长处，积累撰写了近万张文摘卡片，成为搞科研和临床应用的重要文献，现在已供全院职工学习查阅。在总结整理中医药基础上，撰写学术论文十余篇。如《吴有性学术思想及其对清代温热病的影响》对《李东恒学术思想的初步探讨》《中医药医疗尿石病》《活血化瘀法与淤血症》等论文，都在全国、省级刊物上发表，有的在全国性专业会议上进行交流，并载入汇编。在教学上，我运用了中医各家学说的长处，结合临床实践的方法讲课，受到各学期师生好评。

自20世纪70年代以来，完成了潍坊市卫生局举办的连续7期西学中学习班教学和中医经典著作学习班的教学任务。还受聘到青岛市卫生局，北海舰队卫生部，青岛警备区卫生处，举办的中医学习班任教，时间近二年之多。

二、在与实践结合上提高

我想工作学习的动力莫过于对事业的责任感。中医药有着悠久的历史，是文化遗产的重要组成部分，发掘、整理祖国医学遗产，是我们中医工作者的主要任务，发掘的目的是为了发扬，整理是为了提高。是跟前人创立的路子爬行，还是突出特色走自己的路，在当前科学技术飞速发展的形势下，我选择运用中西医的特色来发展中医药事业，几年来我在中医医疗工作中，曾拜访求教不少各地的名老中医的学术经验，及时学习国内中医药先进信息报道，有时我运用别人的经验和先进信息，结合自己的实践见解，用于临床收到良好效果，治疗了不少各个病种的疾病，群众找我诊治疾病的越来越多，也给我在临床总结和科研方面提供了条件，在70年代初，在临床上研究用益气活血化瘀法，辨证施治，灵活运用治疗冠心病，收到良好效果。八十年代初，对危害人民健康的尿石症，作为临床科研主攻方向，采用自己配置的通淋消石散（现由潍坊市中药厂制成冲剂，商品名为琥珀消石冲剂）收到良好效果，输尿管结石排石率达80%，免除了病人开刀的痛苦，此项成果，在1985年经专家教授技术鉴定，认为，此法选题恰当，课题设计合理，排石率高，是目前治疗尿石症良好的方法，达到国内先进水平，获得了省科技进步奖，从1988年以来，又对小儿上呼吸道感染这个常见病

进行了临床科研，使用中药经过超声雾化治疗，收到效果，临床观察有效率达94%。此方法无毒性反应，安全方便，易被患者接受，优于目前常用的西药。

在做好中医医疗工作的同时，近几年来，还学习了西医诊断检查先进技术知识，如心电图、放射、化验、听诊等，应用中医的诊断上来，取西医之长，补中医之短，临床上进行中西医结合防治疾病，推进了中医的发展。

三、在医德上尽职责

我自任院领导以来，除处理正常工作外，从不脱离临床，每日平均诊治20-30人次，并坚持查房、示教、自己又患有心脏病，有时力不从心，同志们劝我休息，我考虑到病人的需求，坚持工作。

在日常医疗工作中把对病人的服务态度放在第一位，我遵循清代温热病名家吴鞠通"天下万事，莫不成于才，莫不统于德，无才固不足以成德，无德以统才，则才为跛鼈之才，实足以败，断无可成"的教导，对病人的服务热情，细心诊治，从而取得病人的信任和配合。实践使我体会到，一个医生，不仅要有精湛的医术，还要有高尚的医德，医德和医术的关系密切。如果病人精神上得不到温暖感，甚至受到语言的刺激，能直接影响医术质量。因此我在医疗工作上，也正是将我所学到的技术和认真负责的态度，做到全心全意地为病人服务，以报答党对我多年的培养，体现党对人民群众关

怀,密切党群关系,尽到做一个人民医生的职责。

几十年来,我在中医工作事业上,做了一点应该做的工作。但还不够,今后要努力学习党中央有关文件,提高思想,努力钻研技术,提高业务素质,牢固树立为人民服务的思想,戒骄戒躁,虚怀若谷,为四化建设贡献力量。

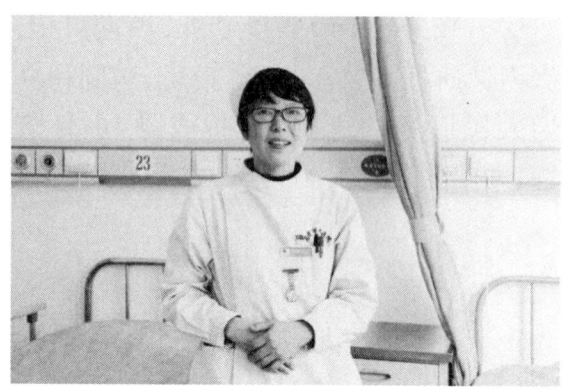

凤城健康卫士——陈咏梅

陈咏梅，女，1975年5月出生，高密市密水街道人。1995年7月参加工作，2014年9月加入中国共产党，2016年任高密市中医院骨二科副护士长。

工作多年以来，工作成绩突出，陈咏梅作为护理战线的一员，工作多年以来，始终怀着对护理事业的热爱和追求，刻苦钻研护理业务，真心实意服务患者。工作中她创造了"四用四保"工作法，在全院范围内推广，受到社会各界的广泛赞誉和肯定。用心就是熟悉每一位病人的总体情况，想病人之所想、急病人之所急，有的放矢，保证清楚工作应该怎么干。用技就是用丰富的专科专业知识和娴熟过硬的动手操作技能，精准施治，赢得病人的认可和肯定。保证工作的零差错和职责的零缺陷。用情就是从患者角度换位思考，以诚为基，发自内心地用真情为患者服务，对待患者一视同仁，注重沟通和谐医患。保证患者的满意度。用爱就是扑下身子，敞开心扉，热爱医院及本职工作，问心无愧地做关爱患者的贴心人，履职尽责、奉献担当。保证患者需要的就是我们应该做好的。2008年以来

陈咏梅先后获得"高密市十大健康卫士""高密市优秀护士""潍坊市金牌护士"等荣誉称号。

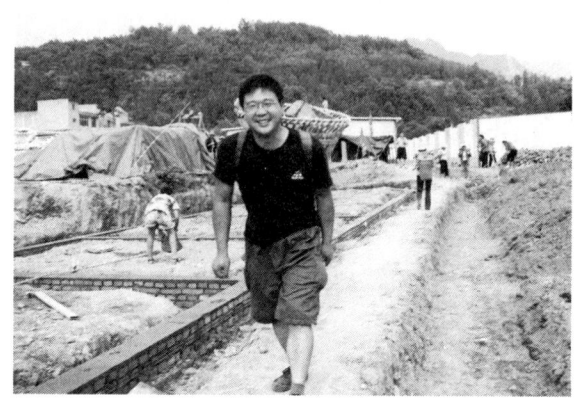

抗震救灾英模——于勇

于勇，男，1971年1月生，高密市双羊镇人，大本学历，1990年7月参加工作，1998年11月加入中国共产党，2016年任市中医院大外科党支部书记、骨伤二科主任。

2008年5月12日，四川汶川大地震消息传来后，于勇立即报名要求赴灾区参加抗震救灾，成为高密市首批赴川抗震救灾的医务人员。在援川抗震救灾工作中，他担任高密市援建指挥部成员和援建党支部委员，主要负责为援建人员提供医疗服务和卫生防疫工作。在工作中，他克服高温阴雨、余震不断、塌方频发等困难，不顾个人安危，敢于担当，勇于奉献，出色完成了工作任务，受到潍坊市援川抗震救灾指挥部的表扬。同时，他还利用自己的专业特长建起援建诊所，免费为援建指挥部所在的凤凰村村民诊治100余次，为灾民清创缝合12次，配合转运病人2人次，还多次穿越余震

不断、塌方频繁的山路到树坪村为村民诊治10余次,受到当地老百姓的热情赞誉。为弘扬于勇同志的抗震救灾精神,市中医院做出了开展向于勇同志学习的决定。

2008年以来,于勇先后荣获"潍坊市对口支援北川灾后重建工作先进个人""高密市抗震救灾优秀共产党员""高密市优秀科技工作者""高密市十大杰出青年""市中医院德艺双馨医务人员"等荣誉称号。

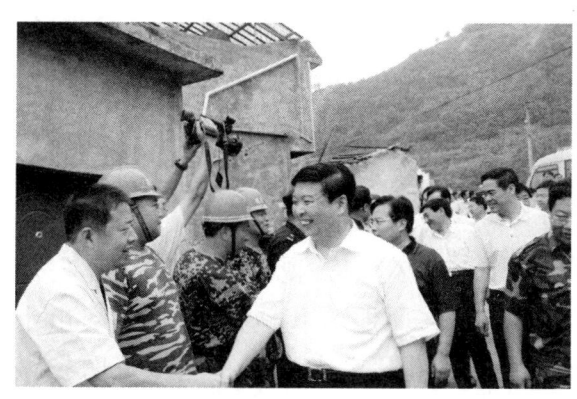

抗震救灾英模——杨家顺

杨家顺,男,1969年3月出生,高密市人。大本学历,1990年9月参加工作,2008年7月加入中国共产党,2016年任高密市中医院骨一科副主任。

2008年5月12日,四川汶川发生大地震后,杨家顺踊跃报名要求赴灾区参加抗震救灾工作,7月28日,杨家顺作为高密市第二批赴川抗震救灾人员前往灾区参加抗震救灾工作。在援川抗震救灾工作中,杨家顺主要负责为高密市的援建队员治病防病和当地卫生防疫。在赴川抗震救灾的20多天里,他冒着生命危险,来回在抗震救灾人员的两个驻地村进行医疗巡诊,为援建队员提供健康服务,使援建人员中出现的常见病、多发病得到及时防治。在当地防疫形势严峻的情况下,由于杨家顺的积极工作,确保了没有传染病和群体性发病事件的发生,保障了全体援建队员身体健康。此外,他还发挥自己的医术特长,主动为所在地村民诊疗治病70多人次。当地干部群众表达感激之情,特赠送给我一面书写"行医送药为灾区、白衣丹心暖万家"字样的锦旗。

7月13日,山东省委副书记、省长姜大明到四川视察潍坊援建工地时,看望了杨家顺,和他亲切握手交谈,对他出色的医疗服务工作给予了充分肯定。自2008年以来,杨家顺先后获得"潍坊市对口支援北川灾后重建工作先进个人""高密市十佳服务明星""市中医院优秀共产党员"等荣誉称号。

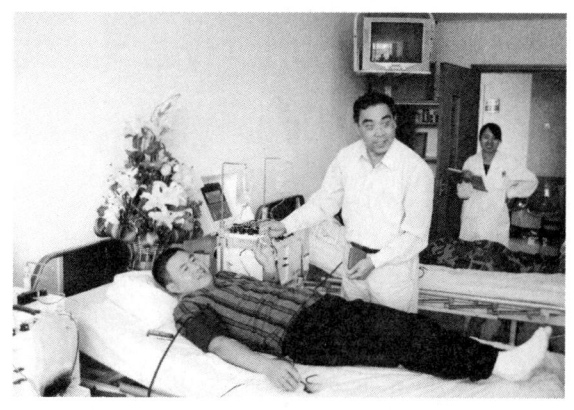

高密市首例造血干细胞捐献者
——尤志

尤志,男,1975年9月出生,高密市姜庄镇尤家集村人。1993年12月参军入伍,1995年11月加入中国共产党,2004年转业至高密市中医院工作,2016年任市中医院安全保卫科主任。

2008年9月,尤志得知白血病患者唐女士急需造血干细胞信息后,于9月20日赴济南军区总医院,为唐女士捐献造血干细胞。从21日到22日,他在济南军区总医院进行了两天造血干细胞采血,为在北京的白血病患者唐女士成功地进行了造血干细胞移植。

尤志是山东省第36例、潍坊市第2例、高密市首例造血干细胞捐献者。2008年以来,先后被授予"全国无偿捐献造血干细胞奉献奖""红十字志愿者之星""山东省红十字会荣誉会员""潍坊市诚实守信道德模范""潍坊市造血干细胞捐献工作先进个人""2009高密市十大新闻人物"等荣誉称号。

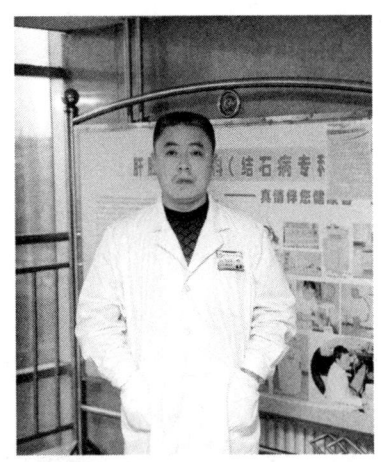

志愿者服务明星——范永明

范永明,男,1970年出生,高密市大牟家镇礼让屯人。1990年参加工作,大专学历,2005年12月加入中国共产党,2016年任高密市中医院结石病科副主任,高密志愿者协会中医院分会中队长。

范永明自参加工作以来,就把奉献自己的爱、身体力行地服务群众,作为自己从医的志向和目标。在工作中,他兢兢业业、刻苦钻研,热情服务,受到患者的一致好评和赞誉。为解决基层群众的治病难问题,他自2012年起带领结石病普查团队积极参加医院志愿服务活动,每周两次深入农村、社区基层,风雨无阻,免费为老百姓排查结石病,讲解结石病的预防知识,在义诊普查工作中,他一忙就是一天,常常连喝口水的功夫都没有,积极为每一位村民细心检查,并对每一位患者提出详细的治疗建议。几年来,他的足迹踏遍了全市5镇、160个村,普查数万人次,受到农村群众的欢迎和广泛赞誉。

自2012年以来,范永明先后荣获"高密市志愿服务优秀个人""高密市十佳服务明星""市中医院德医双馨医护人员"等荣誉称号。

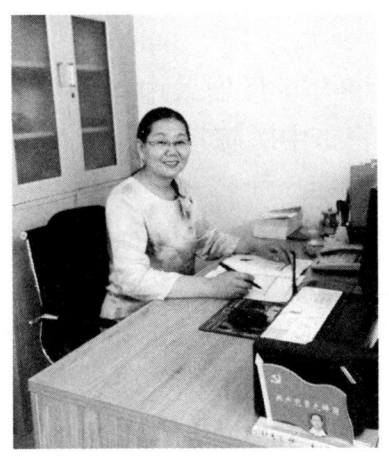

山东省医保先进工作者
——吕艳霞

吕艳霞,女,汉族,1974年4月生,山东省莱阳市穴坊镇人,1992年12月参加工作,2011年11月加入中国共产党,大专学历,2016年任市中医院保险管理科主任。

自2001年起,吕艳霞负责住院医保录入、门诊慢性病、离休人员记账等工作,以饱满的工作热情、认真负责的工作作风和一丝不苟的工作态度,受到上级部门和患者的好评。2012年3月,医院成立保险管理科,吕艳霞担任保险科副主任,她积极学习医保知识和有关政策,根据有关文件精神,和全科同志一起,制定了医院医保和新农合管理办法,建立起科学合理的工作业务流程,使医院的医保与新农合工作逐步走上精细化管理的路子,推动了医院医保工作的健康发展。2015年3月担任医院保险管理科主任后,她带领全科同志不断优化业务流程,提高了医保工作管理和为患者服务的水平,使医院的医保工作走到了潍坊市和山东省的前列,获得"潍坊市先进定点医疗单位"和"山东省定点医疗机构先进医保科室"称号。吕艳霞从2010年以来,也先后荣获"潍坊市定点医疗机构先进个人""潍坊市文明诚信标兵"和"山东省定点医疗机构医保工作先进个人"等荣誉称号。

在庆祝《中医药法》颁布实施暨高密市中医院建院30周年文艺展演上的致辞

高密市中医院党委书记、理事长
曹沛德
（2017年12月27日）

尊敬的王鸿勇主任、各位领导、各位来宾、同志们：

大家晚上好！

在深入学习贯彻党的十九大精神，宣传落实《中医药法》的大好日子里，今天我们隆重聚会，举行庆祝《中医药法》颁布实施暨高密市中医院建院30周年文艺展演，这是医院建设史上的一件大事。首先，我代表医院全体干部职工，对在百忙之中前来指导的各级领导表示热烈的欢迎！向30年来为医院发展洒下辛勤汗水的干部职工表示亲切的问候！并借此机会，对长期以来关心、支持和帮助医院发展的各位领导、各位来宾、各位朋友及社会各界人士表示衷心的感谢！

30年来，在市委、市政府和市卫计局的正确领导下，全院干部职工乘借改革开放的东风，攻坚克难，勇于开拓，凭借高尚的医德，精湛的医术，优良的服务，推进了医院的稳步发展。医院从一家仅有十几间平房、23名职工、医疗设备匮乏的诊所级医院，经过一步步发展，现已成为一所集医疗、教学、科研、急救、康复、保健于一体的综合性二级甲等中医院。我院现辖总院区、西院区、行政办公区、两处社区服务中心、一处中医药研究所，拥有包括44名高级职称、205名中级职称、干部职工总数为807人的职工队伍。现有专业科室55个，设有健康管理、中医药预防保健、血液透析、心脏血管介入、腔镜、影像会诊、医学康复、急诊急救、肿瘤微创综合治疗、结石病治疗等十大诊疗中心。有128层螺旋CT、核磁共振、高端彩超等大中型全科及专科先进医疗设备300多台件。近年来，医院围绕建设人民满意医院和现代化区域性中医院的目标，坚持"以病人为中心，以质量为核心"的服务宗旨，建设"三大体系"、完善"四个医学"、强化"三项管理"、实施"三动效应"、落实"两个中心，一个意识"，实现了医院更好更快发展。医院综合实力不断增强，保肾保胆保肝碎石取石、腹腔镜胃肠癌根治、冠脉造影支架置入、脑出血微创治疗、椎间孔镜微创治疗椎间盘突出、肿瘤绿色综合治疗、关节置换等各种微创、介入高精尖技术项目广泛应用于临床，医院由"小综合大专科"向"大综合强专科"转化发展迈出可喜步伐。省重点专科结石病科被中华医学会批准为华东地区结石病防治基地山东第一基地；中风科被国家中医药管理局命名为国家级农村中医药特色专科；心内科被省卫生厅评为省级重点中医药专科。先后建成了中国工程院石学敏院士工作站、全国针灸临床研究中心高密分中心、山东省中医药预防保健服务中心、山东中医药大学教学医院、山东省中医药高等专科学校非隶属附属医院、全国脑出血微创治疗定点医院、北京 301 医院远程会诊站点医院；先后荣获全国首批人民满意医院、全国农村中医工作先进单位、山东省首批医患和谐示范医院、山东省医院文化建设先进单位、山东省中医工作先进集体、山东省优质医疗服务示范单位等荣誉称号。透过荣誉的光环，折射出一代又一代中医院人忠诚于党和人民的卫生事业，鞠躬尽瘁、无私奉献的思想和品质，折射出中医院人艰苦奋斗、勇于改革、奋斗不息、唯旗是夺的干劲和勇气，折射出中医院人以人为本、仁爱天下、救死扶伤、服务社会的精神和风貌。

今年 7 月 1 日《中医药法》的颁布实施，是中医药发展史上具有里程碑意义的大事，标志着中医药事业迎来了发展的春天。作为全市中医药龙头单位，我们要充分认识《中医药法》的重要意义，深入学习贯彻落实《中医药法》，全面准确把握其精神实质和基本内容，深刻理解三大意义、五大亮点，发挥利用好中医药资源优势和中医药工作者的作用，营造"学法、懂法、守法"的良好氛围，促进《中医药法》在我院落地生根，推动高密中医药事业蓬勃发展。

三十年历程，弹指一挥间。今天的中医院"三十而立"，正处于青春朝气发展的时代，3.7 万平方米的新医疗综合大楼启用，为医院的发展插上了有力的翅膀，也标志着医院已经站在了一个新的历史起点上。面对医院硬件的优化，环境的改善，服务的提升，工作和守法理念文化底蕴的积淀，展现在我们面前的是一条前途光明、事业蒸蒸日上的健康发展之路。中医院人感到无上光荣，信心倍增，意气风发，斗志昂扬。我们相信，在党的十九大精神的指引下，在高密市委、市政府和卫生主管部门的正确领导下，全院干部职工放眼未来，不骄不躁，扎实工作，努力开创医疗服务工作的新局面，用实际行动为保障人民群众身体健康做出更大的贡献，用浓墨重彩之笔，再谱医院发展更加精彩的华章。

最后祝文艺演出圆满成功，祝各位领导和来宾身体健康，阖家幸福，万事如意！

谢谢大家！

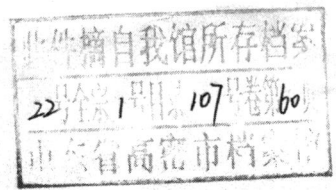

高密县人民政府文件

高政发人字〔1987〕第7号

★

关 于 公 布 机 构 的 通 知

各乡镇人民政府，县直各部门：

　　根据上级指示精神，经县政府研究同意，设立"高密县中医院"，规格副局级，为全民卫生事业单位，隶属高密县卫生局领导。

高密县人民政府

一九八七年五月六日

发：县委常委、顾问，人大正、副主任，正、副县长，政协正、副主席，县委、人大、政协、纪委办公室、组织部、法院、检察院，人武部，存档。　　　（共印一八〇份）

高密县人民政府办公室　　　　　　一九八七年五月九日印发

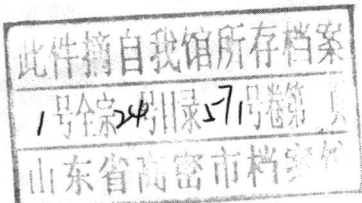

中共高密县委办公室文件

高办便字（1987）6号

关于公布"中医院党支部"印章的通知

各乡镇党委，县委各部委，县直各部门党组、党委（支部）：

现刻制"中国共产党高密县中医院支部委员会"印章一枚，予以公布。自公布之日起启用（印模附左下方）。

此通知

中共高密县委办公室

一九八七年六月二十日

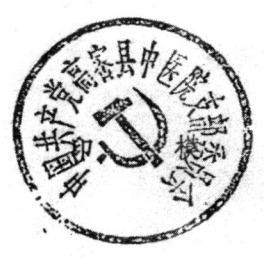

中共高密县委办公室 　　　　一九八七年六月二十日

（共印一五〇份）

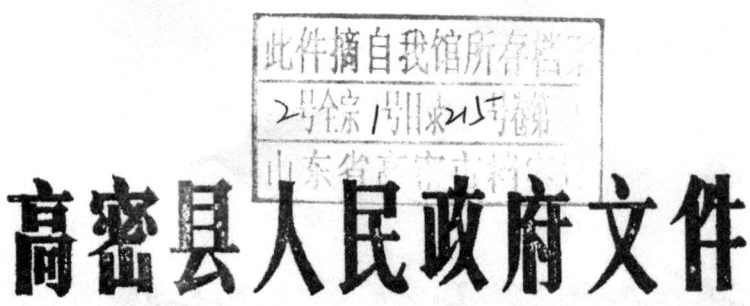

高密县人民政府文件

高政发土字（1989）第1号

★

关于高密县中医院征用土地的

请 示 报 告

潍坊市土地管理处：

　　我县中医院于一九八七年经县政府批准，将原县经委等三个部门的办公用房，划归中医院使用，随着医院业务的增加，原有的建筑已满足不了日常工作的需要，需扩建门诊、病房1500平方米，因原地已无空地进行扩建，需征用高密镇秦家岭村耕地六亩，现征地手续办妥。请审批。

高密县人民政府办公室　　　　一九八九年六月十五日印发

（共印二十份）

国家中医药管理局文件

国中医药医〔1996〕45号

关于批准山东省高密市为"全国 农村中医工作试点县（市）"的通知

山东省中医管理局：

你局《关于申请确定全国农村中医工作试点县（市）的请示》（鲁中医医字〔1996〕第1号）收悉。经研究同意将高密市列为"全国农村中医工作试点县（市）"。希望你局和高密市人民政府按照《全国农村中医工作试点县实施办法》和《全国农村中医工作先进县（市）建设检查标准》，结合本地区实际情况，认真探索和总结农村中医工作的经验，承担试点县工作的有关义务，为促进农村中医事业的发展，保障人民群众的健康做出贡献。

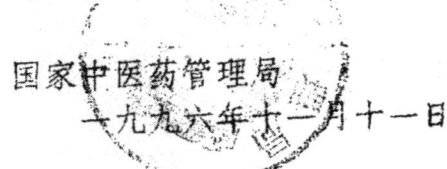

国家中医药管理局
一九九六年十一月十一日

主题词：中医　农村工作　建设　通知

抄送：高密市人民政府，本局局领导、有关司。

编 后 记

本书的编纂工作，经过院领导和全体职工的共同努力，几经寒暑，数易其稿，现已杀青付梓。这是高密市中医院的一项重要的文化工程，也是中医院发展史上的里程碑。

高密中医院志的编修工作起始于2014年6月，回顾志书编写历程，可分为前后两个阶段。

前一个阶段是从2014年6月到2016年12月，这一阶段是志书编写工作的准备阶段。

2014年6月，医院成立了由院长曹沛德任主任委员，院党委书记范美云、副书记王朋、副院长秦福生、张林新、高思合任副主任委员，各职能科室、临床科室中层正职任委员，范天福等人任顾问的院志编纂委员会。编纂委员会下设编纂办公室，由院党政办公室主任郭智贤任办公室第一主任，郭华任办公室主任，并配备了相关的工作人员。院志编写工作启动后，院志编写人员即着手制订院志编写方案，拟定院志编写篇目大纲，查阅医院所存文书档案和有关资料，并向各职能科室和有关人员广泛征集自1987年5月建院到2013年12月期间的志书所用资料。到2016年底，先后对医院各科室、人物、荣誉、图片等方面的资料进行了收集，为院志的编写成书奠定了部分资料基础。

后一个阶段是从2017年1月到2018年12月，这一阶段是志书编写成书阶段。

2017年1月，医院聘请岳德成任院志编纂办公室副主编，在院党委书记范美云和院党政办公室主任郭智贤的协调下，具体负责院志的编写工作，并由王爱梅协助进行资料征集、表格编制等工作。这一阶段的编写工作启动后，首先，根据院领导的要求，重新制订了志书编写方案和篇目大纲，将志书资料记载的下限时间由前一阶段的2013年底扩充至2016年底。其次，重新向各职能科室和有关个人征集志书资料。为提高提报的志书资料质量，院志办公室制定下发了科室和个人提报院志资料的格式要求和参考模板。三是结合查阅院存有关档案资料和走访医院老领导、老职工，开始分专题编写院志资料长编，并逐步形成各章节初稿。到2017年12月，完成志书初稿。

初稿完成后，从2018年1月开始，院志办公室一面通过走访老干部、老职工、召开座谈会等多种形式多方征求书稿修改意见，一面与有关科室、人员进行沟通、补充和核实资料，反复进行修改。到6月，完成了讨论送审稿。

讨论送审稿完成后，院志办公室根据院领导意见，一面继续对书稿进行修改补充，一面将书稿打印成册发送各科室和有关人员，由各科室和有关人员对各自所涉部分志书资料进行审核。

到9月底，院志办公室根据各科室和有关人员提出的审核认定意见，对全部书稿再一次进行汇总修改，并与11月初印制成评审书稿。11月中旬，医院召开了由市史志办、档案局、市有关文史专家、院领导、院老干部等有关人员参加的书稿评审会，并将书稿分送医院领导班子成员征求修改意见。院志办公室根据审稿人员和院领导提出的修改意见和建议，对书稿进行了反复修改和提炼润色，同时，完成了照片、各种图标的设计制作。12月底，院志审稿定稿基本完成，报送出版社申请准印，印刷出版。

本书在编写过程中，医院领导高度重视，各科室领导和同志们积极配合，分管领导经常过问，积极协调。评审书稿完成后，为确保志书质量，院领导亲自终审把关，逐章逐节进行审阅，逐行逐字进行校对修改。特别值得一提的是范天福、王聚义等许多离退休老领导、老同志，积极为院志编修提供资料及照片，提出大量有益意见建议，为院志编写做出了贡献。中国海洋大学出版社的领导和编辑们为本书的编辑出版付出了艰辛的劳动。在院志出版之际，让我们一并向他们表示衷心的感谢！

就像任何一项工程的完成都会多少留下一些遗憾一样，本书编纂完成后，掩卷而思，也存在诸多遗憾。首先，由于档案资料缺失，致使有些章节的记述不够系统连贯。其次，由于编辑人员专业不熟，水平有限，所述事项门类较多且专业性较强，难免在体例结构、内容编辑、文字表述等方面有所欠妥，恳请各位专家与读者予以批评指正和谅解。

编者

2018年12月